# AIDE-MÉMOIRE

# DE MÉDECINE

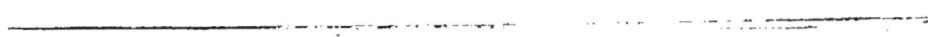

# DU MÊME AUTEUR :

LA MORT DES ROIS DE FRANCE, depuis François Iᵉʳ jusqu'à la Révolution française, Études médicales et historiques. 1 vol. in-12, elzévir, 1873.

L'ANCIENNE FACULTÉ DE MÉDECINE DE PARIS. 1 vol. in-12, avec fig., 1877.

LA FISTULE DE LOUIS XIV, broch. in-8, 1874.

LA MORT DE LOUIS XVII, broch. in-8, 1877.

LA SANTÉ DE L'OUVRIER BOULANGER, petit livret d'hygiène. In-32, 1874.

MÉMOIRE SUR LA DIARRHÉE ÉPIDÉMIQUE (*Gazette des Hôpitaux*, 1852).

DE L'ACUPUNCTURE DANS LES NÉVRALGIES EN GÉNÉRAL ET DANS LA SCIATIQUE EN PARTICULIER (*ib.*, 1854).

DES ABCÈS A LA LANGUE (*ib.*, 1854).

IMPERFORATION CONGÉNITALE DU VAGIN (*ib.*, 1855).

HÉMIPLÉGIE CHEZ UN ENFANT DE VINGT-SEPT MOIS (*ib.*, 1855).

MÉMOIRE SUR UNE ÉPIDÉMIE DE VARIOLE (*ib.*, 1856).

DE LA PRESBYTIE IODIQUE (*ib.*, 1856).

CONSIDÉRATIONS SUR LES CALCULS BILIAIRES ET LEUR TRAITEMENT PAR LE CHLOROFORME (*ib.*, 1856).

CARACTÈRE DIFFÉRENTIEL DES URINES DES ALBUMINURIQUES. Diagnostic basé sur l'odeur ou l'absence d'odeur que déterminent les asperges et la térébenthine (*ib.*, 1856).

DU CÉPHALÆMATOME ÉPICRANIEN (*ib.*, 1856).

LA MÉDECINE AU XIVᵉ SIÈCLE (*Union médicale*, 1858).

HYDROPISIE ASCITE AIGUE CONSÉCUTIVE A UNE MALADIE DU FOIE (*Gazette des Hôpitaux*, 1860).

DE LA LEUCOCYTHÉMIE (*ib.*, 1861).

ABCÈS DES PAROIS ABDOMINALES (*ib.*, 1861).

ÉTUDES SUR LES CAUSES DE LA MÉLANCOLIE, in-8, 1861.

MÉNINGITE CÉRÉBRO-SPINALE (*ib.*, 1862).

DU GOITRE EXOPHTHALMIQUE OU NÉVROSE THYRO-EXOPHTHALMIQUE (*ib.*, 1863).

PRODUCTIONS CORNÉES (*ib.*, 1863).

CONSIDÉRATIONS MÉDICO-LÉGALES SUR LA MÉLANCOLIE, in-8, 1870.

ANESTHÉSIE MUSCULAIRE ET CUTANÉE OU NÉVROSE CATALEPTIFORME (*Union médicale*, 1871).

1051-76 — CORBEIL. TYP. DE CRÉTÉ FILS.

# AIDE-MÉMOIRE

# DE MÉDECINE

## DE CHIRURGIE

## ET D'ACCOUCHEMENTS

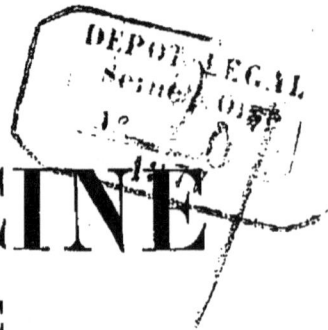

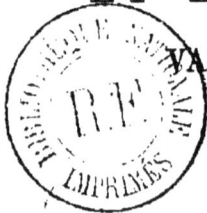

### VADE-MECUM DU PRATICIEN

PAR

## A. CORLIEU

DOCTEUR EN MÉDECINE
LAURÉAT DE L'ACADÉMIE DE MÉDECINE
BIBLIOTHÉCAIRE-ADJOINT A LA FACULTÉ DE MÉDECINE DE PARIS,
MÉDECIN-ADJOINT DU DISPENSAIRE DE SALUBRITÉ
CHEVALIER DE LA LÉGION D'HONNEUR ET DE L'ORDRE DE CHARLES III
OFFICIER D'ACADÉMIE

TROISIÈME ÉDITION

revue, corrigée et augmentée

Avec 420 figures intercalées dans le texte

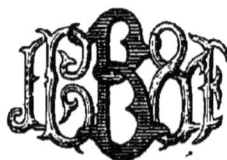

PARIS

LIBRAIRIE J.-B. BAILLIÈRE ET FILS

19, rue Hautefeuille, près du boulevard Saint-Germain.

1877

# DU MÊME AUTEUR :

LA MORT DES ROIS DE FRANCE, depuis François I<sup>er</sup> jusqu'à la Révolution française, Études médicales et historiques. 1 vol. in-12, elzévir, 1873.

L'ANCIENNE FACULTÉ DE MÉDECINE DE PARIS. 1 vol. in-12, avec fig., 1877.

LA FISTULE DE LOUIS XIV, broch. in-8, 1874.

LA MORT DE LOUIS XVII, broch. in-8, 1877.

LA SANTÉ DE L'OUVRIER BOULANGER, petit livret d'hygiène. In-32, 1874.

MÉMOIRE SUR LA DIARRHÉE ÉPIDÉMIQUE (*Gazette des Hôpitaux*, 1852).

DE L'ACUPUNCTURE DANS LES NÉVRALGIES EN GÉNÉRAL ET DANS LA SCIATIQUE EN PARTICULIER (*ib.*, 1854).

DES ABCÈS A LA LANGUE (*ib.*, 1854).

IMPERFORATION CONGÉNITALE DU VAGIN (*ib.*, 1855).

HÉMIPLÉGIE CHEZ UN ENFANT DE VINGT-SEPT MOIS (*ib.*, 1855).

MÉMOIRE SUR UNE ÉPIDÉMIE DE VARIOLE (*ib.*, 1856).

DE LA PRESBYTIE IODIQUE (*ib.*, 1856).

CONSIDÉRATIONS SUR LES CALCULS BILIAIRES ET LEUR TRAITEMENT PAR LE CHLOROFORME (*ib.*, 1856).

CARACTÈRE DIFFÉRENTIEL DES URINES DES ALBUMINURIQUES. Diagnostic basé sur l'odeur ou l'absence d'odeur que déterminent les asperges et la térébenthine (*ib.*, 1856).

DU CÉPHALÆMATOME ÉPICRANIEN (*ib.*, 1856).

LA MÉDECINE AU XIV<sup>e</sup> SIÈCLE (*Union médicale*, 1858).

HYDROPISIE ASCITE AIGUE CONSÉCUTIVE A UNE MALADIE DU FOIE (*Gazette des Hôpitaux*, 1860).

DE LA LEUCOCYTHÉMIE (*ib.*, 1861).

ABCÈS DES PAROIS ABDOMINALES (*ib.*, 1861).

ÉTUDES SUR LES CAUSES DE LA MÉLANCOLIE, in-8, 1861.

MÉNINGITE CÉRÉBRO-SPINALE (*ib.*, 1862).

DU GOITRE EXOPHTHALMIQUE OU NÉVROSE THYRO-EXOPHTHALMIQUE (*ib.*,1863).

PRODUCTIONS CORNÉES (*ib.*, 1863).

CONSIDÉRATIONS MÉDICO-LÉGALES SUR LA MÉLANCOLIE, in-8, 1870.

ANESTHÉSIE MUSCULAIRE ET CUTANÉE OU NÉVROSE CATALEPTIFORME (*Union médicale*, 1871).

1051-76 — CORBEIL. TYP. DE CRÉTÉ FILS.

# AIDE-MÉMOIRE
# DE MÉDECINE
## DE CHIRURGIE
## ET D'ACCOUCHEMENTS
### VADE-MECUM DU PRATICIEN

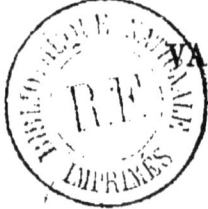

PAR

## A. CORLIEU

DOCTEUR EN MÉDECINE
LAURÉAT DE L'ACADÉMIE DE MÉDECINE
BIBLIOTHÉCAIRE-ADJOINT A LA FACULTÉ DE MÉDECINE DE PARIS,
MÉDECIN-ADJOINT DU DISPENSAIRE DE SALUBRITÉ
CHEVALIER DE LA LÉGION D'HONNEUR ET DE L'ORDRE DE CHARLES III
OFFICIER D'ACADÉMIE

TROISIÈME ÉDITION

revue, corrigée et augmentée

**Avec 420 figures intercalées dans le texte**

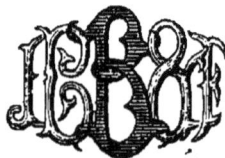

PARIS

LIBRAIRIE J.-B. BAILLIÈRE ET FILS

19, rue Hautefeuille, près du boulevard Saint-Germain.

1877

# PRÉFACE

## DE LA TROISIÈME ÉDITION.

---

Il y a aujourd'hui huit ans qu'a paru la première édition de cet AIDE-MÉMOIRE, commencé pour mon usage personnel en 1852, à mon début dans la pratique médicale.

Trois ans après paraissait la deuxième édition, augmentée d'une trentaine de pages et de figures nouvelles et ayant subi quelques modifications non dans le fond mais dans la forme.

Cette troisième édition a été remaniée complétement. D'assez nombreuses additions ont été faites. Les *maladies syphilitiques* ont été rédigées en entier avec le développement exigé par la pratique. Citons encore les *maladies de larynx*, les *maladies des oreilles*, les *maladies des voies urinaires*, etc. Les *luxations métacarpo-phalangiennes du pouce* et les *luxations des articulations phalangiennes*, omises dans les éditions précédentes, ont retrouvé leur place dans cette troisième, pour laquelle j'ai utilisé tous nos ouvrages classiques en médecine, en chirurgie, en thérapeutique, etc., ainsi que les traités spéciaux, les discussions dans les Sociétés savantes, à l'Académie de médecine, à la Société médicale des hôpitaux, à la Société de chirurgie, de thérapeutique, etc.

J'ai supprimé quelques figures d'instruments et les ai remplacées par une vingtaine de figures nouvelles, sur le *trépan*, les *amputations*, les *désarticulations*. En appendice, j'ai ajouté la *transfusion du sang*, *l'opération de la cataracte à lambeau inférieur*, un *tableau pour calculer le temps de l'accouchement* d'après la dernière époque menstruelle.

Malgré les nombreuses additions que j'ai faites à cette troisième édition, le format n'a pas été modifié, mais quelques lettres de plus à chaque ligne, une ligne de plus à chaque page et vingt-six pages de texte en plus indiqueront assez le soin minutieux que j'ai mis à revoir cet AIDE-MÉMOIRE, afin qu'il ne vieillisse pas trop vite à une époque de fièvre scientifique où les livres sont exposés à rester sitôt en arrière.

Je ne me suis occupé ici que des symptômes des maladies, — des maladies ou des lésions qu'on pourrait confondre entre elles, — et surtout du traitement. J'ai tenu essentiellement à donner des formules nombreuses, non banales, toutes sanctionnées par la pratique des maîtres et que j'ai révisées en partie d'après le *Codex* (1), d'après les *Commentaires thérapeutiques du Codex*, par A. GUBLER (2), d'après les *Formulaires* de JEANNEL (3) et de BOUCHARDAT, et d'après l'*Officine* de DORVAULT. J'ai surveillé et indiqué soigneusement la posologie des médicaments, et j'ai précisé, autant que je l'ai pu, les *Eaux minérales* qui conviennent le mieux dans le traitement des maladies.

Les luxations et les fractures ont été rédigées par moi d'une façon que je crois neuve et très-méthodique. Ces lésions ont besoin d'être bien connues, parce qu'elles sont très-fréquentes,

(1) *Codex medicamentarius*, *Pharmacopée française*. Paris, 1866.

(2) Gubler, *Commentaires thérapeutiques du Codex medicamentarius, ou Histoire de l'action physiologique et des effets thérapeutiques des médicaments inscrits dans la Pharmacopée française*. Paris, 1868, in-8.

(3) Jeannel, *Formulaire officinal, comprenant environ 4000 formules tirées des pharmacopées légales de la France et de l'Etranger ou empruntées à la pratique des thérapeutistes et des pharmacologistes*. Paris, 1870.

surtout en province ; et le jeune praticien se rappellera que, dans les campagnes, leur réduction constitue encore pour les rebouteurs une sorte de spécialité que les médecins doivent faire cesser.

J'ai divisé mon livre en trois parties :

*Livre I.* — Maladies générales, internes, externes, cutanées ; intoxications ; asphyxies.

*Livre. II.* — Maladies des régions et des organes.

*Livre III.* — Accouchements.

Qu'on ne se trompe point sur le but de ce livre. Ce n'est point, à proprement parler, un manuel pour les étudiants : il est aux traités de médecine et de chirurgie ce qu'un formulaire est aux traités de thérapeutique. Autant que je l'ai pu, j'ai donné les indications et les contre-indications des médicaments.

Le but que je me suis proposé, c'est de faire un livre *portatif*, uniquement destiné à venir en *aide* à la *mémoire* du praticien.

A. CORLIEU.

Paris, le 17 décembre 1876.

# AIDE-MÉMOIRE

# DE MÉDECINE, DE CHIRURGIE

## ET D'ACCOUCHEMENTS

## LIVRE PREMIER

### MALADIES GÉNÉRALES

## CHAPITRE PREMIER

### MALADIES INTERNES.

*Fièvres continues.* — Fièvre éphémère ou courbature. — Fièvre continue simple ou synoque.

*Maladies éruptives.* — Suette miliaire. — Grippe ou branchite épidémique. — Variole. — Varioloïde. — Varicelle. — Vaccine. — Rougeole. — Roséole. — Urticaire. — Scarlatine.

*Maladies infectieuses.* — Fièvre typhoïde. — Choléra-morbus ou asiatique, sporadique ou nostras. — Hydrophobie rabique, non rabique. — Farcin et morve.

*Fièvres intermittentes.* — Simple. — Pernicieuse. — Larvée. — Rémittente.

*Maladies diathésiques, maladies constitutionnelles.* — Rhumatisme articulaire aigu, chronique. — Rhumatisme musculaire. — Goutte. — Scrofules, lymphatisme, rachitisme. — Chancre simple, superficiel, non infectant, mou, chancroïde, chancrelle. — Chancre induré syphilitique, huntérien, érosion chancreuse, chancre primitif, infectant. — Syphilis constitutionnelle, accidents secondaires, syphilides. — Accidents tertiaires. — Chloro-anémie. — Pléthore. — Scorbut. — Purpura. — Leucémie. — Diabète sucré ou glycosurie. — Diabète non sucré. — Urémie.

*Névroses.* — Névralgies en général. — Tétanos. — Chorée. — Convulsions de l'enfance ou éclampsie. — Epilepsie. — Hystérie. — Vertiges. — Migraine. — Paralysie générale. — Ataxie locomotrice. — Atrophie progressive.

*Maladies mentales.* — Folie, manie, démence, idiotie, imbécillité, crétinisme.

1. **Fièvre éphémère** ou **courbature.** — SYMPTOMES. — *Généraux :* — Fatigue, prostration ; brisement dans les lombes, dans les membres ; douleur contusive à la pression ; quelquefois frisson marqué, sensibilité au froid. Troubles digestifs, souvent état saburral ; abdomen indolent ; selles normales ou constipation. Céphalalgie ; tête lourde ; somnolence, rêvasseries ; délire chez les enfants. Peau chaude T. 37° 5 à 38° ; pouls fréquent, plein ; puis moiteur, sueurs, vésicules herpétiques. Durée, 2 ou 3 jours.

*Ne pas confondre avec* fièvres éruptives (3 à 12), fièvre typhoïde (13).

TRAITEMENT. — Boissons acidules, limonade au citron, solution de sirop de groseilles, de cerises, de framboises : eau vineuse ; limonade purgative ou eau de Sedlitz en cas de constipation ; diète ; repos au lit ; antispasmodiques au besoin : expectation.

2. **Fièvre continue simple** ou **synoque.** — SYMPTOMES. — *Généraux :* — Beaucoup d'analogie avec les précédents, mais plus intenses et de plus longue durée ; pas de prodromes, frisson rare. — *Troubles cérébraux :* céphalalgie frontale, prostration, brisement des membres, pas d'hébétude, intelligence conservée, somnolence ou agitation, rêvasseries nocturnes. — *Troubles digestifs :* anorexie ou état saburral, quelquefois vomissements alimentaires ou bilieux au début, gargouillement des deux côtés de l'abdomen, constipation. — *Troubles sécrétoires et excrétoires :* urines rouges, foncées, peau sèche, 37° 5 à 38° 5, quelques taches bleuâtres à l'abdomen et à la partie supérieure des aines. — 90 à 110 pulsations.

*Ne pas confondre avec* fièvres éruptives (3 à 12), fièvre typhoïde (13), fièvre éphémère (1).

TRAITEMENT. — Comme pour la fièvre éphémère : compresses froides ou imbibées d'eau de Cologne, d'eau sédative, sur le front ; saignée légère ou quelques sangsues à l'anus, si le pouls est fort et la céphalalgie très-intense : expectation ; diète.

3. **Suette miliaire.** — SYMPTOMES. — Début brusque ou prodromique. Céphalalgie sus-orbitaire, douleurs des membres, fourmillements caractéristiques aux extrémités des doigts, contraction épigastrique des plus pénibles, palpitations ataxiques quelquefois avec syncopes ; *sueurs* extrêmement abondantes apparaissant souvent d'emblée et dégageant un nuage de vapeur. Dans la période diaphorétique, augmentation de l'épigastralgie, dyspnée, convulsions ; soif vive, urines rares et épaisses. Fièvre modérée, continue, avec une ou deux exacerbations, 72 à 100 pulsations. Eruption miliaire sur la poitrine, le dos, les membres, *rouge,* s'effaçant par la pression, ou *blanche* comme les

sudamina. — La suette est bénigne ou foudroyante, selon les
épidémies. Complications bronchiques, dyspeptiques, hémorrhagiques. — Durée de 7 à 15 jours.

*Ne pas confondre avec* fièvres éruptives (3 à 13).

TRAITEMENT. — Chambre aérée; ne pas trop couvrir les malades ; les changer fréquemment de linge; boissons fraîches,
acidules, solutions de sirop de groseilles, de limons, de cerises ;
centaurée, limonade, etc. Étudier le caractère de l'épidémie
et agir selon les indications; en général, débuter par un vomitif, ipéca (2 gr.). Combattre la *céphalalgie* par les compresses
froides sur le front, par les compresses trempées dans l'eau sédative, par de légères émissions sanguines : — l'*épigastralgie* par
les opiacés (extrait thébaïque 0,05 à 0,10 en potion ou chlorhydrate de morphine 0,05, sirop de morphine, diacode ; injections hypodermiques), par les cataplasmes sinapisés, ou les sinapismes, ou les vésicatoires, ou par le sirop d'éther ; par la
teinture de musc (1 gr. en potion) ; — l'*oppression* par les ventouses sèches;—la *constipation* par les lavements laxatifs ;—l'*a-
gitation*, le *délire,* par les sinapismes aux mollets, par les opiacés,
l'éther ; — la *chaleur âcre* de la peau par des lotions froides et
alcalines ;—la *diaphorèse considérable* par le perchlorure de fer en
potion, 15 à 20 gouttes chaque jour (Daudé) ; — les *accès intermittents* ou la forme rémittente par le sulfate de quinine, 1 à 2
grammes par jour en pilules ou en potion.

**4. Grippe** ou **bronchite épidémique.** — SYMPTOMES. —
*Généraux :* — Malaise, courbature, douleurs contusives des membres ; céphalalgie frontale ; prostration ; épistaxis ; lipothymies ;
fièvre variable ; enchifrènement, coryza ; larmoiement, tuméfaction des yeux ; mal de gorge ; raucité de la voix ; toux fréquente, quinteuse, douloureuse, sèche d'abord, puis humide ;
râles sibilants, ronflants, muqueux ; dyspnée. Inappétence, nausées, vomissements. Dans certains cas, prédominance des symptômes cérébraux, ou thoraciques, ou abdominaux.

*Ne pas confondre avec* bronchite (305), coryza (210), courbature (1), fièvre typhoïde (13), rougeole (9).

TRAITEMENT. — Repos; tisanes pectorales, émollientes, mauve,
bourrache, tilleul, feuilles d'oranger. Potions calmantes, sirop
diacode, de morphine, matin et soir ; fumigations émollientes,
narcotiques : pédiluves sinapisés. Sulfate de quinine (0,50 à
1 gr.) pendant 2 jours.

Combattre la *forme cérébrale* par les révulsifs; éviter les saignées ; — la *forme pectorale* par les loochs kermétisés, l'ipéca
(1 gr. en 2 fois), les boissons pectorales, les sinapismes dans le
dos ou sur les côtés de la poitrine, les ventouses sèches ; — la

*forme abdominale* par les lavements émollients ou calmants ou additionnés de 15 à 20 gouttes de laudanum.

5. **Variole**. — SYMPTÔMES. — Cinq périodes :

1° *Incubation*, 9 à 11 jours.

2° *Invasion* : Frisson initial suivi de sueurs, *fièvre*, céphalalgie fréquence du pouls, T. 40° à 41° 5 ; *douleurs lombaires*, caractéristiques, nausées, *vomissements*, constipation, quelquefois convulsions, délire, coma, hémorrhagies, épistaxis, efflorescences cutanées, rash : — 2 à 3 jours.

3° *Éruption* : Taches, saillies rouges au menton, autour des lèvres, puis au front, au cou, au tronc, aux membres, puis sur les muqueuses de la bouche, du pharynx, des bronches, occasionnant l'éternument, le crachotement, une toux rauque, etc. Disparition de la fièvre après l'éruption ; défervescence plus marquée dans la variole discrète, peu dans la confluente, T. 41° à 38°, 37° 5, diminution de la rachialgie ; quelquefois hémorrhagies ou phlegmasies viscérales ; vers le quatrième jour de l'éruption, ombilication des pustules ; tuméfaction de la peau : éruption discrète, en corymbes ou cohérente ou confluente ; durée : 5 jours.

4° *Suppuration* : Retour de la fièvre dite secondaire, ou de maturation, T. 40° à 42°, vésicules opalines s'entourant d'un cercle rouge, *gonflement* considérable de la face, des membres ; salivation, difficulté de parler, de respirer, d'avaler ; liquide opaque, purulent, séreux, sanguin dans les pustules ; quelquefois diarrhée, délire, chaleur vive ; durée, 5 à 6 jours. *Complications* : affaissement des pustules, prostration, frissons, délire, diarrhée fétide, infection purulente ; hémorrhagies ; pneumonie, laryngite ulcéreuse.

5° *Dessiccation* : Du 9° au 10° jour après l'invasion, les pustules se crèvent ou se dessèchent ; disparition du gonflement de la peau ; quelquefois ulcération de la peau ; plaies saignantes ; abcès plus ou moins volumineux.

*Complications* : — du côté de l'*innervation* (convulsions, délire, méningite) ; — de la *digestion* (gangrène de la bouche, diarrhée, hémorrhagies intestinales) ; — de la *respiration* (œdème de la glotte, laryngite, pneumonie, pleurésie) ; — de la *circulation* (myocardite, endocardite végétante) ; — des *sens* (conjonctivite, kératite, otite) ; — *infection purulente* (gangrène, furoncles, etc.).

*Variétés de la variole* : 1° Variole discrète ou confluente ; — 2° cristalline ; — 3° verruqueuse, tuberculeuse.

*Ne pas confondre avec* varioloïde (6), scarlatine (12) ; rougeole

(9), varicelle (7), fièvre typhoïde au début (13), néphrite aiguë (469).

TRAITEMENT. — Repos au lit, chaleur modérée; tisanes tièdes, sauge, mauve, violettes, bourrache, queues de cerises; lait coupé, eau de groseilles tiède. — Traiter le lumbago par les frictions huileuses, calmantes, additionnées de chloroforme, de térébenthine. Lotions fréquentes des yeux, des narines, de la face avec l'eau de guimauve tiède, la glycérine, l'huile d'olives; gargarismes avec l'eau de guimauve, l'eau d'orge et le miel rosat. Badigeonner 3 à 4 fois par jour avec la solution d'acide picrique (0,50 gr. pour 150. — Chéron). Envelopper les pieds et les mains de cataplasmes; onctions huileuses; ouate ou flanelle. Maintenir la liberté du ventre à l'aide de lavements émollients ou laxatifs; diète. — Ouvrir les pustules de la face et badigeonner avec l'huile ou la glycérine.

Tremper, dans l'ammoniaque ordinaire à 25°, un linge en toile de lin ou de coton, avec ouvertures pour le nez, les yeux, la bouche; placer ce masque pendant 4 minutes sur la face; après ce temps le remplacer par un autre trempé dans le liniment oléo-calcaire (Em. Duval). Employé pour prévenir les cicatrices. — Collodion élastique dès le début (Robert-Latour).

*Complications.* — Si les symptômes généraux sont très-intenses et le sujet vigoureux: grands bains ou lotions alcalines chaudes sur le corps; émission sanguine très-rarement.

*Contre l'ataxie :* potions calmantes additionnées de teinture de musc ou de castoréum (1 gr.); lavements de valériane additionnés d'asa fœtida (2 à 4 gr.), de camphre (2 à 4 gr.).

*Contre l'adynamie :* extrait hydroalcoolique de quinquina (4 gr.) en potion; sulfate de quinine (0,25 à 1 gr.); vin ou sirop de quinquina, vins généreux.

*Contre l'insomnie et les douleurs :* Opiacés; en cas d'alcoolisme, alcoolature d'aconit (2 à 5 gr.), eau de laurier-cerise, sirop d'éther, acétate d'ammoniaque, potion laudanisée (25 gouttes).

| | | |
|---|---|---|
| ℣ Acétate d'ammoniaque | 15 gr. | |
| Sirop d'éther | 20 — | |
| — de capillaire | 20 — | |
| Hydrolat de menthe | } āā 20 — | |
| — de fleurs d'oranger | | |
| — de mélisse | 50 — | |
| | (Sédillot) | |

*Si l'éruption se fait avec peine,* si la peau est sèche : ipéca (1 gr. à 1 gr. 50), tisane de bourrache, de fleurs de sureau, de de sauge avec 10 à 15 grammes d'acétate d'ammoniaque, lotions chaudes.

Cautériser avec le nitrate d'argent les *pustules palpébrales* et conjonctivales ; si elles sont nombreuses, injections avec la solution de nitrate d'argent (0,05 à 0,10 pour 100). Traitement analogue des pustules des narines et du conduit auditif.

*Contre l'angine varioleuse*, gargarismes au borate de soude (10 gr.) dans la variole discrète, au chlorate de potasse (10 gr.) dans la variole confluente.

*Contre la laryngite varioleuse*, cautérisation avec la solution de nitrate d'argent (2 gr. pour 15) une ou deux fois en 24 heures, huile de croton sur le cou.

*Contre le délire*, acétate d'ammoniaque (15 à 25 gr.), teinture de musc (1 gr.), camphre (1 à 4 gr.) : extrait thébaïque (0,05 à 0,15) ; laudanum, 25 à 30 gouttes en potion, poudre de Dower (0,50) dans un julep avec 5 à 10 gr. d'acétate d'ammoniaque ; sirop de bromure de potassium, sirop de chloral. Si la température est très-élevée, 0,25 à 0,50 de feuilles de digitale en infusion dans un peu d'eau coupée avec le vin, pendant 2 ou 3 jours au plus. Si le délire est d'origine alcoolique, potion cordiale du Codex avec 30 à 50 gr. d'eau-de-vie et 10 à 20 gouttes de laudanum (Jaccoud) ; vésicatoires aux mollets.

*A la période d'éruption*, s'il y a confluence : toniques, alcool, quinquina, sulfites de magnésie ou de soude, 6 gr. en 4 ou 6 doses (Polli, Jaccoud).

*A la période de suppuration*, lotions chlorurées, goudronnées, phéniquées (1 gr. pour 150). A l'intérieur, permanganate de potasse (0,10 à 0,25), acide phénique (0,25 à 1 gr. par jour) en potion pendant 8 jours. Dans la variole confluente, administrer la potion phéniquée dès le début (Chauffard). Si la température dépasse 39°, sulfate de quinine (0,50 à 1 gr.) et potion alcoolique pendant 1 ou 2 jours.

*Contre la pneumonie varioleuse*, vésicatoires, ipéca, plutôt que tartre stibié ; potion à l'alcool, au cognac.

*Contre la diarrhée abondante*, lavements astringents et opiacés.

A la fin, bains additionnés de liqueur de Labarraque, 1 litre.

6. **Varioloïde.** — SYMPTOMES. — Peu ou pas de symptômes d'invasion ; éruption peu abondante ; pustules petites, molles, flasques, non purulentes, à marche irrégulière, pas de fièvre de suppuration. Durée : 6 à 12 jours.

*Ne pas confondre avec* variole (5), varicelle (7).

TRAITEMENT. — Tisanes émollientes, pectorales, acidules tièdes. Diète pendant 2 ou 3 jours.

**7. Varicelle.** — Symptomes. — Peu prononcés; éruption de vésicules acuminées, les unes très-petites, les autres aplaties, à fluide transparent, lactescent; ou bien vésicules plus grosses remplies de sérosité; avec ou sans démangeaison. Durée : 8 à 10 jours.

*Variétés :* pustuleuse, globuleuse, papuleuse, vésiculeuse.

Traitement. — Comme pour la varioloïde.

**8. Vaccine.** — *Conservation du vaccin.* Recueillir du 6e au 7e jour, pas plus tard, la lymphe vaccinale sur deux plaques de verre enveloppées de papier métallique ou d'un linge mouillé : ou bien dans des tubes capillaires; fermer les deux extrémités du tube à la lampe ou à la bougie.

*Age :* Vacciner dans les 2 ou 4 premiers mois, mais non pendant la dentition ; choisir une période de bonne santé à moins d'épidémie.

*Vaccinifère :* Choisir un enfant bien portant, non entaché de syphilis, de scrofulisme ; prendre le vaccin vers le 6e ou 7e jour et éviter de faire saigner la pustule vaccinale.

*Procédé opératoire :* Se servir d'une lancette à grain d'avoine, ou cannelée, ou de l'aiguille cannelée, ou de la petite lancette à gouttière. Avec ces instruments on peut vacciner plusieurs enfants sans recharger la lancette; introduire l'aiguille ou la lancette horizontalement de manière à n'entamer que les couches superficielles et jusqu'à ce qu'il suinte un peu de sang; appliquer le pouce de la main gauche sur la piqûre afin d'essuyer la lancette dans son intérieur.

*Lieu d'élection :* A la partie supérieure et externe du bras, une à trois piqûres à 1 centimètre de distance.

**9. Rougeole.** — Symptomes. — 1° *Incubation.* 1 ou 2 jours de malaise, de céphalalgie.

2° *Invasion :* Frissons, lassitude, inappétence, céphalalgie, état fébrile, T. 38° à 39°, avec rémission notable le troisième jour pour remonter le quatrième ; inflammation des muqueuses *conjonctivale,* — *nasale* (éternument, coryza), *bronchique* (toux, bronchite, râle sibilant, ronflant), — *pharyngienne* (mal de gorge léger). Assoupissement, délire, convulsions; vomissements, nausées, diarrhée ; peau âcre, chaude, humide. Durée : 2 à 4 jours.

3° *Éruption :* Du 4e au 5e jour. Taches rouges, irrégulières, saillantes, disparaissant sous la pression du doigt ; siégeant sur la peau et sur les muqueuses; d'abord distinctes, puis se réunissant par groupes, par plaques, accompagnées de démangeaison, de tuméfaction de la face, des paupières. Augmentation des symptômes oculaires, nasaux, gutturaux, bronchiques ;

peau sèche, la température remonte à 39°, pouls élevé ; langue sale, soif, inappétence. Durée : 3 à 4 jours.

4° *Desquamation* : Du 9ᵉ au 10ᵉ jour ; diminution des symptômes généraux ; toux grasse ; absence de fièvre : affaissement et décoloration des taches ; desquamation ; quelquefois délitescence. Durée : 6 jours.

*Variétés.* 1° R. normale ; — 2° anormale, sans catarrhe, sans symptômes du côté des muqueuses ; — R. sans éruption.

*Complications* : Du côté de l'innervation (convulsions, méningite, état ataxo-adynamique) ; — du côté de la digestion (entérite) ; — du côté de la respiration (bronchite catarrhale quelquefois fort intense à forme suffocante) ; — du côté de la circulation (pétéchies, ecchymoses, hémorrhagies buccales, intestinales, etc.), anasarque, gangrène.

*Ne pas confondre avec* varioloïde (6), scarlatine (12), urticaire (11), roséole simple (10), artificielle ou syphilitique.

Traitement. — *Général* : Repos au lit, pas d'excès de chaleur, renouveler avec précaution l'air et le linge ; tisanes de bourrache, de bouillon blanc, de fleurs de mauve, de violettes, pectorales ; lait coupé, quelquefois un peu de tisane fraîche ; diète absolue.

*Contre la bronchite :* Ipéca ; looch blanc ou avec kermès (0,05 à 0,20), sirop diacode ou de morphine, poudre de Dower (0,25 à 0,50).

*Contre les complications pulmonaires :* Ni émétique ni émissions sanguines ; toniques, vin de quinquina, looch au kermès ou à l'oxyde blanc d'antimoine (1 à 10 gr.) ; chez les enfants, sirop d'ipéca plusieurs jours, ou poudre de James, 0,05 à 0,50 dans du miel ; vésicatoires, ventouses sèches.

*Contre la congestion oculaire :* Lotions fréquentes avec de l'eau de guimauve tiède ; éviter la lumière vive.

*Contre la pharyngite :* vomitifs, applications locales de cataplasmes, d'éponges imbibées d'eau chaude, etc.

*Contre la constipation :* Demi-lavement émollient ou laxatif chaque matin.

*Contre la sécheresse de la peau, la lenteur ou la difficulté de l'éruption :* Tisane de bourrache ; acétate d'ammoniaque (5 à 10 gr.) en potion ou dans la tisane, lotions chaudes.

*Contre les symptômes cérébraux :* Sinapismes ; quelquefois très-légère émission sanguine, sangsues aux malléoles ou à l'anus.

*Contre la forme nerveuse :* Sans somnolence, sirop de chloral et toniques, lotions au vinaigre aromatique froides ou tièdes, selon que la température est à 39° 5 ou au-dessous.

*Contre la disparition brusque de l'éruption* : Surveiller l'état général ; sudorifiques, acétate d'ammoniaque, bains de vapeur, sinapismes très-étendus, urtication.

**10. Roséole.** — Symptomes. — Mouvement fébrile, malaise ; après 2 ou 3 jours, taches rosées sur la poitrine, l'abdomen, les membres, sans saillie, avec démangeaison : au bout de 3 à 4 jours, disparition sans desquamation. *Absence de conjonctivite, de coryza, de toux.*

Traitement. — Diète, boissons émollientes, tièdes, acidulées.

**11. Urticaire.** — Symptomes. — 1° *Généraux* : Malaise, inappétence, troubles digestifs ; agitation, avec ou sans fièvre.

2° *Locaux* : Larges papules, aplaties, blanches, irrégulières, entourées d'une légère teinte rosée, érythémateuse, avec cuisson plus ou moins vive ; démangeaison, dont la durée varie de quelques heures à quelques jours.

*Ne pas confondre avec* rougeole (9), scarlatine (12), roséole (10).

Traitement. — S'enquérir s'il y a eu ingestion de moules, d'œufs de poisson, ou douleurs rhumatismales. Purgatifs légers, vomitifs, tartre stibié (0,05 à 0,10) ; alcoolat de mélisse (5 à 15 gr.) ; boissons acidulées (acide sulfurique 1 à 2 gr. par litre), éther ; limonades ; bains tièdes ; lotions tièdes alcalines ; diète.

**12. Scarlatine.** — Symptômes. — 1° *Incubation* : Malaise pendant 2 ou 3 jours.

2° *Invasion* : Frissons, *fièvre*, T. 40° à 40° 5 ; céphalalgie, épistaxis ; angine ; quelquefois délire, coma, nausées, convulsions, constipation ou diarrhée. Durée : 1 à 2 jours.

3° *Éruption* : Deux jours après le frisson initial, taches d'un rouge vif, non saillantes, débutant par le cou, la poitrine, les membres, s'effaçant à la pression ; puis coloration écarlate uniforme de la peau, avec quelques intervalles de couleur normale ; prurit, tuméfaction de la face, des membres ; *rougeur vive du pharynx*, de la langue ; gonflement des amygdales presque toujours recouvertes de plaques pultacées ; engorgement des ganglions sous-maxillaires : très-fréquemment, vésicules miliaires autour du cou, aux aisselles.

Peau très-chaude, de 39° à 42° 5, pouls très-fréquent. Durée : 5 à 7 jours.

4° *Desquamation* : Au bout de 4 à 5 jours, cessation de la fièvre, décoloration de l'exanthème ; desquamation par plaques.

*Variétés.* — Régulière ou irrégulière ; — avec ou sans exanthème ; — simple ou avec complications.

*Complications.* — Du côté de l'*innervation* (convulsions, délire,

1.

dyspnée, stupeur, ataxie, quelquefois symptômes mortels fou-
droyants, adynamie à forme typhique) ; — du côté de la *digestion* (vomissements incoercibles dès le début, avec symptômes
gastro-entériques, parotidites, gangrène de la bouche) ; — du
côté de la *circulation* (syncopes, myocardite, hémorrhagies,
épistaxis, hématurie, albuminurie, hydropisies, anasarque) ; —
quelquefois rhumatisme, chorée (Sée) et affections cutanées,
gangrène, etc.

*Ne pas confondre avec* rougeole (9), angine pultacée (257).

Traitement général. — Mêmes soins hygiéniques que pour la
rougeole et la variole ; mais, après l'éruption, tenir plus longtemps les malades à l'abri du froid pour prévenir l'anasarque.
Boissons acidules, tièdes ou fraîches, limonade, eau de groseilles,
de framboises, violettes, mauve, coquelicots, orge miellée, sirop
de mûres. Ne pas pousser à la chaleur. Cataplasmes chauds ou
sinapisés aux jambes. Badigeonner toutes les heures le fond de
la gorge avec un pinceau trempé dans la glycérine ou dans :

℞ Miel rosat.......................... 30 gr.
Acide chlorhydrique.................. 2 à 5 —

gargarismes (voir *Angines*). Ne laisser sortir les malades qu'a-
près la desquamation.

*Contre la pharyngite intense* : 4 à 10 sangsues derrière les oreilles ; laisser couler.

*Contre l'angine gangréneuse* : Collutoires avec :

℞ Décoction de quinquina.... 500 gr. | ℞ Nitrate d'argent......... 4 gr.
Acide chlorhydrique étendu. 1gr,25 | Eau..................... 60 —
Miel rosat............... 30 gr. | Diss.

Chlorure de chaux topiquement, 2 à 3 fois par jour. Injections
de solution de nitrate d'argent dans les deux narines. A l'intérieur, vin, sirop ou vin de quinquina ; potion à l'extrait de quinquina (1 à 2 gr.), tisane de serpentaire, ou limonade au citron
avec alcoolat de cochléaria.

*Contre l'anasarque* : Émissions sanguines générales, lait avec
eau de Vichy ou Contrexéville, frictions cutanées sèches, bains de
vapeur, fumigations balsamiques, nitrate de potasse (5 à 15 gr.) ;
sudorifiques diurétiques :

℞ Calomel........................ 0gr,40 à 0gr,80
Poudre de feuilles de digitale.......... 0gr,10 à 0gr,20
Sucre pulvérisé....................... 4 gr.
En 8 paquets ; 1 toutes les 2 h. (voir *Albuminurie,* 471).

*Contre les accidents cérébraux, l'ataxie* (voir *Fièvre typhoïde ataxique*, 13) : Lotions et affusions froides : envelopper dans le drap mouillé, 3 à 4 fois de suite à 15 minutes d'intervalle. — Chez les enfants, en cas de coma ou convulsions, ou congestion cérébrale, une ou deux sangsues derrière chaque oreille. — Sulfate de quinine (0, 25 à 1 gr.); tannin, 0, 10 à 0, 50 chaque jour, alterner le calomel (0, 10) avec la poudre ci-dessous toutes les 2 h. :

℞   Extrait thébaïque............................ 0gr,10
    Musc...................................... 1 gr.
    Oxyde de zinc............................. 1 —
  En 10 paquets.

**13. Fièvre typhoïde.** — SYMPTOMES. — *Prodromes* : Diminution des forces, abattement, courbature, inaptitude au travail ; épistaxis, quelquefois légère hémorrhagie utérine ; troubles gastriques ; diarrhée, selles fétides ; agitation nocturne, rêvasseries.

*Première période* (5 à 15 jours après les prodromes) : Courbature très-forte ; céphalalgie vive ; épistaxis; figure étonnée, hébétée ; rêves pénibles ; perte ou diminution de l'intelligence, surdité ; — haleine fétide ; langue sèche, fuligineuse, collante, tremblotante;altération, inappétence; abdomen gonflé, sonore, sensible ; gargouillement dans la fosse iliaque droite plus sensible ; diarrhée fétide ; expulsion de quelques vers lombrics, peau chaude, moite. Augmentation croissante de la température pendant les quatre premiers jours, avec rémission le matin (36° à 40°) ; — pouls fort, dicrote, fréquent, 90 à 120. — Intelligence conservée le jour, rêvasseries le soir et la nuit ; insomnie. — Toux sèche ; râle sibilant dans toute l'étendue de la poitrine, spléno-mégalie. — Urines rouges, épaisses, sédimenteuses ; soubresauts des tendons.

*Deuxième période* (du 8e au 12e jour) : Taches rosées lenticulaires, pétéchies, sudamina, diminution de la céphalalgie ; pâleur, amaigrissement, prostration des forces, décubitus dorsal, apathie, stupeur, parole lente, souvent inintelligible, surdité, délire calme ou furieux, mussitation ; coma vigil : absence de douleur ou de perception. — Sécheresse de la bouche, de la langue, fuliginosités, état pulvérulent des gencives, tympanite, selles liquides, très-fétides, involontaires, hémorrhagies intestinales, quelquefois rétention d'urines. — Toux ; râles sonores, sibilants; quelquefois matité produite par la stase du sang (pneumonie hypostatique). Rate volumineuse. Persistance de la fièvre, température oscillant autour de 39° à 40°.

*Troisième période* : Diminution des symptômes ou aggravation : dans ce dernier cas, stupeur plus profonde, pouls très-fréquent, irrégulier; respiration embarrassée, sueurs visqueuses ; selles involontaires; eschares au sacrum ; perte absolue des forces ; carphologie ; mort.

*Formes de la maladie.* Selon la prédominance des symptômes : 1° Inflammatoire, — 2° bilieuse, — 3° muqueuse, — 4° adynamique ou putride, — 5° ataxique ou nerveuse, — 6° latente.

*Variétés* : Cérébrale (ataxique, adynamique), — thoracique (muqueuse), — abdominale (bilieuse).

*Complications* : 1° Péritonite par perforation ; douleur locale, subite, vomissements, frissons ; mort au bout de 6 à 40 heures; — 2° hémorrhagies nasales ou intestinales ; — 3° entérite ; — 4° inflammation des organes pulmonaires : bronchite, pleurésie, congestion pulmonaire, accidents laryngés, œdème, névroses, pneumonie; — 5° érysipèle de la face, phlegmons parotidiens; — 6° otites ; — 7° eschares, ecthyma.

*Ne pas confondre avec* fièvre simple (2), entérite (436).

TRAITEMENT. — Isolement, aération, température douce, très-grande propreté ; lotions fraîches fréquentes à la face ; lotions alcoolisées au sacrum après les garde-robes ; en cas de selles involontaires, mettre sous les malades quelques poignées de son que l'on change souvent; tête peu ou pas couverte, élevée sur un oreiller de crin ou de paille d'avoine; nettoyer très-souvent les gencives, les dents, la bouche avec le miel rosat ; promener plusieurs fois par jour sur tout le corps une éponge trempée dans l'eau fraîche ou tiède.

Boissons fraîches, acidules, en petite quantité à la fois, limonade au citron, solution de sirop de cerises, de groseilles, limonade tartrique, eau vineuse, centaurée, eau fraîche, eau d'orge, de gruau, bouillon très-léger par cuillerées, thé de viande.

| ♃ Acide phénique...... | 1 à 5 gr. | ♃ Chlore liquide....... | 10 à 20 gr. |
|---|---|---|---|
| Alcool............. | 2 — | Eau............... | 200 — |
| Eau............... | 500 — | Sirop............. | 50 — |

1/2 cuillerée à bouche toutes les heures dans la tisane ou dans 1/4 lavement matin et soir.

*Méthode évacuante.* S'il y a embarras gastro-intestinal, débuter par un vomitif, tartre stibié (0, 05) ou ipéca (2 gr.) ou par un éméto-cathartique :

| ♃ Tartre stibié.......................... | 0$^{gr}$,05 à 0$^{gr}$,10 |
|---|---|
| Sulfate de soude......................... | 25 gr. |

Les jours suivants, une bouteille d'eau de Sedlitz, ou 35 grammes d'huile de ricin, ou une bouteille de limonade au citrate de magnésie (50 gr.) ; ou bien calomel (0, 40 à 0, 60). On peut alterner ces purgatifs pour ne pas fatiguer le malade, mais purger chaque jour : diminuer les doses si les selles devenaient trop abondantes ; revenir aux vomitifs en cas de symptômes gastriques. Préférer les évacuants dans les formes bilieuse et adynamique ; demi-lavement simple matin et soir, cataplasmes sur le ventre ; grands bains répétés après le second septénaire.

*Toniques.* Dès que la fièvre s'est amendée, quand le pouls est calme, de moins en moins accéléré, la diarrhée légère, la tympanite disparue, alors infusion froide de quinquina (5 gr. pour 1 litre), potion à l'extrait sec de quinquina (4 gr.) ; infusion de camomille, de mélisse, de feuilles d'oranger, de tilleul, lavements à la décoction de quinquina (15 gr. pour $^1/_2$ litre), sulfate de quinine (0, 10 à 0, 50) ; eau vineuse ; bouillon léger.

Pour Jaccoud, trois indications principales : — A. *Combattre l'anémie :* léger purgatif, puis dès le début bouillon, vin de Bordeaux (400 à 125 gr. dans la tisane,) eau-de-vie, extrait de quinquina en potion (2 à 4 gr).

| | | |
|---|---|---|
| ♃ Vin cordial...................................... | 125 gr. | |
| Extrait de quinquina........................ | 2 à 4 — | |
| Sirop d'écorces d'oranges amères............ | 30 — | |

Si l'adynamie se prononce davantage, ajouter à la potion 20 à 50 gr. d'eau-de-vie ; cesser le quinquina momentanément si la langue devient sèche, fendillée. — B. *Abaisser la température excessive* par les lotions ou affusions froides, dès que la T. est à 39°, sans rémission le matin ; garnir le lit de linges, lotionner rapidement avec une grosse éponge imbibée d'eau tiède mélangée avec le vinaigre aromatique, essuyer promptement le malade et l'envelopper d'une couverture de laine. La seule contre-indication serait une pneumonie franche. Deux lotions par jour si la T. ne dépasse pas 39°, 5 ; trois entre 39°, 5 et 40°. — C. *Traiter les complications.*

*Contre les symptômes gastriques :* Éméto-cathartiques.

*Contre la tympanite :* Frictions avec l'huile de camomille camphrée, cataplasmes sur le ventre ; lavements additionnés d'huile de camomille camphrée (1 à 2 cuillerées), purgatifs. Ne combattre la diarrhée que si elle était excessive ; dans ce cas : lavements amidonnés, laudanisés, boissons mucilagineuses, tilleul, feuilles d'oranger, camomille, bistorte (10 gr.), feuilles de ronces, acide tannique (0, 50 à 1 gr.) en potion.

*Contre la perforation intestinale* : Opium en potion (0, 15 à 0,25).

*Contre les épistaxis abondantes* : Voir *Épistaxis* (209).

*Contre les hémorrhagies intestinales* : Immobilité absolue ; compresses froides, vessies d'eau froide sur le ventre ; eau de goudron ; sirop de ratanhia, de térébenthine ; alun èn pilules de 0, 10 ; limonade sulfurique : perchlorure de fer, 20 à 40 gouttes dans une potion ; extrait thébaïque en potion, 0, 10 à 0, 25, jusqu'à narcotisme (Graves, Stokes) ; lait glacé, $1/2$ tasse à café toutes les $1/2$ h., $1/2$ lavement d'eau froide (Pécholier).

| ♃ Potion gommeuse | 120 gr. | ♃ Eau commune | 1,000 gr· |
|---|---|---|---|
| Extrait de ratanhia | 4 — | Alcool sulfurique (eau de | |
| Extrait thébaïque | 0gr,05 | Rabel) | 3 — |
| | | Sirop de sucre | 60 — |

Une cuillerée toutes les $1/2$ heures.

*Contre les accidents cérébraux, le délire, les soubresauts des tendons* : Lotions et affusions froides. Opiacés, potion à l'extrait thébaïque (0, 10 à 0, 15) ; sirop de morphine, 15 à 20 grammes ; vésicatoires aux mollets ; eau fraîche sur le front ; 8 à 10 sangsues derrière les oreilles si le malade est vigoureux ; sulfate de quinine (0, 50) chaque jour ; bains prolongés, répétés.

*Contre l'ataxie* : Varier les moyens selon l'état général ; lavements camphrés (4 à 8 gr.) ; asa fœtida (2 à 4 gr.) en lavement ; teinture de musc (0, 50 à 1 gr.) en potion ; opium en potion, extrait thébaïque (0,05 à 0, 15) ; grands bains.

*Contre la bronchite, la pneumonie* : Ventouses sèches en très-grand nombre, 25 à 30, sur la base de la poitrine, les lombes, les cuisses, deux fois par jour (Béhier) ; cataplasmes, sinapismes, vésicatoires volants sur le thorax ; infusion d'ipéca (0, 50 pour 250), de polygala (2 à 5 gr.) ; acide benzoïque (0, 10 à 0, 25 en pilules ou dans du miel) ; vomitifs, looch au kermès (0, 25 à 0, 50).

*Contre les eschares* : Lotions alcooliques, vin aromatique, eau de Goulard ; poudre de quinquina, de charbon ; lotions phéniquées (acide phénique, 1 gr. pour un litre d'eau). Matelas hydrostatique. Lotions avec solution d'hydrate de chloral (10 pour 1,000 d'eau dist.) et recouvrir avec plumasseau de charpie imbibée de cette solution (Martineau).

*Dans certaines contrées paludéennes, dans certaines constitutions épidémiques*, employer le sulfate de quinine après les premières évacuations (sulfate de quinine 0,50 à 0,60, acide sulfurique une goutte dans une potion gommeuse) ; infusion de tilleul.

**14. Choléra-morbus** ou **asiatique.** — *Deux formes :* 1° légère ou cholérine ; 2° grave ou foudroyante.

*Prodromes :* Diarrhée prémonitoire, vomissements ou nausées, malaise, courbature. *Durée :* quelques heures ou quelques jours.

SYMPTOMES. — I. *Forme légère :* Persistance de la diarrhée sans coliques, selles très-abondantes, jaunâtres ou contenant des mucosités ; malaise, perte des forces physiques et morales, insomnie ; pesanteur et chaleur épigastrique, bouche pâteuse, sèche ; urines épaisses ; crampes, vomissements, faiblesse ou lenteur du pouls. — II. *Forme grave :* — *Première période,* ou *algide* ou *cyanique :* Langue froide, livide, violette, incomplétement tirée ; soif excessive, éructations, hoquet ; *vomissements incessants,* fades, blanchâtres, floconneux comme l'eau de riz : *selles fréquentes,* abondantes, involontaires, également analogues à l'eau de riz ; contenant des flocons albumineux, grumeleux ; abdomen rétracté, douloureux. — Pouls petit, fréquent, serré, déprimé, filiforme, 90 à 140°, battements du cœur faibles. — T. rectale, 37°. — Respiration pénible, faible ; oppression, étouffements ; voix cassée ; haleine froide, fade, nauséeuse. — Sécrétion urinaire abolie, albumine dans les urines. — Intelligence conservée, délire dans quelques cas exceptionnels. — Crampes très-pénibles et douloureuses. — Face hippocratique, nez effilé, froid : yeux caves ; amaigrissement considérable, refroidissement général ; peau sèche, rude ou bien sueur abondante, visqueuse, poisseuse.

Si ces symptômes persistent, la période asphyxique commence et est le résultat de l'épaisseur du sang.

*Deuxième période* ou *de réaction :* Diminution graduelle de tous ces symptômes ; ou bien apparition de phlegmasies locales, de pneumonie, de pleurésie, de symptômes typhoïdes, d'éruptions.

*Ne pas confondre avec* choléra sporadique (15).

TRAITEMENT. — 1° *Prophylactique :* Isolement ; désinfecter les déjections des malades avec le chlore, l'acide phénique, le permanganate de potasse (1 à 2 gr. pour 1,000) ; le sulfate de fer (10 à 15 gr. pour 1,000), ou

℞ Sulfate de fer.............................. 250 gr.
Acide phénique au 1000°..................... 50 —
Eau ....................................... 5 —

éviter les excès de toute nature, surveiller les fonctions digestives. Au début (*Cholérine*), infusions aromatiques, camomille,

menthe, mélisse, thé léger, punch au rhum léger. S'il y
a vomissements : eaux gazeuses, eau à la glace, eau froide,
rhum ou eau-de-vie glacée par petites cuillerées à café ; potion à l'hydrate de chloral (2 gr.), potion vineuse avec laudanum (40 gouttes), acétate d'ammoniaque (4 à 8 gr.) et sirop
d'éther.

2° *Curatif* : Matin et soir, ¹/₄ de lavement avec addition de
laudanum (0,50 à 1 gr.) ou d'extrait de ratanhia (1 à 2 gr.),
de sulfate de fer (1 gr.), de nitrate d'argent (0,30), à continuer
pendant quelques jours.

Injections hypodermiques de chlorhydrate de morphine, de
manière à faire pénétrer 0,02 à 0,025, par plusieurs piqûres.
Frictions sèches fréquemment répétées sur les membres et le
rachis ou bien avec les liniments excitants : baume Fioravanti ;
liniment ammoniacal camphré, essence de térébenthine, etc.

| ♃ Alcoolat de mélisse.... | ãã 60 gr. | ♃ Alcoolat de mélisse.... | ãã 30 — |
|---|---|---|---|
| Baume de Fioravanti... | | Alcool camphré........ | |
| Ammoniaque.......... | 10 — | Chloroforme.......... | 15 — |
| | | Laudanum de Sydenham. | 8 — |

Sinapismes sur le rachis ; compresses trempées dans

| ♃ Essence de térébenthine....................... | 30 gr. |
|---|---|
| Ammoniaque................................. | 5 — |

*Combattre les crampes* par les frictions ci-dessus, ou bien à
l'aide des armatures métalliques, ou de la faradisation.

1° *Période algide* : Boissons chaudes ; frictions excitantes ; envelopper les jambes de sachets de sable, ou de briques chaudes ; placer entre les jambes une terrine pleine de chaux vive,
et recouvrir d'une serviette.

Potion gommeuse additionnée de 10 gouttes d'ammoniaqué
liquide, ou 10 à 20 gr. d'acétate d'ammoniaque, ou 0,25 de carbonate d'ammoniaque. Alterner ces potions avec le musc (0,25)
toutes les heures.

Bains sinapisés, bains aux sels de Pennès.

Pas de narcotiques dans cette période : potion avec 5 centigr.
de nitrate d'argent : extrait de quinquina, décoction de quinquina en lavements.

Si les vomissements résistent à la glace, à l'eau de Seltz, au
champagne frappé, ventouses sèches ou vésicatoires volants ou
sinapismes à l'épigastre, vésicatoire ammoniacal ; moxas.

2° *Période de réaction* : Si le pouls est dur, plein, émissions
sanguines peu abondantes ; sangsues à l'épigastre ; ventouses

sèches répétées ou scarifiées ; boissons émollientes ; glace, compresses froides sur la tête ; diète sévère ; bouillons légers ; cathétérisme s'il y a rétention d'urine ; lotions générales, chaudes, alcalines, grands bains ou affusions froides.

**15. Choléra sporadique** ou **nostras.** — SYMPTOMES. — Douleur épigastrique et abdominale, augmentant à la pression ; hoquet ; nausées, éructations, vomissements alimentaires, bilieux ; selles très-abondantes, âcres, fétides, bilieuses, précédées ou accompagnées de borborygmes ; langue rouge, sèche, soif ardente. Pouls filiforme ; aphonie ; respiration gênée, crampes ; refroidissement, prostration ; pâleur de la face ; excavation des yeux, des joues.

*Ne pas confondre avec* choléra épidémique (14), indigestion (125), empoisonnement (voir *Empoisonnements*, 70).

TRAITEMENT. — Eau de riz gommée : eau de gruau. Si la soif est intense, limonade gazeuse, fragments de glace ou glace pilée.

Potion gommeuse avec 0,15 d'extrait thébaïque ; chez les enfants, sirop diacode : vésicatoire à l'épigastre en cas de vomissements opiniâtres. — Bains sinapisés chez les enfants.

Quarts de lavement additionnés de 25 à 30 gouttes de laudanum, 1 à 3 gouttes chez les enfants. — Frictions sèches ou excitantes (*ut supra*) ; diète ; cataplasmes laudanisés sur le ventre. — Quand les vomissements sont arrêtés, boissons aromatiques, feuilles d'oranger, mélisse.

**16. Hydrophobie rabique.** — SYMPTOMES. — 30 ou 40 jours après la morsure d'animaux enragés, la plaie devient blafarde, sanieuse, ou bien la cicatrice devient rouge, violacée, tuméfiée, est entourée de vésicules parfois douloureuses ; apparition de lysses ou vésicules au frein de la langue, 3 à 20 jours après la morsure.

*Rage confirmée.* — Trois périodes : A. de mélancolie, — B. d'hydrophobie, — C. de paralysie ou d'asphyxie.

A. Tristesse, terreur, cauchemars, respiration saccadée, entrecoupée ; anxiété, tension précordiale. — Durée : 2 ou 3 jours.

B. Augmentation de l'angoisse, horreur des liquides et soif vive, crachotement continuel ; accès convulsifs, satyriasis, nymphomanie, dysurie, constipation, — pouls fréquent sans fièvre. État moral variable, tendresse extrême ou délire furieux. — Durée : 1 à 2 jours.

C. Sueur visqueuse, yeux mornes, écume blanchâtre, léger tremblement, puis paralysie, coma ou asphyxie.

*Ne pas confondre avec* hydrophobie non rabique (17).

TRAITEMENT. — 1° *Local* : Immédiatement après l'accident,

faire saigner la plaie en appliquant une ventouse; laver fréquemment avec de l'eau-de-vie, de l'eau sédative, de l'urine; cautériser avec un fer rougi à blanc, le chlorure ou beurre d'antimoine, la potasse caustique, la pâte de Vienne, le nitrate acide de mercure, l'acide sulfurique, nitrique, azotique; incision et ablation au besoin avant la cautérisation.

2° *Général* : Sudorifiques (Gosselin); ¹/₂ lavement avec bromure de potassium (5 gr.), hydrate de chloral (2 à 5); saignées; chloroforme en inhalations à intervalles rapprochés; injections narcotiques hypodermiques.

**17. Hydrophobie non rabique.** — Symptomes. — Horreur des liquides, des corps brillants; constriction à la gorge, crachotement; convulsions; inappétence; crainte d'avoir été mordu par un chien enragé; quelquefois envies de mordre.

*Variétés* : — 1° Simple horreur des liquides comme dans la grossesse; — 2° symptomatique de maladies fébriles, graves; — 3° rabiforme.

*Ne pas confondre avec* hydrophobie rabique (16).

Traitement. — Antispasmodiques en lavement; émissions sanguines; bains prolongés; inhalations de chloroforme; traitement moral.

**18. Farcin et Morve.** — Symptomes. — A la suite de transmission par inoculation ou par infection, plaie à bords renversés, à ulcération blafarde, fournissant un pus abondant, compliquée d'angioleucite douloureuse, avec ou sans phénomènes généraux. Quelques jours après, formation d'abcès multiples, généralisation des collections purulentes, puis éruption cutanée et hypodermique pustuleuse et gangréneuse. Jetage nasal dans la morve aiguë, absence de jetage dans le farcin aigu. Quelquefois les phénomènes locaux sont primitifs, ou bien les troubles généraux apparaissent d'emblée. Altération profonde de la constitution.

Dans la *Morve*, symptômes généraux fébriles, violentes douleurs articulaires et musculaires, rougeur érysipélateuse de la face, des paupières, du nez; éruption pustuleuse localisée à la face ou généralisée; jetage nasal caractéristique; symptômes généraux graves, typhiques.

*Deux formes* : Farcin aigu; — Farcin chronique. — Morve aiguë; — Morve chronique.

Le farcin chronique est plus fréquent et se présente sous trois aspects : 1° angioleucite farcineuse chronique; — 2° ulcère farcineux; — 3° farcin proprement dit, caractérisé par lassitude, douleurs musculaires, et abcès.

La morve chronique est chronique d'emblée ou bien succède

au farcin : mêmes symptômes que dans la morve aiguë, mais à marche plus lente.

*Ne pas confondre avec* coryza syphilitique (207), scrofules (27).

TRAITEMENT. — Préparations iodées ; teinture d'iode à doses croissantes, de 2 à 20 gouttes (Tardieu), iodure de potassium, iodure d'amidon, iodure de soufre. Soufre à l'intérieur et à l'extérieur (Tardieu), eaux minérales sulfureuses ; injections dans les fosses nasales d'eau créosotée (2 gouttes de créosote pour 30 gr. d'eau) ; solution phéniquée à l'intérieur et à l'extérieur.

**19. Fièvre intermittente simple.** — SYMPTOMES. — Trois stades : *frisson, chaleur, sueurs,* revenant périodiquement et avec une intensité variable ; T. 40°, 5 à 42° ; quelquefois un de ces symptômes manque. *Type* déterminé par le retour périodique des accès : un accès chaque jour, il est *quotidien* ; un accès tous les 2 jours, il est *tierce* ; un accès de 3 en 3 jours, il est *quarte* ; un accès matin et soir, il est *biquotidien.* Augmentation du volume de la rate.

Si la fièvre a été de longue durée, apparition de symptômes cachectiques, exagération de la production de l'urée, amaigrissement, hydrémie, hydropisie sans albumine, altérations organiques de la rate, du foie, des reins.

Récidives assez fréquentes.

*Ne pas confondre avec* fièvre simple (2).

TRAITEMENT. — S'il y a état saburral, débuter par un vomitif ou un éméto-cathartique ; tisanes amères, camomille, petite centaurée, additionnée de jus de citron. Administrer le sulfate de quinine (0,25 à 1 gr.), pendant 4 ou 5 jours, dans café noir, pain azyme, ou miel, ou en pilules, *le plus loin possible* de l'accès à venir. Diminuer peu à peu pendant une quinzaine pour prévenir les récidives. Extrait de quinquina (6 à 10 gr.) en bols ; poudre de quinquina jaune (8 à 20 gr.) en 3 fois. Sulfate de quinine (0,50 à 0,75), en lavement avec addition d'une goutte d'acide sulfurique. Extrait de berbéris (1 à 2 cuillerées à bouche) ; café vert non torréfié, concassé et bouilli (50 gr.). Apiol ; acide arsénieux (1 à 2 milligr.).

℞  Acide arsénieux........................... 1 gr.
     Eau distillée............................. 1,000 —
     F. bouillir ; 1 cuillerée à bouche toutes les 2 h. jusqu'à tolérance.                                          (Boudin)

Alimentation tonique.

*Chez les enfants* : Quinine brute (0,20 à 0,50) dans des confitures ou du miel : lavement de décoction de quinquina (20 gr.), pommade avec :

℞  Sulfate de quinine........................ 1 à 3 gr.
   Axonge................................. 50 --

*Contre la cachexie* : Air pur, régime tonique, ferrugineux, vins de quinquina, surtout au vin blanc, vin de Séguin, etc.

℞  Teinture d'écorces de quinquina........... 30 gr.
   Teinture de cannelle..................... 4 —
   Eau de Rabel............................ 3 —
   Vin de Madère, du Rhin, ou blanc......... 1 bouteille.

*Contre les troubles digestifs consécutifs* avec engorgement du foie, de la rate : Vichy, Vals ; avec engorgements abdominaux : Bourbonne, Uriage ; hydrothérapie. — (Voir *Chloro-anémie,* 32.)

*Contre l'œdème et l'hydropisie :* Même traitement ; calomel (0,10 à 0,25), frictions aromatiques, extrait de quinquina (4 gr.), eaux de Bussang, Cransac, Luxeuil.

**20. Fièvre intermittente pernicieuse.** — SYMPTOMES. — Au milieu d'une santé bonne en général, apparition de symptômes *très-graves,* quels qu'ils soient, en l'absence de lésion profonde des organes, surtout si le sujet habite un pays où règnent les affections intermittentes ; exagération des symptômes habituels.

FORMES. — Nombreuses, caractérisées d'après la prédominance des symptômes. — *Algide :* froid intense. — *Diaphorétique :* sueurs profuses, pouls très-faible. — *Comateuse délirante :* délire avec ou sans assoupissement ; loquacité tranquille, ou délire intense. — *Convulsive :* souvent liée à la forme délirante. — *Cardialgique :* douleur atroce au cœur, anxiété, défaillance. — *Asthmatique :* dyspnée.—*Cholérique, dysentérique :* flux intestinal, etc.

*Ne pas confondre avec* fièvre intermittente simple (19), ni avec aucune des maladies dans lesquelles on rencontre le symptôme prédominant, d'où la nécessité de bien examiner les organes.

NOTA. — *Se méfier de toute fièvre intermittente présentant quelque symptôme insolite ou dont les accès vont en augmentant d'intensité.*

TRAITEMENT. — Agir très-promptement ; ne pas hésiter à administrer le sulfate de quinine à très-haute dose par la bouche ou en lavement (1 à 2 ou 3 gr.), même pendant l'accès : il est important d'agir vite, la mort survenant du 2e au 4e accès.

**21. Fièvre larvée.** — SYMPTOMES. — Variables, faisant croire à l'existence d'une autre maladie, si l'on ne rencontrait de l'intermittence et une origine paludéenne.

*Ne pas confondre avec* la maladie simulée.

TRAITEMENT. — Comme pour la fièvre intermittente (19).

**22. Fièvre rémittente.** — SYMPTOMES. — Persistance de symptômes fébriles avec exacerbation périodique.

*Ne pas confondre avec* embarras gastrique (426), phlegmasies profondes, telles que celles des phthisiques (316), abcès profonds, fièvre hectique.

TRAITEMENT. — Comme pour la fièvre simple (18).

**23. Rhumatisme articulaire aigu.** — SYMPTOMES. — 1° *Généraux* : Frissons, malaise. Fièvre, pouls large, fréquent, peau chaude, moite, T. de 38° 5 ; 39° 8 le matin ; 39° 9 le soir ; une température de 40° doit faire craindre une complication cardiaque (Jaccoud) ; sueurs abondantes. Langue blanche, altération, inappétence, constipation ; urines rouges, plus rares, épaisses, laissant déposer de l'acide urique et des urates ; éruptions miliaires, sudamina, érythème noueux, purpura, pétéchies. Respiration fréquente, dyspnée ; palpitations, bruits cardiaques. Peu ou pas de sommeil ; quelquefois délire. Quelquefois, à une période avancée de la maladie, retour des phénomènes morbides avec la même intensité qu'au début.

2° *Locaux.* Douleurs articulaires plus ou moins vives, augmentant par la presion, par les mouvements ; rougeur, tuméfaction, occupant une ou plusieurs articulations à la fois ou séparément, ou courant de l'une à l'autre (*monoarthritique, polyarthritique, ambulant*).

*Complications :* Péricardite (343), endocardite (327), méningite (164), pleurésie (320), pneumonie (313), péritonite (463).

*Ne pas confondre avec* arthrite simple (voir *Maladies des régions*), goutte (26).

TRAITEMENT. — 1° *Général :* Si le rhumatisme est suraigu et le sujet vigoureux, une ou deux saignées de 350 gr. au début, sulfate de quinine (0, 10 à 0, 15 toutes les heures, Bucquoy), ou 0, 50 à 2 gr. par jour, en pilules, en potion ou en poudre.

Dans les mêmes conditions Jaccoud conseille tartre stibié, 0,10 à 0, 25, en plusieurs fois pour le reprendre le surlendemain. Dans les cas moyens, tartre stibié 0, 10, puis sulfate de quinine et digitale :

℞ Sulfate de quinine................................ 5 gr.
Poudre récente de digitale....................... 2gr,50
F. s. a. 50 pilules ; 6 à 10 les 2 premiers jours, puis à doses décroissantes.

Boissons fraîches, acidules en petite quantité, limonade au citron, chiendent nitré, queues de cerises, si les sueurs sont abondantes; usage modéré de sudorifiques, bourrache, fleurs de sureau avec addition de 5 à 10 gr. d'acétate d'ammoniaque ou de bicarbonate de soude 5 à 10 gr.

| | | |
|---|---|---|
| ♃ Eau distillée.....:........................ | 150 gr. | |
| Sulfate de quinine........................ | 2 — | |
| Acide sulfurique.......................... | 1 ou 2 gouttes. | |
| Sirop de limons.......................... | 40 gr. | |

Dans le *Rhumatisme subaigu*, sulfate de quinine (0, 20 à 0, 25) matin et soir.

| | |
|---|---|
| ♃ Teinture d'aconit........................ ⎫ ãã 10 gr. | |
| — de colchique........................ ⎭ | |
| M. 25 à 30 gouttes matin et soir. | |

| | |
|---|---|
| ♃ Teinture de semences de colchique............ | 15 gr. |
| Laudanum ............................... | 2 — |
| M. 15 à 20 gouttes toutes les 3 h. | |

| | |
|---|---|
| ♃ Eau de tilleul............................. | 120 gr. |
| Sirop de menthe........................... | 25 — |
| Propylamine.............................. | 1 — |
| F. s. a. Une cuillerée à bouche toutes les 2 heures. | |

2° *Local* : Si l'articulation est très-douloureuse, et le rhum. monoarthritique ; ventouses scarifiées, 15 à 20 sangsues, cataplasmes émollients et laudanisés; embrocations avec le laudanum, le baume tranquille, additionné de chloroforme (15 à 20 gr. pour 150), et recouvrir d'ouate chaude, de flanelle, de taffetas gommé, de toile de caoutchouc ou de gutta-percha; badigeonner avec le collodion élastique ou avec :

| | |
|---|---|
| ♃ Collodion élastique........................ | 30 gr. |
| Iodoforme............................... | 2 à 4 — |
| | (Moretin) |

*Contre l'insomnie, les douleurs violentes*, etc. : Opiacés, extrait thébaïque (0,05 à 0, 15), pilules de cynoglosse ; une cuillerée de sirop de morphine ou de codéine le soir; poudre de Dower (0, 25 à 0, 50); petits vésicatoires, pansés avec la morphine (0, 02 à 0, 05).

*Contre l'état bilieux* : Purgatifs tous les 4 ou 5 jours, eau de Sedlitz, huile de ricin, calomel (0, 50 à 1 gr.) comme adjuvant des saignées ; vomitifs.

*Contre les complications cardiaques* : Émissions sanguines générales et locales ; vésicatoires *loc. dol.*, digitale, digitaline.(Voir *Maladies du cœur.*)

*Contre les complications cérébrales* : Saignées générales abondantes et répétées; saignées aux apophyses mastoïdes, compresses fraîches sur le front; sinapismes, vésicatoires, révulsifs sur les articulations pour y ramener l'élément morbide. — Si la complication cérébrale est causée par un excès de température, lotions froides, drap mouillé, bains frais. (Niemeyer.)

*Contre les complications thoraciques* : Grands vésicatoires, ventouses sèches ou scarifiées.

Bouillaud préconise le traitement par les saignées répétées, 5 à 7 saignées générales et locales dans les trois ou quatre premiers jours (peu usité aujourd'hui).

**24. Rhumatisme articulaire chronique.** — Se présente sous trois types différents (Jaccoud).

1° *Rhumatisme noueux*, qui débute par les petites articulations de la main et du pied, les déforme, s'étend aux grandes articulations, appelé par Charcot *Rhumatisme articulaire progressif* est caractérisé par des douleurs, du gonflement, des spasmes et des déformations.

2° *Nodosités d'Héberden*, qu'on trouve sur les extrémités des premières et deuxième phalanges.

3° *Rhumatisme chronique partiel* ou *arthrite sèche, déformante* est chronique d'emblée, et, quand il siége à la hanche, est appelé *morbus coxæ senilis*.

*Ne pas confondre avec* goutte (26), arthralgie par intoxication saturnine (voir *Empoisonnements*), tumeur blanche (voir *Mal. des régions*), accidents tertiaires de la syphilis (31).

TRAITEMENT. — 1° *Local* : Si les douleurs ont de l'acuité, une ou plusieurs applications de ventouses, de cataplasmes laudanisés; embrocations calmantes *ut suprà*. Quand les douleurs sont calmées, liniments excitants (baume Fioravanti, essence de térébenthine, baume Opodeldoch), vésicatoires volants, cautères, moxas, badigeonnage à la teinture d'iode simple ou additionnée de morphine (1 gr. pour 15).

℞ Huile blanche........................... 120 gr.
 Ammoniaque........................... 15 —
 Camphre........................... 8 —
 Teinture oléo-balsamique.................. 60
 Vératrine........................... 0gr,30 à 0gr,50

Électricité, courants constants; plaques métalliques; brosse électrique; révulseur; compression méthodique; position élevée, hydrothérapie.

2° *Général* : Sudorifiques, gaïac, salsepareille, bourrache, fleurs de sureau, jaborandi, 4 g. en infusion; rob de sureau

(1 à 10 gr. en pilules), acétate d'ammoniaque (5 gr. par jour).

℞ Résine de gaïac......................................... } āā 15 gr.
Savon amygdalin...........................................
Alcool....................................................... 120 —
Une cuillerée à café chaque jour dans la tisane.

Diurétiques : nitrate de potasse (5 à 10 gr.); oxymel scillitique (15 à 30 gr.); teinture de semences de colchique et d'aconit (2 à 5 gr. chaque jour); mercure; iodure de potassium (2 gr.) quand les ligaments sont altérés, teinture d'iode, 8 à 10 gouttes.

Bains de vapeur, aromatiques, alcalins; sulfureux (sulfure de potasse liquide, 150 gr. pour un bain); douches, briques chaudes enveloppées de linge mouillé, fumigations cinabrées.

℞ Cinabre en poudre................................ 120 gr.
Oliban............................................... 80 —

Mélangez et jetez 10 à 40 gr. sur des charbons ardents ou sur une pelle rouge. Bains de sublimé, 1 chaque jour, en surveillant les gencives.

℞ Deutochlorure de mercure............ 10 à 30 gr. graduellement.
Alcool.............................. 100 — —
Mélangez pour un bain.

3° *Prophylactique :* Régime, exercice, eaux minérales sulfureuses, en douches, bains, boissons : Baréges, Louesche, Luchon, Aix en Savoie, Enghien, etc.; eaux alcalines, Bourbonne, Néris, Vichy, Mont-Dore, Plombières. On additionne quelquefois les bains de 100 à 150 gr. de sous-carbonate de soude et de 1 à 8 gr. d'arséniate de soude. (Guéneau de Mussy.)

**25. Rhumatisme musculaire.** — Symptomes. — 1° A *l'état aigu :* Douleurs musculaires sourdes d'abord, puis plus intenses, exacerbantes, mobiles, augmentant par la pression, par les mouvements, par les contractions, par certaines positions, accompagnées quelquefois d'horripilations, de céphalalgie, d'accélération du pouls.

2° A *l'état chronique :* Douleurs plus étendues, plus vagues, sentiment de fraîcheur à la peau, exacerbation.

*Siège.* — Muscles épicrâniens et péricrâniens (*céphalalgie rhumatismale*); — sternomastoïdiens (*torticolis*); — pectoraux (*pleurodynie*); — deltoïdiens (*omodynie, scapulalgie*); — lombaires (*lumbago*), — etc.

*Ne pas confondre avec* névralgie (voir *Mal. des régions*), périostite syphilitique (31).

TRAITEMENT. — 1° *A l'état aigu :* Cataplasmes émollients, bains, sangsues ou ventouses *loc. dol.* ; cataplasmes sinapisés ou sinapismes, liniments comme dans le rhumatisme aigu (23) ; vésicatoires ; cautères, moxas, ventouses sèches. (Voir *Névralgie.*)

2° *A l'état chronique :* Vésicatoires simples ou morphinés, frictions sèches, aromatiques, comme dans le rhumatisme chronique (24), faradisation, acupuncture, bains de vapeur, badigeonnage à la teinture d'iode morphinée, injections hypodermiques ; envelopper d'ouate et de gutta-percha ou de taffetas gommé pour faire un bain de vapeur local.

**26. Goutte.** — 1° *Aiguë.* — SYMPTOMES. — Douleur d'abord vive, brûlante, puis diminuant peu à peu ; occupant le gros orteil ou les petites articulations : gonflement, rougeur, chaleur péri-articulaire ; dilatation des veines superficielles et sueur locale ; quelquefois complication de symptômes généraux : soif, inappétence, urines peu abondantes, fortement colorées, contenant des cristaux d'urates et moins d'acide urique qu'à l'état normal ; présence d'acide urique dans le sang et la sérosité des vésicatoires, reconnue par l'analyse chimique ou le procédé *du fil* (l'acide urique s'attache et se cristallise comme le sucre candi après les fils placés dans le sang ou la sérosité), retour paroxystique des accès de goutte.

2° *Chronique :* Après quelques jours de malaise, douleur moins prononcée, plus continue, mobile ; peu de rougeur et de chaleur ; gonflement, déformation, tophus des articulations, anorexie, embarras gastrique, urines peu abondantes, chargées. *Complications* ou *métastases* sur le cerveau, les bronches, le larynx, le cœur, l'estomac, la vessie, les intestins, et caractérisées surtout par de très-vives douleurs.

*Ne pas confondre avec* rhumatisme (23-24).

TRAITEMENT. — 1° *A l'état aigu.* — 1° *Local :* Si l'attaque est violente, cataplasmes émollients, laudanisés, fomentations narcotiques, collodion élastique ou à l'iodoforme (23), baume tranquille, compresses imbibées de 20 à 30 gouttes de chloroforme.

2° *Général :* Bourrache, fleurs de sureau, salsepareille, gaïac (25 à 50 gr.), bains de vapeur, colchique et aconit comme dans le rhumatisme (22), poudre de Dower (0,15 à 0,50), carbonate de lithine (0,15 à 0,25), trois fois par jour dans de l'eau. Potion gommeuse avec 0,20 à 0,25 d'extrait de semences de colchique ou bien sulfate de quinine (0,20 à 0,25) et poudre de digitale (0,10).

2° *A l'état chronique.* — 1° *Local :* Vésicatoires volants, teinture d'iode simple ou morphinée (24), essence de térébenthine, baume Opodeldoch.

2° *Général :* Tisane de gaïac, de fleurs de sureau avec 5 à 15 grammes de bicarbonate de soude, carbonate de lithine (0,15 à 0,25) trois fois par jour dans de l'eau pure ; benzoate de soude :

℞ Silicate de soude........................... 2gr,50
  Extrait hydroalcoolique de colchique............ 1gr,50
  Extrait hydroalcoolique d'aconit.................. 3 gr.
  Benzoate de soude............................. 5 —
  Savon médicinal............................... 5 —
F. s. a. 100 pilules ; 1 à 5 par jour.

℞ Extrait de baies d'alkékenge.................... 15 gr.
  Silicate de soude.............................. 5 —
F. s. a. pilules de 0,30 ; 8 à 10 par jour(pilules de Laville).

℞ Sulfate de quinine........................... 3 gr.
  Semences de colchique......................... 1 —
  Extrait de digitale............................. 0gr,50
F. s. a. 20 pilules, 2 à 3 chaque jour pendant 4 ou 5 jours.

Très-bonne préparation, surtout au début de la goutte anomale. Teinture d'iode à l'intérieur (1 à 3 gr. par jour) ; phosphate d'ammoniaque (0,50 à 2 gr. par jour en potion) : tisane de feuilles de frêne (f. infuser pendant 3 h. 1 gr. de poudre de feuilles de frêne dans 2 tasses d'eau), matin et soir ; édulcorez avec le sirop suivant :

℞ Extrait de gaïac............................. 5 gr.
  Alcoolature de semences de colchique.......... 2gr,50
  Alcoolature de semences de digitale........... 2gr,50
  Sirop simple................................. 500 gr.

S'il existe de l'inappétence, de la constipation, 2 à 4 des pilules suivantes :

℞ Savon médicinal............................. 4 gr.
  Extrait de fiel de bœuf....................... 2 —
  Résine de gaïac.............................. } āā 1 —
  Calomel..................................... }
  Poudre de gaïac.............................. 1 —
F. s. a. des pilules de 0,20.

Hydrothérapie, douches de vapeur, douches sulfureuses, massage ; amers, toniques, gentiane, quinquina pour soutenir les fonctions digestives ; eau de Vichy en douches, bains, boissons.

3° *Prophylactique :* Sobriété, potages, légumes, fruits ; peu de

viande : pas d'alcooliques, boissons aqueuses abondantes ; ne
permettre le vin qu'en cas d'atonie. Exercice en plein air tous
les jours, peu de travaux de cabinet ; éviter l'humidité, le froid
des pieds et des mains, la constipation ; être sobre des rappro-
chements sexuels : aller chaque année aux eaux thermales,
Vichy, Vals, Pougues, Plombières.

Si la goutte *remonte* ou se déplace, chercher par des applications irritantes à la rappeler aux articulations.

**27. Scrofules, lymphatisme, rachitisme. —** SYMPTOMES.
— 1° *Généraux :* Peau fine, blanchâtre, bouffissure, nez et lèvre supérieure plus gros, langueur, faiblesse générale, amaigrissement, diarrhée.

2° *Locaux :* Manifestations secondaires, *sur la peau*, érythème,
engelures, eczéma, impétigo, acné, lupus : — sur les *muqueuses*
nasales, oculaires, auditives, laryngiennes, pharyngiennes, pulmonaires, intestinales, vaginales, d'où coryza avec gonflement
de la lèvre supérieure, blépharite, conjonctivite, kératite, otorrhée, angine, amygdalite, bronchite, diarrhée, leucorrhée ;
— sur les *ganglions* cervicaux, maxillaires, axillaires, bronchiques, mésentériques, inguinaux, etc., d'où des adénites suivies ou non de suppuration, des abcès froids ; — sur les *os*,
d'où périostites, ostéites, caries, nécroses, mal de Pott, incurvation du rachis ; — sur les *articulations*, d'où arthrites, tumeurs
blanches, — manifestations tertiaires *sur les viscères*, tuberculose, adénie des ganglions bronchiques.

*Ne pas confondre avec* adénite traumatique, syphilis (30), engorgement chronique des ganglions.

TRAITEMENT. — 1° *Général :* Huile de foie de morue, vin d'aunée, de gentiane, de raifort, antiscorbutique, de quinquina, ou
sirops du même nom, moins bons que le vin.

℞ Sirop antiscorbutique ou de quinquina.......... 300 gr.
   Arséniate de soude...................... 0gr,05 à 0gr,10
   1 à 5 cuill. à café par jour.

Tisane de feuilles de noyer (5 gr. pour ¹/₂ litre), vin de feuilles de noyer (50 gr. pour une bouteille de malaga ou de lunel),
extrait de feuilles de noyer (2 à 4 pilules de 0,20 chaque jour),
sirop de feuilles de noyer (4 gr. d'extrait pour 300 de sirop simple). Sirops iodurés, sirop d'iodure de fer, d'iodure de potassium. Pilules ou dragées de proto-iodure de fer ; sirop de lacto-
phosphate de chaux ou de chlorhydrophosphate de chaux.

℞ Iodure de potassium...... 0gr,25 à 1 gr. (enfants); 2 à 15 gr. (adultes).
  Sirop de gentiane ou d'écorces d'oranges............ 100 —
  1 à 3 cuillerées chaque jour dans la tisane de houblon.

Huile de foie de morue, vin de gentiane et sirop d'iodure de fer battus ensemble, 1 cuill. à bouche de chaque : augmenter progressivement la dose de l'huile jusqu'à 4 ou 6 cuill. par jour, sans augmenter le vin et le sirop ; boire immédiatement après une tasse de tisane de houblon ou feuilles de noyer (Devergie).

℞ Chlorure de baryum.................... 0gr,05 à 0gr,35
    Eau distilllée............................... 100 gr.
1 cuillerée toutes les 2 heures ; augmenter de 0,05 tous les 2 ou 3 jours ; s'arrêter à 0,35.

℞ Eau....................................... 150 gr.
    Iodure de potassium....................... 1 —
    Teinture d'iode........................... 10 gouttes.
    Sirop d'écorces d'oranges amères............ 30 gr.
A prendre en 3 fois, en 24 heures, avant les repas. (Guibout)

Bains iodurés, salés, sulfureux, de décoction de varechs, de feuilles de noyer.

Bains pour enfants ; selon les âges, verser dans le bain :

| ℞ | | | | |
|---|---|---|---|---|
| Iode................. | 2gr,50 | 3 gr. | 3gr,75 | 5 gr. |
| Iodure de potassium.... | 5 | 7 | 8gr,50 | 10 |
| Eau distillée.......... | 180 | 180 | 180 | 180 |

Pour les adultes :

| ℞ | | | | |
|---|---|---|---|---|
| Iode................. | 8 gr. | 10 gr. | 12 gr. | 16 gr. |
| Iodure de potassium.... | 16 | 20 | 24 | 32 |
| Eau................. | 180 | 180 | 180 | 180 |

2° *Local.* — *Contre l'adénite* : Pommade à l'extrait de feuilles de noyer (4 gr.), cataplasmes de feuilles de noyer ; pommade à l'iodure de plomb ou de potassium (2 à 4 gr.) ; applications locales d'iode (0,01) enfermé dans des morceaux d'ouate et laissé en place pendant 48 h. (Prieur) ; coton iodé.

℞ Iodure de chlorure mercu-      ℞ Éther.................... 40 gr.
    reux.................. 1 gr.      Sublimé................. 0gr,50
    Axonge................ 10 —

en frictions. Dès qu'il y a formation de pus, ouvrir vite à l'aide d'une petite ponction pour éviter les cicatrices ; petits sétons, drainage ; ponctions multiples, aspirateur Dieulafoy.

*Contre les manifestations cutanées érythémateuses* : Badigeonnage avec la teinture d'iode, pommade iodurée ; lotions avec :

℞ Eau....................................... 300 gr.
    Sulfure sec de potasse..................... 2 à 5 —
    Teinture de benjoin........................ 2 à 5 —
Une cuillerée dans 1/2 verre d'eau froide,

*Contre les manifestations pustuleuses :* Faire tomber les croûtes et appliquer la pommade suivante à 8 ou 10 jours d'intervalle :

> ℞ Axonge...................................... 30 gr.
> Sublimé........ ........................... 1 —

3° *Hygiénique et prophylactique :* C'est le plus important. Régime fortifiant ; viandes grillées ; vin vieux ; habitation aérée ; exercice à l'air ; gymnastique ; bains froids, hydrothérapie ; frictions alcooliques sur les membres.

*Contre les affections ganglionnaires :* Eaux minérales, — chlorurées sodiques : — Balaruc, Bourbonne, Bourbon-l'Archambault, la Bourboule, Salins, Uriage. — Bains de mer. — Eaux iodo-bromurées, Challes, Saxon.

*Contre les manifestations cutanées :* Bains sulfureux, eaux sulfureuses, Aix en Savoie, Cauterets, Barèges, Luchon. — Si la scrofule cutanée est subaiguë, Amélie-les-Bains, Saint-Honoré, Allevard, Enghien, Pierrefonds.

*Contre les manifestations sur les muqueuses :* Eaux chlorurées sodiques d'abord, puis sulfureuses.

**28. Chancre simple, superficiel, non infectant, mou, cancroïde, chancrelle.** — Symptomes. — Petit ulcère à forme arrondie, à bords taillés à pic, non indurés, présentant sous la loupe une série de petites dentelures caractéristiques, à fond inégal, recouvert d'une sorte de détritus organique ou d'une pulpe grisâtre, peu douloureux, à suppuration plus ou moins abondante, à base souple et molle, quelquefois rénitente, qu'on ne confondra pas avec la véritable induration, ne donnant jamais lieu aux manifestations constitutionnelles de la vérole, pouvant se compliquer de phagédénisme, d'adénite monoganglionnaire superficielle. Rarement solitaire, *il est inoculable au porteur.*

*Ne pas confondre avec* les excoriations accidentelles, l'herpès prépulial (56), le chancre induré (29).

Traitement. — 1° *Local :* Nettoyer la plaie ; 3 ou 4 pansements par jour avec charpie sèche ou imbibée de vin aromatique ou avec le précipité blanc en poudre ou le tartrate ferricopotassique (5 gr. pour 50 d'eau), ou le nitrate d'argent (1 gr. pour 30, Rollet), ou le sulfure de carbone, l'iodoforme, le sous-nitrate de bismuth, la décoction de tan, de quinquina, d'acide phénique au 100ᵉ. — Éviter les corps gras. La pâte carbosulfurique (Ricord) et la pâte Canquoin dès le début sont abortives. Pas de cautérisation à la période d'augment.

*Contre le phimosis :* Circoncision en quatre temps (Ricord).

*Contre le paraphimosis* : Réduire ou inciser l'anneau constricteur.

*Contre l'adénite* : Repos absolu, bains. Badigeonner avec le mélange suivant (Chéron) :

℞　Éther sulfurique................................ 40 gr.
　　Sublimé........................................ 0gr,50

Quand les glandes sont dures, badigeonnage avec la solution d'acide picrique (3 gr. pour 250), 4 à 5 fois par jour (Chéron); frictions avec l'onguent mercuriel double additionné on non d'extrait de ciguë (2 à 4 gr.), d'extrait de belladone (2 à 4 gr.). En cas de douleurs aiguës, de rougeur inflammatoire : cataplasmes, bains, pas de boissons délayantes; repos au lit. S'il y a suppuration, ouvrir de bonne heure l'abcès, pansement simple, aromatique, ioduré; quelques cautérisations au besoin.

*Ne pas confondre* le bubon avec l'adénite sympathique, lymphatique, traumatique simple, etc.

2º *Général* : Pas de mercure ; boissons délayantes à la période inflammatoire, puis amères, ferrugineuses; combattre l'adynamie, la chloro-anémie.

Si le chancre est *douloureux*, les parties voisines enflammées, bains entiers, bains locaux ; pansement avec la charpie trempée dans :

℞　Eau distillée de laitue...................... 100 gr.
　　Extrait gommeux d'opium.................... 2 —
　　Vin aromatique............................. 30 —
　　Laudanum................................... 1 —

*Contre le phagédénisme* : état pultacé, diphthérique, serpigineux, à bords minces, décollés, à couleur brun violacé, ou état gangréneux ; — mettre le malade dans de bonnes conditions hygiéniques : combiner les cautérisations profondes au nitrate d'argent, à l'acide nitrique monohydraté, au nitrate acide de mercure, à la pâte carbo-sulfurique (1) avec les pansements ferrugineux (2) ; poudre de quinquina et de charbon, āā, p. égales.

℞　Acide sulfurique.. ........................... ⎫ p. é.
　　Charbon végétal........................... ⎭
　　F. s. a. pâte (1).

℞　Tartrate ferrico-potassique.................. 8 gr.
　　Eau distillée.............................. 30 —
　　Diss (2).

**29. Chancre induré, syphilitique, huntérien, érosion chancreuse, chancre primitif, infectant.** — Symptomes. — Développement lent, indolent ; ulcération, le plus souvent solitaire, plus lisse, moins vermoulue, moins déchiquetée que dans le chancre simple, grisâtre, lardacée, à aspect uni, net, brillant ; à bords lisses, luisants, vernis, indurés ; à fond sombre, grisâtre ; à aspect cupuliforme ; à *induration circulaire*, caractéristique ; avec engorgement indolent et multiple des ganglions voisins qui ne suppurent pas. — *Non inoculable au porteur*.

*Ne pas confondre avec* chancre mou (28), herpès (56), cancroïde (131).

Traitement. — 1° *Local* : Panser 2 fois par jour avec poudre de précipité blanc ou pommade au précipité blanc (1 gr., cérat opiacé 15). Lotions préalables avec le vin aromatique ; pansements émollients en cas d'inflammation, bains locaux.

2° *Général* : Précoce (Clerc). Mercure à l'intérieur à moins de contre-indication des voies digestives ; 3 fois par jour, tisane de saponaire avec sirop de Cuisinier ; 1, puis 2 pilules de proto-iodure de mercure, ou liqueur de Van Swieten (1 cuill. à bouche matin et soir).

| | | |
|---|---|---|
| ℞ Proto-iodure de mercure.................... | } āā | 3 gr. |
| Thridace.................................. | | |
| Extrait thébaïque......................... | | 2 — |
| Conserve de roses........................ | | 6 — |
| Pour 60 pilules. | (Ricord) | |

| | |
|---|---|
| ℞ Sublimé............................... | 0gr,40 |
| Extrait d'opium........................ | 0gr,50 |
| Extrait de gaïac....................... | 0gr,50 |
| Pour 40 pilules ; 1 à 3. | (Dupuytren) |

| | |
|---|---|
| ℞ Onguent mercuriel.................... | 9 gr. |
| Savon médicinal....................... | 6 — |
| Amidon................................ | 3 — |
| F. s. a. Pilules de 0,20 ; 2 à 8 par jour. | (Sédillot) |

| | | |
|---|---|---|
| ℞ Sublimé............................ | } āā | 0gr,50 |
| Chlorhydrate d'ammoniaque............ | | |
| Eau distillée, pour dissoudre........ | | q. s. |
| F. avec mie de pain 50 pilules non argentées, 1 à 4 par jour aux repas. | | |
| | | (Clerc) |

Le sirop de Gibert (biiodure de mercure et iodure de potassium) est une excellente préparation ; 1 à 2 cuill. à bouche pur ou dans la tisane.

Ne pas augmenter les doses dès qu'il y a amélioration ; suspendre le mercure s'il donne lieu à des accidents (voir *Stoma-*

*tite*) ; dans tous les cas, toniques à l'intérieur. (V. *Syphilis*, 30.)

**30. Syphilis constitutionnelle, Accidents secondaires, Syphilides.** — SYMPTOMES. — *Généraux* : Malaise, état anémique, cachectique ; céphalée, douleurs rhumatoïdes ; adénopathie cervicale, alopécie, à la suite du chancre syphilitique.

A. **Manifestations cutanées** ou **syphilides**. — Elles sont précoces ou tardives ; à coloration cuivrée, indolentes, arrondies, symétriques et présentant toutes les variétés des maladies cutanées (voir *Mal. de peau*, 52 à 69), avec engorgement ganglionnaire.

I. **Syphilides érythémateuses** ou **Roséole**. — Taches plus ou moins arrondies, avec ou sans saillie, disparaissant en totalité ou en partie par la pression, rarement cuivrées, d'une coloration variant du rose pâle au rouge vif, de la dimension d'une lentille, discrètes ou confluentes, sans démangeaison, siégeant sur les flancs, à la base de la poitrine, sur le ventre, à la partie interne des cuisses, etc.

*Ne pas confondre avec* rougeole (9), scarlatine (12), urticaire (11), roséole produite par le copahu ou l'ingestion des moules.

II. **Syphilides papuleuses.** — Petites éminences dures, solides, d'un *rouge cuivré*, ne contenant jamais de liquide, éminences dont le volume varie de la grosseur d'un grain de mil à celui d'une lentille et qui se terminent par résolution (A. Martin et Belhomme) sans démangeaison ni douleur. Au front, elles constituent la *corona Veneris* ; elles peuvent devenir papulo-hypertrophiques.

*Ne pas confondre avec* acné induré (61), lichen (65).

III. **Syphilides vésiculeuses.** — Forme très-rare ; petites ampoules séreuses, remplies d'un liquide transparent, à base rouge sombre, existence éphémère et laissant des squames ou croûtes.

*Ne pas confondre avec* varicelle (7).

IV. **Syphilides squameuses.** — Succèdent presque toujours à une autre forme, et surtout à la papuleuse, ce qui les fait nier par quelques médecins ; se montrent sous forme de psoriasis à la plante des pieds et à la paume des mains où elles donnent lieu aux *psoriasis plantaire* et *palmaire*, larges plaques recouvertes de squames épaisses, bordées par un cercle cuivré et sillonnées de gerçures. Les squames peuvent devenir assez dures pour ressembler à un cor (*Syph. cornée* de Biett).

*Ne pas confondre avec* psoriasis simple (68).

V. **Syphilides pustuleuses.** — Petites tumeurs arrondies, discrètes ou confluentes, formées par le soulèvement de l'épiderme, limitées au début par un cercle rouge, plus tard par une auréole ambrée ou cuivrée constante, contenant un liquide opaque qui, en se désséchant, donne naissance à des croûtes peu caractéristiques, au-dessous desquelles sont des cicatrices ou des ulcérations plus ou moins profondes. Elles prennent la forme d'acné, d'impétigo, d'ecthyma.

*Ne pas confondre avec* ces maladies (61, 62, 63).

VI. **Syphilides bulleuses.** — Présentent tous les caractères des bulles et donnent lieu au *pemphigus* chez les nouveau-nés et au *rupia* chez les adultes. Le cercle cuivré et les antécédents sont les seuls signes de diagnostic, ce qui le rend difficile.

Les antécédents aideront à ne pas confondre avec les lésions cutanées analogues, mais non syphilitiques.

VII. **Syphilides tuberculeuses.** — Petites tumeurs pleines arrondies, superficielles ou profondes, d'un rouge sombre ou cuivré, pouvant se terminer par résolution ou s'ulcérer, et dans ce dernier cas se recouvrent de croûtes épaisses qui cachent des ulcérations taillées à pic. Elles sont disséminées ou en groupes, et peuvent devenir serpigineuses ou perforantes, selon qu'elles sont précoces ou tardives.

*Ne pas confondre avec* psoriasis (68), lupus (208), lèpre (68), cancer cutané (130).

VIII. **Plaques syphilitiques** (Bazin). — Taches rouges soulevées sur les bords ; au-dessous se fait une sécrétion séropurulente qui bientôt se concrète en croûte mince déprimée au centre et entourée par le bourrelet circonférentiel ; lorsque la croûte tombe, il se fait pendant quelque temps, à la surface de la plaque, une exsudation épidermique (A. Martin et Belhomme).

IX. **Syphilides malignes précoces.** — Symptômes précurseurs presque constants ; cephalée, troubles gastriques ; apparition précoce de lésions graves et profondes, pustuleuses ou tuberculeuses, isolées ou envahissant d'emblée une grande partie du corps, nombreuses surtout au visage et sur les régions découvertes, et sécrétant un pus abondant et de mauvaise nature.

*Ne pas confondre* avec les maladies cutanées ordinaires, lèpre ou psoriasis (68), rupia (60), morve et farcin (18).

B. **Manifestations sur les muqueuses, Plaques muqueuses, Papules muqueuses,** etc. — Quatre espèces (Fournier) :

I. **Érosives :** Érosions superficielles, petites, limitées, sans forme spéciale, plates, sans relief, sécrétant peu, de coloration rougeâtre, indolentes.

II. **Papulo-érosives :** Papules arrondies, circulaires, elliptiques, du volume d'une lentille et un peu au delà, à coloration opaline sur les muqueuses buccale, palatine, linguale, à surface dénudée, humide et sécrétante, lisse ou chagrinée, suintant peu, indolentes, presque toujours multiples et formant alors la nappe muqueuse.

III. **Papulo-hypertrophiques** : C'est la forme précédente exagérée, résultant de l'incurie, de la malpropreté. Tumeurs plus ou moins volumineuses, sessiles, en masses rougeâtres, bourgeonnantes, isolées ou réunies en nappes, du volume d'un gros pois et au delà, à surface rosée, ou violacée quand on l'irrite, ressemblant assez aux végétations vulvaires non syphilitiques, donnant lieu à une sécrétion fétide.

IV. **Ulcéreuses** : Forme plus rare et tardive, consistant en ulcérations véritables, se produisant d'emblée, ressemblant beaucoup au chancre simple, de l'étendue d'une pièce de 20 à 50 centimes.

*Ne pas confondre avec* chancre infectant (29), chancre simple (28).

Traitement. — 1° *Général* : Combattre les manifestations cutanées par le traitement général ci-dessus ; bains généraux simples, gélatineux, amylacés, bains de vapeur, bains de sublimé (15 gr.) ; fumigations cinabrées (sulfure rouge de mercure 10 à 40 gr., oliban 10 à 15 gr.).

2° *Local* : Pansement avec l'emplâtre de *Vigo cum mercurio*. Laver deux fois par jour les papules muqueuses avec chlorure d'oxyde de sodium pur ou étendu d'eau (1 partie pour 4 d'eau) ; saupoudrer ensuite avec calomel et isoler les surfaces.

Si elles existent dans la bouche, défendre de fumer ; cautériser avec nitrate acide de mercure ou nitrate d'argent, et gargariser avec :

> ♃ Décoction de morcelle...................... 250 gr.
> Sublimé................................. 0gr,20

*Contre les syphilides papulo-hypertrophiques* : Badigeonner avec un pinceau trempé dans la solution de nitrate d'argent (1 gr. pour 50 d'eau) et passer immédiatement après un crayon de zinc bien décapé ; tous les 2 ou 3 jours (Chéron).

*Contre les taches consécutives aux syphilides* : Badigeonner avec un pinceau trempé dans

> ♃ Collodion .............................. 15 gr.
> Sublimé ............................... 0gr,50
> (Leclert)

*Contre les plaques des régions genito-anales* : Lotions matin et soir avec :

℞ Hypocnlorite de soude........................ 100 gr.
  Eau distillée............................. 200 —

Après chaque lotion, saupoudrer avec le calomel (Martin et Belhomme).

*Contre les plaques de la gorge et du gosier, et érosives vulvaires :*
Toucher avec le crayon de nitrate d'argent et gargarisme avec :

℞ Sublimé............................... 0$^{gr}$,10
  Décoction de guimauve..................... 250 gr.

ou bien toucher avec le crayon ou la solution concentrée de nitrate d'argent et passer immédiatement après un pinceau imbibé de teinture d'iode.

*Contre les syphilides malignes précoces :* Si elles sont peu ulcérées et peu nombreuses, pansement avec acide picrique pur ; si elles sont très-nombreuses et à évolution rapide, conseiller la sudation dans une boîte avec projection de calomel dissous dans l'iodure de potassium et emporté par un jet de vapeur dans la boîte :

℞ Calomel............................... 2 gr.
  Iodure de potassium...................... 5 —
  Diss.                              (Chéron)

en même temps sirop de Gibert à l'intérieur.

Ne pas omettre de traiter la chloro-anémie syphilitique ou mercurielle par les ferrugineux (voir *Chloro-anémie*, 32), les tisanes amères et le sirop suivant, 1 à 3 cuill. par jour :

℞ Sirop de salsepareille.................... 500 gr.
  Biiodure de mercure...................... 0$^{gr}$,15
  Iodure de potassium...................... 15 gr.

Panser les ulcérations secondaires avec charpie trempée dans

℞ Eau distillée........................... 200 gr.
  Teinture d'iode......................... 4 à 6 —
  Iodure de potassium...... .............. 1 —

31. **Accidents tertiaires de la syphilis.** — Manifestation après le 6$^e$ mois ou davantage d'altérations des tissus profonds, muscles, os, nerfs, viscères, etc., et consistant en : *Gommes* où petites tumeurs variant de la grosseur d'un pois à un œuf de poule, adhérentes, pouvant se résoudre où suppurer ; — *sur-*

*cocéle syphilitique* (507) ; — *douleurs rhumatoïdes* musculaires ; — *contracture* musculaire ; — *iritis* ; — *douleurs* ostéocopes ; — *périostose* ; — *névropathies*, névralgies intercostales, dentaires, oculaires, amblyopie, chorée, épilepsie, hémiplégie, paraplégie, vésanies, etc. ; — altérations viscérales, cachexie.

*Chez les nouveau-nés :* Éruptions cutanées, érythème aux fesses, aux parties sexuelles ; le plus fréquemment, éruptions bulleuses, pemphigus ; plaques muqueuses ; coryza syphilitique caractéristique ; otorrhée, entérite : état cachectique.

TRAITEMENT. — Préparations iodurées : sirop amer additionné d'iodure de potassium (25 gr. pour 500), ou en solution aqueuse (1 à 5 gr. par jour), auxquelles on joindra les indications suivantes :

*Contre les gommes :* Pas d'opération, mais badigeonnage avec la teinture d'iode ; si elles s'ulcèrent, pansement avec la solution iodée (1 gr. pour 50). Eaux minérales sulfureuses de Baréges, Luchon, Ax, Uriage, Enghien, Aix.

*Contre le sarcocéle :* Pommade à l'iodure de plomb ou de potassium et compression méthodique avec le sparadrap de Vigo.

*Contre les douleurs ostéocopes :* Vésicatoires pansés avec le cérat opiacé, frictions avec l'onguent mercuriel.

*Contre la périostose :* Vésicatoires, narcotiques, frictions mercurielles.

*Chez les nouveau-nés :* Liqueur de Van Swieten, 1 cuil. à café dans le lait, deux bains de sublimé par semaine (sublimé 0,25 à 1 gr., alcool 10 gr.) dans une baignoire de bois.

32. **Chloro-anémie.** — SYMPTOMES. — Pâleur et décoloration de la peau, des muqueuses. Troubles nerveux, bizarrerie de caractère, tristesse, langueur ; ris et pleurs sans motifs, amour de la solitude, céphalalgie, vertiges, éblouissements, étourdissements, névralgies intercostales, etc. Pouls plein, mou, dépressible, quelquefois filiforme ; palpitations, syncopes ; essoufflement, bruit et souffle doux, moelleux, existant à la base et au premier temps, perceptible aux carotides ; bruit de diable, bruit continu, chant des artères. — Gastralgies, inappétence (*malacia pica*), flatuosités ; constipation. — Respiration gênée, haletante, inégale. — Sang menstruel plus ou moins abondant, très-pâle, leucorrhée, aménorrhée, dysménorrhée, ménorrhagies.—Urines abondantes, claires.

*Ne pas confondre avec* maladie organique du cœur (325), ictère (458), phthisie commençante (267).

TRAITEMENT. — 1° *Général :* Amers, toniques ; ferrugineux sous toutes les formes pour ne pas fatiguer l'estomac ; chercher, avant tout, à faire digérer les aliments réparateurs, viandes noires, grillées, rôties; vin vieux. Exercice au grand air; gymnastique; bains de mer ; bains salés; hydrothérapie. Eaux minérales en bains, en douches. Préférer les eaux sulfurées, Luchon, Cauterets, Amélie, Castera-Verduzan : chez les très-jeunes sujets, et en cas de lymphatisme, eaux chlorurées sodiques, Salins, Bourbonne, Luxeuil. — En cas de dyspepsie prédominante, Vals, Vichy.

*Principales préparations ferrugineuses :* Fer réduit par l'hydrogène (0,10 à 0,50); sous-carbonate de fer (0,10 à 1 gr. en pilules ou poudre), fer porphyrisé ou métallique (0,10 à 1 gr. en pilules ou électuaire); oxalate de protoxyde de fer (0,10 à 0,20) (ne constipe pas) ; protochlorure de fer, 0,10 chaque jour avant le repas (Rabuteau); lactate de fer (0,10 à 5 gr.); phosphate de fer (0,30 à 1 gr. en poudre ou pilules), tartrate de fer et de potasse (1 à 2 gr. en solution dans l'eau pour boire avec le vin aux repas). Dans quelques cas rebelles, unir le manganèse au fer, ou l'iode au fer; proto-iodure de fer en sirop ou en pilules ; proto-iodure de fer et de manganèse en sirop ou en pilules.

Presque toutes les préparations ferrugineuses ont été exploitées par les spécialités et sont connues sous différents noms : pilules de Blaud (sulfate de fer et carbonate de potasse), 2 à 12 par jour ; dragées de Gélis et Conté (lactate de fer), 5 à 10 par jour ; sirop de Leras au pyrophosphate de fer ; pilules de Vallet (sulfate de fer et carbonate de soude), 2 à 12 par jour ; chocolat ferrugineux (fer réduit), 2 à 10 pastilles au moment du repas ; poudre de Quesneville gazeuse (bicarbonate de soude, acide tartrique, sulfate de fer ?), 1 cuill. à café pour 1/4 de litre d'eau ; pilules de Blancard (proto-iodure de fer), 2 à 6 par jour, etc., etc.

| | |
|---|---|
| ♃ Acide arsénieux.......................... | 0gr,20 |
| Eau distillée............................... | 1,000 gr. |

Faire bouillir dans un ballon de verre, pendant 30 m. environ, tout l'acide arsénieux avec 100 gr. d'eau ; la dissolution opérée, ajouter le reste de l'eau et agiter. Prendre chaque jour 100 à 150 gr. dans du vin aux repas, c'est-à-dire 0,02 à 0,03 d'acide arsénieux (Isnard).

| | |
|---|---|
| ♃ Sirop de gentiane ou de quinquina .......... | 300 gr. |
| Arséniate de soude........................ | 0gr,10 |

1 à 3 cuill. à bouche.

2° *Symptomatique.*— *Contre l'inappétence :* Macération froide de gentiane, de quassia amara, de quinquina; vins de quinquina, de gentiane, d'aunée; sirops de gentiane, d'écorce d'oranges amères. Avant le repas, bicarbonate de soude, aloès, rhubarbe; eaux gazeuses avec le vin, eaux de Saint-Galmier, Vals, Renaison, Bussang; poudre de Quesneville; solution de tartrate de fer gazéifiée; liqueur ou élixir de pepsine (1 cuill. à bouche ou à soupe pendant ou immédiatement après le repas) :

Ӿ Pepsine amylacée........................... 2 gr.
Fer réduit................................ 1 —
Extrait d'absinthe......................... 1 —
Excipient................................. q. s.
F. s. a. 20 pilules; à prendre 1 au moment des repas et 1 à 3 une heure après avoir mangé.                    (Réveil)

*Contre les nausées et les vomissements* : Eau glacée, glace pilée; eaux gazeuses; quelques gouttes de teinture de cannelle ou d'anis sur du sucre; perles d'éther; extrait thébaïque, morphine (0,01); lotions froides avant le repas.

*Contre la constipation,* demi-lavement froid le matin :

Ӿ Aloès..................................... } ãã 2 gr.
Sulfate de fer ........................... }
F. s. a. 20 pilules; 2 à 6 par jour.

Ӿ Extrait alcoolique de belladone.............. } ãã 0gr,20
Poudre de belladone......................... }
F. s. a. 20 pilules; 1 chaque soir.

Ӿ Gomme-gutte............................... }
Résine de jalap............................ } ãã 1 gr.
Scammonée................................. }
F. s. a. 20 pilules.

*Contre la toux sèche* : Extrait thébaïque; pil. de cynoglosse; sirop diacode, de morphine, de codéine; valériane, asa fœtida, oxyde de zinc (ãã, 0,10); eau de laurier-cerise; sirop de laitue.

*Contre la bronchite chronique* : Vésicatoires volants; frictions avec l'huile de croton; emplâtre de poix de Bourgogne; sirop de Tolu, bourgeons de sapin, lichen, eau de goudron; eaux sulfureuses :

Ӿ Sirop de Tolu.................... 500 gr.
Citrate de fer....................... 0gr,50
2 à 4 cuillerées par jour.            (Putégnat)

*Contre les palpitations* : Digitaline, un granule; sirop ou poudre de digitale; toutefois employer préalablement les antispasmodiques :

℞ Poudre de digitale............................. 0gr,60
    Limaille de fer.............................. 2 gr.
    Thridace.................................... 2 —
    Miel....................................... q. s.
F. s. a. 35 pilules ; à 10 par jour.

*Contre la leucorrhée* : Règles hygiéniques (301).

*Contre la ménorrhagie* : Toniques, perchlorure de fer (5 à 15 gouttes dans un demi-verre d'eau avant les repas ; acide tannique (0,10 à 0,20), ergotine (4 à 2 gr.) ; amers (479).

*Contre l'aménorrhée et la dysménorrhée* : Fer, bains locaux ; apiol (1 à 2 capsules par jour) (477, 478).

*Contre le nervosisme* : Hydrothérapie ; antispasmodiques ; narcotiques, opiacés.

℞ Oxyde de zinc.............................. 3 gr.
    Poudre de valériane........................ 6 —
    Castoréum................................. 0gr,60
F. s. a. 36 pilules ;.4 le matin, 4 à midi, 4 le soir.

*Contre la chlorose paludéenne* : Fer, quinquina, sulfate de quinine ; gentiane ; acide arsénieux ; hydrothérapie.

*Contre la chlorose syphilitique* : Combiner le fer et le mercure, pilules de proto-iodure de fer et pilules de proto-iodure de mercure. (Voir *Syphilis*, 30.)

*Contre la chlorose ménorrhagique* : Ferrugineux entre les époques menstruelles ; puis un peu avant les époques, 1 gr. de poudre d'ergot de seigle 2 f. par jour ; ou

℞ Ergot de seigle pulvérisé... 4 gr. | ℞ Vin de quinquina.......... 350 gr.
    Acide tannique........... 1gr,30 |     Teinture de cannelle.....: 50 —
M. et d. en 6 paquets : 1à 3 par jour. |     M.         (Corlieu)

**33. Pléthore.** — SYMPTÔMES. — *Généraux* : Sentiment de lourdeur, de lassitude, d'inaptitude aux occupations actives. Somnolence surtout après les repas ; coloration de la face, lourdeur et pesanteur de tête, bouffées de chaleur, étourdissements, bourdonnements. — Battements de cœur énergiques ; pouls large, fort, lent. — Troubles digestifs fréquents ; hémorrhoïdes. — Dysménorrhée ou aménorrhée ; quelquefois, épistaxis et ménorrhagie.

*Ne pas confondre avec* congestion cérébrale (167), lymphatisme (27).

TRAITEMENT. — *Général* : Boissons aqueuses ; diète ; abstention de viandes noires, grillées, d'alcooliques ; bicarbonate de soude (2 à 5 gr. chaque jour) : exercice au grand air ; repos de l'esprit ; bains froids, hydrothérapie ; lotions froides et fréquentes sur la tête, le front, les épaules. — Purgatifs légers et répétés ; respecter les hémorrhagies intercurrentes, à moins de gravité notable. Ventouses scarifiées, sangsues à l'anus, saignée générale en cas d'afflux du sang au cerveau ou de raptus sur quelque organe important.

34. **Scorbut.** — Symptomes. Trois principaux : *Anémie, — ramollissement des gencives, — hémorrhagies.* — 1° *Généraux* : État cachectique résultant d'anémie, faiblesse, pâleur ; lassitude ; douleurs vagues articulaires ; œdème des pieds, de la face ; constipation ; pouls faible, dépressible ; bruit de souffle anémique ; palpitations, refroidissement général. Infiltration du tissu sous-cutané, épanchements sanguins dans les muscles.

2° *Locaux* : Hémorrhagies : *A la peau* : Taches noires, jaunâtres, ecchymoses, ulcérations. — *Sur les muqueuses* : Teinte violacée, hémorrhagies. Gonflement, ramollissement, ulcérations des gencives, avec fétidité de l'haleine, ébranlement et chute des dents.

*Ne pas confondre avec* purpura hemorrhagica (35), stomatite ulcéreuse (231, C.).

Traitement. — 1° *Général :* Légumes verts ; fruits acidules ; 60 à 100 grammes de jus de citron, d'oranges, cerises, groseilles ; levûre de bière (180 à 300 gr. par jour) : jus de cresson ; cochléaria en sirop, en vin, en salade ; gentiane ; vin ou sirop antiscorbutique ; amers, vins vieux ; viandes fraîches ; éviter les viandes salées, l'humidité, le froid ; exercice au soleil ; bains savonneux ou aromatiques. A la période des hémorrhagies diffuses, perchlorure de fer (1 à 2 gr. en potion) et eau-de-vie à l'intérieur.

2° *Local :* Frictions stimulantes sur les membres avec l'eau-de-vie camphrée ; panser les ulcérations de la surface du corps avec la poudre de quinquina et le vin aromatique ; toucher les ulcérations des gencives avec un pinceau trempé dans :

℞ Miel rosat.................................. 30 gr.
Eau de Rabel.............................. 4 —

ou dans une solution de perchlorure de fer à 30° B., ou dans la poudre d'alun ou de chlorate de potasse ; ou dans

℞ Décoction de quinquina...................... 250 gr.
Alcoolature de cochléaria.................... 30 —
Chlorate de potasse......................... 5 —
Sirop antiscorbutique....................... 50 —
(Jaccoud)

| ♃ Chlorure de chaux et de soude. 1 gr. | ♃ Acide chlorhydrique pur... 5 gr. |
|---|---|
| Mucilage de gomme........ 2 — | Miel.................... 10 — |
| Sirop de limons......... .. 15 — | |

Mêlez ; 2 à 3 fois par jour.

Gargarisme avec :

♃ Eau de sauge............................. 120 gr.
Alcoolat de cochléaria..................... 8 —
Acide chlorhydrique faible ................. 0gr,60
Miel rosat............ .................. 30 gr.

**35. Purpura.** — SYMPTOMES. — *P. simple*: Éruption à la peau de taches rouges livides, distinctes, arrondies, du diamètre d'une lentille, ne disparaissant pas sous la pression du doigt, quelquefois accompagnées de gonflement des parties affectées, sans chaleur, sans douleur, sans prurit, sans hémorrhagie comme dans le scorbut, avec un très-léger mouvement fébrile.

*P. hémorrhagique*: Taches plus larges, moins régulières sur la peau, sur les muqueuses, avec hémorrhagies, symptômes généraux plus prononcés, état anémique.

*Ne pas confondre avec* piqûres de puces, pétéchies, scorbut (34).

TRAITEMENT. — Si le sujet est vigoureux, — repos, boissons acidules ; bains frais. Si le sujet est faible, âgé, — régime tonique, amers, vin vieux, ferrugineux, quinquina, perles de térébenthine ; eau ou sirop de goudron, de tolu, comme pour le scorbut.

**36. Leucémie.** — SYMPTOMES. — Trois principaux : *état du sang — tumeurs lymphoïdes — anémie.* — 1° *Généraux* : Amaigrissement notable ; état cachectique et anémique prononcé. Augmentation du nombre des globules blancs du sang et diminution des globules rouges, qui de 1 blanc pour 335 rouges, en moyenne normale (Moleschott), peuvent aller à 1 blanc pour 4,6, 12,20, etc., rouges. Fonctions digestives normales au début, puis diarrhée, altération des gencives, quelquefois ulcération, diminution de l'urée et augmentation des urates et de l'acide urique. Dyspnée, palpitations, œdème des membres inférieurs, ascite. Sur le déclin, fièvre hectique, tendance aux hémorrhagies, aux abcès.

2° *Locaux* : Énorme distension de la base de la poitrine et du ventre par suite de l'hypertrophie de la rate et du foie ; quelquefois engorgements des ganglions lymphatiques des régions abdominale, inguinale, axillaire, cervicale.

*Ne pas confondre avec* chloro-anémie (32).

TRAITEMENT. — Quinquina, fer, amers, toniques, hydrothérapie ; mercure, iodure de potassium.

**37. Diabète sucré ou glycosurie.** — SYMPTOMES. — 1° *Primitifs* ou *fondamentaux* : Présence du sucre dans les urines ou
*glycosurie*, 100, 200 à 750 gr. de sucre en 24 h. — Augmentation
de la sécrétion urinaire ou *polyurie* : 5 à 15 litres en 24 h. ; urines incolores, inodores, transparentes, devenant acides quand
on les abandonne à elles-mêmes et subissant la fermentation
alcoolique ; d'une saveur sucrée, d'une pesanteur spécifique plus
considérable, de 1035 à 1070 et au delà, présentant au microscope, quelque temps après l'émission, des globules de ferment
état poisseux du linge. — Augmentation de la soif ou *polydipsie*.
— Augmentation de la faim ou *polyphagie*. — Amaigrissement
ou *autophagie*.

2° *Secondaires* : Salive acide avant le repas, neutre ou
alcaline après ; diminution de la sécrétion spermatique, d'où
anaphrodisie ; souvent aménorrhée. Phlegmasies superficielles,
furoncles, anthrax ; éruptions cutanées. Phlegmasies viscérales ;
bronchites, pneumonies avec tendance à la mortification ; accidents gangréneux des viscères, des membres inférieurs.

*Consécutivement à la glycosurie* : Irritation du méat, prurit,
phimosis, balanite ; champignons au voisinage du frein ou du
clitoris, démangeaisons aux parties génitales.

*Consécutivement à la polyurie* : Constipation, langue sèche,
rouge, aphtheuse, peau sèche ; puis consomption, phthisie, amblyopie, diplopie, cataracte.

État moral bon au début, puis tristesse, irritabilité, hypochondrie. Au déclin de la maladie, devoiement, émaciation, ramollissement des gencives, chute des dents, fétidité de l'haleine,
infiltration des membres inférieurs, quelquefois ascite, accélération du pouls.

MOYENS DE RECONNAITRE LA PRÉSENCE DU SUCRE. — 1° *Procédé
Barreswil* ou *Fehling* : Ajouter dans une éprouvette 1/3 ou 1/4 de
liqueur de Barreswil ou de Fehling (solution cupro-potassique),
faire chauffer à la lampe à esprit-de-vin : formation d'un précipité jaune rougeâtre qui est du sucre ou glycose. Il est
nécessaire d'avoir une solution récente et d'ajouter préalablement un peu de potasse à l'urine.

2° *Procédé Mialhe* : Introduire dans le tube contenant l'urine
un excès de potasse caustique, et chauffer à la lampe à alcool :
le sucre donne au liquide une couleur brun rougeâtre en rapport avec la quantité de sucre contenu dans l'urine. — Ou bien
ajouter à l'urine un peu de sous-nitrate de bismuth et de potasse caustique, et faire bouillir ; il se forme un précipité noir

s'il y a du sucre. — S'assurer préalablement qu'il n'y a pas d'albumine.

3° Chauffée avec la liqueur de Trommer (tartrate double.de potasse et de cuivre), l'urine diabétique passe du bleu au jaune rougeâtre.

*Ne pas confondre avec* diabète non sucré ou polydipsie et polyurie (37).

Traitement. — 1° *Traitement de Bouchardat :* Pain de gluten aux repas; pains de son; gâteaux d'amandes de Pavy; abstention complète de féculents, de bière; viandes noires, grillées, vin vieux; vêtements complets en flanelle; éviter le refroidissement; exercice en plein air, gymnastique, travaux manuels; bains simples ou alcalins; frictions sèches, aromatiques; chercher à provoquer la transpiration; éviter les soucis, les chagrins, les excès de travail intellectuel, les rapports sexuels. Chaque matin la potion suivante par cuillerées :

℞  Carbonate d'ammoniaque....................... 1 à 6 gr.
    Rhum....................................,    10 —
    Eau.......................................,  100 —

Chaque soir un des bols suivants :

℞  Thériaque................................,   40 gr.
    Extrait thébaïque...................,,,,..  0gr,50
    F. s. a. 20 bols. A préférer.

℞  Carbonate d'ammoniaque.................,,,. ( ãã 10 gr.
    Thériaque..........................,,,,,,, (
    F. s. a. 20 bols.

*Régime et alimentation du diabétique : Viandes* de toute espèce, noires ou blanches, bouillies, grillées ou rôties; proscrire les sauces contenant de la farine. *Poissons* d'eau douce ou de mer, grillés ou préparés à l'huile : huîtres, moules, homards, crevettes, écrevisses, tortues. *Œufs* de toutes les façons (excepté au sucre). *Lait,* crème, fromage. *Légumes* de toute espèce (excepté les farines et les féculents), oseille, laitue, chicorée, épinards, haricots verts, choux au gras ou au petit-salé, asperges à l'huile, salades de cresson, de pissenlit, de mâches, de laitue, de chicorée avec beaucoup d'huile et des œufs durs : on remplacera autant que possible, dans les sauces, la farine par les jaunes d'œufs et la crème. *Fruits* oléagineux, olives, amandes, noix; noisettes, fraises, framboises, groseilles, cerises, poires, pommes, ananas, raisins, mais en petite quantité à cause du sucre qu'ils contiennent,

*Boissons* : Vins vieux rouges, de Bourgogne ou Bordeaux, 1 à 2 bouteilles par jour; café à l'eau sans sucre, avec ou sans addition de rhum, kirsch, cognac. Remplacer la bière par les vins de gentiane, de quassia, de quinquina.

*S'abstenir* de pâtisseries, de maïs, riz, tapioca, pommes de terre, semoule, vermicelle, macaroni, haricots, pois, lentilles, fèves, marrons, chocolat, sucres, gâteaux, gelées, confitures. Pas de vins blancs, ni d'eau de Seltz.

2° *Traitement de Mialhe* : Réduire la quantité des féculents de moitié ou d'un tiers. Bicarbonate de soude, 6 grammes par jour, à prendre en 3 fois dans de l'eau ou du bouillon, le matin, à midi et le soir; augmenter progressivement jusqu'à 15 ou 18 grammes; eau de Vichy aux repas avec le vin; 1 cuillerée à bouche de lait de magnésie chaque matin :

℞  Magnésie calcinée officinale................... 25 gr.
   Eau pure....................................... 280 —
   Eau de fleurs d'oranger........................ 25 —

Broyez, faites bouillir, agitez et ajoutez l'eau aromatique.

Deux ou trois bains de vapeurs par semaine; exercice, flanelle, sudorifiques. Traitement des symptômes. Eaux minérales alcalines, Vichy (Célestins), à moins de complications thoraciques :

℞  Sulfate de strychnine......................... 0$^{gr}$,15
   Eau distillée................................. 150 gr.
   Diss. 1, 2, 3 cuillerées à café dans le sirop d'écorces d'oranges amères, à surveiller.                                 (Jaccoud)

**38. Diabète non sucré.** — SYMPTOMES. — Urines claires, très-abondantes, limpides, peu colorées, neutres ou peu acides, non troublées par la chaleur ou l'acide azotique; ne contenant pas de sucre, d'une densité variant de 1001 à 1005; altération; appétit excellent; fonctions respiratoires et circulatoires normales.

*Ne pas confondre avec* diabète sucré (37).

TRAITEMENT. — Opium; valériane, ferrugineux; amers; astringents; cristal minéral fondu (2 à 5 gr.).

**39. Urémie.** — SYMPTOMES. — Consécutivement à une autre maladie, symptômes morbides nerveux et digestifs par insuffisance de la fonction urinaire et liés à une altération consécutive du sang.

1° *Forme aiguë* : — Souvent pas de prodromes : céphalalgie, troubles de la vue, vomissements, somnolence, troubles de l'ouïe ; quelquefois mouvements convulsifs des membres, palpitations ; beaucoup d'analogie avec l'accès d'éclampsie.

2° *Forme comateuse* : Sans paralysie ; quelquefois marche foudroyante.

3° *Forme convulsive* : Convulsions épileptiformes, répétées, générales, ou isolées, ou hémiplégiques se terminant par le coma.

4° *Formes mixtes* : Caractérisées par délire, dyspnée souvent considérable.

5° *Forme lente* : Caractérisée par la langueur physique et intellectuelle, céphalalgie, migraine, troubles visuels, sans lésion appréciable à l'ophthalmoscope ; convulsions, délire, coma.

Quelquefois expiration ammoniacale, épistaxis.

· *Nota.* — L'obstacle au cours de l'urine par lésion rénale ou par une maladie des reins empêchera de confondre l'urémie avec les affections cérébrales, éclamptiques.

TRAITEMENT. — Activer la sécrétion rénale par les diurétiques et les drastiques ; saignée chez les sujets vigoureux, exciter les fonctions cutanées par les frictions sèches, les ablutions. — Dans l'urémie lente, toniques. — Dans la forme convulsive, inhalations de chloroforme ; potion à l'hydrate de chloral (2 à 5 gr.) ; lavement avec chloral (2 à 5 gr.), avec éther (5 grammes).

40. **Névralgies en général.** — SYMPTOMES. — *Locaux* : Douleur spontanée, continue ou intermittente, lancinante, suivant le trajet des nerfs, augmentant par la pression digitale et plus forte sur certains points fixes qu'on appelle *points douloureux*, quelquefois compliquée d'anesthésie, de mouvements spasmodiques, de paralysie, avec troubles plus ou moins marqués de la circulation, de la respiration, des sécrétions, et pouvant conduire à l'état nerveux appelé *nervosisme*.

*Ne pas confondre avec* rhumatisme musculaire (25), ni avec les lésions des organes placés au voisinage des points douloureux.

TRAITEMENT. — 1° *Local* : Badigeonner avec le laudanum ; vésicatoires volants simples ou morphinés (0,025 à 0,05) : renouveler les vésicatoires tous les 3 ou 4 jours ; teinture d'iode morphinée en badigeonnage.

| ℞ | Teinture d'iode | 10 gr. |
|---|---|---|
| | Sulfate de morphine | 1 — |
| | Collodion élastique | 30 — |
| | Chlorhydrate de morphine | 1 — |

Injections de morphine par la méthode hypodermique. Parmi les nombreuses seringues de Pravaz, Charrière, Bourguignon, d'Argonval, Béhier, Lüer, celle de Lüer (fig. 1) est la plus simple ;

3.

le curseur à vis placé sur la tige du piston étant fixé sur le

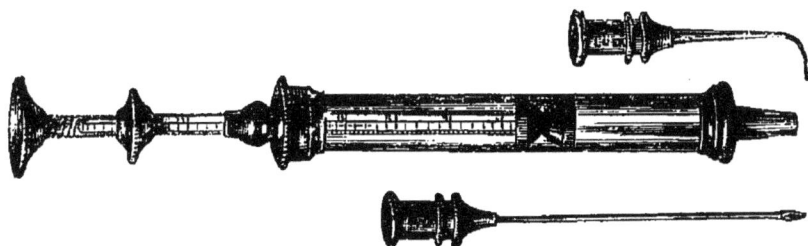

*Fig. 1. — Seringue de Lüer pour injections hypodermiques.*

chiffre représentant le nombre de gouttes qu'on veut injecter, on pousse la tige jusqu'au curseur.

Liquides à injecter :

| ℞ Sulfate neutre d'atropine... 0ᵍʳ,05 | ℞ Chlorhydrate de morphine.. 0ᵍʳ,05 |
|---|---|
| Eau distillée............ 5 gr. | Eau distillée............ 5 gr. |

deux gouttes représentant 1 milligramme, injectez de 4 à 16 gouttes. Chaque quart de tour de la seringue Béhier représente environ 1 goutte par millimètre du piston.

℞ Eau distillée............................. 30 gr.
  Chlorhydrate de morphine................... 1 —
  Glycérine................................. 5 gr.

L'addition de la glycérine permet de conserver cette solution (Dujardin-Beaumetz). Avantage pour la campagne.

Mouches d'opium ; compresses imbibées de la solution suivante :

℞ Sulfate neutre d'atropine................... 0ᵍʳ,25
  Eau distillée............................. 100 gr.

Pommades et liniments calmants :

℞ Axonge................................. 30 gr.
  Extrait de belladone..................... 5 —
  F. s. a.

℞ Baume tranquille........................ 60 gr.
  Laudanum de Sydenham.................... 4 à 8 —
  Chloroforme............................. 4 à 8 —
  M.

| ♃ Cyanure de potasse. 0gr,10 à 0gr,20 | ♃ Chloroforme,............., 30 gr |
|---|---|
| Axonge.......... 30 gr. | Gutta-percha............. 4 — |

Applications locales d'éther, de chloroforme ; pommade à l'iodoforme.

> ♃ Éther chlorhydrique chloré.................... 6 gr.
> Axonge.................................., 30 —
> F. s. a. Pommade ; très-bonne selon Jaccoud.

| ♃ Collodion élastique........ 30 gr. | ♃ Feuilles sèches de tabac. 20 à 30 gr, |
|---|---|
| Iodoforme............... 2 — | Eau bouillante........ 400 — |
| F. s. a, | |

Frictions avec l'essence de térébenthine ; cautérisations au fer rouge, transcurrente, linéaire ou ponctuée, avec le nitrate d'argent, avec l'acide sulfurique concentré ; ponctuée avec l'acide nitrique monohydraté au moyen d'une baguette de verre ; huile de croton ; emplâtre thapsia. Pommade stibiée ; sinapismes ; faradisation cutanée énergique ; acupuncture ; électropuncture ; plaques aimantées ; massage ; percussion ; hydrothérapie, douches simples, sulfureuses.

2° *Général* : Chercher l'indication étiologique. — Combattre l'*anémie* par le quinquina et les ferrugineux ; — la *périodicité* par le sulfate de quinine (0gr,40 à 1 gr.); par l'arsenic ; —la *syphilis* par les préparations mercurielles et iodurées (28-29); — l'*herpétisme* par les préparations arsenicales, arséniate de soude (liqueur de Pearson, 20 gouttes); arséniate d'ammoniaque ; liqueur de Biett (12 gouttes à 4 gr.); acide arsénieux (pilules asiatiques (1 à 2); arsénite de potasse (liqueur de Fowler, 5 à 10 gouttes). Alcoolature d'aconit (1 à 4 gr.); pilules de Méglin, 2 à 10 par jour ; valérianate de zinc ; oxyde de zinc. — S'il y a *arrêt de flux hémorrhoïdal,* le rappeler par les drastiques, quelques sangsues à l'anus, les suppositoires irritants. — S'il y a *névralgie produite par le froid*, révulsifs, ventouses sèches ou scarifiées, sangsues localement. — Eaux minérales chlorurées sodiques chaudes : Bagnères-de-Bigorre, Plombières, Bourbon-Lancy, Luxeuil, Néris. Eaux sulfureuses : Aix en Savoie, Bagnères-de-Luchon, Cauterets ; bains de mer. Nourriture tonique, exercice à l'air sec.

41. **Tétanos.** — Il est spontané ou traumatique.

SYMPTOMES. — *Généraux* : Frissons, puis sueurs profuses ; T. 40° à 42°; courbature, abattement, vertiges, insomnie, roideur dans le cou, dans les muscles des mâchoires : déglutition presque impossible ; constriction épigastrique ; contraction convulsive, rigidité de tous les muscles du corps ; dents serrées ; respiration gênée, menaces d'asphyxie ; crampes, douleur dans les muscles contractés ; pouls presque toujours normal ; constipation ; intelligence conservée.

*Variétés* : Serrement des mâchoires (*trismus*) ; — tétanos facial ; contraction des *muscles* du dos et courbure du tronc en arrière (*opisthotonos* ; — courbure en avant (*emprosthotonos*) ; — courbure latérale (*pleurosthotonos*).

*Ne pas confondre avec* épilepsie (44), méningite cérébro-spinale (170), empoisonnement par la strychnine (98), hydrophobie rabique (16).

TRAITEMENT. — *Général* : Émissions sanguines ; saignée générale ; sangsues le long du rachis, hydrate de chloral (4 à 10 gr. par jour) en potion ou en lavement, opiacés à très-hautes doses, extrait thébaïque (0,05 à 0,10) toutes les heures : laudanum (10, 15, 20 gr., par jour) ; sulfate de quinine (1 gr.) ; belladone ; décoction de tabac en lavement ; fève de Calabar (?).

Lavements antispasmodiques (camphre, 4 gr. ; musc, 4 gr. ; asa fœtida, 4 gr. ; castoreum, 4 gr.). Inhalations de chloroforme ; émétique à hautes doses ; préparations mercurielles ; sudorifiques, ammoniaque liquide (6 gouttes toutes les demi-heures dans une tisane chaude) ; bains alcalins ; bains et douches froides ; révulsifs, vésicatoires, cautères, sinapismes, frictions térébenthinées sur la colonne vertébrale. Envelopper bras, jambes, cou d'ouate et y verser abondamment du chloroforme ou de l'éther (Giraud).

**42. Chorée.** — SYMPTOMES. — Quelquefois, comme prodromes, malaise, irritabilité, troubles digestifs, fourmillement dans les membres, dans un seul ou dans tout le corps ; contractions spasmodiques et bizarres des muscles donnant lieu à des mouvements désordonnés de flexion, d'extension, d'adduction, d'abduction ; à une démarche incertaine, sautillante, irrégulière ; à des grimaces, à une gêne de phonation, à une agitation perpétuelle. *Partielle*, la chorée peut n'occuper qu'un membre, qu'un côté du corps, le gauche habituellement ; augmentation de tous ces mouvements quand les malades sont soumis à l'examen ; calme pendant le sommeil. Toutes les autres fonctions normales : quelquefois troubles intellectuels, hallucinations, manie.

*Ne pas confondre avec* le tremblement des vieillards, le tremblement nerveux.

TRAITEMENT. — 1° *Général* : Combattre l'indication étiologique, l'état saburral, par les évacuants ; la chlorose par les toniques ; les vers intestinaux par les vermifuges ; le rhumatisme par les bains sulfureux. — Sulfate de quinine, iodure de potassium. — Hydrate de chloral, en potion, 2 à 5 gr. par jour, pendant 10 à 15 jours; c'est la meilleure préparation (Bouchut); bromure de potassium, 2 à 4 gr., par jour; antispasmodiques, valériane en poudre (0,75 à 10 gr.); camphre, asa fœtida (2 à 4 gr.) en lavement; inhalations d'éther ou de chloroforme. — Préparations arsenicales; arséniate de soude, en commençant par 0,005 jusqu'à 0,02; solution de Fowler, 2 gouttes et augmenter progressivement.

Bains sulfureux tous les jours ou tous les 2 jours (sulfure de potasse liquide, 150 gr. pour un bain); hydrothérapie; bains froids, affusions froides; bains de rivière, bains de mer, gymnastique. Régime tonique, amer, fortifiant.

On a quelquefois employé les moyens suivants :

Tartre stibié à haute dose en potion, 0,20 le premier jour, dans les 24 h.; 0,40 le second; 0,60 le troisième; 2 à 5 jours de repos, puis retour à l'émétique; chercher à obtenir la tolérance en ne donnant que 1 cuil. toutes les 2 h. (Rasori, Bouley, Gilette).

| ℞ | Potion gommeuse...................... | 125 gr. |
|---|---|---|
| | Tartre stibié......................... | 0gr,20 à 0gr,60 |

ferrugineux à haute dose, carbonate de fer (2 à 4 gr.); limaille de fer, fer réduit, etc.; nitrate d'argent.

| ℞ | Extrait aqueux d'opium...................... | 1gr,50 |
|---|---|---|
| | Camphre pulvérisé.......................... | 2gr,50 |
| | Nitrate d'argent fondu..................... | 0gr,15 |
| | Sirop simple.............................. | q. s. |
| | F. s. a. 50 pilules; 1, puis 2 par jour. | (Mérat) |
| ℞ | Asa fœtida................................ | 6gr,25 |
| | Extrait de noix vomique................... | 1gr,25 |
| | F. s. a. Pilules de 0,05 ; 5 à 10 par jour. | (Neumann) |
| ℞ | Strychnine................................ | 0gr,05 |
| | Extrait de réglisse....................... | 1 gr. |
| | F. s. a. 16 pilules; 1 matin et soir. | (Forget) |

Sirop de sulfate de strychnine :

| ℞ | Sulfate de strychnine..................... | 0gr,05 |
|---|---|---|
| | Sirop de sucre............................ | 100 gr. |

2 à 3 cuill. à café dans la journée, jusqu'à production de roideur (Trousseau); cesser et reprendre le lendemain; augmenter les doses avec *beaucoup de prudence*.

2° *Local* : Cautérisation cutanée ; cautères, vésicatoires sur la colonne vertébrale; vésicatoires en bracelet autour du membre choréique ; frictions avec la pommade stibiée (?).

**43. Convulsions de l'enfance ou Eclampsie. —** SYMPTOMES. — Quelquefois symptômes précurseurs, malaise, agitation, insomnie ; puis attaque confirmée. Regard fixe, œil hagard dirigé en haut, puis de tous côtés; strabisme, dilatation des pupilles, quelquefois contraction ; face grimaçante, violacée ; grincements de dents, agitation de la mâchoire inférieure; bouche écumante ; tête en arrière ; mouvements saccadés des avant-bras et des bras; doigts crispés; roideur du torse ; contraction du larynx et respiration bruyante; diminution de l'intelligence, diminution ou abolition de la sensibilité ; pouls petit, accéléré ; refroidissement des extrémités, quelquefois respiration stertoreuse ; émission involontaire des selles et des urines.

Quelquefois la convulsion est partielle, n'occupant qu'une partie du corps, ou un membre, ou un muscle.

*Ne pas confondre avec* épilepsie (44), hystérie (45). Chercher à reconnaître si les convulsions sont *idiopathiques* (émotions, peur); *sympathiques* (dentition, vers intestinaux, maladies fébriles, exanthématiques, indigestion, albuminurie); *symptomatiques* (maladies de l'encéphale).

TRAITEMENT. — 1° *Général:* Débarrasser les enfants de leurs vêtements; éloigner ce qui peut les surexciter; température douce, ventilation suffisante.

2° *Local :* La cause de l'éclampsie étant reconnue, agir en conséquence.

Si elle est *symptomatique* d'une congestion cérébrale, 1 à 10 sangsues selon l'âge et la force du sujet, derrière les oreilles, à l'anus ou mieux aux malléoles ; sinapismes, cataplasmes sinapisés aux mollets, demi-bains simples ou sinapisés ; lavements laxatifs; calomel (0,10 à 0,25 chez les petits enfants; 0,30 à 0,50 au-dessus de dix ans), ou bien, une goutte d'huile de croton dans du bouillon ou bien

| 2⟮ Calomel.............................. | 0gr,15 |
|---|---|
| Résine de jalap..................... | 0gr,30 |
| M. | |

| 2⟮ Calomel............................. | 0gr, |
|---|---|
| Sucre pulvérisé..................... | 1 |
| Pour 6 paquets ; 1 toutes les 2 heures. | |

Compresses froides sur le front.

Si elle est *idiopathique*, mêmes soins généraux : hydrate de chloral, 0,50 à 4 gr. en potion selon l'âge du sujet; prévenir l'afflux du sang au cerveau en comprimant les carotides;

Ŋ Oxyde de zinc........................ 0ᵍʳ,50 à 2 gr.
  Sucre.............................. 0ᵍʳ,50 à 1 —
  Div. en paquets de 0,25 ; 2 à 6 dans les 24 heures.    (Bouchut)

Lavements antispasmodiques avec asa fœtida (2 à 4 gr.) ; teinture de musc (0,20 à 0,40) dans une potion gommeuse ; sirop d'éther, sirop diacode 15 à 30 gr. ; potion antispasmodique :

Ŋ Eau distillée de tilleul......................
  —    —    de feuilles d'oranger............  } āā 40 gr.
  Liqueur anodine d'Hoffmann................    1 —
  Sirop simple.............................    30 —

Si elle est *sympathique*, faire vomir en cas d'indigestion; incision cruciale de la gencive ou frictions avec le mélange suivant en cas de dentition difficile :

Ŋ Poudre de safran.........................  } āā 10 gr.
  Miel...................................

bains de pieds sinapisés; grands bains tièdes; lavements laxatifs, en cas de constipation; applications émollientes et narcotiques en cas de piqûres ; air frais, en cas de chaleur trop forte; bains tièdes en cas de froid.

*Si elle marque le début d'une fièvre éruptive*, pas d'émissions sanguines ; révulsifs cutanés ; bains chauds et compresses froides sur le front; poudre de James (0,30 à 0,50 en plusieurs prises).

*S'il y a faiblesse générale*, pas de purgatifs à moins de constipation ; frictions alcooliques avec eau de Cologne, eau-de-vie camphrée, baume Fioravanti; inspirations d'ammoniaque, d'acide acétique : à l'intérieur quelques cuillerées de vin d'Espagne.

44. **Épilepsie.** — Symptomes. — *Précurseurs :* Irritabilité ; étouffement ; constrictions; *aura epileptica.*

*Attaque :* 1° *Absence*, se manifestant par un trouble momentané et très-court de l'intelligence et du sentiment.

2° *Vertige épileptique*, ou *petit mal :* Le malade s'assied, tombe ou fléchit; face pâle, immobile, yeux hagards ; tremblements des membres supérieurs et de la face; mouvements, actes involontaires; retour rapide de l'intelligence après 2 à 3 minutes de vertige.

3° *Grand mal, haut mal :* Cris et perte subite de connaissance, de sensibilité, d'intelligence; roideur tétanique des

muscles; arrêt de la respiration; respiration stertoreuse; congestion de la face, des veines; pouls faible. Alternatives de contraction et de relâchement; crachotement de mousse écumeuse,
retour de la respiration, de la couleur normale de la face, puis
de l'intelligence, suivi de fatigue musculaire, de céphalalgie,
d'hébétude. Très-souvent trouble mental, consécutif.

*Ne pas confondre avec* hystérie (45), congestion cérébrale (167).

TRAITEMENT. — 1° *De l'attaque :* Exhausser la tête; desserrer
les vêtements du malade, veiller à ce qu'il ne se blesse pas; le
faire maintenir par des aides; lotions fraîches sur la face, la
tête; saignée de 300 à 400 grammes, combattre l'asphyxie par
ces moyens et par les inhalations de chloroforme, par la compression des carotides; flexion aussi énergique que possible de
l'un des deux gros orteils (Brown-Sequard); compression du
bulbe en appuyant fortement dans la fosse sous-occipitale, avec
le pouce de la main droite, les deux tempes étant comprimées
par la main gauche (G. Borelli).

2° *Des accidents consécutifs :* Combattre les congestions cépha-
liques par les émissions sanguines; sangsues derrière les oreilles, à l'anus et aux malléoles, pédiluves sinapisés, sinapismes.
Combattre la susceptibilité nerveuse par les grands bains, par
les antispasmodiques, par la valériane en extrait ou en poudre
(de 1 gr. à 8 gr.), par les lavements à l'asa fœtida (2 à 4 gr.).

*Contre le délire simple :* Vésicatoires à la nuque, sulfate de
quinine, digitale, calomel.

*Contre le délire maniaque :* Curare en injections hypodermiques. Préparer instantanément la solution de curare (0,15 et
plus pour le contenu de la seringue hypodermique), filtrer à
travers le papier Berzelius et injecter dans le tissu cellulaire
de l'avant-bras (A. Voisin) : à continuer pendant plusieurs jours.

*Contre les hallucinations terrifiantes :* Extrait de haschich (1 à
3 gr. ).

3° *Curatif :* Saignées générales; antispasmodiques. Bromure
de potassium, 5 à 10 gr. par jour progressivement, avant le
repas : ne pas augmenter la dose, dès qu'on a supprimé la
nausée réflexe (Voisin); continuer pendant des années : de
temps en temps diurétiques pour éviter l'accumulation du
bromure; valériane en poudre (4 à 20 gr. par jour); oxyde de
zinc (1 à 4 gr.); hydrate de chloral, 2 à 5 gr. en potion ou en
lavement.

℞ Bromure de potassium...................... 20 gr.
Eau distillée................................. 300 —
1 cuillerée à bouche matin et soir dans 1 tasse de tisane; augmentez de
1 cuillerée tous les 4 ou 5 jours.

℞ Oxyde de zinc............................... 3 gr.
    Poudre de valériane........................... 6 —
    Castoréum.................................... 0gr,60
    M. et div. en 9 doses; 1 le matin, 1 à midi, 1 le soir ; continuer longtemps.

Datura stramonium (0,05 à 1 gr.) ; extrait de belladone, va-lérianate acide d'atropine en granules.

℞ Extrait de belladone........................... 4 gr.
    Poudre de gomme........................... 2 —
    F. s. a. 120 pilules; 1 à 6 par jour.

℞ Valérianate acide d'atropine..................... 0gr,04
    Conserve de roses............................. 2 gr.
    F. s. a. 40 pilules ; 1 à 4 par jour avec précaution et temps d'arrêt.

Sulfate de cuivre ammoniacal en pil. 1 h. après le repas : au-dessous de 10 ans, à 0,005 à 0,01 ; au-dessus de 10 ans, 0,02, à 0,04 ; adultes, 0,40 à 0,60. (Herpin)

℞ Extrait de valériane........................... 2gr,50
    Extrait de belladone........................... 2 gr.
    Sulfate de cuivre ammoniacal.................... 1 —
    F. s. a. 50 pilules ; 2 à 10 par jour.

Poudre de salin des marais, 1 à 5 gr. matin et soir à dose croissante, dans un demi-verre d'eau sucrée chaude alcoolisée (Herpin).

Nitrate d'argent cristallisé 0,01 à 0,30 par jour; cuivre por-phyrisé, 0,01 à 0,05 par jour. Ammoniaque (15 gouttes en potion).

Vomitifs, tartre stibié (0,30 à 1 gr. en potion) ; grands bains, exutoires.

4° *Etiologique* : Chercher la cause probable de l'épilepsie et agir en conséquence ; chercher si elle tient à une tumeur cérébrale, à une maladie du cerveau, à une intoxication syphi-litique, saturnine, à des vers intestinaux, etc.

45. **Hystérie.** — Symptomes. — 1° *Forme convulsive* : Début brusque ou précédé d'un peu de malaise, douleurs violentes dans les diverses parties du corps ; boule hystérique, clou hys-térique, face vultueuse, respiration inégale, irrégulière ; peau chaude, moite ; yeux hagards, gonflement des jugulaires, grin-cement de dents ; convulsions plus ou moins violentes ; quel-quefois perte de la parole et de l'intelligence ; cris déchirants ; sanglots ; rire convulsif ; délire gai ou furieux ; extase ; paraly-sie ; anesthésie ou hyperesthésie ; quelquefois exaltation de

sensibilité locale, à l'utérus, aux parois abdominales, aux reins, à la vessie, à la mamelle, etc. ; exaltation ou diminution des fonctions des sens, des facultés morales ou affectives ; bizarreries de caractère, névralgies, etc. Troubles *circulatoires* (palpitations) ; — *respiratoires* (dyspnée) ; — *digestifs* (météorisme, éructations) : émissions abondantes d'urines claires, pâles, etc.

2° *Forme non convulsive* : Mêmes symptômes, mais moins intenses que dans la forme convulsive : boule hystérique, suffocations, etc., mais absence de convulsions.

*Ne pas confondre avec* épilepsie (44).

TRAITEMENT. — 1° *Des accès* : Desserrer les vêtements des malades ; prévenir les coups, les chutes ; donner accès à un air frais ; eau froide à la face, sur la tête, sur les tempes ; faire inspirer des sels anglais, de l'eau de Cologne, de l'eau-de-vie, du vinaigre, du chloroforme, de l'ammoniaque, de l'acide acétique. Antispasmodiques, éther, sirop d'éther ; liqueur anodine d'Hoffmann (10 à 20 gouttes sur du sucre ou dans de l'eau) ; valériane (1 à 2 gr.) ; asa fœtida (1 à 4 gr.) ; (musc, castoréum (0,50) ; ingestion forcée d'eau fraîche dans l'estomac pendant la perte de connaissance ; lavement d'eau froide et glacée ; ligature des membres.

2° *Curatif et prophylactique* : Éviter tout ce qui peut éveiller les désirs vénériens, le séjour prolongé au lit ; travaux corporels, exercices, promenades ; bains, affusions, douches d'eau fraîche ; hydrothérapie ; envelopper les malades dans le drap mouillé et frictions énergiques consécutives. — Bromure de potassium, 1 à 5 gr. à doses croissantes ; hydrate de chloral, 1 à 5 gr. ; — préparations arsenicales, granules d'acide arsénieux ou de dioscoride, ou liqueur de Fowler, 2 à 5 gouttes ; arséniate de fer, 0,10 à 0,15 chez les anémiques. S'assurer que les organes génitaux, que l'utérus sont en bon état ; traiter les lésions utérines ; surveiller la menstruation ; guérir l'état chloro-anémique (32). Teinture d'iode, 1 à 5 gouttes dans eau sucrée ; vésicatoires volants.

℞ Asa fœtida.... ........................ 2 gr.
  Acétate d'ammoniaque....................... 4 —
  Diss. ; 40 à 50 gouttes, 4 fois par jour.

℞ Camphre............................ ) ãa 12 gr.
  Asa fœtida............................. )
  Extrait de belladone...................... 4 —
  Extrait thébaïque.......................... 1 —
  Sirop de gomme........................... q. s.
  F. s. a. 120 pilules ; 1 à 6 par jour.

3° *Symptomatique* : *Contre les points névralgiques* (40); — *Contre les douleurs générales* : Opiacés, sirop de morphine, sirop diacode : bains tièdes en cas d'éréthisme; douches froides en cas d'atonie. — *Contre les coliques* : Cataplasmes chauds, compression, massage. — *Contre les vomissements* : Narcotiques, glace pilée, potion de Rivière, eau de Seltz, lavements laudanisés, eau magnésienne; emplâtre avec

> ℞ Diachylon............................. } āā 2 parties.
> Thériaque.............................. }
> Extrait de belladone.................. 1 partie.

**46. Vertiges.** — Symptomes. — Confusion des idées, des sons; perte d'équilibre; quelquefois terreurs, sensations bizarres; mouvements confus d'élévation, d'abaissement des objets placés autour du malade ou du malade lui-même qui craint de tomber; sensation vertigineuse; quelquefois étourdissements, sentiment de vide dans la tête; vue troublée; le malade croit voir tous les objets tourner autour de lui (*gyrosa*); les couleurs sont confondues en une sorte de brouillard (*tenebricosa*); le vertige existe quelquefois la nuit, même pendant le sommeil (*nocturna*); ou bien les objets semblent monter et descendre (*nutatio*). Nausées, vomissements; douleurs d'estomac; flatuosités; dyspepsie; constipation ou diarrhée.

Chercher si le vertige est congestif, — ou anémique, — ou nerveux, — ou toxique; — s'il est consécutif à une diathèse arthritique, syphilitique; — s'il dépend d'un *trouble digestif* (vertige stomacal), ou d'*inanition*, ou bien s'il est *idiopathique*.

*Ne pas confondre* ces différentes variétés ensemble, ni avec congestion cérébrale (167).

Traitement. — Chercher l'indication étiologique et commencer par ce traitement (voir *Pléthore, Chloro-anémie, Hystérie, Goutte, Rhumatismes, Syphilis*). Toniques; amers; quinquina, sous toutes les formes (vins, extraits); gentiane, quassia amara avant les repas; bicarbonate de soude (1 à 2 gr. avant le repas); carbonate de magnésie (1 cuill. à café); liqueur ou élixir de pepsine. L'hydrothérapie méthodique convient à presque toutes les formes. Lotions froides sur le corps, sur l'épigastre; compresses d'eau sédative sur l'épigastre. Eaux alcalines, Vals, Vichy, Pougues. Exercice, gymnastique, régime approprié. Surveiller toutes les fonctions, la digestion, les sécrétions et les excrétions, les fonctions intellectuelles, la circulation, la température, celle des pieds surtout. Combattre le froid des pieds par la poudre suivante (une pincée dans les bas chaque matin) ou par le chlorhydrate d'ammoniaque seul.

> ℞ Sel gris........................................ 100 gr.
> Chlorhydrate d'ammoniaque............... ) āā 25 —
> Farine de moutarde....................... )
>
> (Guéneau de Mussy)

**47. Migraine.** — Symptomes. — 1° *Généraux* : Malaises, frissons, inaptitude au travail, nausées, anorexie, quelquefois
vomissement.

2° *Locaux* : Céphalalgie tantôt circonscrite à un petit espace,
œil, sourcil, front, tempes, occiput, d'un seul côté; vague et
légère au début, la douleur augmente peu à peu et rend insupportables le bruit, la lumière, et se complique souvent de
vomissements.

*Ne pas confondre avec* Rhumatisme cérébral (23), Méningite
(164).

Traitement. — 1° *Local* : Compresses imbibées d'eau fraîche,
d'eau sédative, d'eau de Cologne, vinaigrée, ou dans

> ℞ Cyanure de potassium.................. 0gr,10 à 0gr,59
> Alcool, éther ou eau.................... 30 gr.

ou bien enduire le front et les cheveux avec gros comme deux
œufs de pigeon de cette pommade :

> ℞ Chloroforme ............................... 12 gr.
> Cyanure de potassium....................... 10 —
> Axonge..................................... 60 —
> Cire ...................................... q. s.

recouvrir la tête d'un bonnet ciré (voir *Névralgies*, 40).

Repos au lit ; silence et obscurité.

2° *Général* : Infusion chaude de trèfle de marais, de genièvre,
de centaurée, de mélisse ; café à l'eau, thé, caféine ou citrate
de caféine (0, 20 à 1 gr.), poudre de paullinia (0, 50 à 1 gr.).

> ℞ Sulfate de quinine........................ 1gr,50
> Extrait de digitale........................ 0gr,50
> Chlorhydrate de morphine................... 0gr,15
> F. s. a. 20 pilules; 4 par jour.        (Corlieu)

> ℞ Sulfate de quinine........................ 3 gr.
> Poudre de digitale......................... 1gr,50
> Sirop de sucre............................. q. s.
> F. s. a. 30 pilules ; 1 chaque soir pendant 3 mois.   (Serre, Debout)

> ℞ Nitrate d'argent......... .............. 0gr,30
> Sel ammoniac............................... 0gr,60
> Extrait de gentiane........................ q. s.
> F. s. a. 10 pil.; 2 ou 3 en 24 heures.   (Socquet)

℞ Extrait de colchique.......................... } ãã 3 gr.
Sulfate de quinine..... ......................
Digitale en poudre........ .................. 1gr,50
F. s. a. 30 pilules ; 1 chaque soir dans la migr. goutteuse.

Chercher si la migraine n'est pas occasionnée par la menstruation, les miasmes paludéens, l'anémie, l'herpétisme, la goutte,
la syphilis, la pléthore, etc.

48. **Paralysie générale.** — Symptomes. — *Embarras de la
parole*, surtout quand le malade est intimidé ou ému ; parole
traînante ; tremblement et mouvements convulsifs de l'orbiculaire des lèvres; langue agitée, tremblotante, sans déviation. —
Troubles du mouvement, tremblement des mains, des bras, des
jambes; marche saccadée, gauche, trébuchante, chancelante ;
incertitude, incoordination des mouvements, puis impossibilité
de marcher ; quelquefois roideur, contracture des membres ;
paralysie. Incontinence ou rétention d'urines; paresse de l'œsophage, du pharynx; constipation. Anesthésie passagère ou permanente; hyperesthésie exceptionnellement; engourdissement,
fourmillement.

*Affaiblissement lent et graduel de l'intelligence*, de la mémoire ; changement de caractère ; perversion des facultés morales et affectives; délire ambitieux, quelquefois délire hypochondriaque avec un fond de démence. Inégalité pupillaire ;
affaissement des traits de la face; mâchonnement ; grincement
des dents, mouvements de dégustation ; troubles des sens ;
allanguissement des fonctions génitales ; selles et urines involontaires.

*Variétés* : Congestive ; — paralytique ; — mélancolique ; —
expansive.

*Ne pas confondre avec* apoplexie (168).

Traitement. — Bonnes conditions hygiéniques ; dérivatifs sur
l'intestin; pilules purgatives de Bontius, d'Anderson, aloès ; sulfate de magnésie; eau de Pullna, eau de Sedlitz, d'Hunyadi
Jânos (Hongrie); vésicatoires au bras ; cautères à la nuque, au
bras, à la jambe ; séton à la nuque.

*Dans la forme mélancolique* : Amers, quinquina, fer, bains
sulfureux, liqueur de Pearson (10 à 20 gouttes) pendant 2 ou
3 mois.

*Dans la forme expansive* : Bains tièdes prolongés avec eau
fraîche sur la tête.

*Dans la forme congestive* : Sangsues à l'anus, légères saignées ;
révulsifs.

49. **Ataxie locomotrice.** — Symptomes. — *Première période :*
Paralysie des muscles moteurs de l'œil ; strabisme, diplopie ;

amaurose complète ou incomplète ; troubles visuels ; à l'ophthalmoscope, atrophie plus ou moins complète de la papille du nerf optique. Vertiges, céphalalgie. Troubles des fonctions génératrices, priapisme, spermatorrhée, anaphrodisie. Douleurs profondes, térébrantes, localisées dans un membre, quelquefois changeant de place ; hypéresthésie cutanée : constriction pénible et douloureuse aux tempes, au cou, à la ceinture, à l'abdomen. Constipation ; incontinence nocturne des urines.

*Deuxième période :* Après un temps assez long, vertiges ; défaut de coordination des mouvements ; hésitation dans la marche, faiblesse des jambes ; conservation de la contractilité musculaire par la faradisation ; soubresauts, contractions spasmodiques des muscles, tremblements fibrillaires ; douleurs aiguës, profondes ; engourdissement, fourmillements, puis anesthésie cutanée et musculaire.

. *Troisième période :* Diminution et abolition des mouvements volontaires et artificiels. Perte des sensations tactiles, gustatives ; aphonie. Asphyxie par paralysie du diaphragme ; conservation des facultés intellectuelles. Amaigrissement.

*Ne pas confondre avec* hémorrhagie cérébrale (168), chorée (42), paralysis agitans, tremblements, spasmes, crampes, alcoolisme.

TRAITEMENT. — Exclusivement symptomatique : bains sulfureux, hydrothérapie ; eaux minérales de Néris, Bourbon-l'Archambault, Baréges, la Malou ; nitrate d'argent en pilules (0, 01 à 0, 15) à doses progressives et en tâtant la susceptibilité du malade (Wunderlich) ; phosphore.

℞  Huile phosphorée........ ...................... 4 gr.
    Eau de menthe............................... 60 —
    Sirop simple.................................. 30 —
    1 à 4 cuillerées à café par jour, en commençant par 1.

℞  Chloroforme........ ...................... 30 gr.
    Phosphore................................... 0gr,05
    Faire incorporer cette solution dans des capsules de gélatine. 10 centigrammes par capsule : 1 à 10 capsules progressivement.

Soutenir les forces ; calmer les douleurs ; faradisation des nerfs spinaux.

**50. Atrophie progessive.** — SYMPTOMES. — 1° *Locaux :* Faiblesse musculaire, crampes, contractions fibrillaires continues ou intermittentes, soubresauts, puis amaigrissement, déformation : presque toujours c'est par le membre supérieur que l'atrophie commence ; attitudes vicieuses par défaut d'antagonisme musculaire.

2º *Généraux* : Nul trouble à moins que l'atrophie n'ait envahi les muscles de l'abdomen et du thorax.

*Ne pas confondre avec* paralysie générale (48), hémiplégie (168).

TRAITEMENT. — Electricité par les courants constants ; iodure de potassium (?) : eaux sulfureuses d'Aix, Bonnes, Baréges.

**51. Folie, manie, démence, idiotie, imbécillité, crétinisme.** — SYMPTOMES. — Trouble général ou partiel des facultés psychiques, — c'est-à-dire de l'intelligence, de la sensibilité, de la volonté.

*Variétés* : 1º Délire *général* avec excitation (*manie*) ; général avec dépression (*mélancolie*) ; s'il y a conservation du jugement (*mélancolie simple*) ; perte du jugement (*lypémanie*) ; inertie, hébétude (mélancolie stupide, stupeur, *stupidité*).

2º Délire *partiel* avec excitation ou avec dépression ; folie hypochondriaque, délire de persécution, désir systématisé des grandeurs ou mégalomanie, démonomanie (*monomanie*).

·3º Affaiblissement progressif de l'intelligence, de la sensibilité, de la volonté (*démence*).

4º Succession des états mélancolique et maniaque (*folie circulaire* ou *à double forme*).

5º Folie se développant dans le cours de la grossesse, chez les nouvelles accouchées ou chez les nourrices (*folie puerpérale*).

6º Folie se développant chez les ivrognes (*folie alcoolique, delirium tremens*).

7º Folie se développant dans le cours de certaines maladies des nerfs, des organes digestifs, génitaux, etc., de la fièvre typhoïde, etc. (*folie sympathique*).

8º Arrêt de développement congénital ou acquis, complet ou incomplet des facultés intellectuelles et morales (*idiotie, imbécillité*).

9º Arrêt de développement plus ou moins complet des facultés intellectuelles et morales avec dégénérescence physique et cachexie goîtreuse (*crétinisme*).

| | | avec excitation.... | Manie. |
|---|---|---|---|
| | général........... | avec dépression.... | Mélancolie, lypémanie, stupeur. |
| Délire........ | | avec excitation..... | Folie ambitieuse. Folie de persécution. Démonomanie. Folie homicide. |
| | partiel ou monomanie......... | avec dépression.... | Nostalgie. Folie suicide. Hypochondrie. |

Démence..... { incomplète........ .... { avec excitation.
              { complète.......... ... { avec dépression.
                                       { avec paralysie générale.

Folie à double forme, ou circulaire, caractérisée par la succession répétée des états
mélancolique et maniaque.

> Folie puerpérale.
> Folie alcoolique, delirium tremens.
> Folie sympathique.
> Idiotie, imbécillité, crétinisme.

*Ne pas confondre* les variétés entre elles, ni le délire avec l'agitation nerveuse; chercher si le délire se rattache à une altération cérébrale, — ou à une névrose, telle que épilepsie (44), hystérie (45); — ou à des maladies d'organes étrangers au système nerveux, comme rhumatismes (23, 24, 25), péritonites (463, 464), ou à des maladies fébriles générales, comme fièvres typhoïde (13), éruptive (3 à 12); ou à un empoisonnement (voir *Intoxications*).

TRAITEMENT. — 1° *Moral* : Éloigner la cause occasionnelle ; exhortations, raisonnement ; ne pas isoler les malades ; ménagement avec les personnes délicates, impressionnables ; volonté ferme avec les gens grossiers ou apathiques; ne pas condescendre aux idées des malades quand elles ne sont pas raisonnables ; mettre en activité toutes les facultés restées saines ; récréation, travaux variés, manuels ; exercice à l'air ; gymnastique ; ne pas les laisser oisifs.

2° *Physique et physiologique.* — Saignées générales ou locales en cas de surexcitation et de congestion cérébrale, de pléthore; laxité du ventre ; pilules purgatives d'Anderson, de Bontius, de Morisson, écossaises ; aloès, résine de jalap, scammonée, coloquinte; séné et café (10 gr. de chaque en infusion) ; révulsifs, antispasmodiques ; peu ou pas d'opiacés ; bains prolongés, tièdes, froids ; douches ; glace sur la tête ; bains de surprise ; affusions froides, camisole de force au besoin; faire manger.

3° *Spécial* : Dans la mélancolie, dans la manie : antiphlogistiques, toniques, antispasmodiques, douches froides, etc. Traiter le moral, le physique et la cause déterminante chez les hypochondriaques. Combattre le delirium tremens par le chloroforme (5 à 40 gouttes en potion), l'ammoniaque (15 gouttes dans un verre d'eau), la teinture de digitale (5 à 15 gr. en potion).

# CHAPITRE II

## MALADIES DE LA PEAU.

*Exanthèmes.* — Érysipèle. Érythème.
*Vésicules.* — Eczéma aigu, eczéma chronique. Herpès. Gale.
*Bulles.* — Pemphigus aigu ou pompholix, pemphigus chronique. Rupia.
*Pustules.* — Acné. Impétigo. Ecthyma. Teignes. Favus.
*Papules.* — Lichen. Prurigo.
*Squames.* — Pityriasis. Psoriasis. Ichthyose. Lèpre.

52. **Érysipèle.** — SYMPTOMES. — 1° *Locaux* : Rougeur, tuméfaction de la peau ayant une étendue peu considérable ; transition brusque des parties malades aux parties saines par une sorte de bourrelet érysipélateux ; chaleur vive, douloureuse. Plaques d'un rouge clair, vif, jaunâtre (**E.** *bilieux*) ; — disparaissant momentanément par la pression ; puis vésicules miliaires, phlyctènes, bulles (**E.** *phlycténoïde, bulleux, phlegmoneux*). — Infiltration du tissu cellulaire sous-cutané (**E.** *œdémateux*). — Engorgement des ganglions voisins ; diminution du 7e au 9e jour ; desquamation. — Autour d'une plaie, douleurs locales ; rougeur des bords de la plaie ; surface sèche, brûlante ; suppuration séreuse ; engorgement des ganglions voisins (**E.** *traumatique*).

2° *Généraux* : Prodromes ; frissons, fièvre à type remittent, T. 40° et plus ; céphalalgie ; nausées ; vomissements ; constipation ou diarrhée ; pouls dur, fréquent ; induration douloureuse des ganglions placés dans le voisinage de la partie où apparaîtra l'érysipèle ; durée 2 ou 3 jours avant l'exanthème.

L'érysipèle peut être fixe, — ambulant, — épidémique, — sporadique, — bénin, — malin.

*Ne pas confondre avec* inflammation accidentelle de la peau, érythème (53), urticaire (11), scarlatine (12), angioleucite (135).

TRAITEMENT. — 1° *Général* : Repos ; boissons délayantes acidulées ; purgatifs salins, huile de ricin ; en cas d'embarras gastrique, émétique (0,05 à 0,10) ou éméto-cathartique.

℞ Sulfate de soude......................... 20 gr.
Tartre stibié............................ 0gr,05 à 0gr,10

2° *Local* : Onctions avec l'huile d'olive, la glycérine, l'axonge récente, la pommade camphrée ; compresses imbibées de dé-

coction de fleurs de sureau, de graine de lin, de laitue, de pavots, de morelle; cataplasmes froids de graine de lin ou d'amidon; collodion élastique, quand l'épiderme n'est pas déchiré;
solution de sulfate de fer (érysipèle traumatique).

℞ Sulfate de protoxyde de fer..................... 30 gr.
   Eau...................................... 500 —

Au début, s'il n'y a pas de fièvre, badigeonner 2 à 4 par jour
avec :

℞ Acide picrique............................. 1gr,50
   Eau....................................... 250 gr.
   Diss.      /                (Chéron)

Saupoudrer avec amidon, sous-nitrate de bismuth, poudre de
riz, lycopode.

℞ Amidon pulvérisé........................... 60 gr.
   Camphre................................... 2 à 10 —

Chez les enfants, badigeonner avec un pinceau trempé dans

℞ Camphre.................................. 10 gr.
   Tannin.................................... 5 —
   Éther sulfurique........................... 25 —

*Si la douleur est vive*, extrait thébaïque (0,02 à 0,03) toutes les
4 heures. S'*il y a délire nerveux*, potion calmante : potion à l'hydrate de chloral (1 à 4 gr.), au bromure de potassium (1 à 2 gr.) :

℞ Potion gommeuse......................... 100 gr.
   Extrait thébaïque........................ 0gr,10 à 0gr,20
   Teinture de musc......................... 1 gr.
   Sirop simple............................. 40 —

ou bien alcoolature d'aconit (2 à 4 gr.) dans un julep; alcoolé
de fer chloruré (15 à 20 gouttes toutes les 2 heures).

*Si l'érysipèle est à la face*, compresses imbibées d'eau tiède de
sureau; vin de quinquina à l'intérieur, 150 gr. dans les cas ordinaires; 250 gr., s'il y a délire calme et nocturne; 400 à 500 gr.,
s'il est violent et continu : à continuer pendant la défervescence;
si le sujet est alcoolique, on ajoute au vin de quinquina 25 à
50 gr. d'eau-de-vie et 15 à 20 gouttes de laudanum (Jaccoud).

*Si l'érysipèle est phlegmoneux*, émissions sanguines générales
et locales, cataplasmes, bains; pas de topiques irritants; incisions
prématurées; compression; quelquefois sulfate de quinine.

**53. Érythème.** — Symptomes. — 1° *Locaux* : Rougeurs légères, superficielles, mal circonscrites, avec ou sans saillie, dispa-

raissant sous la pression ; peu ou pas de chaleur ; pas de gonflement ; quelquefois suintement par suite d'excoriations (*Erythème superficiel*). — Plaques saillantes, peu étendues, rouges, violacées (*E. papuleux*). — Mêmes symptômes, mais persistance des plaques (*É. tuberculeux*). — Taches plus élevées, ayant de 1 à 3 centimètres de diamètre, durant 10 à 12 jours, et se manifestant surtout aux jambes, quelquefois aux bras (*É. noueux*).

2° *Généraux* : Le plus souvent nuls, excepté dans la forme noueuse où existent des symptômes gastriques et arthritiques.

*Ne pas confondre avec* érysipèle (52), scarlatine (12), urticaire (11).

TRAITEMENT. — Lotions émollientes ; bains amidonnés ou alcalins, ou de son ; boissons acidulées ; saupoudrer de lycopode, d'amidon, de poudre de riz ; purgatifs, éméto-carthartiques dans la forme noueuse.

**54. Eczéma aigu.** — SYMPTOMES. — 1° *Locaux* : Vésicules petites, aplaties, nombreuses, agglomérées, ou bien pustules, papules, fissures, squames se manifestant sur des surfaces enflammées, quelquefois avec suintement séreux, séro-purulent, puis desquamation épidermique, tuméfaction, œdème, endurcissement de la peau (*E. simple* ou *vésiculeux*). — Inflammation cutanée prodromique ; surface rouge, tuméfiée ; puis vésicules dont le suintement excorie la peau ; formation de squames dont la chute met à découvert une surface rouge, humide, enflammée ; durée, 15 à 20 jours, puis passage à l'état chronique (*E. rubrum*). — Phlegmasie plus intense ; vésicules pustuleuses, jaunâtres, squames plus épaisses (*E. impétigineux*). — Fissures épidermiques, avec sécrétion séreuse dans les fissures, puis squames accompagnées de douleurs, cuissons, démangeaison.

Dans tous les cas, chaleur et démangeaison plus ou moins intenses.

*Ne pas confondre avec* herpès (56), impétigo (62), érythème (53), pemphigus (58), psoriasis (68), lichen (65).

2° *Généraux* : Nuls, excepté dans la forme impétigineuse.

TRAITEMENT. — Cataplasmes de fécule de pommes de terre ; lotions émollientes, glycérolé d'amidon ; poudre d'amidon, de riz, de sous-nitrate de bismuth ; bains émollients, gélatineux,

| ♃ | Colle de Flandre...................... | 500 à 1000 gr. |
| | Eau chaude........................... | 10 litres. |

F. dissoudre à chaud et mélangez avec l'eau du bain : bains de son (2 kilogr.). — Boissons acidules, rafraîchissantes, limonade. — Un ou deux purgatifs salins, eau de Sedlitz, de Pullna, limonade purgative; puis au déclin, boissons amères, houblon, pensées sauvages, fumeterre; bains alcalins (sous-carbonate de soude, 125 à 250 gr.); lotions alcalines. Régime adoucissant et léger. Pas de pommades à cette période. *Contre l'eczéma aigu généralisé et récent*, eaux sulfureuses faibles, Saint-Gervais, Baden en Suisse, Bagnols de l'Orne, La Roche-Posay, etc. (Bazin).

**55. Eczéma chronique.** — SYMPTOMES. — *Locaux* : Sécrétion abondante; surfaces rouges, excoriées ou bien squameuses : ces éruptions se succèdent avec exacerbations. D'autres fois, sécrétion à peine sensible ou nulle : squames sur une surface sèche, fendillée; prurit intense avec exacerbations le soir ou à la suite de causes diverses.

*Siége principal* : 1° Cuir chevelu chez les enfants (teigne amiantacée, furfuracée); 2° oreilles, surtout chez la femme et les enfants; 3° organes génitaux, scrotum, grandes lèvres, anus, cuisses; 4° mamelles, chez les nourrices; 5° mains, chez les épiciers.

*Ne pas confondre avec* herpès (56), gale (57), lichen (65), psoriasis (68), impétigo (62).

TRAITEMENT. — Bains simples, émollients, gélatineux; envelopper les parties malades dans la toile de caoutchouc vulcanisé ou la gutta-percha pour les soustraire à l'air; bains de vapeur quand l'eczéma est sec; douches de vapeur; bains alcalins. Quand il y a absence d'inflammation, bains sulfureux (sulfure de potasse, 60 à 125 gr.; acide chlorhydrique, 5 à 8 gr. pour un grand bain); lotions alcalines.

*Contre les démangeaisons* souvent intolérables, lotions avec solution de sublimé, d'acide phénique, de borax; d'acide picrique (0,50 à 1 gr. 50 pour 250), d'hydrate de chloral (5 à 10 gr. pour 250).

| | |
|---|---|
| ♃ Axonge ................................................ | 30 gr. |
| Goudron de Norwége............................. | 8 — |
| Laudanum Rousseau...................... | 1 — |
| | (Girou) |

| | |
|---|---|
| ♃ Sublimé........................................ | 0gr,10 à 0gr,20 |
| Alcool........................................ | 5 gr. |
| Eau........................................... | 100 à 300 — |
| Diss. pour lotion. | |

| | |
|---|---|
| ♃ Acide phénique............................. | 0gr,10 |
| Alcool........................................ | 0gr,10 |
| Eau........................................... | 100 gr. |
| Diss. pour lotion. | |

| | |
|---|---|
| ♃ Borax........................................ | 2 à 10 gr. |
| Eau........................................... | 500 — |
| Diss. pour lotion. | |

℞ Cyanure de potassium.................... 0gr,10 à 0gr25
Cérat ou cold cream...................... 30 gr.
F. s. a. Pommade.

Combattre la sécheresse de la peau et en prévenir les gerçures avec les lotions émollientes tièdes, le cérat, le glycérolé d'amidon, les pommades camphrée, mercurielle, au goudron (2 à 4 gr.), à l'oxyde de zinc (0,50 à 1 gr.), à l'huile de cade (2 à 10 gr.).

*Nota.* Les préparations de goudron sont indiquées surtout dans l'eczéma *rubrum*, squameux : elles sont contre-indiquées dans l'eczéma aigu (Hébra).

℞ Cérat frais ou cold
cream.......... 30 gr.
Précipité blanc.... 0gr,25 à 4 —
℞ Cérat frais ou cold
cream.......... 30 gr.
Protonitrate de mer-
cure............ 0gr,05 à 0gr,10

℞ Cérat frais ou cold
cream.......... 30 gr.
Sublimé.......... 0gr,05 à 0gr,10
℞ Cérat frais ou cold
cream.......... 30 gr.
Cétine............ 4 —
Sulfate de fer...... 0gr,40 à 0gr,50

*Contre l'eczéma ancien*, lichénoïde, partiel : eaux sulfureuses fortes de Baréges, Luchon, Cauterets (Bazin).

Chercher si l'eczéma est sous l'influence d'une diathèse scrofuleuse, herpétique, arthritique ou syphilitique, et prescrire un traitement général approprié.

*S'il est scrofuleux* : Tisane amère et sirop antiscorbutique ; huile de morue, sirop d'iodure de fer ; vin, sirop de quinquina ; un ou deux verres d'eau de Sedlitz tous les 4 ou 5 jours, ou bien

℞ Pensées sauvages...................... 8 à 15 gr.
Follicules de séné..................... 4 à 10 —
Eau bouillante........................ 3 à 4 verres.

*S'il y a herpétisme* : préparations arsenicales : solutions de Fowler (4 à 25 gouttes), de Pearson (10 à 40 gouttes); granules d'acide arsénieux de 0, 001 (2 à 10 par jour) : pilules de dioscoride (5 à 15).

℞ Arséniate de soude ou d'ammoniaque.......... 0gr,10
Sirop amer................................. 350 gr.
1 à 2 cuillerées.

1 ou 2 pilules asiatiques (ac. arsénieux); pilules d'arséniate de fer chez les lymphatiques :

℞ Arséniate de fer........................... 0gr,50
Extrait de douce-amère ou conserve de roses....... 5 gr.
F. s. a. 50 pilules ; 2 à 12 par jour.          (Hardy)

4.

*S'il y a arthritisme* : Saponaire, pensées sauvages, sirop de fumeterre, d'orme pyramidal, bicarbonate, lactate, benzoate de soude, magnésie, eau de chaux. Avant les repas, 1 cuillerée du sirop suivant :

> ♃  Sirop de fumeterre ou de saponaire.......... 500 gr.
>     Bicarbonate de soude...................... 5 à 8 —.

Eaux de Vichy, aux repas.

*S'il y a syphilis*, voir (30).

Régime sévère ; éviter les excès alcooliques et autres.

Au déclin, eaux sulfureuses faibles en boissons ou en bains, Enghien, Pierrefonds, Baréges, Luchon, Uriage, Saint-Gervais.— S'il y a complication de rhumatisme, de névralgies, Royat, Plombières. — S'il y a catarrhe, Mont-Dore, la Bourboule, Cauterets, Louesche.

**56. Herpès.** — Deux variétés : 1° H. non parasitaire ; 2° H. parasitaire.

1. — *H. non parasitaire* : SYMPTOMES. — *Locaux :* Éruption de vésicules grosses comme un grain de millet, réunies en groupe sur une base enflammée, et occupant une ou plusieurs surfaces bien circonscrites, séparées entre elles par des intervalles sains ; cuisson, fourmillements, brûlures ; au bout de 4 ou 5 jours, résorption ou desquamation. Dans quelques cas les vésicules sont plus grosses et en groupe plus considérable (*H. phlycténoïde*) ; — elles siégent aux lèvres à la suite de symptômes fébriles (*H. labialis*) ; — au prépuce (*H. preputialis*), avec ou sans desquamation, qu'on ne confondera pas avec le chancre (28, 29) ; — sur une moitié du thorax (*H. zona*).

II. — *H. parasitaire* : Tache rouge, arrondie, de la dimension d'une lentille, présentant au bout de quelques jours une desquamation épidermique et devenant promptement le siége d'un sentimeut de cuisson ; extension centrifuge de cette tache, pouvant atteindre un diamètre de 4 à 20 centim. formant un cercle rouge, squameux et dont le centre est sain. Presque toujours, il en existe en même temps au cuir chevelu, dans la barbe, et cet herpès est produit par le tricophyton (*H. circiné*).

*Ne pas confondre avec* eczéma (54), dont toute la surface est rouge ; pemphigus (58), chancre (28, 29), lichen (65), favus (64).

*Ne pas confondre* l'H. parasitaire avec psoriasis (68), eczéma (54), pityriasis rubra (67), syphilides (30).

TRAITEMENT. — 1° *État aigu :* Repos ; tisanes rafraîchissantes, eau d'orge, limonade ; régime non excitant. Dans les cas très-aigus, saignée générale ou locale ; lotions émollientes ; lotions avec l'eau de Goulard étendue ; saupoudrer avec l'amidon ; collodion élastique dans quelques cas de zona. En cas d'eschares, poudre de quinquina, de tan, de charbon ; lotions vineuses, alcooliques.

2° *Etat chronique* : Pommade au calomel (54) ; lotions et bains alcalins, sulfureux, etc. Combattre la diathèse (54).

*Contre l'H. phlycténoïde* : Antiphlogistiques.

*Contre l'H. preputialis* : Bains locaux, injections mucilagineuses, à la glycérine entre le gland et le prépuce. Eaux d'Enghien, Eaux-Bonnes à l'intérieur ; charpie entre le prépuce et le gland pour prévenir le phimosis.

*Contre l'H. circiné* : Pommades, au turbith minéral (1 à 2 gr. pour 30 d'axonge), c'est la meilleure : pommade soufrée, mercurielle ; badigeonnage à la teinture d'iode, lotion de sublimé ; bains sulfureux ; continuer même après guérison apparente.

*Contre l'H. tonsurant* : Épilation, puis lotionner matin et soir pendant 2 ou 3 jours avec la solution de sublimé (1 gr. pour 500 d'eau) et puis pommade au turbith. (Voir *Teignes*.)

*Contre l'H. zona* : Amidon, quelquefois collodion ; vésicatoires opiacés en cas de douleurs vives consécutives.

57. **Gale.** — SYMPTOMES. — 1° *Locaux* : Petites vésicules transparentes au sommet, avec prurit intense, dues à la présence de l'acarus, existant dans l'intervalle des doigts, aux poignets, aux bras, aux aisselles, sur le ventre, etc., presque toujours écorchées par les malades ; petit sillon où loge l'acarus.

2° *Généraux* : Le plus souvent nuls, quelquefois intenses.

*Ne pas confondre avec* eczéma (54, 55), lichen (65), prurigo (66) ; ne pas oublier que la gale se complique quelquefois de ces affections.

TRAITEMENT. — *Exclusivement local* : Tuer l'insecte et ses œufs en ouvrant le sillon ; frictions générales pendant une demi-heure avec le savon noir, puis grand bain, et ensuite frictions avec la pommade d'Helmerich :

| ℞ | | | ℞ | | |
|---|---|---|---|---|---|
| Axonge............ | 150 gr. | | Savon de potasse........ | 40 gr. |
| Soufre sublimé.......... | 25 — | | Soufre sublimé.......... | 18 - |
| Sous-carbonate de potasse. | 10 — | | Essence de citron........ | 1 — |
| (Hardy) | | | | |

Continuer pendant deux jours (Hardy). Frictions avec l'essence de térébenthine (une fois) ou avec l'huile de pétrole, ou avec le sulfure de calcium liquide.

**58. Pemphigus aigu** ou **Pompholix**. — Symptomes. — 1° *Locaux* : Bulles séreuses de 1 à 5 centimètres développées sur des surfaces rouges et enflammées, puis, après 3 ou 4 jours, croûtes épaisses, excoriations superficielles ; quelquefois retour successif de ces symptômes.

2° *Généraux* : Malaise ; soif ; inappétence ; frissons.

Traitement. — 1° *Local* : Eviter l'excoriation, préserver du frottement ; poudre d'amidon ; pansement simple des excoriations.

2° *Général* : Diète légère ; laxatifs au besoin ; boissons acidules, limonade ; repos.

**59. Pemphigus chronique.** — Symptomes. — 1° *Locaux* : Larges bulles contenant une sérosité citrine ou sanguinolente, se rompant au bout de 10 à 12 h. et faisant place à des excoriations suivies de croûtes ; retour successif de ces phénomènes. Dans le pemphigus *foliacé* le corps est tout couvert de croûtes lamelleuses ayant quelque ressemblance avec la pâtisserie feuilletée ; dans le pemphigus *prurigineux*, papules et prurigo, quelquefois une seule bulle, *solitaire*.

*Ne pas confondre avec* rupia (60), ecthyma (63). Chez les enfants, se méfier du pemphigus syphilitique qui siége à la paume des mains, à la plante des pieds.

Traitement. — 1° *Local* : Bains simples, amidonnés, prescrits avec réserve pour ne pas trop macérer la peau. Si le pemphigus est limité, cataplasmes saupoudrés de charbon et de quinquina ; saupoudrer abondamment d'amidon sec, surtout dans la variété *foliacé*.

2° *Général* : Insister sur les toniques ; ferrugineux ; eau vineuse ; café de glands ; amers. Régime reconstituant.

*Chez les enfants nouveau-nés syphilitiques* : Liqueur de Van Swieten (1 cuill. à café par jour dans de l'eau sucrée) ; bains avec 2 à 5 gr. de sublimé. Iodure de potassium (1 à 3 gr. par jour) à la nourrice.

**60. Rupia.** — Symptomes. — *Locaux* : Bulles plus ou moins volumineuses de 1 centimètre environ, isolées, aplaties, renfermant un liquide d'abord séreux, puis purulent (il est séreux dans le pemphigus) ; puis croûtes souvent très-épaisses ; puis ulcérations plus profondes (elles sont superficielles dans le pemphigus), et empreintes consécutives d'une couleur rouge livide (*R. simplex*).

Quelquefois, bulles plus grosses, croûtes plus épaisses, ulcérations plus profondes ; inflammation circonscrite de la peau ; puis soulèvement de l'épiderme par un liquide noirâtre, épais, qui se concrète en croûte ; plusieurs bulles se succèdent à la même place, donnant un aspect d'écaille d'huître ; sous ces croûtes, ulcère blafard, arrondi (*R. prominens*).

Chez les enfants cachectiques, taches livides, proéminentes, au cou, à la poitrine, à l'abdomen, aux bourses ; bulles séreuses ou sanguinolentes ; ampoules entourées d'une aréole violacée, contenant un liquide noirâtre ; ulcérations gangréneuses fétides (*R. escarotica*).

*Ne pas confondre avec* pemphigus (58), ecthyma (63), qui est pustuleux.

Traitement. — 1° *Local* : Ouvrir les bulles ; panser avec le linge fenêtré et cératé ; après la chute des croûtes, lotions aromatiques, saupoudrer avec la crème de tartre ; lotions émollientes en cas de douleurs. Dans le *rupia prominens*, cautérisation avec le nitrate d'argent, avec le nitrate acide de mercure, avec la pommade au protoiodure ou au deutoiodure de mercure :

| ♃ Protoiodure de mercure. 1 à 2 gr. | ♃ Deutoiodure de mercure............ 0gr,60 à 1 gr. |
|---|---|
| Axonge purifiée,....,... 30 — | Axonge purifiée.... 30 — |

2° *Général* : Bonne alimentation ; bonne nourriture ; amers ; sirop de quinquina ; repos ; grand air.

Chercher s'il y a lymphatisme ou syphilis ; dans ce dernier cas, sirop de deutoiodure de mercure ioduré.

| ♃ Deutoiodure de mercure..................... | 0gr,10 |
|---|---|
| Iodure de potassium...................... | 5 gr. |
| Eau.......................................... | 5 — |
| Sirop de sucre.............................. | 250 — |
| F. s. a. Une à deux cuillerées à dessert. | |

**61. Acné.** — Symptomes. — 1° *Locaux* : Affection pustuleuse siégeant dans les glandes sébacées de la peau et caractérisée par l'hypertrophie de ces petites glandes, avec altération de la matière sébacée, qui tantôt est retenue dans la cavité, tantôt épanchée au dehors ; existant au front, à la face, sur les épaules, reposant sur une base un peu enflammée ; sans chaleur ni douleur (*acné simple*). — Quelquefois apparition de points noirâtres, saillants au sommet de la petite pustule (*A. ponctuée*). — Peu ou pas de suppuration ; induration de la pustule et de sa base ; rougeur livide (*A. indurée*). — Hypersécrétion des follicules sébacés, surtout à la face, peau huileuse ; la matière sébacée est liquide (*A. sebacée fluente*), ou bien concrète, dure, squameuse (*A. sebacée croûteuse*). — Couleur violacée du nez, de la face; peau rugueuse surtout après les excès de boissons, les repas; lignes bleuâtres variqueuses (*A. rosacée* ou *couperose*). — Tumeurs rouges violacées sillonnées de veines hypertrophiées; siégeant principalement au nez, qui est considérablement augmenté de volume (*A. hypertrophique*). — Petites pustules existant sur le cuir chevelu ou dans la barbe, à base saillante, à sommet ombiliqué et souvent traversée par un poil, puis desquamation de la pustule; souvent picotement, démangeaisons et chute des poils (*A. pilaire*). — Petites tumeurs cutanées indolentes, présentant au centre un point noir par lequel sort la matière sébacée, avec ou sans pédicule, ressemblant à un grain de variole (*A. varioliforme*). — Volume d'un gros pois, coloration normale, tumeur arrondie, rénitente, quelquefois flasque (*Molluscum*).

*Ne pas confondre avec* impétigo (62), lichen (65), sycosis (64), ni l'A. pilaris avec syphilis (28, 29).

TRAITEMENT. — 1° *Local* : Variable selon les formes.

*Contre les A. simple, indurée, hypertrophique* : Lotions émollientes d'eau de son, de laitue, de guimauve, de graine de lin, de glycérine, de semences de coings, lotion avec la solution de sulfure de potasse (4 gr. pour 250 d'eau, avec addition de teinture de benjoin), fumigations émollientes; cold cream.

*Contre l'A. sébacée* : Sur le déclin, lotions avec solution d'alun, de tannin, de sulfate de fer. — Pas de pommades. — Bains alcalins, sulfureux; — lotions d'eau chaude additionnée de quelques gouttes d'ammoniaque, lotions sulfureuses; onctions savonneuses, d'huile de cade, d'huile de noix d'acajou. Lotions alcalines, sous-carbonate de soude ou de potasse plusieurs fois par jour (5 à 10 gr. pour 300 d'eau).

*Contre l'A. ponctuée* : Badigeonnage à la teinture d'iode; lotions alcalines avec borate de soude ou sous-carbonate de soude (10 à 15 gr. pour 300 d'eau), douches d'eaux alcalines où sulfureuses. Peu ou pas de pommades.

*Contre l'A. indurée* : Lotions excitantes de roses rouges, de petite sauge, de lavande, d'eau alcoolisée, d'eau de Gowland, lotions alcalines, mercurielles.

| | | |
|---|---|---|
| ♃ | Bichlorure de mercure ou sublimé............. | 1 gr. |
| | Alcool...................................... | q. s. |
| | Eau distillée............................... | 100 gr. |

Diss. une cuillerée à café dans un verre d'eau chaude pour lotions.

| | | | | | |
|---|---|---|---|---|---|
| ♃ | Axonge ou onguent rosat.. | 30 gr. | ♃ | Axonge .......... | 30 gr. |
| | Protoiodure de mercure... | 0gr,10 | | Biiodure de mercure. | 0gr,05 à 0gr,50 |
| | | | | | Hardy.) |

| ♃ Axonge................. 30 gr. | ♃ Axonge.......... 30 gr. |
| Iodure de chlorure mercu- | Iodure de soufre... 0gr,50 à 1gr,50 |
| reux.................. 0gr,75 | |
| (Rochard) | |

Insister sur les douches de vapeur prolongées.

*Contre l'A. rosacée* : Lotions très-chaudes matin et soir, avec eau pure ou additionnée de teinture de benjoin, eau de Cologne, liqueur de Van Swieten; si l'acné est ancienne, pommades mercurielles ci-dessus.

2° *Généal* : Régime doux ; boissons acidules, limonade ; pas d'alcooliques ; laxatifs au besoin ; empêcher ou prévenir l'afflux du sang dans la partie supérieure du corps ; pédiluves sinapisés ; quelquefois saignées, sangsues ; surveiller la menstruation ; eaux minérales sulfureuses de Baréges, Luchon, Louesche, etc., en bains, en douches.

62. **Impétigo.** — SYMPTOMES. — 1° *Locaux* : Sur des taches rouges, saillantes, douloureuses, apparition de petites pustules confluentes donnant lieu à la formation de croûtes molles, jaunâtres, couleur de miel, épaisses, irrégulières, se renouvelant par la dessiccation, d'un suintement plus ou moins abondant et laissant après elles des empreintes persistantes; engorgement des ganglions correspondants. — Quelquefois les pustules reposent sur des taches érysipélateuses (*I. erysipelatoïdes*). — Elles sont disséminées, éparses, occupant les membres (*I. sparsa*). — Donnant issue à un liquide ichoreux, brunâtre, fétide (*I. scabida, mélisagre dartreuse*). — Elles occupent le cuir chevelu, accompagnées d'inflammation, de démangeaison, de suintement, de croûtes brunâtres, à odeur nauséabonde, avec présence de poux nombreux (*I. granulata, porrigo*). — Elles occupent le visage des jeunes enfants (*I. larvalis, figurata*), la tête (*croûte de lait*). — Dans d'autres cas, démangeaison, dépression, suintement; cicatrice centrale, déprimée, froncée, lisse, s'étendant de l'angle interne de l'œil aux côtés du nez, ou bien gagnant en profondeur (*I. rodens*).

2° *Généraux* : Nuls, ou bien malaise, inappétence, céphalalgie.

*Ne pas confondre avec* herpès (56), eczéma (54, 55), pemphigus (58, 59), rupia (60), ecthyma (61).

TRAITEMENT. — 1° *Local* : Cataplasmes de fécule ; lotions émollientes, calmantes ; glycérine, huile d'amandes douces ; poudre d'amidon ; glycérolé d'amidon ; bains tièdes ; couper les cheveux, lotions d'eau tiède et de lait.

*Contre l'impetigo rodens* : Toucher avec la teinture d'iode, le nitrate d'argent, les caustiques de Vienne, de Canquoin, de Filhos; lotions chlorurées, vineuses.

2° *Général* : Boissons rafraîchissantes, acidules, limonade; laxatifs légers.

*A l'état chronique* : Tisane amère, huile de morue, sirop de raifort, de gentiane, feuilles de noyer, traiter le lymphatisme chez les enfants (26). Bains sulfureux; bains de mer; douches de vapeur, douches sulfureuses. Combattre la diathèse dominante (55).

63. **Ecthyma.** — Symptomes. — *Locaux* : Pustules larges, arrondies, à base rouge, enflammée, dure, auxquelles succèdent des croûtes brunes, épaisses et une cicatrice (*E. aigu*). —

Plus larges, moins circonscrites, ayant une aréole rouge violacé, contenant une humeur purulente, noirâtre, se convertissant en croûtes brunâtres au-dessous desquelles est une cicatrice. S'observe surtout aux jambes, chez les sujets cachectiques (*E. chronique, infantile, livide, cachectique*).

*Ne pas confondre avec* rupia (60), impétigo à l'état chronique (62).

Traitement. — 1° *A l'état aigu* : Cataplasmes de fécule de pomme de terre, de riz, d'amidon; lotions et compresses émollientes; toile de caoutchouc. Tisanes amères, rafraîchissantes; élévation du membre s'il est possible; laxatifs; bains.

2° *A l'état chronique* : Lotions toniques avec le vin aromatique, la décoction de quinquina, l'alcool camphré étendu d'eau, la solution de chlorure de chaux ou liqueur de Labarraque. Panser les plaies avec onguents digestif, styrax, Canet. — Dans l'ecthyma cachectique respecter les croûtes. Chez les enfants saupoudrer les ulcérations avec amidon, quinquina. — Dans cette variété, ne point négliger l'état général qui réclame les toniques, le vin, etc.

64. **Teignes.** — Maladies parasitaires ayant pour origine des végétaux microscopiques (microsporon) et donnant lieu à quatre variétés (Bazin), qui sont : 1° la *Teigne faveuse* ou *favus*; 2° la *Teigne tonsurante* ou *herpès tonsurant*; 3° la *Teigne mentagre* ou *sycosis*; 4° le *porrigo decalvans*.

I. **Favus.** — Symptomes. — Produit par l'Achorion Schœnlenii.

Symptomes. — *Locaux* : — Petites pustules du cuir chevelu jaunâtres, déprimées en godets appelés *godets faviques*, traversées par un cheveu dont le diamètre va en augmentant, isolées ou confluentes, à odeur caractéristique, accompagnées de rougeur de la peau, de prurit et amenant l'alopécie.

*Ne pas confondre avec* impétigo (62), porrigo larvalis (64) ; herpès tonsurant ou porrigo scutulata (56), pityriasis (67).

TRAITEMENT. — *Local* : Épilation avec une petite pince à mors, après avoir frictionné pendant quelques jours avec une pommade à l'huile de cade (2 gr.), à l'huile de noix d'acajou (0gr,50 à 1 gr., axonge 30 gr.), une pommade alcaline ; renouveler l'épilation 4 ou 5 fois en moyenne. Immédiatement après l'épilation, lotion savonneuse et imbiber avec solution de sublimé (2 à 5 gr. pour 500 d'eau).

Continuer pendant 3 ou 4 jours, puis pommade avec :

     ♃  Axonge ....................................... 15 gr.
         Huile d'amandes........................... }
         Glycérine ................................... } ãã  2 —
         Turbith minéral ......................... 0gr,50
                                 (Bazin)

Ou bien :

     ♃  Tannin.......................................... 1 gr.
         Teinture d'iode ............................. 10 —
         Glycérine .................................... 20 —
       Badigeonner matin et soir pendant 4 jours.    (Lespiau)

**II. Teigne tonsurante ou herpès tonsurant.** — SYMPTOMES. —Chute, amincissement, décoloration et atrophie des cheveux qui se cassent à quelques millimètres de leur hauteur, de manière à simuler une tonsure, laissant à nu une surface sale, grisâtre : cette variété est produite par le trichophyton, dont les spores se trouvent dans l'intérieur des poils dont ils écartent les fibres et à l'extérieur dans les plaques épidermiques qui entourent le cheveu (*H. tonsurant* ou *teigne tondante*).

TRAITEMENT. — Combattre par des émollients l'inflammation locale si elle existe ; puis pommades soufrées, mercurielles ou mieux encore pommade au turbith minéral (1 à 2 gr. pour 30 d'axonge). Quelquefois huile de cade, teinture d'iode. Continuer le traitement pendant quelque temps. — Si l'herpès est tonsurant, même traitement, mais avec épilation comme pour le favus.

**III. Sycosis ou mentagre, produite par le trichophyton.** — SYMPTOMES. — *Locaux* : Petites pustules acuminées, présentant un poil à leur centre, et gonflées par du pus blanc jaunâtre, s'observant dans la barbe, au menton ; se rompant spontanément et formant une croûte ; puis éruption successive et plus ou moins abondante, avec tension douloureuse, rougeur, induration, pouvant amener la chute des poils de barbe.

*Ne pas confondre avec* acné (61), impétigo (62).

TRAITEMENT. — *Local* : Applications émollientes, glycérine.

décoction de graine de lin ; cataplasmes de fécule ; boissons acidules ; ne pas irriter la peau ; cesser l'usage du rasoir ; douches de vapeur ; lotions de sublimé quand la période aiguë est passée ; voir *Acné ponctuée* (61). Si le sycosis est déterminé par un parasite, épilation ou lotions avec :

| | | |
|---|---|---|
| ℞ Sublimé......................... | 0gr,50 à 1 gr. | |
| Alcool.......................... | 10 — | |
| Eau distillée.................... | 500 — | |

### IV. Porrigo decalvans ou pelade, produite par le microsporon Audouini. — SYMPTOMES. —

Gonflement du cuir chevelu : à la surface du tégument privé de poils on aperçoit à contrejour un duvet fin et une poussière champignonneuse ; le cuir chevelu est tantôt décoloré (*Pel. achromateuse*) ; tantôt il conserve sa couleur normale (*Pel. décalvante*). Dans le premier cas, la maladie est par plaques ; dans le second elle est diffuse. — La pelade s'observe également sur toutes les parties garnies de poils.

TRAITEMENT. — Épilation et pommade au turbith comme ci-dessus. — Les médecins qui ne croient pas à l'existence du parasite prescrivent la rasure, les excitants, l'eau sédative coupée, les vésicatoires ou une onction avec teinture de savon, baume Fioravanti, alcool camphré et teinture de pyrèthre, ãã 50 gr.

**65. Lichen** — SYMPTOMES. — 1° *Locaux* : Éruption simultanée ou successive de papules, petites, agglomérées, ayant la couleur de la peau ou une couleur plus ou moins rouge, avec prurit, chaleur, suivies de desquamation (*L. simple aigu*). — Papules ayant conservé la couleur de la peau, et formant de petites saillies appréciables au toucher ; épaississement et exfoliation de la peau (*L. simple chronique*). — Sur une surface érythémateuse, très-nombreuses papules rouges, enflammées, saillantes, luisantes, avec chaleur ardente, cuisson et démangeaisons ; puis petites ulcérations sur les papules, surface chagrinée, squames (*L. agrius*).

2° *Généraux* : Nuls ou peu prononcés, excepté dans le *lichen agrius* où le moral s'affecte.

*Ne pas confondre avec* prurigo (66), eczéma (54).

TRAITEMENT. — 1° *Local* : Fomentations, lotions, bains émollients, mucilagineux, narcotiques ; lotions alcalines, mercurielles. Pommades alcalines, au goudron, glycérolé de goudron ; enduire avec un pinceau trempé dans l'huile de cade pure ;

| | | |
|---|---|---|
| ℞ Axonge............................. | 30 gr. | |
| Calomel............................ | 4 — | |
| Camphre............................ | 1 — | |
| Pour pommade. | | |

℞ Eau........................................... 250 gr.
    Hydrate de chloral....................... 5 à 10 —
    Pour lotions.

lotions vinaigrées ; cautérisation au nitrate d'argent.

2° *Général* : Régime sévère ; limonade, pas d'alcooliques ni de café ; bonne hygiène.

**66. Prurigo.** — SYMPTOMES. — *Locaux* : Papules *un peu plus larges* que celles du lichen, isolées, sans changement de couleur à la peau, avec prurit plus ou moins intense et surmontées d'une croûte noire de sang coagulé, produite par le grattage (P. *mitis* ou *formicans*). — Se manifestant chez les vieillards (P. *senilis*). — A la marge de l'anus (P. *podicis*). — Au pourtour de la vulve (P. *pudendi* ou prurit de la vulve). — Au pubis, produit par des morpions (P. *pubis* ou *pedicularis*).

*Ne pas confondre avec* lichen (65), dont les papules sont plus petites, eczéma (54, 55), gale (57), qui a son sillon caractéristique.

TRAITEMENT. 1° *Local* : Bains alcalins, narcotiques, sulfureux, à une température élevée ; bains, douches de vapeur ; bains de sublimé (sublimé 16 gr., alcool 100 pour un bain) ; fumigations mercurielles (cinabre 30 à 60 gr. sur des charbons ardents) ; pommade camphrée, ou cyanure de potassium (2 gr.), ou borate de soude (3 à 4 gr. pour 30), ou goudron (2 à 4 gr. pour 30) ; glycérolé de goudron ; pommade d'Helmerich.

2° *Général* : Amers, toniques, ferrugineux, bon régime si la constitution est mauvaise ; pilules de Méglin, sulfate de quinine, préparations arsenicales (55).

**67. Pityriasis.** Produit par le microsporon furfur. — SYMPTOMES. — *Locaux* : Exfoliation incessante, farineuse de l'épiderme avec ou sans démangeaison, la peau étant plus rouge (P. *rubra*), — jaunâtre (P. *versicolor*), — noirâtre (P. *nigra*), — ou bien restant normale (P. *alba*), — se manifestant au cuir chevelu (P. *capitis*), au menton, dans les parties couvertes de barbe, pouvant amener la chute des poils.

*Ne pas confondre avec* lichen (65), eczéma (54, 55), ichthyose (69).

TRAITEMENT. — 1° *Local* : Éviter d'irriter les cheveux ou la barbe avec le peigne ou le rasoir ; se servir de brosses et de ciseaux, lotions alcalines (sous-carbonate de potasse, 4 gr. pour 500 d'eau) ; lotions émollientes ; glycérine ; lotions de sublimé ; pommades :

| | | | | | |
|---|---|---|---|---|---|
| ℞ Axonge........ | 30 gr. | | ℞ Axonge........ | 30 gr. |
| Borax......... | 1 à 2 — | | Turbith minéral. | 0gr,50 à 2 — |

℞  Axonge................................... 30 gr.
    Calomel .................................. 4 —

2° *Général* : Boissons acidulées; laxatifs; régime non excitant; bains simples, sulfureux.

**68. Psoriasis et Lèpre vulgaire.** — Symptomes. — 1° *Locaux* : Squames épidermiques, sèches, lamelleuses, épaisses, d'un blanc terne, argenté, nacré, imbriquées, de forme et d'étendue variables, adhérentes à la peau, recouvrant une surface épaisse, saillante, d'une couleur rouge foncée, avec ou sans démangeaison : selon la forme, le psoriasis se montre en saillies ponctuées (*P. punctata*); — en points isolés plus considérables (*P. guttata*); — en disposition rubanée (*P. gyrata*); — en disques plus ou moins réguliers, le centre restant sain (*P. circiné* ou *lèpre vulgaire*); — en forme irrégulière (*P. diffusa*) ; — aux mains, aux ongles, aux pieds, au prépuce, aux lèvres, aux paupières.

2° *Généraux* : Peu prononcés ou nuls.

*Ne pas confondre avec* eczéma (54, 55).

Traitement. — 1° *Local* : Pommades sulfureuses, alcalines, mercurielles (54, 55); pommade au goudron (4 gr. pour 30); pommade à l'iodure de soufre (1 gr. à 1$^{gr}$,50 pour 30); pommade à l'huile de cade (0$^{gr}$,50 à 5 gr. pour 30); pommade au précipité blanc (4 gr. pour 30); bains émollients, sulfureux, de sublimé (57), alcalins (sous-carbonate de potasse, 125 à 150 gr.); bains, douches de vapeur.

2° *Général* : Indispensable pour obtenir la guérison : tisane de salsepareille additionnée de daphné mézéréum (1 gr.); décoction de Zittmann; sirop de Peyrille, une à quatre cuil. par jour.

℞  Sous-carbonate d'ammoniaque.................. 10 gr.
    Sirop sudorifique............................. 250 —

Préparations arsenicales (55) excellentes dans cette maladie; solution de Pearson (arséniate de soude), solution de Biett (arséniate d'ammoniaque) 0,50 à 2 gr. par jour, moitié matin et soir; solution de Fowler (arsénite de potasse), de 3 à 10 gouttes; pilules de Dioscoride (acide arsénieux), 5 à 15.

℞  Eau distillée.......................... 250 gr.
    Acide arsénieux ou arsénite de soude..... 0$^{gr}$,05 à 0$^{gr}$,10
    Diss. 1 à 2 cuillerées par jour.

Pilules asiatiques, 1 à 3; surveiller les préparations arsenicales. Chercher la diathèse herpétique, arthritique, syphilitique, etc. (55); ferrugineux en cas de chlorose; régulariser les fonctions digestives ; baume de copahu ; opiat de copahu et magnésie, parties égales ; eaux minérales sulfureuses ou alcalines selon les indications.

69. **Ichthyose.** — SYMPTOMES. — *Locaux* : Peau sèche, squameuse, épaisse, fendillée, rugueuse, sans douleur ni démangeaison.

*Ne pas confondre avec* pityriasis (67), eczéma (54, 55), lichen (65).

TRAITEMENT. — *Local* : Lotions mucilagineuses, bains émollients, bains de vapeur.

# CHAPITRE III.

### EMPOISONNEMENTS ET ASPHYXIES.

I. — *Empoisonnements.* — Présomption d'empoisonnement. — Division des poisons. — Symptômes généraux. — Traitement général. — Des poisons en particulier et de leurs contre-poisons.

II. — *Asphyxies.* — Asphyxie en général. — Pendaison ou étranglement. — Submersion et asphyxie des noyés. — Asphyxie par les gaz méphitiques, gaz de l'éclairage, vapeurs de charbon, air vicié, fermentation alcoolique, etc. — Asphyxie par la chaleur. — Asphyxie par le froid.

## SECTION I.

### EMPOISONNEMENTS.

70. **Présomption d'empoisonnement.** — Quand une personne bien portante est prise tout à coup de coliques, d'envies de vomir ou de vomissements, à la suite d'ingestion de boissons ou d'aliments, on devra soupçonner un empoisonnement.

Quelques maladies ou indispositions peuvent cependant simuler les empoisonnements ; ce sont les indigestions, le choléra, les coliques du foie ou des reins, etc.

Les renseignements pourront toutefois aider à faire reconnaître la véritable nature de la maladie.

71. **Division des poisons.** — Cinq groupes (Tardieu) :

1° *Irritants* ou *corrosifs* (iode, chlore, acides sulfurique, azotique, etc., alcalis concentrés) ;

2° *Hyposthénisants* (arsenic, phosphore, etc.);

3° *Stupéfiants* (plomb, belladone, jusquiame, etc.) ;

4° *Narcotiques* (opium) ;

5° *Névrosthéniques* (strychnine, noix vomique, acide prussique).

**72. 1° Poisons irritants.** — Les principaux sont : 1° Parmi les minéraux et les produits chimiques : *iode, chlore, acides sulfurique, azotique, chlorhydrique, oxalique, citrique, tartrique, acétique, vinaigre, alcalis concentrés, tels que ammoniaque, eau de Javelle, foie de soufre.*

2° Parmi les végétaux : *coloquinte, gomme-gutte, garou ou boisgentil, euphorbe, épurge, sabine, rue, delphine, narcisse des prés, colchique, renoncules, clématites,* etc.

3° Parmi les animaux : *moules, cantharides, crevettes,* etc.

Symptomes. — *Généraux* : Saveur âcre, brûlante, à la bouche, à l'estomac ; vomissements pénibles, quelquefois sanguinolents ; douleur à la gorge, à l'estomac, dans le ventre, soif ardente ; mouvements convulsifs, sueurs froides, etc.

Joignons-y, dans beaucoup de cas, l'odeur caractéristique du poison.

*Ne pas confondre avec* étranglement intestinal (440), fièvre typhoïde (13), ulcère d'estomac (431), péritonite (463), congestion, hémorrhagie cérébrale (167, 167), méningite (164), maladies du cœur (325 et suiv.), choléra (14), gastro-entérite (428, 436), hémorrhagie intestinale (439), indigestion (435).

Traitement. — *Général* : Deux choses à faire : 1° évacuer le poison ; — 2° le neutraliser.

1° L'*évacuation* ou expulsion du poison se fait au moyen des vomitifs et des purgatifs.

Si les vomissements ont lieu naturellement, les faciliter au moyen de boissons tièdes en abondance ; s'il n'y a que des envies de vomir, donner un vomitif (émétique 0$^{gr}$,10 dans un verre d'eau tiède, à boire en 3 ou 4 fois, à 5 minutes d'intervalle ; ou bien, ipécacuanha, 1 gr. administré de la même manière). Beaucoup d'eau tiède non sucrée, le chatouillement de la luette peuvent aussi provoquer les vomissements.

Mais si l'empoisonnement remonte à quelques heures, il est plus que probable qu'une partie du poison a déjà pénétré dans les intestins, et alors ce n'est plus seulement un vomitif qu'il faut donner, mais un éméto-carthartique dissous dans un demi-litre d'eau. Si l'on n'a pas de purgatif, donner un quart de lavement avec addition de deux cuillerées de sel de cuisine.

2° La *neutralisation* du poison réclame des connaissances chimiques particulières. L'eau albumineuse ou eau de blancs d'œufs est, avec la magnésie délayée dans l'eau, le contre-poison le plus facile à se procurer (une ou deux cuill. à café de magnésie, délayées dans un verre d'eau), à boire en 3 ou 4 fois à 5 minutes d'intervalle. Ou bien faire bouillir une cuill. d'amidon dans un litre d'eau.

Antidote général contre les empoisonnements métalliques, alcalis exceptés, par cuiller à bouche dans un peu d'eau (Dorvault) :

℞ Magnésie calcinée.....................
Hydrate de protoxyde de fer.......... } ãã  P. É.
Charbon animal pulvérisé...........

**73. Iode.** — SYMPTOMES. — Amaigrissement, insomnie, palpitations, inappétence, constipation, douleurs abdominales ; troubles visuels ; aphonie. Odeur caratéristique.

TRAITEMENT. — Eau de blancs d'œufs en abondance ; eau d'amidon (une cuill. à bouche à faire bouillir dans un litre d'eau) ; lavements d'amidon.

**74. Chlore.** — SYMPTOMES. — Analogues ; odeur caractéristique.

TRAITEMENT. — S'il a été respiré, gargarismes émollients ; s'il a été avalé, eau albumineuse tiède ; lait en abondance.

**75. Acides sulfurique, azotique, chlorhydrique.** — SYMPTOMES. — 1° *Forme aiguë* : Saveur acide, brûlante, désagréable ; chaleur âcre au fond de la gorge et de l'estomac, puis dans l'abdomen ; haleine fétide, soif ardente, hoquet, envies de vomir ; vomissements quelquefois mêlés de sang, *colorant en rouge la teinture de tournesol et bouillonnant sur le carreau :* constipation ou bien selles abondantes ; difficulté d'uriner ; pouls petit, fréquent, régulier ; frissons, sueurs froides, gluantes ; face pâle, livide ; intérieur de la bouche et des lèvres noir (*acide sulfurique*), — rouge (*A. chlorhydrique*), — jaune (*A. azotique*). 2° *Forme chronique*, simule une phlegmasie chronique des organes digestifs.

*Ne pas confondre avec* étranglement interne (440), gastrite (428), perforation de l'estomac et des intestins, empoisonnement avec les alcalis concentrés.

TRAITEMENT. — Magnésie calcinée hydratée (20 à 50 gr. dans un litre d'eau) ; *après* la magnésie, bicarbonate de soude (10 gr. pour un litre d'eau ; l'eau de savon (15 gr. pour 2 litres d'eau tiède), l'eau de chaux, l'eau de blancs d'œufs, le lait sont bons, mais insuffisants.

**76. Acide oxalique.** — SYMPTOMES. — Chaleur acide, brûlante ; spasmes, suffocation ; vomissements acides, verdâtres, noirâtres, composés de mucosités sanguinolentes ; épigastre et abdomen douloureux ; sueurs froides ; prostration ; abattement ; contraction spasmodique des mâchoires ; pouls petit, irrégulier ; engourdissement des extrémités ; respiration embarrassée.

*Ne pas confondre avec* les empoisonnements par les acides sulfurique, azotique, chlorhydrique.

TRAITEMENT. — Comme pour l'acide sulfurique (75).

**77. Alcalis, potasse, soude** (*Carbonates de potasse, de soude, eau seconde, eau de Javelle* ou *chlorure de potasse,* ou *de soude*). — SYMPTOMES. — Brûlure, saveur âcre, caustique, *urineuse*; resserrement dans la bouche, l'œsophage, l'estomac; douleur atroce, nausées, vomissements; anxiété extrême; tremblements convulsifs; hoquets, coliques, déjections alvines sanguinolentes; refroidissement général. *La matière vomie est savonneuse, grasse au toucher, ramène au bleu le papier de tournesol rouge, verdit le sirop de violettes, ne bouillonne pas sur le carreau.*

*Ne pas confondre avec* l'empoisonnement par les acides (75).

TRAITEMENT. — Eau albumineuse, limonade au citron, vinaigre (3 cuil. à bouche pour un litre d'eau), limonade tartrique : donner ensuite une potion huileuse (huile d'amandes douces) et beaucoup d'eau tiède.

**78. Ammoniaque.** — SYMPTOMES. — Suffocation, douleurs atroces dans l'estomac; gêne de déglutition; vomissements glaireux striés de sang; face pâle, yeux hagards; lèvres rouges, tuméfiées; aphonie; pouls lent, irrégulier; abdomen douloureux; selles liquides, sanguinolentes; dysurie; pouls petit, faible; dyspnée; *odeur caractéristique.*

*Ne pas confondre avec* l'empoisonnement par les acides (75), par la potasse, la soude (77).

TRAITEMENT. — Faire vomir en titillant la luette, faire boire beaucoup d'eau; le reste comme pour la potasse (77): eau de blancs d'œufs, lait.

**79. Foie de soufre** (Sulfure de potasse). — SYMPTÔMES. — Odeur caractéristique d'œufs pourris.

TRAITEMENT. — Faire vomir en titillant la luette; boissons mucilagineuses très-abondantes; eau de blancs d'œuf;

℞ Persulfate de fer............................ 10 gr.
Eau................................................. 1 litre.
Sucre ........................................... 200 gr.
F. s. a. Potion, à prendre par ½ verres.......

**80. Coloquinte, Gomme-gutte, Euphorbe, Épurge, Colchique, etc.** — SYMPTÔMES. — Douleurs brûlantes, nausées, vomissements copieux, bilieux; selles abondantes, choleriformes, hémorrhagies; refroidissement général, petitesse du pouls; prostration, convulsions.

TRAITEMENT. — Pas de contre-poison spécial; pas d'émétique; faire vomir en titillant la luette; boissons abondantes mucilagineuses; eau de blancs d'œufs; lait : combattre la prostration par les boissons aromatiques chaudes additionnées de teinture de cannelle.

**81. Moules, Crevettes, Huîtres.** — Symptômes. — Troubles gastro-entériques, suivis ou accompagnés d'urticaire et de gonflement de la face, quelquefois avec démangeaisons insupportables.

Traitement. — Faire vomir en titillant la luette; boissons très-abondantes; infusions chaudes aromatiques; quelques gouttes d'éther.

**82. Poisons hyposthénisants.** — Ce sont : *arsenic, phosphore, sels de cuivre, sublimé corrosif, sels de mercure, émétique, sel de nitre, digitale, digitaline.*

**83. Arsenic.** — Symptômes. — 1° *Forme suraiguë* : Chaleur âcre à la gorge, non brûlante; nausées, vomissements; soif ardente; douleur épigastrique; céphalalgie; altération des traits, refroidissement, syncopes; petitesse du pouls; selles séreuses, abondantes, blanches, involontaires; crampes, cyanose.

2° *Forme latente* : Ni vomissements, ni selles; peau froide, pouls tranquille; calme apparent et somnolence.

3° *Forme sub-aiguë* : Vomissements abondants et répétés, cessant après un ou deux jours; amélioration apparente; soif, refroidissement, faiblesse, petitesse et irrégularité du pouls; battements de cœur, oppression, dyspnée; suppression des urines; persistance de la constriction à la gorge; insomnie; agitation alternant avec des défaillance; visage cyanosé; éruptions ou taches arsenicales sur la peau.

4° *Forme lente* : Constriction à la gorge; vomissements, nausées; douleurs, lassitude, vertiges; épistaxis, taches arsenicales ou pétéchiales; émaciation; douleurs articulaires; quelquefois paraplégie.

*Ne pas confondre avec* choléra (14), gastro-entérite (428, 436).

Traitement. — Faire vomir d'abord, puis *hydrate de peroxyde de fer* en gelée (300 à 100 gr.), hydrate de magnésie dans du lait; eau albumineuse en abondance. Quand on croit avoir neutralisé le poison, l'expulser avec l'huile de ricin. Après la période du traitement chimique, préparations toniques, infusions chaudes, aromatiques.

**84. Phosphore.** — Symptômes. — Douleur à la gorge, gonflement de la langue, chaleur épigastrique; malaise, agitation, nausées avec ou sans vomissement; estomac, ventre douloureux; pouls lent, petit, dépressible; ictère, céphalalgie; insomnie, ténesme vésical et rétention d'urines; selles souvent involontaires; quelquefois, il y a prédominance de phénomènes nerveux ; quelquefois, de phénomènes hémorrhagiques. *Odeur souvent caractéristique.*

TRAITEMENT. — Pas d'huile ; pas de contre-poison connu. Essayer l'eau albumineuse, la magnésie.

*Essence de térébenthine* en capsules, ou en potion à prendre en 4 fois en 1 heure, en agitant :

℞ Potion gommeuse............................ 100 gr.
   Gomme adragante........................... 0gr,25
   Essence de térébenthine..................... 4 gr.
   Sirop de fleurs d'oranger.................... 20 —

**85. Tartre stibié.** — SYMPTÔMES. — Vomissements abondants, répétés, incessants ; selles diarrhéiques, sanguinolentes ; douleurs épigastriques, défaillances, syncopes, vertiges ; chaleur à la gorge ; urines rares ; petitesse du pouls ; refroidissement des extrémités ; éruption vésiculo-pustuleuse quelques jours après l'empoisonnement.

*Ne pas confondre avec* choléra (14).

TRAITEMENT. — Décoction concentrée de tannin en plusieurs doses ; quinquina, noix de galle, 1 gr. pour un verre en décoction, thé, écorce de chêne; en un mot, toute substance astringente.

**86. Sels de cuivre.** — SYMPTÔMES. — Saveur désagréable, vomissements nombreux, douloureux ; coliques violentes, déjections fréquentes, vertes, porracées ; convulsions, prostration, petitesse du pouls ; altération des traits de la face ; anxiété précordiale, syncopes ; gêne croissante de la respiration ; parfois paralysie et insensibilité générale. Rechercher s'il reste quelque liquide de couleur bleue, et le moyen le plus simple pour reconnaître le cuivre dans ce liquide est de l'aciduler et d'y suspendre par un fil une aiguille d'acier, qui se recouvre d'une couche de cuivre.

TRAITEMENT. — Le meilleur contre-poison, c'est le *fer réduit par l'hydrogène* : l'administrer en quantité au moins aussi élevée que le sel de cuivre ingéré.

Si l'on a à sa disposition de l'hydrate de persulfure de fer, on le prescrira également avec beaucoup d'avantage dans 100 gr. de sirop de sucre.

Si l'on n'a immédiatement sous sa main ni fer réduit par l'hydrogène, ni hydrate de persulfure de fer, administrer de l'*eau albumineuse* (six blancs d'œufs délayés dans un litre d'eau) ; l'albumine forme des composés insolubles avec les sels de cuivre (Bouchardat).

**87. Sublimé corrosif et sels de mercure.** — SYMPTÔMES.

— Saveur métallique, âcre, sentiment de brûlure et de constriction à la gorge ; constriction de l'estomac et des intestins ;
nausées, vomissements dont la matière ne bouillonne pas sur
le carreau, et n'agit pas sensiblement sur le papier de tournesol ; rapports fréquents et fétides, hoquet ; urines difficiles ;
douleur et tuméfaction du ventre, déjections alvines assez
souvent sanglantes ; pouls petit, serré, quelquefois inégal,
quelquefois fort. Crampes, froid des extrémités, prostration ;
décomposition de la face, parfois érection du pénis ; inflammation de la bouche et du pharynx, et salivation.

Traitement. — Quelques verres de blancs et de jaunes d'œufs
délayés dans l'eau : ne pas trop donner d'albumine. *Fer réduit
par l'hydrogène* (10 gr.) ; favoriser les vomissements et les évacuations par d'abondantes boissons aqueuses ; lait, décoction de
graine de lin : protosulfure de fer hydraté. Administrer le fer
le plus vite possible.

88. **Digitale, digitaline.** — Symptômes. — Vomissements
liquides, glaireux, verdâtres ; céphalalgie, vertiges, éblouissements, trouble de la vue, dilatation des pupilles, bourdonnements d'oreilles ; pouls d'abord fort, précipité, puis très-lent.
Affaissement ; épigastre douloureux ; selles abondantes ; suppression des urines ; peau froide.

Traitement. — Faire vomir avec l'émétique, l'ipéca, ou en
chatouillant la luette ; boissons aromatiques chaudes ; quelques
gouttes d'ammoniaque dans la tisane ; alcooliques ; tannin.

89. III. **Poisons stupéfiants.** — Ce sont : *plomb, acide
carbonique, oxyde de carbone, hydrogène sulfuré, carboné, éther,
chloroforme, belladone, tabac, jusquiame, morelle, champignons,* etc.

Symptômes. — *Généraux :* Action directe, spéciale, sur le
système nerveux ; action dépressive produisant la stupeur,
accompagnée quelquefois d'une irritation locale, toujours peu
intense ; malaise, défaillances, vertiges, nausées, vomissements ; hallucinations, coma, paralysie, anesthésie ; dyspnée.

90. **Plomb.** — Symptômes. — 1° *Forme aiguë :* Nausées, vomissements ; coliques avec ou sans diarrhée ; quelquefois constipation. Engourdissement, abattement ; pâleur ; voix éteinte ;
liséré bleuâtre autour des dents ; voix altérée ; hoquets, syncopes, convulsions ; affaiblissement, paralysie des membres
inférieurs.

2° *Forme lente :* Pâleur, amaigrissement, état chloro-anémique ; teinte jaune-paille subictérique ; urines jaune foncé ;
perte des forces ; haleine fétide ; liséré périgingival ; coliques ;
constipation opiniâtre ; urines rares ; douleurs articulaires

(arthralgie saturnine) ; convulsions épileptiformes (encépha-
lopathie saturnine) ; paralysie saturnine, anesthésie ; quelquefois albuminurie saturnine.

*Ne pas confondre avec* rhumatisme (23), épilepsie (44), paralysie 168), néphrite albumineuse (471).

TRAITEMENT. — Émétique, éméto-cathartique ; lavements
purgatifs ; potions opiacées pour calmer les coliques ; *électuaire
de soufre* :

> ℞  Soufre sublimé et lavé................} ãã  100 gr.
>    Miel blanc........................}
>    M. 80 en 120 gr. en 3 ou 4 fois dans la journée.      (Jeannel)

diminuer progressivement.

91. **Acide carbonique.** — SYMPTÔMES. — Céphalalgie, état
asphyxique ; coloration bleuâtre de la face, des lèvres, etc.,
engourdissement ; dyspnée (voir *Asphyxie*).

TRAITEMENT. — Faire respirer l'air frais ; inhalations d'oxygène à l'aide de l'appareil Limousin ; saignées ; sinapismes ;
eau fraîche sur le visage.

92. **Chloroforme.** — SYMPTÔMES. — Respiration stertoreuse ;
dilatation des pupilles, grincement des dents ; odeur caractéristique ; lenteur du pouls ; refroidissement ; quelquefois vomissements et convulsions, ou bien coma.

TRAITEMENT. — Faire ouvrir la bouche et rentrer l'air dans
les poumons ; respiration artificielle par la méthode Sylvester
(p. 91) ; galvanisme : inhalations d'oxygène.

93. **Belladone, Datura, Jusquiame, Tabac, Morelle.**
— SYMPTOMES. — Surexcitation cérébrale, rougeur de la face,
céphalalgie, œil étincelant, conjonctive injectée, pupille insensible et dilatée, amaurose, diplopie, délire, bouche écumeuse,
gesticulations : hallucinations, démarche incertaine, vomissement ; selles, miction involontaire ou rétention d'urines, lipothymies, paralysie, coma.

TRAITEMENT. — Émétique ; décoctions astringentes ; solution
d'iodure de potassium ioduré ; combattre le narcotisme par les
infusions chaudes aromatiques, les alcooliques, les préparations ammoniacales, l'acétate d'ammoniaque ; opium (?) ; café
noir.

94. **Champignons.** — SYMPTOMES. — Excitation, ivresse, vertiges, tremblements, titubation ; respiration haletante ; irrégularité des battements du cœur, syncopes ; troubles de la vue,
délire ; stupeur, pâleur, sueurs froides.

Les champignons dangereux, qui occasionnent le plus d'empoisonnements, sont surtout le bolet pernicieux (*fig.* 2), l'oronge

ciguë ou amanite bulbeuse (*fig.* 3), la fausse orange (*fig.* 4), l'agaric styptique (*fig.* 5), l'agaric meurtrier (*fig.* 6), l'agaric caustique (*fig.* 7), l'agaric amer (*fig.* 8), l'agaric brûlant (*fig.* 9). Les champignons comestibles les plus usités sont l'agaric comestible (*fig.* 10), et l'oronge vraie (*fig.* 11), qu'on ne confondra pas avec la fausse orange.

| ORONGE VRAIE (comestible). | FAUSSE ORONGE (vénéneuse). |
|---|---|
| La volve se déchirant au sommet du chapeau le laisse nu; la volve tout entière autour du pédicule. | La volve se déchire en deux parties le long du bord du chapeau : l'une le coiffe; l'autre entoure la base du pédicule, sous forme de bordure. |
| *Chapeau :* nu, ou portant de larges lambeaux qui ne persistent pas. | *Chapeau :* muni de la coiffe d'abord, puis couvert de ses débris, qui s'écartent les uns des autres par suite du développement, et simulent des verrues. |
| Surface du chapeau sèche et striée. | Surface du chapeau visqueuse, non striée. |
| *Lames :* jaune-coquille. | *Lames :* blanches. |
| *Odeur :* douce. | *Odeur :* nulle. |
| *Saveur :* agréable. | *Saveur :* salée. |

TRAITEMENT. — Prompt et puissant vomitif, puis huile de ricin pour chasser tout ce qui reste du poison ; donner ensuite une forte infusion de café, quelques gouttes d'éther sur du sucre, ou la potion suivante tous les quarts d'heure (Jeannel) :

℞  Potion gommeuse............................ 130 gr.
    Huile d'amandes............................ 10 —
    Éther sulfurique............................ 10 gr.

Éviter l'eau vinaigrée qui rendrait plus active l'action interne du poison. Tannin (2 gr.), iodure de potassium ioduré ; vin chaud, alcooliques, teinture de cannelle (2 à 5 gr.).

*Nota.* — Nous ne saurions trop rappeler combien est erronée cette opinion, qui consiste à croire que les champignons ne sont pas vénéneux quand ils ne noircissent pas une cuiller d'argent plongée dans l'eau en ébullition. Tous les jours, on voit les champignons les plus vénéneux ne pas noircir les cuillers d'argent.

95. IV. **Poisons narcotiques.** — Ce sont: *opium, laudanum, morphine, codéine, laitue vireuse, if, safran,* etc.

SYMPTOMES GÉNÉRAUX. — Soif, vomissements, besoins d'uriner, impossibilité ou gêne pour y satisfaire, somnolence, contraction des pupilles, abattement, démangeaisons à la peau.

96. **Opium.** — TRAITEMENT. — Émétique (0ᵍʳ,10 à 0,25, dissous dans un verre d'eau fraîche ou tiède) : chatouiller le fond

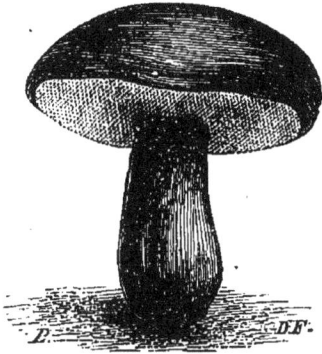

Fig. 2. — Bolet pernicieux.

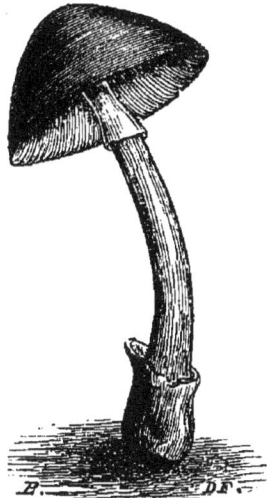

Fig. 3. — Oronge ciguë ou amanite
bulbeuse.

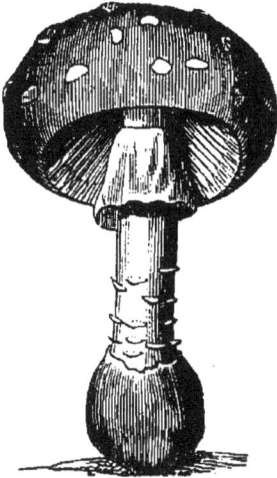

Fig. 4. — Fausse oronge.

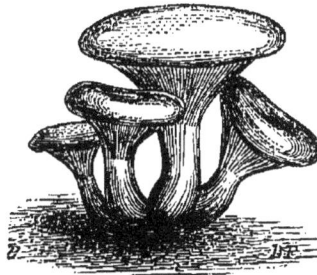

Fig. 5. — Agaric styptique.

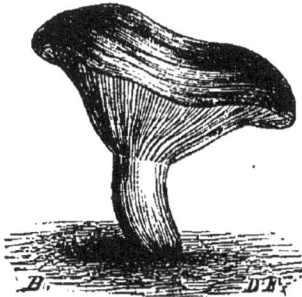

Fig. 6. — Agaric meurtrier.

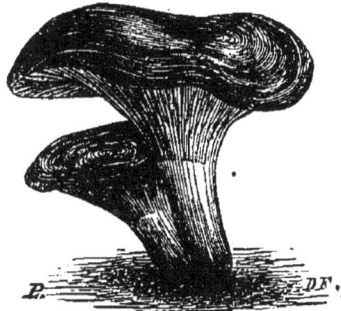

Fig. 7. — Agaric caustique.

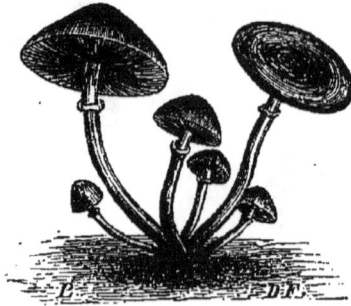

Fig. 8. — Agaric amer.

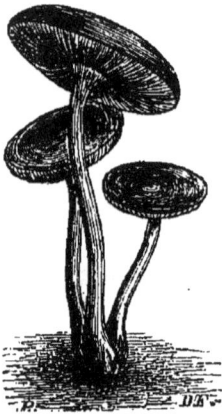

Fig. 9. — Agaric brûlant.

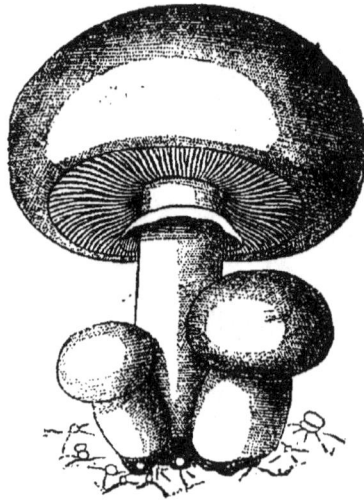

Fig. 10. — Agaric comestible.

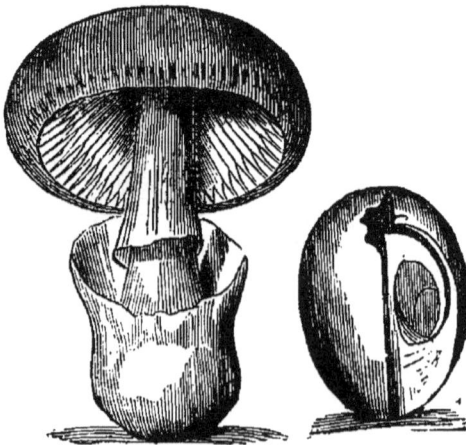

Fig. 11. — Oronge vraie.

de la gorge ; quand le malade aura vomi, combattre le poison qui sera resté, à l'aide de la décoction de noix de galle (1 gr. pour un verre), café en abondance. Puis, quand on supposera que tout le poison a été rendu, faire boire de l'eau acidulée avec le jus de citron ou le vinaigre. Empêcher le malade de dormir.

97. V. **Poisons névrosthéniques.** — Ce sont : *strychnine, noix vomique, acide prussique, cantharides.*

98. **Strychnine, noix vomique.** — Symptomes. — Angoisse, agitation, spasmes, contractions toniques ; roideur, opisthotonos ; figure pâle, intelligence nette, puis trismus, secousses convulsives, anhélation ; gonflement et coloration de la face ; calme momentané auquel succèdent de nouvelles convulsions, puis perte de l'intelligence.

Traitement. — Teinture d'iode ; tannin, chloroforme, aconit, etc., tous moyens incertains ou nuls.

99. **Acide prussique.** — Symptomes. — Vertiges, gêne de la respiration, bâillements ; perte de connaissance, de mouvements, de sensibilité ; dilatation des pupilles ; stertor, trismus, écume à la bouche ; pouls petit, fréquent ; peau froide ; coma, quelquefois convulsions.

Traitement. — Larges affusions d'eau froide sur la tête et la colonne vertébrale ; inspirations d'ammoniaque.

*Dans les empoisonnements par le cyanure de potassium, l'huile d'amandes amères, l'eau de laurier-cerise,* faire vomir ; ou bien vider l'estomac avec la pompe stomacale, qui se compose d'une sonde œsophagienne montée sur une pompe à hydrocèle ; affusions froides, et quand les matières vomies n'ont plus l'odeur d'amande amère, prescrire la solution de sulfate de fer (79).

100. **Cantharides.** — Symptomes. — Brûlure dans la bouche, l'œsophage, constriction à la gorge ; douleurs dans les reins, les uretères, la vessie ; dysurie, rétention d'urines ; priapisme ; lipothymie, syncopes.

Traitement. — Expulser les cantharides par des vomissements provoqués par le chatouillement de la luette, par l'ingestion d'eau tiède, d'eau albumineuse ; émétique ($0^{gr}$,10 pour demilitre d'eau tiède). Quand le vomissement a eu lieu, faire prendre quelques gouttes d'éther sur un morceau de sucre. — Pas d'huile.

## SECTION II.

ASPHYXIE.

**101. Asphyxie en général.** — Peut dépendre de deux causes différentes :

1° *Il n'entre plus d'air* dans les poumons, comme cela a lieu chez les gens qui se pendent, se noient, s'étranglent.

2° Il entre dans les poumons un *air impropre* à la respiration, tel que celui qui est vicié par la vapeur du charbon, les émanations des cuves en fermentation, des égouts, des fosses d'aisances.

TRAITEMENT. — Éloigner ou faire cesser les causes qui ont produit l'asphyxie ; puis chercher à ranimer les fonctions respiratoires et circulatoires. A cet effet, frictions sèches, frictions avec l'eau sédative sur la colonne vertébrale, sur les muscles de la poitrine : chatouiller l'intérieur du nez avec une barbe de plume ; exercer sur les deux côtés de la poitrine des mouvements alternatifs de compression, et tenter d'insuffler de l'air dans la poitrine, soit bouche à bouche, ou mieux encore avec un soufflet.

**102. Pendaison** ou **étranglement.** — Couper immédiatement les liens, les cordes qui entourent le cou ; débarrasser l'individu de tout ce qui pourrait gêner sa respiration, sa circulation ; tête et poitrine plus élevées que le reste du corps ; frictionner énergiquement les jambes et la colonne vertébrale avec de l'eau-de-vie, du vinaigre, etc. ; une saignée est souvent nécessaire.

**103. Submersion et asphyxie des noyés.** — A sa sortie de l'eau, déshabiller le noyé et l'essuyer avec du linge chaud.

1° *Méthode Marshall-Hall.* — Placer le malade à plat ventre, après avoir mis sous la poitrine, pour la soulever et la supporter, une couverture roulée ou toute autre pièce de vêtement ; puis tourner le corps doucement sur le côté (*fig.* 12), presque sur le dos, et le replacer subitement la face vers la terre ; répéter ces manœuvres avec énergie et persévérance, environ quinze fois en une minute ; changer de temps en temps de côté. Chaque fois que le noyé est à plat ventre, exercer une pression vive et ferme entre les omoplates (*fig.* 13), mais cesser la pression dès qu'on aura tourné le corps sur le côté. — La première position augmente l'*expiration* (*fig.* 12), la seconde commence l'*inspiration* (*fig.* 13).

2° *Méthode Sylvester.* — Consiste à imiter une profonde respiration naturelle en faisant jouer les mêmes muscles qu'emploie la nature pour cette fonction. Dans une inspiration ordinaire large, nous élevons les côtes et le sternum au moyen du muscle pectoral et de plusieurs autres qui vont de la poitrine aux

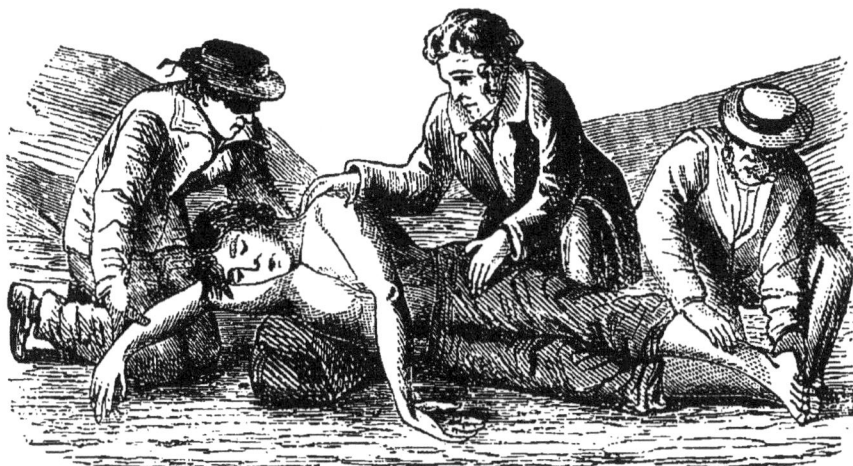

*Fig*. 12. — Procédé Marshall-Hall, première position.

épaules ; ainsi se produit le vide qui appelle l'air pour gonfler les poumons. On soulève artificiellement les côtes et le sternum au moyen du muscle pectoral et de plusieurs autres muscles qui vont des épaules aux parois du thorax, en étendant

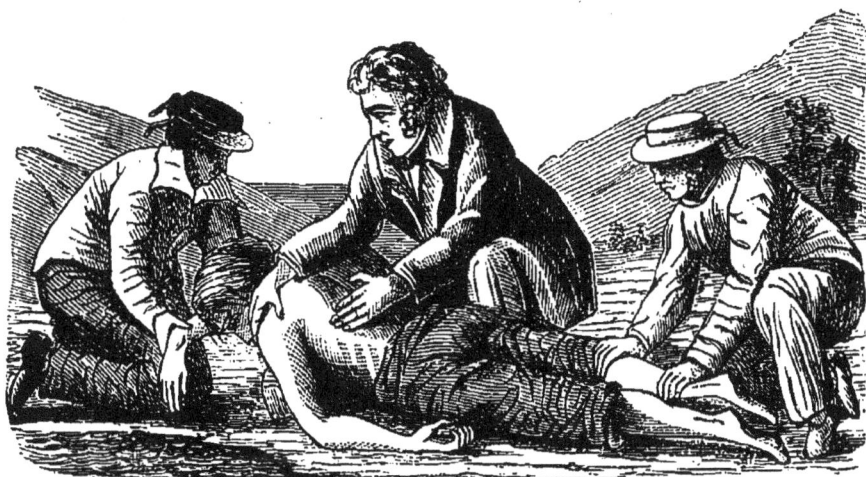

*Fig*. 13. — Procédé Marshall-Hall, deuxième position.

vigoureusement les bras du patient jusqu'aux deux côtés de la tête : en élevant les côtes, la cavité de la poitrine s'élargit ; il se produit une tendance au vide, et un courant d'air afflue dans les poumons. L'expiration est produite par la simple compression des côtés de la poitrine au moyen des bras du patient.

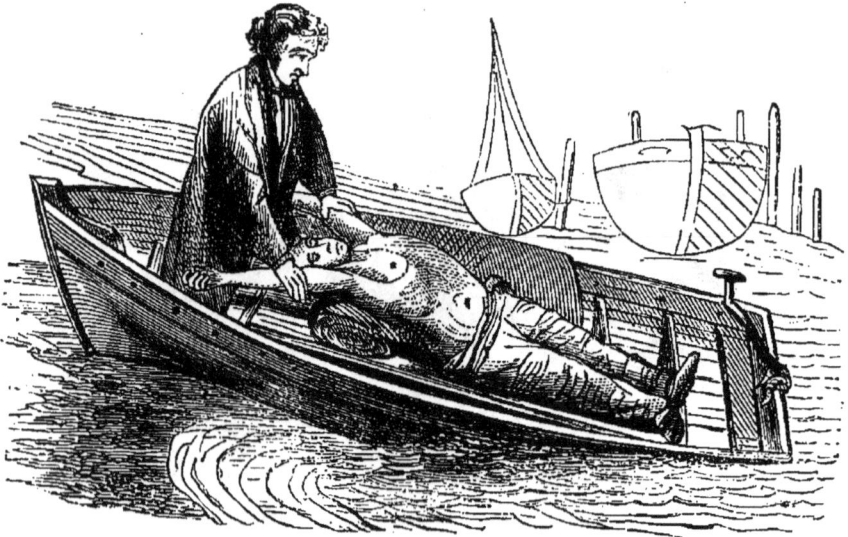

*Fig.* 14. — Procédé Sylvester, mouvement d'inspiration.

Les bras du patient seront employés par l'opérateur, comme des leviers pour agrandir et rétrécir la poitrine.

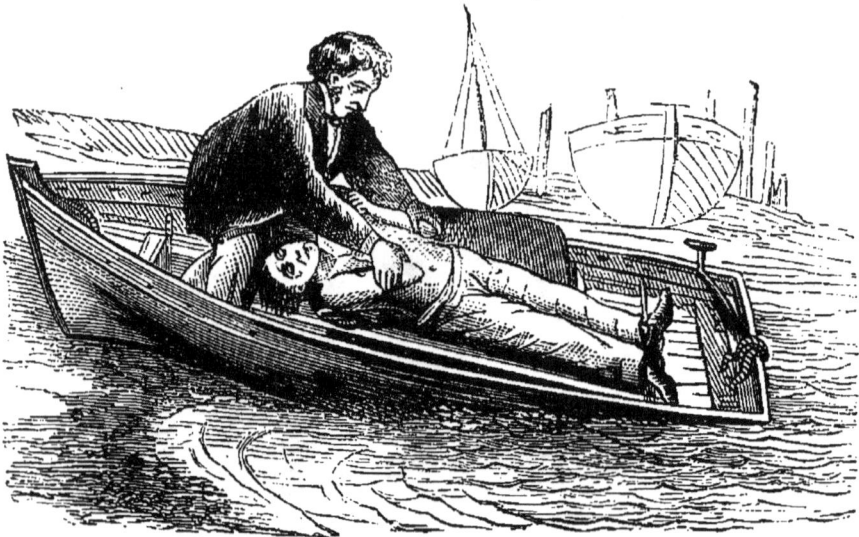

*Fig.* 15. — Procédé Sylvester, mouvement d'expiration.

Dans ce procédé la quantité d'air inspirée est environ dix fois plus grande que dans le procédé Marshall-Hall.

Voici les règles de ce traitement.

Règle 1. — *Donner au patient la position convenable.* — Placer le corps sur le dos, les épaules soulevées et soutenues par un vêtement replié, et appuyer les pieds.

Règle 2. — *Maintenir libre l'introduction de l'air dans la trachée-artère.* — Nettoyer la bouche et les narines. Tirer la langue du patient et la maintenir en dehors des lèvres. (Si l'on relève doucement la mâchoire inférieure, les dents pourront servir à maintenir la langue dans la position voulue. Si cela était nécessaire, on retiendrait la langue en passant un mouchoir sous le menton et en le nouant au-dessus de la tête.)

Règle 3. — *Imiter les mouvements d'une respiration profonde.* — Elever les bras des deux côtés de la tête et les maintenir doucement, mais fermement, ainsi élevés pendant deux secondes. Ce mouvement élargit la capacité en soulevant les côtes et produit une *inspiration* (*fig.* 14).

Abaisser ensuite les bras et les presser doucement, mais fermement, pendant deux secondes, contre les côtés de la poitrine. Ce mouvement diminue la cavité de la poitrine en pressant sur les côtes et produit une *expiration* forcée (*fig.* 15).

Répéter ces mouvements alternativement, hardiment et avec persévérance, quinze fois par minute.

Règle 4. — *Ramener la circulation et la chaleur et exciter la respiration.* — Frictionner les membres depuis les extrémités jusqu'au cœur. Remplacer les vêtements mouillés par une couverture chaude et sèche. De temps à autre, jeter de l'eau froide sur la figure du patient. Ces prescriptions sont compatibles avec l'exécution des mouvements tendant à imiter l'acte de la respiration.

La friction doit être continuée sous la couverture ou par-dessus le vêtement sec.

Rappeler la chaleur par l'application de flanelles chaudes, bouteilles ou vessies d'eau chaude, briques chauffées, etc., aux aisselles, entre les cuisses et à la plante des pieds.

Si le patient a été porté dans une maison, ou un local quelconque, après avoir repris haleine, laisser l'air pénétrer et circuler librement dans la salle.

Lorsque la vie sera rétablie, une cuiller à thé d'eau chaude; puis, si le malade peut avaler, lui administrer, en petites quantités, du vin, de l'eau et de l'eau-de-vie chauds, ou du café; lui faire garder le lit et l'encourager à dormir.

Le système de Sylvester, aussi simple, sous le rapport de l'application, que celui de Marshall-Hall, paraît atteindre plus complétement le but, en augmentant les diamètres de la poitrine, en forçant l'entrée d'une quantité d'air plus grande dans les poumons. Pour cela, on recourra immédiatement au Sylvester, sans attendre que le Marshall-Hall soit resté sans résultat.

La condition capitale pour le succès du traitement de l'asphyxie par submersion, c'est l'instantanéité d'administration des secours aux noyés, dès leur sortie de l'eau.

Sylvester offre l'avantage de n'exiger aucun appareil particulier, et de pouvoir être éxécuté par toute personne.

**104. Asphyxie par les gaz méphitiques, gaz de l'éclairage, vapeurs de charbon, air vicié, fermentation alcoolique, etc.** — Exposer le malade au grand air, la tête élevée ; le débarrasser de ses vêtements, lui faire sur tout le corps des frictions sèches et aromatiques ; jeter de l'eau froide par potées sur le visage et sur le corps ; frictionner fortement les pieds, les mains.

Provoquer la respiration (103) ; chatouiller le fond de la gorge avec une barbe de plume si le malade a des envies de vomir ; faire prendre un lavement salé ; faire inspirer du vinaigre.

Si le sujet est tombé dans une *fosse d'aisances*, tout d'abord, et même avant de le déshabiller, se hâter de lui faire respirer de l'eau chlorurée ou du chlore.

Dès que l'asphyxié pourra avaler, lui faire boire un peu d'eau vinaigrée.

Quand la respiration sera établie, le placer dans un lit bien chaud.

Insister longtemps sur ces moyens, car on a vu des asphyxiés revenir à la vie au bout de plusieurs heures.

**105. Asphyxie par la chaleur.** — Mettre l'asphyxié dans un endroit frais, exposé au grand air ; le déshabiller, le frictionner fortement aux jambes, aux mollets, pour rappeler le sang aux extrémités. Le reste du traitement, comme dans l'asphyxie par le charbon.

**106. Asphyxie par le froid.** — Ne pas placer de suite le malade dans un milieu chaud ; mais le réchauffer peu à peu en pratiquant sur tout le corps des frictions avec l'eau froide d'abord, puis avec de l'eau tiède, et peu à peu avec de l'eau plus chaude.

Faire boire une infusion aromatique de tilleul, de menthe, de l'eau vineuse chaude, un peu de café à l'eau, léger et chaud.

# CHAPITRE IV

## MALADIES CHIRUGICALES DES DIVERS TISSUS.

Abcès chaud ou phlegmon circonscrit. — Abcès froid. — Abcès par congestion. — Phlegmon diffus, érysipèle phlegmoneux. — Plaies par instrument tranchant. — Hémorrhagie traumatique. — Pourriture d'hôpital. — Infection, résorption, diathèse purulente, pyohémie. — Plaies par instrument piquant. — Contusions. — Plaies contuses. — Plaies par armes à feu. — Inoculation des poisons, des sucs cadavériques, piqûres anatomiques. — Inoculation des venins. — Venin des vipères. — Rage. — Charbon. — Pustule maligne. — Brûlure. — Gelure. — Ulcères. — Furoncle ou clou. — Anthrax. — Cancer cutané. — Cancroïde. — Lipomes, loupes. — Stéatome. — Kystes. — Tumeurs érectiles ou nævi. — Angioleucite. — Adénite aiguë et chronique. — Synovite tendineuse. — Ostéite, périostéite. — Nécrose, carie. — Exostose. — Chondrôme. — Cancer, ostéosarcome. — Kystes des os. — Anévrysmes des os. — Tubercules des os. — Arthrite.

**107. Abcès chaud** ou **phlegmon circonscrit.** —SYMPTOMES. — 1º *Locaux* : Tumeur ou phlegmon ; rougeur ; chaleur ; douleurs en un point, avec irradiation dans le voisinage ; résolution de ces divers symptômes ou formation de pus (abcès) ; dans ce dernier cas, augmentation de la tumeur, fluctuation.

2º *Généraux :* Fièvre, frissons, altération, anorexie ; troubles fonctionnels, variables selon le siége de l'abcès, selon qu'il est superficiel ou profond.

*Ne pas confondre avec* abcès froid (108), angioleucite (135), phlébite (362), lipomes (132), tumeur anévrysmale (voir *Maladies des régions*).

TRAITEMENT. — 1º *Local :* Cataplasmes émollients laudanisés ; lotions d'eau tiède, d'eau de guimauve ; position élevée de la partie malade ; onctions avec l'onguent mercuriel double. Dès que la fluctuation est manifeste, incision avec la lancette pour les petits abcès superficiels ; incision avec le bistouri pour les abcès profonds ou volumineux ; faire l'incision parallèlement à l'axe du membre et du corps, ou dans la direction des plis cutanés, des rides, des fibres musculaires. — Si l'abcès est profond, inciser couche par couche et se servir au besoin de la sonde cannelée ; éviter les vaisseaux, et les lier ou les comprimer avec la pince hémostatique en cas de division. Pansement simple ; mèche de charpie ou tube à drainage dans le foyer ; cataplasmes de farine de graine de lin et d'eau de guimauve, puis cérat sur un linge troué et charpie sèche ; lavage du foyer ; contre-ouvertures au besoin.

2° *Général* : Boissons acidules, émollientes ; diète ; laxatifs légers au besoin. Si l'abcès est considérable, la suppuration abondante et le malade faible, régime tonique, quinquina, amers.

108. **Abcès froid.** — SYMPTOMES. — 1° *Locaux :* Tumeur plus ou moins volumineuse, bien limitée, rénitente, élastique, fluctuante ; téguments non altérés ni dans leur couleur ni dans leur température ; douleur légère ou nulle.

2° *Généraux :* Nuls.

*Ne pas confondre avec* abcès phlegmoneux (107), abcès par congestion (109), adénites chroniques suppurées, lipômes, kystes (132, 133).

TRAITEMENT. — *Au début,* chercher à obtenir la résolution par un régime tonique, huile de foie de morue, fer, quinquina, par des frictions ou par des pommades iodurées, ammoniacales, par des douches locales sulfureuses.

> ℞ Axonge........................................ 30 gr.
> Iodure de potassium ou iodure de plomb... 2 à 4 —
>
> ℞ Axonge........................................ 30 gr.
> Chlorhydrate d'ammoniaque.................. 2 —

*Quand le pus tend à se former :* Emplâtre de Vigo, de diachylon ; vésicatoires volants ; ventouses sèches ; onguent styrax, de la mère.

*Quand le pus est formé :* Ponction ou incision, puis pansements avec la charpie enduite d'onguent styrax, de vin aromatique, d'alcool ; injections alcooliques, iodées :

> ℞ Eau distillée............................ ⎫
> Teinture d'iode......................... ⎬ āā 50 gr.
> Iodure de potassium.....................⎭      4 gr.

ou bien ouvrir l'abcès avec une traînée de potasse caustique ou de pâte de Vienne ; pansement comme ci-dessus. Ponction sous-cutanée avec un trocart spécial, un ajutage, une seringue à hydrocèle avec laquelle on vide l'abcès par aspiration (J. Guérin) ou avec l'aspirateur Dieulafoy.

109. **Abcès par congestion.** — SYMPTOMES. — Douleur sur un des points du squelette, le plus souvent le rachis, augmentant par la pression, les mouvements ; très-fréquemment déformation osseuse dans le même point ; puis apparition d'une tumeur ayant les caractères de l'abcès froid. — Chercher dans les régions cervicale, dorsale, lombaire, la *partie osseuse altérée* qui est la source de l'abcès (voir *Mal de Pott,* 299).

*Ne pas confondre avec* abcès froid idiopathique (108), hernie inguinale ou crurale, anévrysme.

TRAITEMENT. — 1° *Général* : Huile de morue, amers, quinquina, ferrugineux ; air pur; alimentation réparatrice.

2° *Local* : Traitement de la maladie des os ; ouverture de l'abcès par ponction sous-cutanée avec un bistouri à lame étroite ou avec un trocart et injections iodées, comme dans l'abcès froid; prévenir le séjour de l'air dans le foyer (Lisfranc préférait les larges incisions); puis topiques irritants, vins aromatiques, alcool phéniqué, liqueur de Villate.

**110. Phlegmon diffus, érysipèle phlegmoneux.** — SYMPTOMES. — Trois périodes : 1° inflammatoire; 2° mortification; 3° élimination des eschares.

1° *Locaux* : A la première période (*inflammatoire*). Douleur, gonflement; coloration rouge, violacée, par plaques, par lignes; peau tendue, luisante ; vésicules, bulles, phlyctènes ; tuméfaction douloureuse des ganglions; consistance pâteuse, œdémateuse de la partie malade qui conserve l'impression des doigts; dureté, rénitence. — A la deuxième période (*mortification*). Du 4e au 6e jour, état stationnaire ou diminution des symptômes locaux; œdème de retour. — A la troisième période (*élimination des eschares*) ouverture spontanée des phlyctènes et issue de sérosité sanguinolente; amincissement de la peau; fluctuation, décollement considérable de la peau qui se mortifie par places, eschares.

2° *Généraux* : Frisson, chaleur, accélération du pouls, état fébrile intense pendant la première période — rémission marquée de ces symptômes pendant la deuxième; — retour des symptômes généraux, dévoiement colliquatif, sueurs abondantes, anéantissement, adynamie.

*Ne pas confondre avec* phlegmon simple (107), érysipèle (52), angioleucite (135).

TRAITEMENT. — *Local* : Sangsues en grand nombre, 20 à 50, ou mouchetures nombreuses qu'on laisse saigner dans un bain tiède (Dolbeau); position élevée, bains partiels, cataplasmes émollients ; tenter au début l'avortement du phlegmon par la compression méthodique (?); incisions longues de 0m,07 à 0m,08, et profondes (voir *Phlegmon diffus du bras*, 361).

**111. Plaies par instrument tranchant.** — SYMPTOMES. — 1° *Locaux* : Douleur; écartement des bords; effusion du sang variable selon l'importance et le siége de la plaie.

2° *Généraux* : État fébrile, syncopes, etc., en rapport avec la gravité de la plaie et l'idiosyncrasie du blessé (voir *Maladies des régions*).

TRAITEMENT. — 1° *Local* : Enlever les corps étrangers ; lavage à l'eau fraîche ; réunion par première intention ; combiner la position, la situation et l'application des bandages unissants, torsion ou ligature des vaisseaux divisés ; sutures variant selon les cas et le siége des plaies ; sutures à points séparés ou entre-coupés (*fig.* 16), suture entortillée (*fig.* 17) ; fils métalliques ; serres-fines de Vidal, pinces hémosta-tiques (Péan) ; ce procédé est fort commode surtout pour la pratique à la cam-pagne ; bandelettes de dia-chylon ; taffetas gommé ;

Fig. 16. — Suture à points séparés ou entrecoupés.

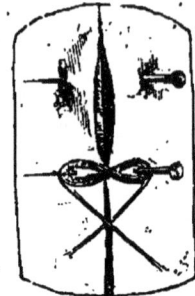

Fig. 17. — Suture entortilléé.

collodion élastique ; baudruche gommée. Pansement par oc-clusion ; recouvrir avec un linge très-volumineux troué et cé-raté, ou bien imbibé de glycérine ou d'huile ; gâteaux de char-pie appliqués méthodiquement, et bandage approprié (A. Guérin). Opiacés, laudanum contre la douleur.

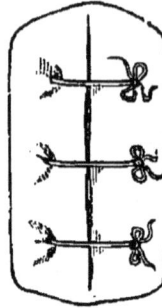

*Si la plaie doit suppurer*, introduire de la charpie cérafée en-tre les lèvres ou tube à drainage.

*Si la plaie est blafarde*, à marche lente : Lotions vineuses, al-cooliques ; pansement à l'alcool, à l'eau-de-vie, au vin aroma-tique : onguent digestif ; onguent styrax : baume du Comman-deur, teinture d'iode ; cautériser avec le nitrate d'argent ; eau phéniquée (acide phénique, 1 gr. pour 1000).

2° *Général :* Repos, air frais, alimentation appropriée ou diète en cas de fièvre traumatique ; combattre les diathèses syphi-litique, herpétique, rhumatismale, lymphatique.

*Contre le tétanos* (voir 41).

*Contre le délire nerveux :* Laudanum en lavement (10 à 30 gouttes) ; potions opiacées (extrait thébaïque, 0,05 à 0,10), sirop de morphine, éther. Bromure de potassium (1 à 4 fr.) ; hydrate de chloral (1 à 4 gr.) en potion.

**112. Hémorrhagie traumatique.** — SYMPTOMES. — 1° *Lo-caux :* Issue d'un sang rouge, vermeil, à jets saccadés, isochro-nes aux battements du cœur ; rétraction dans la plaie des deux bouts du vaisseau divisé ; arrêt ou diminution de l'hémorrhagie par la compression du vaisseau entre la plaie et le cœur. Si la plaie est petite : accumulation du sang dans la gaîne des vais-seaux, dans le tissu cellulaire, etc. (*H. artérielle*).

Issue d'un sang noir, à jet continu, en nappe, diminuant ou cessant si l'on comprime la veine entre la plaie et les capillaires; le fragment le plus voisin du cœur se cache souvent et s'affaisse (*H. veineuse*).

Hémorrhagie tendant à être permanente : issue d'un sang séreux, pâle; effets nuls de la compression; état anémique du blessé (*H. capillaire*, *H. secondaire*).

2° *Généraux* : Variables selon l'abondance de l'hémorrhagie : décoloration, sueur froide; syncopes; respiration précipitée ou rare; pouls petit, filiforme, vertiges.

*Ne pas confondre* ces différentes hémorrhagies entre elles.

TRAITEMENT. — 1° *Local*. — *Contre l'H. artérielle* : Application des pinces hémostatiques de Péan; torsion des artérioles; ligature des artères plus volumineuses; chercher et saisir avec la pince le bout le plus voisin du cœur et appliquer la ligature au-dessus et au-dessous; si l'artère n'est divisée qu'incomplétement, glisser avec le stylet aiguillé un fil sous l'artère; *ne pas lier en masse*. Si la plaie est étroite, inciser dans la direction de l'artère. Compression latérale, médiate ou immédiate, à l'aide de boulettes de charpie, d'amadou, de compresses et de bandages. Styptiques : eau de Rabel; perchlorure de fer à 30°, poudre de colophane; glace pilée et enfermée dans une vessie.

*Contre l'H. veineuse* : Ligature et compression.

*Contre l'H. capillaire* : Compression, astringents, alun, solution de sulfate de fer, perchlorure de fer; cautérisation au fer rouge.

2° *Général* : Potion calmante, éther; antispasmodiques; toniques; air frais; repos.

113. **Pourriture d'hôpital.** — SYMPTOMES. — 1° *Locaux*. — A. *Forme ulcéreuse* : Douleur aiguë dans la plaie; rougeur insolite; excavations circulaires à bords relevés; suintement d'ichor brunâtre; ulcérations marchant en profondeur et en surface; cercle œdémateux et infiltration du voisinage.

B. *Forme pulpeuse* : Douleurs; bourgeons charnus violacés, recouverts d'une couche pulpeuse blanchâtre, qui se change en putrilage et s'accroît en profondeur; coloration livide et infiltration du voisinage.

C. *Forme pulpeuse hémorrhagique* : Coloration brunâtre; bourgeons charnus saignants.

D. *Forme vésico-pustuleuse* : Exsudation de matière blanchâtre sous la couche superficielle de la plaie; sous la vésicule rompue, ulcération taillée à pic et recouverte de matière pulpeuse.

2° *Généraux* : Anorexie; langue sale, froide; épigastre douloureux; constipation; puis fièvre, céphalalgie, prostration; diarrhée colliquative; eschares; mort.

TRAITEMENT. — 1° *Prophylactique* : Bonnes conditions hygiéniques ; soins extrêmes de propreté de la part du chirurgien et
du malade. Éviter de se servir des instruments ou du linge con-
taminés ; les laver dans l'alcool camphré, le vinaigre, l'eau phéniquée. Café, toniques, quinquina, bonne alimentation ; isolement des blessés. Fumigations avec :

℞ Acide sulfurique concentré.............. } āā P. É.
Nitrate de potasse purifié.............. }

2° *Curatif* : Poudre de charbon, de quinquina pur ou mélangé avec l'essence de térébenthine ; vinaigre simple ; vinaigre camphré ; acide phénique ; eau phéniquée ; acide citrique ; jus de citron ; alcool camphré ; vin aromatique, liqueur
de goudron. Netter n'emploie que la poudre de camphre et
avec beaucoup de succès. Si la pourriture est profonde, humecter la plaie avec une solution de sous-carbonate de potasse,
enlever la couche visqueuse et cautériser avec le fer rougi
à blanc.

**114. Infection, résorption, diathèse purulente, pyohé-
mie.** — SYMPTOMES. — 1° *Généraux* : 8 à 15 jours après la production d'une plaie, frisson, sueurs ; abattement ; couleur terne,
subictérique de la peau : assoupissement ; délire ; ataxie ou
adynamie ; respiration pénible, anxieuse ; langue sèche, ventre
ballonné ; constipation ou diarrhée ; parole confuse ; pouls filiforme : soubresauts de tendons, formation d'abcès métastatiques
dans le tissu cellulaire, les articulations, les gaînes tendineuses,
les muscles superficiels ou profonds, ou bien dans les poumons
(toux, expectoration sanglante, matité) dans le foie, la rate, les
reins.

2° *Locaux* : Pâleur, sécheresse de la plaie ; pus de mauvaise
nature ; érysipèle autour de la plaie, angioleucite, phlegmon
diffus, phlébite.

*Ne pas confondre* avec résorption putride qui s'effectue dans
des foyers où le pus est vicié.

TRAITEMENT. — 1° *Général* : Isolement, bonne alimentation,
propreté, bonnes conditions hygiéniques : toniques, sulfate de
quinine (1, 2, 3, 4 gr. par jour) ; alcoolature d'aconit (6 à 8 gr.
dans un julep gommeux) ; potion et lavement additionnés de
créosote ou d'acide phénique (0,15) comme dans fièvre typhoïde,
camphre (?) ; éther (?) ; acétate d'ammoniaque (?) ; émétique à
dose rasorienne (0,40 à 0,50) ; grands vésicatoires aux jambes,
aux cuisses (?) : cautérisation au fer rouge, ponctuée (?).

2° *Local :* pansement avec charpie imbibée dans la solution de nitrate d'argent (15 gr. pour 150 d'eau), ou dans la solution phéniquée (2 à 5 gr. pour 250 d'eau), ou dans le vinaigre phéniqué un peu étendu d'eau.

**115. Plaies par instrument piquant.** — Symptomes. — 1° *Locaux* : Peu ou point prononcés et variables selon l'instrument, le siége et le nombre de blessures ; peu de douleur ; peu ou pas d'hémorrhagie ; cicatrisation rapide.

2° *Généraux* : Nuls ou graves selon le siége ou la profondeur de la plaie, selon la nature de l'instrument. Voir *Maladies des régions*.

Traitement. — *Local* : Enlever les corps étrangers ; laver à l'eau fraîche, à l'eau-de-vie, ne pas explorer le trajet des plaies. Selon que la plaie est sous-cutanée ou profonde, recouvrir de diachylon, de collodion élastique ; cataplasmes laudanisés ; eau fraîche ; alcool camphré. *En cas d'instrument malsain*, succion, ventouses sèches ; eau alcoolisée, phéniquée, ammoniacale, eau sédative. *En cas de douleurs vives*, de phlegmasie locale, sangsues, cataplasmes émollients, laudanisés.

**116. Contusions.** — Symptomes. — 1° *Locaux* : Variables selon le degré de la contusion. — 1er *Degré* : Déchirure des petits vaisseaux. — 2° *Degré* : Infiltration et épanchement de sang, ecchymoses. — 3e *Degré* : Déchirure du tissu cellulaire sous-cutané intermusculaire, pouvant aller jusqu'à la gangrène. — 4° *Degré* : Écrasement et mortification, douleur plus ou moins vive, plus ou moins persistante, infiltration jaunâtre.

2° *Généraux* : Nuls, peu prononcés ou graves selon le degré, selon la profondeur et l'organe lésé.

Traitement. — *Local* : Si la contusion est légère, compresses trempées dans eau blanche, eau-de-vie camphrée, eau de Goulard ou végéto-minérale, eau salée, teinture d'arnica, eau sédative. Si la douleur est vive, sangsues ou ventouses scarifiées. S'il existe un dépôt sanguin, mêmes moyens et compression méthodique, ou bien écrasement, ou bien ponction, incision, lotions et injections.

**117. Plaies contuses.** — Symptomes. — 1° *Locaux* : Variables selon qu'il y a simple excoriation, ou plaie plus considérable, à bords déchiquetés, broyés, mortifiés ; — selon qu'il y a arrachement d'une partie d'organe, ou d'un organe, comme doigts, membres, nez ; — selon qu'il y a attrition des parties molles et dures ; — selon l'objet contondant, pierres, projectiles de guerre ; — selon le siége de la contusion, etc. En général, peu ou pas d'hémorrhagie ; irrégularité de la plaie, attrition des parties.

2° *Généraux* : Variables selon la gravité de la blessure.

TRAITEMENT. — 1° *Local* : Eau fraîche, irrigations continues (voir *Contusion*, 116) ; tenter la réunion par première intention ; régulariser la plaie ; enlever les parties mortifiées peu adhérentes.

2° *Général* : Variable selon les indications.

**118. Plaies par armes à feu.** — SYMPTOMÈS. — 1° *Locaux.* — A. *Plaies par balles.* — Trois variétés : En *cul-de-sac*, — en *gouttière*, — en *séton*. Ouverture d'entrée à bords arrondis, réguliers, taillés à l'emporte-pièce, enfoncés du côté de la plaie ; ouverture de sortie irrégulière, à bords renversés, saillants, frangés. Ne pas oublier que le trajet de la balle n'est pas toujours direct. Vaisseaux artériels coupés net avec hémorrhagie si la balle est animée d'une grande vitesse ; quelquefois anévrysmes diffus. Si le mouvement de la balle est moins rapide, rétraction des tuniques du vaisseau divisé et formation d'un caillot ou d'anévrysme (112), douleur instantanée peu prononcée ; sensation de contusion ; stupeur locale, quelquefois fracture des os directe ou par contre-coup. Dans la diaphyse, la fracture est avec éclats, ou avec fentes, rarement simple. — Dans la partie spongieuse, il y a cul-de-sac ou gouttière. — Dans les os plats, trou à l'emporte-pièce, ou fracture de la table interne.

B. *Par boulets* : Plaies plus considérables ; mutilations.

C. *Par plomb de chasse* : Si le projectile est lancé de près, le coup fait balle : mêmes symptômes. Si le coup de feu vient de loin : dissémination des grains de plomb ; plaies plus ou moins nombreuses, plus ou moins profondes, plus ou moins larges. Dans tous les cas de blessures par arme à feu, plaies noirâtres, livides ; eschare ; peu ou pas d'hémorrhagie, excepté dans les cas ci-dessus A ; douleur variable ; stupeur, insensibilité, gangrène au siége de la blessure ; des os peuvent être fracturés.

2° *Généraux* : Variables selon le siége de la blessure, et la gravité. Nuls ou bien graves ; syncopes ; pâleur, refroidissement ; faiblesse du pouls ; nausées, hoquets, vomissements.

Chercher à préciser l'étendue et la nature des désordres ; — s'il y a ou non fracture ; — si le projectile est ou n'est pas dans la plaie ; — s'il reste dans la plaie des corps étrangers, tels que débris de vêtements, de boutons, de buffleteries, etc. Pour la recherche d'une balle, usage de la sonde exploratrice, d'une sonde de femme, d'un stylet terminé par un renflement olivaire en porcelaine blanche rugueuse qui par son contact avec la balle rapporterait une trace grisâtre, indice de la présence du plomb ; stylet-pince de Lecomte dont les branches écartées saisissent et ramènent au dehors des fragments de plomb ; appareil électrique de Trouvé (introduire les deux aiguilles sur le siége présumé du projectile, et jusqu'au corps étranger lui-même) ; le trembleur révèle la présence du métal vulnérant.

TRAITEMENT. — 1° *Général* : Contre la stupeur et les accidents nerveux, excitants diffusibles, menthe, mélisse, thé, camomille ; eau vineuse ; potions cordiales, éthérées ; plus tard surveiller la réaction.

2° *Local* : Pas de tentatives d'extraction à moins de certitude de la présence du projectile ; extraction à l'aide de pinces, de curette ou de tire-fond, de spatule, d'une couronne de trépan ; extraire la balle par l'ouverture d'entrée ou par le côté opposé si elle est plus proche de ce côté ; extraire les grains de plomb avec une aiguille et appliquer des cataplasmes froids jusqu'à la période de suppuration, puis chauds : quelquefois eau alcoolisée, eau fraîche, irrigation continue.

Ne pratiquer le débridement que pour faciliter l'extraction des corps étrangers, — que pour arrêter les progrès d'un étranglement, — que pour faire une ligature d'artère, — que lorsque l'épanchement sanguin est trop considérable pour être résorbé ; pas de débridement préventif (Sédillot).

*S'il y a hémorrhagie considérable*, ligature de l'artère dans la plaie au-dessus et au-dessous de la lésion, pinces hémostatiques de Péan.

*S'il se développe une inflammation vive* : Cataplasmes froids, sangsues.

*S'il y a gonflement atonique* : Pansement alcoolique, décoction de quinquina, vin aromatique ; eau-de-vie camphrée, eau sédative ; se tenir en garde contre l'hémorrhagie consécutive à la chute des eschares ; si l'on a à redouter cet accident, appliquer un tourniquet sur le trajet de l'artère principale, ou ligature au besoin (voir *Maladies des régions*).

*Si l'os* n'est pas fracturé, mais seulement contus, le mettre à nu pour surveiller l'exfoliation. — S'il y a formation d'abcès médullaire, appliquer une couronne de trépan. — S'il y a fracture simple, suivre le traitement ordinaire des fractures compliquées de plaie. — Si les os sont broyés, les parties molles meurtries, dans une grande étendue : amputation.

**119. Inoculation des poisons, des sucs cadavériques, piqûres anatomiques.** — SYMPTOMES. — Ceux du phlegmon diffus (110) ; quelquefois développement de symptômes inflammatoires, d'autres fois symptômes typhoïdes, faiblesse, prostration, dyspnée, vomissement, selles fétides, céphalalgie, délire, fièvre intense, pouls petit.

TRAITEMENT. — 1° *Local* : Presser la partie entre la plaie et le cœur, faire saigner la plaie ; irrigation d'eau fraîche ; puis pansement avec l'eau alumineuse, avec l'eau phéniquée (acide phénique 1 gr. pour 1000), avec l'eau-de-vie camphrée, etc., combattre la phlegmasie locale par les cataplasmes, les sangsues, les ventouses. Pas de cautérisation avec le nitrate d'argent.

2° *Général* : Variable selon les symptômes.

120. **Inoculation des venins.** — Trois variétés : 1° par venin de vipères ; — 2° par virus rabique. — 3° par le charbon.

121. **Venin de vipères,** etc. — SYMPTÔMES. — 1° *Locaux* : Douleur vive, engourdissement ; auréole inflammatoire autour de la piqûre : phlyctène ; gonflement ; puis diminution des douleurs, œdème ; taches livides, eschares gangréneuses.

2° *Généraux* : Pouls dur, fréquent ; face injectée ; langue sèche, lipothymies, syncopes ; sueurs froides ; ictère ; nausées, vomissements, diarrhée, stupeur.

TRAITEMENT. — 1° *Local* : Compression entre la plaie et le cœur ; ventouses sèches sur la plaie ; cautérisation ; débrider un peu la plaie et introduire quelques gouttes d'ammoniaque ; cautérisation au fer rouge (?), à la potasse caustique (?) ; embrocations avec l'huile d'olive ; compresses imbibées d'eau sédative, d'eau ammoniacale, d'eau phéniquée.

2° *Général* : 6 à 10 gouttes d'ammoniaque à l'intérieur dans un verre d'eau ; vin de quinquina, acétate d'ammoniaque (2 à 15 gr.) en potion.

122. **Rage.** — (Voir *Hydrophbie rabique*, 16.)

123. **Charbon.** — SYMPTÔMES. — 1° *Locaux* : Apparition d'une ou plusieurs pustules noirâtres, remplies d'une sérosité roussâtre, avec chaleur et démangeaison ; ces pustules sont placées à la circonférence d'une tumeur noirâtre, dure, et dont la couleur diminue insensiblement ; peau luisante ; élancements ; tension ; chaleur vive ; puis extension aux parties voisines qui deviennent molles, livides, noires.

2° *Généraux* : Abattement ; pouls fréquent, petit : quelquefois assez développé ; peau aride ; yeux fixes ; syncopes ; adynamie.

*Ne pas confondre* avec pustule maligne (124).

TRAITEMENT. — 1° *Local* : Inciser immédiatement et crucialement l'eschare charbonneuse, et cautériser profondément avec le fer rouge, ou avec la pâte de Vienne, la potasse caustique, le chlorure de zinc, le chlorure d'antimoine, le nitrate acide de mercure, etc.

2° *Général* : Camphre, ammoniaque, quinquina, vins généreux.

**124. Pustule maligne.** — Symptomes. — *Première période :*
Démangeaison; vésicule séreuse que le malade déchire en se
grattant; prurit moindre. Durée : 24 à 48 heures.

*Deuxième période :* Sous la vésicule, formation d'une plaque
indurée, tubercule lenticulaire, à aspect grenu, à couleur foncée; démangeaison plus vive; peau rougie, engorgée autour du
tubercule; aréole vésiculeuse autour du noyau central plus dur,
plus noir. Durée : quelques heures.

*Troisième période :* Augmentation et extension de la tuméfaction; extension de l'eschare; diminution de la démangeaison;
pesanteur; étranglement; insensibilité. Durée : 1 à 5 jours.

*Quatrième période :* Symptômes généraux adynamiques, ataxiques : augmentation de l'eschare et du gonflement : terminaison le plus souvent fatale. S'il doit y avoir guérison, formation
d'un cercle inflammatoire autour de l'eschare ; diminution lente
et graduelle des symptômes.

*Ne pas confondre avec* charbon (123), piqûre de guêpe ; érysipèle (51). *Dans le charbon,* symptômes généraux précédant les
symptômes locaux; le contraire a lieu pour la *pustule.* Dans le
*charbon,* tumeur noire, large, circonscrite, rouge à sa circonférence; dans la *pustule,* aréole vésiculaire, tubercule grenu,
gonflement considérable.

Traitement. — 1° *Local :* Inciser la pustule jusqu'aux parties
saines ; cautériser avec le fer rouge, avec la potasse caustique,
la pâte de Vienne, avec un pinceau de charpie trempé dans
l'acide nitrique, qu'on laisse dans la plaie : recouvrir avec des
compresses imbibées d'eau sédative ; cataplasmes de feuilles de
noyer ; sublimé corrosif sur une rondelle de diachylon appliqué
sur l'eschare pendant 48 heures (Missa, Dardelle).

2° *Général :* Toniques.

**125. Brûlure.** — Symptômes. — 1° *Locaux :* Douleur et coloration variables selon l'agent caustique, selon le siége, selon le
degré de la brûlure ; de plus souvent, plusieurs degrés se con-
fondent ensemble.

1er *degré :* Erythème ou phlogose superficielle de la peau sans
phlyctène ;

2° Inflammation de la peau avec vésicules ou bulles;

3° Forme gangréneuse n'intéressant que le corps muqueux;

4° Forme gangréneuse intéressant toute la peau jusqu'au
tissu cellulaire ;

5° Forme gangréneuse intéressant tous les éléments organiques jusqu'aux os;

6° Carbonisation complète.

2° *Généraux :* Variables selon l'étendue et le degré de la brûlure ; douleur et symptômes généraux plus marqués dans les deux premières formes : quelquefois délire, fièvre intense. A une période plus avancée, réaction inflammatoire produite par l'élimination des eschares ; puis amélioration ou épuisement occasionné par l'abondance de la suppuration.

TRAITEMENT. — 1° *Local* : Variable selon chaque forme et chaque période.

*Dans le premier degré* : immersion prolongée dans l'eau froide ; ou application fréquente de compresses imbibées d'eau fraîche, ou bien d'une vessie d'eau glacée, de solutions d'alun, de sulfate de fer, d'encre ; collodion élastique, blancs d'œufs, etc. Application immédiate de liniment oléo-calcaire ou de cérat au moyen de linges fins, par-dessus lesquels on met des plaques d'ouate avec compression légère : duvet de typha (?).

*Dans le deuxième degré*, se garder d'enlever l'épiderme ; ne vider que tardivement les phlyctènes avec une aiguille, en conservant l'épiderme ; mêmes topiques qu'au premier degré, si l'épiderme est conservé ; sinon, topiques gras, onctueux, glycérine, huile de lin ou d'olive, cérat opiacé, beurre ; blancs d'œufs battus ; coton cardé, etc.

*Dans les autres degrés*, attendre et surveiller la suppuration et l'élimination des eschares ; enlever avec soin les parties mortifiées ; lotions fréquentes avec l'eau chlorurée, l'eau alcoolisée, l'eau phéniquée (acide phénique, 1 gr. ; eau, 100 gr.) ; pansements fréquents au besoin, etc. Surveiller la chute des eschares et les hémorrhagies consécutives ; réprimer les bourgeons charnus exubérants à l'aide du crayon de nitrate d'argent. Si la plaie est blafarde, pansement à l'alcool mitigé, au vin aromatique ; lotions de décoction de quinquina.

2° *Général* : Potions calmantes, opiacées, éthérées, boissons acidules ; saignée au besoin. S'il y a sidération : alcooliques, punch, vin chaud, potion cordiale avec eau-de-vie, 30 gr., et laudanum, 60 gouttes. A la période de suppuration, toniques, quinquina, sulfate de quinine, alcoolature d'aconit (2 gr.) ; ferrugineux. Surveiller les troubles secondaires du côté des organes thoraciques et abdominaux. S'il y a diarrhée colliquative, diascordium (2 gr.) ; extrait thébaïque (0,05 à 0,10), sous-nitrate de bismuth ; pilules d'Helvétius (2 à 4) :

℞  Extrait thébaïque........................ ⎰ $\tilde{a}\tilde{a}$  0ᵍʳ,50
   Sulfate de zinc......................... ⎱

E. s. a. 10 pilules ; 1, 2, 3, 4 par jour.

Quelquefois grands bains, surtout quand la brûlure occupe une grande étendue du tronc.

Placer les parties brûlées de façon à prévenir les cicatrisations vicieuses ; prévenir l'adhérence ou l'oblitération des parties à l'aide de compresses cératées, de charpie : quelquefois vessie remplie d'eau glacée (Jobert), etc., etc.

**126. Gelure.** — SYMPTOMES. — 1° *Locaux* : Trois degrés :

1er *degré* : Rougeur érythémateuse : gonflement ; démangeaison ; douleur plus ou moins vive, cuisante (*engelures*) ;

2° Forme bulleuse : phlycténoïde ; tuméfaction plus considérable ; tension, douleur ;

3° Forme gangréneuse : phlyctènes ; taches blanchâtres, noirâtres ; mortification de la peau.

2° *Généraux* : Nuls au premier degré ; plus prononcés au deuxième ; au troisième, tendance irrésistible au sommeil ; état comateux ; stupeur ; pouls accéléré, irrégulier ; tremblement ; frisson.

*Ne pas confondre avec* maladies cutanées scrofuleuses.

TRAITEMENT. — 1° *Local* : Premier degré : ne pas placer les parties malades près du feu ; compresses imbibées d'eau blanche (eau blanche, eau-de-vie camphrée, 100 gr.) ; peu à peu fomentation vineuse.

2e *degré* : pansement avec le cérat saturné et opiacé, camphré, etc.

3° *degré* : ne pas réchauffer immédiatement les parties gelées ; frictions très-légères avec l'eau fraîche, la neige, l'eau glacée ; quand la circulation est rétablie, flanelle chaude ; fomentations alcooliques vineuses.

2° *Général* : Cordiaux, vin chaud, thé, punch, acétate d'ammoniaque (5 à 15 gr.) dans une tisane chaude.

**127. Ulcères.** — SYMPTOMES. — *Locaux* : Solution de continuité : siégeant à la surface de la peau et des muqueuses, s'établissant spontanément sous l'influence d'un travail particulier, ou bien succédant à une plaie. Leur surface est d'un rouge vif, brun, violacé, bords tuméfiés ; fond dépourvu de bourgeons charnus et parsemé de cavités remplies d'une substance spongieuse, visqueuse, adhérente, donnant issue à un pus séreux, sanguinolent ; la peau environnante est rouge, érysipélateuse (*Ulc. inflammatoire*).

Ulcères anciens, bords et tissus cellulaires sous-jacents indurés, peau plus épaisse, à forme régulière, ovale, arrondie, à bords épais, proéminents, unis, blanchâtres, gris, à fond rouge, sale, dur, lisse, donnant une sécrétion séreuse ; pâleur de la

peau circonvoisine ; induration du tissu cellulaire ; engorgement du membre affecté (*Ulc. calleux*).

Présence de varices sur le membre malade ; engorgement
pâteux des bords, fond excavé ; suppuration abondante, ichoreuse, fétide ; couleur violacée ; végétations fongueuses, saignantes ; œdèmes du membre et dilatation des veines (*Ulc. variqueux*).

Exubérance des bourgeons charnus, plats, larges, mous, confondus par leur base ou en forme de champignons, œdémateux,
brunâtres ou rouges (*Ulc. fongueux*).

Surface livide pâle, fournissant un pus séreux, sans consistance ; bords décollés : peau voisine sèche, ridée, flasque (*Ulc.
atonique*).

*Ne pas confondre* ces variétés ensemble, ni avec chancre (28).

TRAITEMENT. — Tenir dans une position horizontale le membre affecté d'ulcère et repos absolu (condition indispensable).

*Contre les ulcères inflammatoires* : Cataplasmes, puis pansement
simple, puis bandelettes agglutinatives entourant le membre ;
quelquefois sangsues.

*Contre les ulcères calleux* : Cataplasmes émollients, excitants
locaux, eau chlorurée, cautérisation au nitrate d'argent ; compression méthodique.

*Contre les ulcères variqueux* : Élévation du membre, compression méthodique, irrigation d'eau fraîche, bains locaux dans un
courant d'eau rapide ; saupoudrer de sous-nitrate de bismuth ;
appliquer une compresse trempée dans :

℞ Dextrine...................................... 125 gr.
Eau bouillante (sans alcool)................. 1 litre.

Envelopper la jambe avec bandes trempées dans le même
liquide sans pression ; arroser et laisser sécher : ne renouveler
qu'après 4, 5 ou 6 jours : guérison prompte. (Devergie.)

*Contre les ulcères fongueux* : Compression, cautérisation des
fongosités avec le nitrate d'argent, la poudre d'alun ; lotions
d'eau de chaux, de décoction d'écorce de chêne, d'eau blanche ; cérat saturné. Greffe épidermique ; racler l'épiderme dans
une partie saine et en semer sur la partie ulcérée.

*Contre les ulcères atoniques* : Caustiques, fer rouge, chlorure
de chaux liquide pur ou étendu de son poids d'eau ; vin aromatique ; eau-de-vie camphrée ; régime tonique.

128. **Furoncle** ou **clou**. — SYMPTOMES. — *Locaux* : 1° Petite tumeur rouge, chaude, dure, douloureuse, contenant une humeur
séro-sanguinolente et un bourbillon, et pouvant donner lieu à
des symptômes de voisinage, à des phlébites.

2° *Généraux* : Le plus souvent nuls.

*Ne pas confondre avec* abcès, phlegmon (109) ; anthrax (129).

TRAITEMENT. — *Local* : Bains tièdes, cataplasmes, emplâtres maturatifs, onguent de la mère, Vigo, diachylon; incision. Comme abortifs, badigeonnage à la teinture d'iode, à l'alcool ; fomentation d'éther sulfurique versé sur un morceau d'ouate (Prat).

**129. Anthrax.** — SYMPTOMES. — 1° *Locaux* : Tumeur rouge, un peu dure, large à la base, molle au sommet, d'un volume variable, chaude, douloureuse, passant au rouge ou violet : gonflement œdémateux ; perforation spontanée par plusieurs points ; issue de pus sanguinolent et de tissu cellulaire mortifié ; bourbillon ; quelquefois mortification des téguments : dénudation des aponévroses, des muscles ; symptômes de voisinage.

3° *Généraux* : Fièvre plus ou moins intense précédant et accompagnant l'anthrax : quelquefois symptômes typhoïdes.

*Ne pas confondre avec* furoncle (128), phlegmon, abcès (108 à 110); l'anthrax est toujours plus considérable que le furoncle.

TRAITEMENT. — 1° *Local* : Sangsues en nombre variable ; cataplasmes laudanisés ; collodion élastique ; bains ; débridement multiple pratiqué de bonne heure. — Si l'anthrax tend à se compliquer de phlegmon, faire une incision cruciale, profonde, dépassant les bords de l'anthrax ; en roue de voiture, en tulipe (Velpeau), ne pas s'inquiéter de l'hémorrhagie. — S'il y a des phénomènes typhoïdes, cautériser vivement au fer rougi à blanc sa surface dénudée par l'incision (Labbé). — Incision sous-cutanée (A. Guérin). — Prévenir l'absorption purulente par des pansements répétés faits avec la charpie imbibée d'alcool, d'eau-de-vie, de vin aromatique, d'eau phéniquée ; injections aromatiques dans la plaie.

2° *Général* : Diète, limonade, eau vineuse ; saignée et grands bains chez les jeunes gens, mais non chez les vieillards ; soutenir les forces de ces derniers par les toniques, les amers, le vin, le bouillon.

**130. Cancer cutané.** — SYMPTOMES. — 1° *Locaux* : Tubercules uniques ou multiples dans l'épaisseur de la peau avec douleurs lancinantes ; démangeaisons vives, tuméfaction, lividité ; ulcération de la tumeur sous forme de crevasses ; sérosité jaunâtre, sanguinolente ; ulcère à surface fongueuse, inégale, à bords durs, renversés, bleuâtres ; très-douloureux, rongeant, se recouvrant d'une croûte brunâtre (*ulcère chancreux*), — ou bien de petits mamelons (*ulcère muriforme, fongiforme pédiculé*), — ou bien contenant de la matière noire (*cancer mélané*), — ou bien de forme *globuleuse*, — ou aplatie (*U. mollusciforme*).

2° *Généraux* : Peu prononcés ou nuls.

*Ne pas confondre avec* cancroïde ou cancer épithélial (131).

TRAITEMENT. — 1° *Local* : Extirpation ; caustiques, excepté quand les bords sont durs, les surfaces larges ; fer rouge ; nitrate acide de mercure ; teinture d'iode ; créosote ; acide phénique ; glycérolé phéniqué (acide phénique, 2 gr. ; glycérine, 20 gr.) ; poudre arsenicale, de Rousselot, que l'on met en pâte à l'aide de salive ou d'eau gommée.

**131. Cancroïde** (cancer verruqueux, C. des ramoneurs, ulcère chancreux, *noli me tangere*, épithélioma, tumeur épithéliale).

SYMPTOMES. — *Locaux* : Saillie de la peau en forme de verrue ; écailles à la surface ; là verrue se fendille, augmente de volume, rougit, devient inégale et lobulée ; démangeaisons ; sécrétion de pus sous les squames, et ulcération à surface inégale, granuleuse, saignante, stationnaire ou envahissante.

*Ne pas confondre avec* ulcères syphilitiques (28, 29), cancer cutané (130).

TRAITEMENT. — *Local* : Il doit dépasser les limites du mal. Caustiques ; pâte du frère Côme (arsenic, cinabre et éponge calcinée) ; pâte de Canquoin n° 1 (chlorure de zinc, 10 gr., et farine de froment, 20 gr.) coupée de la forme de l'eschare à obtenir (très-bon procédé), ablation. — Chlorate de potasse en dissolution concentrée. Injections hypodermiques, 40 à 50 gouttes chaque fois avec.

| | |
|---|---|
| ℞ Acide acétique monohydraté............ | 1 partie. |
| Eau............................... | 2 ou 3 parties. |
| | (Broadbent.) |

**132. Loupes. Lipomes.** — SYMPTOMES. — *Locaux* : Tumeur de volume variant d'un pois à un œuf, à forme globuleuse, à consistance ferme ou pâteuse, indolente, mobile au milieu du tissu cellulaire sous-cutané, mais adhérente à la peau qui conserve sa coloration normale, contenant une matière graisseuse, analogue au suif (*stéatome*), à la bouillie (*athérome*), au miel (*mélicéris*), existant le plus souvent au cuir chevelu.

Le *lipome* est formé par l'hypertrophie circonscrite du tissu adipeux ; on le rencontre aux épaules, dos, lombes, parties latérales et postérieures du cou, mamelles, fesses, etc. Il reste quelquefois très-volumineux.

*Ne pas confondre avec* abcès froid (108), kyste (133).

TRAITEMENT. — *Local* : N'opérer que d'après les désirs du malade, ou bien, si la loupe est volumineuse : incision longitudinale ou cruciale, énucléation ; évacuation du contenu ; pansement simple, avec eau alcoolisée, boulettes de charpie ; chez

les sujets pusillanimes, ou

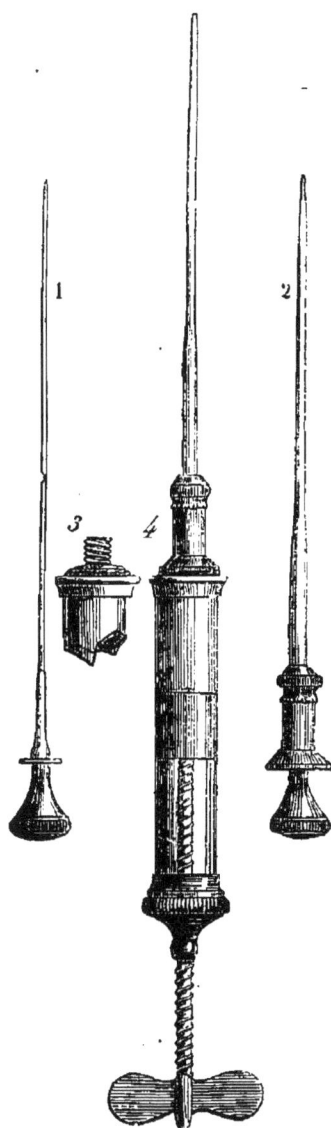

*Fig.* 18. — Appareil de Charrière pour l'injection du perchlorure de fer (*).

pour éviter l'érysipèle, ouvrir avec une petite traînée linéaire de pâte de Vienne.

**133. Kystes.** — Symptomes. —*Locaux :* Tumeur dure, circonscrite, mobile, indolente, sans fluctuation, sans changement de couleur à la peau, à forme arrondie, bosselée, quelquefois volumineuse et un peu mollasse, et déterminée par la présence de substances variées dans des cavités closes.

*Ne pas confondre avec* stéatome (132).

Traitement. — *Local :* Ponction et injection simple ou iodée; séton.

**134. Tumeurs érectiles** ou **nævi.** — Symptomes. — *Locaux.* — *Tumeur érectile artérielle :* Tache rosée, très-petite, simple ou multiple, formant un relief à surface lisse ou hérissée, compressible, élastique, diminuant par le repos, augmentant par les cris, par les efforts ou aux époques menstruelles, quelquefois accompagnée de battements isochrones à ceux du pouls.

*Tumeur érectile veineuse :* Taches existant dans le tissu sous-cutané ou sous-muqueux, mal circonscrites, plus larges que profondes, recouvertes de téguments amincis, bleuâtres, non rugueuses, sans battements, disparaissant momentanément par la compression.

*Ne pas confondre avec* anévrysme (V. aux différentes régions), abcès (107), encéphalocèle (154).

Traitement. — *Local :* 1° Empêcher le sang d'arriver à la tumeur

1, tige fine comme une aiguille à acupunture; 2, canule dans laquelle entre la tige, pour former trocart; 3, extrémité d'une seringue sur laquelle est montée la canule lorsque l'on a retiré la tige; 4, seringue montée : le manche du piston est à pas de vis pour faire marcher sans secousse et goutte à goutte le liquide, qui peut être ainsi mesuré chaque pas de vis pousse une goutte de liquide dans la cavité.

ou l'en chasser par les réfrigérants, les astringents ; par la compression, par la ligature des artères qui fournissent du sang à la tumeur (?).

2° Enlever ou détruire la tumeur en l'extirpant d'un seul coup et en cautérisant au fer rouge ; écraseur linéaire, si la tumeur est pédiculée ; cautérisation au fer rouge, si le tissu érectile accidentel est confondu avec les tissus environnants; galvano-caustique ; acupuncture ; électro-puncture ; caustiques, pâte de Vienne, une ou plusieurs applications ; ligature de la tumeur (?).

3° Modifier la vitalité de la tumeur en excitant un travail inflammatoire ; épingles dans la tumeur ; séton caustique ; inoculation de vaccin, d'huile de croton ; injection de perchlorure de fer à 30° (*fig.* 18) ; une à plusieurs gouttes.

**135. Angioleucite.** — SYMPTOMES. — 1° *Locaux.* — *Ang. superficielle :* A la suite de plaies, d'inflammation de la peau, apparition de stries, de rubans, de plaques rouges, brunâtres sur le trajet des vaisseaux lymphatiques ; taches érysipélateuses autour de la solution de continuité ; douleur locale ; tension, gonflement des parties ; gonflement des ganglions correspondants.

*Ang. profonde :* A la suite de lésions plus profondes, douleur, pesanteur, gonflement ; engorgement sous-aponévrotique, gonflement de tout le membre ; rougeur sous forme de taches, de plaques sous-cutanées ; dans les intervalles de ces taches, peau luisante ; tuméfaction des ganglions profonds.

2° *Généraux :* Nuls dans le premier cas ; dans le second, horripilation, frissons, chaleur ; troubles gastriques, nerveux.

*Ne pas confondre avec* érysipèle (52), phlébite (362), phlegmon (107), érythème noueux (53).

TRAITEMENT. — 1° *Local :* Nettoyer la plaie qui a engendré l'angioleucite. Repos et élévation du membre ; chaleur douce, fomentations, cataplasmes émollients ; onctions avec onguent mercuriel, pommade camphrée. Si la résolution est lente, larges vésicatoires volants (Velpeau). Ouvrir les abcès quand ils sont formés. Compresses résolutives, eau blanche, eau-de-vie camphrée ; eau végéto-minérale ou de Goulard.

2° *Général :* Bains, laxatifs.

**136. Adénite aiguë.** — SYMPTOMES. — 1° *Locaux :* Douleur locale, chaleur ; gonflement ganglionnaire et rougeur ; mobilité de la tumeur sous la peau qui quelquefois s'enflamme, et se termine par résolution ou par suppuration.

2° *Généraux :* Plus ou moins prononcés ; fièvre, inappétence.

*Ne pas confondre avec* phlegmon (107).

TRAITEMENT. — 1° *Local :* Prévenir la suppuration ; traitement antiphlogistique énergique, sangsues, cataplasmes, collodion élastique, onguent mercuriel ; badigeonnage avec la solution d'acide picrique (1 gr. pour 200), ou avec l'éther-sublimé (éther, 40 gr., sublimé, 0,50 — Chéron) ; vésicatoires volants ; élévation ou repos. Si la suppuration est lente, onguent styrax, de la mère, populéum. Quand il y a fluctuation, incision longitudinale.

2° *Général* : Traiter la constitution, combattre le lymphatisme (26).

**137. Adénite chronique.** — SYMPTOMES. — 1° *Locaux* : Tumeur bien circonscrite, indolente, dure mobile, sans changement de couleur à la peau ; résolution, état stationnaire, suppuration.

2° *Généraux* : Nuls.

*Ne pas confondre avec* lipôme (132), abcès froid (108).

TRAITEMENT. — 1° *Local* : Pommades à l'iodure de plomb (2 à 4 gr.), de potassium (2 à 4 gr.) ; extrait de ciguë ; emplâtres de ciguë ; badigeonnage à la teinture d'iode ; électricité ; massage ; énucléation : pâte de Vienne.

2° *Général* : Combattre le lymphatisme (27).

**138. Synovite tendineuse.** — SYMPTOMES. — *Locaux* : A la suite de violences, d'efforts, d'exercices fatigants, tumeur et douleur sur le trajet des coulisses fibro-synoviales des muscles ; quelquefois crépitation ; disparition de la douleur pendant le repos. A un degré plus avancé, aggravation de ces symptômes.

*Ne pas confondre avec* luxation, abcès.

TRAITEMENT. — *Local* : Repos, topiques résolutifs, alcool camphré, compression. S'il y a eu plaie ou blessure, pansement approprié. S'il y a abcès ou pustule, incision. Mouvements pour prévenir les adhérences vicieuses.

**139. Ostéite. Périostéite.** — SYMPTOMES. — 1° *Locaux* : Douleurs fixes, à la surface ou dans les profondeurs des os ; tuméfaction des parties molles correspondantes ; quelquefois rougeur et chaleur. Si la périostéite est diffuse, symptômes locaux plus intenses. Puis abcès circonvoisins, ossifluents, migrateurs, par congestion (109).

2° *Généraux* : Variables selon l'intensité de l'ostéite.

*Ne pas confondre avec* érythème (53), phlegmon (107).

TRAITEMENT. — *Local* : Cataplasmes calmants ; onctions mercurielles ; repos ; élévation ; incisions précoces jusqu'au périoste s'il est possible.

Si la maladie a une marche chronique, vésicatoires volants et teinture d'iode, emplâtre de Vigo, et surtout combattre le vice lymphatique (27) ou syphilitique (29).

**140. Nécrose. Carie.** — SYMPTOMES. — *Locaux.* — *Nécrose* *superficielle :* Douleur sourde, fixe, s'exaspérant la nuit (syphilis) ou par le froid (rhumatisme) ; puis tumeur mal circonscrite, adhérente par sa base, sans changement de couleur à la peau ; puis abcès donnant issue à du pus et à des débris de périoste mortifié ; fistule.

*Néc. invaginée :* Douleurs plus violentes ; trajet fistuleux à bords fongueux permettant au stylet de pénétrer jusqu'à l'os et donnant un son sec et net ; dans ce dernier cas, symptômes généraux.

*Ne pas confondre avec* carie. — Dans la carie, le stylet pénètre au milieu d'une surface irrégulière, molle, friable ; — dans la nécrose, le stylet arrive sur un séquestre résistant, rugueux, dur, donnant à la percussion un son sec.

Traitement. — 1° *Local :* A la période inflammatoire, cataplasmes et onguent napolitain ; extraire le séquestre avec les pinces ; agrandir l'ouverture cutanée à l'aide du bistouri ou de l'éponge préparée ou des bois de gentiane, de laminaria digitata ; longue incision réunissant, s'il est possible, les trous fistuleux. Appliquer une couronne de trépan, ou bien se servir de la gouge et du maillet : combattre les accidents locaux, etc. S'il reste un trajet fistuleux, injections avec la teinture d'iode ou la liqueur de Villatte.

2° *Général :* Antisyphilitique (29), antirhumatismal (23, 24), antiscrofuleux (27).

**141. Exostose.** — Symptômes. — *Locaux :* Tumeur arrondie, pédiculée, stalactiforme, de volume et de forme variables, peu ou pas douloureuse, à moins qu'elle ne soit syphilitique (douleur nocturne), pouvant occuper la clavicule, les tibias, le maxillaire inférieur, le sternum, les côtes, le radius, le cubitus, le fémur, quelquefois les vertèbres, les os du carpe, même les dents, comprimant, distendant, amincissant la peau, les muscles, les tendons, les veines, les artères, les nerfs et donnant lieu dans ce dernier cas à des névralgies, des paralysies, etc. (*Exostose externe.*)

Douleurs, symptômes variables selon le siége de l'exostose.

*E. interne :* Deux variétés : 1° Exostose parenchymateuse se développant dans le parenchyme de l'os ; 2° exostose épiphysaire ou ostéophyte, se développant sur une annexe de l'os.

*Ne pas confondre avec* cals difformes, kystes (144), chondrômes (142), cancer (143). Chercher d'après les fonctions altérées quel peut être le siége de l'exostose interne ou viscérale ; s'enquérir des antécédents en cas de syphilis, de scrofules, etc.

Traitement. — 1° *Local :* Pas d'opération, à moins de gêne notable ; excision surtout quand l'exostose est pédiculée. [Deux incisions semi-elliptiques ou cruciales, cernant la tumeur : découvrir le périoste et l'abattre d'un trait de scie (scie à lame flexible, à lame étroite et droite, à lame circulaire, à chaîne), ou bien se servir de la gouge et du ciseau, de la rugine, des tenailles, de la pince de Liston ; avoir à sa disposition un cautère actuel en cas de besoin.] Préférer l'excision à la dénudation, à la cautérisation; quelquefois amputation du membre.

2° *Général* : Débuter par le traitement général ; combattre le lymphatisme (27), la syphilis (28, 29).

142. **Chondrôme.** — Symptomes. — *Locaux* : Tumeur cartilagineuse située sur le trajet d'un os et adhérente, de volume variable, de forme sphéroïdale, mamelonnée, se continuant à l'os par un pédicule rétréci ou à large base ; limitée à l'extérieur par une coque osseuse, dure (*enchondrôme*), — ou bien par une couche cartilagineuse, friable (*périchondrôme*), — douloureuse au début, plus tard indolente. Le chondrôme se rencontre quelquefois dans les parties molles, mamelles, testicules, parotides, poumons.

*Ne pas confondre avec* exostose (141), cancer (143), gommes (29).

Traitement. — 1° *Local* : Excision comme pour les exostoses ; toutefois n'opérer qu'après avoir tenté le traitement général.

2° *Général* : Antiscrofuleux, antisyphilitique.

143. **Cancer des os, ostéosarcome** (exostoses laminées, celluleuses, fongueuses).

Symptomes. — *Locaux* : Début lent, obscur, douleurs sourdes ; plus tard augmentation de volume ; tumeur plus ou moins volumineuse, dure, confondue avec l'os, bosselée; peau normale, lisse, luisante, amincie, sillonnée de veines nombreuses ; quelquefois sensation de fausse fluctuation ou de craquement parcheminé ; quelquefois battements artériels et bruit de souffle ; plus tard adhérence de la peau à la tumeur, perforation de la peau et apparition d'un champignon ulcéré et sanieux. Symptômes secondaires variables, selon le siége du cancer ; altération de la santé, ulcération consécutive, cachexie.

*Ne pas confondre avec* exostose (141), chondrôme (142).

Traitement. — *Local* : Ablation.

*Général* : Antisyphilitique (29), antiscrofuleux (27).

144. **Kystes des os.** — Symptomes. — *Locaux* : Coque osseuse contenant des produits de nature variée, formant une tumeur dure, indolente, adhérente à l'os, unie ou multiloculaire ; plus tard sensation de crépitation. Si le kyste renferme un produit dur, solide, saillie et dureté de la tumeur comme dans l'exostose, le chondrôme. S'il est volumineux, il donne à la pression

un bruit de parchemin. Si le kyste renferme un produit liquide : sensation de fluctuation comme dans quelques ostéosarcômes (143), quelques chondrômes (142). Symptômes physiologiques subordonnés au siége des kystes et aux fonctions de l'organe affecté.

*Ne pas confondre* avec exostose (141), cancer (143). Ponction exploratrice quand les parois sont amincies.

TRAITEMENT. — 1° *Local* : Ouvrir la poche avec un bistouri à lame forte quand les parois sont minces, avec une couronne de trépan si les parois sont dures; enlever les parois du kyste ou une partie de l'os, ou bien bourrer de charpie pour amener la suppuration. — Si le kyste contient des hydatides, évacuez-les avec une curette et détruisez la vésicule avec des caustiques.

**145. Anévrysmes des os.** — SYMPTOMES. — *Locaux* : Douleurs vagues, passagères, puis fixes, ou bien début brusque et douleur vive avec sensation de craquement. Quelque temps après, tumeur souvent peu considérable ; peau saine, plus tard rosée, violette, vergetée ; pas de pédicules; consistance variable ; battements isochrones aux pulsations, s'arrêtant ou diminuant par la compression de l'artère principale du membre ; tumeur quelquefois réductible : pas de bruits de souffle. Symptômes fonctionnels variables selon le siége de l'anévrysme.

*Ne pas confondre avec* anévrysme des parties molles, cancer à pulsation (143), kystes (144).

TRAITEMENT. — *Local* : Résection, amputation; ligature de l'artère principale.

**146. Tubercules des os.** — SYMPTOMES. — *Locaux* : Variables selon que les tubercules sont *enkystés* ou *infiltrés*. Abcès, trajets fistuleux dans le voisinage des os, suppuration abondante, destruction des os, le stylet fait percevoir une sensation comme dans la carie; abcès par congestion (Voir : Mal de Pott) (299) (*Tub. infiltrés*). — Suppuration moins abondante, trajet fistuleux, le trajet fait percevoir un choc dur comme dans la nécrose (*Tub. enkystés*), abcès par congestion (109).

*Ne pas confondre avec* carie, nécrose (140), ostéite (139).

TRAITEMENT. — 1° *Local* : Vésicatoires, cautères, moxas, cautérisation ponctuée; ouvrir les abcès ; injections iodées.

2° *Général* : Toniques, amers, ferrugineux; huile de morue. (Voir *Lymphatisme* (26), *Abcès par congestion* (109).)

**147. Arthrite.** — SYMPTOMES. — *Locaux* : Peau tendue, luisante; chaleur, rougeur, tuméfaction et douleur variables; liquide dans la synoviale pouvant donner lieu à la fluctuation ; mouvements douloureux ou impossibles (*Art. simple*).

Mêmes symptômes; lèvres de la plaie blafardes, tuméfiées;

quelquefois écoulement de sang, de sérosité, de synovie (*Art. traumatique*).

Mouvements douloureux pénibles; rougeur, gonflement plus ou moins prononcés, se terminant par résolution ou par des abcès péri-articulaires (*Art. idiopatique*).

Troubles fonctionnels : douleur souvent dans l'articulation inférieure à celle malade, s'exaspérant par la pression ; gonflement ; peau rougeâtre, points saillants plus rouges, plus douloureux ; quelquefois abcès, fongosités, fistules ; empâtement, fluctuation, crépitation (*Art. fongueuse ou Tumeur blanche*). Cette variété est la continuation de la précédente.

Douleurs et gonflement peu intenses compliquant une blennorrhagie (*Art. blennorrhagique*).

Gonflement, empâtement consécutifs à l'accouchement (*Art. puerpérale*).

Gonflement, rougeur, chaleur, douleur, motilité impossible ou douloureuse, survenant à la suite du froid, et occupant une ou plusieurs articulations (*Art. rhumatismale*, voir *Rhumatisme articulaire*).

2° *Généraux* : Variables selon que l'arthrite a une marche aiguë ou chronique ; souvent état saburral dans la forme aiguë.

*Ne pas confondre avec* hydarthrose (577), hygroma (574), rhumatisme articulaire (23).

TRAITEMENT. — Immobilité complète et chercher à obtenir la résolution par la compression, ventouses scarifiées, cataplasmes émollients laudanisés, de belladone, de morelle, etc.; frictions mercurielles. — Si la résolution apparaît, massage, bains sulfureux. — *S'il y a du pus* dans l'articulation, incision et tube à drainage : soutenir les forces par le quinquina.

*D ns la forme chronique*, vésicatoires, teinture d'iode ; moxas, cautérisation, douches sulfureuses. — *S'il y a des fongosités*, cautérisation transcurrente, poncluée.

℞  Emplâtre adhésif.......................... 5 parties.
    —      de ciguë........ .... ............ 5   —
    Iodure de potassium....... .... ..... .... 1   —
    Bain avec addition de :
℞  Arséniate de soude........................ 10 gr.
    Carbonate de soude....... ............... 150 —
                            (Guéneau de Mussy.)

*Régime approprié*. — S'il n'y a plus de douleur, mais gonflement et mouvements difficiles, eaux chlorurées sodiques (Bourbonne, Balaruc), eaux sulfurées (Barèges, Luchon, Aix-en-Savoie, Uriage).

# LIVRE II

## MALADIES DES RÉGIONS ET DES ORGANES

---

## CHAPITRE PREMIER

### MALADIES DE LA TÊTE.

## SECTION I.

### MALADIES CHIRURGICALES.

**148. Plaies de tête.** — SYMPTÔMES. — 1° *Locaux* : Variables selon que la plaie est faite par instrument piquant, tranchant ou contondant ; — avec ou sans lambeau ; — avec ou sans hémorrhagie ; — avec ou sans corps étrangers ; — avec ou sans bosse ou épanchement sanguin sous-cutané, sous-aponévrotique.

2° *Généraux* : Variables selon l'intensité ou la gravité de la plaie (Voir *Commotion*, 150).

TRAITEMENT. — 1° *Local* : Si la plaie est simple, laver, raser et réunir les parties divisées ; — pansement simple à plat. — S'il y a présence de corps étrangers, les enlever ; remettre et maintenir en place les lambeaux, réunir à l'aide du diachylon qui est le meilleur des agglutinatifs, ou bien à l'aide de la suture

7.

entortillée (*fig.* 17) à points éloignés ; pas de serres fines. —
Si le lambeau est considérable, le réappliquer-de suite, sans
craindre la gangrène : recouvrir avec cataplasmes froids ou
compresses imbibées d'eau fraîche. — En cas d'hémorrhagie,
compression non sur la plaie, mais sur le trajet de l'artère ; ligature difficile ou inutile ; ne pas tamponner directement la
plaie. — S'il y a bosse sanguine, compression locale ; compresses résolutives (116), n'inciser que si l'on désespère de la résorption du liquide. Si la bosse sanguine communique avec la plaie,
faciliter par le débridement l'écoulement du sang : si la bosse
est plus profonde, n'ouvrir le foyer que s'il est considérable. Si
l'on craint la suppuration, ménager une issue au pus à la partie déclive.

2° *Général :* Repos ; boissons acidulées ; pédiluves sinapisés.

COMPLICATIONS CONSÉCUTIVES. — La plaie est devenue douloureuse, les bords tuméfiés, avec malaise, fièvre, rougeur,
empâtement des téguments voisins ; douleurs brûlantes, pongitives, lancinantes ; phlegmon (*érysipèle phlegmoneux*). — Frissons, fièvre, céphalalgie, nausées, vomissements, sensibilité
excessive, rougeur, empâtement du cuir chevelu (*érysipèle*).
— Formation de clapiers purulents, ou bien pâleur de la
plaie ; issue de sanie ichoreuse ; si l'os est visible, il est terne,
jaunâtre, peu ou pas adhérent au périoste ; parties voisines
rouges, livides, saignantes baignées de pus (*Carie, nécrose* (140).
— Il y a *hémorrhagie artérielle.*

TRAITEMENT. — 1° *Local :* Ouvrir les phlegmons ; traiter l'érysipèle (52), enlever les parties nécrosées ; réprimer par le nitrate d'argent les bourgeons charnus exubérants. Contre l'hémorrhagie, compression à l'aide de compresses graduées placées
non sur la plaie, mais entre la plaie et le cœur. Quelquefois
ligature médiate dans la continuité de l'artère, en plongeant
l'aiguille courbe dans les tissus lésés et en liant sur un rou-
leau de diachylon, de manière à comprendre dans la ligature
l'artère et les téguments.

2° *Général :* Émissions sanguines générales, sangsues aux malléoles, à l'anus, quelquefois localement ; laxatifs ; émétique en
lavage (0,05 pour 1 litre d'eau ou de bouillon à l'oseille) ; pédiluves sinapisés.

149. **Fracture du crâne.** — SYMPTOMES. — *Locaux* et *géné-*
*raux :* avec ou sans plaie. — Douleur locale, empâtement ; issue
de liquide par la plaie quand le blessé se mouche ; au fond de
la plaie, solution de continuité rectiligne ou étoilée (*fêlure*).

D'autres fois, douleur locale fixe, augmentant par la pression,
les mouvements, la mastication ; crépitation, empâtement

œdémateux rendu plus sensible par l'application de cataplasmes ; apparition, 24 ou 36 h. après l'accident, d'une ecchymose à un endroit de la tête qui n'a pas été contus, aux paupières, dans les conjonctives, à la paupière inférieure ; — écoulement de sang par le nez, l'oreille, la bouche, au moment de l'accident ; écoulement d'un liquide séreux par l'oreille ou par le nez ; — abolition ou diminution des facultés intellectuelles, anesthésie ; coma (*fracture de la base du crâne*).

*Ne pas confondre avec* commotion (150), contusion (151).

TRAITEMENT. — *Local* et *général :* 1° *S'il n'y a pas de plaie :* Saignées abondantes et répétées : eau froide sur la tête ; laxatifs, eau de Sedlitz ; limonade purgative ; calomel (0,50 à 1 gr.) ; résine de jalap, scammonée (0,50 à 1 gr.) ; boissons acidules, limonade gazeuse ; orangeade ; eau fraîche. — S'il y a signes de compression, paralysie, assoupissement sans fièvre peu après l'accident ; saignées abondantes *ut suprà* et couronne de trépan (?). — Si plusieurs jours après l'accident il y a délire fébrile, contracture, convulsions, si l'on sent des esquilles : trépan (160). — 2° *S'il y a plaie,* le trépan est mieux indiqué ; mais seulement s'il y a enfoncement et accidents consécutifs graves, paralysie.

150. **Commotion cérébrale.** — SYMPTÔMES. — 1er *degré* ou *légère :* Étourdissement, éblouissement, tintement d'oreilles, résolution du système musculaire.

2e *degré* ou *forte :* Perte de connaissance ; pâleur, immobilité, résolution, vomissements, selles et urines involontaires, ralentissement de la respiration et de la circulation, somnolence, conservation de la sensibilité, de la motilité et des sens : diminution de ces symptômes au bout de 4 à 8 jours.

3e *degré* ou *foudroyante :* Perte de sentiment, de mouvement ; diminution considérable de la respiration et de la circulation ; mort.

*Ne pas confondre avec* contusion (151), compression (152), hémorrhagie (163, 168), ivresse.

TRAITEMENT. — 1er *degré :* Pas de saignées ; excitants ; potion stimulante ; eau de mélisse, de menthe, d'arnica ; tilleul et feuilles d'oranger ; faire inspirer du vinaigre, de l'ammoniaque liquide ; frictions excitantes sur la région précordiale.

2e *degré :* Quand le pouls se sera relevé, *mais pas avant,* une, deux, trois saignées ; ventouses sur la nuque ; sangsues aux apophyses mastoïdes, si le coma persiste ; purgatifs salins ; eau de Sedlitz, limonade purgative.

3e *période :* Dérivatifs ; sinapismes ; vésicatoires sur le crâne ou à la nuque.

**151. Contusion.** — Symptômes. — *Généraux* : Agitation continuelle, perte de connaissance ; respiration lente et profonde mais non stertoreuse ; *contracture* des membres ; contraction pupillaire ; chute ou abaissement des paupières ; contraction spasmodique des muscles de la face ; difficulté ou impossibilité de parler ; puis, 4 ou 5 jours après, fièvre, délire, *convulsions* ; paralysie.

*Ne pas confondre avec* commotion (150) dont les symptômes vont en diminuant, tandis que le contraire a lieu pour la contusion.

Traitement. — *Général* : Émissions sanguines générales et locales ; sangsues en permanence derrière les oreilles ; réfrigérants sur la tête ; révulsifs aux membres ; dérivatifs sur l'intestin.

**152. Compression.** — Symptômes. — *Généraux* : Somnolence, abolition des facultés psychiques ; troubles des sens ; pupilles dilatées, contractées, immobiles, strabisme ; abolition de la sensibilité, de la myotilité du côté opposé à l'épanchement ; respiration stertoreuse ; pouls lent, petit ; incontinence ou rétention des selles et des urines. Ces symptômes varient selon la quantité de l'épanchement.

*Ne pas confondre avec* commotion (150), contusion (151).

Traitement. — *Général* : Limonade ; petit-lait additionné de tartre stibié (0,05 pour 1 litre) ; saignées ; sangsues comme ci-dessus (voir *Hémorrhagie cérébrale*, 168).

**153. Céphalæmatôme.** — Symptômes. — *Locaux* : Chez les nouveau-nés, tumeur épicrânienne molle, dépressible, de volume variant entre celui d'une noisette et d'un œuf de poule, arrondie, rénitente, fluctuante, déterminée par la présence du sang ; saillie d'un bourrelet osseux autour de la tumeur : la compression sur la tumeur n'amène ni douleurs, ni accidents cérébraux, ni diminution de volume.

*Variétés* : 1° Sous-aponévrotique ; — 2° sous-péricrânien ; — 3° sus-méningien. Beaucoup n'admettent que la 2° variété.

*Ne pas confondre avec* encéphalocèle (154), fongus de la dure-mère (155), bosses, loupes (157), œdème.

Traitement. — *Local* : Compresses résolutives ; eau-de-vie camphrée ; teinture d'arnica ; compression ; séton ; incision large ; tube à drainage ; pansement simple ; injections aromatiques.

**154. Encéphalocèle.** — Symptômes. — *Locaux* et *généraux* : Tumeur occasionnée par la sortie accidentelle ou congénitale d'une portion de l'encéphale, arrondie, circonscrite, *molle, élastique*, peu ou pas douloureuse, sans changement de couleur à la peau, avec pulsations isochrones au pouls, augmentant par les cris, les efforts; compressible et pouvant rentrer dans le crâne : cercle osseux environnant la tumeur; assoupissement, insensibilité, paralysie quand on la comprime : dans quelques cas rares, la tumeur est irréductible et sans mouvement. Congénitale, l'encéphalocèle est au niveau des sutures ou des fontanelles.

*Ne pas confondre avec* loupe (157), céphalæmatôme (153), fongus (155).

TRAITEMENT. — *Local :* Compression modérée et méthodique à l'aide d'une calotte de carton, de cuir, de gutta-percha; si la tumeur est volumineuse, se borner à la défendre contre les agents extérieurs.

**155. Fongus de la dure-mère.** — SYMPTÔMES. — *Locaux :* Tumeur circonscrite, irrégulière, dont le développement a été lent et graduel, sans changement de couleur à la peau, de consistance médiocre, réductible, offrant à sa surface des points résistants, d'autres mous; mouvements alternatifs de soulèvement et d'abaissement; deux sortes de battements, les uns isochrones aux battements des artères cérébrales, les autres coïncidant avec les mouvements d'expiration; par la compression, apparition de somnolence, d'assoupissement, de paralysie et production d'un bruit analogue à celui du parchemin froissé; bords de la tumeur hérissés de saillies irrégulières.

*Ne pas confondre avec* les loupes (157), qui sont mobiles, avec l'encéphalocèle (154), qui est congénitale ou consécutive à un accident, avec le céphalæmatôme (153), qui est fluctuant, non dépressible, sans battement.

TRAITEMENT. — Expectation; palliatifs; quelquefois ablation.

**156. Hydrocéphale.** — SYMPTÔMES. — *Locaux* et *généraux :* Tête volumineuse; écartement et mobilité des os du crâne; dans leur intervalle, membrane transparente soulevée et formant une tumeur fluctuante; état comateux et convulsions quand on comprime la tumeur; assoupissement (*H. congénitale*).

Affaiblissement graduel de l'enfant, amaigrissement, apathie; démarche chancelante; perte ou diminution de mémoire; vomissements; somnolence; strabisme; dilatation des pupilles; vertiges; pesanteur de tête; céphalalgie; augmentation du volume de la tête, front très-bombé, yeux enfoncés; puis appétit vorace; convulsions; salivation; anéantissement et affaissement physique et moral (*H. acquise*).

*Ne pas confondre avec* encéphalocèle (154), fongus (155).

TRAITEMENT. — *Local* et *général :* Palliatif; toniques; amers; huile de morue; quinquina; augmenter les sécrétions urinaires, intestinales; compression méthodique et soutenue; pas d'opération.

**157. Loupes.** — SYMPTÔMES. — *Locaux :* Tumeurs plus ou moins dures, plus ou moins volumineuses, arrondies, globuleuses, ovoïdes, à base large, indolentes, sans changement de couleur à la peau, uniques ou nombreuses, isolées ou réunies et contenant un liquide fluide, ou une matière onctueuse comme du miel (*mélicéris*), ou comme de la bouillie, du suif (*athérôme*).

*Ne pas confondre avec* bosses sanguines, céphalæmatôme (153), encéphalocèle (154), fongus de la dure-mère (155).

TRAITEMENT. — *Local :* 1° Évacuation du kyste par incision simple; remplir la cavité avec de la charpie sèche ou enduite d'onguent styrax. Extirpation à l'aide d'une incision simple ou cruciale et énucléation; panser avec l'eau fraîche ou alcoolisée pour éviter l'érysipèle et badigeonner le pourtour avec le collodion élastique. — 2° Par caustiques; traînée de pâte de Vienne sur l'étendue du grand diamètre de la loupe; limiter l'action du caustique entre deux petites bandes de diachylon.

**158. Corps étrangers.** — Ils peuvent être logés dans l'os sans dépasser en dedans, ou bien proéminer en dedans; — ou traverser de part en part comme une baguette de fusil; — ou se perdre dans l'intérieur du crâne.

SYMPTÔMES. — Variables selon le siége de la tumeur, le corps vulnérant, etc. Tantôt phlegmasie locale; tantôt carie, nécrose, méningo-encéphalite, abcès du cerveau; tantôt paralysie, hémiplégie, quelquefois peu de symptômes.

TRAITEMENT. — Extraire le corps étranger s'il est possible, à l'aide de pinces ou tenailles si c'est un instrument piquant; à l'aide d'élévatoire, de tire-fond si c'est une balle ou un éclat d'obus logés dans l'épaisseur des os du crâne; ou bien couronne de trépan. Si la balle est dans l'intérieur du cerveau et donne lieu à des symptômes graves, couronne de trépan et extraire la balle avec une pince à mors. Si la blessure est ancienne et s'il n'y a pas d'accident, expectation.

**159. Épanchements traumatiques intra-crâniens.** — SYMPTÔMES. — Ceux de la contusion et de la compression (151, 152), allant depuis la stupeur jusqu'au coma, à l'anesthésie, à l'akinésie, à la paralysie, à l'hémiplégie; quelquefois convulsion d'un côté, paralysie de l'autre.

TRAITEMENT. — 1° *Médical :* Saignées répétées; sangsues aux apophyses mastoïdes; émétique en lavage (0,05 pour un litre); purgatifs; diète.

2° *Chirurgical :* Si l'épanchement est constaté, trépan au ni-

veau de la plaie ou de la fracture. S'il y a hémiplégie et même
sans hémiplégie, s'il n'y a aucun signe local, application dou-
teuse. Avec ou sans signe local, s'il y a attaque ou résolution
générale, pas de trépan. — S'il y a fracture avec écartement
des fragments assez considérable pour la sortie du liquide, attendre avant d'en venir au trépan.

160. **Trépanation.** — La tête du malade repose sur une
planche recouverte de linges épais : incision cruciale ou en

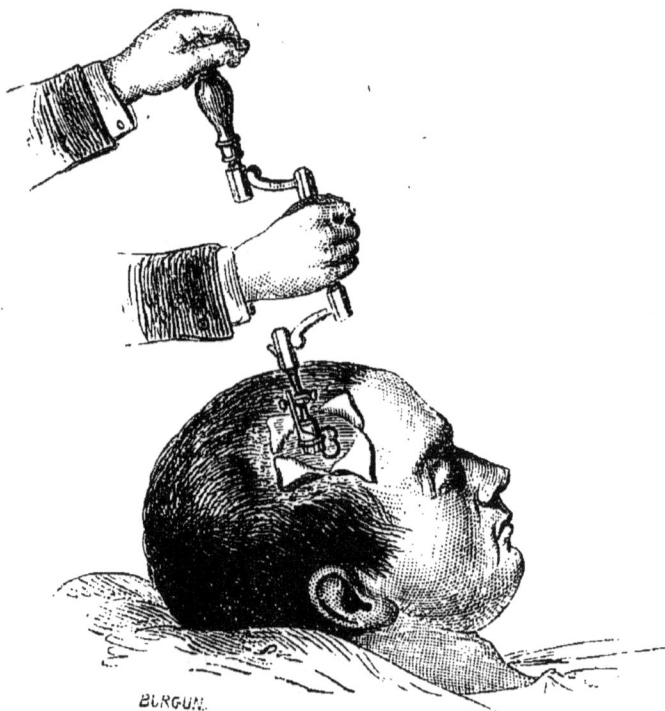

*Fig.* 19. — Application du trépan. (Bernard et Huette, *Médecine opératoire.*)

T comprenant la peau et le périoste que l'on décolle avec les
pinces, le bistouri ou une rugine. Faire écarter les lèvres de
l'incision et appliquer la couronne de trépan. Pour cela, embrasser avec la main gauche le pourtour du pommeau du trépan, le fixer sur le front ou sur le menton comme point d'appui,
et avec la main droite imprimer un mouvement de rotation de
droite à gauche, lent d'abord, puis rapide, jusqu'à ce que la
couronne du trépan ait fait sa voie (*fig.* 19). On enlève alors
le perforatif, et on continue le mouvement de rotation en
attaquant le diploé, mais alors très-lentement en retirant sou-

vent l'instrument jusqu'à ce que la lame interne de l'os soit attaquée, ce qu'on reconnaît quand il y a un petit suintement sanguin. On retire le trépan et on introduit dans le trou central le tire-fond avec lequel on enlève la rondelle d'os. On applique ainsi une ou plusieurs couronnes de trépan. — Ruginer avec le couteau lenticulaire boutonné les bords irréguliers de l'ouverture (fig. 20) ; brosser avec une barbe de plume ou souffler

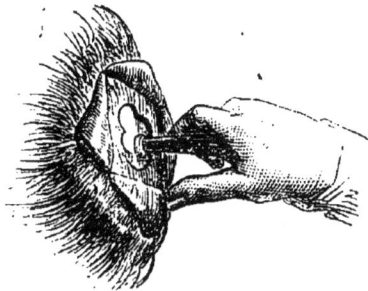

Fig. 20. — Manière de se servir du couteau lenticulaire pour égaliser les bords de la section de l'os. (Bernard et Huette, *Médecine opératoire.*)

fortement les parcelles d'os pour qu'il n'en tombe pas sur la dure-mère. — *Pansement.* — Rapprocher les lèvres de la plaie en laissant dans leur intervalle une petite mèche de charpie pour l'écoulement du liquide : charpie cératée, ou imbibée d'eau fraîche.

*Nota.* — Éviter de pratiquer l'opération au niveau du sinus longitudinal supérieur ou des sinus latéraux.

161. **Exostoses, carie, nécrose, anévrysmes.** — (Voir 140, 141, 145.) Dans la nécrose, si la mortification est bornée à la table externe de l'os, faire l'ablation de la partie mortifiée.

162. **Diagnostic différentiel des tumeurs du crâne.** — Symptômes. — Variables selon que les tumeurs sont intra-crâniennes ou extra-crâniennes. — Les tumeurs intra-crâniennes peuvent être congénitales, comme l'encéphalocèle, l'hydrocéphalie, ou bien elles se sont développées après la naissance comme les fongus de la dure-mère.

Les tumeurs extra-crâniennes sont mobiles comme les kystes, les loupes, les tumeurs vasculaires : ou bien elles sont immobiles comme les tumeurs osseuses proprement dites, comme les tumeurs osseuses et sanguines, les céphalæmatomes, les abcès.

Le tableau suivant (Vidal) résume les genres, les espèces et les variétés des différentes tumeurs du crâne.

**Ier GENRE**

*Tumeurs intracrâ-niennes.*

Réductibles, — pulsatiles, — soulevées par les efforts d'expiration. — Accidents cérébraux par la compression. — Ouverture des os du crâne. — Pronostic très-grave.

1re ESPÈCE

*Congénitales.*

Surface égale. — Ouverture sur un point de jonction des os du crâne. Bords mousses de l'ouverture.

1re *Variété*. Pâteuse, — plus ou moins pédiculée, c'est-à-dire que la base de la tumeur est plus ou moins rétrécie. *Encéphalocèle.*

2e *Variété*. Transparente, non pédiculée. *Hydrocéphalie.*

IIe ESPÈCE

*Survenues après la naissance.*

Ouverture sur des points indéterminés du crâne, à bords inégaux.

Crépitation comme celle du parchemin sec. — Souvent inégales. La compression détermine plus souvent des symptômes cérébraux, lesquels sont plus marqués que dans l'espèce précédente. *Fongus de la dure-mère.*

**IIe GENRE**

*Tumeurs extracrâ-niennes.*

Non réductibles. — Sans accidents cérébraux par la compression. — Point d'ouverture anormale aux os. — Pronostic bien moins grave.

1re ESPÈCE

*Mobiles.*

1re *Variété*. Pâteuses sans changement de couleur à la peau, sans pulsations. *Divers kystes ou tumeurs enkystées.*

2e *Variété*. Pulsatiles, avec changement de couleur à la peau, surtout dans certains moments. *Tumeurs vasculaires, érectiles ou anévrysmales.*

IIe ESPÈCE

*Immobiles.*

1re *Variété*. Circonscrites. Extrême dureté. *Exostose externe.*

2e *Variété*. Mal limitées, — larges et pâteuses. *Tumeurs formées par la carie et la nécrose.*

3e *Variété*. Bourrelet osseux autour de la tumeur — survenue au moment de la naissance. *Céphalæmatomes.*

4e *Variété*. Bords durs, — mais épais, dépression au centre — survenant à la suite d'un coup sur la tête. *Bosses sanguines.*

4e *Variété*. Fluctuation, — symptômes inflammatoires ayant précédé la fluctuation. *Abcès.*

## SECTION II.

### MALADIES INTERNES PROPREMENT DITES.

**163. Hémorrhagie des méninges.** — Épanchement de sang soit dans l'intérieur de la cavité arachnoïdienne, soit dans le feuillet viscéral de l'arachnoïde, soit dans les mailles de la première.

SYMPTÔMES. — Vomissements, somnolence, coma, résolution des membres, céphalalgie, paralysie du mouvement variable selon le siége de l'épanchement ; contracture, convulsions, roideur non persistante, tremblement convulsif, pupilles rétrécies, dilatées ou immobiles ; mouvement fébrile plus ou moins intense ; pouls régulier, de 100 à 150.

TRAITEMENT. — Émissions sanguines générales et locales ; purgatifs, calomel (0,05 en 10 paquets), scammonée et résine de jalap (ãã0,50), infusion de séné, lavements purgatifs au séné, au sulfate de soude (30 gr.), au miel de mercuriale (25 à 100 gr.) ; boissons rafraîchissantes ; sinapismes, vésicatoires aux jambes, ventouses.

**164. Méningite simple.** — SYMPTOMES. A. *Dans la méningite primitive,* deux phases : 1° *Phase d'excitation :* Céphalalgie violente, continue, avec exacerbation, localisée le plus souvent au front, arrachant des cris aigus. Vomissements bilieux, abondants, fréquents ; langue sèche, sale, constipation ; rétraction du ventre ; tache méningitique. Intelligence pervertie ; agitation, délire, somnolence, perte de connaissance. Photophobie ; pupilles dilatées, ou contractées, ou immobiles ; vision troublée, abolie, strabisme. L'ophthalmoscope fait découvrir une congestion péripapillaire, un œdème papillaire, une dilatation des veines rétiniennes, une déformation de la papille ; contractions ; convulsions ; anesthésie ou hyperesthésie. Face animée, yeux hagards, traits contractés, effroi, égarement, grimaces, rire hébété, sécheresse des narines : alternatives de rougeur et de pâleur. Respiration irrégulière ; pouls vif d'abord puis irrégulier ; peau sèche. T. 40°, rémission presque nulle le matin.

2° *Phase de dépression :* Dépression profonde, résolution des membres, paralysie, somnolence, coma, dilatation des pupilles, paralysie des sphincters ; respiration lente, stertoreuse, pouls très-lent, persistance de la température à 40°.

B. *Dans la méningite secondaire :* Comme on l'observe dans la fièvre typhoïde, quelques symptômes du début font défaut : irrégularité de respiration, de circulation ; constipation rare.

*Ne pas confondre avec* méningite tuberculeuse (166).

TRAITEMENT. — Chambre aérée, cou libre, demi-obscurité, silence, tête élevée, oreillers de crin ou de paille d'avoine, compresses fraîches sur la tête, boissons rafraîchissantes.

Une ou plusieurs saignées du bras ou du pied ; sangsues derrière les oreilles, à l'anus ou aux malléoles chez les jeunes enfants, en nombre assez élevé, ou bien une ou deux en permanence pendant 24 heures ; ventouses scarifiées à la nuque ; compresses froides ou vessie remplie d'eau glacée en permanence sur la tête ; révulsifs aux membres inférieurs, sinapismes, vésicatoires volants, ventouses sèches.

Purgatifs : calomel (0,05 à 0,15 en 5 ou 6 fois chez les enfants ; à 0,50 ou 0,75 chez les adultes) ; ou bien sirop de nerprun (15 à 30 gr. dans la décoction de pruneaux) ; sirop de chicorée (50 gr.) ; scammonée et résine de jalap (0,50) ; limonade purgative au citrate de magnésie en boisson : eau de Sedlitz ; infusion légère de séné édulcorée avec le sirop de cerises ou de groseilles ou de framboises. Continuer les purgatifs jusqu'à cessation de la constipation.

Lavements purgatifs, une ou deux fois par jour, quelquefois alterner avec lavements simples.

Révulsifs cutanés ; sinapismes, pédiluves sinapisés. Vésicatoires volants aux mollets, derrière les oreilles, à la nuque, employés avec ménagement, afin de ne pas augmenter la fièvre. Frictions stibiées sur le cuir chevelu, vésicatoire sur le cuir chevelu, mais seulement dans la période de convulsion et quand tous les autres moyens ont été employés.

Grands bains et affusions froides sur la tête dans le bain.

Frictions mercurielles sur les côtés du cou, sous les aisselles, sur la tête préalablement rasée.

*Contre les vomissements* : Potion de Rivière, glace, eau glacée, petit-lait, quinine brute (0,20 à 0,50) ; extrait de quinquina, éther, chloroforme (10 à 30 gouttes en portion) ; extrait thébaïque (malgré la constipation), chlorhydrate de morphine (0,05 en potion). *Contre les symptômes d'excitation*, potion à l'hydrate de chloral (1 à 4 gr.), au bromure de potassium (1 à 4 gr.).

**165. Méningite rhumatismale.** — Symptomes. — Apparition lente ou subite de sentiments dépressifs, puis agitation, loquacité, délire, ou bien coma ; pouls fréquent, petit, irrégulier, diminution ou disparition de l'œdème des articulations. Les symptômes cérébraux se présentent sous les *formes suivantes* : 1° céphalalgique ; 2° vertigineuse ; 3° délirante et ataxique ; 4° méningitique ; 5° apoplectique ; 6° hémiplégique ; 7° tétanique.

Traitement. — Surveiller le moral du malade ; prévenir ou combattre énergiquement le refroidissement des articulations, ainsi que le dégonflement, à l'aide de douches de vapeurs, de cataplasmes sinapisés, de vésicatoires volants sur les articulations. — Surveiller l'administration de sulfate de quinine, qu'on cessera dès qu'apparaîtront du bourdonnement ou des vertiges ; — vésicatoires entre les épaules ou sur la tête (Beau) ; — saignées ou sangsues (voir *Rhumatisme*, 23). Le traitement par les bains d'eau froide 25° à 18° prolongés et répétés a donné quelques bons résultats, surtout pour combattre l'état ataxo-adynamique.

**166. Méningite tuberculeuse.** — Symptomes. — *Prodromes* : changement de caractère, tristesse, amaigrissement : 1° *Phase d'excitation*. Céphalalgie persistante, malaise, vomissements, constipation, agitation, fièvre ; T. 39°, exacerbation vespérale :

céphalalgie intense, générale ou locale, cris hydrencéphaliques, alternatives de pâleur ou de rougeur; quelquefois troubles visuels, appétit diminué, soif médiocre. Pouls accéléré ou normal. Taches méningitiques, sommeil interrompu ou insomnie.

2° *Phase de dépression* : Après quelques jours, diminution de la céphalalgie ; délire plus calme, alternant avec somnolence, puis coma ; quelquefois convulsions, roideur, contraction, paralysie partielle; sensibilité quelquefois exaltée, le plus souvent diminuée.

Dilatation des pupilles, strabisme. A l'ophthalmoscope, mêmes signes que dans la méningite simple, quelquefois granulations tuberculeuses ayant surtout pour siége la choroïde (*fig.* 21 et 22).

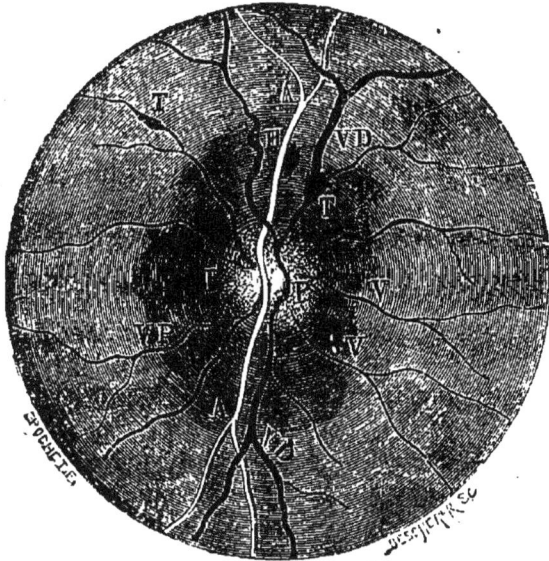

*Fig.* 21. — Méningite tuberculeuse caractérisée par l'infiltration et la congestion péripapillaires, par la dilatation des veines de la rétine ou phlébectasie rétinienne, par les thromboses des veines de la rétine et par des hémorrhagies rétiniennes (*).

Ventre rétracté, déjections alvines involontaires, Soif, sécheresse de la langue, cessation des vomissements. — La faiblesse

(*) AA, artère centrale de la rétine; P, papille entourée par la congestion sanguine qui en voile un peu les bords; V, veines; VD, veines de la rétine dilatées; I, thrombose des veines; II, hémorrhagie de la rétine.    (Bouchut.)

augmente; pouls ralenti ou très-fréquent, irrégulier, intermittent ; puis dyspnée, prostration, carphologie.

*Ne pas confondre avec* méningite simple (164).

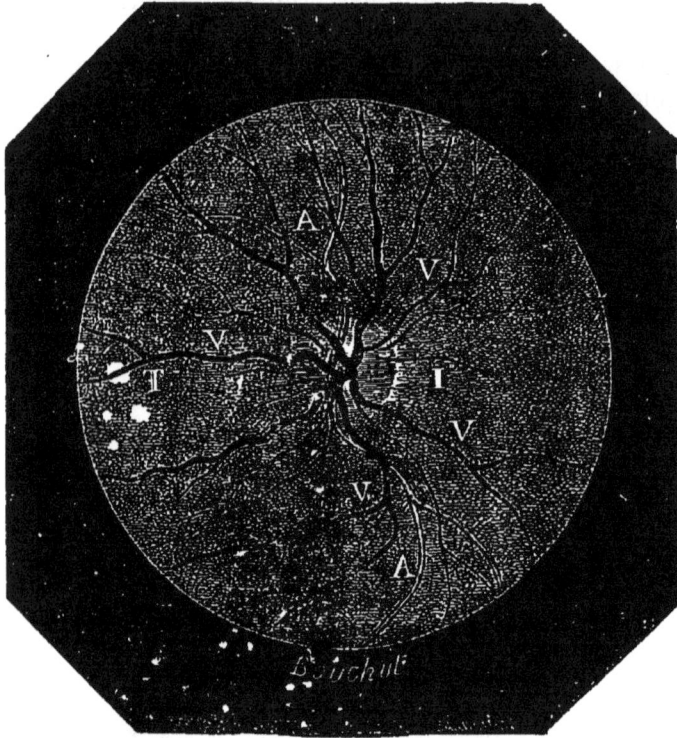

*Fig.* 22. — Névro-choroïdite tuberculeuse (*).

TRAITEMENT. — Éviter le bruit, la lumière, l'excitation. En présence de symptômes aigus, quelques sangsues derrière les oreilles, à l'anus, aux malléoles, ou bien ventouses scarifiées sur la nuque. — Compresses froides sur la tête. Purgatifs comme dans la méningite aiguë, calomel (0,05 à 0,10 toutes les 2 heures) ; révulsifs et anti-émétiques *ut suprà ;* frictions sous les aisselles à la partie interne des cuisses avec l'onguent mercuriel ; iodure de potassium en potion (1 à 2 gr. par jour) ; le bromure de potassium à la même dose et en potion fait quelquefois cesser les convulsions. Hydrate de chloral, de 1 à 2 gr. en potion pour calmer l'excitation.

167. **Congestion cérébrale** ou **Hypérhémie**. — Accumu-

(*) AA, artère centrale de la rétine ; I, inflammation séreuse partielle de la papille ; V, V, V, veines et veinules de la rétine ; T, de la choroïde. (Bouchut.)

lation anormale de sang dans le cerveau, sans rupture ni lésion d'aucune sorte.

SYMPTOMES. — Bouffées de chaleur au visage, éblouissements, état vertigineux ; face rouge, conjonctives injectées. A un degré plus avancé, étonnement, hébétude, perte complète de connaissance ordinairement passagère. A un degré plus avancé encore, la résolution complète des membres s'ajoute aux symptômes précédents. Pouls, en général normal et plein, non fébrile.

*Ne pas confondre* avec syncope, hémorrhagie cérébrale (168), vertige stomacal (46).

TRAITEMENT. — Une ou deux saignées du bras, quelquefois du pied ; sangsues à l'anus, à la partie interne des cuisses, surtout quand la congestion sera survenue peu après la disparition d'un flux habituel. Purgatifs : huile de ricin (30 à 60 gr.) ; sulfate de soude ou de magnésie (30 à 50 gr.) ; huile de croton (une à deux gouttes dans une tasse de bouillon). Boissons rafraîchissantes additionnées de bicarbonate de soude ou de nitrate de potasse (2 gr. par litre). Coucher le malade la tête haute, sur un oreiller de crin ou d'avoine ; température peu élevée, air frais, compresses froides sur la tête, révulsifs aux membres inférieurs, aux bras ou sur les côtés de la poitrine en cas de varices aux jambes. Lavements laxatifs, diète.

168. **Hémorrhagie cérébrale** ou **Apoplexie**. — SYMPTOMES. — Variables selon que la forme est légère, moyenne ou grave. Quand il y a des prodromes, ce sont ceux de la congestion cérébrale (167), vertiges, perte de connaissance complète ou incomplète.

1° *Forme légère et moyenne.* — Abolition du mouvement volontaire, persistance des mouvements réflexes ; perte de la sensibilité ; respiration stertoreuse, ralentissement du pouls, troubles intellectuels, aphasie. La durée est de quelques minutes à quelques jours. Après la disparition des phénomènes apoplectiques, persistance plus ou moins prolongée de l'hémiplégie du corps et de la face.

2° *Forme grave.* — Mêmes symptômes, mais beaucoup plus prononcés ; paralysie complète des membres, de la face (le malade simule l'action de fumer la pipe) ; quelquefois strabisme, paralysie de la paupière supérieure, langue déviée, pointe dirigée du côté paralysé. Déglutition difficile ; quelquefois, paralysie du rectum et de la vessie.

Les convulsions, la contracture, la roideur s'observent dans quelques cas. Sensibilité plus ou moins abolie dans les membres paralysés. Troubles des sens (ouïe, odorat, goût). Pouls souvent normal. Tous ces symptômes diminuent si le caillot se résorbe ; ils augmentent si une nouvelle hémorrhagie a lieu, ou s'il se manifeste un travail inflammatoire autour du foyer, la mort a lieu en quelques heures dans la forme grave.

*Ne pas confondre* avec ramollissement cérébral (169), congestion (167), épilepsie (44).

Traitement. — Saignées répétées et larges : après les saignées générales, sangsues à l'anus en cas d'hémorroïdes supprimées, à la vulve ou à la partie interne des cuisses en cas de suppression menstruelle. — Compresses froides ou vessie pleine d'eau glacée sur le front. — Révulsifs aux membres inférieurs. — Purgatifs : lavement au séné (10 gr.), au sulfate de soude (20 gr.), au sel de cuisine (30 gr.), à la mercuriale ; limonade purgative au citrate de magnésie (50 gr.). Boissons rafraîchissantes, solution de sirop de cerises, de groseilles, de limons, etc.

Bonnes conditions hygiéniques. Quand, quelques mois après l'attaque, il reste de la paralysie ou de la faiblesse musculaire, on prescrira les frictions excitantes, avec l'alcool, le baume Fioravanti, la teinture d'arnica, le baume opodeldoch, le liniment ammoniacal. L'électricité ne sera employée qu'avec précaution, quand on supposera qu'il n'y a plus que de la faiblesse musculaire et que le caillot sanguin est tout à fait résorbé : ce n'est environ que six mois après l'attaque qu'on pourra tenter ce moyen ; chaînes électriques. Vers le même temps, *eaux minérales chlorurées*, Bourbonne, Bourbon-l'Archambault, Balaruc, Lamothe, Aulus, Luxeuil, Bourbon-Lancy, Néris, Plombières. — *Eaux sulfureuses* (?), Bagnères, Cauterets, etc.

*Prophylaxie.* — Régime sobre, purgatifs fréquents, pilules aloétiques, eaux alcalines, bicarbonate de soude, exutoire à demeure, à la nuque, au bras, ou à la jambe. Séjour à la campagne ; excès d'aucune sorte, ni contention d'esprit.

169. **Ramollissement du cerveau.** — Symptomes. — Début brusque si la maladie est occasionnée par embolie artérielle ; début prodromique quand elle est le résultat des progrès de l'âge, à la suite de thrombose. Dans le ramollissement par embolie, hémiplégie *subite*, complète ou incomplète ; contracture ; sensibilité générale conservée, diminuée ou exaltée ; quelques troubles des sens spéciaux ; hallucinations ; perversion ou affaiblissement de l'intelligence ; délire initial ; perte de mémoire ; respiration stertoreuse ; lenteur du pouls ; incontinence ou rétention des urines et des matières fécales, tous symptômes, identiques à ceux de l'hémorrhagie cérébrale. — *Dans le ra-*

*mollissement par thrombose,* les prodromes, quand ils existent, consistent en manifestations congestives passagères, signe caractéristique, céphalalgie habituelle, perte de mémoire, changement de caractère, embarras de la parole, des mouvements, symptômes qui vont en augmentant, peuvent amener la perte de l'intelligence, la paralysie absolue et réduisent le malade à une vie végétative.

*Ne pas confondre avec* hémorrhagie cérébrale (168), paralysie générale (48).

TRAITEMENT. — Tout à fait symptomatique et palliatif; révulsifs; purgatifs; toniques à l'intérieur. Dans la forme brusque, quelques émissions sanguines.

**170. Méningite cérébro-spinale.** — SYMPTOMES. — Début rarement brusque, le plus souvent quelques phénomènes précurseurs; céphalalgie; frissons, vomissements, courbature, vertiges, malaise, diarrhée.

*Deux formes : Inflammatoire* et *typhoïde.* — Deux phases : *excitation* et *dépression,* comme dans la méningite. — Céphalalgie locale, violente, puis générale, rachialgie, augmentant par les mouvements et non par la pression : douleurs dans les membres. Troubles des sens; vision pervertie, strabisme, diplopie; bourdonnements d'oreilles, surdité; sensibilité cutanée exaltée; roideur tétanique du tronc; contracture des membres trismus, crampes; tremblements nerveux; paralysie, troubles cérébraux, délire, hallucinations, agitation convulsive : somnolence ou insomnie, stupeur, coma. Troubles digestifs, nausées, vomissements, inappétence, peu d'altération, constipation quelquefois suivie de diarrhée et de selles involontaires : amaigrissement. Troubles respiratoires et circulatoires, respiration normale ou suspirieuse; quelquefois complication de bronchite. Pouls très-variable; palpitations. Peau chaude, sèche, éruptions impétigineuses, herpétiques, miliaires; pétéchies. Maladie entrecoupée de rémissions et d'exacerbations; le plus souvent terminaison fatale.

*Ne pas confondre avec* fièvre typhoïde (13).

TRAITEMENT. — Saignées générales; sangsues, ventouses sur le rachis. Boissons émollientes, acidules, limonade; lavements émollients, laxatifs. Compresses froides, vessies de glace sur la tête et le rachis; grands bains; frictions mercurielles, embrocations huileuses, narcotiques (baume tranquille, 100 gr., chloroforme, 20 gr., laudanum, 5 à 10 gr.) sur le rachis. Calomel à l'intérieur (0,50 à 1 gr.) ou bien à doses réfractées (calomel, 0, 10, sucre, 5 gr. en 10 paquets). Sinapismes, vésicatoires aux membres inférieurs; vésicatoires morphinés le long du rachis ; collodion élastique et morphine (40), potion émétisée (tartre stibié, 0, 30 à 60). Opium à haute dose (0, 20 à 0, 30 en potion dans les 24 h. ; hydrate de chloral, 1 à 4 gr. en potion ou en 1/4 lavements), sulfate de quinine s'il y a exacerbation périodique (1 à 1,50) : régime ; diète.

**171. Paralysie de la troisième paire** ou de l'oculo-moteur commun. — Paralysie de tous les muscles de l'œil auxquels se rend ce nerf : 1° muscle droit supérieur ; 2° droit inférieur ; 3° droit interne (œil entraîné en dehors) ; 4° petit oblique ; 5° releveur de la paupière supérieure (chute de la paupière) ; 6° iris.

SYMPTOMES. — Abaissement de la paupière supérieure ; strabisme en dehors ; dilatation et immobilité de la pupille.

*Ne pas confondre avec* paralysie de la face (172).

TRAITEMENT. — Chercher si la paralysie est de cause congestive ou rhumatismale ou syphilitique ; traitement en conséquence, émissions sanguines locales ou générales ; vésicatoires autour de l'orbite, derrière les oreilles ; purgatifs, calomel ; frictions locales ou sur le front avec l'huile de térébenthine, l'huile de croton, la pommade stibiée, ammoniacale, de strychnine ; inoculations de strychnine ; électricité.

℞ Strychnine......................... 0gr,25 à 0gr,50
  Axonge............................... 30 gr.

Combattre les diathèse rhumatismale (23), herpétique (54, 55), syphilitique (29).

**172. Paralysie de la septième paire** ou **du nerf facial.** — SYMPTOMES. — Défaut de symétrie de la face ; du côté malade commissure labiale (*fig.* 23) plus basse : bouche oblique, surtout si le malade veut rire ou siffler ; absence de contractions et de rides ; occlusion des paupières impossible ; rougeur de la conjonctive ; écoulement des larmes ; immobilité de la narine.

*Ne pas confondre avec* hémorrhagie cérébrale (168), névralgie trifaciale (173).

TRAITEMENT. — Voir 171.

**173. Névralgie trifaciale.** — SYMPTOMES. — 1° *Locaux :* Les trois branches sus-orbitaire, sous-orbitaire et maxillaire inférieure peuvent être affectées ensemble ou séparément. Points douloureux : sus-orbitaire, palpébral, nasal, sous-orbitaire, molaire, alvéolaire, labial, temporal, mentonnier, pariétal.

2° *Fonctionnels :* Photophobie, larmoiement, coryza, tuméfaction, rougeur, chaleur, douleur de la face, tics douloureux ; douleurs dentaires, alvéolaires, gengivales.

3° *Généraux* : Nuls ou peu prononcés.

*Ne pas confondre avec* fluxion, odontalgie (220), carie dentaire (219), migraine (47), coryza (211).

Traitement. — Voir *Névralgies en général* (40).

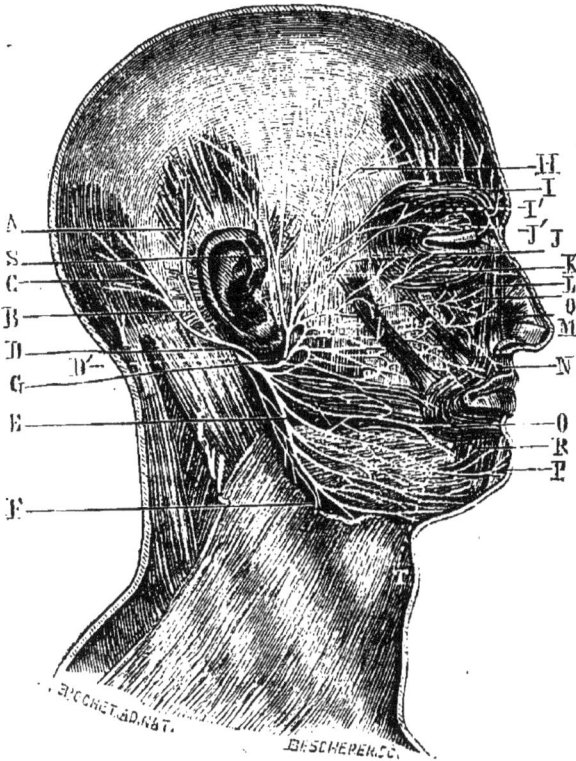

*Fig.* 23. — Préparation anatomique des nerfs moteurs de la face (de la 7e paire (*).

*Spécial :* Extraire la dent gâtée ; vésicatoires morphinés ; frotter les gencives avec chlorhydrate de morphine (0,02) trois

(*) H, filet moteur du frontal ; I, filet moteur du sourcilier ; I', filet moteur de l'orbiculaire palpébral supérieur ; J, filet moteur du palpébral inférieur ; K, filet moteur du palpébral inférieur ; b, filet moteur du grand zygomatique ; Q, filet moteur de l'élévateur propre de la lèvre supérieure ; M, filet moteur du transverse du nez ; I, filet moteur de l'élévateur commun de la lèvre supérieure et de l'aile du nez ; N, O, filet moteur de l'orbiculaire des lèvres ; R, filet moteur du carré du menton ; P, filet moteur de la houppe du menton ; F, filet moteur du peaucier ; D', tronc du facial à sa sortie de l'aqueduc de Fallope ; G, branche temporo-faciale ; E, branche cervico-faciale ; A, B, filets moteurs des muscles auriculaires postérieur et supérieur ; C, filet moteur du muscle occipital ; S, branche auriculo-temporale de la 5e paire ; T, rameau moteur des muscles orbiculaire inférieur des lèvres, carré du menton et triangulaire des lèvres. (Duchenne, de Boulogne.)

fois par jour, avec le laudanum, l'extrait thébaïque, l'extrait de belladone ; chaleur, collodion ; valérianate de zinc (1 gr. en 20 paquets, 1 à 4 paquets par jour) ; quelquefois sangsues localement ; cautérisation transcurrente ; points de feu. Combattre l'intermittence par le sulfate de quinine.

**174. Névralgie cervico-occipitale.** — SYMPTOMES. — *Locaux* : Points douloureux entre l'apophyse et la dernière vertèbre cervicale ou point occipital ; point cervical superficiel ; point pariétal ; point mastoïdien ; point auriculaire. La douleur est spontanée ou provoquée.

*Ne pas confondre avec* torticolis (252).

TRAITEMENT. — Voir *Névralgies* (40).

# CHAPITRE II

## MALADIES DES YEUX.

Examen ophthalmoscopique. — Orgeolet. — Blépharite ciliaire. — Tumeur et fistule lacrymales. — Plaies. — Contusions. — Luxation du cristallin. — Conjonctivite catarrhale, lacrymale, scrofuleuse, pustuleuse ou phlycténulaire, purulente des nouveau-nés, purulente des adultes, blennorrhagique, granuleuse. — Ptérygion. — Kératite. — Pannus ou kératite vasculaire purulente des adultes. — Staphylome. — Iritis. — Cataracte. — Amaurose, amblyopie. — Choroïdite. — Rétinite. — Hémorrhagie rétinienne. — Décollement de la rétine. — Maladies du nerf optique. — Névrite optique. — Hypopyon, hypohéma. — Pupille artificielle.

**175. Examen ophthalmoscopique.** — Plusieurs variétés d'ophthalmoscopes portent le nom de leurs inventeurs, Gillet de Grandmont, Nachet et Follin, Galezowski, Giraud-Teulon, etc.

Si la pupille est trop étroite, instiller dans l'œil quelques gouttes de solution d'atropine (sulfate d'atropine, 0,01 et eau distillée, 20 gr.) : se placer à distance convenable du malade, un pas environ ; poser la lampe sur les côtés de la tête du patient, de telle sorte que la flamme soit à peu près à la hauteur de l'œil dont on l'isole par un écran ; saisir la lentille biconvexe n° 2 $\frac{1}{4}$ de la main gauche, et la tenir à 2 $\frac{1}{4}$ de pouce

de l'œil du malade, le réflecteur de la main droite (*fig.* 24), et
chercher l'image très-nette de la papille du nerf optique et
de la rétine.

A l'état normal (*fig.* 25) on trouve au centre de l'œil la papille blanchâtre, blanc rosé, ronde ou ovale, à contours réguliers ; du centre de la papille sortent les vaisseaux, les veines
plus considérables que les artères, plus foncées, bosselées
pulsatives, les artères plus petites, d'un rouge plus clair, à
moins d'état pathologique.

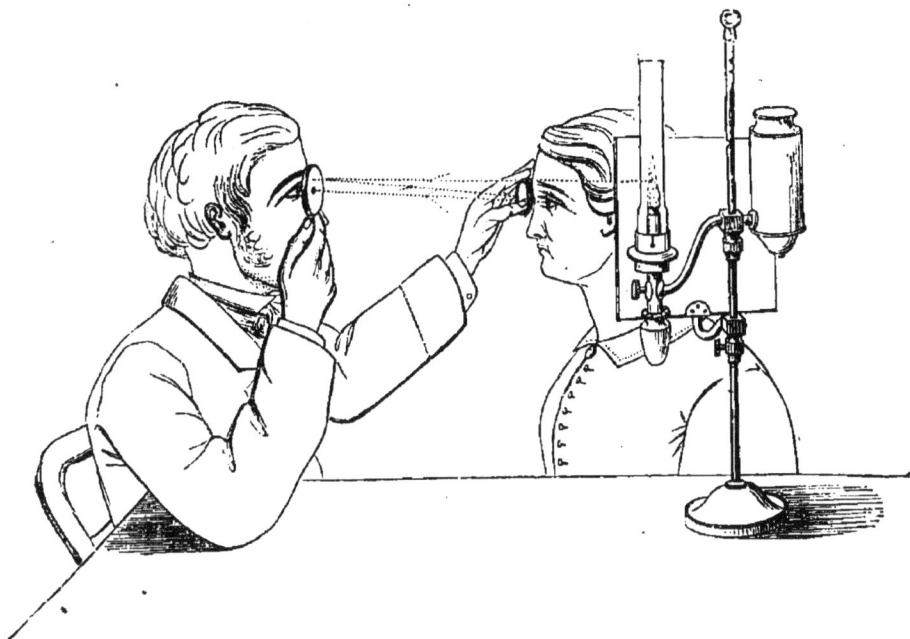

*Fig.* 24. — Examen ophthalmoscopique.

La choroïde donne sa coloration au fond de l'œil ; les vaisseaux de la choroïde sont rouges ou rouge-saturne, aplatis,
riches en anastomoses, très-serrés, sans qu'on puisse distinguer
les artères des veines ; pigment de couleur variable et unifor-
mément répandu entre les vaisseaux : c'est l'examen à l'*image
renversée.*

En regardant le fond de l'œil au moyen d'un simple miroir
sans lentille nº 2 ¹/₄, on voit l'*image droite* de la rétine. Lorsqu'on projette la lumière de la lampe sur la cornée au moyen
d'une lentille tenue entre la lampe et l'œil, on a un *éclairage
oblique* qui sert à examiner la cornée, l'iris et la capsule.

**176. Orgeolet.** — Symptomes. — Petite tumeur inflammatoire du bord libre des paupières avec boursouflement partiel ou total de la paupière et avec sécrétion purulente.

Traitement. — 1° *Local* : Cataplasmes de fécule de riz, de mie de pain, de pommes cuites, lotions mucilagineuses. Si l'orgeolet est chronique, pommade à l'iodure de potassium. Pour combattre les récidives, fomentations avec l'eau blanche, avec la solution de nitrate d'argent (0,50 pour 20 gr.)

2° *Général* : Traiter la diathèse ; purgatifs salins, eau de goudron.

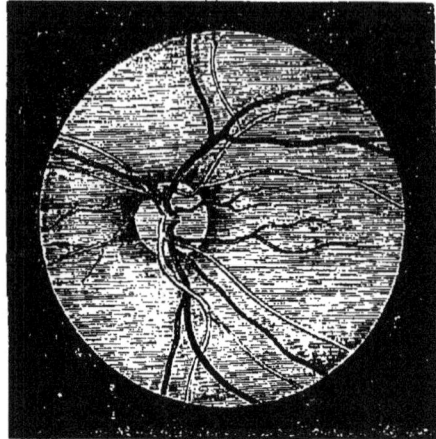

Fig. 25. — OEil à l'état normal, Papille du nerf optique.

**177. Blépharite ciliaire.** — Symptomes. — Rougeur et boursouflure des paupières ; cils agglutinés le matin. A un degré plus avancé, pustules et croûtes furfuracées à la base des cils : hypersécrétion des glandes de Meibomius ; hypertrophie des follicules pileux ; induration du bord libre des paupières ; chute des cils ; bord palpébral ayant la forme d'un cordon noueux ; rouge, bleuâtre (*blépharite hypertrophique*) : formation successive à la base des cils de petits boutons pustuleux ; ulcération ; destruction des follicules pileux ; ectropion

Traitement. — *Local* : Lotions chaudes émollientes, lait chaud ; glycérine, glycérolés ; cataplasmes de mie de pain, de fécule jour et nuit ; lotions avec sous-carbonate de soude (1 gr. pour 100 d'eau tiède), arrachement des cils s'ils ont pris une direction vicieuse et si la blépharite persiste.

Quand le bulbe ciliaire n'est pas encore altéré, badigeonner 2 fois par semaine avec teinture d'iode concentrée, ou bien, pommades mercurielles de Lyon, de Desault, du Régent, de Deval, de Cunier, de Janin ; fomentations avec la liqueur de Van Swieten très-chaude. Si les ulcérations sont nombreuses, cautérisation avec le crayon de nitrate d'argent, et lotions d'eau salée immédiatement après ou bien cautérisation avec le crayon de sulfate de cuivre.

8.

| ℞ Précipité rouge........ | 0gr,10 | | ℞ Précipité rouge........ | 0gr,15 |
| Acétate de plomb crist. | 0gr,05 | | Camphre............. | 0gr,15 |
| Axonge récente........ | 5 gr. | | Huile d'olives......... | I goutte. |
| Huile d'amandes douces. | V gouttes. | | Beurre lavé à l'eau | |
| (Galezowski.) | | | chaude............... | 3 gr. |
| | | | (Desmarres.) | |

**178. Tumeur et fistule lacrymales.** — Symptomes. — Augmentation morbide de la sécrétion lacrymale ; petite tumeur à l'angle interne et inférieur de l'œil, indolente, compressible, augmentant par le froid et le travail, contenant un liquide d'abord limpide, puis filant, mucoso-purulent ; puis tension, pesanteur dans l'œil ; augmentation de la tumeur : inflammation du voisinage ; plus tard, rougeur de la peau, ulcération ; sécheresse de la narine correspondante ; fistule.

*Deux variétés :* — 1° dacryocystite, — 2° hypersécrétion et obstruction des conduits.

*Ne pas confondre avec* kyste sous-cutané, avec petit phlegmon développé au-devant du sac (*anchylops*).

Traitement. — 1° Modérer l'inflammation de la muqueuse par les fumigations émollientes, résolutives, les infusions de sureau, de camomille, de lavande, de thé, légèrement alcoolisées qu'on fera renifler ; petits cataplasmes ; inspirations et expirations forcées ; suivre ce traitement pendant cinq ou six semaines avant d'en employer un autre.

2° Injections dans les voies lacrymales d'eau fraîche, d'eau distillée et de teinture d'iode (āā 15 grammes) à l'aide de la seringue d'Anel modifiée (*fig.* 26) introduite dans les points lacrymaux B, C (*fig.* 27), plutôt par le point inférieur. Rétablir le calibre des voies lacrymales, par les dilatateurs de Galezowski, cordes à boyau, etc. : petites sondes laissées à demeure pendant quelques minutes : injection d'eau tiède ou avec sulfate d'alumine (15 pour 100 d'eau), puis sondes de Bowmann en commençant par le n° 3, laissées en place pendant 20 à 25 minutes tous les 3 ou 4 jours ; agrandir légèrement par une petite incision de 1/2 cent, l'un des points lacrymaux, plutôt l'inférieur, pour faciliter l'introduction de la sonde et aller successivement jusqu'au n° 6 (28), injecter la solution de sulfate d'alumine ci-dessus, ou celle de borate de soude (2 gr. pour 100). S'il y a larmoiement muco-purulent, une ou deux injections à la teinture d'iode pure. Si le boursouflement de la muqueuse est considérable, cautérisation avec la sonde porte-caustique.

S'il y a un ou plusieurs abcès en dehors du sac, peau mince, ulcérée : ouvrir d'abord le point lacrymal inférieur, inciser largement l'abcès et la paroi antérieure du sac, à l'aide du bistouri droit de J.-L. Petit qu'on enfonce au-dessous du tendon à 3 ou 4 millim., un peu en dedans de l'angle interne de l'œil (fig. 29) ; diriger l'incision obliquement de dedans en dehors et en bas, et diviser les trajets fistuleux : vider l'abcès : introduire une petite sonde dans le canal par cette incision, puis une autre sonde par le point lacrymal incisé ; cette deuxième étant parvenue dans le canal, on retire la première. Pansement à l'aide de taffetas d'Angleterre et de cataplasmes.

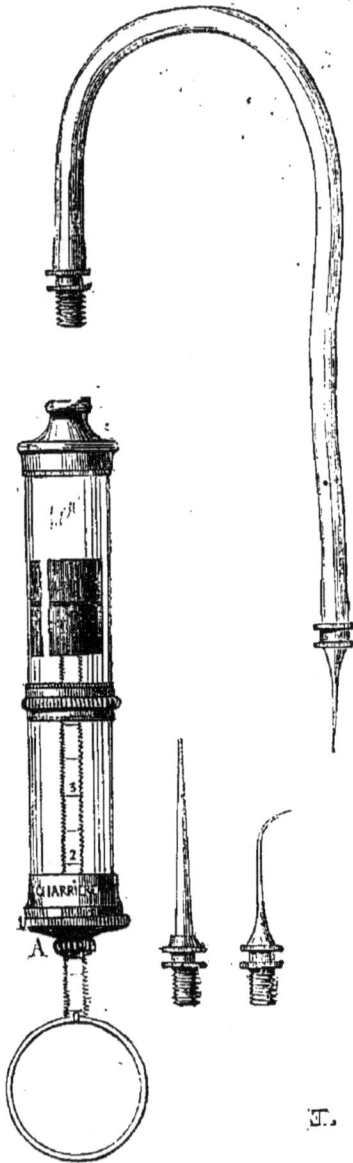

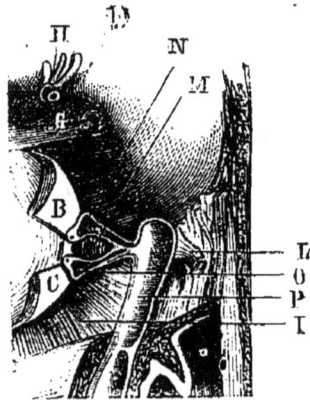

Fig. 26. — Seringue modifiée pour les injections à travers les points lacrymaux. A la seringue de Pravaz ou de Luer on peut adapter la canule spéciale de Galezowski, qu'on introduit dans le canal comme une simple sonde et à laquelle on visse la petite seringue : cela simplifie l'arsenal du médecin de campagne.

Fig. 27. — Appareil lacrymal (*).
(*) B, C, partie interne de la conjonctive palpébrale ; H, vaisseaux et nerf sus-orbitaires ; G, tendon du grand oblique ; I, aponévrose oculaire ; L, tendon direct de l'orbiculaire ; M, caroncule lacrymale ; N, ampoule et canal lacrymal supérieur ; O, canal lacrymal inférieur ; P, sac lacrymal. (Beaunis et Bouchard.)

*S'il y a intumescence des os des voies lacrymales*, diriger d'abord le traitement dans ce sens ; s'il y a rougeur des téguments, douleur à la pression, périostite appliquer 2 à 8 sangsues le plus près possible du siége de la tumeur, mais non sur les paupières ; onctions avec l'onguent napolitain, la pommade à l'oxyde noir de cuivre (1 gr. pour 10 gr. d'axonge) ; cataplasmes émollients ; purgatifs répétés, calomel (0,01 à 0,05 en 4 doses).

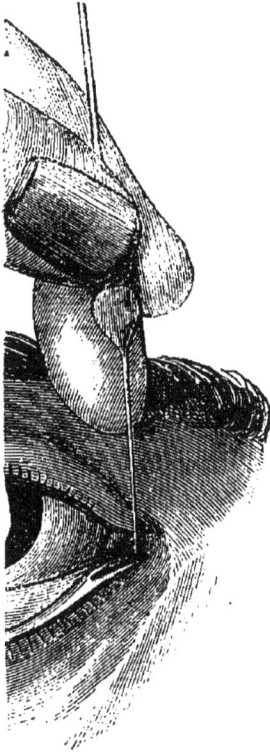

Fig. 28. — Cathétérisme par le point lacrymal inférieur incisé. (Galezowski.)

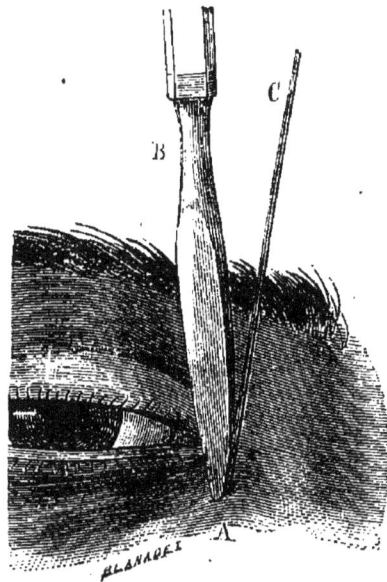

Fig. 29. — Incision de la tumeur lacrymale. (Galezowski.)

— *Si la périostite a disparu* : pommade à l'iodure de potassium (1 gr. pour 15) ; iodure de potassium à l'intérieur (0,25 à 1 gr. par jour) ; combattre le lymphatisme (27), l'arthritisme (23, 26), la syphilis (29, 30).

**179. Plaies.** — Symptomes. — Variables selon que les plaies intéressent la cornée, l'iris ou le cristallin qui peut être luxé.

Traitement. — *Si la plaie est légère*, traitement simple, antiphlogistique, repos. — *S'il y a chute de l'iris*, pommade à la belladone, quelques gouttes du collyre suivant :

℞ Sulfate neutre d'atropine....................... 0gr,05
Eau distillée...... ....................... 10 gr.

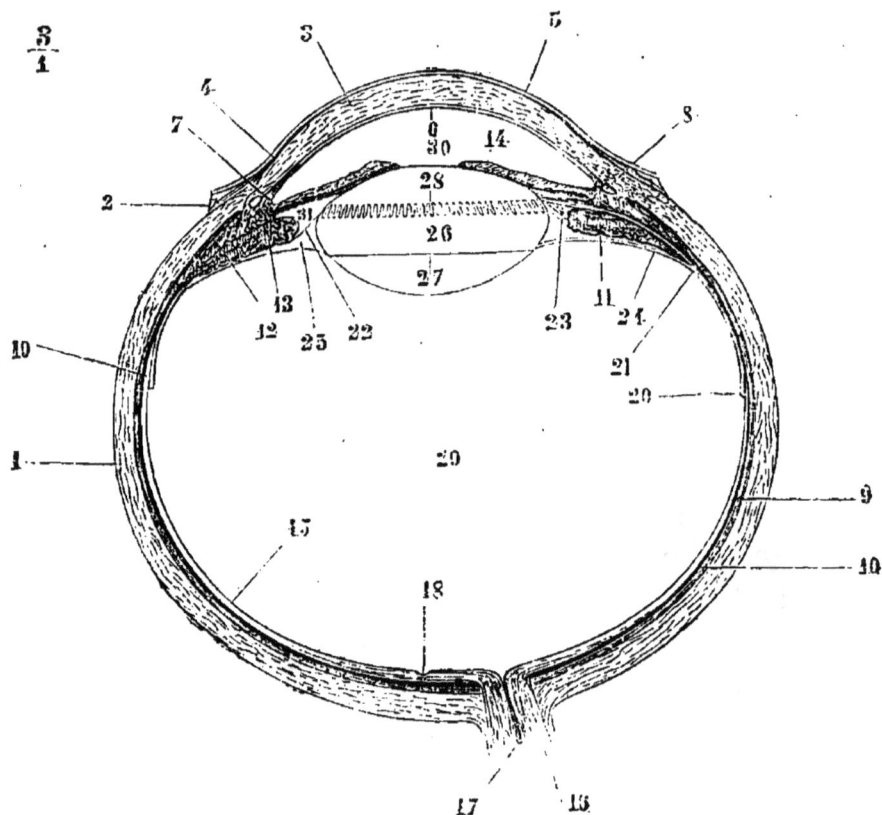

*Fig.* 30. — Coupe du globe oculaire (*).

(*) 1, Sclérotique ; 2, conjonctive ; 3, cornée ; 4, lame élastique antérieure de la cornée ; 5, épithélium de la cornée ; 6, membrane de Demours ; 7, ligament pectiné ; 8, canal de Fontana ; 9, choroïde ; 10, couche pigmentaire de la choroïde ; 11, procès ciliaires ; 12, muscle ciliaire ; 13, ses fibres orbiculaires ; 14, iris ; 15, rétine ; 16, nerf optique ; 17, artère centrale de la rétine ; 18, fosse centrale ; 19, partie antérieure de la rétine et scra serrata ; 20, hyaloïde ; 21, sa division en deux feuillets ; 22, feuillet antérieur de l'hyaloïde ou zone de Zinn ; 23, le même sectionné dans l'intervalle de deux procès ciliaires ; 24, feuillet postérieur de l'hyaloïde ; 25, canal de Petit ; 26, cristallin ; 27, ligne indiquant l'attache du feuillet postérieur de l'hyaloïde sur le cristallin ; 28, ligne onduleuse indiquant l'attache de la zone de Zinn ; 29, corps vitré ; 30, chambre antérieure ; 31, chambre postérieure.

(Beaunis et Bouchard.)

. *S'il y a luxation du cristallin* (181).

Dans tous les cas, traitement antiphlogistique général et local. Extraire les corps étrangers à l'aide d'une aiguille à cataracte, d'une pince fine, d'une aiguille ordinaire.

180. **Contusions.** — SYMPTOMES. — Variables selon qu'il y a agrandissement de la pupille, — décollement de l'iris, — déchirure de l'iris, — luxation du cristallin.

181. **Luxation du cristallin.** — Il peut être déplacé, tremblotant ou bien appliqué à la face postérieure de l'iris avec un bord convexe divisant la pupille en deux, ce qu'on constate avec l'ophthalmocope (*fig.* 31) : quelquefois il y a douleurs vives, formation de pus dans l'œil, vue altérée. Il peut tomber dans la chambre antérieure. Il peut se liquéfier, s'enfoncer dans l'humeur vitrée, se loger sous la conjonctive, etc., etc.

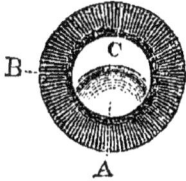

Fig. 31. — Luxation du cristallin (*).

TRAITEMENT. — *Si le cristallin est dans la chambre postérieure*, traitement antiphlogistique local en rapport avec la force du sujet et l'intensité des symptômes ; — *s'il est dans la chambre antérieure*, tenter de le ramener dans la chambre postérieure, en dilatant la pupille par les préparations belladonées, par la position horizontale, la tête rejetée en arrière et, une fois remis de place, instiller pendant un certain temps, la solution d'esérine (0,02 pour 10 gr.), pour rétrécir la pupille et prévenir une nouvelle luxation.

182. **Conjonctivite.** — I. **Conjonctivite catarrhale.** — Quant au siége, elle est oculaire, palpébrale ou bien oculo-palpébrale.

SYMPTOMES. — 1° *Locaux :* Hypérhémie vasculaire de l'œil sous forme réticulée, zonulaire, fasciculaire, variqueuse ; saillie des papilles et aspect chagriné de la conjonctive et tuméfaction de la muqueuse ; chémosis séreux ou inflammatoire. Picotements, élancements dans l'œil, sensation de corps étrangers ; photophobie peu prononcée ou nulle à moins de kératite ou d'iritis ; hypersécrétion des glandes de l'œil, d'autres fois, sécheresse de l'œil (*xéroma, xérophthalmie*) ; symptômes de voisinage ; gonflement palpébral ; écoulement par le nez.

2° *Généraux :* Nuls à moins de conjonctivite intense.

*Ne pas confondre avec* la conjonctivite qui précède ou accompagne les affections exanthématiques, rougeole, etc., les formes aiguë ou chronique, etc.

(*) A, cristallin luxé ; B, *ibid.* ; C, partie supérieure du champ pupillaire vide de cristallin.

TRAITEMENT. — Soustraire le malade aux causes détermi-
nantes; enlever les corps étrangers. Dans la conjonctivite subaiguë avec ou sans chémosis, cautériser chaque jour, pendant
4 ou 5 jours, les conjonctives oculo-palpébrale et surtout l'inférieure avec le crayon de sulfate de cuivre, puis compresses
d'eau fraîche pour calmer les douleurs consécutives.

— Si la maladie et les douleurs augmentent, appliquer près
de l'oreille 2 à 3 sangsues chez les enfants, 8 à 12 chez les adultes. Cataplasmes tièdes de riz ou de fécule sur les yeux; lotions
émollientes tièdes ; purgatifs, huile de ricin, limonades, eau de
Sedlitz : sinapismes, pédiluves sinapisés. Lotions avec la solution aqueuse de sous-acétate de plomb liquide (1 gr. pour 100).

| | |
|---|---|
| ℞ Sulfate de cuivre.. 0gr,10 à 0gr,25 <br> Eau distillée.......... 10 gr. <br> Diss. (Galezowski.) | ℞ Nitrate d'argent... 0gr,05 à 0gr,25 <br> Eau distillée.......... 30 gr. <br> Diss. |
| ℞ Sulfate de zinc.... 0gr,05 à 0gr,25 <br> Teinture d'opium...... X gouttes. <br> Eau distillée.......... 15 gr. <br> Diss. | ℞ Sublimé ........... 0gr,05 <br> Chlorhydrate d'ammo- <br> niaque........... 0gr,30 <br> Eau distillée........ 180 gr. <br> Diss. pour collyre et lotions. |

S'il y a complication de kératite et d'iritis, on emploiera le
collyre au sulfate neutre d'atropine (0,01 pour 10 d'eau), 2 ou
3 fois par jour.

*Dans la forme chronique,* collyres ci-dessus ; pommades de
Lyon, de Desault, de Janin entre les paupières ; arracher les
cils; extirper ou couper avec des ciseaux les vaisseaux variqueux ou noueux, les soulever et les couper avec l'aiguille à
cataracte ou le couteau de Wenzel; scarifications de la conjonctive; vésicatoires à la nuque, aux tempes.

II. **C. Lacrymale.** — Consécutive au rétrécissement ou à
l'obstruction des voies lacrymales.

SYMPTOMES. — Yeux chassieux tous les matins, sensibles au
moment du réveil; injection des conjonctives oculaire et palpébrale; photophobie au grand jour, à l'air; larmoiement;
travail du soir impossible; sensation de graviers dans l'œil;
cercles iridés non constants. Tous les signes d'une conjonctivite
chronique, qui dure des mois et des années et qui s'aggrave
au printemps, en automne, en hiver.

TRAITEMENT. — Guérir les voies lacrymales (178) et faire bassi-
ner les yeux deux fois par jour avec l'une de ces solutions :

| | |
|---|---|
| ℞ Eau distillée........ 100 gr. <br> Sulfate de zinc...... 0gr,25 <br> Eau de laurier-cerise 5 gr. | ℞ Eau distillée........ 100 gr. <br> Borax........ ...... 1 — |

Applications de compresses froides sur l'œil. Collyre au sulfate de zinc (0,05 pour 10 gr.).

III. C. **Scrofuleuse, pustuleuse ou phlycténulaire.** — SYMPTOMES. — Injection de la conjonctive; présence de vaisseaux courts, fins, se réunissant en une petite plaque ou pustule située sur le bord cornéen; pouvant s'ulcérer; photophobie; larmoiement; quelquefois complication de kéralite. État général lymphatique, scrofuleux (fig. 32).

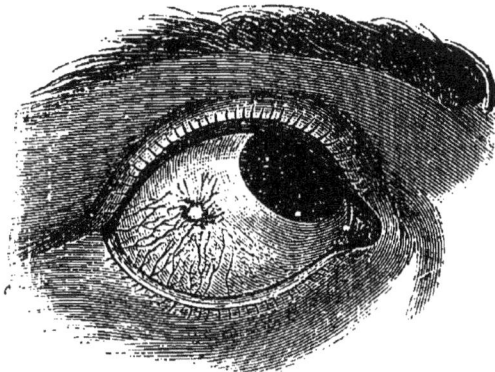

*Fig.* 32. — Phlyctène de la conjonctive oculaire. (Galezowski.)

*Ne pas confondre avec* les autres variétés.

TRAITEMENT. — 1° *Local* : Dans les cas ordinaires, les premiers jours, toucher deux ou trois fois par jour les pustules avec un pinceau sec contenant du calomel à la vapeur (5 gr.). — Si la pustule est ulcérée, pas de calomel, mais cataplasmes émollients ou compresses; purgatifs : trois fois par jour une goutte d'un des collyres suivants :

℞ Eau distillée........ 10 gr.
Sulfate neutre d'atro-
pine.............. 0gr,01
Diss.

℞ Borax .............. 0gr,25
Eau distillée........ 10 gr.
Diss.

— Au déclin, quand les pustules sont cicatrisées, collyre avec nitrate d'argent (0,01 pour 15).

Vésicatoires à la nuque, derrière les oreilles; badigeonner les paupières et les sourcils avec la teinture d'iode. En cas de photophobie, pommade belladonée mercurielle, pommade au protoiodure de mercure :

℞ Extrait de belladone.. 5 gr.
Onguent mercuriel.... 15 —
M.

℞ Protoiodure de mercure. 0gr,50
Axonge.............. 15 gr.
F. s. a.

Employer alternativement l'imbibition des gouttes d'atropine
et d'esérine :

&#x211E; Eau distillée.............................. 150 gr.
   Esérine (calabarine).... ........... ,........ ( gr,05

Le lendemain, revenir à l'emploi de l'atropine, et ainsi de
suite (Galezowski).

2° *Général :* Toniques : bonnes conditions hygiéniques ; huile
de morue, quinquina, ferrugineux ; iodure de fer, de potassium, sirop de raifort iodé, antiscorbutique (voir 27).

**IV. C. Purulente des nouveau-nés.** — SYMPTOMES. — Variables selon que la conjonctivite est catarrhale, purulente, diphthéritique. — Dans la forme purulente, gonflement énorme des
paupières, surtout de la supérieure, qui peut produire une
sorte d'ectropion ; chémosis peu considérable, mais œdémateux,
rarement phlegmoneux ; sécrétion abondante muqueuse, citrine, mucoso-purulente. — Dans la forme diphthéritique, dépôt de fausses membranes sur la conjonctive.

TRAITEMENT. — Pas de topiques émollients, pas d'émissions
sanguines, injections d'eau fraîche pour nettoyer les yeux. Si la
cornée est intacte, renverser les paupières et cautériser légèrement la conjonctive palpébrale avec un pinceau trempé dans
la solution suivante :

&#x211E; Eau distillée...... ........................... 10 gr.
   Nitrate d'argent............... 0gr,10, 0gr,50, 1 —

La dose de nitrate d'argent varie selon l'intensité de la conjonctivite ; passer ensuite un pinceau trempé dans l'eau salée.
*Deux cautérisations par jour.* Cautériser également le bourrelet
chémosique, mais ne pas l'exciser, à moins d'ophthalmie traumatique. — Si la conjonctive est très-boursouflée, toucher avec
le crayon de nitrate d'argent mitigé de Desmarres :

&#x211E; Nitrate d'argent fondu..................... 1 partie.
   Nitrate de potasse....................... 2 parties.

Douches oculaires d'eau fraîche avec l'appareil de Follin,
avec une seringue ordinaire, cinq à six fois par jour ; bien nettoyer l'intérieur de l'œil, et diriger le jet obliquement.

Après la cautérisation, compresses froides ou tièdes ; pommade de concombres entre les paupières.

*Dans les formes graves* d'ophthalmie et lorsque la suppuration
ne s'arrête pas, cautériser les paupières deux fois par jour, soit
avec le crayon mitigé, soit avec solution de 1 gr. pour 10.

Quand la résolution se fait attendre, quand la cornée est menacée, collyre laudanisé (laudanum, 2 gr., eau, 10); pommade mercurielle belladonée sur les paupières et l'orbite; collyre à l'atropine ci-dessus.

Bonnes conditions hygiéniques, régime tonique, antiscrofuleux (27).

**V. C. Purulente des adultes.** — SYMPTOMES. — Démangeaison sur le bord des paupières, sensation de sable, de chaleur le

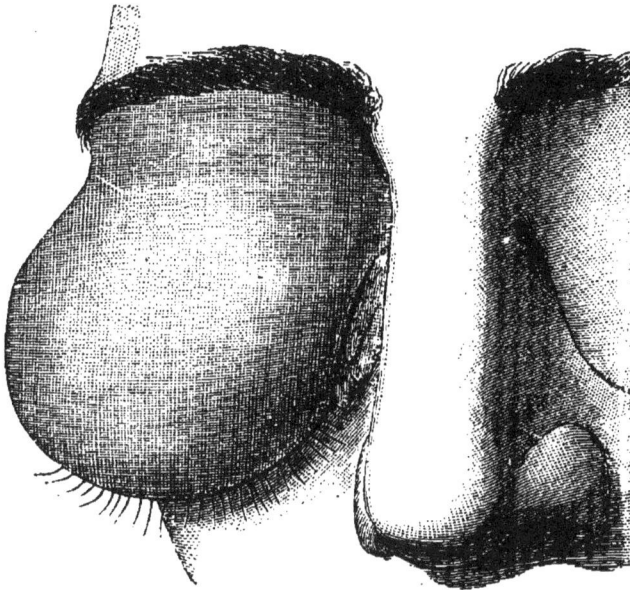

*Fig.* 33. — Ophthalmie purulente des adultes.

soir; cils collés le matin, yeux rouges, sensibles à la lumière; conjonctives baignées par un liquide clair, jaunâtre; gonflement considérable des conjonctives qui deviennent rouges; tuméfaction des paupières qui sont infiltrées; allongement de la paupière supérieure. A la deuxième période, extension de l'inflammation à la conjonctive bulbaire, formation d'un chémosis phlegmoneux ou charnu qui s'étend jusque sur la cornée, devient de plus en plus épais; diminution de la sécrétion et signes de phlegmon commençant; chaleur, lourdeur, douleur gravative dans l'œil, malaise, frissons, fièvres, puis étranglement, et phacèle de la cornée.

*Ne pas confondre avec* conjonctivite catarrhale, scrofuleuse, blennorrhagique, etc.

Traitement. — A la première période, arrêter la propagation, en touchant *légèrement* toute la surface malade et surtout le cul-de-sac sous-conjonctival avec le crayon de nitrate d'argent mitigé, ou de sulfate de cuivre, les paupières ayant été renversées ; immédiatement après, passer le pinceau trempé dans l'eau salée (3 gr. pour 10 gr.). Instillation de quelques gouttes d'huile dans l'œil et compresses froides renouvelées pendant 15 à 20 minutes. La cautérisation se fera tous les 2 jours ou tous les jours, ou 2 fois par jour. Au lieu de crayon, on peut employer la solution de nitrate d'argent (0,50 à 1 gr., pour 10 gr., d'eau), suivie de la solution de sel marin. Nettoyage très-fréquent avec injection d'eau tiède, d'eau de guimauve, de sureau. — A la deuxième période, cesser les caustiques : scarifications fréquentes et multiples autour de la cornée, sur les conjonctives, excision du chémosis, répétée tous les 2 ou 3 jours ; compresses froides, injections tièdes, *très-fréquentes*.

**VI. C. Blennorrhagique.** — Symptomes. — Gonflement considérable des paupières ; entre les bords palpébraux, issue de la conjonctive turgescente, rouge, couverte de granulations saignantes ; infiltrations œdémateuses du tissu cellulaire sous-cutané ; issue d'un liquide épais, jaune, jaune verdâtre, sanieux ; peau des joues rouge, excoriée ; souvent désorganisation de la cornée ; quelquefois diphthérite. Douleurs intenses, cuisantes ; photophobie, céphalalgie ; fièvre.

*Ne pas confondre avec les autres formes.*

Traitement. — 15 à 20 sangsues à la tempe ; cautériser tous les jours ou tous les deux jours la conjonctive avec le crayon mitigé ou avec le crayon de nitrate d'argent et neutraliser avec l'eau salée ; ou bien toucher avec un pinceau trempé dans la solution de nitrate d'argent (6 à 8 gr. pour 30). Si la conjonctive palpébrale devient grisâtre, si un chémosis phlegmoneux apparaît, cesser les cautérisations et revenir au traitement antiphlogistique, injections fréquentes, compresses froides sur les paupières. — Si la cornée est étranglée, s'il y a chémosis, scarifications sur la conjonctive palpébrale, sur le chémosis, douches d'eau froide ; empêcher l'agglutination des paupières à l'aide de la glycérine, de l'huile, ou de la pommade suivante :

2⟋ Précipité rouge............................... 0gr,05
Axonge........................................ 25 gr.

Préserver l'œil sain, en pratiquant l'occlusion avec baudruche et collodion élastique ; purgatifs (calomel 0,20 en 10 paquets, un toutes les heures) ; onctions avec l'onguent mercuriel belladoné.

VII. C. Granuleuse. — Symptomes. — Développement sur la conjonctive oculo-plapébrale de petites granulations acumi-nées, arrondies, sessiles, pédiculées, papillaires, veloutées, fongueuses, végétantes, molles, dures, calleuses, etc., déter-minant ou pouvant déterminer la rougeur de la conjonctive, le gonflement des paupières, la sensation de corps étrangers dans l'œil, une douleur plus ou moins prononcée, une sécré-tion muqueuse abondante, la vascularisation et l'épaississement de la cornée, l'ectropion, etc.

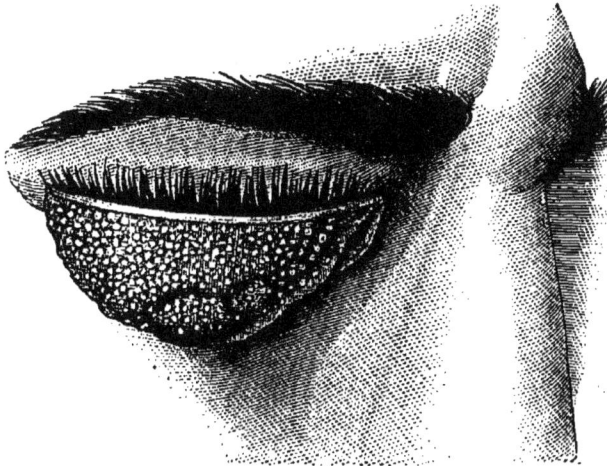

*Fig.* 34. — Granulations néoplasiques subaiguës.

*Ne pas confondre avec* la conjonctive catarrhale.

Traitement. — Renverser les paupières et cautériser jusqu'au fond du repli oculo-palpébral avec la solution de nitrate d'ar-gent (1 gr. à 2 gr. pour 15 gr. d'eau, selon les cas), tous les jours ou tous les 2 jours; passer ensuite le pinceau trempé dans l'eau salée; crayon de sulfate de cuivre, surtout pour les gra-nulations blanchâtres, vésiculeuses, tous les 2 ou 3 jours; im-médiatement après, tremper l'œil dans une œillière d'eau fraîche ; se méfier des pommades au précipité rouge, de Lyon, de Desault, etc. Quand il y a turgescence conjonctivale, scari-fication tous les 2 ou 3 jours; faire des incisions superficielles parallèles au bord libre des paupières. Pour combattre la blé-pharite ciliaire consécutive, épiler les cils et toucher légèrement avec le crayon de nitrate d'argent.

*Traitement hygiénique* rigoureux ; éviter la contagion.

183. **Ptérygion.** — Symptomes. — Épaississement de la mu-

queuse conjontivale, ou hypertrophie du tissu cellulaire qui double la conjonctive, se développant lentement, affectant la forme d'un triangle dont la base serait à la circonférence de l'œil, et

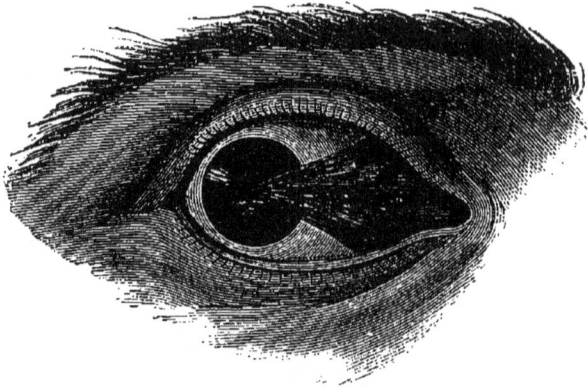

*Fig.* 35. — Ptérygion.

la pointe vers la cornée; pas de douleurs ni de troubles de la vision, à moins que cette production hypertrophique ne s'étende sur la cornée.

*Ne pas confondre avec* le pannus (185).

TRAITEMENT. —Pas de collyres. — *Déviation:* Saisir le ptérygion

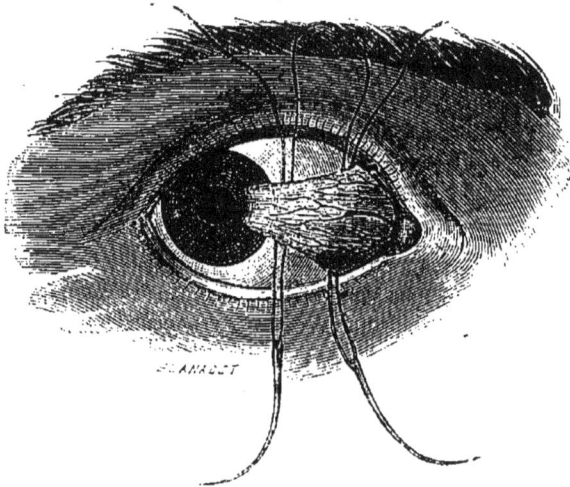

*Fig.* 36. — Opération du ptérygion par la méthode de Szokalski. (Galezowski.)

à son sommet avec une pince à dents de souris, et le disséquer

dans son point d'attache à la cornée avec un couteau à cataracte ; glisser une branche des ciseaux de Cooper sous la conjonctive le long du bord supérieur, puis du bord inférieur du
ptérygion et inciser jusqu'à la caroncule : pratiquer sur la
conjonctive une incision parallèle à le cornée et fixer dans cet
espace le ptérygion à l'aide d'un point de suture (Desmarres).
— *Excision* : Le saisir avec une petite pince fine à dents de souris, par le milieu ou la partie la plus saillante, tirer à soi, traverser le pli avec un très-petit bistouri à deux tranchants introduit à plat ; disséquer en commençant par la cornée ;
détacher ce morceau et attaquer l'autre ; lotions d'eau fraîche.
— *Procédé par ligature* : Introduire deux aiguilles courbes munies d'un double fil de soie, l'une près de la pointe, l'autre
près du sommet (*fig.* 36) ; couper les fils, enlever les aiguilles,
faire la ligature. On étrangle ainsi les portions internes et
externes, et la ligature du milieu formant anse en haut, étant
liée, sert à détacher le ptérygion que l'on enlève avec des
ciseaux après 4 ou 5 jours. (Szokalski.)

184. **Kératite.** — Symptomes. — Vascularisation anormale
générale ou partielle ; aspect trouble de la cornée ; petite phlyctène ou pustule sur la cornée ; douleur légère ; ni photophobie
ni larmoiement, à moins de phlyctènes ; vue un peu trouble :
quelquefois pannus léger (*K. superficielle* ou *phlycténoïde*).

Opacité occupant l'épaisseur même de la cornée, partielle
ou générale, de couleur verdâtre, brunâtre, jaunâtre, roussâ-

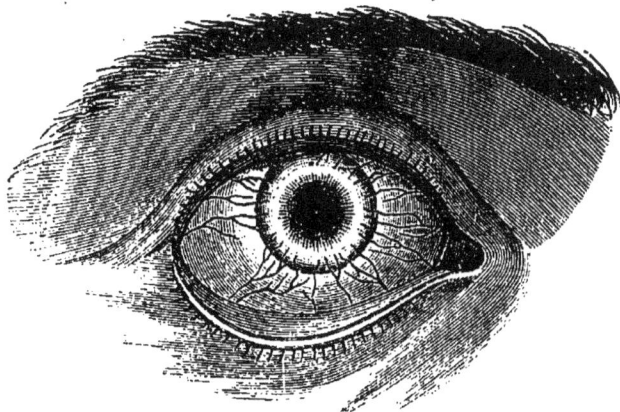

*Fig.* 37. — Kératite diffuse ou interstitielle, 2º période. (Galezowski.)

tre, ou de pierre à fusil ; injection des vaisseaux superficiels
comme ci-dessus ; mais, au-dessous, anneau périkératique
(*fig.* 37) composé de petits vaisseaux nombreux déliés et

parallèles, se dirigeant de la périphérie vers le centre : vue presque éteinte ; douleurs très-vives quand l'inflammation se propage au cercle ciliaire et à l'iris ; photophobie ; larmoiement (K. *interstitielle parenchymateuse*).

Petits points, plaques grisâtres ou bleuâtres, sans saillie ni enfoncement au centre de la cornée, analogues avec la peau récemment rasée ; transparence de la cornée (*fig.* 38), trouble

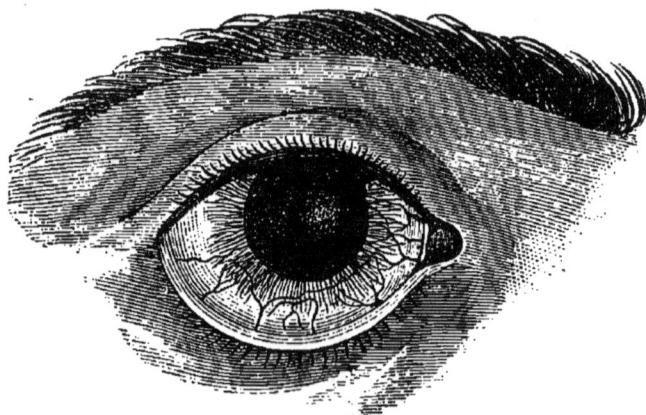

*Fig.* 38. — Kératite interstitielle.

de la vue ; pas de douleur ni de photophobie ; mouches volantes ; pas de larmoiement. A l'ophthalmoscope, par l'éclairage

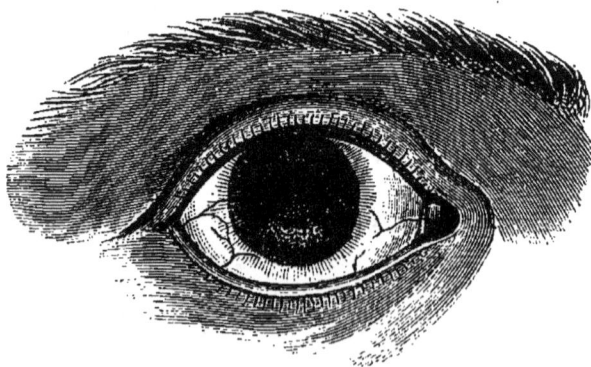

*Fig.* 39. — Kératite ponctuée. (Galezowski.)

direct, légères taches noirâtres faisant ombre sur le champ éclairé du fond de l'œil ; par l'éclairage latéral, altérations diverses (K. *profonde* ou *ponctuée* ou *postérieure*) (*fig.* 39).

Souvent ces différentes variétés existent ensemble.

*Ne pas confondre* ces variétés entre elles, ni avec l'amblyopie (189) : examiner à l'aide de l'éclairage oblique.

*Complications* : Pannus (185) ; abcès ou onyx ; ulcères ; taches, néphélion, albugo, leucoma ; staphylôme.

Traitement. — 1° *K. superficielle* : Le même que dans la conjonctivite (182) ; collyre à l'atropine dès le début. S'il existe des vésicules, mettre un peu de calomel dans l'œil ; régime sévère.

2° *K. interstitielle* : Onctions mercurielles, belladonées ; compresses émollientes renouvelées toutes les 2 heures, narcotiques, chaudes ; saignée de 300 à 400 gr. ; sangsues à l'angle de l'œil ; purgatifs énergiques chaque matin, eau de Sedlitz, huile de ricin ; pilules écossaises, d'Anderson, de Morison ;

*A l'état chronique* : Révulsifs ; onctions mercurielles, belladonées ; teinture d'iode ; vésicatoire à la nuque : être sobre de topiques locaux ; insufflations de calomel ; compresses chaudes ; régime sévère.

3° *K. profonde* ou *postérieure* : A l'état aigu, même traitement que ci-dessus. A l'état chronique, térébenthine (2 gr. trois fois par jour dans du lait) ; calomel et sulfate de quinine à petites doses (0,02 toutes les 3 heures).

Dans tous les cas, *traitement général* sévère : huile de morue, iodure de potassium, chlorure de baryum ; antiscorbutiques.

> ℞ Chlorure de baryum..... .................... 2 gr.
> Eau distillée................................ 15 —
> Diss. 3 à 8 gouttes trois fois par jour.

Dans les abcès de la cornée, scarification sur l'abcès, lorsqu'il est superficiel, et paracentèse quand il est profond.

*Contre le néphélion* ou petite tache cornéenne : Collyre avec

> ℞ Chlorhydrate d'ammonia-
> que................... 0gr,50
> Laudanum de Sydenham. XX gout.
> Glycérine.............. 15 gr.
> M.

> ℞ Sublimé........ .. ....... 0gr,15
> Laudanum ....... ........ 1 gr.
> Glycérine.............. 15 —
> M.

*Contre l'albugo* ou tache blanche opaque : Pommades avec

> ℞ Iodure de potassium....... 0gr,20
> Iode..................... 2 gr.
> Beurre frais et lavé........ 4 —

> ℞ Huile de noix............. 4 gr.
> Huile de foie de morue..... 6 —
> Potasse caustique.......... 0gr,25

*Contre le leucome* ou tache blanche plus intense : Poudre avec

℞ Calomel................. ⎞
Ipéca.................. ⎬ āā 4 gr.
Sucre raffiné........... ⎠
M.

℞ Sous-nitrate de bismuth.... 1 gr.
Oxyde rouge de mercure... 0ᵍʳ,50
Sucre.................... 4 gr.
M.

*Contre les taies de la cornée*: 1° Insufflation de poudre de sulfate de soude cristallisé et porphyrisé ; 2° instillation d'une solution concentrée d'iodure de potassium (Castorani).

**185. Pannus** ou **Kératite vasculaire.** — Symptomes. — Engorgement du limbe conjonctival péricornéen et soulèvement de l'épithélium au-dessus de la cornée, à la suite de conjonctivite ; cornée tapissée par un voile *(pannus)* d'un rouge vif (*P. léger* ou *membraneux*), ou par le tissu de la cornée transformé en une épaisse membrane bourgeonnante ou par un tissu de nouvelle formation (*P. crassus, charnu* ou *sarcomateux*), plus ou moins transparent, consécutif à une phlegmasie, ayant débuté par une ou plusieurs taches de la cornée; un peu de photophobie ; larmoiement ; cornée opaque variant du gris jaunâtre au rouge ardent; œil s'ouvrant difficilement; réseau à mailles serrées sur la sclérotique et la cornée.

*Ne pas confondre avec* ptérygion (183), qui a une forme triangulaire, est mobile, et peut être disséqué, tandis que le pannus est un réseau vasculaire.

Traitement. — Combattre la conjonctivite, la kératite, la constitution; crayon de sulfate de cuivre; mucilage de tannin (182, VII) ; crayon de nitrate d'argent; acétate de plomb cristallisé; une goutte de perchlorure de fer à 30° tous les 2 jours ; teinture d'iode; alun et sucre candi. A la période aiguë, collyre à l'atropine (0,01 pour 10) et compresses d'eau chaude à 40° ; si l'inflammation est vive, larges scarifications au bord de la cornée et sur la cornée elle-même, tous les 2 ou 3 jours; section des vaisseaux.

℞ Oxyde rouge de mercure... 0ᵍʳ,60
Sucre raffiné............ 4 gr.

℞ Calomel...............
Sucre.................. ⎱ āā p. ég.

**186. Staphylome.** — Symptomes. — Petite tumeur de la cornée, souvent consécutive à une adhérence de l'iris à la cornée, locale ou générale, dont le volume varie entre un grain de raisin et une petite prune ; conique ou sphérique; transparente ou de couleur grisâtre, verdâtre, rougeâtre ou noirâtre ; pouvant compromettre la vue selon qu'elle occupe la cornée ou la sclérotique. Le staphylôme est opaque (*fig.* 40) ou pellucide (*fig.* 41), congénital ou accidentel.

Traitement. — *Contre le staphylome pellucide*, ponctions répétées de la chambre antérieure et iridectomie (??). — *Contre le sta-phylome opaque*, excision (*fig.* 42) ; introduire une aiguille courbe munie d'un fil à la base de la tumeur et enlever avec

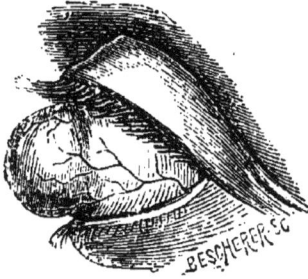

*Fig.* 40. — Staphylôme opaque.      *Fig.* 41. — Staphylôme pellucide.

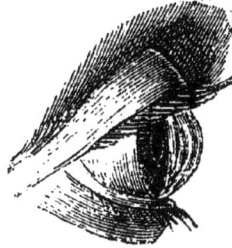

le couteau dit à staphylôme, en transperçant de dehors en de-dans, le tranchant dirigé en haut ; clore les paupières avec des bandelettes de diachylon.

*Résection* : Enfoncer de haut en bas dans le globe oculaire une série d'aiguilles courbes, pourvues d'un fil de soie, de manière à embrasser le staphylôme ; diviser le staphylôme

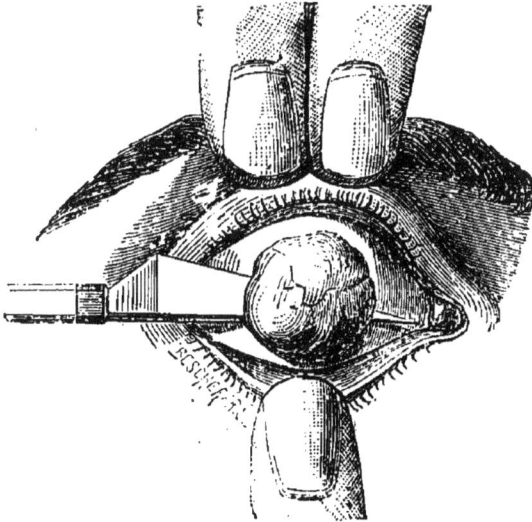

*Fig.* 42. — Opération du staphylôme opaque. Couteau introduit à la base de la tumeur, le tranchant en haut. (Wharton Jones.)

transversalement en deux parties, l'une supérieure, l'autre in-férieure, qu'on réséquera avec des ciseaux courbes ; retirer les aiguilles et réunir les fils.

**187. Iritis.** — SYMPTOMES. — *Premier degré :* La lumière oblique fait voir la cornée saine, mais sa surface postérieure est couverte de pointillés brunâtres (kératite ponctuée), et la chambre antérieure remplie d'humeur aqueuse trouble, louche ; iris terne, peu contractile, un peu déformé ; commencement de synéchies postérieures, injection périkératique peu considérable. Trouble de vision très-léger ; photophobie ; larmoiement ; névralgie ciliaire plus considérable le soir.

*Deuxième degré :* Iris vert, verdâtre, rougeâtre ; pupille resserrée, peu dilatable ; flocons albumineux dans la chambre antérieure, qui paraît agrandie ; injection périkératique intense ; photophobie intense : larmoiement ; lueurs brillantes ; douleurs aiguës, lancinantes ; névralgies ciliaires, occupant toutes les branches de la cinquième paire, souvent la moitié de la tête ; fièvre ; insomnie. — Ces deux degrés constituent l'*iritis séreuse* ou *aquo-capsulite.*

*Troisième degré :* Iris recouvert d'exsudats ; épanchement sanguin ou purulent dans son parenchyme ; pupille déformée, inégale, rebelle à l'action de l'atropine ; quelquefois chez les scrofuleux, formation de petits abcès dans l'épaisseur de l'iris ; hypopyon. Douleurs moins intenses ; photophobie et larmoiement moins considérables ; puis retour des douleurs, et réaction fébrile (*Iritis parenchymateuse* ou *plastique*).

*A l'état chronique :* Décoloration de l'iris : rétrécissement de la pupille ; injection périkératique faible. A l'ophthalmoscope, par l'examen direct, produits de nouvelle formation se présentant comme des stries et taches noires sur un fond rouge ; l'ensemble de ces taches forme très-souvent un cercle : par l'éclairage latéral, ces taches sont vues dans leur couleur naturelle brunâtre.

Dans l'*iritis syphilitique*, coloration rouge cuivré, violacé du petit cercle occupant le bord pupillaire ; épaississement tomenteux, floconneux. Sur ce petit cercle, distorsion anguleuse ; éruption à la surface antérieure d'abord aplatie, puis proéminente ; antécédents du malade : un ou plusieurs condylômes à la surface de l'iris, cornée très-souvent trouble.

Chercher dans les antécédents s'il y a de l'arthritisme, du lymphatisme, de la syphilis, etc.

*Ne pas confondre avec* la kératite profonde ou ponctuée (184) ; au moyen de l'éclairage oblique, bien distinguer les variétés et remonter à l'étiologie.

TRAITEMENT. — 1° *Ir. aiguë :* Collyre au sulfate d'atropine (0,05 pour 15 gr. d'eau), au début et dans les formes subaiguës, une goutte toutes les 2 ou 3 heures. Si les douleurs persistent, 4 à

10 sangsues à la tempe ; y revenir après 8 jours ; saignée de 300 à 400 gr.

*Contre la photophobie* : Fomentations tièdes, laudanisées, ou pommade à la morphine (0,25 pour 10 gr.), ou injection hypodermique comme dans les névralgies (40) ; calomel à doses réfractées ; onguent mercuriel belladoné ; opiacés à l'intérieur, repos de l'œil malade.

2° *Ir. chronique* : Vésicatoires, frictions mercurielles, belladonées.

*Contre l'iritis syphilitique* : Traitement antisyphilitique (30) ; calomel ; proto-iodure de mercure ; iodure de potassium ; térébenthine (4 gr. quatre fois par jour). S'il y a synéchies ou adhérences, ponction de la cornée, ou iridectomie (196).

*Contre l'iritis rhumatismale* : Saignées énergiques ; teinture de colchique (v. *Rhumatisme*, 23, 24).

188. **Cataracte.** — Symptomes. — 1° *Généraux et fonctionnels* : Eblouissement au grand jour ; — affaiblissement de l'acuïté visuelle ; lumière des lampes et bougies entourée de rayons nombreux et très-grands ; souvent diplopie à distance ; mouches volantes. Le *cataracté* marche la tête basse, cherchant l'ombre ; l'*amaurotique* marche au contraire la tête haute et cherchant la lumière. Opacité de l'appareil cristallinien (capsule et lentille), d'où trois variétés :

*Variétés* : 1° *Lenticulaires*, 2° *capsulaires*, 3° *capsulo-lenticulaires*, reconnues à l'ophthalmoscope et par l'éclairage oblique.

| | | |
|---|---|---|
| | dures, centrales ou nucléolaires........ | grises avec ou sans stries. verdâtres ou glaucomateuses. noires, pierreuses. |
| 1° Cataractes lenticulaires | molles, demi-molles ou corticales........ | striées, étoilées. lamellaires. corticales antérieures. corticales postérieures. complètes. |
| | liquides ou morganiennes. | avec noyau flottant. sans noyau flottant. |
| 2° Cataractes capsulaires antérieures........ | | pseudo-membraneuses. phosphatiques. |
| 3° Cataractes capsulo-lenticulaires........ | | postérieures. pyramidales. siliqueuses ou atrophiques. |

A. Les symptômes de la *cataracte lenticulaire* varient selon que la cataracte est dure, molle ou liquide (1).

(1 Vidal, *Traité de pathologie externe et de médecine opératoire*, 5° édition. Paris, 1861, t. III, p. 225.

| CATARACTES DURES. | CATARACTES MOLLES. | CATARACTES LIQUIDES. |
|---|---|---|
| Elles débutent par une *opacité* qui s'avance de la partie centrale du noyau cristallinien vers la surface. | L'*opacité* procède de la surface au centre et débute par des *stries*. | L'*opacité* va de la surface vers le centre; elle est disposée par couches, lorsque l'œil est immobile. |
| *Tache* grise, verte ou noire, le plus opaque au centre. | *Tache* d'un blanc bleuâtre, laiteux, quelquefois un peu grisâtre, ou bien encore nacrée et brillante. | *Tache* uniforme, quelquefois laiteuse, plus tard jaune. |
| *Circonférence* du cristallin reste transparente. | *Circonférence* du cristallin toujours opaque. | *Circonférence* du cristallin toujours opaque. |
| *Volume* de la cataracte petit. | *Volume* de la cataracte très-grand. | *Volume* de la cataracte souvent considérable. |
| *Iris* très-mobile, non saillant en avant. | *Iris* peu ou point mobile, fait une forte saillie en avant. | *Iris* poussé en avant, exécute quelquefois des oscillations d'avant en arrière. |
| *Ombre* portée par l'iris, sur la tache, large. | *Ombre* portée par l'iris, sur la tache, nulle. | *Ombre* nulle. |
| *Chambre postérieure* paraît très-grande. | *Chambre postérieure* paraît effacée. | *Chambre postérieure* effacée. |
| *Cercle uvéen* peu ou point visible. | *Cercle uvéen* très-grand et très-apparent. | *Cercle uvéen* très-apparent. |
| *Chambre antérieure* normale. | *Chambre antérieure* diminuée. | *Chambre antérieure* diminuée. |
| *Vision* meilleure à une lumière peu-intense, n'est jamais complétement abolie. | *Vision* abolie tout à fait quand la cataracte est formée. | *Vision* abolie. |
| *Marche* lente. | *Marche* plus rapide. | *Marche* très-lente. |

A *l'ophthalmoscope* : Points noirs, stries nettement détachées sur la surface rouge du fond de l'œil. Si l'altération occupe les couches corticales, stries, lignes blanchâtres s'irradiant de la périphérie au centre (*cat. étoilées*) : l'étoile est claire au centre dans la cataracte corticale antérieure (*fig.* 43); elle est au contraire noire au centre dans la cataracte postérieure (*fig.* 44) appelée aussi cataracte polaire : pupille trouble, brunâtre au milieu, transparente et rouge à sa périphérie; bords de l'opacité très-nettement tranchés dans la cataracte lamellaire ou *molle*; ils se perdent insensiblement dans la cataracte *dure*. A l'ophthalmoscope, les opacités *antérieures* suivent

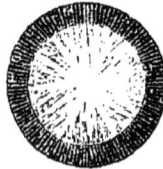

*Fig.* 43. — Cataracte étoilée antérieure.

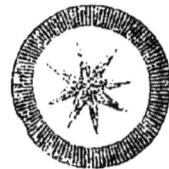

*Fig.* 44. — Cataracte étoilée postérieure.

les mouvements de l'œil ; les opacités *postérieures* se déplacent dans le sens diamétralement opposé.

B. *Dans la cataracte capsulaire antérieure*, opacité consécutive à l'iritis résultant de fausses membranes ; exsudation grisâtre, centrale, le plus souvent partielle et très-opaque : trouble visuel peu marqué (*C. pseudo-membraneuse*). — Tache d'un blanc nacré, luisant, crétacé au centre de la capsule antérieure ou dans le champ de la pupille ; une ou plusieurs taches de forme arrondie (*C. phosphatique*).

| CATARACTES CAPSULAIRES. | CATARACTES LENTICULAIRES. |
|---|---|
| Opacité s'étendant à une partie de la surface de l'appareil cristallinien, et étant presque toujours précédée d'une inflammation. | Opacité s'étendant du centre à la surface ou en sens inverse, sans inflammation préexistante. |
| Tache toujours d'un blanc mat, couleur de craie, formée de plaques rugueuses, réunies sans ordre, et présentant des aspérités qui font saillie à la surface de la membrane ; point de stries régulières. | Tache grise, verte, noire, blanche ou ambrée, parcourue de stries, qui convergent toutes vers le milieu de la lentille, et parfaitement lisses à la surface ; dans la cataracte liquide, les stries sont transversales quand on les laisse en repos. |
| La capsulaire demeure stationnaire et limitée, à moins que l'inflammation ne persiste. Volume petit, forme aplatie. | La cataracte lenticulaire envahit peu à peu tout le cristallin. Volume grand ou petit, forme convexe. |
| Iris rarement mobile, souvent adhérent et tiré en arrière, jamais agité d'oscillations. Ombre portée nulle s'il y a des adhérences, exagérée s'il n'y en a pas. | Iris mobile ou immobile, sans adhérence, saillant quelquefois en avant, ou agité exceptionnellement d'oscillations. Ombre portée large ou nulle. (Desmarres.) |

C. *Cataractes capsulo-lenticulaires* produites par altération de la capsule postérieure et du cristallin ; capsule laiteuse, grisâtre, crayeuse par places ; tantôt sa tache part de la capsule postérieure et semble s'avancer dans la chambre antérieure (*Cat. pyramidale*) ; tantôt il y a atrophie, résorption d'une partie des couches corticales (*Cat. siliqueuse* ou *atrophique*).

*Ne pas confondre avec* glaucome (190, 1), amblyopie, amaurose (89). Dans l'amaurose, le trouble du fond de l'œil est concave et situé plus loin que la pupille, que la cataracte ; l'opacité est verdâtre ou rougeâtre, a peu d'intensité.

TRAITEMENT. — 1° *Par abaissement* (moyen infidèle).

2° *Par extraction* (kératotomie supérieure ; trois temps).

4° *Discision et fragmentation de la cataracte sur place*.

4° *Méthode de Graefe* (*Extraction linéaire modifiée*).

L'extraction par kératotomie supérieure ou bien l'extraction linéaire modifiée par la méthode de Graefe sont les deux procédés les plus employés. Le second est préférable.

A. EXTRACTION. — *Kératotomie supérieure.*

*Premier temps.* — *Incision de la cornée de la capsule :* Tenir le malade contre la poitrine de l'aide, fixer l'œil avec la pique de Pamard ou une pince tenue de la main gauche, et implantée à 3 ou 4 millimètres de la cornée, vers l'angle interne ; ponction à 1 millimètre au-dessus du diamètre transversal de la cornée et à 2 millimètres en dedans ; faire pénétrer le couteau parallèlement à l'iris dans la chambre antérieure, d'une manière lente et égale ; faire sortir la pointe dans un lieu diamétralement opposé au lieu d'entrée (*fig.* 45), en inclinant légèrement le tran-

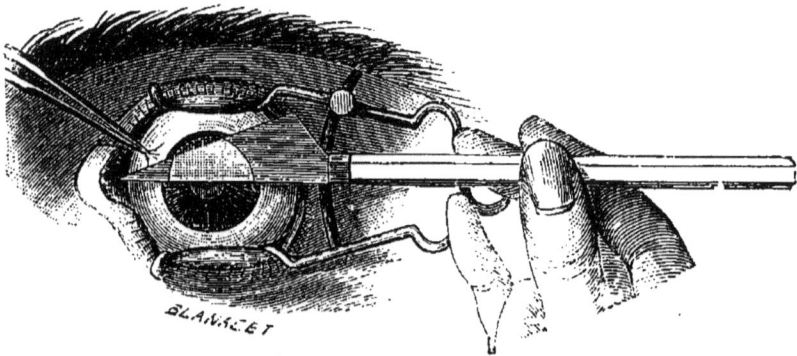

*Fig.* 45. — Extraction à lambeau supérieur. (Galezowski.)

chant en arrière ; faire cheminer le couteau jusqu'à ce qu'il reste une bride ou pont de la cornée, à sa partie supérieure, large au plus de 2 millimètres ; abaisser un peu la lame, la retirer lentement jusqu'à la capsule ; ouvrir légèrement la capsule ; retirer vite le couteau, enlever la pique ; laisser reposer le malade et abaisser sa paupière.

*Deuxième temps.* — *Incision de la bride.* Après un peu de repos, soulever la paupière supérieure ; introduire par la plaie le kystitome, le tranchant en haut ; diviser la bride ; fermer l'œil en soulevant la paupière supérieure pour ne pas renverser le lambeau.

*Troisième temps.* — (*Sortie du cristallin.*) Relever la paupière supérieure, et presser, s'il est nécessaire sur la partie inférieure du globe pour faire sortir le cristallin.

*Pansement :* Fermer les deux yeux avec des bandelettes agglutinatives.

*Nota.* — *a.* — Dans les cataractes molles ou traumatiques, extraction linéaire simple sans excision de l'iris.

*b.* — Dans les cataractes corticales incomplètes chez les sujets jeunes, division préalable deux ou trois fois dans l'espace d'un mois, et ensuite extraction linéaire.

Accidents. — 1° *Issue de l'humeur aqueuse :* Pousser vite le couteau jusqu'à la contre-ponction.

2° *Iris engagé sous le couteau et faisant hernie :* Le refouler avec la pulpe de l'index ou le dos de la curette ; si cette tentative échoue, on enlève le lambeau iridien.

B. Méthode de Graefe (*extraction linéaire modifiée*). Très-bonne méthode, préférable en ce sens qu'elle n'expose pas, comme la kératotomie supérieure, à l'inflammation et à la suppuration de la cornée.

*Premier temps.* — Coucher le malade ; placer le blépharostat ; saisir le globe oculaire, avec la pince à fixer, dans un point diamétralement opposé à celui où l'on fera l'incision. Faire la ponction avec le couteau de Graefe (*fig.* 46), le tranchant

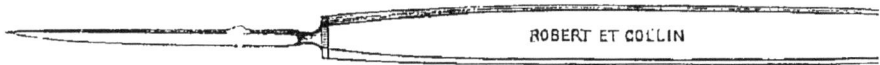

Fig. 46. — Couteau de Graefe.

dirigé en haut, à 2 millim. de la cornée, dans la sclérotique ; traverser la chambre antérieure. Le couteau entre en A (*fig.* 47), est dirigé en C, et la pointe ressort en B. Diriger le tranchant en avant, et, par un mouvement de va-et-vient, inciser la partie comprise entre la ponction et la contre-ponction.

*Deuxième temps.* — L'incision faite, l'iris fait hernie dans la plaie ; on l'attire doucement en avant et on le coupe à l'aide d'une petite paire de ciseaux courbes, en deux coups, d'abord à l'angle externe, puis à l'angle interne de la plaie.

*Troisième temps.* — Discision de la capsule avec le kystitome,

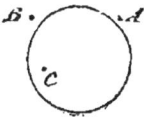

Fig. 47. — Extraction
linéaire modifiée.

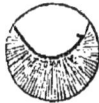

Fig. 48.

introduit dans la chambre antérieure ; la discision doit être parallèle à la plaie cornéenne ; puis seconde incision dans le sens vertical, ce qui donne à la plaie capsulaire la forme cruciale et facilite la sortie du cristallin. — Enlever la pince à fixer et le blépharostat et laisser reposer le malade pendant quelques instants.

*Quatrième temps.* — Saisir la paupière supérieure avec la main gauche et appuyer doucement à travers la paupière sur le globe de l'œil : déprimer en même temps le bord sclérotical au moyen d'une curette. A mesure que la pression augmente, le cristallin se détache et s'engage dans la plaie, puis s'échappe.

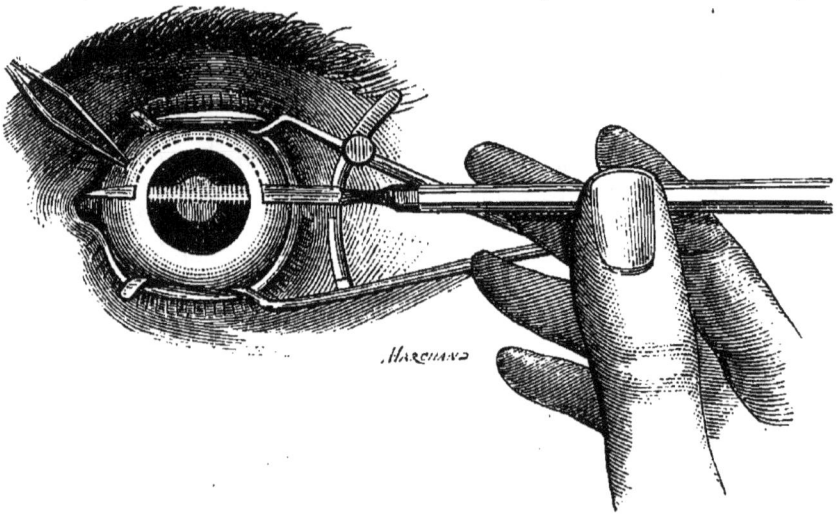

*Fig.* 49. — Opération de Graefe modifiée.

Quelquefois on favorise sa sortie en plaçant la curette sous le cristallin. — Laisser reposer l'œil quelques minutes, entr'ouvrir la plaie avec la curette et glisser la paupière supérieure sur la surface de la cornée pour faire évacuer les débris des couches corticales.

*Pansement* : Compresses, charpie, bandelettes ; les enlever après 24 heures et faire un nouveau pansement.

**189. Amaurose, Amblyopie.** — Affaiblissement ou perte de la vue sans qu'il y ait obstacle à l'arrivée des rayons lumineux au fond de l'œil, soit que cette perte de la vue dépende d'une lésion de la rétine (*amaurose idiopathique*) ; soit qu'elle dépende d'une altération du nerf optique (*A. symptomatique*) ; soit qu'elle dépende de lésions étrangères (*A. sympathique*). Chercher avec l'ophthalmoscope s'il y a lésion du corps vitré, de la choroïde, de la rétine, de la papille du nerf optique ; chercher si l'amaurose dépend d'albuminurie, de glycosurie, de syphilis ou des affections du système cérébro-spinal.

*Ne pas confondre* l'amaurose avec la cataracte (188).

CATARACTE.

1° *Signes objectifs.* — Le cataracté a une démarche spéciale, il baisse la tête, se cache les yeux, pour intercepter les rayons lumineux et dilater la pupille ; ses yeux ont une direction presque toujours normale.

L'iris se dilate et se contracte bien ; la belladone agit vite sur elle.

Une bougie placée devant l'œil (procédé de Sanson) doit s'y refléter sous la forme de trois images : une droite antérieure, due à la cornée ; une moyenne renversée, produite par la face postérieure du cristallin ; une droite postérieure, due à la face antérieure du cristallin. Si l'une ou l'autre des deux dernières images vient à faire défaut, il existe une cataracte.

L'éclairage oblique fait découvrir les opacités (signe pathognomonique).

2° *Signes subjectifs.* — Le cataracté perd peu à peu la vue, il voit un nuage, un brouillard, une gaze interposés entre l'œil et les objets. L'altération de la vue est proportionnelle à l'opacité.

Le cataracté voit mieux dans une demi-obscurité.

Les objets éclairés semblent, au cataracté, obscurcis et troubles. Il n'est pas rare d'observer de la diplopie monoculaire.

Les douleurs orbitaires ou circumorbitaires sont peu intenses.

AMAUROSE.

1° L'amaurotique regarde en avant et en haut ; sa tête est immobile, il a l'air hébété ; il y a souvent un léger strabisme, de l'incertitude dans les mouvements oculaires.

La pupille est dilatée et paresseuse ; la belladone ne l'influence que lentement.

En général, les trois images restent nettes.

Absence complète d'opacité, quelquefois couleur jaunâtre, mais qui n'intercepte pas les rayons lumineux.

2° L'amaurose a souvent une attaque brusque ; au lieu de nuages ce sont des taches noires que voit le malade ; dans l'obscurité, ces taches deviennent lumineuses.

L'amaurotique recherche la lumière.

Les objets éclairés apparaissent irisés, brisés, rayonnants. La diplopie monoculaire est rare.

Les douleurs sont fréquentes dans l'amaurose (1).

190. **Choroïdite.** — *Variétés :* — I, séreuse ; — II, plastique ; — III, atrophique.

I. — **Choroïdite séreuse** ou **glaucomateuse** ou **Glaucome.** — SYMPTOMES. — Sorte de brouillard autour des objets contemplés par le malade ; douleurs de l'orbite gravatives, lancinantes, gagnant les pommettes, le front, les tempes, plus fortes le soir que le matin et par les temps humides ; le malade voit des cercles d'arc-en-ciel autour d'une flamme de bougie, qui ne disparaissent pas lorsqu'il lave ou essuie son œil. Dureté de l'œil comme une bille de marbre. Anesthésie de la cornée et soulèvement de son épithélium, ce qui la rend terne :

(1) Valleix, *Guide du médecin praticien*, 5ᵉ éd., 1866, t. V, p. 839.

accès d'inflammation aiguë, venant plusieurs fois dans le courant de la maladie. La vue diminue à chaque nouvelle crise : pupille moins mobile, irrégulière, dilatée ; iris changé de couleur, bord pupillaire frangé ; coloration vert d'eau au fond de l'œil ; iris poussé en avant par le cristallin ; dilatation variqueuse des vaisseaux de la sclérotique et de la conjonctive. A l'ophthalmoscope, excavation de la papille optique, pulsation des artères de la rétine.

Dans la *forme chronique*, les douleurs et les symptômes inflammatoires peuvent complétement manquer.

A la suite d'un glaucome chronique qui a duré longtemps il se déclare une cataracte.

*Ne pas confondre avec* amaurose (189), cataracte (188).

TRAITEMENT. — Paracentèse de la chambre antérieure de l'œil, moyen inefficace, Iridectomie (voir, 196, 2°).

**II. — Choroïdite plastique** ou **irido-choroïdite.** — Elle débute souvent par l'iris et se communique ensuite à la choroïde ; tantôt au contraire elle prend naissance dans la choroïde elle-même, et n'arrive à l'iris qu'en dernier lieu. Dans l'un comme dans l'autre cas, il y a des signes d'iritis ancien ou récent, des synéchies postérieures, des exsudations pupillaires ; l'iris devient bombé et proéminent en avant : la chambre antérieure change de profondeur, elle est plus petite ; l'humeur aqueuse devient verdâtre, la cornée se ternit et les vaisseaux sous-conjonctivaux s'injectent. Il y a douleurs périorbitaires, larmoiement, perte de la vue, impossibilité d'éclairer le fond de l'œil, et les phosphènes sont le plus souvent abolis. L'œil s'atrophie au bout de quelque temps et devient mou.

TRAITEMENT. — Atropine, préparations mercurielles et opération d'iridorhexis (196, 1°) (Desmarres).

A cette forme de choroïdite on doit rapporter la choroïdite qui se développe sous l'influence de la syphilis ou *choroïdite syphilitique.*

**III. — Choroïdite atrophique.** — PREMIÈRE FORME. — Staphylôme postérieur ou scléro-choroïdite postérieure. La papille se présente comme à travers un nuage et il y a souvent des flocons très-fins, comme une toile d'araignée qui nage dans le corps vitré : héméralopie et trouble de la vue venant par accès ; souvent iritis et rétinite en même temps. Sur le côté de la papille, tache blanche, brillante, en forme de croissant, embrassant la papille et se prolongeant par un sommet tronqué du côté de la tache jaune qui va s'agrandissant : vaisseaux rétiniens au-devant de cette tache ; accumulation du pigment en certains

points, diminution dans d'autres ; plus tard, atrophie des vaisseaux, déformation de l'œil et amblyopie dans un degré plus
avancé de l'atrophie choroïdienne.

TRAITEMENT. — Varie selon la cause.

DEUXIÈME FORME. — Choroïdite atrophique disséminée simple
ou syphilitique, se présentant sous forme de taches rondes
blanches entourées de taches et amas pigmentaires.

*Ne pas confondre avec* iritis (187), cataracte (188), amaurose
(189), choroïdite glaucomateuse (190,I).

TRAITEMENT. — *État aigu :* Une ou deux saignées ; sangsues à
l'angle externe de l'œil ; purgatifs ; calomel (0,15 en six doses) ;
traitement antiphlogistique énergique ; chercher à rappeler la
menstruation, s'il y a eu arrêt (voir *Aménorrhée*), les hémorrhoïdes ; rappeler les maladies cutanées ou employer le traitement spécifique antirhumatismal, antiscrofuleux, antiherpé-
tique.

℞  Arséniate de potasse............................ 0gr,15
   Extrait de ciguë................................ 4 gr.
   F. s. a. 100 pilules ; 2 à 4 par jour.

*S'il y a suppression de sueurs,* bains de vapeur ; soufre doré
d'antimoine (0,10 à 0,50), acétate d'ammoniaque (1 à 10 gr.
chaque jour) :

℞  Extrait de douce amère......................... 6 gr.
   Extrait de salsepareille........................ 5 —
   Extrait d'aconit............................... 1 —
   F. s. a. 100 pilules ; 2 à 4 par jour.

La choroïdite pouvant être de nature syphilitique, chercher
les antécédents et prescrire le traitement mercuriel et ioduré,
le sirop de Gibert. (Voir 30.)

191. **Rétinite.** — SYMPTOMES. — *Quatre variétés :* — I, albuminurique ; — II, glycosurique ; — III, leucocythémique ; —
IV, syphilitique. On les reconnaît surtout au moyen de l'ophthalmoscope.

I. **Rétinite albuminurique** : 1° Épanchement sanguin dans
la rétine à forme linéaire ; 2° plaques blanches graisseuses plus
ou moins nombreuses arrondies ou ovales, occupant le segment
postérieur de la rétine ; 3° infiltration séreuse du nerf optique voilant la papille ; 4° existence simultanée de l'affection
dans les deux yeux ; 5° la maladie se développe lentement ;
6° l'affaiblissement de la vue n'est pas en proportion avec l'altération de la rétine (Galezowski).

II. **Rétinite glycosurique** : Taches apoplectiques et exsudatives avec atrophie de la papille.

III. **Rétinite leucocythémique** : Les signes n'ont rien de caractéristique. Il y a un trouble général ou infiltration blanchâtre masquant les vaisseaux.

IV. **Rétinite syphilitique** : 1° Début lent ; 2° vision centrale affaiblie ; 3° photopsies et chropsies ; 4° cécité partielle

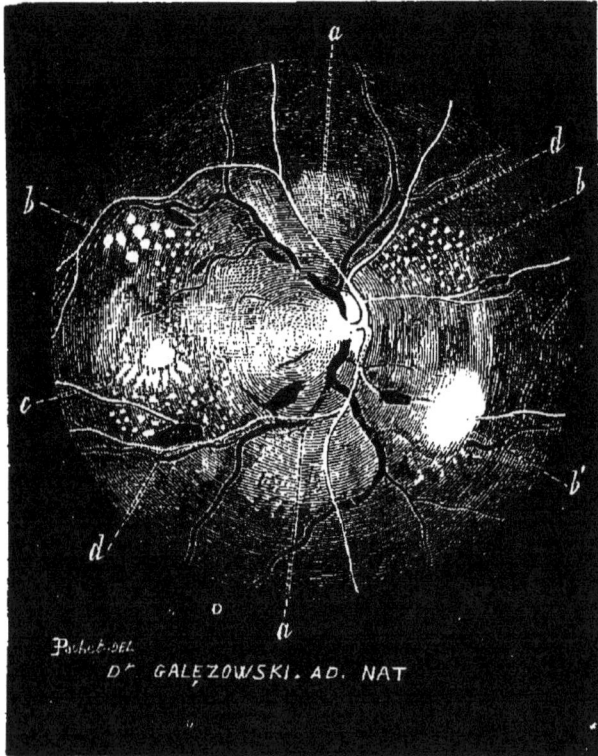

*Fig.* 50. — Infiltration séreuse péripapillaire ; *b, b, b,* taches blanches exsudatives ; *c,* exsudation caractéristique de la macula ; *d, d,* hémorrhagies rétiniennes.

ou complète pour les couleurs (Galezowski) ; 5° à l'ophthalmoscope on constate des taches hémorrhagiques disséminées le long des vaisseaux et des infiltrations périvasculaires.

*Ne pas confondre avec* amaurose (189), choroïdite (190).

Traitement. — Voir *Choroïdite.*

192. **Hémorrhagie rétinienne.** — Symptomes. — Trouble ou perte subite de la vue ; hypérhémie de la rétine ; foyers apoplectiques.

**193. Décollement de la rétine.** — SYMPTOMES. — Vue altérée, incomplète, survenue subitement : les objets paraissent

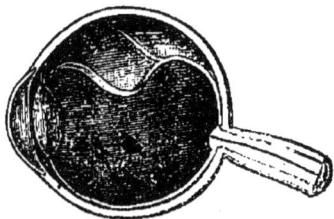

Fig. 51. — Décollement de la rétine.

brisés, dissociés, en zigzag ; abolition d'une moitié du champ visuel. A l'examen par l'éclairage direct, apparition derrière le cristallin d'une masse jaunâtre, bosselée, tremblotante, qui est la rétine décollée (*fig.* 51). A l'ophthalmoscope, cette tumeur est grisâtre, un peu transparente, à surface plissée, sillonnée de lignes noires, *mobile*, gélatineuse ; absence de phosphène dans la partie correspondante au décollement.

TRAITEMENT. — Palliatif ou nul.

**194. Maladies du nerf optique. Névrite optique.** — SYMPTOMES. — Pupille dilatée, immobile ; affaiblissement de la vue ; hémiopie ; troubles cérébraux concomitants ou occasionnels. A l'ophthalmoscope, papille plus large, saillante, injectée avec exsudats ; artère rétinienne diminuée ; veines gonflées (*congestion*). A l'état chronique, contours de la papille irréguliers, frangés, atrophiés (à la suite de névrite optique). — Couleur blanche, nacrée ; diminution des vaisseaux capillaires ; artères et veines de volume normal ; atrophie et excavation de la papille ; contours bien tranchés (*atrophie du nerf*) ; diminution de la vue ; regard vague, en haut ; pupille normale ou contractée.

*Ne pas confondre avec* amaurose (189), choroïdite glaucomateuse (190, I), rétinite (191).

TRAITEMENT. — Antiphlogistique à la période congestive ; symptomatique ou spécifique.

**195. Hypopyon, hypohéma.** — SYMPTOMES. — A la suite de phénomènes inflammatoires ou d'accidents, présence de pus ou de sang dans la chambre antérieure de l'œil.

TRAITEMENT. — Expectation ; puis paracentèse de la cornée avec le couteau à cataracte.

**196. Pupille artificielle.** — *Indications* : 1° Leucôme central de la cornée ; — 2° leucôme avec adhérence de l'iris ; — 3° atrésie de la pupille ; — 4° hernie de l'iris avec disparition de la pupille ; — 5° glaucôme ; — 6° Iridochoroïdite ; — 7° corps étrangers de l'iris ; — 8° pour faciliter l'extraction de la cataracte.

*Contre-indications* : 1° Granulations de la conjonctive ; kératite ; — 2° atrophie de l'œil ; strabisme ; — 3° paralysie, insensibilité de la rétine ; — 4° maladies de l'iris ; — 5° mauvaise santé, lymphatisme, scrofulisme.

Trois méthodes : 1° déchirement ; — 2° excision ; — 3° déplacement.

1° *Déchirement* ou *Iridorhexis* : Faire écarter les paupières avec le blépharostat ou des élévateurs ; fixer l'œil avec une pince

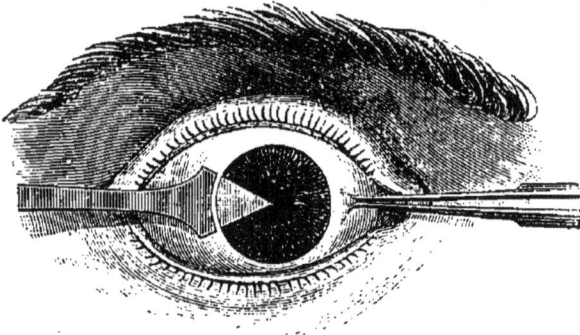

*Fig.* 52. — Pupille artificielle ; incision de la cornée.

ressort implantée sur la conjonctive, près de la cornée. 1er *temps* : ponction de la sclérotique à 1 millim. du bord de

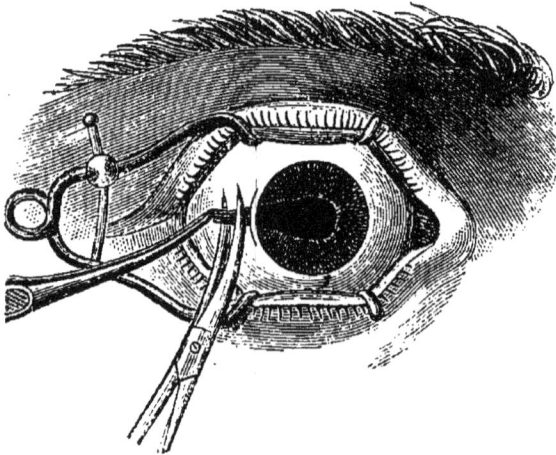

*Fig.* 53. — Pupille artificielle ; excision de l'iris.

la cornée avec le couteau lancéolaire (*fig.* 52), et faire une plaie de 4 millimètres. 2e *temps* : introduire dans la plaie une pince

courbe fermée, à concavité tournée en avant. 3ᵉ *temps* : saisir
l'iris entre les branches de la pince ; le *déchirer* par une traction brusque et l'entraîner rapidement au dehors et sans secousse. 4ᵉ *temps* : excision avec des ciseaux courbes de la partie saillante (*fig.* 53). Fermer pendant plusieurs jours avec du
taffetas l'œil opéré.

2° *Excision* ou *Iridectomie*. Même procédé; mais, au lieu d'arracher l'iris de ses adhérences contractées avec la capsule, le
saisir au bord de la plaie, en introduisant la pince dans la
chambre antérieure. Le choix du lieu où se fait l'excision est
indifférent : de Graefe la fait au côté interne, Bowmann et
Coursserant préfèrent exciser la partie supérieure.

3° *Déplacement* ou *Iridectexis*. Faire une petite incision de
2 millimètres sur le bord de la cornée; introduire un petit
crochet mousse dans la pupille, attirer la partie accrochée de
l'iris dans la plaie et laisser la hernie s'établir et se cicatriser
en maintenant pendant 2 ou 3 jours l'œil fermé et comprimé
légèrement au moyen d'un bandage compressif.

*Contre-indications* : Granulations conjonctivales.

---

# CHAPITRE III

## MALADIES DES OREILLES ET DU NEZ.

*Maladies des oreilles.* — Eczéma. — Corps étrangers. — Accumulations
cérumineuses. — Otite externe aiguë. — Otite chronique ou otorrhée. — Otite moyenne. — Otite interne. — Myringite ou inflammation du tympan. — Maladie de Ménière. — Otalgie. — Polypes
de l'oreille. — Cathétérisme de la trompe d'Eustache.
*Maladies du nez.* — Lupus. — Épistaxis. — Coryza aigu, chronique,
syphilitique, ulcéreux ou ozène, des enfants. — Polypes des fosses
nasales.

### SECTION I.

#### MALADIES DES OREILLES.

197. **Eczéma.** Voir *Maladies de la peau* (54, 55).

198. **Corps étrangers.** — SYMPTÔMES. — Le plus souvent
nuls, ou bien bourdonnements d'oreille ; douleurs locales selon
l'objet introduit ; d'autrefois symptômes réflexes consistant en

vertiges, céphalalgies opiniâtres, quintes de toux, vomissements : examiner l'oreille avec le spéculum, aidé ou non de l'appareil réflecteur.

TRAITEMENT. — Pas de tentatives d'extraction à moins de *certitude* de la présence d'objets étrangers. Si le corps étranger est fondant, tel que cérumen trop abondant, instillations préalables d'eau tiède et de glycérine avec ou sans addition d'un peu d'éther pour favoriser la dissolution du corps gras ; toutes les injections faites dans l'oreille doivent être plutôt chaudes que tièdes ; froides elles provoquent des vertiges et des vomissements (Prat) ; injections forcées d'huile ou d'eau tiède ou de lait. Si ce sont des insectes, les noyer ou les extraire avec des pinces fines. Si ce sont des corps durs, les extraire avec des pinces, une aiguille courbe, une anse de fil d'archal, la canule de Vidal, qui consiste en une canule plate parcourue par un fort ressort de montre qui se termine par un petit bouton aplati ; la curette articulée de Leroy d'Étiolles, la petite pince à polypes, la pince de Bonnafont (*fig.* 54). Chercher à saisir le corps entre les deux branches de la pince à disséquer, injections puissantes et répétées avec la pompe à courant continu, ou avec une forte seringue ou avec l'irrigateur de Prat (*fig.* 53) à double courant permettant au liquide d'arriver par une branche AA et de ressortir par l'autre BB.

**199. Accumulations cérumineu-**

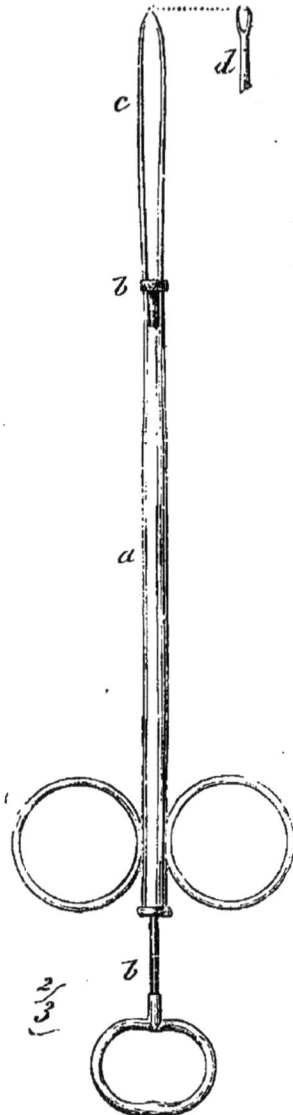

*Fig.* 54. — Pinces de Bonnafont servant à l'extraction des corps étrangers du conduit auditif (*)

(*) *a*, canule terminée par les branches de la pince *c*, qui s'écartent par leur élasticité ; *b*, *b*, tige qui se passe dans la canule, et est armée d'un anneau destiné à serrer les mors de la pince ; *d*, mors de la pince, vu de face.

ses. — Tiennent à des causes multiples dont l'inflammation glandulaire est l'effet. Sécrétion plus abondante, claire et visqueuse ; quelquefois des poussières venues du dehors épaississent cette hyper-sécrétion ; d'autres fois l'air la dessèche et le tympan

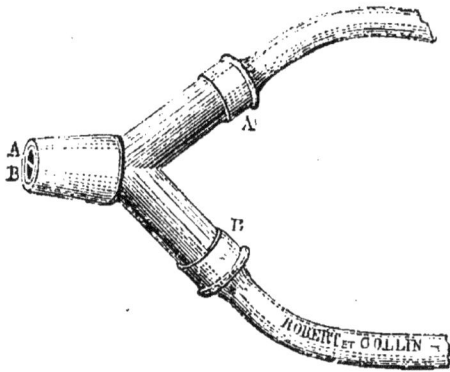

*Fig.* 55. — Irrigateur de Prat.

se couvre d'une croûte pierreuse, adhérente, derrière laquelle se trouve une ulcération consécutive à une myringite occasionnée par le contact.

TRAITEMENT. — Délayer, ramollir suivant les cas, la stalagmite croûteuse qui s'enlève seule par les irrigations de l'eau tiède. Éviter l'usage abusif du cure-oreille qui pourrait blesser le tympan.

200. **Otite externe aiguë.** — SYMPTÔMES. — Douleur locale sur le tragus qui ne peut supporter la pression du doigt ; bourdonnement en bruits de chocs isochrones avec le pouls ; sécheresse du conduit ; hyperacousie d'abord ; audition douloureuse pour certains sons ; bruit dans l'articulation temporo-maxillaire pendant la mastication ; éternuement ; bâillement douloureux ; sécheresse de la muqueuse nasale et du conduit auditif, puis sécrétion muco-purulente ; dureté d'oreille, bourdonnements syrigmatodes (Prat). — *Plusieurs variétés* : herpétique, syphilitique, scrofuleuse, rhumatismale, tuberculeuse.

TRAITEMENT. — Antiphlogistique ; 2, 4, 6 sangsues en avant du tragus ; ventouses scarifiées ; injections émollientes ; chaleur sèche ; narcotiques par la méthode hypodermique ; pas de cataplasmes, ni de vésicatoires, ni de laudanum dans le conduit auditif ; ni huile d'aucune sorte, si ce n'est quelquefois un ou deux grammes d'huile de lis *chaude* employée comme bain local. Les injections doivent faire glisser l'eau dans l'oreille sans frapper le tympan ni les parois du conduit enflammées (Prat).

A la période de déclin, injections avec sous-acétate de plomb (0,25 à 0,50) et eau (30 à 50 gr.).

201. **Otite externe chronique** ou **Otorrhée**. — SYMPTÔMES. — A la suite de phlegmasie chronique ou de présence de corps étranger animé ou inanimé, de cérumen ou de polype, écoulement par l'oreille d'un pus jaune sale, jaunâtre, fétide ou inodore, sans couleur, avec dureté plus ou moins prononcée de l'ouïe et bourdonnements d'oreille.

Tuméfaction rougeâtre, violacée de la peau du pavillon, du conduit auditif, avec croûtes blanchâtres, grisâtres, jaunâtres, et aspect fendillé, gercé : écoulement ichoreux jaunâtre fétide, très-abondant (*O. dartreuse*).

TRAITEMENT. — 1° *Général* : Combattre la cause diathésique, le lymphatisme (27) l'herpétisme (55), la syphilis (29, 30); bains salés, sulfureux alcalins, de sublimé (15 gr.)

Eaux du Mont-Dore, de Vals, de Saint-Nectaire, de Saint-Sauveur.

Dans l'otite chronique, pas de traitement local, sans traitement général ; quelquefois vésicatoires volants derrière les oreilles.

2° *Local* : Subordonné à l'étendue, à la profondeur et à l'ancienneté de l'otorrhée. Commencer par des injections détersives d'eau tiède, puis injections alcalines, savonneuses, astringentes, en tâtant la susceptibilité du malade.

| ♃ Sous-acétate de plomb... | 0gr,50 | ♃ Sulfate de cuivre........ | 4 gr. |
|---|---|---|---|
| Eau distillée........... | 100 gr. | Eau de roses........... | 100 — |
| Diss. | | Diss. | |
| ♃ Pierre divine........... | 1 gr. | ♃ Eau distillée........... | 100 gr. |
| Eau de roses........... | 100 — | Teinture d'iode......... | 10 — |
| Miel rosat........... | 30 — | Iodure de potassium...... | 0gr,50 |
| Diss. | | Diss. | |
| ♃ Sulfate de zinc........... | 1 gr. | ♃ Alun............. | 2 à 5 gr. |
| Eau................. | 100 — | Eau................. | 100 — |
| Diss. | | Diss. | |
| ♃ Eau................. | 100 gr. | ♃ Eau................. | 100 gr. |
| Sulfate de fer et d'ammoniaque........... | 2 — | Hyposulfite de soude et d'argent........... | 1 — |
| Ou Sulfate de fer et de potasse. | 2 — | Diss. | |
| Diss. | | | (Delioux) |

Contre les vers parasitaires et contre l'écoulement fétide.

| ♃ Eau................. | 200 gr. |
|---|---|
| Glycérine................. | |
| Alcool................. | āā 20 — |
| Acide phénique................. | 5 — |

Augmenter graduellement la dose de l'acide phénique de 1 gr. tous les dix jours jusqu'à 10 gr.

Quand l'écoulement n'est ni vert ni fétide, employer l'une après l'autre, à quelques jours d'intervalle, les injections suivantes (Triquet) :

| ♃ Tannin........... | 1gr,20 | ♃ Alun........... | 15 gr. |
|---|---|---|---|
| Eau de roses.......... | 250 gr. | Eau........... | 100 — |

Pommade au goudron (2 gr. pour 30), au précipité blanc (2 gr. pour 30), au turbith (1 à 2 gr. pour 30); glycérine ; glycérolé de goudron, d'amidon, surtout dans l'otorrhée dia-thésique.

Irrigations abondantes d'eau tiède à 38° ou 40°; 5 à 10 litres à chaque irrigation et dans chaque oreille, deux fois par jour, et pendant cinq jours; cesser les irrigations pendant quelques jours s'il n'y a pas de guérison pour les reprendre au besoin : faire les irrigations avec un puissant irrigateur Eguisier ou mieux avec l'instrument de Prat (fig. 55). Introduire dans l'o-reille malade le bec de la sonde AB : le tube d'arrivée A plonge dans un réservoir à ciel ouvert et fait siphon; c'est par ce tube que l'eau arrive dans l'oreille, et elle sort par le tube B ; on amorce préalablement avec une poire en caoutchouc (Prat).

202. **Otite moyenne.** — SYMPTÔMES. — Au début, congestion, hypérémie ; plénitude vers l'apophyse mastoïde, puis vers le sin-ciput ; douleur, surdité légère, bourdonnement en bruit de chocs isochrones avec le pouls. Vascularisation de la membrane du tympan. A l'examen otoscopique, disparition plus ou moins com-plète du triangle lumineux; obstruction de la trompe d'Eustache. Si les symptômes augmentent d'intensité, douleur plus vive, lancinante et profonde, augmentant par l'action de se moucher, de bâiller, d'éternuer, de mastiquer; étourdissements, vertiges. La maladie peut se guérir par résolution ou passer à l'état chro-nique ou augmenter et amener l'amincissement et la rupture du tympan. La phlegmasie peut s'étendre aux os.

TRAITEMENT. — Antiphlogistique ; sangsues, ventouses; injec-tions chaudes émollientes ; pas de cathétérisme, ni d'insufflation d'air ; ponction de la membrane en arrière du muscle du marteau. Quand la suppuration est établie depuis longtemps, dessécher avec le coton cardé fréquemment renouvelé. Éviter le froid, les bains ; calmer les douleurs par les injections hypoder-miques, et quand elles ont cessé, insufflation d'air par la trompe, trépanation de l'apophyse mastoïde.

203. **Otite interne.** — SYMPTÔMES. — Extension à la trompe d'Eustache des phlegmasies de la gorge ; douleur profonde, continue, exacerbante ; surdité ; agitation, délire, insomnie ; puis, quelquefois, perforation du tympan et issue du pus par l'oreille externe et par la trompe d'Eustache.

*Ne pas confondre* avec otite externe (200, 201).

TRAITEMENT. — Sangsues derrière les oreilles ; cataplasmes laudanisés : pas d'injections ; bains de pieds ; lavements pur-gatifs ; boissons chaudes et émollientes : inhalation dans la bouche des vapeurs ci-dessous ; fermer la bouche et le nez et faire alors une forte expiration (De Lucœ) :

> ♃ Baies de genièvre......................... 2 à 5 gr.
> Eau bouillante.......................... 60 —
> Esprit de Mindererus...................... 5 —

Après la perforation du tympan, injections émollientes, astringentes, avec l'eau blanche, l'eau alcaline, les eaux sulfureuses.

**204. Myringite ou Inflammation du tympan. — I. Forme aiguë. — Symptomes. —** Violentes douleurs dans le fond de l'oreille avec bourdonnements et pulsations très-pénibles, débutant d'emblée, avec agitation très-vive, affaiblissement de l'ouïe. L'examen otoscopique fait voir une membrane du tympan vivement injectée, terne, dépolie : rougeur et gonflement du conduit auditif externe ; dépôt de matière interstitielle, piqueté blanc, abcès multiples. Se termine par résolution ou par suppuration.

**II. Forme chronique. —** Succède à la myringite aiguë ou à l'otite externe. — **Symptomes :** écoulement par l'oreille de pus très-fétide, surdité, bourdonnements. A l'otoscope, le tympan est rouge par places, opaque, épaissi, irrégulier et recouvert de productions épidermiques, de granulations. Le plus souvent indolente.

**Traitement. —** Dans la forme aiguë, même traitement que dans l'otite externe aiguë ; lotions fréquentes avec l'eau tiède amidonnée, fumigations émollientes et narcotiques ; émissions sanguines locales. Ponctionner les abcès et, s'ils sont multiples, scarifications légères. Traitement général approprié. — Dans la forme chronique, lavages et injections *douces* avec solutions au sulfate d'alumine, de zinc, à l'acétate de plomb, au nitrate d'argent (0,05 à 0,10 pour 30 gr. d'eau); attouchement avec un pinceau imbibé de teinture d'iode ; fumigations par la trompe d'Eustache; quelquefois cautérisation avec le crayon de nitrate d'argent.

**205. Maladie de Ménière. — Symptômes. —** Début brusque, sans prodromes ; vertiges, étourdissements, tintements d'oreille ; pâleur, sueur, nausées, vomissements; titubation ou perte de connaissance. Disparition après quelques minutes, quelques heures ou quelques jours, laissant souvent de la tendance au vertige, et amenant à la longue de la surdité.

*Ne pas confondre* avec vertiges (46), congestion cérébrale (167), apoplexie (168).

**Traitement. —** Antiphlogistiques ?, révulsifs ?, électricité ?, antispasmodiques ?

**206. Otalgie. — Symptomes. —** Douleurs névralgiques plus ou moins violentes, sans phlegmasie de l'oreille.

*Ne pas confondre* avec otite (200, 201).

10.

TRAITEMENT. — Boulettes laudanisées ; cataplasmes laudanisés ; vésicatoires morphinés. Voir *Névralgies* (40).

207. **Polypes de l'oreille.** — SYMPTÔMES. — Peu prononcés ; léger suintement ; dureté de l'ouïe ; examen avec le spéculum et le miroir ; chercher très-prudemment avec le stylet à contourner la base du polype.

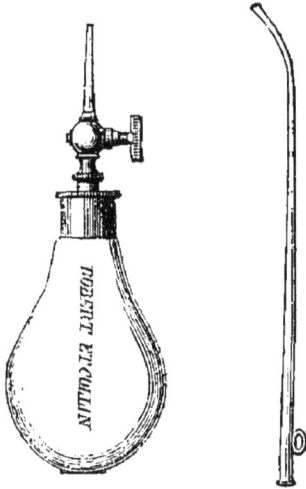

*Fig.* 56. — Appareil d'Itard pour insuffler de l'air ou des vapeurs d'éther dans l'oreille.

*Ne pas confondre* avec otite (200, 201, 202).

TRAITEMENT. — Si le pédicule est étroit, non adhérent au tympan, arrachement à l'aide des pinces de Bonnafont (*fig.* 56), laisser saigner, puis cautériser le pédicule avec le nitrate d'argent tous les 2 ou 3 jours ; préférer la ligature si le polype est adhérent au tympan ; excision avec un bistouri très-long et très-étroit dont le tranchant n'a qu'un millimètre et demi de largeur, après avoir saisi le polype avec l'érigne de Bonnafont. Insufflations de poudres caustiques sur la base du polype (nitrate d'argent, talc de Venise, ãã parties égales).

208. **Cathétérisme de la trompe d'Eustache.** — Saisir de la main droite la sonde

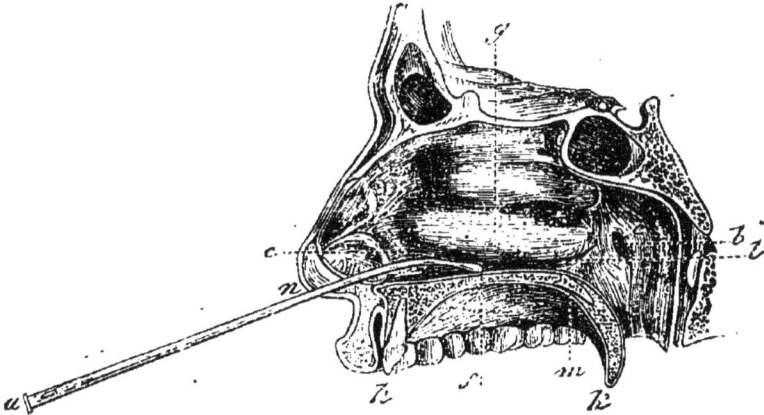

*Fig.* 57. — Introduction de la sonde dans la trompe d'Eustache (*).

d'Itard *a* (*fig.* 57), l'introduire dans la narine le bec dirigé en bas

(*) *a*, sonde ; *b*, orifice pharyngien de la trompe ; *c*, *l*, méat inférieur dés fosses nasales ; *g*, cornet inférieur ; *h*, dents incisives ; *k*, voile du palais ; *n*, lobe du nez.

et en dehors le long du méat inférieur *el* des fosses nasales ; quand la sonde a dépassé la portion osseuse du voile du palais *k*, relever un peu le bec de l'instrument qui pénètre dans l'orifice pharyngien de la trompe *b*. Une fois la sonde introduite, adapter à son pavillon libre *a* l'insufflateur (*fig.* 56) d'Itard, et chasser l'air dans la cavité du tympan pour s'assurer si la trompe est ou n'est pas libre.

## SECTION II.

### MALADIES DU NEZ.

**209. Lupus.** — Symptomes. — Taches, proéminences tuberculeuses ; puis ulcérations s'étendant en profondeur et en surface, avec gonflement, destruction des parties molles, des cartilages (*lupus exedens* ou *rongeant*) ; d'autres fois absence d'ulcérations, mais hypertrophie, taches livides.

*Ne pas confondre* avec ulcère syphilitique (28, 29, 127), acné hypertrophique (61).

Traitement. — 1° *Local* : Caustiques, acides nitrique, chlorhydrique ; pâte arsenicale du frère Côme ou de Rousselot ; chlorure de zinc ; pâte de Canquoin ; pommade à l'iodure de soufre (1 à 2 gr.), au proto-iodure de mercure (2 gr.), au deuto-iodure (1 gr.) ; sulfure de carbone. Voir *Esthiomène*.

| ♃ Biiodure de mercure.. 15 gr. | ♃ Axonge .............. 50 gr. |
|---|---|
| Huile d'amandes douces. 10 — | Iodure de potassium. 0gr,25 à 0gr,50 |
| Axonge............... 5 — | Biiodure de mercure. 0gr,25 à 0gr,50 |
| Diss. pour toucher avec un pinceau. | F. s. a. Pommade pour enduire matin et soir (1). |

2° *Général* : Voir *lymphatisme* (27).

**210. Épistaxis.** — Symptomes. — Écoulement très-abondant de sang par le nez, venant par rupture de quelques vaisseaux de la pituitaire ou par exhalation.

Traitement. — Si l'écoulement est peu abondant ou supplémentaire, expectation. Si l'écoulement est considérable, placer le malade à l'air frais, la tête haute ; compresses froides sur le front, les tempes ; éther ou chloroforme sur le front ; tenir élevé le bras du côté où se produit l'hémorrhagie ; injection de quel-

---

(1) N. B. Préparation exigeant un pansement méticuleux ; nettoyer complétement les bords de la plaie, avant l'application de la pommade. Très-bonne médication.

(Lailler.)

ques gouttes de perchlorure de fer très-dilué ; faire priser l'alun, la poudre de ratanhia, de gomme, de tannin mélangés ; sina-

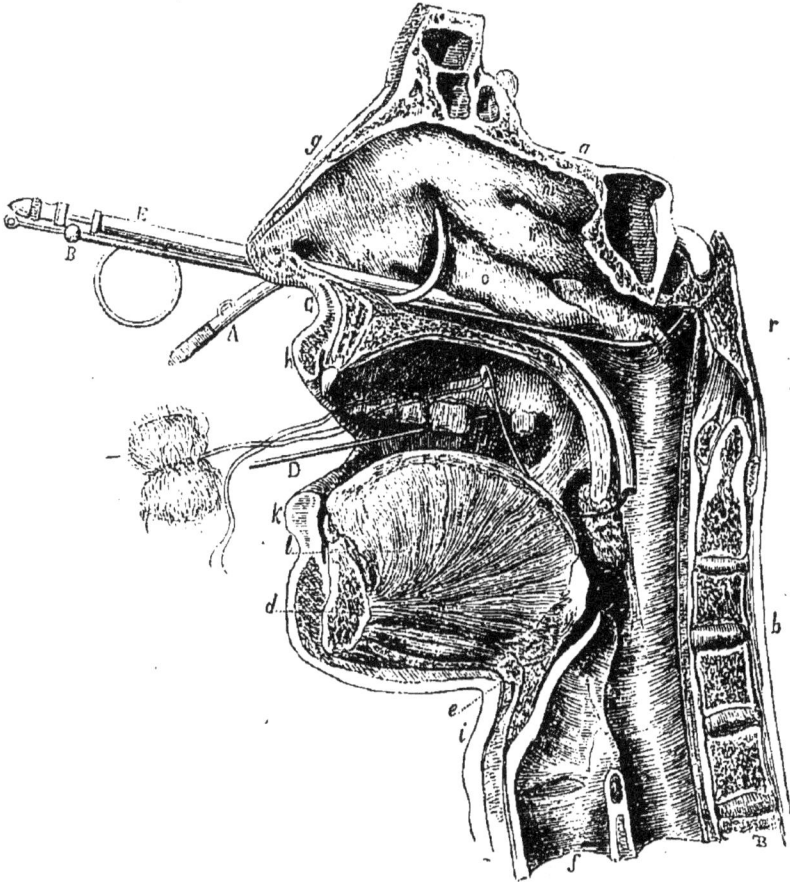

*Fig.* 58. — Tamponnement des fosses nasales (*).

pismes, ventouses sèches entre les épaules ; introduire dans le nez des bourdonnets de charpie ou d'amadou mouillés et trempés dans les poudres ci-dessus, dans l'eau de Rabel, dans le

(*) *a*, base du crâne ; *g*, nez ; *ch*, lèvre supérieure ; *k*, lèvre inférieure ; *l*, coupe de la langue ; on aperçoit les fibres en éventail du muscle génio-glosse s'insérant en *d*, à la face postérieure de la mâchoire inférieure ; *c*, coupe de l'os hyoïde ; *i*, téguments de la face antérieure du cou ; *f*, larynx ; *b*, coupe des vertèbres cervicales ; *m, n, o,* cornets et méats de la fosse nasale droite ; E, sonde de Belloc pour exécuter le tamponnement de la fosse nasale ; B, sonde destinée à pratiquer le cathétérisme de la trompe d'Eustache 2 ; A, sonde destinée à pratiquer le cathétérisme du canal nasal, en pénétrant par l'orifice inférieur de ce canal.

perchlorure de fer. — *Tamponnement* : Introduire par la narine une tige d'arbre, ou une sonde flexible à laquelle on attache un fil solide ou bien la sonde de Belloc E (*fig.* 58) dont l'extrémité est amenée dans la bouche; attacher aux yeux de cette sonde les deux chefs d'un fil ciré au milieu duquel est lié un bourdonnet de charpie B : retirer la sonde par le nez, entraîner le tampon jusqu'à résistance : écarter alors les deux chefs de la ligature, introduire dans leur intervalle des boulettes de charpie que l'on tasse dans le nez, et fixer les extrémités du fil au bonnet du malade : laisser un fil buccal pour pouvoir enlever le tampon quand l'hémorrhagie est arrêtée. — Sac de baudruche de Martin Saint-Ange, ou petite vessie que l'on insuffle après l'avoir introduite comme on le fait avec le tube de caoutchouc vulcanisé de Gariel (*fig.* 59). Introduire dans la fosse nasale, à l'aide d'un mandrin, le tube de Gariel jusqu'à l'orifice pharyngien, de manière à le dépasser d'un centimètre; dilater par insufflation le renflement olivaire, empêcher par un nœud la sortie de l'air : tirer légèrement sur la tige, de manière à ramener le renflement contre la fosse nasale et l'y fixer à l'aide de bourdonnets de charpie.

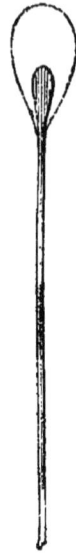

*Fig.* 59. — Pelote à tamponnement nasal (de Gariel).

**211. Coryza.** — I. C. Aigu. — Symptomes. — Prurit, sécheresse, picotement dans les narines; éternument, chaleur âcre, gonflement; sécrétion de mucus incolore, âcre; respiration nasale gênée; voix nasonnée; olfaction diminuée ou abolie; quelquefois céphalalgie, malaise, fièvre.

*Ne pas confondre* avec rougeole commençante (9), coryza syphilitique.

Traitement. — Tisanes pectorales, émollientes, mauve, violettes, bourrache; pédiluves sinapisés; sinapismes entre les épaules; fumigations émollientes; onctions sur la lèvre supérieure avec le cérat simple pour prévenir les excoriations.

II. C. chronique. — Symptomes. — Peu ou pas de douleur; sentiment de gêne dans les fosses nasales; éternument; sécrétion muqueuse, séreuse, avec ou sans odeur.

*Ne pas confondre* avec coryza ulcéreux, syphilitique.

Traitement. — S'il y a suppression de sueur habituelle des pieds, chercher à la rappeler par des pédiluves sinapisés; par l'application locale de chlorhydrate d'ammoniaque ; faire priser du tabac, les poudres de Schneider, de Trousseau.

| ♃ Camphre................. | 0ᵍʳ,40 | ♃ Précipité blanc.......... | 1ᵍʳ,20 |
|---|---|---|---|
| Résine de gaïac........... | 0ᵍʳ,50 | Oxyde rouge de mercure.. | 0ᵍʳ,60 |
| Germandrée maritime...... | 0ᵍʳ,30 | Sucre candi.............. | 15 gr. |
| Sucre blanc.............. | 0ᵍʳ,30 | Mêlez. | |
| Mêlez.    (Schneider.) | | (Trousseau.) | |

Fumigations excitantes ; injections térébenthinées, injections de liqueur de Van Swieten (une cuill. à café pour un verre d'eau chaude) ; cautérisation.

Rappeler les plaies supprimées et combattre la diathèse scrofuleuse (27), herpétique (54, 55).

**III. C. syphilitique.** — SYMPTOMES. — Gêne, sensibilité, douleur fixe dans les narines ; enchifrènement, état catarrhal ; expulsion de temps en temps d'une croûte poreuse, noirâtre et d'un liquide séreux sans odeur. Si l'altération est profonde, écoulement permanent d'un liquide séro-sanieux, d'autant plus fétide que la lésion occupe les parties les plus profondes. Le rhinoscope fait découvrir le siége de la lésion, qui, à un degré plus avancé, peut consister dans l'altération ou la destruction de l'os. Les antécédents, les signes concomitants, l'adénite, etc., mettront sur la voie du diagnostic.

TRAITEMENT. — Voir *Syphilis* (30, 31).

**IV. C. ulcéreux ou Ozène.** — SYMPTOMES. — Ulcération des fosses nasales qu'on ne confondra pas avec l'impétigo ; mucus sanieux, fétide ; nez quelquefois déformé ; chercher s'il y a des antécédents syphilitiques ; examen des fosses nasales à la lumière ou à l'aide du spéculum nasal (*fig.* 60).

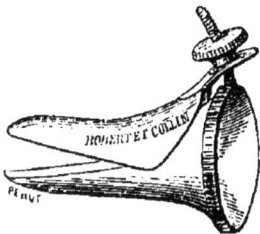

*Fig.* 60. — Spéculum nasal de S. Duplay.

· *Ne pas confondre* avec coryza simple chronique ni avec déviation de la cloison.

TRAITEMENT. — Insufflation de poudres astringentes ; inspiration d'eau tiède aromatisée avec essence de menthe, eau de Cologne ; eau phéniquée (acide phénique, 0,10, alcool, 5, eau, 100) ; eau chlorurée (chlorure de chaux liquide, 1/2 cuill. pour 1/2 verre d'eau), cautérisations au nitrate d'argent ; priser l'une des poudres composées suivantes :

| ♃ Sous-nitrate de bismuth. ⎰ āā 15 gr. | ♃ Précipité blanc.......... | 0ᵍʳ,25 |
|---|---|---|
| Talc de Venise........ ⎱ | Sucre................... | 15 gr. |
| M. | M. | |

| ♃ Chlorate de potasse........ | 2 gr. | ♃ Précipité rouge.......... | 0ᵍʳ,25 |
|---|---|---|---|
| Sucre pulvérisé.......... | 15 — | Sucre................. | 15 gr. |
| M. | | M. | |

Traitement général approprié ; combattre la chlorose, le lymphatisme, l'herpétisme, la constipation, le froid des pieds.

**V. Coryza des enfants.** — SYMPTOMES. — Respiration difficile, bruyante ; difficulté de téter ; chercher s'il y a des éruptions cutanées syphilitiques concomitantes, et si le coryza est simple ou syphilitique.

TRAITEMENT. — *S'il est simple,* pédiluves, demi-bains légèrement sinapisés ; faire boire avec une cuiller ; nettoyer le nez ; fumigations.

*S'il est syphilitique,* traitement général (29, 30) ; liqueur de Van Swieten (1/2 cuillerée à café dans de l'eau sucrée) ; bains de sublimé (1 à 2 gr. ; alcool, 5 gr.) chaque jour ; iodure de potassium dans du sirop (0,20 à 0,50 par jour).

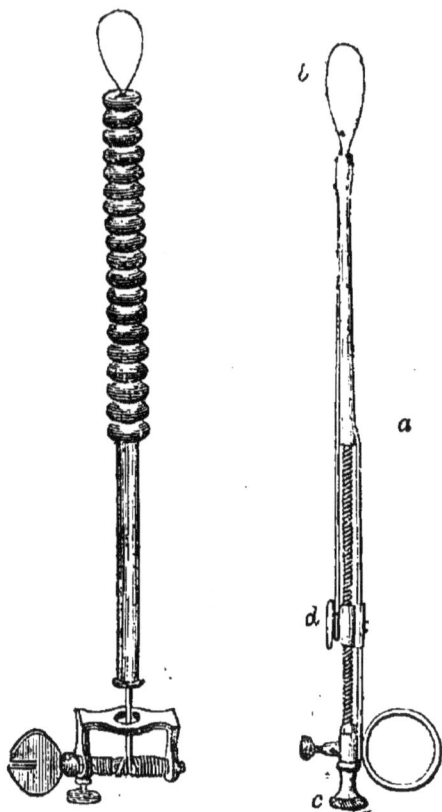

*Fig.* 61. — Serre-nœud de Graefe (*).

**212. Polypes des fosses nasales.** — Ils sont, quant à leur nature, mous, muqueux, durs ou fibreux, cancéreux. — SYMPTOMES. — Tumeur plus ou moins saillante, distincte, mobile, flottante, et simulant le bruit de drapeau, pédiculée ou non : envie fréquente de se moucher, respiration gênée, sifflante (*P. flottant*). Quelque-

(*) Tige d'acier *a*, percée à son extrémité d'un trou par où passent les deux chefs de l'anse du fil *b* entourant la tumeur. A l'autre extrémité est une vis *c*, qui, mise en mouvement d'un côté ou de l'autre, fait monter ou descendre un écran mobile *d* auquel sont fixés les bouts du lien : un simple tour suffit pour augmenter ou diminuer la striction.

fois, oblitération complète de la narine; perte de l'odorat, voix nasillarde (*P. oblitérant*). D'autres fois irritation, inflammation, écoulements puriformes; extension et envahissement considérable du polype qui déforme le nez, la face, les cavités orbitaires, etc. (*P. envahissant*). Coryza chronique, céphalalgie persistante, épistaxis répétées ; troubles fonctionnels ; déformation (*P. fibreux*).

*Ne pas confondre avec* engorgement scrofuleux, abcès du cartilage; déviation de la cloison.

TRAITEMENT. — 1° *Arrachement* avec des pinces à polypes, saisir le polype entre les mors et pratiquer l'arrachement en tordant le pédicule : eau fraîche vinaigrée en cas d'épistaxis (210). — 2° *Ligature* : avec le serre-nœud de Graefe (*fig.* 61), saisir la base du polype dans les deux chefs de l'anse du fil *b* ; tourner la vis *c* qui fait mouvoir l'écrou mobile *d* auquel sont fixés les bouts du lien ; se servir de fil fort et ciré ou de fil métallique. — A défaut de cet instrument, se servir de la sonde de Belloc (*fig* 62), ou d'une sonde de femme dont on enlève le

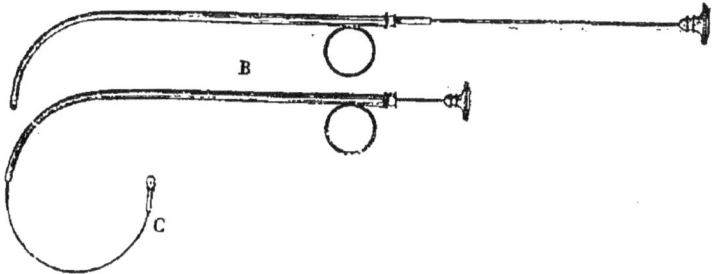

*Fig.* 62. — Sonde de Belloc pour les polypes des fosses nasales (\*).

bout arrondi pour passer le fil. — 3° *Cautérisation* avec le nitrate d'argent, les acides, etc. — 4° *Excision* comme pour les polypes de l'oreille (207). Si le polype est *fibreux*, l'arrachement est insuffisant, la racine étant dans le périoste ; pratiquer l'ablation.

(\*) A, canule dont on a tiré la tige qui doit mouvoir le ressort de montre, terminé par un bouton fenestré ; B, canule dont on a repoussé la tige ; C, bouton fenestré dans lequel on passe le fil.                    (Sédillot.)

# CHAPITRE IV

## MALADIES DE LA BOUCHE.

*Maladies du maxillaire inférieur.* — Luxations du maxillaire inférieur ou temporo-maxillaires. — Fractures du maxillaire inférieur. — Nécrose, carie, exostose, cancer du maxillaire inférieur. — Amputation du maxillaire inférieur. — Résection d'une portion du bord alvéolaire. — Ostéo-périostite alvéolo-dentaire.
*Maladies des dents.* — Dentition chez les enfants. — Carie dentaire. — Odontalgie.
*Maladies des gencives.* — Épulis. — Gengivite.
*Maladies des lèvres.* — Bec-de-lièvre. — Cancer des lèvres. — Ulcérations. — Plaies, tumeurs érectiles.
*Maladies de la langue.* — Plaies de la langue. — Abcès. — Glossite. — Grenouillette. — Tumeurs. — Cancer.
*Maladies de la bouche, du palais, de la luette*, etc. — Stomatite. — Muguet. — Aphthes. — Maladies du palais. — Excision de la luette. — Fistules, abcès fongueux de la face. — Fistule salivaire.

**213. Luxations du maxillaire inférieur ou temporo-maxillaire.** — SYMPTÔMES. — I. **Luxation bilatérale** (*fig.* 63).

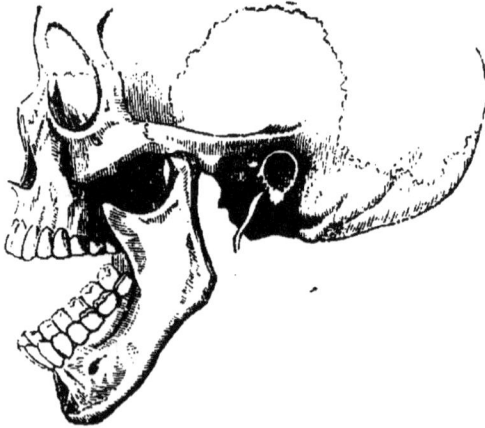

*Fig.* 63. — Luxation du maxillaire inférieur.

1° *Déformation.* — Aplatissement des tempes et des joues, tension et dureté des muscles temporaux, saillie de l'apophyse coronoïde, maxillaire inférieur porté en avant ; dépression au devant du conduit auditif.

2° *Attitude*. — Bouche largement ouverte; arcades dentaires éloignées en avant, serrées en arrière ; écoulement de salive, difficulté de prononciation.

3° *Mobilité*. — Mouvements très-restreints et douloureux.

## II. **Luxation unilatérale**.

1° *Déformation*. — Dépression au-devant de l'oreille ; menton porté du côté opposé à sa luxation.

Du côté sain, commissure labiale portée en bas, joue creuse ; du côté malade, joue aplatie, masséter tendu, dents canines inférieures répondant aux incisives supérieures.

2° *Attitude*. — Bouche moins ouverte ; salivation ; articulation des sons défectueuse.

3° *Mobilité*. — Mouvements difficiles.

*Ne pas confondre avec* une paralysie faciale (169).

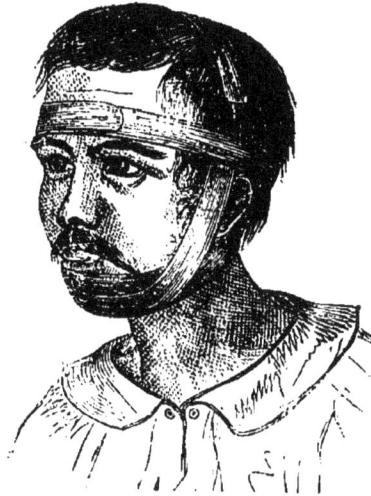

*Fig.* 64. — Appareil pour maintenir la réduction des luxations de la mâchoire inférieure (Vidal).

TRAITEMENT. — Introduire les pouces fortement garnis de linge dans la bouche du malade, le plus loin possible, de façon à appliquer la face palmaire sur les dents molaires ; ramener les autres doigts sous le menton et embrasser ainsi la mâchoire solidement; l'abaisser forcément et la repousser en arrière, agir avec précaution et promptitude pour éviter d'être mordu. Appliquer des compresses résolutives sur les tempes et bandage en fronde (*fig.* 64).

**214. Fractures du maxillaire inférieur.** — SYMPTÔMES. — Douleur variable ; gonflement peu prononcé ; déformation ; différence de niveau des dents, mobilité contre nature ; crépitation; salivation; paralysie de la lèvre inférieure (*fracture du corps*).

Douleurs, difficulté dans les mouvements, crépitation, dépression au-devant du conduit auditif externe, immobilité du condyle dans les mouvements de l'os (*fracture du col*).

*Ne pas confondre avec* luxation (213).

TRAITEMENT. — Immobiliser les fragments à l'aide du bandage en fronde ci-dessus; mentonnière en gutta-percha, en carton mouillé : régime liquide ou demi-liquide ; potages, boissons.

**215. Nécrose, carie, exostose, cancer, etc., du maxillaire inférieur.** — SYMPTOMES. — Engorgement phlegmoneux de la joue, du cou, suppuration, fistule ; le stylet trouve un périoste dur, sonore : chute des dents ; tuméfaction, état fongueux des gencives ; dénudation de l'os (*nécrose*). — Mêmes symptômes, mais le stylet arrive dans un tissu spongieux (*carie*). — Tumeur du maxillaire inférieur, arrondie, sans altération des parties molles, sans fistule, à base large, ne cédant pas sous le doigt et ne donnant lieu, par la ponction exploratrice, à aucun écoulement (*exostose*).

Mêmes symptômes, mais la coque osseuse est un peu dépressible et fait percevoir de la crépitation caractéristique ; absence d'engorgement des ganglions voisins (*tumeur fibreuse*, 142). — Tumeur assez dure, indolente au début, à marche lente, puis douloureuse, prenant un développement considérable, s'ulcérant et fournissant une sanie fétide, avec salivation involontaire, élancements, hémorrhagies et engorgement des ganglions voisins ; état sain ou malade des parties voisines (*cancer*, 143). — Tumeurs de dureté variable, sans altération des parties voisines, sans autre douleur que de la gêne, donnant, par le trocart explorateur, issue à des matières liquides, séreuses, etc. (*Kystes*, 144). Douleur sourde, continue, avec redoublements passagers, suivant la direction du nerf dentaire, puis ébranlement des dents ; tumeur au bord alvéolaire ; altération des gencives et de la muqueuse qui subissent la transformation érectile, sont rouges, livides, gonflées, augmentant par les cris, s'affaissant à la pression, avec sensation de fluctuation, gêne locale et de voisinage (*Tumeur érectile*, 134, 145), se garder de ponction exploratrice.

TRAITEMENT. — *Pour la nécrose* ou *la carie*, agrandir la fistule : enlever le séquestre avec les pinces ou le davier ; injections détersives ; cautérisation de la fistule ; teinture d'iode ; liqueur de Villate ; tonifier le malade.

*Pour l'exostose*, traitement de cette affection ; pas d'opération à moins de gêne considérable.

*Pour le kyste*, incision assez large, introduire dans la poche des substances irritantes, charpie, onguent styrax, populeum, teinture d'iode ; contre-ouverture au besoin.

*Pour les cancers*, les *tumeurs fibreuses*, les *tumeurs érectiles*, résection ou amputation du maxillaire inférieur.

**216. Amputation du maxillaire inférieur.** — PARTIE MOYENNE, 1er *temps* : Découvrir la portion d'os à enlever en faisant une incision verticale depuis la ligne médiane de la lèvre inférieure jusqu'à la base de l'os hyoïde ; disséquer et renverser les deux lambeaux latéraux *a*, *e* (*fig.* 65), diviser le périoste sur les points où se fera la section de l'os et enlever de chaque côté la dent correspondante au trait de scie.

*Deuxième temps* : Garantir la lèvre supérieure des coups de scie

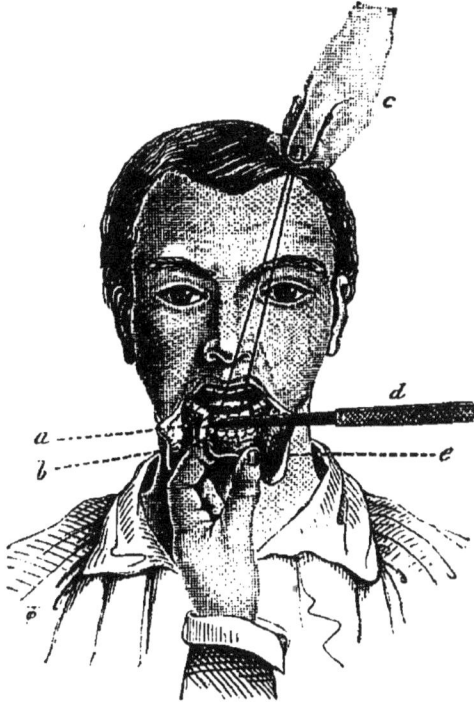

*Fig.* 65. — Résection du maxillaire inférieur (*).
(Procédé de Delpech.)

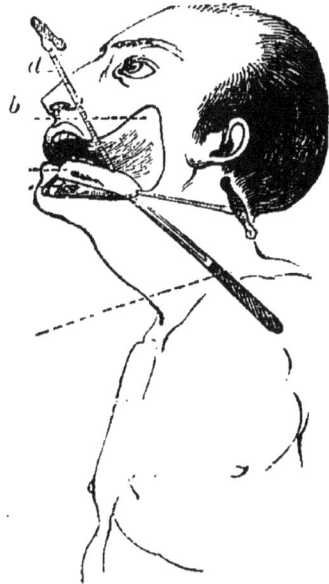

*Fig.* 66. — Résection partielle du corps de la mâchoire.
Procédé de Lisfranc (**).

à l'aide d'une compresse ; à l'aide de la scie droite ou de la scie à chaîne (*fig.* 66), pratiquer de chaque côté la section de l'os.

*Troisième temps* : Saisir de la main gauche le fragment *b*, l'attirer au dehors, le séparer avec le bistouri *d* des parties

(*) *a*, *b*, le corps du maxillaire détaché par deux traits de scie ; *c*, simple ligature engagée à la base de la langue et confiée à un aide, qui tire sur elle et empêche l'organe de se porter en arrière au moment où le couteau *d* incise les muscles génio-glosses ; *e*, lambeaux entre lesquels sort cette ligature (Sédillot).

Diviser verticalement la lèvre inférieure, pratiquer une seconde incision horizontale, étendue de l'extrémité inférieure de la première à quelques millimètres au delà de l'angle de la mâchoire. Le lambeau *b*, renversé d'avant en arrière et de bas en haut, met l'os *c* à nu et permet d'en déterminer la résection avec une petite scie à main à lame très-fine, *d* portée d'abord en avant, puis en arrière (Sédillot).

molles, des muscles génio-glosses, en rasant sa face postérieure ; faire tenir par un aide *c* la langue en dehors à l'aide d'une pince ou d'un fil.

*Pansement* : Arrêter l'hémorrhagie par la compression ou avec les pinces hémostatiques de Péan ; lier les artères ou cautériser ; placer de la charpie dans l'angle inférieur de la plaie ; et fixer au dehors le fil qui retient la langue et qui a été passé à travers sa partie inférieure à la base ; rapprocher les deux fragments de l'os et réunir les parties molles par la suture entortillée ou métallique (*fig.* 16, 17).

**216 *bis*. Résection d'une portion du bord alvéolaire.** — Cette opération convient très-bien aux tumeurs érectiles. Au niveau de la partie malade, incision verticale jusqu'à la base de la mâchoire, incision horizontale perpendiculaire à la première et formant deux lambeaux latéraux qu'on renverse ; trait de scie dans la direction de l'axe de l'os, puis second trait de scie perpendiculaire à l'axe à chaque extrémité du trait horizontal ; enlever l'os et réunir comme ci-dessus.

**217. Ostéo-périostite alvéolo-dentaire.** — SYMPTOMES. — Déviation et allongement d'une ou de plusieurs dents ; liséré rougeâtre de la gencive qui se décolle, devient fongueuse, saignante suppurante ; douleur à la pression de la dent ou soulagement quand cette pression chasse le pus ; petits abcès pustuleux ; haleine fétide ; ébranlement et chute de la dent.

*Ne pas confondre avec* scorbut (34), gingivite (222), stomatite (232).

TRAITEMENT. — Applications périodiques répétées tous les 6 ou 8 jours d'acide chromique solide ou déliquescent au collet de la dent, dans l'alvéole, sur les fongosités à l'aide d'une baguette de bois : chlorate de potasse (1 à 4 gr. par jour) ; pastilles de chlorate de potasse ; application locale de chlorate de potasse et de borax (ãã parties égales), sangsues, scarifications des gencives : gargarismes ; dérivatifs ; pédiluves.

**218. Dentition chez les enfants.** — SYMPTOMES. — 1° *Locaux* : Rougeur, gonflement, tuméfaction des gencives ; douleur ; salivation ; aphthes, ulcérations.

2° *Généraux* : Fièvre ; diarrhée, convulsions, agitation ; érythème, feux de dents, etc.

*Ne pas confondre* les accidents sympathiques de la dentition, avec des maladies inflammatoires ou organiques.

TRAITEMENT. — Laver ou toucher les gencives avec des substances mucilagineuses, décoctions de guimauve, de graines de lin ; bâtons de réglisse, de guimauve, trempés dans le miel ; faire mâcher des figues grasses, du pain ; frictionner les gencives avec la teinture de safran, la poudre de safran unie au miel à parties égales; incision cruciale de la gencive ; bains, demi-bains ; bains de pieds ; lavements émollients ; modérer la diarrhée sans l'arrêter à moins qu'elle ne soit très-violente.

219. **Carie dentaire.** — Symptomes. — A la surface de la dent, tache brunâtre ; émail terne ou détruit; cavité plus ou moins profonde ; odeur fétide ; douleurs vives revenant par le toucher ou par le contact des objets étrangers ou par l'impression du chaud et du froid, des aliments sucrés ou acides (*carie externe*) ; ou bien il n'y a pas d'érosion à la surface, pas de mauvaise odeur, mais une tache noirâtre que l'on aperçoit dans son épaisseur ; une cavité à parois noires, sèches (*carie interne*). La carie est sèche ou humide.

*Ne pas confondre avec* odontalgie (220).

Traitement. — Si la carie est superficielle, l'enlever avec la rugine ou la lime ; plomber la dent, ou introduire dans la cavité q. s. de la pâte suivante :

| | | |
|---|---|---|
| ♃ Acide arsénieux | | 0gr,25 |
| Sulfate de morphine | | 0gr,75 |
| Créosote | | X gouttes. |
| Mêlez. | | |

ou bien chloroforme, laudanum, glycérolé de morphine dont on enduit une boulette de coton : extraction de la dent cariée.

220. **Odontalgie.** — Symptomes. — Douleurs plus ou moins vives, lancinantes, augmentant par la pression, par la mastication, ne revenant pas par accès, sans altération de la dent.

*Ne pas confondre avec* carie (219).

Traitement. — Collutoires à la morphine ; gargarismes laudanisés ; frictionner les gencives avec le doigt trempé dans la morphine.

221. **Epulis.** — Symptomes. — Sur la gencive tumeur indolente, lisse, unie à sa surface, quelquefois gercée, ulcérée, de consistance fongueuse, cartilagineuse, à marche lente et consécutive à une carie dentaire ou alvéolaire.

*Ne pas confondre avec* abcès des gencives ou parulis.

Traitement. — Ligature, s'il y a un pédicule ; sinon, excision et cautérisation avec le nitrate d'argent ou le fer rouge.

222. **Gingivite.** — Existe rarement seule ; est le plus souvent liée à la stomatite mercurielle (232, VI), au scorbut (33), ou dépend du mauvais état des dents ou de la présence abondante de tartre.

Traitement. — Combattre la cause ; enlever le tartre. Voir *scorbut, stomatite.*

**223. Bec-de-lièvre.** — Division congénitale, unique ou double, de la lèvre supérieure, avec ou sans écartement des os maxillaires supérieurs, du voile du palais, de la luette ; d'où les *variétés* suivantes : bec-de-lièvre unique, — bec-de-lièvre double, — bec-de-lièvre compliqué.

TRAITEMENT. — Opérer les premiers jours qui suivent la naissance.

A. *Bec-de-lièvre simple* : Saisir l'angle inférieur gauche avec la pince à disséquer ou mieux avec la pince hémostatique et enlever d'un coup de ciseaux dans toute la division une bandelette charnue comprenant *toute l'épaisseur* de la lèvre et d'une largeur de plus d'un millimètre ; aviver le côté droit de la même manière ; laver, essuyer les parties divisées et les réunir à l'aide d'épingles en commençant par le bas ; enfoncer l'épingle à un demi-centimètre en dehors du point avivé, la faire pénétrer perpendiculairement d'abord, puis obliquement, de manière à sortir à l'union des trois quarts antérieurs avec le quart postérieur ; lui faire suivre la même direction pour l'autre lambeau ; réunir les épingles avec des fils par la suture entortillée (*fig.* 67) ; surveiller l'enfant ; éviter la succion, faire boire le lait à la cuiller, et au besoin lui faire prendre un peu de sirop diacode pour le faire dormir : enlever l'épingle supérieure le 3ᵉ ou 4ᵉ jour, la moyenne le 4ᵉ, et l'inférieure le 5ᵉ ou 6ᵉ : compresses mouillées ; collodion élastique.

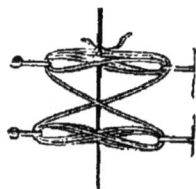

*Fig.* 67. — Suture en X, pour l'opération du bec-de-lièvre.

*Autre procédé* : Aviver les bords avec le bistouri droit plongé de dedans en dehors et dirigé de haut en bas, suivant les points de la figure 68 ; ne pas détacher complétement le lambeau, mais s'arrêter un peu avant d'arriver au bord de la lèvre ; abattre les deux lambeaux triangulaires et

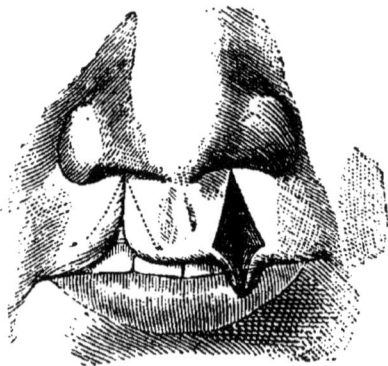

*Fig.* 68. — Opération du bec-de-lièvre. (Procédé Malgaigne.)

les affronter par leurs bords saignants comme au côté gauche de la figure 68 ; réunir par les procédés ordinaires.

B. *Bec-de-lièvre double* : Si le tubercule moyen est libre et petit, l'enlever d'un coup de ciseaux et procéder comme pour le bec-de-lièvre simple. S'il est volumineux, le conserver; aviver les bords de chaque côté et faire les deux opérations dans la même séance. Si le tubercule est adhérent aux gencives, l'en détacher et panser de manière à prévenir une nouvelle adhérence. S'il est court, adhérent près de l'extrémité du nez qu'il tend à ramener en bas, s'en servir pour former la sous-cloison du nez et réunir les deux bords de la lèvre comme dans le bec-de-lièvre simple. Si les os forment une saillie très-marquée, enlever cette saillie avec les pinces incisives.

224. **Cancer des lèvres.** — SYMPTOMES. — Le plus souvent à la lèvre inférieure, apparition d'un petit bouton, d'une verrue, d'une petite production cornée n'affectant que la muqueuse de la lèvre ou de la peau, ne s'ulcérant pas, ne récidivant pas (*verrue simple, production cornée*).

D'autres fois ulcération, extension, destruction des tissus voisins,'récidive, mais sans induration locale (*cancer épithélial, cancroïde*).

D'autres fois, présence d'un noyau dans l'épaisseur de la lèvre; lèvre indurée, bosselée, inégale, à peau plissée, terne, violacée; ulcération; douleurs plus ou moins vives; engorgement des ganglions voisins (*cancer*).

*Ne pas confondre avec* tumeur érectile (134), kyste, tumeur sébacée, tumeur et ulcération syphilitique, chancre induré (29). Le *chancre induré* est jaunâtre, suppurant, a pour base une induration bornée, cartilagineuse, quelquefois un cercle œdémateux, est précédé d'ulcération, tandis que le cancer débute par une induration.

TRAITEMENT. — Contre la verrue, le cancer épithélial ou cancroïde, essayer les caustiques (130, 131), solution très-concentrée de chlorate de potasse, acide phénique ; enlever avec le bistouri ou mieux avec les ciseaux courbes toute la partie dégénérée quand le cancer n'occupe pas une grande étendue, et panser avec le cérat simple. Si le cancer est plus considérable, enlever la partie altérée entre deux incisions en V faites avec le bistouri ou de forts ciseaux, lier les artères et réunir par la suture entortillée ou par les fils métalliques. Si le cancer a envahi une quantité notable, faire la chéiloplastie.

225. **Ulcérations des lèvres.** — 1° Si l'ulcération dépend du contact de la langue avec des dents déviées, cariées, cassées, dans ce cas faire redresser, limer ou extraire les dents.

2° Si ce sont des *gerçures simples*, panser avec le cérat ordinaire, l'eau blanche ; beurre de cacao, pommade à la rose,

pommade de concombres ; si elles résistent, toucher avec le nitrate d'argent.

3º Si les ulcérations sont de nature *scrofuleuse*, panser avec
le cérat simple, la pommade au précipité blanc, iodurée, etc.,
mais, avant tout, combattre le lymphatisme (27).

4º Si l'ulcère est *vénérien* (plaque muqueuse), il y a élevure
de la muqueuse, à bords nettement circonscrits, à surface humide et blanchâtre, à forme papuleuse aplatie, circulaire,
ovoïde, ellipsoïde, de coloration blanche rosée ou violacée, de
consistance molle ; engorgement des ganglions sous-maxillaires ; antécédents. Cautériser avec le nitrate d'argent et
traiter la syphilis par le mercure et l'iodure de potassium
(29, 30).

5º S'il y a eu usage de mercure, avec stomatite, gengivite, etc. : dans ce cas, cesser le mercure, et prescrire le chlorate de potasse (5 à 10 gr.), en gargarisme (voir *Stomatite mercurielle* (232, VI).

6º S'il y a des taches scorbutiques sur les gencives, sur le
corps, etc., voir (*Scorbut* (34).

**225 bis. Plaies, tumeurs érectiles.** — Voir 111, 117, 134.

**226. Plaies de la langue.** — Si elles ne comprennent pas
toute l'épaisseur de la langue, expectation et gargarismes
émollients, mucilagineux. Si toute la langue est divisée, réunir
par la suture. Si la langue a été fortement contuse comme
dans les plaies d'armes à feu, exciser avec les ciseaux les parties trop mâchées et réunir avec les fils. En cas d'hémorrhagie
abondante, cautérisation au fer rouge, au perchlorure de fer
à 30º, au nitrate d'argent ; cautériser également avec le crayon
chez les enfants pour empêcher la succion de la plaie. Extraction des corps étrangers, s'il y en a.

**227. Abcès de la langue.** — Gargarismes émollients, mucilagineux, opiacés ; saignée locale ; sangsues ; incision.

**228. Glossite.** — Symptomes. — 1º *Superficielle* : État sec,
fendillé, noirâtre, aphtheux, comme dans les fièvres graves.

2º *Profonde* ou *parenchymateuse* : Tuméfaction rapide, douloureuse, considérable de la langue qui quelquefois ne peut
plus être contenue dans la bouche ; gêne ou impossibilité de
respirer, d'avaler, de mâcher ; menaces d'asphyxie, de congestion cérébrale ; état fébrile, soif vive.

*A l'état chronique*, engorgements circonscrits chez les sujets
scrofuleux, ou dans le voisinage de dents cariées, déviées, etc.,
voir *Ulcération* (225).

*Ne pas confondre avec* cancer de la langue (231).

Traitement. — Saignée générale ; 10 à 20 sangsues à la base

des mâchoires, à la partie antérieure du cou, sur la langue, gargarismes émollients, mucilagineux, calmants, ou un peu acidulés, miel rosat ; une, deux ou trois scarifications *profondes* de la langue allant de la base au sommet ; avoir soin pour cette opération de placer un bouchon entre les arcades dentaires, de tenir la langue au moyen d'une compresse, et d'inciser rapidement et profondément ; purgatifs, dérivatifs, pédiluves sinapisés ; boissons acidules, limonade.

**229. Grenouillette** — Symptomes. — Au-dessous de la langue, près du ligament antérieur, tumeur oblongue (*fig.* 69),

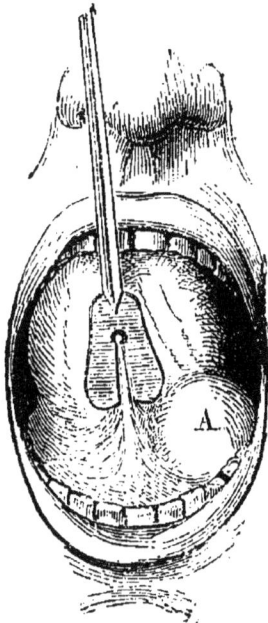

*Fig.* 69.— Grenouillette (*).

un peu transparente, molle ou dure, fluctuante ou non, simple ou double, sur le trajet du canal de Warthon dont l'orifice est normal ou un peu ulcéré : un stylet introduit dans le canal rencontre une certaine résistance : quelquefois le volume considérable de la tumeur refoule la langue, emplit et déforme la bouche, gêne la parole.

*Ne pas confondre avec* abcès, engorgement des ganglions.

Traitement. — Ponction ; incision ; cautérisation au fer rouge ; excision avec les ciseaux d'une partie importante de la tumeur; séton ; ponction suivie d'injection de teinture d'iode au huitième, et empêcher autant que possible le contact de la teinture avec la muqueuse buccale ; petit tube à drainage.

**230. Tumeurs de la langue.** — Symptomes. — Variables selon que les tumeurs sont vasculaires (sanguines, érectiles artérielles ou veineuses) (134), kystiques, gommeuses, syphilitiques, hydatiques, etc.

Traitement. — Variable selon chaque espèce; cautériser au fer rouge les tumeurs érectiles ou toucher avec le perchlorure de fer; enlever avec le bistouri les tumeurs kystiques, hydatiques; prescrire l'iodure de potassium et le traitement antisyphilitique pour les gommes (29, 30, 31).

**231. Cancer de la langue.** — Il est superficiel ou profond — Symptomes. — Tumeur mal limitée, de consistance ferme, élas-

(*) A, tumeur enkystée.

tique, squirrheuse, s'ulcérant d'emblée ou à la longue ; l'ulcération est fongueuse bourgeonnante, à bords irréguliers, déchiquetés, saignant facilement, à fond dur ; douleurs lancinantes, continues, s'irradiant vers l'oreille ; engorgement des ganglions correspondants. Troubles fonctionnels variés (*épithélioma interstitiel*).

Bouton ou verrue à la pointe ou sur les bords de la langue, d'une bénignité insidieuse d'abord, puis amenant de la démangeaison, de la cuisson ; peu à peu élargissement de la base, ramollissement du sommet, ulcération avec ou sans engorgement des ganglions voisins (*cancer épithélial* ou *cancroïde*). Végétations sessiles ou pédiculées siégeant le plus souvent sur la face dorsale et antérieure de la langue, à fond induré, s'ulcérant à la longue, à apparence muriforme, saignante, plus ou moins volumineuses (*épithélioma papillaire*).

*Ne pas confondre avec* une gomme syphilitique (31), glossite chronique (228), ulcérations (225).

TRAITEMENT. — Avant d'en venir à l'opération, s'assurer par les mercuriaux, les iodures, les antiscrofuleux, etc., qu'il n'y a aucun vice diathésique ; enlever les dents voisines, cariées, déviées, etc. ; puis faire la cautérisation, l'excision, l'ablation ou la ligature.

1° *Cautérisation*. — Quand le cancer est superficiel, appliquer une flèche caustique ou la pâte de Vienne ; préférer le fer rouge.

2° *Excision*. — Si la tumeur est pédiculée, saisir la langue au moyen d'une compresse, ou attirer à l'aide du ténaculum toute la racine du pédicule, et exciser avec le bistouri ou les ciseaux courbes sans crainte d'enlever des parties saines ; cautériser ensuite avec le fer rouge. — Si le cancer est enkysté, faire l'énucléation. — S'il est situé profondément dans les tissus et à la pointe, circonscrire la partie affectée par deux incisions réunies en arrière en V, à angle plus ou moins aigu et réunir avec des fils. — Si le cancer est situé profondément, et d'un seul côté, prolonger la commissure des lèvres jusqu'au bord du masséter (*fig.* 70), en incisant la joue ; maintenir les mâchoires écartées au moyen de coins de bois ou de liége ; fendre la langue suivant son axe *b* avec quelques coups de ciseaux et jeter une chaîne de l'écraseur linéaire *a* sur la partie à abattre. (Jæger.)

*Ou bien* : Saisir la langue avec une compresse ou une pince de Museux ou la traverser avec une anse de fil, la tirer en dehors, couper transversalement la moitié malade en commençant l'incision par la face inférieure, puis reporter le bistouri immédiatement en arrière et en dedans des limites du mal, et couper de haut en bas ; se tenir prêt à cautériser avec le fer rouge en cas d'hémorrhagie. — Si le cancer occupe la partie moyenne et pro-

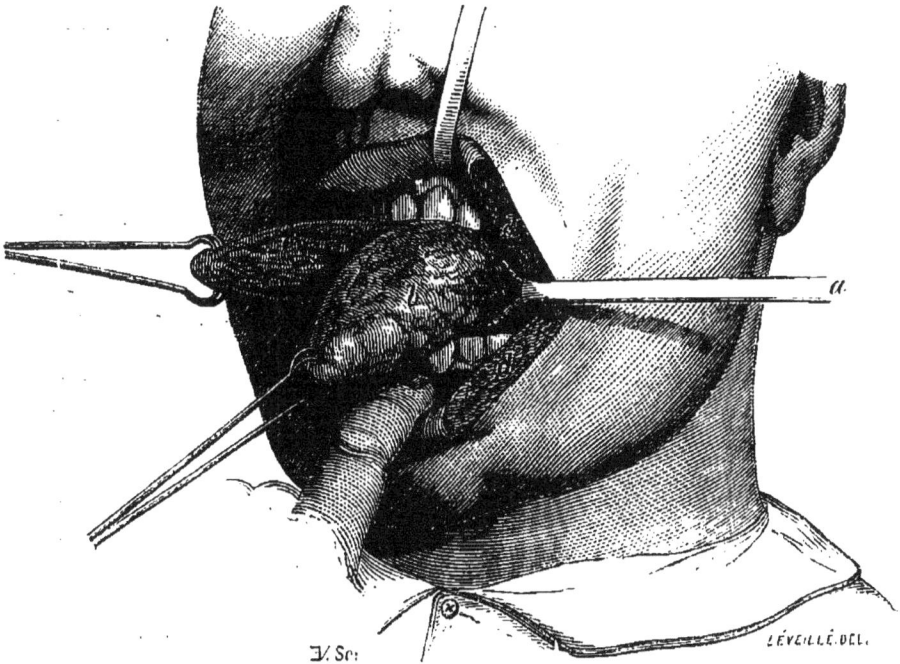

Fig. 70. — Ablation partielle de la langue.

fonde, le circonscrire par une incision en V, et faire trois sutures pour rapprocher les bords. — Se servir de l'écraseur de Chassaignac : placer les chaînes autour de la langue et enlever ainsi l'organe malade en tout ou en partie.

3° *Ablation totale.* — Avec l'aiguille à résection de Chassaignac, armée d'un fil, percer de bas en haut le plancher de la bouche, retirer cette aiguille dans la bouche et la faire ressortir toujours armée du fil par l'ouverture d'entrée ; conduire par ce fil la chaîne qui embrasse la base de la langue que refoule le doigt ; conduire un second écraseur qui comprend dans son anneau tout ce qui reste de la langue et faire marcher successivement les deux écraseurs ; la langue est saisie préalablement par une pince.

On peut également enlever la langue sans perforer le plancher de la bouche ; saisir la langue par une érigne et la couper entre les anses des deux écraseurs (*fig.* 71).

*L'ablation partielle* n'est qu'une modification de la précédente.

4º *Ligature* : est abandonnée en partie depuis l'emploi de l'écraseur.

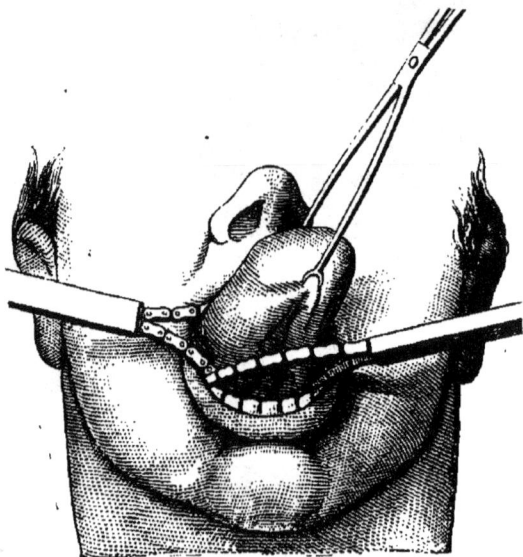

*Fig.* 71. — Amputation de la totalité de la langue par la méthode de l'écrasement linéaire.

**232. Stomatite. — I. St. érythémateuse ou simple. —** Symptômes. — Limitée au palais, aux gencives ou bien générale, avec gonflement douloureux du palais et de la face interne des joues, avec rougeur, gonflement, puis production de mucosités, salivation, fétidité de l'haleine, mouvement fébrile, inappétence.

Traitement. — Boissons émollientes, mucilagineuses ; gargarismes adoucissants, calmants, narcotiques ; diète lactée ; lavements laxatifs ; bien nettoyer les dents ; combattre l'afflux de salive consécutif en faisant mâcher un peu de rhubarbe le soir en se couchant.

II. **St. couenneuse. —** Symptômes. — Douleur légère des gencives, exsudation grisâtre avec propagation aux parties voisines, pharynx, fosses nasales ; sous les exsudations, petites ulcérations à fond grisâtre, livide, sanieux avec gonflement de la muqueuse environnante ; fétidité de l'haleine ; quelquefois engorgement ganglionnaire ; peu de fièvre.

*Ne pas confondre avec* stomatite gangréneuse mercurielle (232, V, VI).

TRAITEMENT. — Cautérisation, gargarismes astringents, toniques; toucher avec un pinceau trempé dans l'acide chlorhydrique pur, ou dans

| ℞ Eau distillée............................... | 15 gr. |
|---|---|
| Nitrate d'argent............................ | 1 — |

Gargarisme avec

| ℞ Eau............................... | 200 gr. |
|---|---|
| Sulfate de zinc........................... | 2gr,50 |
| Miel rosat................................ | 50 gr. |

III. **St. ulcéreuse.** — SYMPTÔMES. — Rougeur, gonflement, excoration superficielle gagnant en profondeur ou bien ramollissement suivi d'ulcère irrégulier à bords rouges douloureux; haleine fétide; engorgement des ganglions sous-maxillaires; quelquefois symptômes précurseurs; le plus souvent état fébrile.

*Ne pas confondre avec* chancre primitif (28, 29).

TRAITEMENT. — S'il y a état saburral, vomitif ou éméto-cathartique; chlorate de potasse (4 à 6 gr.) dans une potion ou dans la tisane; puis toucher les ulcérations avec un peu de chlorure de chaux qu'on préférera à l'acide chlorhydrique et au nitrate d'argent; collutoires au chlorate de potasse ou au chlorure de chaux.

| ℞ Chlorate de potasse....... | 5 gr. | ℞ Chlorure de chaux........ | 3 gr. |
|---|---|---|---|
| Miel...................... | 15 — | Miel...................... | 20 — |
| Mêlez. | | Mêlez. | |

Si l'inflammation est intense, sangsues à la base de la mâchoire; dans tous les cas gargarismes émollients et opiacés.

IV. **St. syphilitique.** — SYMPTÔMES. — A la face interne des lèvres, ulcération à base indurée ou non indurée (chancre dur ou mou), plus ou moins douloureuse, avec salivation, à forme arrondie, à fond grisâtre, à aspect lardacé. Si le chancre est *consécutif,* rougeur mal circonscrite, diffuse, avec gonflement médiocre, peu douloureux; puis au milieu de cette rougeur, tissus ramollis, ulcérés irrégulièrement, à fond grisâtre, à bords rouges et peu élevés. Engorgement des ganglions sous-maxillaires. (Voir *Syphilis,* 29, 30.)

*Ne pas confondre avec* stomatite ulcéreuse simple (232, III).

TRAITEMENT. — Cautériser avec le nitrate d'argent; iodure de

potassium à l'intérieur (1 à 5 gr. par jour) ; et en gargarisme,
4 à 5 fois par jour, avec

℞  Eau distillée.............................. 250 gr.
   Iodure de potassium.......................... 1 —
   Teinture d'iode.............................. 4 —

**V. St. gangréneuse.** — SYMPTÔMES. — Se présente sous trois
formes : — *couenneuse*, — *ulcéreuse*, — *charbonneuse*, avec douleur, difficulté de mastication, fétidité extrême de l'haleine et
odeur gangréneuse caractéristique ; suintement, salivation, gonflement de voisinage et engorgement des ganglions sous-maxillaires ; symptômes fébriles plus ou moins intenses selon la forme
et la terminaison de la maladie.

*Ne pas confondre avec* les variétés ci-dessus.

TRAITEMENT. — Tisane de centaurée, de quinquina, eau vineuse, etc. Chlorate de potasse à l'intérieur (4 à 5 gr.) ; collutoires au chlorure de chaux comme ci-dessus (232, III) ; toucher
avec l'acide chlorhydrique, le suc de citron, et, à la chute des
escharres, appliquer le chlorure de chaux sec ; cautériser au fer
rouge ; régime tonique, vin vieux, gelées de viande.

**VI. St. mercurielle.** — SYMPTÔMES. — Douleur vive, tuméfaction des gencives ; saveur métallique, salivation, fétidité de
l'haleine ; ulcération, ramollissement des gencives, ébranlement
des dents ; gonflement des glandes salivaires ; état fébrile peu
prononcé.

L'étiologie empêchera de *confondre avec* les autres variétés.

TRAITEMENT. — Eau d'orge miellée ; purgatifs salins, eau de
Sedlitz, limonade gazeuse ou huile de ricin ; toucher les gencives, mais non les dents, avec un pinceau de charpie trempé
dans l'acide chlorhydrique ou bien dans le jus de citron ; pédiluves sinapisés ; gargarisme avec

℞  Eau d'orge........................................ 300 gr.
   Alun............................................... 5 —
   Sirop de mûres..................................... 30 —

On peut remplacer l'alun par le chlorate de potasse (10 gr.) ;
potion gommeuse avec chlorate de potasse (2 à 4 gr.).

**233. Muguet.** — SYMPTÔMES. — Bouche chaude, sèche ; exsudation pseudo-membraneuse de petits points blancs sur les
papilles de la langue, aux joues, pouvant s'enlever et n'existant
que localement, ou bien s'étendant au pharynx, à l'estomac.
sur le canal intestinal accompagné d'érythème aux fesses, au

scrotum, aux lèvres, à l'anus, et de symptômes gastriques, d'agitation, d'abattement, d'amaigrissement.

*Ne pas confondre avec* stomatite couenneuse (232, II), aphthes (234).

TRAITEMENT. — Gargarismes ou collutoires alcalins, à l'eau de Vichy, mucilagineux, calmants ; collutoire au borate de soude.

| | |
|---|---|
| ♃ Borate de soude.......⎫ āā 10 gr.<br>   Miel...................⎭<br>   Mêlez. | ♃ Bicarbonate de soude......  5 gr.<br>   Miel........................ 20 — |

**234. Aphthes.** — SYMPTÔMES. — Éruption vésiculo-ulcéreuse discrète ou confluente sur la muqueuse buccale, se couvrant quelquefois d'une matière crémeuse, en nombre plus ou moins considérable, donnant lieu à de petites ulcérations arrondies, douloureuses, environnées d'une aréole inflammatoire et accompagnée dans quelques cas de troubles gastriques et de symptômes fébriles.

*Ne pas confondre avec* stomatite couenneuse (232, II), ulcéreuse (232, III), muguet (233).

TRAITEMENT. — 1° *Local :* Gargarismes mucilagineux de guimauve, de figues grasses, de pepins de coings, quelquefois additionnés de laudanum ; collutoires ou gargarismes au borax, au chlorate de potasse comme ci-dessus ; cautérisation avec l'alun taillé en crayon.

2° *Général :* Régime doux, léger ; laxatifs ; tenir le ventre libre, pastilles de Vichy ; eau de Vichy, Vals. Bains. Proscrire le café, les alcooliques, à moins d'atonie ; combattre la diathèse herpétique ou lymphatique par les préparations arsenicales (54, 55), sulfureuses (27).

**235. Maladies du palais.** — Les maladies chirurgicales de cette région n'offrent rien de particulier. Voir les articles généraux pour les abcès chauds ou froids (107, 108), tumeurs cancéreuses (131), syphilitiques gommeuses (31), kystes (133), tumeurs érectiles (134), exostoses (141), carie, nécroses (140).

**236. Excision de la luette.** — *Opération.* — De la main gauche saisir la luette avec une pince à pansement ou avec la pince à dents de souris, la tirer un peu à soi et à droite du malade, et la couper d'un seul coup près de sa base avec des ciseaux droits ou courbes ; faire gargariser la bouche avec de l'eau fraîche ou de l'eau vinaigrée.

**237. Fistules, abcès fongueux de la face.** — TRAITEMENT. — Se bien enquérir de l'état des parties osseuses ; chercher s'il n'y a pas quelqne poinl plus douloureux nécrosé, carié ou enflammé aux os de la face. Si l'abcès fongueux est dans le voisinage des mâchoires, examiner attentivement l'état des dents, les percuter doucement l'une après l'autre avec un stylet pour s'assurer de leur état; enlever les dents cariées, les racines; extraire s'il est possible le fragment d'os nécrosé.

**238. Fistule salivaire.** — Symptômes. — A la suite d'accidents, de plaies, petite ouverture à la joue fournissant habituellement de la salive, pouvant pendant les repas donner passage à des parcelles alimentaires, et permettant l'introduction d'une sonde.

Traitement. — Aviver les bords de la fistule, rapprocher ces bords et les maintenir réunis au moyen de la suture; favoriser leur cicatrisation en mettant obstacle aux mouvements des joues et des mâchoires; autoplastie; ou bien obturateur en ivoire; cautérisation avec les acides, le fer rouge; opération de Deguise.

# CHAPITRE V

## MALADIES DU COU.

Abcès sus-hyoïdiens, thyro-hyoïdiens, des parties latérales. — Plaies superficielles, profondes. — Adénite. — Oreillons, ourles, — Parotidite. — Kystes du cou. — Goître simple, exophthalmique. — Thyroïdite. —. Anévrysmes, tumeurs érectiles. — Torticolis. — Ténotomie. — Fracture des vertèbres cervicales. — Luxation des vertèbres cervicales. — Tumeur blanche.

**239. Abcès sus-hyoïdiens.** — Les symptômes et le traitement sont ceux des abcès en général (107). La fluctuation y est tardive à cause de la profondeur du foyer. Ne pas attendre, pour ouvrir et débrider, que la présence du pus soit évidente (Tillaux); ne pas se préoccuper des vaisseaux qui sont refoulés vers la cavité buccale.

**240. Abcès thyro-hyoïdiens.** — Symptomes. — Aphonie, dyspnée, tension profonde de la région thyro-hyoïdienne, chaleur, douleur, déglutition difficile.

Traitement. — Au début, saignées locales et générales, vomitifs; cataplasmes, frictions mercurielles; plus tard, pratiquer entre l'os hyoïde et le cartilage thyroïde une incision traversant la membrane fibreuse thyroïdienne : bronchotomie sus-laryngienne (Vidal).

**241. Abcès des parties latérales.** — *Variétés* : superficiels (Voir *Abcès en général*, 107) ou profonds.

Symptomes. — 1° *Locaux* : Gonflement diffus depuis l'oreille jusqu'à la clavicule, roideur, douleur, rougeur, empâtement, mais pas de fluctuation manifeste.

2° *Généraux* : Intenses.

Traitement. — Cataplasmes émollients, fondants, deux ou trois applications successives de sangsues (10 à 15) sur le point douloureux, puis incision avec le bistouri lentement et couche par couche.

**242. Plaies superficielles.** — N'intéressant que la peau, le tissu cellulaire et les muscles superficiels, elles ne donnent lieu ni à une hémorrhagie abondante, ni au passage de la salive ou des boissons.

Traitement. — Pansement simple avec les bandelettes agglutinatives, pas de sutures. Quelquefois usage du collodion sur les bords de la plaie pour prévenir l'érysipèle.

**243. Plaies profondes.** — I. *A la région sus-hyoïdienne.* — Symptomes. — Plaie béante ; la salive, les boissons passent par les lèvres de la plaie, ainsi que l'air ; articulation des sons difficile ou impossible. Quelquefois ouverture dans la paroi inférieure de la bouche.

Traitement. — Usage d'une sonde œsophagienne pour le passage des aliments et des boissons ; pas de suture, mais usage des bandelettes agglutinatives ; tête immobile et penchée en avant.

II. *A la région* ou *sous-hyodienne* ou *hyo-thyroïdienne.* — Symptomes. — Les signes sont à peu près les mêmes.

Traitement. — Réunir à l'aide de bandelettes, comme ci-dessus ; saignée générale, sinapismes en cas de suffocation. Pas de suture, même sur les anneaux cartilagineux.

III. *Si la plaie intéresse le larynx.* — Symptomes. — L'air sort en sifflant par la plaie ; phonation *abolie* si la plaie est au-dessous des cordes vocales, *conservée* si elle est au-dessus ; emphysème des bords de la plaie et quelquefois de tout le voisinage ; inflammation de la muqueuse trachéo-bronchique. Hémorrhagie plus ou moins abondante, sécheresse à la gorge.

Traitement. — Si l'emphysème est considérable, mouchetures sur les bords de la plaie ; s'il y a hémorrhagie et présence de sang dans la trachée, aspirer ce sang avec une sonde, ligature des vaisseaux ou compression ; laisser les bords de la plaie écartés pour que le sang puisse s'écouler au dehors : pas de suture. S'il n'y a pas d'hémorrhagie, rapprocher les bords de la plaie, et les maintenir en contact par la position, par un bandage ou par des bandelettes agglutinatives. S'il survient des complications inflammatoires, une ou deux saignées.

IV. Si un instrument vulnérant a pénétré profondément dans la partie supérieure du cou et si cette blessure a donné lieu à une perte de sentiment, de mouvement, à la dyspnée et à l'émission involontaire des urines et des fèces, il y a *lésion de la moelle épinière*. S'il y a des douleurs aiguës, des mouvements convulsifs et de la paralysie dans certaines parties voisines, il y a *lésion d'un nerf*.

Traitement. — Saignées générales ou locales, collodion élastique dans tout le voisinage douloureux, liniments opiacés.

V. S'il reste une *fistule* à la suite de plaie ou d'opération, essayer les cautérisations; ou bien aviver les bords de la plaie, prolonger les angles supérieur et inférieur de la fistule, les réunir par la suture ou les emplâtres agglutinatifs ou bien anaplastie. Usage d'un obturateur pour les sujets pusillanimes.

**244. Adénite.** — Symptomes. — Sur les parties latérales du cou, une ou plusieurs tumeurs superficielles, mobiles, indolentes, arrondies, non fluctuantes, sans changement de couleur à la peau. Quelquefois la peau devient rougeâtre, la tumeur s'amollit inégalement, devient fluctuante, s'ouvre spontanément et donne issue à une matière purulente, claire, séreuse, avec flocons albumineux. Le malade présente tous les signes du lymphatisme.

*Ne pas confondre avec* oreillons (245), érysipèle (52), abcès (107), parotidite (246).

Traitement. — S'il y a des dents malades correspondantes, les enlever; s'il y a scrofulisme, *voir* 27. Pommades fondantes résolutives alternativement avec la teinture d'iode.

℞ Axonge............ ....    30 gr. | ℞ Axonge............. ......    30 gr.
  Iodure de potassium....   2 à 4 — |   Iodure de plomb.......   2 à 4 —
  F. s. a.                          |   F. s. a.

℞ Axonge.................. ....    30 gr. | ℞ Éther....................    40 gr.
  Chlorhydrate d'ammoniaque.   2 — |   Sublimé.................   0gr,50
  Camphre pulvérisé.........   1 — |
  F. s. a.

Recouvrir avec flanelle, laine, ouate de coton. — S'il y a fluctuation, ouvrir l'abcès et panser avec la pommade iodée.

**245. Oreillons, Ourles.** — Symptomes. — Gonflement un peu douloureux et mal circonscrit de la région sous-maxillaire et parotidienne, avec ou sans fièvre, existant consécutivement ou conjointement à un gonflement des testicules ou des grandes lèvres ou des mamelles, donnant lieu à une gêne dans la mâchoire, sans changement de couleur à la peau, avec ou sans ptyalisme, existant tantôt d'un seul côté, tantôt des deux.

*Ne pas confondre avec* adénite (244), érysipèle (52), abcès (107), parotidite (246).

TRAITEMENT. — Repos à la chambre, liniment huileux et ouate sur la partie malade ; tisane diaphorétique, lavements émollients ou purgatif léger (eau de Sedlitz ou huile de ricin).

*En cas de métastase au cerveau*, vésicatoire sur le siége du mal, sinapismes aux jambes.

**246. Parotidite.** — SYMPTOMES. — Gonflement de la région parotidienne, avec rougeur, douleur, chaleur ; empâtement et gêne pour ouvrir la mâchoire, presque toujours avec fièvre. La parotidite peut débuter d'emblée ou bien être sous l'influence d'une cause générale, consécutive à une fièvre typhoïde, dont elle est une complication grave ou bien un phénomène critique favorable.

*Ne pas confondre avec* abcès (107), adénite (244), oreillons (245), érysipèle (52).

TRAITEMENT. — Cataplasmes émollients, incision dès que la fluctuation est sensible. — Si la parotidite complique une fièvre grave, toniques, quinquina, vin à l'intérieur.

**247. Kystes du cou.** — SYMPTOMES. — Tumeur arrondie, de volume variable sans changement de couleur à la peau, indolente, siégeant à la partie antérieure et moyenne du cou, quelquefois d'un seul côté : fluctuation très-rare ; les kystes volumineux sont quelquefois transparents. *Le kyste du cou suit le larynx dans ses mouvements.*

*Ne pas confondre avec* abcès chauds, froids, par congestion, consécutifs aux altérations des cartilages ou des os du larynx (107, 108, 109), lipomes (132), goître simple (248), kyste (133), anévrysmes (251).

TRAITEMENT. — Vésicatoires, sétons le plus souvent insuffisants : ponction et injection iodée avec :

℞ Eau distillée.................................. 20 gr.
  Teinture d'iode.............................. 10 —
  Iodure de potassium........................ 0gr,50
  Diss.

On peut encore ouvrir le kyste à l'aide de potasse caustique, ou par simple incision ; pansement simple ou alcoolique, ou légèrement excitant avec l'onguent styrax.

**248. Goître simple.** — SYMPTOMES. — Tumeur à la partie antérieure et moyenne du cou, développée graduellement, de volume souvent considérable, de forme variable, selon que le goître occupe un côté ou les deux côtés ; plus ou moins bien circonscrite, ayant la forme d'un croissant dont les pointes sont en haut quand elle occupe tout le corps thyroïde ; élastique au toucher, indolore, *non transparente à l'éclairage oblique*, non fluctuante, sans changement de couleur à la peau : elle suit le larynx dans ses mouvements : plus tard, développement variqueux des veines du cou. Volumineux, le goître altère la voix, comprime l'œsophage, la trachée, les vaisseaux, les nerfs : il est soumis à des mouvements de soulèvement et d'abaissement quand il s'étend sur le trajet des vaisseaux.

*Ne pas confondre avec* kystes (247), thyroïdite (250), goître exophthalmique (249). Le soulèvement de ces tumeurs, dans les mouvements de déglutition, est un bon signe diagnostique.

TRAITEMENT. — Fuir les causes qui ont déterminé le goître ; changement de pays : iodure de potassium à l'intérieur, 0$^{gr}$,50 à 1 gr. par jour, teinture d'iode, 2 à 4 gouttes dans un demiverre d'eau, pilules de protoiodure de fer, quinquina, toniques, poudre de Sancy, 1 à 3 prises par jour ; pommades iodurées et fondantes à l'extérieur. Obvier aux dangers que sa présence occasionne en comprimant les vaisseaux ou l'œsophage, par quelques émissions sanguines, par les révulsifs, par la ligature de la tumeur, ou des artères thyroïdiennes, ou des carotides, ou bien en l'extirpant, tous procédés dangereux et incertains.

**249. Goître exophthalmique.** — SYMPTOMES. — Corps thyroïde augmenté de volume, d'une façon lente ou rapide, régulièrement ou irrégulièrement, d'où compression de la trachée, et dyspnée : battements du cœur très-rapides, 100 à 150 par minute, souvent avec accompagnement de bruit de souffle et hypertrophie ; yeux saillants, agités de mouvements rapides, brillants. Ces trois symptômes : *palpitations, goître, exophthalmie,* sont caractéristiques.

Comme symptômes secondaires : défaut d'accommodation visuelle, boulimie, diarrhée, démangeaisons, état nerveux très-prononcé, chlorose, parole très-brève et saccadée, quelquefois aménorrhée ou dysménorrhée.

*Ne pas confondre avec* goître simple (248), thyroïdite (250), chloro-anémie (31), maladies du cœur (325 à 335).

TRAITEMENT. — *S'il y a chlorose ou dysménorrhée*, ferrugineux, protoiodure de fer, toniques, quinquina (voir *Chlorose*, 31).

*S'il y a dysménorrhée sans chlorose :* appliquer une, deux, quatre sangsues à la vulve, lors des époques menstruelles, sinapismes, ventouses Junod.

Dans presque tous les cas, l'hydrothérapie est favorable ; teinture de veratrum viride, 10 à 15 gouttes (Sée), digitaline, 1, 2, 3 granules chaque jour contre les palpations, vessie de glace sur le cœur. Légère saignée si le goître menaçait d'asphyxier.

250. **Thyroïdite.** — SYMPTOMES. — Tumeur rouge, douloureuse, chaude, avec gêne de respiration et de déglutition, quelquefois disparaissant par résolution, d'autres fois s'abcédant.

*Ne pas confondre avec* goître (248), kystes (247), abcès (107).

TRAITEMENT. — Saignées générales ou locales, si les symptômes sont très-intenses : cataplasmes émollients.

251. **Anévrysme, tumeurs érectiles.** — SYMPTOMES. — Tumeurs devenant plus tendues dans les efforts d'inspiration ; bruit de susurrus, perceptible au stéthoscope ; battements perceptibles, même quand on déplace la tumeur, ce qui empêchera de les confondre avec ceux qui se propagent par voisinage.

*Ne pas confondre avec* kystes (247).

TRAITEMENT. — Palliatif ; ralentir la circulation par les préparations de digitale ; sachets de glace sur la tumeur.

252. **Torticolis.** — SYMPTOMES. — Inclinaison vicieuse de la tête vers l'une ou l'autre épaule, produite : 1° par une affection rhumatismale ; 2° par paralysie d'un des muscles sterno-mastoïdiens ; 3° par contraction spasmodique d'un de ces mêmes muscles, 4° ou des muscles peauciers.

*Ne pas confondre avec* cicatrices vicieuses de la peau, fracture ou luxation des vertèbres cervicales (254, 255). Établir la variété pour instituer le traitement.

I. Des douleurs se font sentir dans les muscles du cou, souvent à la suite d'un courant d'air ou bien conjointement avec d'autres douleurs musculaires ; elles augmentent par la pression et sont souvent accompagnées de gonflement (*T. par refroidissement ou rhumatisme musculaire*).

TRAITEMENT. — Frictions avec un liniment calmant, baume tranquille et chloroforme, baume opodeldoch ; liniment ammoniacal ; chaleur sur les muscles endoloris ; frictions avec la pommade camphrée, l'essence de térébenthine ; recouvrir avec un morceau d'ouate ou de flanelle et promener sur le muscle un fer à repasser modérément chaud : douches de vapeur, massage ; faradisation. Endormir le malade et étendre brusquement le muscle : si le sujet est vigoureux, émissions sanguines, locales, ventouses.

II. La tête peut être ramenée facilement et sans douleur dans la direction normale ; mais dès que rien ne l'y retient, elle reprend la direction vicieuse. Les muscles du cou ont leur souplesse habituelle (*T. par paralysie d'un muscle' sterno-mastoïdien*).

TRAITEMENT. — Combattre l'affection cérébale s'il en existe ; soutenir la tête avec un appareil mécanique ; ou bien pratiquer la ténotomie du muscle sain correspondant (253).

III. Le muscle est dur, tendu ; si l'on veut ramener la tête dans la direction normale, on sent une très-forte résistance ; si l'on y parvient et si l'on abandonne la tête, elle reprend brusquement sa position vicieuse (*T. par contraction spasmodique du sterno-mastoïdien*).

TRAITEMENT. — Sangsues s'il y a des phénomènes d'acuité ; liniments calmants comme ci-dessus (I) : ténotomie du muscle contracté (253).

IV. Les muscles sterno-mastoïdiens ne sont pas tendus, mais c'est le peaucier qui est contracté et qui donne lieu en même temps à un tiraillement en dehors et en bas des traits de la face et de la commissure des lèvres : il y a extension et tiraillement de la peau de tout le côté malade (*T. par contraction spasmodique du peaucier*).

TRAITEMENT. — Le même que pour le rhumatisme musculaire.

253. **Ténotomie.** — Pour couper le sterno-mastoïdien près des attaches sternale et claviculaire, deux procédés : 1° diviser le muscle, de la face cutanée à la face profonde ; 2° de la face profonde à la face cutanée. Préférer le 1er procédé :

Faire à la peau, sur le bord externe du sterno-mastoïdien, à 15 ou 20 millimètres au-dessus du sternum, un pli parallèle à la direction du muscle ; faire avec la lancette une petite ponction à la base du pli ; retirer la lancette et glisser avec précaution, à plat, sur la face cutanée du muscle, jusqu'à ce qu'il ait dépassé son bord externe sans traverser la peau, un ténotome, large de 5 millimètres et concave sur le tranchant. Le doigt médius de la main gauche sert de conducteur et de protecteur (*fig.* 72). Diriger alors le tranchant de l'instrument perpendiculairement sur le muscle, de manière que le dos de l'instrument fasse saillie sous la peau ; abandonner alors le pli cutané et couper le tendon en sciant et en appuyant de la main gauche sur le dos de l'instrument. Faciliter la section musculaire en imprimant à la tête du malade un mouvement dans le sens

opposé à l'inclinaison : un léger craquement et un petit espace
vide indiquent que le tendon est coupé.

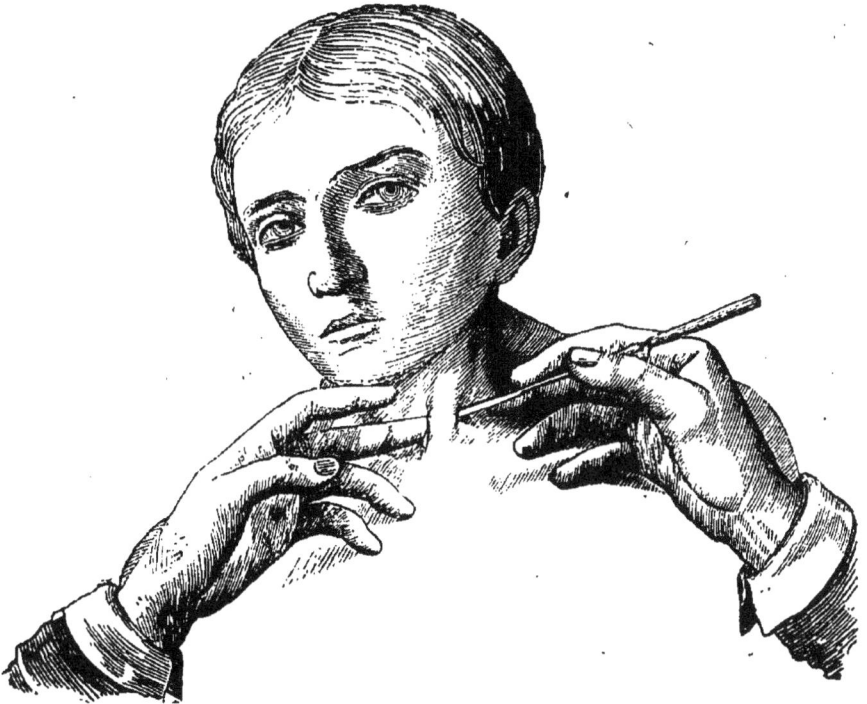

*Fig.* 72. — Ténotomie du cou, section du muscle sterno-cléido-mastoïdien.
Procédé Vidal de Cassis.

*Pansement :* Appliquer un appareil contentif laissé à demeure
pendant plusieurs jours.

254. **Fracture des vertèbres cervicales.** — Symptomes. —
La déformation, la crépitation manquent en général : paralysie
du sentiment et du mouvement de toutes les parties situées au-
dessous de l'endroit lésé, des bras, des jambes, de la vessie, du
rectum ; respiration diaphragmatique, anhélation.

*Ne pas confondre avec* luxation (255), avec commotion cérébrale,
dont les symptômes vont, le plus souvent, en décroissant (150).

Traitement. — Coucher le malade sur le dos, la tête peu élevée : saignées générales abondantes ; cathétérisme deux ou trois
fois par jour ; lavements purgatifs avec 20 à 25 gr. de sulfate de
soude, de magnésie, de sel marin, de miel de mercuriale. Limonade purgative, eau de groseilles, etc. Matelas hydrostatique.

255. **Luxation des vertèbres cervicales.** — Symptomes. —
A la suite d'un mouvement brusque ou d'une violence exté-

rieure, la tête est inclinée en avant, la face vultueuse, les yeux saillants, la bouche entr'ouverte, le pouls petit, perte de mouvement : on est en droit de supposer une luxation axoïdo-atloïdienne.

La luxation des autres vertèbres cervicales donne lieu aux signes suivants : tête déviée, face tournée du côté opposé à la luxation avec impossibilité de la redresser, saillie anormale derrière le cou, déformation de la surface antérieure de la colonne cervicale, bruit et déchirement au moment de l'accident : quelquefois paralysie au moment ou peu après l'accident.

*Ne pas confondre avec* torticolis (252), fracture des vertèbres (254), tumeur blanche (256).

TRAITEMENT. — Palliatif, comme pour fracture. — Pas d'émission sanguine, à moins de symptômes consécutifs graves. La réduction est impossible le plus souvent, et dangereuse.

**256. Tumeur blanche.** — SYMPTOMES. — Douleur locale sourde, profonde, augmentant par la pression et les mouvements ; déformation de la région cervicale, engorgement avec ou sans fluctuation, rigidité de la tête, qui peu à peu se penche en arrière, en avant ou sur le côté. A la longue, collections purulentes à la nuque, ou au-devant de la colonne vertébrale, qui s'ouvrent en dehors ou dans le fond du pharynx. Quelquefois symptômes asphyxiques et paralytiques graves.

*Ne pas confondre avec* déviation congénitale, abcès (107, 108, 109), rhumatisme musculaire (25), torticolis (252).

TRAITEMENT. — Tonique et reconstituant, huile de morue, iodure de potassium (1 à 4 gr.), bains salés ; cautères, moxas à la nuque ; appareils pour prévenir les luxations spontanées (voir *Lymphatisme*, 27).

# CHAPITRE VI

## LARYNGOSCOPIE

### MALADIES DU PHARYNX, DU LARYNX ET DE L'ŒSOPHAGE

*Maladies du pharynx.* — Laryngoscopie. — Angine ou pharyngite simple, tonsillaire ou amygdalite, chronique, herpétique, glanduleuse, syphilitique, pultacée, couenneuse, gangréneuse. — Gommes. — Ablation de l'amygdale.

*Maladies du larynx.* — Laryngite aiguë simple, chronique simple, ulcéreuse ou phthisie laryngée, striduleuse ou faux croup, œdémateuse ou œdème de la glotte, pseudo-membraneuse ou croup. — Trachéotomie.

*Maladies de l'œsophage.* — Corps étrangers dans le pharynx et l'œsophage. — Œsophagotomie. — Rétrécissement de l'œsophage. —
Œsophagisme. — Paralysie de l'œsophage. — Corps étrangers dans
le larynx. — Polypes.

257. **Laryngoscopie.** — *Le malade* est assis en face du médecin, le corps un peu en avant, le cou tendu et légèrement renversé en arrière, la bouche très-largement ouverte : la langue

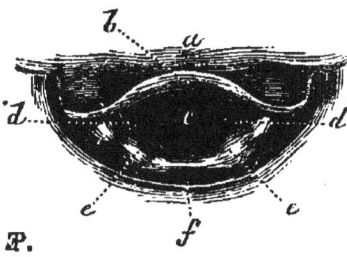

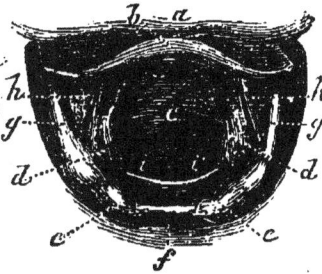

Fig. 73. — Le larynx ouvert.     *Fig.* 74. — Le larynx fermé (*).

enveloppée d'un linge est tirée au dehors, et un peu à gauche,
par le malade ou par le médecin.

Le *médecin* est placé vis-à-vis du malade, en pleine lumière

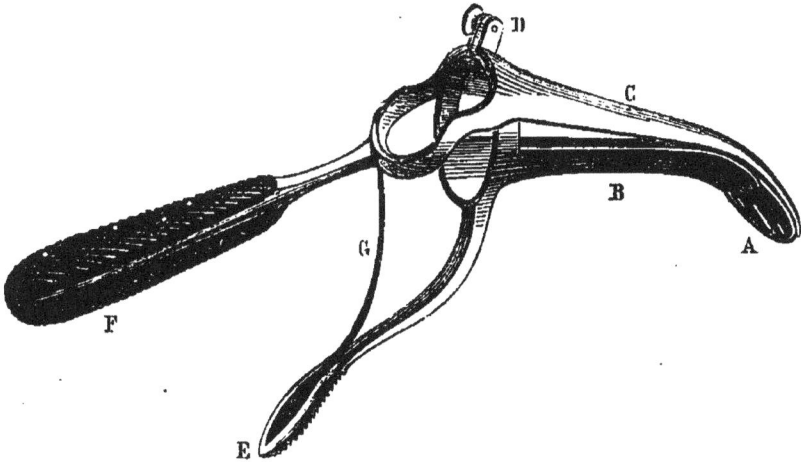

Fig. 75. — Spéculum laryngien de De Labordette, fermé (**).

dont il dirige les rayons vers le fond de la gorge à l'aide de l'ap-

(*) *a*, base de la langue; *b*, épiglotte; *c*, paroi de la trachée; *d, d*, cordes vocales inférieures; *e, e*, tubercules des cartilages de Santorini; *f*, œsophage; *g*, ligament aryténo-épiglottique; *h, h*, cordes vocales supérieures, *i*, bronche droite;
*i'*, bronche gauche.

(**) A, miroir laryngien; C, valve supérieure; B, valve inférieure; D, charnière;
G, ressort maintenant l'instrument fermé; E, F, manches.

pareil de Czermak, ou de Mandl, ou de Moura, ou de Krisha-
ber, etc. Il tient de la main droite le réflecteur laryngien
préalablement trempé dans l'eau chaude, et avec soin, l'introduit au fond de la bouche, au-dessous du voile du palais, et
. fait faire une profonde inspiration au malade. Il aperçoit alors
dans le réflecteur laryngien la figure du larynx ouvert (*fig.* 73),
ou fermé (*fig.* 74).

Pour engourdir la sensibilité du pharynx, faire prendre
pendant quelques jours, 1 gr. de bromure de potassium dans
un demi-verre d'eau sucrée.

*Spéculum laryngien* de De Labordette fermé (*fig.* 75), et ouvert (*fig.* 76). Le tremper également dans l'eau chaude, et l'in-

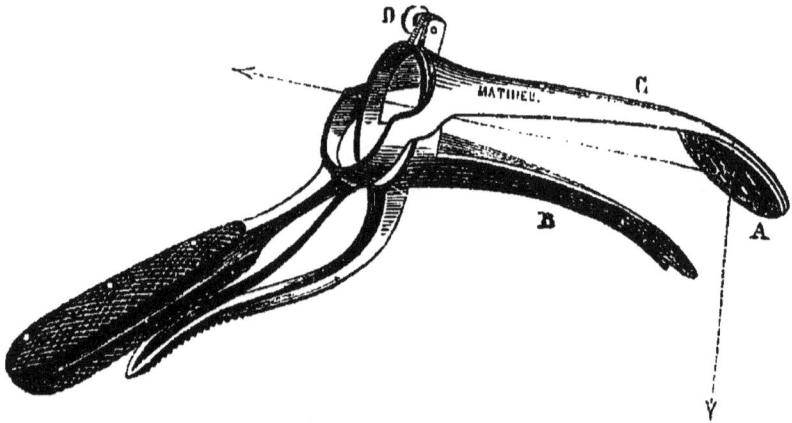

*Fig.* 76. — Spéculum laryngien de De Labordette, ouvert (*).

troduire promptement jusqu'au fond de la gorge. Le larynx se
dessine sur le miroir A, situé à la valve supérieure. Moins facile à manier chez l'adulte.

258. I. **Angine** ou **Pharyngite simple.** — SYMPTOMES. —
1° *Locaux* : Au début, gêne douloureuse à l'isthme du gosier,
déglutition difficile, sécheresse et rougeur du pharynx; la
luette souvent déviée, allongée, chatouille le fond de la gorge
et occasionne des nausées, des vomissements. Souvent les
amygdales sont rouges, tuméfiées ; toux gutturale, présence de
mucosités filantes dans la bouche, rejet des boissons par le
nez.

2° *Généraux* : Langue sale, haleine fétide; souvent courba-

(*) A, miroir laryngien ; B, valve inférieure; C, valve supérieure ; D, charnière.

ture, mouvement fébrile, céphalalgie. Les symptômes généraux peuvent aller en augmentant, puis cesser pour faire place à l'apparition d'un abcès qui généralement perce seul, d'autres fois réclame le bistouri.

*Ne pas confondre avec* aucune des variétés d'angines décrites ci-dessous.

TRAITEMENT. — Au début, émollients, mauve, violette, en boisson ; eau d'orge miellée en boisson ou gargarisme : gargarismes émollients avec la racine de guimauve, la glycérine étendue d'eau chaude, la décoction de figues ; ou bien un peu astringent avec eau de ronces, miel rosat, sirop de mûres, etc. (30 gr. pour 250). Inhalations émollientes avec un flacon dont le bouchon donne passage à deux tubes : mettre le vase sur une lampe à alcool ou dans l'eau très-chaude pour les inhalations tièdes. Après le 3e ou 4° jour, gargarismes légèrement astringents.

| | | |
|---|---|---|
| ♃ Infusion de roses rouges.. | 250 gr. | |
| Miel rosat.............. | 30 — | |
| Alun ou chlorate de po- | | |
| tasse................. | 5 gr. | |
| F. s. a. | | |

| | | |
|---|---|---|
| ♃ Eau d'orge............. | 250 gr. | |
| Chlorhydrate d'ammonia- | | |
| que................. | 4 — | |
| Sirop de vinaigre ou miel | | |
| rosat.............. | 30 — | |
| F. s. a. | | |

Insufflation ou application avec le doigt de poudre d'alun sur les parties malades. — Bains de pieds sinapisés, cataplasmes autour du cou ; lavements émollients ou purgatifs avec sel de cuisine, sulfate de soude (15 grammes), ou miel de mercuriale, 30 à 40 grammes. Si les phénomènes inflammatoires sont intenses, émétique au début ; quelquefois saignées de 300 gr. ou 10 à 20 sangsues sous le cou. — Diète, repos.

**II. A. tonsillaire ou Amygdalite.** — SYMPTOMES. — Au début, fièvre ou absence de fièvre. La douleur locale augmente pendant la déglutition ; bouche et gorge sèches, puis devenant le siége d'une sécrétion de mucus abondant ; fond de la gorge rouge, tuméfié. Une amygdale, quelquefois les deux gonflées, luisantes, ou bien enduites de concrétions blanches, d'aspect crayeux, faciles à enlever. Boissons quelquefois rejetées par le nez ; le gonflement de l'amygdale peut occasionner une surdité momentanée et un petit gonflement sous-maxillaire. Voix altérée, nasonnée, enrouée. — Souvent à cette angine se joignent des signes d'embarras gastrique : quelquefois, un *abcès* se produit dans l'amygdale avec rougeur excessive, tension, gène considérable de la respiration et de la déglutition, fluctuation.

*Ne pas confondre avec* angine pseudo-membraneuse (258, VIII),

dont les pseudo-membranes ne s'enlèvent que très-difficile-
ment et laissent une muqueuse sous-jacente saignante.

TRAITEMENT. — Boissons et gargarismes émolliénts, *ut supra*,
— fumigations émollientes dans la gorge; y maintenir conti-
nuellement de la gomme arabique ou des pâtes pectorales; cataplasmes autour du cou; éméto-cathartique (sulfate de
soude, 20 gr.; tartre stibié, 0$^{gr}$,05), ou purgatif en cas d'embarras gastrique; saignée du bras en cas de phénomènes fébriles
intenses; lavements émolliénts ou laxatifs, avec addition de
miel de mercuriale, ou de quatre à cinq cuill. d'huile; scarifications sur l'amygdale enflammée avec la pointe du bistouri;
après la scarification, gargarismes émollients. Jus de citron pur
ou dans l'eau.

*Chez les enfants* qui ne savent ou ne peuvent se gargariser,
pincer légèrement le nez, et badigeonner l'amygdale avec un
pinceau trempé dans :

> ♃ Miel blanc ou rosat........................... 20 gr.
> Borax....................................... 10 —

On peut remplacer le borax par alun, ou chlorate de potasse
ou chorhydrate d'ammoniaque, 4 gr.

*Pour les enfants*, potion avec :

> ♃ Décoction de guimauve...................... 20 gr.
> Acétate d'ammoniaque....................... 4 —
> Sirop de guimauve........................... 40 —

*S'il y a abcès*, incision avec la lancette ou le bistouri tenu horizontalement, et couvert de linge jusqu'à la pointe : placer,
pour plus de sûreté et de facilité, un bouchon entre les mâchoires. — Scarifications multiples si le foyer est volumineux;
après l'ouverture, gargarismes émollients, ou, en cas de mauvaise odeur, chlorurés (chlorure de soude, 15 gr.), ou vinaigrés
(15 gr.), ou alcool sulfurique (1 gr.) pour 250 d'eau. Toucher
avec un pinceau trempé dans :

> ♃ Chlorure de chaux........................... 15 gr.
> Eau distillée................................. 50 —

III. **A. chronique.** — SYMPTOMES. — Gêne à l'isthme du gosier, sensation de chatouillement, besoin de crachotement, allongement de la luette; rougeur; quelquefois taches foncées,
livides, cryptes muqueux hypertrophiés et rouges; quelquefois
granulations ayant le volume d'un grain de millet, d'une lentille (angine glanduleuse); voix enrouée, expectoration vis-

queuse, abondante, purulente, surtout le matin ; ouïe dure du côté malade. — Pas de symptômes fébriles.

*Ne pas confondre avec* angine syphilitique (258, VI); laryngite chronique (260, II) ; amygdalite (258, III).

TRAITEMENT. — 1° *Local* : Gargarismes astringents, insufflation d'alun, de borax.

℞  Décoction d'orge............................    250 gr.
   Miel rosat..................................     60 —
   Alun ou borax ou tannin.....................    2 à 4 —

Cautérisation, quatre ou cinq fois par jour, avec un pinceau trempé dans :

℞  Eau distillée...............................    30 gr.
   Nitrate d'argent cristallisé................    1 à 4 —

Immédiatement après, gargarisme émollient, badigeonnage avec la glycérine.

2° *Général* : Si l'angine récidive souvent ou persiste, chercher si elle n'est pas entretenue par une diathèse syphilitique, arthritique, tuberculeuse, lymphatique. — Au traitement local, joindre celui de la diathèse.

*A. syphilitique* (voir 258, VI).

*A. arthritique* : Eaux minérales alcalines, Vichy, Vals, Challes, Saxon, — ou sulfureuses, Luchon, Enghien, Pierrefonds, Eaux-Bonnes, Allevard, Aix ; en boissons, en bains, en douches locales à l'aide d'un pulvérisateur (*fig.* 77, 78).

*A. tuberculeuse* : Huile de foie de morue ; iodure de potassium, douches sulfureuses (voir *Phthisie*, 000).

*A. lymphatique* : Bains de mer, eaux bromurées ou iodurées : eaux chlorurées sodiques d'abord, puis eaux sulfureuses (voir *Lymphatisme*, 27).

IV. **A herpétique.** — SYMPTOMES. — A ceux de l'angine simple, se joint au bout d'un temps très-court, sur le voile du palais, sur les piliers, sur les amygdales, l'apparition de *vésicules* nombreuses, irrégulièrement placées, d'un blanc jaunâtre, avec cuisson, qui s'ulcèrent superficiellement et laissent une couche pseudo-membraneuse ; glandes sous-maxillaires peu ou point tuméfiées. Dans toutes les angines l'examen de la gorge est indispensable.

*Ne pas confondre avec* angine couenneuse ou pseudo-membraneuse diphthéritique (258, VIII), muguet (232).

TRAITEMENT. — Le même que ci-dessus : combattre la diathèse herpétique (55) à l'aide des préparations arsenicales et des eaux sulfureuses en boissons, en inhalation, pulvérisation.

Pour la pulvérisation, les appareils sont nombreux. Les plus simples sont le pulvérisateur de Galante, le pulvérisateur Richardson modifié par Galante, etc. L'inhalateur Siegle (*fig.* 77), a l'avantage de fournir un liquide pulvérulent chaud ou tiède par le moyen de la petite lampe à alcool placée sous le ballon. Il fonctionne automatiquement dès que la lampe a échauffé le liquide, est peu volumineux (0,11 sur 0,12) et peu

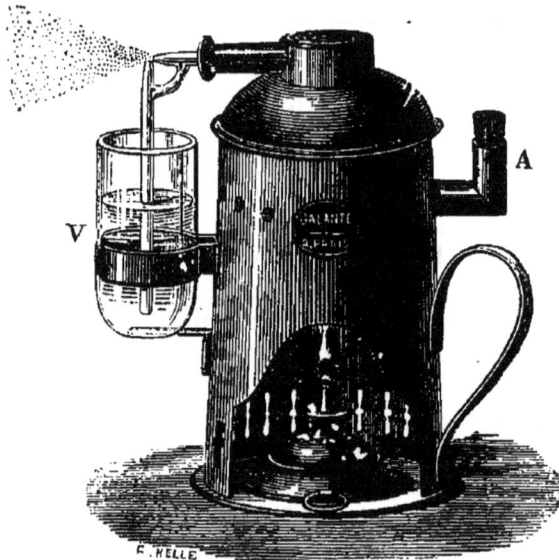

*Fig.* 77. — Pulvérisateur de Siegle.

coûteux (10 fr.). — *Mode d'emploi :* 1° Par l'ouverture A remplir d'eau simple la petite chaudière ; 2° allumer la lampe à alcool ; 3° mettre dans le vase V le liquide qu'on veut pulvériser.

**V. A. glanduleuse.** — SYMPTOMES. — Chatouillement, gêne, embarras, sensation de corps étranger dans la gorge ; crachotement, douleurs en avalant. Enrouement, ou voix rauque, crachats perlés, opalins, grisâtres, quelquefois striés de sang, petite toux sèche, et émission fréquente de ce mot caractéristique : *hem ! hem !* — Rougeur vive, uniforme ou pointillée du pharynx ; granulations du volume d'un grain de millet ou d'une lentille, et disposées irrégulièrement, de couleur rouge foncé ou jaunâtre, occupant la luette infiltrée, les amygdales, la partie postérieure des piliers : injection et état variqueux des vaisseaux de la muqueuse.

*Ne pas confondre avec* angine syphilitique (258, VI), angine ou laryngite des phthisiques (voir *Phthisie*, 317).

TRAITEMENT. — Air pur et réparateur; régime tonique et non excitant : eaux sulfureuses, Pierrefonds, Enghien, Eaux-Bonnes à l'intérieur, deux, trois, quatre verres par jour, pendant

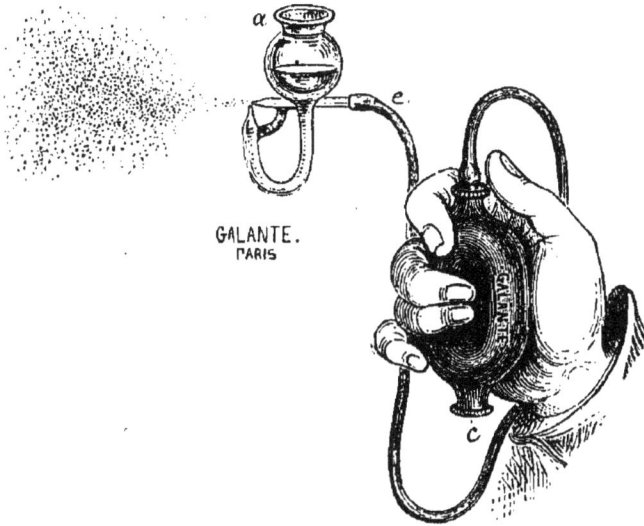

*Fig.* 78. — Hydroconion à ballon (*).

vingt à trente jours (une saison), il faut deux saisons; laitage ; gomme dans la bouche; gargarismes avec

| | | | | |
|---|---|---|---|---|
| ♃ Émulsion d'amandes...... | 200 gr. | ♃ | Décoction de têtes de pavot. | 200 gr. |
| Sirop diacode........... | 30 — | | Iodure de potassium...... | 0gr,10 |
| Eau de laurier-cerise..... | 6 — | | Teinture d'iode......... | 1 gr. |
| | | | Sirop de mûres......... | 30 — |

| | | | | |
|---|---|---|---|---|
| ♃ Iodure de potassium...... | 8 gr. | ♃ | Iode métallique......... | 0gr,25 |
| Eau................... | 125 — | | Iode de potassium....... | 0gr,50 |
| Diss. une cuillerée à café, trois fois par jour. | | | Sirop diacode........... | 50 gr. |
| | | | Eau.. ................. | 250 — |
| | | | Diss. pour gargarisme. (Isambert.) | |

Après ce gargarisme, toucher avec un pinceau trempé dans

♃ Glycérine.. .............................. 25 gr.
Chlorhydrate de morphine...................... 1 —

(*) *a*, petit vase dans lequel on verse le liquide ; *c*, poire en caoutchouc, qu'on presse dans la main pour en chasser l'air qui passe par le tube *e*.

S'il n'y a pas d'état inflammatoire, gargarismes ci-dessus avec alun ou borax. Insufflation avec les poudres suivantes : sucre candi ou sous-nitrate de bismuth, ou calomel (2 gr. pour 25 gr. de sucre), ou précipité rouge, sulfate de zinc, sulfate de cuivre (2 gr. pour 70 de sucre), ou nitrate d'argent (1 gr. pour 12, 36 ou 72 de sucre). Bien porphyriser les poudres.

Agir localement sur les granulations avec une solution de nitrate d'argent (1 gr. pour 10 ou 15 gr.), augmenter progressivement la dose de sel d'argent ; ou avec la teinture d'iode, ou avec les eaux sulfureuses pulvérisées. — Inhalations de gaz acide carbonique (Willemin).

**VI. A. syphilitique.** — Symptômes. — Ulcération de forme arrondie, siégeant au voile du palais, sur les amygdales, le pharynx, à bords coupés à pic et saillants, fond gris sale, entouré d'une aréole rouge, diffuse, serpigineuse, diphthéritique ou gangréneuse.

Adénite symptomatique ; douleurs variables, déglutition gênée, sécheresse, parole voilée, expectoration, fétidité de l'haleine, douleurs d'oreilles, *antécédents syphilitiques*.

*Ne pas confondre avec* angine simple (258, I), angine herpétique (258, IV), angine diphthéritique (258, VIII), angine pultacée (258, VII).

Traitement. — Tisane de guimauve. saponaire, salsepareille ; en cas de douleurs, toucher 3 ou 4 fois par jour avec un pinceau trempé dans l'une des préparations suivantes :

| ♃ Calomel.................... | 4 gr. | ♃ Iode pur................. | 4 gr. |
|---|---|---|---|
| Opium.................... | 1gr,25 | Iodure de potassium....... | 8 — |
| Eau de chaux........... | 120 gr. | Eau distillée............. | 50 — |

Cataplasmes autour du cou ; bains de pieds sinapisés ; régime sévère ; insufflation de calomel, d'alun, de sulfate de zinc. A un degré plus avancé, collutoire mercuriel avec :

| ♃ Eau distillée............................. | 30 gr. |
|---|---|
| Bichlorure de mercure..................... | 0gr,15 |
| Laudanum............................... | X gouttes. |

Collutoires désinfectants chlorurés (258, III). Traitement mercuriel, pilules de Dupuytren, pilules de protoiodure de mercure, liqueur de Van Swieten (voir *Syphilis*, 29, 30); iodure de potassium ; frictions mercurielles sur les côtés du cou.

**VII. A. pultacée.** — Symptomes. — Dans le cours d'une fièvre éruptive, rougeur vive du fond de la gorge, gonflement, exsudation pultacée peu adhérente, engorgement des ganglions

cervicaux, **haleine fétide, déglutition difficile, voix altérée,**
dyspnée, rejet des boissons par le nez ; symptômes fébriles et
nerveux.

*Ne pas confondre avec* angine diphthéritique (258, VIII), angine
scarlatineuse (12).

TRAITEMENT. — 1° *Local* : Astringents, acides, excitants, jus de
citron, gargarisme avec

| | | |
|---|---|---|
| ℞ Acétate de plomb cristallisé.................... | 0gr,50 |
| Vinaigre distillé............................ | 8 gr. |
| Alcool........................ ... .......... ...... | 16 — |
| Eau commune...................... .......... | 120 — |

Quelquefois, mais très-rarement, sangsues à la base de la
mâchoire, saignées.

2° *Général* : Toniques, quinquina, vins généreux ; traitement
symptomatique, purgatifs, émétique, antispasmodiques, camphre pulvérise.

VIII. **A. couenneuse.** — SYMPTOMES. — Au début, gêne de
la déglutition, douleur, état fébrile, gonflement et rougeur
d'une ou deux amygdales. Apparition de taches opalines, semblables à du mucus coagulé, dont la consistance augmente et
dont la couleur varie du blanc au jaunâtre : ces fausses membranes adhèrent par de petits filaments à la muqueuse rouge
injectée ; gonflement des ganglions correspondants ; extension
des pseudo-membranes aux amygdales tuméfiées, sordides,
quasi-ulcérées, aux piliers du voile du palais, à la luette, aux
fosses nasales, à la bouche. Haleine fétide, salivation jaunâtre,
sanguinolente, nauséabonde, peu ou pas de douleur, déglutition peu gênée ; voix altérée, sourde, nasonnée ; toux ; respiration libre. Albuminurie : quelquefois pouls petit, faible, soif
médiocre, inappétence. Symptômes fonctionnels variables, selon les parties affectées, selon que la maladie s'aggrave ou diminue.

*Ne pas confondre avec* angine pultacée (258, VIII), angine gangréneuse (258, IV), laryngite pseudo-membraneuse
(260, VI).

TRAITEMENT. — Cautérisation avec l'acide chlorhydrique pur,
avec le nitrate d'argent (2 à 3 gr. pour 15 gr. d'eau), avec le
crayon dépassant un peu le porte-pierre et solidement fixé ;
avec l'acide sulfurique, le nitrate acide de mercure ; le jus de
citron, plusieurs fois par jour (Revillout), le perchlorure de fer
(Aubrun).

Gargarismes émollients, à la glycérine, alumineux, à l'acide
phénique (0gr, 50 pour 500 d'eau). Vomitifs, émétique à haute

dose (0$^{gr}$, 50 à 2 gr.). Excision des amygdales (Bouchut). Chlorate de potasse (2 à 5 gr. en potion); balsamiques, résineux : sirop de copahu et de cubèbe alternativement(Trideau 1° et 2°); acide gallique (1 à 2 gr.) en potion, une cuiller à bouche toutes les heures.

<table>
<tr><td colspan="2">1°</td><td colspan="2">2°</td></tr>
<tr><td>℞ Copahu.................</td><td>40 gr.</td><td>℞ Poivre cubèbe pulvérisé...</td><td>12 gr.</td></tr>
<tr><td>Gomme pulvérisée.....</td><td>10 —</td><td>Sirop simple.............</td><td>240 —</td></tr>
<tr><td>Eau..................</td><td>25 —</td><td></td><td></td></tr>
<tr><td>Essence de menthe poivrée...............</td><td>VIII gout.</td><td colspan="2">F. s. a. : 1 cuillerée à bouche toutes les 2 h. (adultes).</td></tr>
<tr><td>Sirop de sucre........</td><td>200 gr.</td><td colspan="2">Diminuer les doses de moitié pour les</td></tr>
<tr><td colspan="2">F. s. a. 1/2 cuill. à bouche toutes les</td><td colspan="2">enfants.</td></tr>
<tr><td colspan="2">2 h. (adultes).</td><td></td><td></td></tr>
</table>

℞ Eau de tilleul........................ ...........     100 gr.
  Acide gallique.......... ..................     1 à 2 —
  Sirop de tolu............................     40 —

Insufflation de poudre d'alun, de tannin alternativement, de nitrate d'argent pur bien sec et pulvérisé, une ou deux fois seulement (Guillon) et une pincée chaque fois, à l'aide d'un insufflateur ; insufflation de chlorures de chaux et de soude sec (āā0$^{gr}$ 30), de fleurs de soufre (Jodin), de poudres mercurielles, une forte pincée chaque fois.

<table>
<tr><td>℞ Calomel................</td><td>2 gr.</td><td>℞ Précipité rouge..........</td><td>1 gr.</td></tr>
<tr><td>Sucre pulvérisé..........</td><td>20 —</td><td>Sucre candi.............</td><td>12 —</td></tr>
<tr><td>Mêlez.</td><td></td><td>Mêlez.</td><td></td></tr>
</table>

(Voir *Croup*, 260, VI. )
Éloigner les enfants du foyer d'infection.

IX. **A. gangréneuse.** — SYMPTOMES. — Diffuse ou circonscrite; coloration livide, grise, noirâtre; eschare gangréneuse, irrégulière; haleine fétide; peu ou pas de douleur; déglutition rarement gênée; augmentation de sécrétion salivaire, issue de liquide sanieux fétide par le nez; tuméfaction des ganglions cervicaux et des glandes sous-maxillaires. Affaiblissement général et petitesse du pouls.

*Ne pas confondre avec* angine couenneuse (258, VIII).

TRAITEMENT. — Insufflation de chlorure de chaux très-sec plusieurs fois, faire suivre d'un gargarisme émollient, de badigeonnage à la glycérine, gargarismes avec le jus de citron.

<table>
<tr><td>℞ Décoction de quinquina...</td><td>250 gr.</td><td>℞ Eau distillée............</td><td>50 gr.</td></tr>
<tr><td>Miel rosat.............</td><td>60 —</td><td>Chlorure de chaux........</td><td>15 —</td></tr>
<tr><td>Chlorhydr. d'ammoniaque.</td><td>2 —</td><td colspan="2">F. s. a. Collutoire pour toucher les</td></tr>
<tr><td>F. s. a. Gargarisme.</td><td></td><td colspan="2">eschares.</td></tr>
</table>

Émétique ($0^{gr},05$ à $0^{gr},10$) pour expulser les eschares ; bouillon,

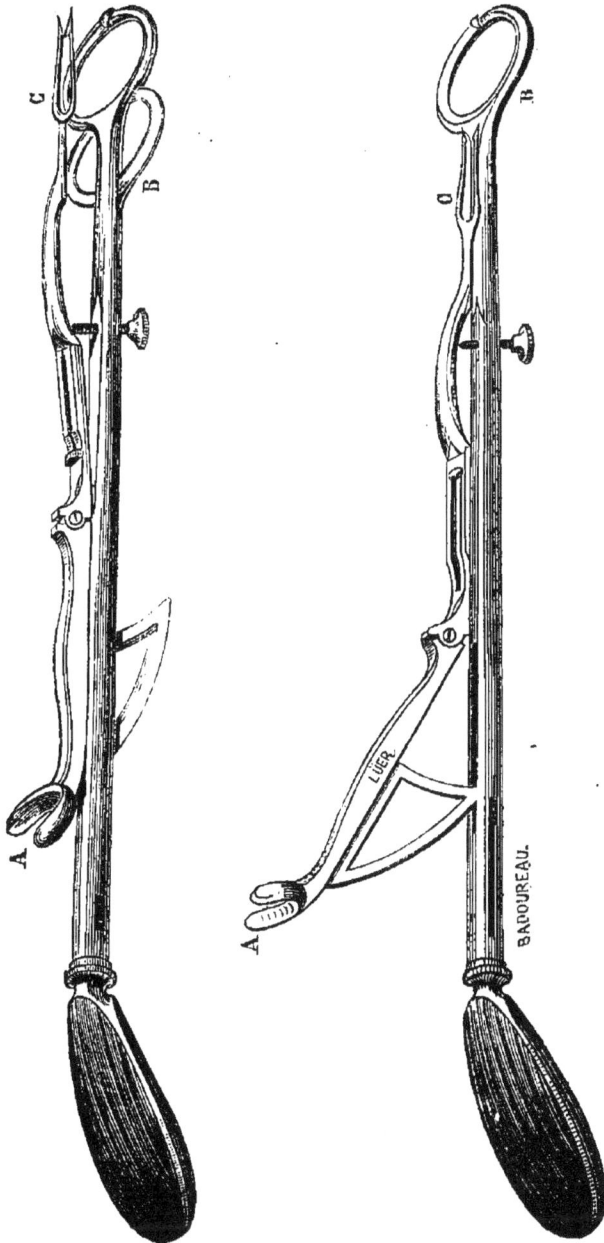

*Fig.* 79. -- Amygdalotome de Lüer (*).

(*) A, croissant correspondant à la fourchette et à la lunette tranchante ; BC, lunette tranchante ; C, fourchette.

potages, vin, quinquina : tisane de sauge, romarin, menthe, quinquina, additionnée de chlorure de sodium (2 gr.), de chlorure de chaux (0$^{gr}$,50 à 1 gr.), d'acide sulfurique, 3 à 4 gouttes.

**258 bis. Gommes.** — SYMPTOMES LOCAUX. — Au début, petite tumeur solide, dure, aphlegmasique, du volume d'un pois. Plus tard, réaction fébrile, tuméfaction le plus souvent diffuse d'une portion du voile du palais ; épaississement du voile qui est rigide et fixe. Déformation de l'arcade palatine ; coloration rouge sombre des parties.

TRAITEMENT. — Voir *Accidents tertiaires* (30, 31), pas de cautérisation.

**259. Ablation de l'amygdale.** — Opération à pratiquer, si l'amygdale est trop volumineuse, gênante et persistante. Il suffit d'enlever les *deux tiers* de l'amygdale, afin d'éviter l'hémorrhagie. Prendre l'amygdalotome (*fig.* 79) à pleine main, le pouce en A, pousser la tige de manière à embrocher l'amygdale dans la fourchette C, ramener le croissant A sur la tige principale ; par ce moyen la lunette tranchante B fait un mouvement d'arrière en avant et guillotine l'amygdale. — Faire rincer la gorge avec de l'eau fraîche vinaigrée. En cas d'hémorrhagie : application, à l'aide d'une pince, de glace sur la partie saignante, ou d'eau de Rabel, ou de perchlorure de fer à l'aide d'une petite boulette de charpie ; cautérisation au fer rouge.

**260. Laryngites.** — **I. Laryngite aiguë simple.** — SYMPTOMES. — 1° *Locaux* : Voix altérée, rauque ou éteinte ; sensibilité ou douleur du larynx ; déglutition difficile, sensation d'un corps étranger dans le larynx, symptômes d'asphyxie, crachats muqueux, blanchâtres, spumeux.

2° *Généraux* : Plus ou moins intenses.

*Ne pas confondre avec* angine (258, I), laryngite pseudo-membraneuse (260, VI), œdème de la glotte (260, V), corps étrangers dans le larynx (262).

TRAITEMENT. — Émollients, température douce, cataplasmes autour du cou, gomme dans la bouche, parler peu ou point. Opiacés à petite dose, une ou deux fois par jour, soit sirop diacode, de morphine, une pilule d'extrait thébaïque (0$^{gr}$,025) matin et soir, ou de cynoglosse ; ou poudre de Dower (0$^{gr}$,50) :

| | | |
|---|---|---|
| ♃ Chlorhydrate de morphine..................... | 0$^{gr}$,10 |
| Eau de laurier-cerise......................... | 20 gr. |
| 10 gouttes, 4 fois par jour dans la tisane. | |

Pédiluves sinapisés ; laxatifs.

*Dans les cas plus intenses* : Émollients ; saignée du bras : 10 à 12 sangsues sur les côtés du larynx ; fumigations et inhalations

émollientes et narcotiques (racine de guimauve et tête de pavot); cataplasmes autour du cou ; lavements émollients ou purgatifs avec sel de cuisine (15 à 30 gr.), miel de mercuriale (30
à 50 gr.); pédiluves sinapisés.

*Chez les enfants* : 2 à 4 sangsues ; ne pas laisser saigner plus
d'une heure ; même traitement ; 3 à 4 cuillerées à café par jour
de sirop diacode ; lait coupé ou bouillon coupé.

*S'il y a menace de suffocation* : Émétique (0gr,05 à 0gr,10), en
lavage, pour adultes ; éméto-cathartique ou purgatifs ; sirop
d'éther pour enfants :

℞   Sirop d'ipéca.................................... 50 gr.
    Poudre d'ipéca................................. 0gr,30

Quelquefois révulsifs dans le dos, vésicatoires saupoudrés de
camphre sur les côtés du cou ; frictions à l'huile de croton ;
dans les cas d'asphyxie imminente, trachéotomie (260).

**II. L. chronique simple.** — SYMPTOMES. — 1° *Locaux* : Enrouement, raucité de la voix, aphonie ; douleur du larynx ; expectoration jaunâtre, grisâtre, opaque ; quelquefois gêne de la
respiration. — A l'examen direct ou laryngoscopique, rougeur
plus ou moins foncée de toute la région ; mucosités blanchâtres
aux bords libres des cordes vocales ; déformation générale ou
partielle de l'épiglotte, des aryténoïdes, des ligaments aryténo-
épiglottiques ; granulations du volume d'un grain de millet,
d'une lentille, isolées ou confluentes.

2° *Généraux* : Peu prononcés ou nuls.

*Ne pas confondre avec* aphonie nerveuse, laryngite ulcéreuse
(260, III), pharyngite chronique (258, IV), angine syphilitique
(258, VI), corps étrangers dans le larynx (262).

TRAITEMENT. — Pas d'émollients, à moins d'un peu d'acuité ;
bardane, lierre terrestre, sauge, romarin, hysope, feuilles de
ronce ; eau ou sirop de goudron, pastilles ou sirop de tolu ; révulsifs sur les côtés du larynx, vésicatoires volants, frictions
avec la pommade stibiée, avec l'huile de croton, cautères volants, séton au devant du larynx, badigeonnage à la teinture
d'iode. Pilules calmantes le soir, cynoglosse, extrait thébaïque,
extrait de belladone (0gr,02 à 0gr,03), thridace (0gr,05 à 0gr,10),
morphine par la méthode endermique, cigarettes de goudron. A
l'aide d'un pulvérisateur, inhalations émollientes, balsamiques,
résineuses, de benjoin (100 gr.), de goudron, variables selon
l'intensité de la maladie. Si la sécrétion est rare, chlorhydrate
d'ammoniaque (0gr, 50 à 1 gr. pour 30 d'eau). — Si elle est muco-
purulente, alun (0gr,25 à 0gr,50 pour 30 d'eau) ; tannin (0gr,10
à 0gr,50 pour 30) ; nitrate d'argent (0gr,05 à 0gr,50 pour 30).

♃ Nitrate d'argent crist.   1 à 4 gr. | ♃ Iode...................   1 gr.
  Eau distillée.........  10 à 30 — |   Iodure de potassium......   10 —
  Pour cautérisation, 2 fois par jour. |   Eau distillée............  100 —

Insuffler la poudre d'alun, de chlorate de potasse, de sous-nitrate de bismuth, pure ou mêlée à du sucre, à parties égales, ou bien

♃ Sulfate de zinc...........  0gr,50 | ♃ Acétate de plomb........  1gr,50
  Sucre porphyrisé.........  10 gr. |   Sucre porphyrisé........  10 gr.

    ♃ Nitrate d'argent pulvérisé.................   0gr,50
      Sucre porphyrisé.........................   5 à 10 gr.

*Traitement de la diathèse :* Eaux-Bonnes, Cauterets, Saint-Sauveur, Luchon, Enghien, Pierrefonds, Amélie-les-Bains, *intus* ou *extra* en inhalations, Vichy, Vals (*fig.* 77 et 78). Séjour dans un climat sec et chaud ; éviter le froid, parler peu ; cure de petit-lait.

III. **L. ulcéreuse** ou **Phthisie laryngée.** — SYMPTÔMES. — Altération de la voix, rauque, éteinte ; toux et expectoration nulles au début, fréquentes à une période plus avancée ; crachats muqueux, muco-purulents, sanguinolents ; dysphagie, symptômes de tuberculisation pulmonaire.

*Ne pas confondre avec* laryngite simple (260, I), laryngite pseudo-membraneuse (260, VI) ; chercher par les antécédents s'il y a syphilis (28, 29, 30).

TRAITEMENT. — Tisane de sauge, romarin, mélisse, lierre terrestre ; révulsifs à la partie antérieure du cou, huile de croton, vésicatoires ; badigeonnage à la teinture d'iode ; fumigations narcotiques, ciguë, belladone, datura ; sirop ioduré, huile de foie de morue ; eau de goudron, sirop ou pastilles de tolu ; insufflation de nitrate d'argent, d'alun ; cautérisation avec la solution de nitrate d'argent, la teinture d'iode, le glycérolé phéniqué au 100e ; pédiluves sinapisés. Flanelle, éviter le froid (voir *Phthisie*, 316).

*S'il y a syphilis :* Tisane de salsepareille ; frictions sur le devant du cou avec l'onguent mercuriel belladoné ; une ou deux pilules de protoiodure de mercure (0gr,05) ou de sublimé (0gr,01), ou bien liqueur de Van Swieten (une cuill.) (voir *Syphilis*, 28 et suiv.). Eaux minérales sulfureuses, Eaux-Bonnes, Cauterets.

IV. **L. striduleuse** ou **Faux croup.** — SYMPTÔMES. — Début brusque, quelquefois précédé d'un peu d'enrouement ; toux forte, sonore, rauque, revenant par quintes ; respiration rapide, entrecoupée, haletante, inspiration stridulante, sibilante, sonore, cri de coq ; voix enrouée, déchirée, mais en général forte, aphonie très-rare. Peu ou point de douleur à la région laryngée ; expectoration muqueuse ; pharynx et larynx à l'état normal, à peine rouges. Augmentation de ces symptômes pendant les accès, face congestionnée, lèvres bleuâtres, yeux étonnés, hagards, tête en arrière, signes d'asphyxie, de suffocation, peu ou point de fièvre.

*Ne pas confondre avec* laryngite aiguë (260, I), croup (260, VI), éclampsie (43), corps étrangers dans le larynx (262).

Traitement. — Boissons émollientes, diaphorétiques. Vomitifs, sirop d'ipéca ou émétique. Fumigations émollientes autour du cou ; sinapismes aux mollets ; lavements purgatifs ou mucilagineux. Dérivatifs (jalap et calomel, ãa 0gr,25) ; potion calmante ou antispasmodique avec

| | |
|---|---|
| ♃ Eau de laitue............................... | 100 gr. |
| Sirop d'éther................................ | 10 — |
| Sirop diacode................................ | 25 — |

Antispasmodiques en potions ou en lavement : assa fœtida (2 à 4. gr.), camphre (2 gr.) ; chaleur douce.

*En cas de menaces de suffocation :* Une à quatre sangsues sur les côtés du cou, vésicatoires, trachéotomie (261).

**V. L. œdémateuse ou Œdème de la glotte.** — Symptômes. — Malaise ou douleur intense dans le larynx, déglutition gênée ou impossible ; rejet des boissons par le nez ; voix rauque, pénible, éteinte, chevrotante. Respiration gênée, orthopnée ; expiration en général facile et nécessitée comme par l'expulsion d'un corps étranger, inspiration ronflante, très-pénible. Murmure respiratoire faible ; toux souvent sèche, éteinte ; expectoration muqueuse, purulente, quelquefois sanguinolente. Infiltration et gonflement des parties constituantes du pharynx, de l'épiglotte, quelquefois ulcération ; quelquefois cou tuméfié.

Exacerbations violentes, accès de suffocation ; peau livide, vultueuse ; yeux saillants, symptômes asphyxiques, refroidissement des extrémités, agitation, anxiété. Dans l'intervalle des accès, affaiblissement, assoupissement.

État fébrile plus ou moins prononcé ; pouls variable.

*Ne pas confondre avec* laryngite simple aiguë (260, I), faux croup (260, IV), croup (260, VI), œdème pulmonaire (311), asthme (322), corps étrangers dans le pharynx et le larynx (261, 263), maladies du cœur (325 et suiv.).

Traitement. — Tisanes émollientes, fleurs de violette, de mauve, de sureau, sangsues (10 à 15) sur les parties latérales du cou, selon la force du malade. Vésicatoires depuis le larynx, jusqu'au sternum, ou bien sur les parties latérales du cou, ou bien sinapismes, huile de croton *loco dolenti*. Émétique ($0^{gr}$,10) en potion ou dans la tisane ; frictions mercurielles avec précaution. Maintenir le ventre libre à l'aide de lavements simples ou laxatifs, ou par le calomel ($0^{gr}$,25 à $0^{gr}$,50). Insufflation d'alun en poudre (2 à 4 gr.) plusieurs fois par jour ; déchirure du bourrelet œdémateux à l'aide de l'ongle du doigt indicateur taillé en pointe aiguë. Petits fragments de glace à l'intérieur.

En cas d'insuccès de ces différents moyens et de menace de suffocation, trachéotomie (voir 261).

**VI. L. pseudo-membraneuse** ou **Croup.** — SYMPTOMES. — Deux cas : A. débute par le pharynx, et s'étend ensuite au larynx ; B. débute d'emblée par le larynx.

A. — Frissons, état fébrile, céphalalgie, mal de gorge accompagné d'engorgement des ganglions sous-maxillaires, expectoration muqueuse ; coryza peu intense, abattement, insomnie, inappétence, altération, vomissements, pouls fréquent, peau chaude. Rougeur vive et gonflement notable des amygdales recouvertes de *petites plaques blanches*, irrégulières, sans saillie, s'étendant au voile du palais, à la luette, quelquefois jaunâtres ; de consistance et d'épaisseur variables, plus ou moins adhérentes, se crispant par les acides sulfurique, nitrique ou chlorhydrique, solubles dans l'acide acétique, l'ammoniaque liquide, les solutions alcalines, la glycérine.

B. — Symptômes plus graves et promptement effrayants. Douleurs peu considérables, voix basse, étouffée, rauque, éteinte ; toux fréquente, déchirée, douloureuse, rauque, creuse, suivie d'un sifflement après chaque secousse : inspiration sifflante, respiration libre ou un peu ronflante, prolongée ; murmure vésiculaire affaibli, sifflement laryngo-trachéal ; expectoration muqueuse, contenant quelquefois des débris de fausses membranes, quelquefois des fausses membranes tubulées. Accès de suffocation, agitation extrême, vive anxiété, menaces d'asphyxie, face bouffie, violacée, puis abattement et calme momentanés. Symptômes fébriles, pouls fréquent, dur, résistant ; fonctions digestives un peu altérées ; intelligence nette. Chez l'adulte, douleur, dyspnée, anxiété, altération de la voix, accès de suffocation rares. Amélioration exceptionnelle, à moins d'expulsion de presque toutes les fausses membranes, ou bien asphyxie violente ou latente, anesthésie, abattement, prostration, somnolence, albuminurie.

*Ne pas confondre avec* laryngite simple (260, I) ; laryngite striduleuse (260, IV) ; œdème de la glotte (260, I) ; asthme (322), bronchite capillaire (305, II).

TRAITEMENT. 1° *Général* : Boissons émollientes ; vomitifs, émétique à haute dose (0ᵍʳ,50 à 1 gr.) en potion, par demi-cuillerées
à bouche toutes les demi-heures, ne pas s'arrêter après les premiers vomissements. En cas de diarrhée abondante, ipéca (1 à
2 gr.) ; sulfate de cuivre (0ᵍʳ,05 à 0ᵍʳ, 20) en potion ; extrait
oléo-résineux de cubèbe, 1 à 4 gr. en potion par jour; alterner
avec le sirop de copahu, ou bien, toutes les 2 h. une cuill. à café
ou à dessert des deux préparations suivantes, alternativement :

| ♃ Copahu................ | 40 gr. | ♃ Cubèbe pulvérisé......... | 12 gr. |
|---|---|---|---|
| Gomme pulvérisée..... | 10 — | Sirop simple............. | 240 — |
| Eau................... | 25 — | | |
| Essence de poivre cubèbe. | VIII gout. | (Trideau.) | |
| Sirop de sucre......... | 200 gr. | | |

pédiluves sinapisés, sinapismes aux jambes; bouillon, eau vineuse additionnée de jus de citron ; perchlorure de fer (5 à 10
gr.) en potion.

2° *Local* : Insufflation de nitrate d'argent (259, VIII), d'alun
pulvérisé, de calomel, de chlorate de potasse.

261. **Trachéotomie.** — A. *Indications* : 1° Suffocation permanente, anesthésie ; 2° localisation de la diphthérite; 3° âge,
au moins deux ans.

B. *Trois aides* : Un pour éponger et écarter les lèvres de la
plaie; un pour maintenir la tête; un pour empêcher les mouvements des membres.

C. *Instruments* : 1° Bistouri droit, 2° sonde cannelée flexible,
3° bistouri boutonné et ciseaux forts, 4° pinces, fils à ligature,
5° dilatateur, 6° canules doubles de diverses dimensions (*fig.* 80,
81, 82, 83, 84) et munies de toile cirée et de rubans, ou mieux
canule à mandrin de Péan (*fig.* 85), 7° écouvillons (*fig.* 80, *b*),
8° éponges fines, eau tiède, 9° solution d'alun ou de nitrate
d'argent pour cautériser la trachée, 10° taffetas gommé.

D. *Manuel opératoire* : 1° Coucher le malade, la tête un peu
renversée, plutôt sur une table ou une commode que sur son
lit, recouverte d'un matelas garni d'une toile cirée : mettre
sous la tête un coussin fait avec une bouteille vide enroulée
d'un oreiller et ficelée fortement (St-Germain). Mettre le petit
malade nu, recouvert seulement d'une couverture.

2° Opérateur à droite.

3° Chercher exactement la place du cartilage cricoïde et déterminer avec l'ongle ou une plume le centre du diamètre de
la trachée.

4° Saisir le larynx de la main gauche, l'attirer un peu en haut
de manière à tendre la peau et le maintenir immobile à l'aide

du pouce et de l'index de la main gauche appliqués sur les parties latérales.

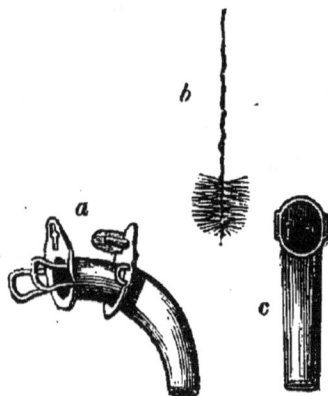

Fig. 80. — Canule pour la bronchotomie (*).

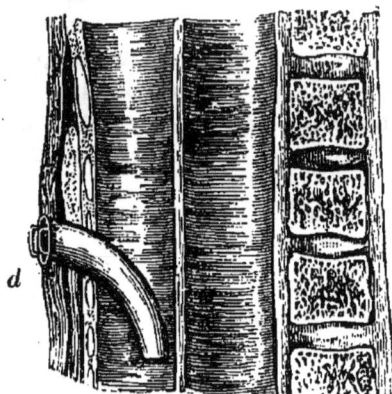

Fig. 81. — Coupe selon l'axe
du cou (**).

5° Inciser, en un ou deux coups, la peau et l'aponévrose cervicale superficielle, depuis le bas du larynx, au niveau du bord

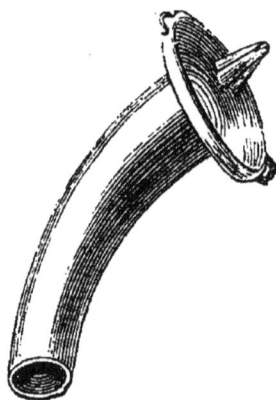

Fig. 82. — Les deux canules
sont réunies (***).

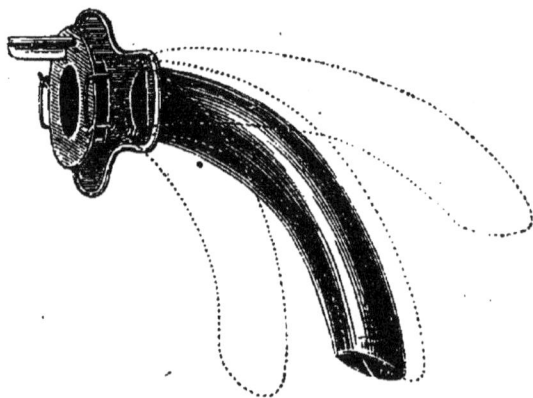

Fig. 83. — Canule mobile de Roger.

supérieur du cartilage cricoïde jusqu'au bord supérieur du ster-

(*) a, canule double de Borgellat, le tube concentrique est à demi retiré ; b, écouvillon destiné à nettoyer le tube concentrique qu'on enlève tous les trois jours ; c, canule vue de face.

(**) La canule appliquée à la suite d'une bronchotomie sous-laryngienne.

(***) La canule interne est plus longue que l'externe de 1 ou 5 millimètres ; cette disposition était nécessaire pour que la canule externe ne fût jamais salie.

num (*fig.* 86), etc. ; pour plus de sécurité, fixer ce cartilage soit

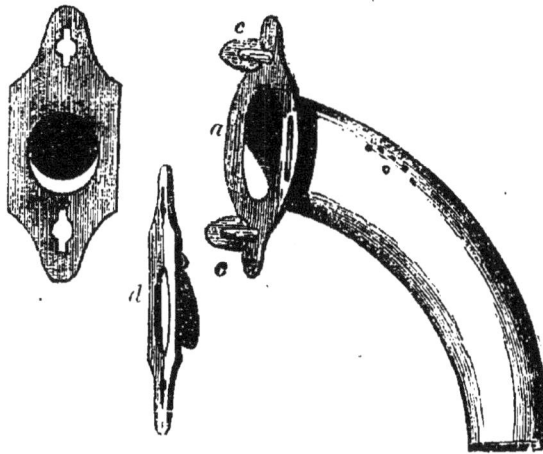

*Fig.* 84. — Canule à soupape (*).

avec le doigt, soit avec le tenaculum B (*fig.* 87), préalablement introduit.

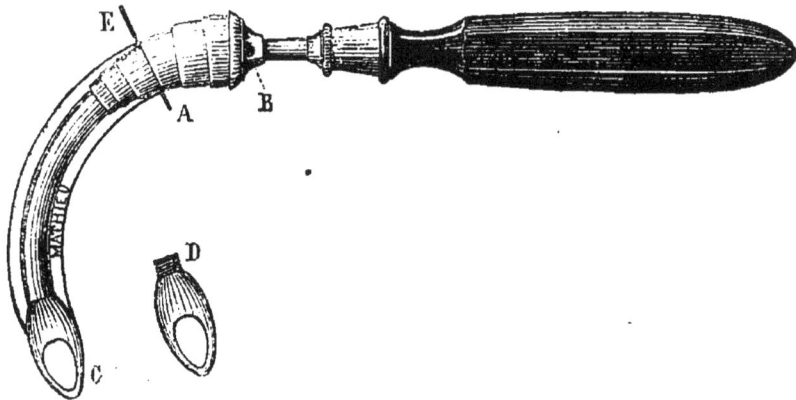

*Fig.* 85. — Porte-canule du Dʳ Péan (**).

(*) *a*, orifice extérieur ; *b*, plaque maintenue à l'aide de deux viroles *c*, *c*, percée à son centre d'un trou d'un diamètre moindre que celui de la canule : à l'extrémité supérieure de cette ouverture est une soupape qui tient par une charnière. On voit, *b*, cette soupape entr'ouverte comme *d*, où la plaque est vue de profil ; *e*, trous non parallèles situés en haut de la face postérieure de la canule et favorisant l'issue de l'air par le larynx.

(**) AEC, canule ; D, extrémité libre, aplatie, conique, amincie, pour pouvoir pénétrer facilement par l'ouverture trachéale ; elle est percée d'une ouverture permettant le passage de l'air qui sort par l'ouverture B, près du manche. La canule introduite, retirer le manche.

6° Faire écarter d'une façon symétrique les bords de la plaie ;

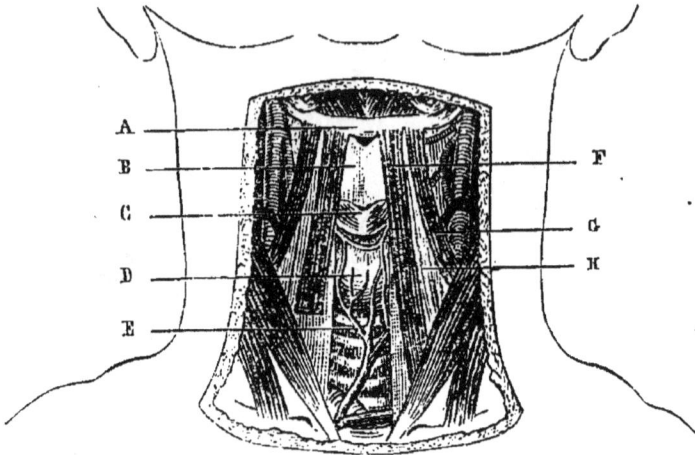

Fig. 86. — Région sous-hyoïdienne (*).

faire éponger avec soin, découvrir et séparer les sterno-hyoïdiens

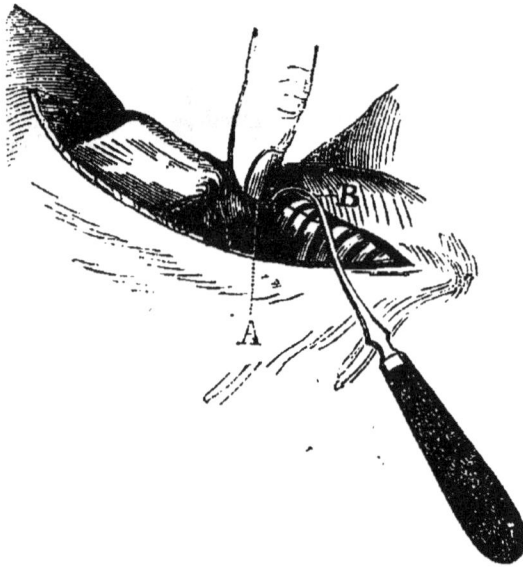

Fig. 87. — Fixation du cartilage cricoïde (**).

(*) A, os hyoïde ; B, cartilage thyroïde ; C, cartilage cricoïde ; D, corps thyroïde ;
E, veines thyroïdiennes inférieures ; F, muscle sterno-hyoïdien ; G, muscle homo-
hyoïdien ; H, muscle sterno-thyroïdien. — Les muscles ont été écartés de la ligne
médiane pour découvrir le larynx et la trachée.

(**) A, bord inférieur du cartilage cricoïde ; B, tenaculum cricoïdien (Chassaignac,
Opérations chirurgicales, t. II).

13.

et les sterno-thyroïdiens par une incision moins étendue que la première.

7° Porter le doigt au fond de la plaie, chercher s'il n'y a pas d'anomalie artérielle.

8° Respecter autant que possible le réseau veineux ; isoler les veines, les faire écarter avec les crochets mousses ; faire étancher le sang en cas d'hémorrhagie, ou comprimer les vaisseaux ; mais pas de ligature.

9° Sentir toujours la trachée sous le doigt et la dénuder de son enveloppe celluleuse avant de l'ouvrir.

10° Après avoir porté en haut l'index de la main gauche ou le manche du tenaculum, plonger perpendiculairement la

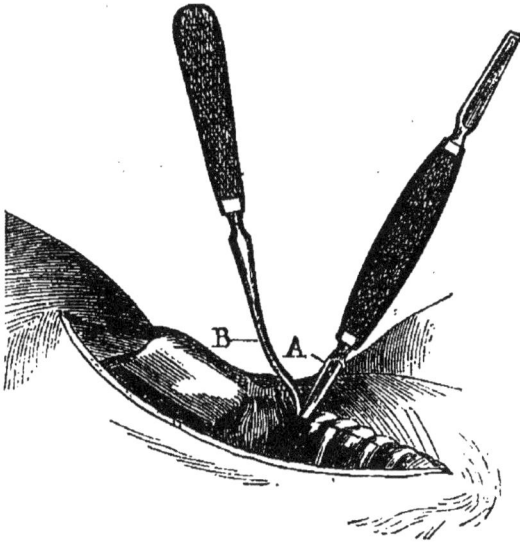

*Fig.* 88. — Ouverture de la trachée (*).

pointe du bistouri dans la trachée immédiatement au-dessous du cartilage cricoïde (*fig.* 88), et diviser au moins les cinq premiers anneaux (*un centimètre et demi*).

11° Placer de suite l'index gauche sur l'ouverture pour empêcher la pénétration du sang, et faire pencher immédiatement le malade en avant.

12° Laisser l'index gauche sur ou dans la plaie et s'en servir comme conducteur pour introduire le dilatateur (*fig.*89). Relever de suite l'enfant ; le mettre sur son séant pendant quelques

(*) A, bistouri ; B, tenaculum (Chassaignac, *Opérations chirurgicales*, t. II).

instants, sans s'inquiéter d'un peu de sang qui pourrait tomber dans la trachée. Enlever avec une pince les fausses membranes, s'il s'en présente.

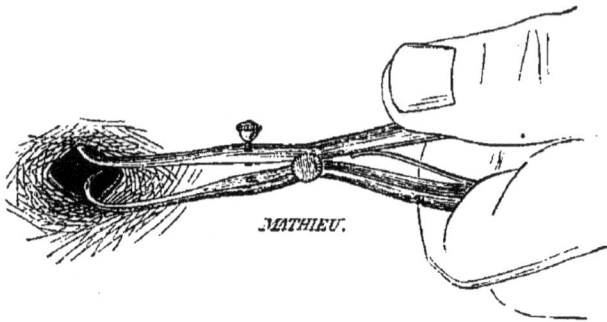

Fig. 89. — Tenaculum-crochet de Langenbeck, mis en place, dans la trachée ouverte.

13° Faire pénétrer dans la plaie la canule (fig. 90 et 91), qu'on maintient autour du cou à l'aide de liens ou de rubans passés

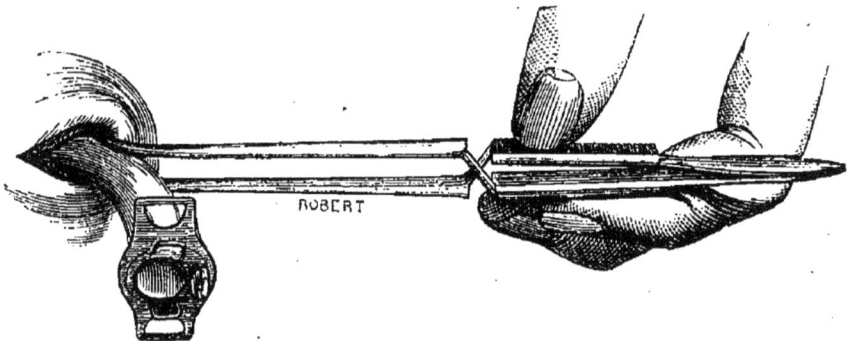

Fig. 90. — Dilatateur de Garnier (du Mans), aidant à placer la canule.

dans les anneaux latéraux. Passer préalablement, autour de la canule, un morceau de taffetas gómmé.

E. *Soins consécutifs* : Envelopper le cou d'ouate ou d'une cravate lâche en laine ou en soie ; nettoyer les canules avec l'écouvillon ; enlever les fausses membranes avec une pince.

Au bout de deux ou trois jours, boucher un peu la canule pour voir si les voies respiratoires deviennent libres ; toucher les fausses membranes du pharynx avec un pinceau trempé dans :

| | | |
|---|---|---|
| ℞ Acide chlorhydrique | 8 gr. |
| Miel rosat | 60 — |

Cautériser vigoureusement avec le nitrate d'argent les bords

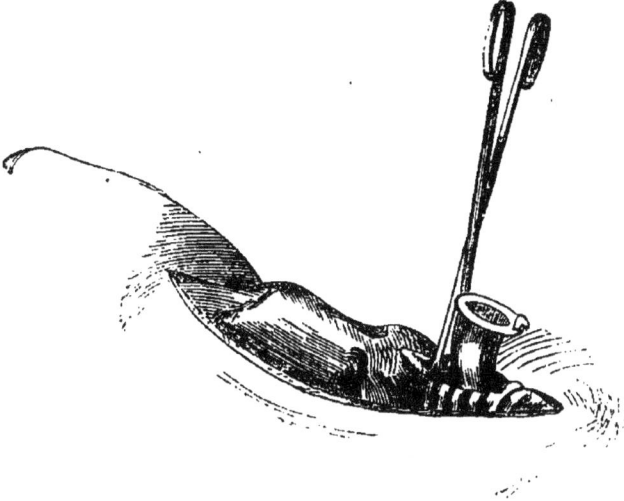

*Fig.* 91. — Introduction de la canule Chassaignac.

de la plaie toutes les 24 h. ; enlever définitivement la canule au bout de cinq à six jours au plus, et panser simplement.

Alimentation dès que la fièvre a disparu.

**262. Corps étrangers dans le pharynx, l'œsophage.** — SYMPTOMES. — Variables selon la nature et le volume du corps étranger : renseignements fournis par le malade, douleur, dysphagie, suffocation. Explorer avec une sonde ou une baleine.

TRAITEMENT. — Chercher avec la sonde le lieu qu'occupe le corps étranger, et tenter l'extraction soit au moyen de pinces courbes, soit avec les doigts, soit en faisant vomir et en gorgeant le malade d'eau tiède. Sinon, chercher à faire tomber le corps dans l'estomac en le poussant avec une sonde préalablement enduite d'un corps gras, ou avec une tige de poireau, ou en avalant de petites bouchées de pain, ou des boissons, ou en frappant doucement dans le dos.

Balle de plomb attachée solidement à un fil, et trouée par le milieu pour extraire des hameçons, ramener le tout par en haut à l'aide d'une sonde œsophagienne ; crochets à cuillère, petit panier de Graeff pour l'extraction des pièces de monnaie, tige métallique fixée à une baleine A (*fig.* 92). En cas d'insuccès et en prévision de l'asphyxie foudroyante, ne pas quitter le malade, et se tenir prêt à pratiquer immédiatement la trachéotomie ou l'œsophagotomie.

**263. Œsophagotomie.** — Opérateur à gauche. Incision en

commençant en bas, à 2 centimètres de l'extrémité supérieure du sternum, se prolongeant en haut, le long du bord antérieur du sterno-mastoïdien jusqu'au niveau de l'os hyoïde. — Diviser la peau et le tissu cellulaire au premier temps ; au second, le muscle peaucier et l'aponévrose. Faire écarter le bord antérieur du sterno-mastoïdien, inciser plus profondément en se rapprochant de la trachée ; éviter l'artère carotide primitive et les thyroïdiennes ; faire éponger le sang. Reconnaître la trachée, porter le doigt entre elle et la colonne vertébrale, chercher avec le doigt le corps étranger ; diriger le bistouri en dedans sous la trachée, ouvrir l'œsophage en dedans dans une étendue suffisante ; — extraire le corps avec les pinces ou les doigts. — Pansement simple avec charpie et linge cérat é ; pas de suture.

**264. Rétrécissement de l'œsophage.** — Symptomes. — Gêne dans un point fixe de l'œsophage avec sentiment de tension et de plénitude, augmentant après l'ingestion des aliments et par leur passage ; douleurs violentes entre les épaules. Arrêt plus ou moins complet des aliments selon le degré du rétrécissement ; expulsion du bol alimentaire après un temps qui varie selon que le rétrécissement siége plus ou moins près du pharynx ; régurgitation et rejet des aliments dans leur état naturel ou après un commencement de digestion œsophagienne ou mérycisme.

Amaigrissement, découragement, fièvre hectique, aphonie. Cathétérisme pour confirmer le diagnostic et déterminer le siége du rétrécissement.

*Ne pas confondre avec œsophagisme* (265), corps étrangers

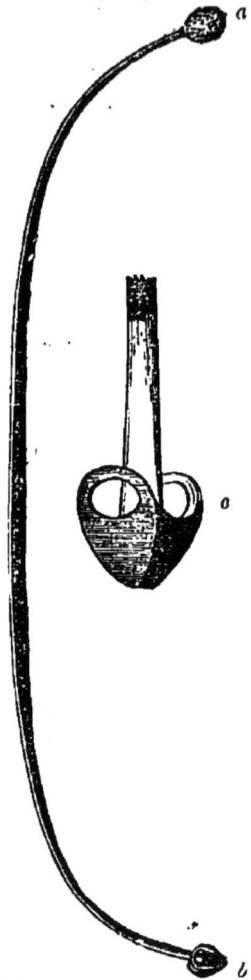

Fig. 92. — Instrument pour extraire les corps étrangers de l'œsophage (*).

(*) Il se compose d'une tige de baleine quatre fois plus longue que cette figure. A l'extrémité *a*, est une éponge qui peut servir à la propulsion ; à l'extrémité *b*, est une double anse métallique qui est mobile ; on voit, *c*, cette anse grandeur naturelle. La forme de cette extrémité *b* est très-favorable à l'introduction de l'instrument, et les deux anses, dont la convexité regarde en haut, sont très-favorables pour ramasser tout ce qu'on trouve dans l'œsophage.

(262), polypes (267), rétrécissement mécanique produit par goître (248), kystes du cou (247). Chercher si le rétrécissement de l'œsophage est dû à la dégénérescence cancéreuse ou bien syphilitique.

TRAITEMENT. — Alimentation liquide, bouillons, panades, potages, gelées de viande, hachis, chocolat, œufs frais. Mercuriaux, et iodure de potassium en cas d'antécédents vénériens (voir *Syphilis*, 28 et suiv.).

1° *Dilatation par les sondes œsophagiennes* : A. — Placer entre les dents un bouchon attaché avec un fil pour qu'il ne tombe pas dans le pharynx ; pousser légèrement la sonde, sans violence ; s'arrêter un moment quand on est au point rétréci, puis pousser un peu et franchir l'obstacle. Laisser la sonde pendant un temps variable, 15 minutes au moins.

B. — Introduire la sonde par les fosses nasales, moyen plus difficile. Quand on laisse la sonde à demeure, l'examiner tous les jours au moins.

2° *Dilatation par l'éponge* : Fixer une petite éponge à une tige de baleine recourbée, tremper l'éponge dans du blanc d'œuf, abaisser la langue avec l'index de la main gauche et pousser doucement l'éponge en faisant exécuter un mouvement de rotation à la baleine pour mieux franchir l'obstacle : une fois le rétrécissement franchi, retirer l'éponge en faisant exécuter le même mouvement de rotation, mais en sens contraire ; manœuvre très-courte, une demi-minute, et facile à faire exécuter par les parents du malade ; continuer cette manœuvre tous les jours pendant quinze jours (moyens incertains).

3° *Cautérisation* à l'aide d'une sonde porte-nitrate comme pour les maladies de la prostate, tous les trois ou quatre jours, seulement dans les cas où le rétrécissement serait d'origine inflammatoire (moyen incertain).

4° *Œsophagotomie.* Voir 263.

265. **Œsophagisme.** — SYMPTOMES. — Apparition brusque ; régurgitation, expulsion violente des aliments immédiatement après leur ingestion ; régurgitation avec ou sans douleur ; spasme violent de la gorge, angoisses, symptômes asphyxiques, Dans les intervalles, absence de douleurs, ou bien sentiment de gêne, de constriction, de corps étrangers, de boule comme dans l'hystérie : hoquet, voix altérée, respiration saccadée, menace de suffocation. Tantôt les boissons froides sont supportées à l'exclusion des chaudes, tantôt le contraire a lieu ; même bizarrerie quant aux aliments : tantôt les aliments sont conservés et les boissons rejetées, et réciproquement.

*Ne pas confondre avec* rétrécissement de l'œsophage (264), hydrophobie (16, 17), paralysie de l'œsophage (265 *bis*).

TRAITEMENT. — Éviter les émotions ; rechercher quelle est la température la plus propre à faciliter la déglutition des aliments ; grands bains prolongés ; antispasmodiques, surtout en lavements.

> ℞ Infusion de camomille ou de valériane...... ... 200 gr.
> Camphre pulvérisé....................... ⎰ āā   2 —
> Asa fœtida............................... ⎱
> Jaune d'œuf............................. n° 1
> Pour lavements.

Potions antispasmodiques, à la teinture de musc (1 à 2 gr.), à la teinture de castoréum (1 à 2 gr.), à la liqueur d'Hoffmann (2 à 4 gr.) ; sirop d'éther, chloroforme (1 à 2 gr.) en potion, sirop de chloroforme, inhalations de chloroforme de manière à provoquer un peu d'engourdissement ; cataplasmes très-chauds et laudanisés sur l'œsophage. Badigeonnage au collodion élastique pur ou additionné de morphine (1 gr. pour 30), d'iodoforme (2 gr. pour 30), à la teinture d'iode morphinée, au chloroforme à la gutta.

> ℞ Teinture d'iode........... 15 gr.
> Sulfate ou chlorhydrate de
> morphine.............. 1 —
> Diss.

> ℞ Chloroforme............. 30 gr.
> Gutta-percha............. 4 —
> Diss.

Injections narcotiques hypodermiques. Vésicatoires volants pansés avec le chlorhydrate de morphine (0,01 à 0,015) ; atropine en pommade (0,25 à 1 gr.) (voir *Névralgies*, 39).

Électricité, faradisation ; méthode perturbatrice ; boissons glacées, glace pilée, eaux gazeuses.

*En cas d'intermittence* : Sulfate de quinine (0,50 à 1 gr.) chaque jour ; hydrothérapie, douches en pluie, en jet ; jet de poussière aqueuse sur l'œsophage, douches sulfureuses.

Cathétérisme pour faire cesser le spasme ; enduire préalablement la sonde avec un peu d'extrait de belladone.

**265 bis. Paralysie de l'œsophage. —** SYMPTOMES. — Arrêt du bol alimentaire dans l'œsophage, efforts impuissants pour le faire descendre dans l'estomac, agitation, convulsions. Tantôt les solides pénètrent à l'exclusion des liquides et *vice versâ* ; même bizarrerie, quant à la quantité. S'observe spontanément ou à la suite de maladies fébriles graves, croup, etc.

*Ne pas confondre avec* corps étrangers (266), œsophagisme (265), rétrécissement (264).

TRAITEMENT. — Excitants, vésicatoires volants, pansés avec

extrait hydroalcoolique de noix vomique (0$^{gr}$,005 à 0$^{gr}$,010 chaque fois), ou bien sirop de strychnine, une, deux cuill. à café, progressivement et avec beaucoup de prudence ; s'arrêter dès qu'il y a constriction ou sécheresse à la gorge. Faradisation ; promener l'excitateur sur l'œsophage, et non sur les parties latérales du pharynx ; traitement mercuriel en cas de syphilis.

**266. Corps étrangers dans le larynx. — Symptômes. —** Commémoratifs, examen avec le doigt, avec le laryngoscope ; suffocation ; toux violente, convulsive, voix rauque, éteinte, râle pénible, respiration sifflante, gênée, sentiment d'anxiété et de douleur au point où le corps est arrêté ; déglutition plus ou moins difficile. Alternatives de calme et d'angoisse, menaces d'asphyxie, face violacée, yeux larmoyants, pouls petit, misérable.

Les symptômes varient selon le volume, la nature des objets avalés (liquides, solides, haricots, pièces de monnaie, épingles, fragments d'os), selon qu'ils sont fixes ou mobiles.

*Ne pas confondre avec* laryngite striduleuse (255, IV), œdème de la glotte (260, V), croup (260, VI), corps étrangers dans le pharynx (262), polypes (267).

Traitement. — Emétique (0,05 à 0,15) ; titiller le fond de la gorge pour faire vomir ; chercher à extraire le corps étranger avec une pince

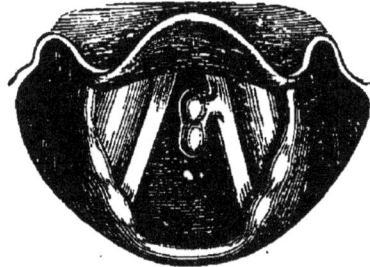

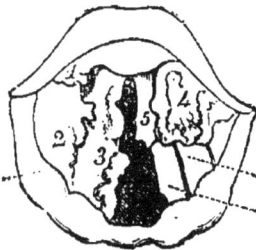

*Fig. 93.* — Excroissances dans le le larynx.

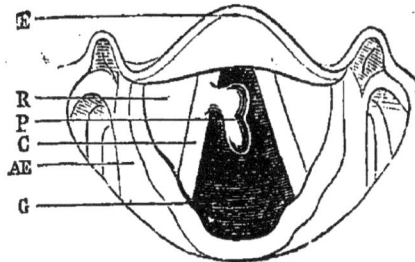

*Fig. 94.* — Polypes du larynx (**).

(*) 1, 2, 3, 4, 5, tumeurs implantées sur l'épiglotte, la bande ventriculaire droite, la bande ventriculaire gauche et la corde vocale droite. *a*, repli ary-épiglottique ; *b.v.g*, bande ventriculaire gauche ; *c.v.g.*, corde vocale gauche.

(**) P, polype bilobé du volume d'un grain de groseille, siégeant sur le bord libre de la corde vocale inférieure droite C. E, épiglotte ; R, replis sus-épiglottiques AE, aryténo-épiglottiques ; G, glotte et trachée.

recourbée; trachéotomie (261), pansement simple consécutif.

**267. Polypes du larynx.** — Symptomes. — Troubles dans la phonation survenant peu à peu, enrouement ou aphonie se-

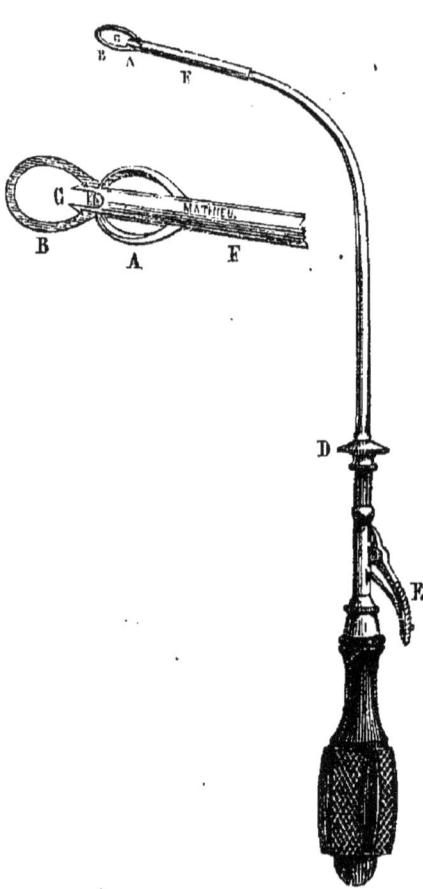

Fig. 95. — Polypotome pour l'ablation des polypes du larynx par les voies naturelles (*).

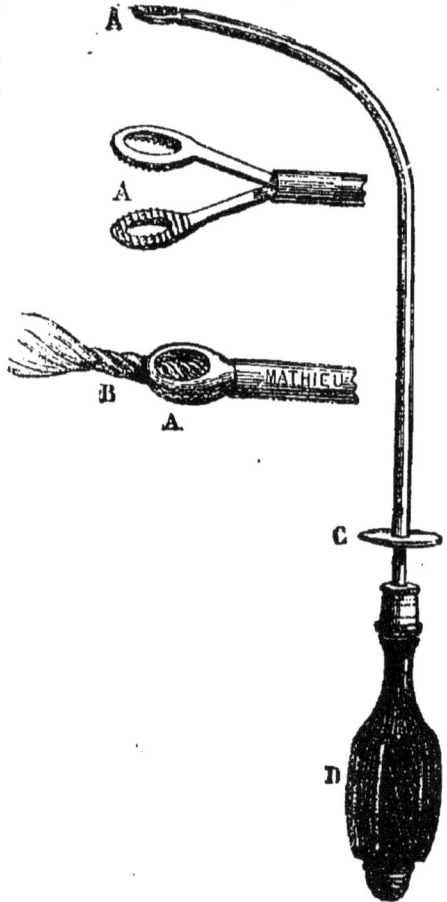

Fig. 96. — Pince à tordre les polypes du larynx (**).

lon le siége du polype (*fig.* 95, 96 et 97); toux, quelquefois crou-pale; dyspnée constante, mais variable, apparaissant progressi-

(*) A, lame; B, point d'appui; C, fourche en hameçon qui saisit le polype au mo-ment où celui-ci est excisé, et qui l'empêche de tomber dans les voies respiratoires. Pour armer l'instrument, on pousse la rondelle D jusqu'à ce que la lame A soit paral-lèle au point d'appui B, cette position est alors maintenue par un point d'arrêt qui se trouve en E. Lorsque le polype est introduit dans l'anneau de la lame, il suffit d'appuyer le pouce sur la détente E, la lame est ramenée vivement en arrière au moyen d'un ressort, et l'excision du polype a lieu.

(**) A, branches à ressort de la tige-pince; B, polype saisi, subissant la torsion et la traction; C, rondelle qui sert de point d'appui à l'opérateur; D, manche.

vement, quelquefois presque brusquement; accès de suffocation
et efforts comme pour expulser un corps étranger, surtout pendant les efforts d'expectoration et pendant la déglutition des

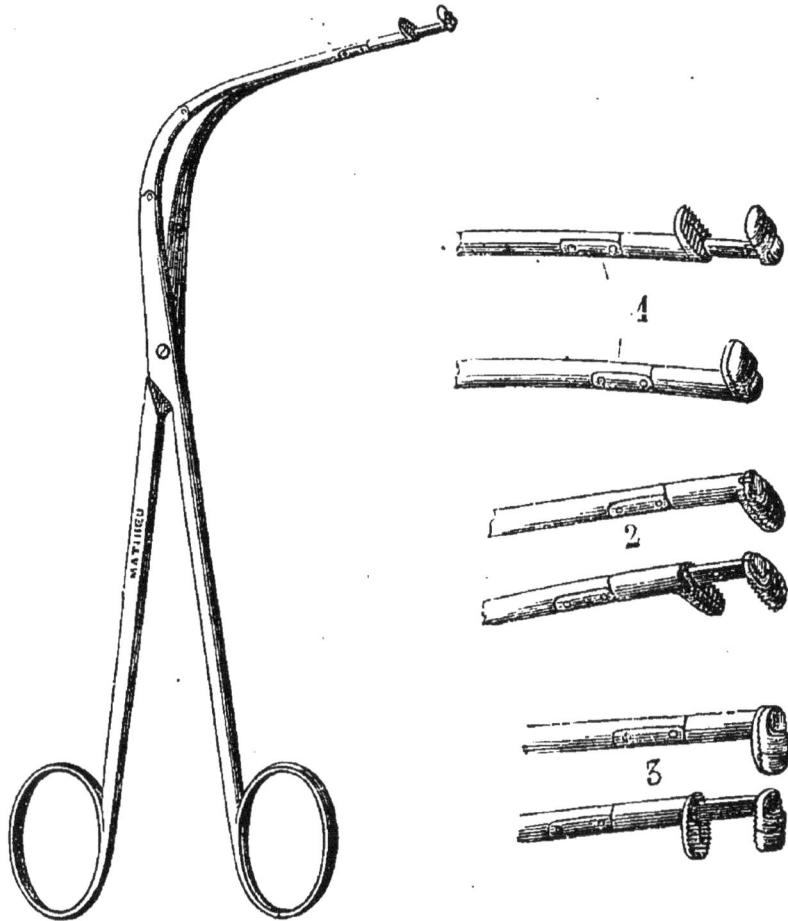

Fig. 97. — Pince pour écraser les polypes laryngiens par les voies naturelles (*).

aliments solides. Amendement ou augmentation des symptômes selon les mouvements du polype; expulsion de quelques
parcelles du polype dans l'expectoration et rétablissement momentané de la voix et de la respiration; bruit de sifflement et
de soupape dans quelques cas; examen laryngoscopique.

(*) Cet instrument est une pince à mors parallèles qui saisit et écrase les tumeurs
laryngiennes. Elle est disposée de manière que l'on puisse changer la disposition
des mors, c'est-à-dire les placer à volonté du côté droit ou du côté gauche, en avant
et en arrière.

*Ne pas confondre avec* : corps étrangers (266), croup (260, VI), œdème de la glotte (260, V).

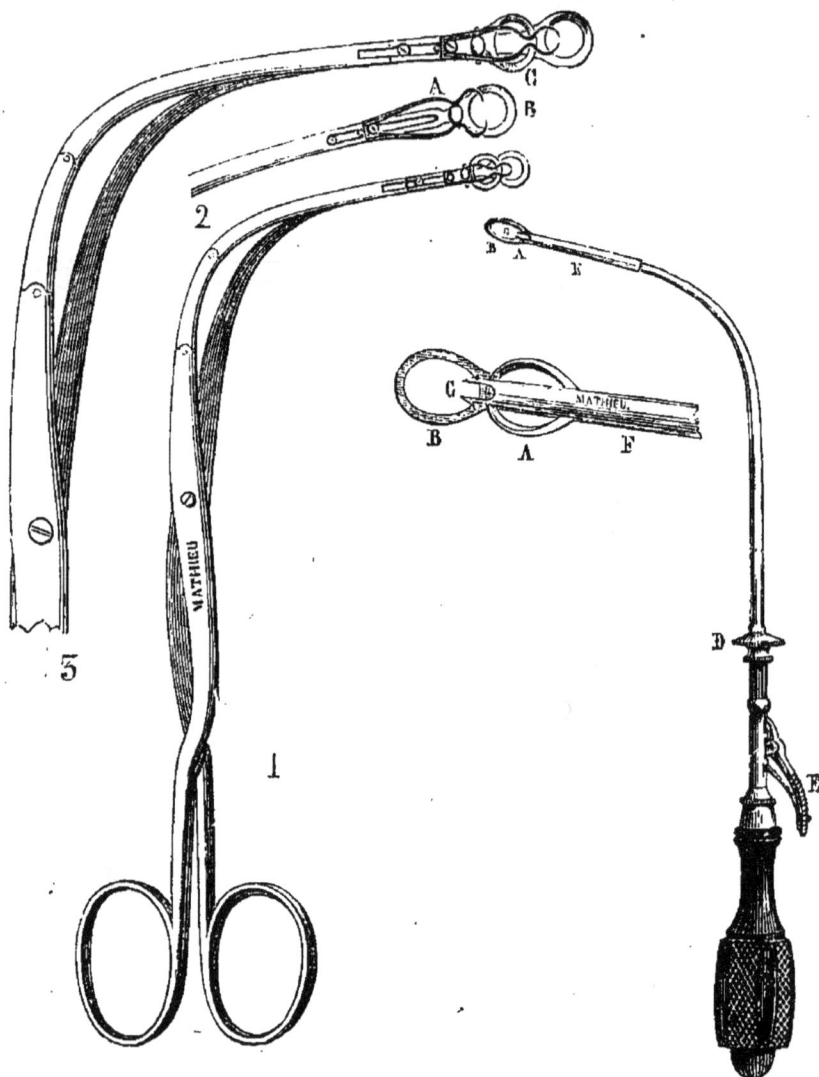

*Fig.* 98. — Polypotome Trélat (*).       *Fig.* 99. — Polypotome modèle Mathieu (**).

TRAITEMENT. — Tenter d'abord l'ablation par les voies naturelles ;

(*) 1, Vu dans son ensemble ; 2, portion terminale fermée; A, pince ; B, anneau; 3, portion terminale après avoir fait la section ; C, lame.

(**) A, lance ; B, anneau d'appui ; C, fourche ou hameçon qui saisit le polype ; D, rondelle ; E, pédale.

1° Par excision à l'aide du polypotome (*fig.* 98) qui fonctionne comme des ciseaux (Trélat) ou au moyen de ressorts (Mathieu) (*fig.* 99) ou par traction (Leiter);

2° Par *arrachement*, ou torsion (*fig.* 96);

3° Par *écrasement* (*fig.* 97).

Si l'on échoue ou si le polype est trop volumineux, trachéotomie en deux temps : 1° inciser deux anneaux de la trachée et le cartilage cricoïde pour que le malade puisse respirer; 2° prolonger l'incision jusque sur le cartilage thyroïde. Enlever la tumeur ou bien la cautériser au fer rouge. — Laisser la canule en place pendant quelques jours.

# CHAPITRE VII

## MALADIES DES RÉGIONS PECTORALE, MAMMAIRE ET DORSALE OU EXTRA-THORACIQUES.

*Maladies de la poitrine et de la région claviculaire.* — Plaies non pénétrantes, pénétrantes, compliquées. — Thoracentèse. — Plaies du cœur, du diaphragme. — Contusions de la poitrine. — Abcès extrathoraciques. — Abcès froids. — Fractures, luxations du sternum. — Fractures, luxations de la clavicule. — Fractures des côtes, de l'omoplate. — Tumeurs.

*Maladies des mamelles.* — Contusions. — Engorgement laiteux ou poil. — Gerçures, excoriations. — Eczéma. — Ulcérations syphilitiques. — Phlegmons de la mamelle. — Fistules. — Tumeurs adénoïdes. — Kystes. — Tumeurs gommeuses, syphilitiques. — Tumeurs laiteuses ou galactocèles. — Tumeurs tuberculeuses. — Névrômes, névralgies. — Cancer, squirrhe, encéphaloïde. — Ablation du sein.

*Maladies de la région dorsale.* — Fractures des vertèbres. — Carie vertébrale ou mal de Pott. — Rachitis, gibbosité. — Rhumatisme, lumbago. — Tour de reins. — Névralgie lombo-abdominale. — Hydrorachis, spina-bifida.

### SECTION I.

#### MALADIES DE LA POITRINE ET DE LA RÉGION CLAVICULAIRE.

**268. Plaies non pénétrantes.** — SYMPTOMES. — Solution de continuité, quelquefois toux, dyspnée, quelquefois hémorrhagie; pleurésie ou pneumonie consécutives, présence de corps étrangers dans la plaie.

*Ne pas confondre avec* plaies pénétrantes (269).

TRAITEMENT. — Nettoyer la plaie et réunir avec les bandelettes de diachylon, la toux pouvant faire rompre les sutures. Diète,

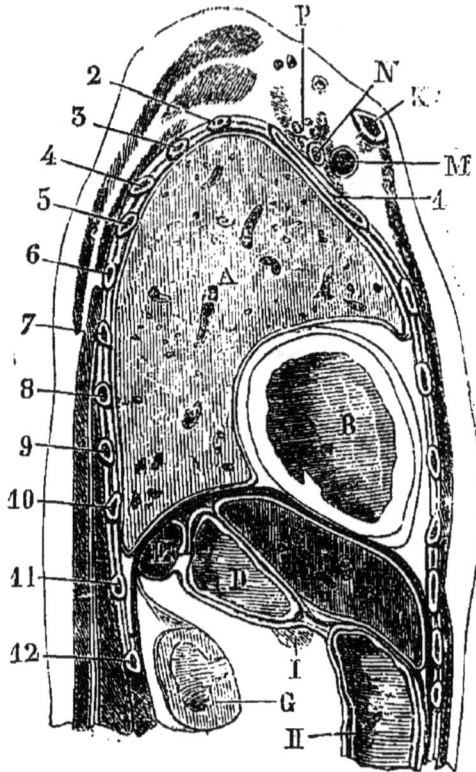

Fig. 100. — Rapports de la région diaphragmatique à gauche. — Section verticale antéro-postérieure du thorax et de l'abdomen, au niveau de la région mammaire gauche, faite vers la partie moyenne de la clavicule gauche, et arrêtée à 2 centimètres au-dessus de l'ombilic. Elle traverse ainsi les régions sus- et sous-claviculaire, le thorax et la moitié supérieure de l'hypochondre gauche (*).

repos, boissons émollientes ou acidules ; saignée selon les indications. Traitement énergique pour prévenir les conséquences.

*Si les muscles ont été largement divisés,* rapprocher le bras du tronc, — en avant si les pectoraux ont été coupés, — en arrière si c'est le trapèze ou le grand dorsal, et maintenir à l'aide d'un bandage contentif ou d'une serviette.

(*) A, poumon gauche au milieu duquel se voient de nombreuses ouvertures de vaisseaux ; B, ventricule gauche distendu par la matière à injection ; C, foie, lobe moyen ou lobe gauche ; D, estomac ; E, rate ; G, rein gauche entouré de graisse ; H, côlon descendant ; I, pancréas ; K, clavicule gauche ; M, veine sous-clavière ; N, artère sous-clavière ; 1, etc., coupe de la première jusqu'à la douzième côte. (Benj. Anger, *Anat. chirurgicale*, Paris, 1869, 1 vol. in-8, avec fig. et planches.)

Suture dans le cas de plaie à lambeau.

*En cas d'hémorrhagie* des petits vaisseaux, tamponnements avec la charpie sèche, ou imbibée de perchlorure de fer à 30° : en cas d'hémorrhagie considérable, ligature du vaisseau divisé dans la plaie agrandie.

*Dans les plaies produites par instruments piquants* (fleuret, épée, baïonnette) le sang, ne pouvant sortir par l'ouverture extérieure, s'épanche entre les feuillets celluleux des muscles du thorax ; tuméfaction dans la région blessée avec ou sans changement de couleur à la peau, tumeur molle, fluctuante ou dure.

*En cas d'hémorrhagie peu considérable,* application de compresses imbibées d'eau-de-vie, d'alcool, de teinture d'arnica et compression. Si *l'épanchement est considérable,* faire une contre-ouverture à la partie la plus déclive ou élargir la plaie extérieure. Si un gros vaisseau a été ouvert et si l'hémorrhagie est abondante et à saccades, aller à la recherche du vaisseau et pratiquer la ligature.

Une balle morte peut se perdre dans les muscles du thorax, ou bien cheminer dans le tissu cellulaire sous-cutané, y rester ou sortir ; extraction du projectile par la plaie agrandie ou par contre-ouverture (118). L'attirer au dehors avec un crochet mousse, une cuiller, ou bien, s'il est logé dans un os, soulever le projectile avec l'extrémité d'une forte spatule ou un poinçon. Lotions alcooliques dans la plaie.

**269. Plaies pénétrantes.** — SYMPTOMES. — Renseignements et commémoratifs ; examen, s'il est possible, de l'instrument vulnérant. Si la plaie pénétrante est simple et sans accidents graves, ne pas chercher un diagnostic précis ; on n'introduira dans la plaie ni doigt, ni sonde, ni injection. Emphysème, hémoptysie ; la flamme d'une bougie placée près de la plaie est agitée par les mouvements respiratoires.

TRAITEMENT. — Pansement par occlusion ; extraire les corps étrangers s'ils sont enclavés, si la plaie est large, s'ils sont facilement accessibles ; pas de débridements inopportuns ; repos ; diète ; silence. Dans quelques cas émissions sanguines générales ou locales pour prévenir les accidents consécutifs.

COMPLICATIONS. — I. **Hémorrhagies** (*cœur et gros vaisseaux blessés*). — SYMPTOMES. — *Si l'hémorrhagie est externe,* diagnostic facile. — *Si elle est interne,* anhélation, angoisse, orthopnée, décubitus dorsal ou sur le côté malade, matité, fluctuation, plus tard ecchymose à la base de la poitrine, pouls petit, syncopes, sueurs froides.

*Quelle est l'artère blessée ?* — 1° *Mammaire interne.* — SYMPTOMES. — Hémorrhagie extérieure ; troubles des parois latérales du thorax ; quelquefois épanchement pleural. Le siége de la blessure est important à considérer.

TRAITEMENT. — Boulettes de charpie roulées et introduites dans la plaie, maintenir ces boulettes avec des fils ; ou bien introduire par le plein une compresse dans la plaie, emplir de charpie le creux que forme la compresse : sac de baudruche, de caoutchouc, morceau de parchemin ou de vessie de porc introduit dans la plaie et distendu par l'air qu'on insuffle, pelote à tamponnement nasal de Gariel (voir *Epistaxis*, 207).

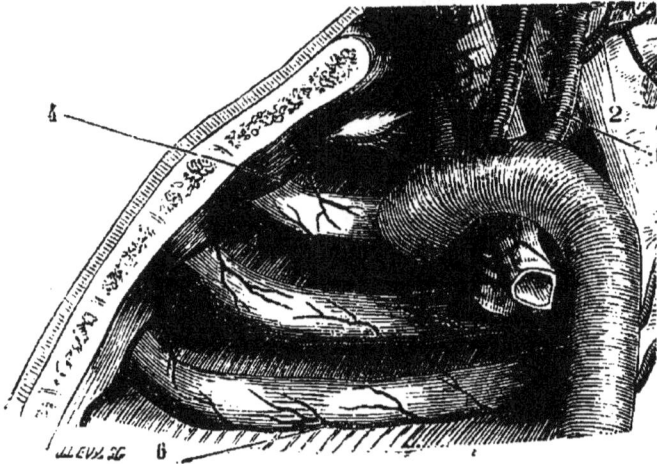

*Fig*. 101. — Région de l'artère mammaire interne (*).

*Pour lier la mammaire interne* (*fig*. 101), du point où le troisième cartilage s'implante sur le sternum, faire une incision de 5 centimètres jusqu'au milieu du cartilage de la quatrième côte, oblique de haut en bas, de dehors en dedans, formant avec l'axe du corps un angle de 45°, et dont la partie moyenne correspond à 6 ou 8 millimètres du bord externe du sternum ; diviser successivement la peau, la couche celluleuse, le grand pectoral, le muscle intercostal : séparer l'artère de ses deux veines satellites, soulever avec la sonde cannelée et appliquer la ligature au-dessus du point blessé. — Choisir autant que possible le troisième espace intercostal, qui est le plus large : au-dessous, opération très-difficile ou impossible ; aussi devra-t-on chercher autant que possible à faire la ligature dans la plaie même et à lier les deux bouts du vaisseau (B. Anger).

(*) 1, artère sous-clavière; 2, artère intercostale supérieure; 4, artère mammaire interne ; 6, anastomose entre les branches de la mammaire et les intercostales aortiques. (Beaunis et Bouchard, *Anat. descriptive*. Paris, 1873, in-8, avec fig.)

2° *Artère intercostale.* — Lier dans la plaie, s'il est possible ; sinon, compression avec le sac de baudruche, de caoutchouc, comme pour la mammaire interne.

**II. Blessure des poumons.** — Symptomes. — Crachement de sang, rouge, spumeux, à moins que la plaie ne soit très-petite et superficielle, quelquefois issue du sang par la plaie externe ; emphysème caractéristique, crépitation emphysémateuse dans le voisinage de la plaie, tuméfaction envahissant la poitrine, le cou, le visage, les membres; respiration gênée, douleur locale dans les grands mouvements respiratoires, toux anxieuse, *pneumothorax et rétraction du poumon* (B. Anger).

Traitement. — Saignées abondantes et répétées, selon l'intensité des symptômes ; scarifications et mouchetures en différents endroits pour faciliter la sortie de l'air, pression méthodique; frictions alcooliques, avec le baume Fioravanti, Opodeldoch : éviter les larges incisions. Pas de mouchetures, si l'emphysème est peu considérable. Boissons aromatiques, thé léger, infusion de sauge, de mélisse : potion avec addition de liqueur anodyne d'Hoffmann (2 gr.). La ponction de la poitrine est contre-indiquée.

**III. Hernie du poumon.** — Symptomes. — Présence entre les lèvres de la plaie d'un corps mou, spongieux, gris bleuâtre, augmentant de volume pendant l'expiration, diminuant ou disparaissant pendant l'inspiration.

Traitement. — Réduire promptement la hernie ; agrandir, s'il est nécessaire, les lèvres de la plaie, pour faciliter la réduction, prévenir sa sortie ultérieure à l'aide d'un bandage compressif: si elle présente des traces de gangrène, la fixer au moyen d'un fil attaché à sa base. — Traitement général comme ci-dessus.

**IV. Hernie consécutive.** — Symptomes. — Tumeur molle, élastique, indolente, sans changement de couleur à la peau, agitée de mouvements isochrones à ceux de la respiration, augmentant après l'expiration et les efforts de toux, diminuant pendant l'inspiration, crépitant sous les doigts, réductible ou irréductible ; dans le premier cas le doigt peut pénétrer dans l'ouverture. A l'auscultation stéthoscopique, bruissement vésiculaire intense, presque du râle crépitant: tiraillement local, pincement, douleur gravative accompagnée de toux, d'oppression, d'anhélation.

*Ne pas confondre avec* abcès froid, abcès aéro-purulent, pleurésie, lipomes.

Traitement. — Réduire la hernie ; pelote compressive maintenue à l'aide d'un bandage de corps.

**V. Corps étrangers restés dans le thorax.** — Traitement.

— S'ils font saillie à l'extérieur et sont accessibles aux moyens d'extraction, les doigts, les pinces suffisent.

S'ils sont fichés, implantés dans les parties osseuses : extraction avec de fortes pinces dont les mors sont garnis de filasse, de cire, pour empêcher le glissement; débridements, trépan ; tire-fonds ; tire-balles ; curettes.

S'ils sont emprisonnés dans la poitrine : les extraire, s'il est possible, mais pas de tentatives imprudentes ; expectation et traitement général pour prévenir ou combattre les accidents inflammatoires consécutifs.

**VI. Épanchements sanguins du thorax.** — Symptômes. — Dyspnée ; respiration courte ; laborieuse, fréquente ; agitation continuelle ; orthopnée ; tronc fléchi, courbé en avant ; décubitus difficile ou impossible sur le côté sain ; sentiment de pesanteur à la région diaphragmatique ; dilatation et matité du côté malade ; espaces intercostaux élargis ; côtes moins mobiles ; matité ; absence de murmure respiratoire ; quelquefois ecchymose à l'angle des fausses côtes ; pouls petit, fréquent ; peau pâle, froide.

*Ne pas confondre avec* pleurésie (316), pneumothorax (312).

Traitement. — Si l'épanchement dépend de la lésion des artères des parois (voir ci-dessus, 269, 1°), ne fermer la plaie que quand le vaisseau a été découvert et lié ou obturé. — Si l'épanchement est interne, il viendra un moment où la compression de l'épanchement est suffisante pour arrêter l'hémorrhagie; il faut donc fermer la plaie dans tous les cas de plaie pénétrante de poitrine et abandonner l'hémorrhagie aux efforts de la nature (Larrey). Vésicatoires, ventouses, sinapismes. S'abstenir de pratiquer la succion, l'aspiration, de faire des injections, de faire la thoracentèse (B. Anger).

**VII. Épanchement purulent.** — Symptômes. — Avec les symptômes ci-dessus, prostration, accès fébriles, fièvre hectique.

Traitement. — Quinquina, sulfate de quinine, alcoolature d'aconit (2 à 4 gr.) en potion ; thoracentèse ; en cas de récidive, laisser une canule à demeure, un tube à drainage et faire des injections aromatiques ou iodurées avec :

| | |
|---|---|
| ♃ Teinture d'iode | 50 gr. |
| Iodure de potassium | 2 — |
| Eau distillée | 100 |

Mélanger cette solution avec égale quantité d'eau tiède, la renouveler tous les deux ou trois jours.

**270. Thoracentèse.** — **Ponction et aspiration.** I. Choisir le 6e espace intercostal à droite, le 7e à gauche, en comptant de haut en bas, à 4 ou 5 centimètres en dehors du bord externe du grand pectoral ; tendre fortement la peau avec la main gauche afin d'éviter le parallélisme après l'opération. Faire avec la lancette une petite ponction à la peau ; placer la pointe du trocart dans la plaie et pénétrer dans la poitrine par un coup sec ; la

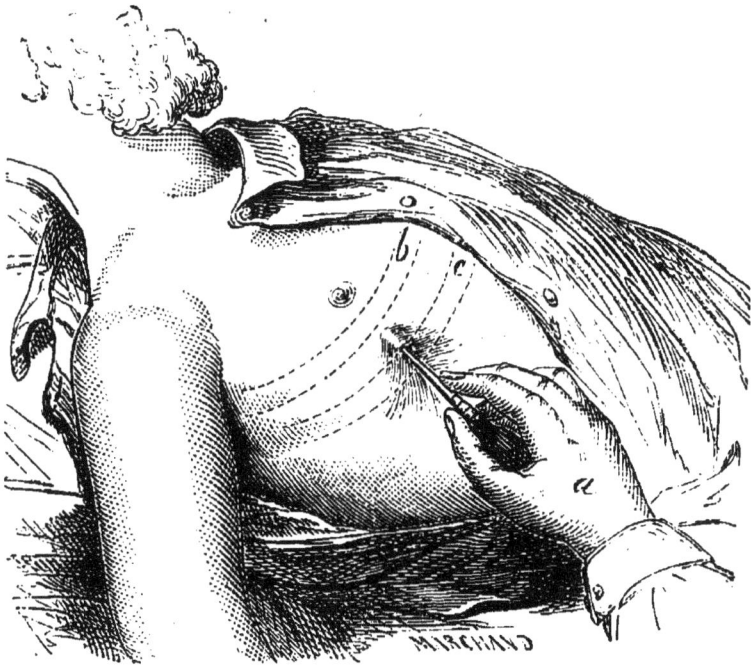

Fig. 102. — Thoracentèse (*).

canule ayant été préalablement recouverte de la baudruche ou vessie, retirer le trocart en abaissant la baudruche dont l'extrémité libre plongera dans le vase destiné à recevoir le liquide ; faire presser doucement la base du thorax pour la sortie des liquides ; pansement avec le diachylon et bandage de corps.

II. Avec les petits trocarts des aspirateurs Dieulafoy ou Potain, pas d'incision préalable de la peau. Ponctionner directement entre le 6e et le 7e espace intercostal avec le trocart fin ou l'aiguille tubulée. Le vide est fait préalablement dans la carafe à l'aide du corps de pompe, le robinet $d$ étant fermé et le robinet $c$ étant ouvert ; le vide étant fait, ponctionner avec le trocart garni de la canule ou avec l'aiguille ; si c'est avec le trocart,

(*) $a$, main qui tient le trocart et le fait glisser entre la côte et la peau. — $b$, les traits ponctués indiquant les côtes entre lesquelles on fait la ponction.

retirer l'instrument de la canule jusqu'à la rainure qui sert de point de repère pour indiquer qu'on peut fermer le robinet e; ouvrir alors le robinet d, qui permet au liquide de se précipiter dans la carafe. Le robinet c peut rester ouvert, afin de permettre de continuer l'aspiration dans la carafe.

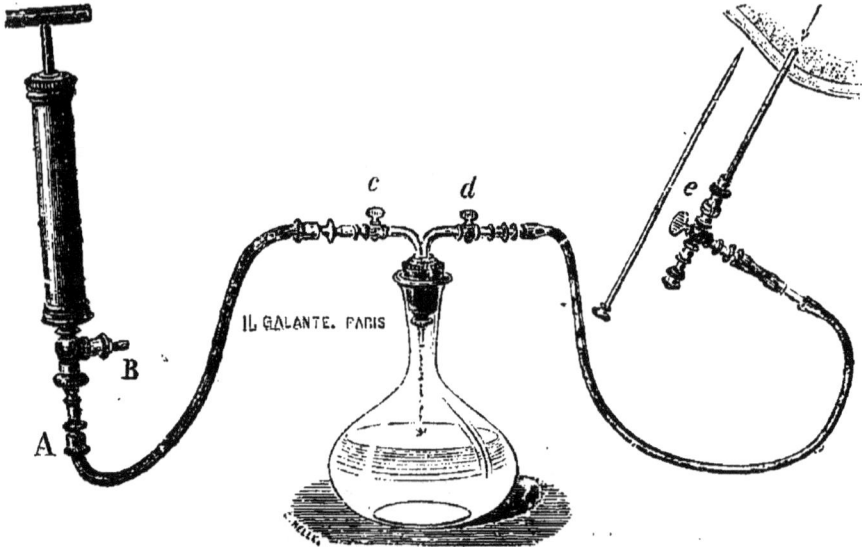

*Fig.* 103. — Aspirateur Potain.

Si après l'aspiration, on veut faire une injection, l'embout B est fixé au tube A; adapter à la partie inférieure de l'ajutage métallique du bouchon un tube en caoutchouc qui plonge dans le liquide à injecter et fixer avec une petite chaîne le bouchon sur la carafe. Tous les robinets sont ouverts.

**271. Plaies du cœur.** — Symptomes. — Écoulement de sang soit au dehors, soit dans les plèvres, le médiastin, le péricarde; défaillance, syncopes, refroidissement, pâleur, lipothymies, vomissements, anxiété, dyspnée.

*Ne pas confondre avec* plaie des poumons (269, II).

Traitement. — Pansement par occlusion immédiatement; repos absolu, digitale (0,10) en potion, belladone (0,05), glace autour de la plaie; saignées qu'on répétera si le pouls se relève.

**272. Plaies du diaphragme.** — Symptomes. — Douleurs augmentant dans l'inspiration, par la pression de l'abdomen, s'irradiant dans l'épaule; abdomen affaissé, thorax augmenté; dyspnée; pouls petit, serré; rire sardonique; inflammation de voisinage; puis constipation, coliques, vomissements.

*Ne pas confondre avec* plaies de poitrine (269), plaies du cœur (271).

TRAITEMENT. — Repos sur le dos ; tête et tronc soulevés, jambes fléchies sur les cuisses, cuisses sur le bassin ; silence absolu ; saignées générales et locales ; diète, boissons délayantes.

**273. Contusions de la poitrine.** — SYMPTOMES. — Douleurs locales, toux ; difficulté de respiration. S'il y a déchirure du *poumon* : crachement de sang, gargouillement, quelquefois pneumonie, pleurésie consécutives. — S'il y a déchirure du *poumon et de la plèvre* : matité à la partie inférieure, gros râle ou gargouillement au niveau de la plaie, sonorité à la partie supérieure ; tintement métallique.

*Ne pas confondre avec* pneumonie (308), pleurésie (315), congestion (307), fractures de côtes (280).

TRAITEMENT. — Une ou plusieurs saignées ; boissons gommeuses, émollientes ; potion calmante, sirop diacode ou de morphine pour calmer la toux ; lavements laxatifs, silence ; traitement de la pneumonie ou de la pleurésie consécutives.

**274. Abcès extra-thoraciques.** — SYMPTOMES. — Ceux des phlegmons en général ; frissons ; douleur locale, augmentant par la pression ; rougeur des téguments ; engorgement profond, empâtement, induration ; respiration douloureuse ; décubitus dorsal.

*Ne pas confondre avec* pleurésie (315) ; pneumonie (308) ; abcès froids (108, 270) ; abcès par congestion (109) ; pleurodynie (313).

TRAITEMENT. — Cataplasmes émollients, laudanisés ; sangsues en grand nombre ; incision profonde parallèle à la direction des côtes.

**275. Abcès froids.** — SYMPTOMES. — 1° *Extra-thoraciques.* Ils présentent les symptômes ci-dessus, s'ils se développent à la suite de contusions, de blessures ayant altéré les os. — Début et marche lents, s'il y a carie osseuse ou affection scrofuleuse ou syphilitique, avec ou sans fièvre, douleur profonde pendant l'inspiration et à la pression ; empâtement et quelquefois tumeur faisant saillie à l'extérieur ; quelquefois donnant issue à du pus ; matité à la percussion.

2° *Intra-thoraicques* (entre les côtes et la plèvre) : mêmes symptômes ; chercher par les antécédents si les os peuvent être malades ; matité à la percussion ; bruit respiratoire normal, mais quelquefois éloigné ou faible.

*Ne pas confondre avec* pleurésie (315) ; péricardite ; pleurodynie (313), abcès phlegmoneux (107).

TRAITEMENT. — 1° *Local* : Cataplasmes, frictions mercurielles belladonées ou opiacées ; badigeonnage à la teinture d'iode ; vésicatoires volants ; incision profonde et parallèle aux côtés.

S'il y a un trajet fistuleux, expectation ; injections iodées ou avec la liqueur de Villate dans le trajet fistuleux.

℞   Sous-acétate de plomb...................... 30 gr.
    Sulfate de zinc cristallisé.......... .......... 15 —
    Sulfate de cuivre cristallisé.............. .... 15 —
    Vinaigre blanc............................. 200 —

2° *Général* : Toniques, huile de morue, pilules ou sirop de proto-iodure de fer, sirop ou vin de quinquina; iodure de potassium contre les accidents syphilitiques.

Si la partie osseuse malade peut être mise à découvert, rugination, cautérisation, résection. — En cas d'épanchement purulent considérable et de fistule trop étroite, contre-ouverture au point déclive.

**276. Fractures du sternum.** — SYMPTOMES. — Douleur au niveau de la fracture; craquement; gonflement; déformation; crépitation.

*Ne pas confondre avec* dépressions congénitales du sternum, luxation (277).

TRAITEMENT. — Compresses trempées dans l'eau-de-vie camphrée, ou l'eau blanche, et bandage de corps ; émission sanguine au besoin ; repos.

**277. Luxations du sternum.** — SYMPTOMES. — Douleur locale augmentant par la pression et les mouvements respiratoires.

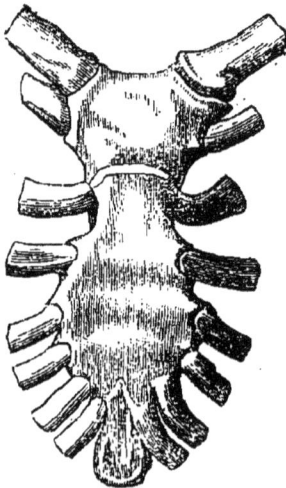

Fig. 104. — Luxation du sternum, vue de face.

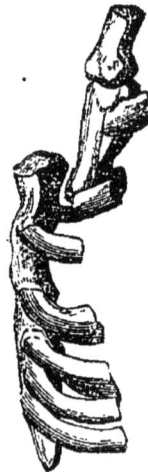

Fig. 105. — Luxation du sternum, vue de profil.

1° *Déformation* : Voussure du rachis ; saillie des apophyses épineuses ; les deux premières côtes et leurs cartilages parais-

14.

sent enfoncés, les autres soulevés (*fig.* 104 et 105); déformation de l'os, enfoncement de la partie supérieure; saillie de la partie inférieure.

2° *Dimension* : Sternum raccourci.

3° *Attitude* : Malade courbé la tête en avant.

*Ne pas confondre avec* contusion (273); ni avec fracture, à cause de la saillie lisse du fragment inférieur (276).

TRAITEMENT. — Porter le tronc dans l'extension en arrière en pressant d'une main sur le menton, de l'autre sur la symphyse pubienne; puis pression méthodique de haut en bas sur le sommet de la pièce inférieure; compresses graduées sur le fragment inférieur et bandage de corps.

**278. Fractures de la clavicule.** — SYMPTOMES. — I. **Fracture de l'extrémité externe de la clavicule** : Pas de symptômes caractéristiques, à part la douleur et le gonflement.

II. **Fracture de la partie moyenne,** douleur locale.

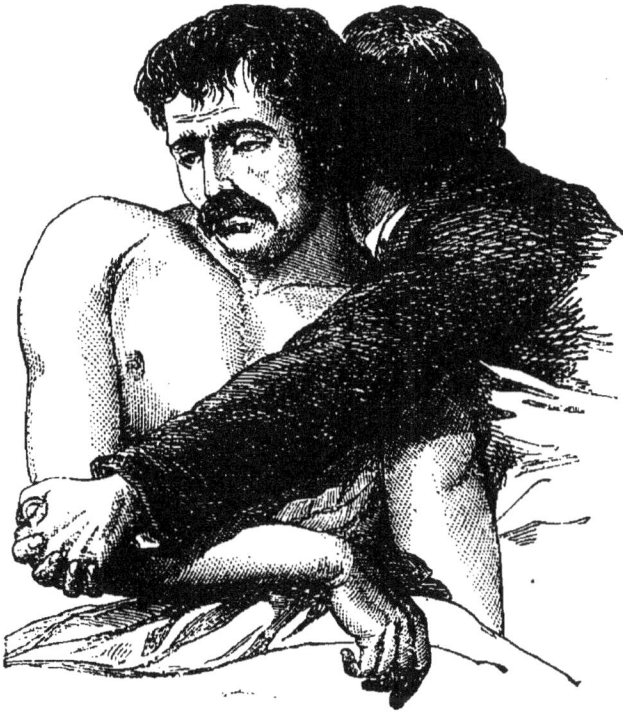

*Fig.* 106. — Réduction d'une fracture par la méthode d'amplexation (*).

(*) Au moyen des mains croisées sous le coude du patient, le chirurgien, prenant un point d'appui sur l'épaule saine, relève l'humérus, et, avec lui, le fragment externe de la clavicule (Chassaignac, *Opérat. chirurg.*).

1° *Déformation* : Moignon abaissé et rapproché du sternum ; dépression du fragment externe, saillie et chevauchement du fragment interne. Épaule déformée située sur un plan antérieur.

2° *Dimension* : Raccourcissement transversal.

3° *Attitude :* Tête et corps inclinés du côté blessé ; avant-bras dans la pronation ; membre blessé soutenu de la main opposée.

4° *Mobilité* : Mouvements volontaires impossibles ou difficiles ; crépitation.

*Ne pas confondre avec* contusion (273).

TRAITEMENT. — Attirer le fragment en arrière, en dehors et en haut. Plusieurs procédés : 1° Placer la main fermée dans le creux axillaire, puis rapprocher le coude du tronc en faisant ainsi basculer la partie supérieure de l'humérus qui sert de levier

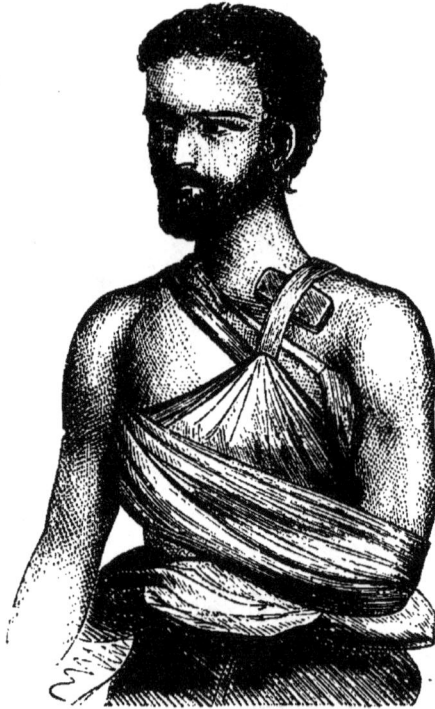

*Fig.* 107. — Bandage de Mayor.

pour entraîner le fragment acromial en dehors, tandis qu'un aide, attirant les épaules en arrière, les efface et achève la réduction en attirant ce même fragment dans ce sens (Paul d'Egine, Desault). — 2° *Réduction par amplexation.* 2° Faire asseoir le malade sur un siége peu élevé, le moignon de l'épaule saine appliqué

contre la poitrine du chirurgien : celui-ci, embrassant la poitrine avec les bras, les mains se croisant au-dessous du coude malade, relève l'humérus au plus haut degré possible et avec lui le fragment externe (*fig.* 106). (Méthode d'amplexation.)

*Appareils contentifs.* — A. Fléchir l'avant-bras à angle droit ; le soutenir à l'aide d'une écharpe composée d'une pièce de linge carrée, soit une grande serviette pliée en triangle. Placer l'avant-bras et le bras dans le dédoublement ; fixer deux des chefs autour du cou, tandis que les deux autres sont ramenés en arrière autour du tronc (Richet).

B. Large morceau de carton dur et préalablement ramolli dans l'eau ; en garnir le fond avec de l'ouate ; envelopper l'avant-bras avec une bande roulée ; placer un coussin épais sur

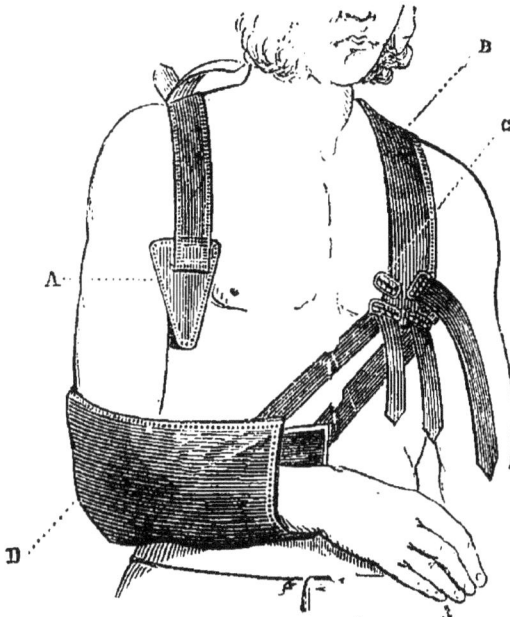

*Fig.* 108. — Appareil de R. J. Levis pour la fracture de la clavicule (*).

l'épaule saine, faire passer sur ce coussin d'une part et sur l'avant-bras d'autre part un certain nombre de tours de bande fortement serrés pour obtenir et maintenir une élévation suffisante du moignon (Chassaignac). Bandage inamovible excellent.

(*) A, coussin sous-axillaire ; B, large bande qui relie le coude et l'avant-bras ; C, boucle servant lorsque l'appareil est appliqué pour la clavicule du côté opposé ; D, boucle partant du bord postérieur de la fronde derrière le coude, passant en travers sur le dos et venant rejoindre la large bande en faisant le tour de la poitrine du côté sain.

C. L'écharpe simple est insuffisante. Mouchoir ou serviette assez ample pour pouvoir entourer le thorax après avoir été plié en triangle ; fléchir l'avant-bras sur le bras ; rapprocher le coude du tronc, la main reposant par sa face palmaire sur la poitrine ; appliquer la base du triangle à quelques travers de doigt au-dessus du coude, fixer en arrière les deux bouts ; relever le sommet du triangle *entre* le bras et la poitrine ; attacher à ce sommet deux bandes ou bretelles ; les porter en arrière l'une sur l'épaule saine, l'autre sur l'épaule malade et les fixer par derrière au bandage ; appliquer sur la fracture des compresses graduées trempées dans l'alcool camphré et qui seront maintenues par l'une des bretelles (Mayor).

D. Bandage de J. Levis consistant en une gouttière en cuir D, garnie d'ouate et dans laquelle est placé le bras, ramené contre la poitrine à l'aide de courroies ; un coussin A placé sous l'aisselle le maintient dans l'abduction et ce coussin est fixé à la gouttière à l'aide d'un bandage B qui passe derrière le cou et revient sur le devant de la poitrine (*fig.* 107).

**279. Luxations de la clavicule :**

1° *Extrémité interne ou sternale*
- 1° en avant,
- 2° en arrière,
- 3° en haut.

2° *Extrémité externe ou acromio-claviculaire.*
- 1° sus-acromiales,
- 2° sous-acromiales,
- 3° sous-coracoïdiennes.

**I. L. interne en avant.** — Symptomes. — Douleur locale.

1° *Déformation :* Saillie osseuse, mobile, au devant du sternum ; dépression au-dessus de cette saillie ; clavicule dirigée en avant, en bas et en dedans.

2° *Dimension :* Raccourcissement, l'épaule étant plus rapprochée du sternum.

3° *Attitude :* Comme dans la fracture.

4° *Mobilité :* Mouvements pénibles bornés, surtout dans l'adduction combinée avec l'élévation.

*Ne pas confondre avec* exostose (140), fracture (276).

Traitement. — Faire porter les épaules en arrière, et exercer avec les doigts une pression sur la tête de la clavicule que l'on repousse en dehors, en haut et en arrière. Maintenir la luxation réduite à l'aide d'un bandage à ressort, dont une pelote est sur la partie luxée, l'autre sur la partie dorsale, ou bien appareils de Demarquay, consistant en un plastron de cuir rigide doublé d'une peau douce et maintenu par des ressorts.

**II. L. interne en arrière.** — Symptômes. — Douleur locale.

1° *Déformation :* Épaule en avant, en dedans et relevée ; clavicule dirigée obliquement en bas, en dedans et en arrière ; creux sus-claviculaire effacé ; saillie produite par le rebord antérieur de la cavité sternale et dépression du côté externe de cette saillie ; bout externe de la clavicule saillant en dehors.

2° *Dimension* : Raccourcissement, l'épaule étant rapprochée de la médiane.

3° *Attitude* : Comme dans la fracture de la clavicule ; tête un peu inclinée du côté blessé.

4° *Mobilité* : Mouvements de l'épaule gênés ; quelquefois dyspnée et gêne de déglutition.

TRAITEMENT. — Tirer l'épaule en dehors et en arrière avec les mains, le genou appuyé sur le tronc. Si la luxation est en haut, porter le coude du côté malade en avant, en dedans et en haut. On contiendra avec un coussin placé entre les épaules : maintenir à l'aide d'un bandage, ou bien avec un des appareils ci-dessus.

III. **L. interne en haut.** — SYMPTÔMES. — Douleur locale.

1° *Déformation* : Tête de la clavicule luxée faisant saillie au-dessus du sternum, dépression au-dessous.

2° *Dimension* : Rétrécissement de l'épaule.

3° *Attitude* : Épaule abaissée, portée en avant et rapprochée de la ligne médiane.

4° *Mobilité* : Douleur et gêne des mouvements.

TRAITEMENT. — Porter l'épaule en dehors, en haut et en arrière et presser directement sur la clavicule. Maintenir la réduction avec des bandages roulés et des feuillets de coton.

IV. **L. externe sus-acromiale.** — SYMPTOMES. — Sentiment de déchirure au moment de l'accident ; douleur.

1° *Déformation* : Saillie dure, arrondie, plus ou moins prononcée au sommet de l'épaule ; dépression brusque au-dessous de cette saillie ; épaule aplatie ; clavicule en haut, en avant ou en arrière de l'acromion.

2° *Dimension* : Bras allongé, pendant près du tronc.

3° *Attitude* : Comme dans les fractures de la clavicule.

4° *Mobilité* : Mouvements pénibles ; mobilité passive.

*Ne pas confondre avec* fracture de la clavicule (278), luxation de l'humérus.

TRAITEMENT. — Élever le bras, le porter en haut, en dehors et un peu en arrière et abaisser en même temps la clavicule par une pression directe. Contention difficile.

V. **L. externe sous-acromiale.** — SYMPTOMES.

1° *Déformation* : Épaule aplatie ; saillie formée par l'acromion ; dépression produite par la clavicule luxée.

2° *Dimension* : Raccourcissement; moignon de l'épaule rapproché du sternum.

3° *Attitude* : Bras pendant le long du tronc.

4° *Mobilité* : Mouvements volontaires presque impossibles, surtout en haut : mouvements passifs faciles.

TRAITEMENT. — Tirer doucement l'épaule en dehors et en arrière; fixer le coude contre la partie antérieure de la poitrine par un bandage de corps.

**VI. L. externe sous-coracoïdienne.** — SYMPTÔMES. — Douleur locale vive.

1° *Déformation* : Affaissement du moignon de l'épaule; extrémité externe de la clavicule sentie dans l'aisselle; apophyse coracoïde et acromion saillants sous la peau.

2° *Dimension* : Augmentation de la distance de l'acromion au sternum.

3° *Attitude* : Bras pendant, mais non allongé.

4° *Mobilité* : Mouvements faciles, excepté en haut et en dedans.

*Ne pas confondre avec* fracture de la clavicule (278).

TRAITEMENT. — Maintenir le bras appliqué contre le tronc ; un aide saisit le haut avec la main droite, le bas avec la gauche et fait exécuter un mouvement de rotation de dedans en dehors; saisir alors la clavicule et la dégager de dessous l'apophyse coracoïde : bandage contentif.

**280. Fractures des côtes.** — SYMPTÔMES. — Douleur locale augmentant par la pression, par les mouvements respiratoires ; quelquefois craquement, crépitation, contusion, ecchymose. Complications : pleurésie, hémoptysie, emphysème, pneumonie.

*Ne pas confondre avec* contusion simple, pleurodynie (313), pleurésie (315).

TRAITEMENT. — Compresses imbibées d'alcool camphré, d'eau blanche, d'eau-de-vie salée ou savonneuse appliquées sur le siége de la fracture ; bandage de corps ; saignée ou ventouses en cas de complications inflammatoires.

**281. Fractures de l'omoplate.** — SYMPTÔMES. — Peu caractéristiques pour les fractures du corps de l'omoplate. Pour celles de l'acromion, douleur accrue par les mouvements du bras ; ecchymose ; mobilité anormale; déformation ; crépitation. Incertitude pour celles de l'apophyse coracoïde.

TRAITEMENT. — Immobiliser le bras. S'il y a déplacement de l'acromion, repousser en haut le fragment déplacé en portant en haut le bras saisi par le coude.

**282. Tumeurs.** — Rien de caractéristique. Voir *Exostoses* (140), *Lipomes* (131), *Kystes* (133).

## SECTION II.

### MALADIES DES MAMELLES.

**283. Contusions. — Symptômes. —** Douleur vive, continue, augmentant par la pression et les mouvements respiratoires ; gonflement, avec ou sans ecchymoses ; douleur superficielle dans les contusions affectant la peau, profondes dans les contusions affectant la glande mammaire.

**Traitement. —** Cataplasmes laudanisés ; si la douleur est très-vive, sangsues répétées. Après la disparition des douleurs, frictions résolutives avec l'onguent mercuriel double, avec la pommade à l'iodure de plomb ou de potassium (4 gr. pour 30) ; avec le chlorhydrate d'ammoniaque :

> ℞ Chlorhydrate d'ammoniaque.................. 2 gr.
> Camphre pulvérisé........................ 1 —
> Axonge................................. 30 —

deux onctions par jour. — Arroser les cataplasmes avec la solution de chlorhydrate d'ammoniaque (10 à 20 gr. pour 100 d'eau) ; compression modérée ; vésicatoires volants.

**284. Engorgement laiteux ou Poil. — Symptômes. —** Quelques jours après l'accouchement, sein endurci, inégal, bosselé ; pas de changement de couleur de la peau ; douleur assez vive, se propageant sous l'aisselle ; quelquefois état fébrile : écoulement du lait douloureux et diminué.

*Ne pas confondre avec* l'engorgement qu'éprouvent quelques chlorotiques, surtout au moment des règles, ni avec l'abcès du sein (288).

**Traitement. —** Fomentations chaudes, ouate, huile de camomille camphrée, pommade au chlorhydrate d'ammoniaque ci-dessus, pommade camphrée additionnée d'ammoniaque (4 gr. pour 30) ou de chlorhydrate d'ammoniaque (2 à 4 gr.). Si toute la glande s'enflamme, ne pas donner le sein malade à l'enfant ; faire exercer une succion modérée par une personne étrangère ou avec un tire-lait ou avec une pipe ; attendre la disparition des accidents inflammatoires pour donner le sein, peu de temps chaque fois.

**285. Gerçures, excoriations. — Symptômes. —** Petites solutions de continuité rouges, saignantes à la surface, sur l'aréole ou à la base du mamelon, longitudinales, frangées, très-douloureuses et occasionnant quelquefois des abcès du sein.

*Ne pas confondre avec* ulcères syphilitiques (287), avec eczéma (53, 286).

TRAITEMENT. — Prévenir les gerçures par les soins de propreté du sein, l'enduire de beurre frais, de beurre de cacao, de cold-cream ; lotions toniques avec la décoction de roses de Provins, cérat simple, pommade de concombres, teinture de cachou, teinture de benjoin étendue d'eau. Badigeonner avec un pinceau trempé dans une solution aqueuse légère d'acide picrique (0,10 pour 50). Dans les cas rebelles, cautérisations avec le nitrate d'argent ; envelopper le mamelon de baudruche qu'on fixera à l'aide du collodion élastique ; bouts de sein en caoutchouc.

**286. Eczéma.** — SYMPTÔMES. — Croûtes épaisses, fendillées, adhérentes, au-dessous desquelles sont de légères excoriations ; suintement séreux sanguin ; le mamelon ressemble à une fraise, démangeaisons.

*Ne pas confondre* avec ulcère syphilitique (287), gerçures (285).

TRAITEMENT. — Cataplasmes émollients ; pommade alcaline, au précipité blanc, au soufre sublimé. Quelquefois cautérisation ; bains simples, alcalins, sulfureux.

| ♃ Axonge | 30 gr. | ♃ Axonge | 30 gr. |
|---|---|---|---|
| Bicarbonate de soude | 4 — | Précipité blanc | 2 à 4 — |

| ♃ Axonge | 30 gr. |
|---|---|
| Soufre sublimé | 2 à 4 — |

Traitement général de l'eczéma. (Voir 53.)

**287. Ulcérations syphilitiques.** — SYMPTOMES. — Croûtes au mamelon ou dans son voisinage ; sous ces croûtes, ulcération tantôt large, à bords non décollés, à fond grisâtre, gris jaunâtre, rougeâtre ; tantôt ulcération étroite comme l'orifice d'une cavité plus large, à fond pultacé. Une fois tombées, les croûtes se reproduisent très-vite. Commémoratifs, éruptions antérieures, maux de gorge, alopécie, engorgement des ganglions axillaires, cervicaux.

*Ne pas confondre avec* gerçures (285), eczéma (53, 281).

TRAITEMENT. — Pommade au précipité blanc (2 gr. pour 30) ; saupoudrer avec le calomel à la vapeur ; traitement général. (Voir *Syphilis*, 29.)

**288. Phlegmons de la mamelle.** — *Trois variétés.* —

**Phlegmons superficiels.** — SYMPTOMES. — Douleur, tension, rougeur, tumeur ; peau lisse, tendue, livide, bleuâtre ; fluctuation. A moins que le pus ne soit très-voisin du mamelon, la nourrice peut continuer l'allaitement.

*Ne pas confondre avec* inégalités naturelles, dilatation des conduits galactophores, replis consécutifs à un allaitement trop prolongé, engorgement laiteux (284), abcès profonds (288, II), glanduleux (288, III).

TRAITEMENT. — Guérir les gerçures et crevasses ; cataplasmes émollients ; incision dès qu'il y a fluctuation ; contre-ouverture au besoin ; soutenir les seins avec ouate et bandage de corps.

II. **Phlegmons profonds**, c'est-à-dire situés sous la glande mammaire. — SYMPTOMES. — État fébrile plus ou moins intense, insomnie ; douleur profonde, pongitive ; mamelle saillante projetée en avant par le phlegmon sous-mammaire ; sensation de résistance, de dureté à la main : peu ou pas de douleur à la pression ; coloration normale de la peau, veines saillantes.

Chercher à déterminer si l'abcès est idiopathique ou occasionné par une altération des côtes ou des cartilages costaux.

*Ne pas confondre avec* abcès superficiels (288, I), tumeurs adénoïdes, tuberculeuses (290, 294), cancer (296), névralgies.

TRAITEMENT. — Laisser l'enfant au sein à moins que la suppuration n'ait envahi la glande mammaire, ou bien la vider artificiellement avec une pipe ou un tire-lait ; cataplasmes émollients, laudanisés ; sangsues au pourtour de la glande ; émétique (0,10 à 0,15), purgatifs, lavements laxatifs ; ouvrir largement les petits abcès, incision de 2 à 3 centimètres au pourtour de la glande, à la partie déclive ; compression modérée avec la main, ouate et bandage de corps.

III. **Phlegmons glanduleux** ou **parenchymateux**, c'est-à-dire de la glande mammaire proprement dite. — SYMPTOMES. — Engorgement laiteux résistant aux moyens ordinaires ; mamelles dures, douloureuses ; points saillants, non uniformes, la phlegmasie occupant des lobules séparés ; coloration de la peau normale d'abord, puis rouge dans les points enflammés ; marche plus lente que pour les phlegmons superficiels ; état fébrile peu prononcé.

*Ne pas confondre avec* abcès superficiels (288, I), abcès profonds (288, II).

TRAITEMENT. — On peut laisser l'enfant au sein ; vider la glande avec une pipe, un tire-lait ; faire téter le lait par de petits chiens. Si le phlegmon est consécutif à un sevrage prématuré, moyens généraux, émétique en lavements (0,10 pour 100 gr. d'eau), purgatifs ; onctions mercurielles, iodure de potassium à l'intérieur (1 à 2 gr.) chaque jour en solution ; pommade camphrée et belladonée (extrait de belladone, 2 gr.), cataplasmes émollients. N'ouvrir les abcès que lorsque le pus est formé, par ponctions seulement et répétées tous les deux ou trois jours ; contre-ouverture au besoin. Pansement avec les cataplasmes émollients ; compression méthodique avec des tampons d'ouate et un bandage de corps.

S'il y a vice diathésique, scrofule ou lymphatisme, huile de foie de morue, sirop iduré, etc. (Voir *Scrofules*, 27).

**289. Fistules.** — Symptomes. — Écoulement laiteux, séro-muqueux, purulent.

Traitement. — Dans le premier cas, chercher d'abord à tarir la sécrétion laiteuse ; compression ; cautérisation au nitrate d'argent ; injection de décoction de roses de Provins, de teinture d'iode ; cesser la lactation du côté malade. Agrandir la fistule et porter le crayon au fond ; bandelettes de diachylon en forme de cuirasse autour de la mamelle malade.

Pour les *fistules séro-muqueuses*, cautérisation, injections de teinture d'iode, de poudre d'alun, de tannin ; agrafe compressive.

Pour les *fistules purulentes*, tarir la suppuration, guérir la cause.

**290. Tumeurs adénoïdes** (tumeurs fibreuses, corps fibreux, tumeurs fibrineuses, tumeurs mammaires chroniques, hypertrophie glandulaire, hypertrophie cellulo-fibreuse). — Symptomes. — Petite tumeur mobile roulante, s'accroissant lentement, sans adhérence ni avec les téguments ni avec les muscles profonds ; à surface irrégulière, grenue ; consistance élastique assez dure ; coloration à formes normales ; glandes axillaires non engorgées ; santé générale bonne ; tumeur indolente, si ce n'est quelquefois aux époques menstruelles.

*Ne pas confondre avec* le squirrhe adhérent à la peau et au tissu mammaire (296, I), avec l'encéphaloïde au développement lent et accompagné d'engorgement ganglionnaire (296, II), avec les kystes dont la forme est régulière (291), avec les tumeurs tuberculeuses (294).

Traitement. — A moins que la tumeur ne soit plus petite qu'un marron, tenter un traitement médical fondant ; iodure de potassium (1 à 2 gr.) par jour à l'intérieur ; purgatifs salins une fois par semaine ; badigeonnage à la teinture d'iode ; vésicatoires volants ; emplâtres de savon, de Vigo, d'extrait de ciguë, pommade à l'iodure de plomb ou de potassium (2 à 4 gr. pour 30 d'axonge) ; frictions mercurielles ; badigeonnage avec le collodion élastique. Au bout de quelques mois de traitement, application de sangsues, six à douze, tous les quinze jours au voisinage de la tumeur, si le sujet est robuste, si la tumeur est un peu douloureuse, pesante, tendue (?). Si la tumeur reste stationnaire, ou indolente, si ce premier traitement a été sans résultat, expectation. Au besoin, extirpation : incision transversale, énucléation de la tumeur ; enduire les bords de la plaie d'une petite couche de collodion élastique ; réunion par première intention ; pansement simple.

**291. Kystes.** — Symptomes. — Petite tumeur dure, mobile,

indole, bosselée quand le kyste est multiloculaire; développement quelquefois lent ,quelquefois rapide ; volume quelquefois considérable, pouvant alors amener la coloration rosée de la peau, et un sentiment de pesanteur : fluctuation quand le kyste est volumineux et uniloculaire. Pas de symptômes généraux.

*Ne pas confondre avec* tumeurs cancéreuses (296), tumeurs adénoïdes (290), gommes (292)

TRAITEMENT. — Préparations iodurées, chlorhydrate d'ammoniaque (282), compression, vésicatoires, sont des moyens incertains ; cautérisation à l'aide de la poudre de Vienne, appliquée longitudinalement et à plusieurs reprises jusqu'à ce qu'on soit arrivé sur le kyste (mauvais procédé). Opération ; ponction simple avec le trocart ; incision ; séton ; ponction et injection iodée (eau distillée,00 gr., teinture d'iode,30 gr.), injection de vin chaud à 36° ou 40° ; extirpation comme moyen extrême, en cas de parois épaisses, indurées, de kyste peu volumineux ou multiloculaire.

**292. Tumeurs gommeuses syphilitiques. — SYMPTOMES.** — Commémoratifs, s'informer s'il y a eu antérieurement éruptions cutanées, alopécie, gomme à la tête, aux diverses régions du corps, engorgement des ganglions cervicaux et axillaires, ulcération aux membres, rupia, périostoses : tumeur se développant assez vite, avec ou sans douleurs, bosselée, avec mamelon rétracté comme dans le cancer, habituellement sans changement de couleur à la peau.

*Ne pas confondre avec* kystes (291), tumeurs adénoïdes (290), tumeurs cancéreuses (296).

TRAITEMENT. — Pommade à l'iodure de potassium, iodure de potassium à l'intérieur. (Voir *Syphilis*, 29.)

**293. Tumeurs laiteuses ou galactocèles. — SYMPTOMES.** — Apparition peu de temps après les couches ou pendant l'allaitement. Le lait se trouve retenu dans le tissu cellulaire ou dans le tissu cellulo-fibreux ou dans les conduits galactophores dilatés par suite de l'oblitération de l'ouverture extérieure ; fluctuation ; tuméfaction ; tension surtout quand on présente le sein à l'enfant ; dilatation des veines superficielles ; quelquefois petits pertuis, fistules laiteuses.

Peu de symptômes généraux.

*Ne pas confondre avec* abcès froids, kystes séreux.

TRAITEMENT. — Sevrer l'enfant, purgatifs répétés, diurétiques ; régime sévère ; vésicatoires volants ; ponctions. L'injection irritante ne donne pas de succès. Incision pour les tumeurs d'un volume médiocre ; séton à demeure pour déterminer l'inflammation des parois du kyste et leur adhérence. Si la tumeur laiteuse est dure, butyreuse ; extirpation.

**294. Tumeurs :tuberculeuses.** — SYMPTOMES. — Maladie
rare ; plusieurs petites tumeurs de volume d'une noisette ou
d'une noix dans la glande mammaire; pas de symptômes généraux, lymphatisme.

*Ne pas confondre avec* gommes (292).

TRAITEMENT. — Antiscrofuleux (27), huile de morue, fer, quinquina ; pommade iodurée ; ouvrir les petites tumeurs quand
elles s'abcèdent.

**295. Névromes, Névralgies.** — SYMPTOMES. — Nodosités ou
tumeurs de la grosseur d'un pois disséminées au pourtour de
la glande, surtout du côté de l'aisselle sur le bord du grand
pectoral, donnant lieu à des douleurs nerveuses. Douleurs
rarement continues, souvent intermittentes, s'irradiant vers l'é-
paule, l'aisselle, la hanche, le dos, profondes, contusives, quelquefois très-lancinantes.

TRAITEMENT. — Combattre la chlorose (32) si elle existe ; surveiller la menstruation ; sulfate de quinine (0,50 à 0,75) chaque
jour ; oxyde de zinc (0,10 à 1,15) en pilules; liniment narcoti-
que, collodion élastique additionné de chlorhydrate de morphine (1 gr. pour 30), d'iodoforme (2 gr. pour 30) ; chloroforme
en liniment ; vésicatoires saupoudrés de morphine. Soutenir
la mamelle si elle est volumineuse et pendante ; ouate et chaleur, injections hypodermiques, etc. (Voir *Névralgies.*) Extirpation des petites tumeurs si elles sont très-douloureuses; applications de sangsues.

**296. Cancer.** — *Variétés :* I. *Squirrhe,* II. *Encéphaloïde.* —
SYMPTOMES COMMUNS DES CANCERS DE LA MAMELLE. — Petite tumeur
dure, augmentant peu à peu de volume, d'abord régulière, non
douloureuse, ne donnant lieu à aucun trouble de la santé générale ; peu à peu perdant sa forme régulière, arrondie, devenant
adhérente à la peau ou aux muscles profonds par de petits pro-
longements fibreux ; douleurs, élancements d'abord rares, nocturnes, puis de plus en plus fréquents (exacerbations aux époques menstruelles et à la ménopause) ; écoulement séreux ou
séro-sanguinolent par le mamelon.

D'autres fois saillie de la tumeur, enfoncement du mamelon,
peau rougeâtre, livide ; développement des veines sous-cutanées ; ulcération de la peau ; bords de l'ulcère mollasses, renversés ; hémorrhagies ; issue de sanie ichoreuse, fétide, plus
ou moins abondante ; réunion des différentes bosselures ulcérées ; fond de l'ulcère dur.

Tuméfaction des ganglions axillaires et cervicaux, teint jaune-
paille ; tuméfaction œdémateuse du bras; douleurs plus ou moins
violentes dans le trajet des nerfs du bras ; dépérissement rapide ;

inappétence, diarrhée; écoulement leucorrhéique fétide. Quelquefois pleurésie consécutive ; anhélation ; dyspnée, asthme.

I. **Squirrhe.** — SYMPTÔMES. — 1° Dans l'intérieur de la glande, masses globuleuses distinctes, bien limitées, *ne roulant pas* sous la peau, se confondant avec la glande mammaire, adhérentes à la peau et aux parois du thorax (*Squirrhe globuleux*).

2° Masse globuleuse très-dure, cartilagineuse; augmentation du volume de la mamelle; inégalités, bosselures, quelquefois pas de bosselures, tout le sein est pris; peau saine d'abord. Développement très-rapide (*Squirrhe ligneux en masse*).

3° Mamelle atrophiée, indurée, racornie, ratatinée ; rétraction du mamelon ; peau plissée, pointillée, excoriée; marche très-lente (*Squirrhe atrophique*).

4° Tumeur dure, inégale, mal circonscrite ; d'un foyer central partent des brides traversant la glande dans toutes ses directions, s'étendant du côté de la peau et du côté de l'aisselle (*Squirrhe rameux ou rayonné*).

5° Plaques plus ou moins étendues, plus ou moins nombreuses, isolées d'abord, puis se rapprochant ; téguments durs, rugueux, épais; disques formant une sorte de cuirasse cutanée ; comme si la peau avait été tannée. Variété la plus grave ; complique rarement le squirrhe de la mamelle (*Squirrhe tégumentaire en cuirasse*).

6° Masses indurées faisant saillie à l'extérieur, et semblant partir de la face interne du tégument; de la grosseur d'une tête d'épingle à une noisette ; quelquefois suintement (*Squirrhe pustuleux*).

7° Nombreuses tiges dures, parcourant la mamelle, occupant la place des conduits galactophores (*Squirrhe des conduits lactés*).

La structure de toutes ces variétés se rapproche grossièrement de celle du bois (*ligneux*) ou du lard (*lardacé*); le premier se manifestant par plaques, le second par masses.

II. **Encéphaloïde.** — SYMPTÔMES. — Masses globuleuses, enkystées, quelquefois mal circonscrites, arrondies, lisses, mollasses, très-rarement dures, bosselées, composées de noyaux régulièrement ovoïdes et acquérant parfois un volume considérable. Peau lisse, amincie, ne se confondant avec l'encéphaloïde que lorsque l'ulcération va arriver ; ou bien une seule bosselure et donnant la physionomie d'une tête de brioche (*forme lardacée*) ; ou bien plusieurs bosselures (*forme fongueuse*) indolentes et pouvant en imposer d'abord pour des collections de pus, de sang, etc.; ulcération de la peau, apparition de champignons énormes, ichoreux, sanguinolents.

*Ne pas confondre avec* tumeurs hypertrophiques, engorgement laiteux (288); kystes (286), productions fibro-cartilagineuses, osseuses, abcès chroniques (283), tumeur bénigne ou adénoïde (285), gommes (287). Chercher les caractères distinctifs de chaque variété de cancer.

TRAITEMENT. — Rien à espérer du traitement pharmaceutique; tenter les préparations mercurielles ou iodurées en cas de syphilis larvée; emplâtres d'extrait de ciguë; pommade à l'iodure de plomb, de potassium (4 gr. pour 30), emplâtres de Vigo; cataplasmes laudanisés; traitement des symptômes; compression à l'aide de bandelettes de diachylon (?).

*Cautérisation.* — Avec la pâte de Vienne, de manière à avoir une eschare linéaire autour de la tumeur cancéreuse; l'eschare étant produite, entourer la tumeur d'une bandelette de pâte de Canquoin n° 1 ci-dessous :

2$\nmid$ Chlorure de zinc............................... 50 gr.
Farine de froment riche en gluten............. 100 —

Mêlez le chlorure pulvérisé avec la farine à laquelle on ajoute

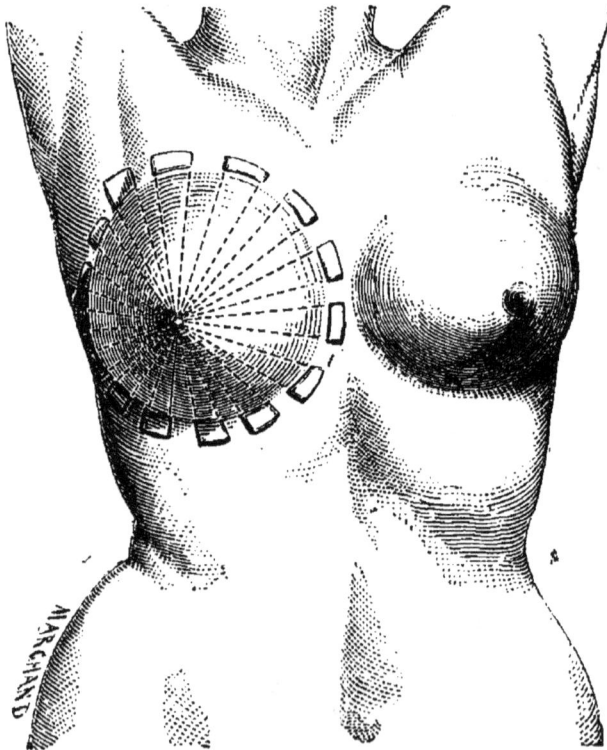

*Fig.* 109. — Cautérisation en flèches de la mamelle.

très-peu d'eau pour avoir une pâte solide. Couper la pâte de forme de l'eschare qu'on veut obtenir et l'appliquer sur la partie dénudée; chute de l'eschare du 8e au 10e jour (moyen très-douloureux).

*Cautérisation en flèches.* (Maisonneuve.) — Pâte ci-dessus bien sèche, ayant 7 à 8 millimètres d'épaisseur; couper des flèches de 7 à 8 centimètres de rayon sur 1 centimètre de base; faire à la peau avec le bistouri une série de petites incisions à 2 centimètres de distance; introduire les flèches par ces petites incisions en les faisant toutes converger vers le centre de la tumeur (*fig.* 109); 8 à 10 flèches suffisent. Conduire les flèches parallèlement à la direction des parois thoraciques. Moyen douloureux.

**297. Ablation du sein.** — *Indications* : Age peu avancé ; régularité de la menstruation ; pas d'antécédents héréditaires ; origine du cancer par cause externe ; début peu éloigné ; tu-

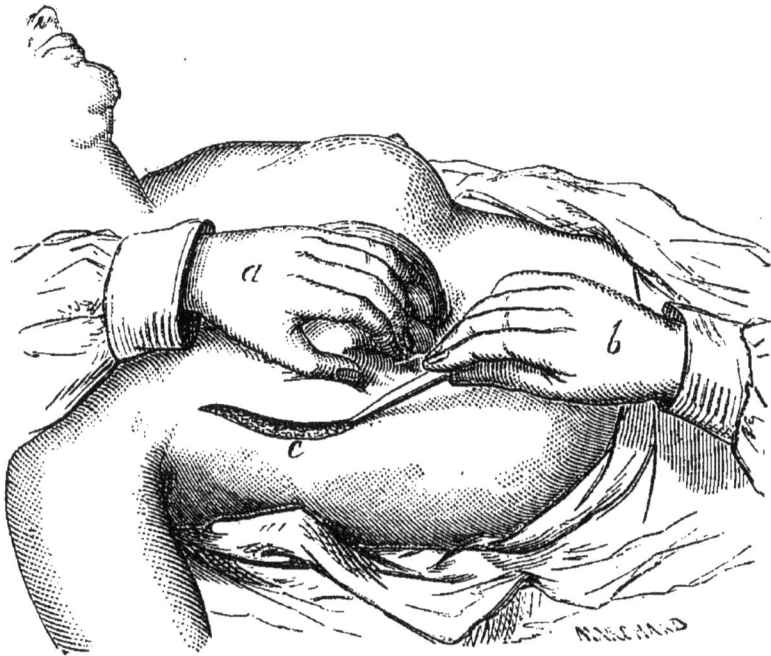

*Fig.* 110. — Extirpation du sein (*).

meur unique et peu volumineuse; peu d'adhérence à la peau ni aux muscles; pas d'engorgement des ganglions axillaires; pas d'ulcération de la plaie; pas de teinte cachectique.

(*) *a*, main gauche du chirurgien tendant la peau en dehors de la mamelle. — *b*, main droite tenant le bistouri. — *c*, première incision.

*Contre-indications* : Circonstances opposées à celles ci-dessus ; âge avancé ; absence de troubles généraux chez les femmes vieilles ; cancer largement ulcéré ; tumeurs cancéreuses inabordables aux instruments soit au sein, soit dans le creux axillaire ; ne pas opérer sans le consentement bien formel de la malade et de la famille, ni sans prévenir les parents des craintes de récidive. S'abstenir surtout quand l'opération a été déjà pratiquée plusieurs fois.

*Opération.* — La malade est couchée sur un lit ; le bras du côté malade écarté par un aide, l'avant-bras fléchi sur le bras ; le chirurgien placé entre le bras et le tronc tend la peau (*fig.* 110) avec la main gauche *a*, et fait, avec un bistouri courbe, selon la direction du bord inférieur du grand pectoral, partant du creux axillaire vers la région épigastrique, une incision (*fig.* 110 *c*),

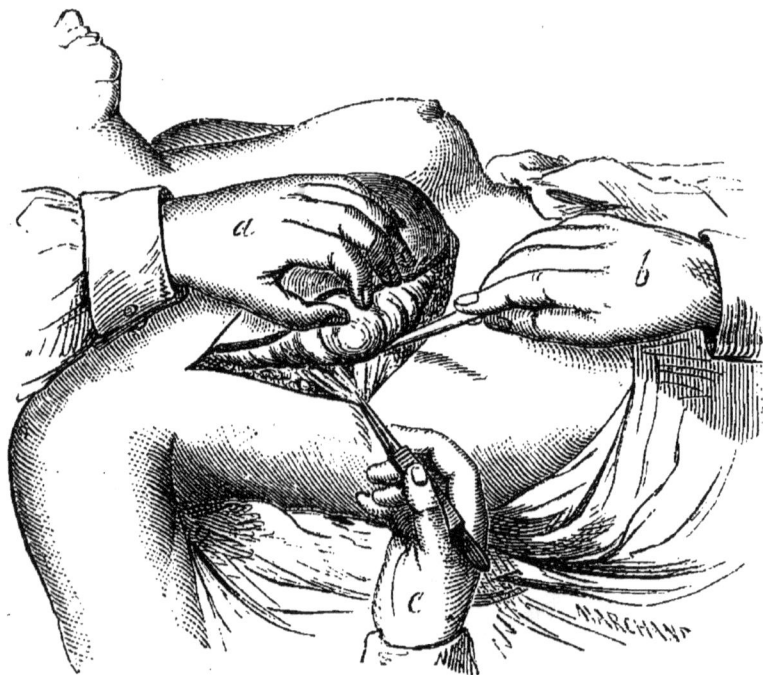

*Fig.* 111. — Extirpation du sein (*).

convexe en dehors et de forme semi-elliptique. Une incision suffit si la tumeur est peu volumineuse ; dans le cas contraire, une seconde incision semi-elliptique, partant de l'extrémité

(*) *a*, main gauche du chirurgien soulevant la mamelle et la portant vers la ligne médiane. — *b*, main droite du chirurgien qui incise le tissu cellulaire sous-jacent à la mamelle. — *c*, main d'un aide tenant la lèvre externe de l'incision.

15.

axillaire de la première, circonscrit la tumeur et vient rejoindre son extrémité sternale; commencer toujours par l'incision inférieure. Faire éponger le sang par un aide; faire comprimer avec le doigt ou des serres-fines les artères coupées; saisir la mamelle avec la main gauche ou avec une érigne; le tranchant du bistouri étant dirigé vers les tissus sains, diviser le tissu cellulaire qui unit la glande à l'aponévrose du muscle pectoral (*fig.* 111); détacher la mamelle soit avec le bistouri, ou avec le manche d'un scalpel. Pas de timidité dans l'opération; enlever *toutes* les duretés compromettantes, ne pas craindre d'attaquer le grand pectoral lui-même au besoin; porter ensuite le doigt dans la plaie; se bien assurer qu'il ne reste plus de ganglions suspects; ruginer les os costaux au besoin; ne pas laisser de glandes dans le creux de l'aisselle; prolonger, s'il est nécessaire, l'incision supérieure jusque dans cette région; tâcher d'énucléer les ganglions sous-axillaires avec le doigt plutôt qu'avec l'instrument tranchant.

L'opération terminée, lier les artères coupées; rapprocher les lèvres de la plaie avec des serres-fines, ou quelques points de suture entortillée ou par les fils métalliques, en laissant à la partie déclive un espace pour l'écoulement des liquides ou un drain; badigeonner les bords de la plaie avec le collodion élastique pour prévenir l'érysipèle : longues bandelettes agglutinatives si les bords sont éloignés, pansement simple, charpie, cérat; bandage de corps.

## SECTION III.

### MALADIES DE LA RÉGION DORSALE.

**298. Fracture des vertèbres.** — SYMPTOMES. — Douleur locale, réveillée par la pression et les mouvements; déformation en cas de déplacement des fragments et selon la partie fracturée; saillie, gibbosité; mobilité anormale et crépitation non constantes; paralysie des parties dont les nerfs naissent au-dessous de la fracture; paralysie des membres abdominaux, de la vessie, du rectum; ventre ballonné; respiration gênée; quelquefois paralysie consécutive des membres thoraciques.

*Ne pas confondre avec* la contusion simple, dont les symptômes vont en diminuant graduellement.

TRAITEMENT. — Pas de manœuvres inutiles et aveugles. Coucher le blessé sur un lit horizontal, dur, la tête basse; immobiliser la colonne vertébrale à l'aide de la gouttière de Bonnet en fil de fer (*fig.* 112) et abondamment matelassée ou ouatée;

des cordes reliées à une moufle fixée au ciel du lit permettent de faire exécuter des mouvements. Saignées générales abondantes pour prévenir la myélite ; purgatifs répétés, calomel, limonade au citrate de magnésie ; lavements laxatifs. Cathétérisme répété plutôt que l'usage d'une sonde à demeure ; lotions alcooliques sur le sacrum pour prévenir les eschares. Extraire les esquilles, s'il est possible, en cas de coup de feu. Si,

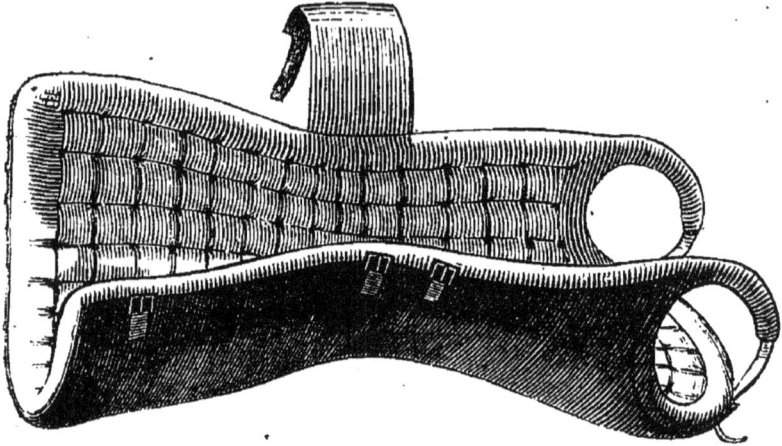

*Fig.* 112. — Gouttière vertébrale de Bonnet pour la fracture du rachis.

après la guérison, il reste de la faiblesse des membres inférieurs, moxas, cautères sur les côtés de la colonne vertébrale ; frictions alcooliques stimulantes, baume Fioravanti, essence de térébenthine ; douches de Baréges ; électricité, mais tardivement.

299. **Carie vertébrale** ou **mal de Pott.** — SYMPTOMES. — Douleur d'abord faible et passagère, puis continue sur un point de la colonne vertébrale, quelquefois fixe, d'autres fois s'irradiant sur le trajet des nerfs intercostaux ou lombaires, appelée douleur en ceinture, et n'augmentant pas par la pression ; quelquefois absence de douleurs, constriction épigastrique ; dyspnée. — Incurvation graduelle de la colonne vertébrale en avant, saillie anguleuse ; épaules élevées, cou en arrière, face en haut ; dans la marche, très-appliqués sur les côtés du corps ; gêne pour se baisser, ramasser des objets sur le sol, s'asseoir ; dans quelques cas paralysie des membres inférieurs, rétention d'urine. — Abcès froids dans le voisinage de la lésion, au haut de la cuisse, aux fesses, sur les côtés du thorax. Toux ; hémoptysie ; émaciation ; quelquefois tubercules dans les poumons.

*Ne pas confondre avec* névralgie intercostale (319), rhumatisme musculaire (25), gibbosité (300).

TRAITEMENT. — Combattre la cause probable, empêcher la masturbation, régime fortifiant, air pur, bonne hygiène ; huile de foie de morue ; tisane de feuilles de noyer, de gentiane, de houblon, sirop ioduré, iodure de potassium (0,50 à 1 gr.) par jour en solution ou dans la tisane ; pilules ou sirop de proto-iodure de fer ; alimentation réparatrice, viandes grillées, rôties, vin vieux. Dès le début, appliquer des cautères sur les côtés de la colonne vertébrale ; entretenir ces cautères jusqu'à ce que les mouvements aient repris toute leur liberté, et que la percussion sur les vertèbres malades ne soit plus douloureuse. Traiter l'abcès par les *ponctions* à l'aide d'un bistouri droit enfoncé obliquement ; prévenir autant que possible l'entrée de l'air ; s'abstenir de larges incisions. — Marche permise à la période de début ; proscrite à la période d'état ; avantageuse à la période de consolidation (Gosselin). Mais ces trois périodes sont souvent difficiles à différencier, d'où il suit que le repos est plus prudent.

300. **Rachitis, gibbosité.** — SYMPTOMES. — Tristesse, gravité anticipée de l'enfant ; douleurs osseuses : moiteur habituelle de la peau ; état fébrile ; sueurs nocturnes abondantes surtout à la tête ; ventre tendu ; diarrhée ; amaigrissement ; faiblesse ; atonie musculaire ; dépôt sédimenteux des urines (*période d'incubation*).

Déformation ; gibbosité ; gêne de la respiration ; respiration diaphragmatique ; marche gênée, caractéristique ; courbure de compensation (*période de déformation*).

Retour des fonctions physiologiques ; disparition du dépôt urinaire ; amélioration ou persistance de déformation (*période de terminaison*).

TRAITEMENT. — Huile de foie de morue, houblon, gentiane, feuilles de noyer ; pilules ou sirop d'iodure de fer ; phosphate de chaux (0,05 à 0,25) quatre fois par jour avant le repas.

℞ Carbonate de chaux...,........................ 10 gr.
   Phosphate de chaux.......................... 5 —
   Sucre de lait............. .................. 15 —
   Mêlez. — Trois à quatre pincées par jour.

Vin, sirop de quinquina, sirop antiscorbutique, sirop de raifort : vin phosphaté.

Alimentation tonique, réparatrice, viandes grillées, rôties ; beurre frais ; œufs ; vin vieux ; séjour à la campagne, bains de mer, bains sulfureux, bains salés ; faire coucher le malade sur un lit dur de feuilles de fougère, de varechs, de noyer ; frictions alcooliques sur la colonne vertébrale ; éviter de faire marcher trop tôt; grande propreté; appareils mécaniques, etc. (Voir *Lymphatisme*, 27.)

301. **Rhumatisme. Lombago.** — Douleurs dans toutes les masses charnues de la région lombaire, surtout quand le malade étant couché veut se mettre sur son séant, ou bien dans tous les mouvements qui tendent à faire contracter les muscles de cette région. A l'état aigu, mouvement fébrile ; à l'état chronique, mêmes symptômes, mais beaucoup moins intenses.

*Ne pas confondre avec* abcès froid (168), névralgie lombo-abdominale (303), méningite spinale (167), rhumatisme des articulations lombaires.

TRAITEMENT. — *A l'état aigu* : Tisane sudorifique, fleurs de sureau, de bourrache, de tilleul; bains simples, cataplasmes émollients; liniments calmants au baume tranquille (100 gr.) additionné de chloroforme (15 à 20 gr.). Pour peu que la douleur persiste, 15 à 20 sangsues à la région lombaire, ou application de ventouses scarifiées; revenir au besoin aux émissions sanguines locales; maintenir le ventre libre.

*A l'état chronique* : Frictions avec le baume opodeldoch, l'essence de térébenthine, la pommade camphrée ; vésicatoires volants pansés avec le chlorhydrate de morphine à dose croissante de 0, 01 à 0, 15 ; quelquefois cautères, moxas, cautérisation transcurrente; frictions sèches, massages; acupuncture, électricité; révulseur Baundscheidt, teinture d'iode morphinée :

$\mathrecal{Z}$ Teinture d'iode......................... 10 gr.
  Sulfate ou acétate de morphine................. 1 —
  Diss.

Sulfate de quinine en cas d'intermittence.

Bains sulfureux; douches sulfureuses; douches de vapeurs. — Hygiène; climat sec; flanelle; chaleur.

Eaux sulfureuses, Bagnères, Cauterets, Aix en Savoie, Eaux-Bonnes, Enghien, etc. (Voir *Rhumatisme*, 22, 23, 24.)

302. **Tour de reins** — SYMPTOMES. — Douleur souvent très-vive, ne se manifestant que pendant les mouvements ; décubitus dorsal ; peu ou pas de douleur à la pression; pas de fièvre; appétit conservé ; apparition de la douleur à la suite de mouvements brusques de la colonne vertébrale ; début brusque.

*Ne pas confondre avec* rhumatisme (301), névralgie lombaire ou lombo-abdominale (303).

TRAITEMENT. — Repos; 18 à 20 sangsues ou bien 8 à 10 ventouses scarifiées; cataplasmes émollients très-chauds; bains.

303. **Névralgie lombo-abdominale.** — SYMPTOMES. — Douleur ordinairement d'un seul côté, parfois extrêmement vive,

s'irradiant vers les parois abdominales, plus vive dans des points circonscrits, se déclarant graduellement, rendant les mouvements plus ou moins pénibles ; souvent accompagnée ou précédée chez les femmes de dysménorrhée, d'aménorrhée, de chlorose ; à la suite de catarrhes utérins, de rapports sexuels exagérés, disproportionnés, quelquefois désirés et non accomplis ; quelquefois exacerbations ou retours intermittents.

*Ne pas confondre avec* lombago (302), rhumatisme (303), coliques néphrétiques (457).

TRAITEMENT. — Cataplasmes laudanisés très-chauds; quarts de lavement avec addition de 10, 15, 20 gouttes de laudanum ; injections hypodermiques (p. 45), vésicatoires volants saupoudrés de chlorhydrate de morphine (0,01 à 0,05), collodion élastique additionné de morphine (1 gr. pour 30), d'iodoforme (2 à 3 gr. pour 30); chloroforme en inhalation et localement ; essence de térébenthine (15 gr.) suspendue à l'aide d'un jaune d'œuf dans un demi-lavement ; iodure de potassium (1 à 2 gr.) par jour, continué pendant longtemps; alcoolature d'aconit (1 à 2 gr.) en potion ou dans la tisane de feuilles d'oranger; sulfate de quinine.

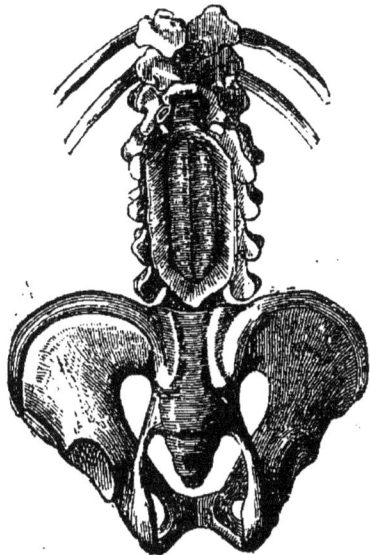

*Fig.* 113. — Spina bifida lombaire (*).

304. **Hydrorachis, Spina bifida.** — SYMPTOMES. — Sur le trajet du rachis, tumeur arrondie, ovoïde, large ou pédiculée, dont le volume varie entre une noisette ou une tête d'adulte, tantôt recouverte par la peau, d'autres fois enveloppée par des membranes analogues aux séreuses et alors translucide (*fig.* 113), tumeur dure, rénitente dans la station verticale, flasque dans le décubitus. Comprimée, elle détermine une paralysie de tous les muscles qui reçoivent leurs nerfs de la partie de la moelle située au-dessous de la tumeur. S'il y a plusieurs tumeurs, la compression de l'une fait distendre les autres; plus dure pendant l'expiration, plus molle pendant l'inspiration. S'il y a à la fois hydrocéphalie et spina bifida, la compression exercée sur le

(*) On voit les membranes rachidiennes divisées et la moelle au fond.

cerveau distend les tumeurs rachidiennes et réciproquement.
*Ne pas confondre avec* carie des vertèbres ou mal de Pott (299).

TRAITEMENT. — Topiques alcooliques, aromatiques sur la tumeur ; vésicatoires; cautères appliqués à *une certaine distance* de la tumeur ; compression à l'aide d'un petit bandage herniaire ; ligature à la base si la tumeur est pédiculée (?).

# CHAPITRE VIII

## MALADIES INTRA-THORACIQUES OU DES POUMONS ET DU CŒUR.

*Maladies des poumons.* — Bronchite aiguë, capillaire, chronique, pseudo-membraneuse, ou croup bronchique ou bronchite diphthéritique. — Dilatation des bronches. — Emphysème pulmonaire ou vésiculaire. — Hémoptysie ou vomissement de sang. — Œdème pulmonaire. — Congestion pulmonaire active ou hypérémie pulmonaire. — Pneumonie aiguë, chronique. — Gangrène du poumon. — Phthisie pulmonaire. — Pneumothorax. — Pleurodynie. — Névralgie intercostale. — Pleurésie aiguë, chronique. — Asthme. — Angine de poitrine. — Coqueluche.
*Maladies du cœur.* — Tableau pathognomonique. — Endocardite aiguë chronique. — Rétrécissements, insuffisances auriculo-ventriculaires, à gauche, à droite, aortiques. — Traitement général. — Cardite. — Anévrysmes. — Communication des cavités. — Péricardite aiguë, chronique. — Palpitations nerveuses. — Artérite. — Anévrysme aortique. — Rétrécissement et oblitération de l'aorte.

### SECTION I

#### MALADIES DES POUMONS

305. I. **Bronchite aiguë.** — SYMPTÔMES. — 1° *Locaux et fonctionnels* : Précédée ou non de coryza; irritation dans le larynx ou la trachée; oppression, constriction derrière le sternum, dyspnée; sécheresse dans la trachée, chatouillement bronchique ; *toux* quelquefois continue, quelquefois plus forte à certains moments de la journée, pouvant provoquer l'insomnie, les vomissements ; sèche d'abord ; plus tard suivie de crachats séreux, filants, avec petits noyaux opalins. Avec ou sans fièvre, selon l'intensité de la bronchite: T. 37° à 37° 5; si elle atteint ou dépasse 38°, se méfier d'une complication.

Au bout de quelques jours, douleurs musculaires de la poitrine produites par la toux ; *expectoration* facile, transparente à la période de crudité, opaque jaunâtre, jaune verdâtre ; crachats lourds, épais, très-peu ou pas aérés à la période de coction. A la palpation, frémissement vibratoire, perçu dans la plupart des cas.

A l'*auscultation*, bruit respiratoire rude et sec ; râle sonore, grave, sibilant à la partie postérieure de la poitrine ; râle sous-crépitant moyen à la partie postérieure et inférieure se propageant de bas en haut, occupant habituellement les deux côtés, souvent plus intense à droite, murmure vésiculaire affaibli ou entièrement masqué par les différents râles.

A la percussion, sonorité normale de la poitrine.

2° *Généraux* : Frissons, chaleur, moiteur ; accélération du pouls ; inappétence ; soif plus ou moins vive ; langue sale, saburrale ; urines épaisses ; quelquefois constipation.

II. **Br. Capillaire.** — SYMPTOMES. — Début analogue à celui de la bronchite aiguë, si ce n'est toutefois que la dypsnée est constante parce que la phlegmasie occupe les plus petites ramifications bronchiques, aggravation des symptômes ; facies pâle, troubles circulatoires par état fœtal ou atélectasique du poumon ; symptômes asphyxiques, lèvres violacées ; saillie des yeux ; anxiété ; dilatation des narines pendant l'inspiration ; agitation ; anhélation. Respiration bruyante et stertoreuse ; toux violente, humide, souvent quinteuse ; expectoration difficile, épaisse, visqueuse, non aérée, blanc jaunâtre, mousseuse, quelquefois striée de sang. Voix non altérée ; parole brève, saccadée ; douleur sous-sternale ; oppression ; pouls fréquent.

A l'*auscultation*, râle sous-crépitant fin, occupant une assez grande étendue de la poitrine, mais plus particulièrement la base des deux poumons ; quelques râles sibilants ; sonorité thoracique le plus souvent exagérée.

Amélioration progressive de ces symptômes en cas de guérison. Dans le cas contraire, épuisement des forces ; toux moins vigoureuse, expectoration plus difficile ; respiration stertoreuse ; face et conjonctives injectées ; expression de terreur ; positions bizarres des malades pour éviter le décubitus dorsal ; pouls misérable, fréquent ; peau alternativement sèche ou moite ; somnolence ; délire ; agitation ; anesthésie.

S'observe surtout chez les *enfants*, moins souvent chez les *vieillards*.

*Chez les enfants*, abattement, pâleur, teinte cyanosée, bouffissure ; respiration accélérée, 30 à 40 fois par minute ; à chaque inspiration, resserrement de la base de la poitrine, dilatation et saillie de l'abdomen, dilatation des narines. Résonnance du thorax comme à l'état normal; affaiblissement du bruit respiratoire; râle sibilant, sonore, ronflant, assez rare; râle sous-crépitant fin, fréquent des deux côtés, dans les deux temps de la respiration, mais plus fort pendant l'inspiration, faisant quelquefois place au râle sous-crépitant moyen ou même à la respiration normale à la suite d'expectoration ou de vomissement; pas de vomissement au début.

*Symptômes généraux* analogues à ceux qu'on observe chez l'adulte; abattement, morosité, agitation; peau violacée, chaude; pouls très-fréquent; anesthésie.

*Ne pas confondre avec* pneumonie (313), pleurésie (320), phthisie (316), fièvres éruptives (8 à 12).

TRAITEMENT. — Boissons pectorales, violettes, mauve, coquelicot, capillaire; orge miellée, hysope, lierre terrestre, décoction de dattes, jujubes, figues grasses, polygala (8 à 10 gr.), etc. lavements émollients; loochs simples ou additionnés de kermès (0,10 à 1 gr.).

℞  Infusion d'hysope............................ 125 gr.
    Kermès minéral............................. 0gr,10
    Gomme adragante pulvérisée............. 0gr,50 à 1 gr.
    Sirop de tolu................................. 30 —
    Une cuillerée toutes les heures.

En cas de fréquence très-notable du pouls, ajouter au looch ou à la potion l'extrait hydro-alcoolique de digitale (0,10 à 0,15). — Poudre de Dower 0,50 à 1 gr. 1 ou 2 fois par jour dans du miel. Le soir, une pilule de cynoglosse, ou une cuillerée de sirop diacode, ou une ou deux cuill. à café de sirop de morphine ou une pilule d'extrait thébaïque (0,02), ou bien poudre de belladone (0,03 à 0,05), ou bien extrait de datura (0,02 à 0,05,) eau de laurier-cerise.

Fumigations émollientes ou narcotiques, 5 à 10 min. chaque fois; faire bouillir pendant un quart d'heure 10 gr. de feuilles de belladone ou de datura dans un demi-litre d'eau, verser le liquide dans un vase dont on couvre l'ouverture avec un entonnoir à large bec, et faire aspirer la vapeur qui s'échappe. — Ou bien se servir de l'appareil de Mandl; introduire les espèces narcotiques par l'ouverture, faire bouillir avec la lampe à alcool, et inspirer par le tube. — Ou grande théière qui contiendrait les espèces médicamenteuses et dont on aspirerait les vapeurs par le bec de la théière. — Ou bien inspirer directement les vapeurs en plaçant la tête au-dessus du vase, 5 à 10 min. seulement.

Diète, repos, température douce.

*S'il y a complication gastrique* : Vomitifs : ipéca (1,50) en 3 doses ; tartre stibié (0,05 à 0,10) dans la tisane; continuer l'émétique à la même dose pendant 2 ou 3 jours, soit dans la tisane, soit dans une potion gommeuse.

*Contre la bronchite capillaire* : Mêmes tisanes; saignée générale répétée au besoin, ventouses sèches ou scarifiées sur le thorax ; frictions stimulantes ou cataplasmes sinapisés sur les côtés de la poitrine ; sinapismes aux jambes; tous les quarts d'heure une cuill. à bouche de la potion suivante :

    ℞ Infusion de tilleul...................... 120 gr.
      Tartre stibié......................... 0gr,10 à 0gr,30
      Extrait thébaïque.................... 0gr,05
      Sirop de guimauve................... 30 gr.

Lobélie enflée (*lobelia inflata*), une forte pincée (5 gr.) en infusion le soir, ou bien 30 à 40 gouttes de teinture de lobélie dans la tisane pour combattre l'irritation nerveuse et la dyspnée ; gomme ammoniaque (0,50) dans du miel chaque jour ; quelquefois vésicatoires volants saupoudrés de camphre. — Bandage de corps médiocrement serré autour du ventre; position convenable pour le malade.

*En cas de prostration* : Boissons stimulantes ; infusion d'arnica (5 gr.); bourgeons de sapins du Nord (10 gr.) par litre, en décoction. Electuaire ou gelée de Lichen au quinquina.

*Pour les adolescents* : Mêmes tisanes; julep gommeux, looch blanc additionné de sirop diacode, de sirop de morphine; maintenir la liberté du ventre à l'aide de lavements simples ou laxatifs; huile d'amandes douces (20 à 30 gr.) ; calomel (0,05 à 0,10); manne en larmes (20 à 40 gr.), huile de ricin (35 gr).

*Chez les enfants très-jeunes* : Ne donner que le lait de la nourrice ; supprimer les bouillies, potages. En cas de toux opiniâtre, 1 ou 2 cuill. au plus de sirop diacode; cataplasmes chauds appliqués sur la poitrine et maintenus chauds à l'aide du taffetas gommé ; ouate ou compresses de flanelle chaude autour de la poitrine; bains de pieds sinapisés ou cataplasmes sinapisés aux mollets. Pas d'émissions sanguines ni par les sangsues ni par les ventouses, à moins d'indications exceptionnelles; ventouses sèches sur les côtés de la poitrine; faire promener l'enfant dans les bras pour empêcher l'engorgement pulmonaire hypostatique. Vomitifs, préférer l'ipéca.

    ℞ Sirop d'ipécacuanha...................... 50 gr.
      Poudre d'ipécacuanha.................... 0gr,50
    Mêlez : 1, 2, 3 cuillerées, jusqu'à vomissement.

Y revenir toutes les fois qu'on entend à distance le bruit trachéal des liquides ou des mucosités contenus dans la poitrine.

Enlever avec le doigt ou une barbe de plume les mucosités qui sont dans la gorge des enfants.

*S'il y a oppression, suffocation :* Prévenir le passage de la bronchite à la pneumonie à l'aide de grands vésicatoires volants appliqués dans le dos ou mieux sur le devant de la poitrine.

Quelquefois frictions avec l'huile de croton, emplâtres de poix de Bourgogne, de diachylon, de Vigo, de thapsia.

306. **Bronchite chronique.** — Succède à la Br. aiguë ou apparaît d'emblée dans les maladies du cœur, la goutte, la néphrite albumineuse.

Symptomes. — 1° *Locaux et fonctionnels* varient selon qu'il y a catarrhe *sec* ou *humide*. Dans la première forme, dyspnée et toux, immobilité de la partie supérieure du thorax dans l'inspiration ; viscosité des mucosités qui obstruent les bronches ; cyanose de la face, œdème des membres inférieurs ; accès d'asthme. — Dans le catarrhe humide ou bronchorrhée, pas de douleurs de poitrine : toux grasse, facile quelquefois quinteuse, plus fréquente le matin et le soir que dans la journée ; crachats opaques, d'un blanc sale, grisâtres, verdâtres, non striés, non aérés, quelquefois incolores, transparents, plus ou moins abondants. Respiration presque toujours normale, rarement gênée, à moins d'accumulation abondante de mucosités.

Percussion normale à moins d'emphysème. A l'auscultation, râle muqueux à la partie postérieure de la poitrine et des deux côtés à la fois, mêlé le plus souvent de râles sibilants, ronflants ou roucoulants. Dans le catarrhe *humide*, râle souscrépitant moyen ou muqueux ; dans le catarrhe *sec*, râle sibilant. Souvent après une expectoration abondante, disparition des râles, mais respiration sèche et rude. Sonorité normale à la percussion, à moins de complications.

2° *Généraux :* Nuls à moins que la bronchite ne reprenne le caractère aigu.

La bronchite chronique pouvant déterminer la *Dilatation chronique des bronches.* (Voir 308.)

*Ne pas confondre avec* pneumonie chronique (314), pleurésie chronique (321), phthisie pulmonaire (316), emphysème pulmonaire (309), œdème pulmonaire (311).

Traitement. — Tisanes d'hysope, de lierre terrestre, de polygala (8 à 10 gr.) ; de lichen d'Islande (8 à 10 gr.), de fucus crispus, de bourgeons de sapin du Nord (10 à 20 gr.) ; eau de goudron, sirop ou pastilles de Tolu. Vider les bronches à l'aide de vomitifs (ipéca, 1,50), tartre stibié (0,05), ou pastilles d'ipéca ou de kermès le matin à jeun comme expectorantes. Oxymel scillitique (10 à 15 gr. en potion).

Inhalation de vapeurs émollientes ou légèrement excitantes (décoction de bourgeons de sapin), ou narcotiques (feuilles de belladone, de datura stramonium, de jusquiame) selon les symptômes, inhalation d'eau créosotée avec l'appareil de Mandl. Verser 4 à 5 gouttes de créosote dans le flacon rempli au quart d'eau chaude; ou bien remplacer la créosote par le chlore liquide; commencer par 10 gouttes et augmenter successivement jusqu'à 30 ou 40 gouttes. Cinq ou six séances par jour. Extrait de cannabis medica 0,10 à 0,25 en pil. contre la dyspnée rebelle (Jaccoud).

Inhalations sèches avec le benjoin, les baies de genièvre, l'iode, projetés sur des charbons ardents ou sur une pelle rougie au feu; inspiration de goudron dont on enduira l'intérieur d'une pipe; cigarettes de goudron. Placer les malades dans une atmosphère chargée de ces vapeurs.

Produire une révulsion cutanée avec les sinapismes, les frictions sèches et aromatiques, l'huile de croton, les ventouses sèches, les emplâtres de diachylon, de Vigo, de poix de Bourgogne simples ou saupoudrés de 1 gr. de tartre stibié, la pommade stibiée; vésicatoires volants.

Si la maladie dure depuis longtemps, et si l'on redoute l'adynamie, boissons toniques et excitantes, décoction ou sirop de quinquina, extrait de quinquina (1 gr. chaque jour); infusions aromatiques, menthe, mélisse, camomille, édulcorées avec le sirop de Tolu; ferrugineux, protoiodure de fer, sous-carbonate de fer, etc. Résineux; baume de copahu (30 à 80 gouttes par jour) dans l'eau chaude ou dans un mucilage; pilules de térébenthine; sirop de Tolu, de bourgeons de sapin du Nord; gomme ammoniaque (0,75 à 1 gr.) en pilules ou petits bols.

℞ Soufre sublimé et lavé...................... } āā 30 gr.
Quinquina pulvérisé........................
Sirop de Tolu...............................    q. s.
F. s. a. Electuaire, 3 à 4 cuillerées à café chaque jour.

Pastilles d'ipéca, de kermès, en cas d'expectoration difficile.

S'il existe une diathèse ou une métastase, combattre la diathèse; rappeler les sécrétions supprimées.

*Contre la bronchite herpétique ou dartreuse :* Toniques et sulfureux, préparations arsénicales en boissons ou en inhalations :

Eaux-bonnes (1/2 verre à un verre chaque jour dans du lait avec du sirop de gomme), Enghién, Pierrefonds, Aix en Savoie, Saint-Honoré, Allevard, Cauterets, Luchon, Amélie, Vernet, La Bourboule.

*Contre la bronchite arthritique* : Se méfier des eaux alcalines, ou bien ne les conseiller qu'avec réserve, Ems, Mont-Dore ; préférer les eaux sulfureuses et y joindre la gomme ammoniaque, l'oxymel scillitique (15 à 20 gr.), l'électuaire au soufre et au quinquina, le vin de Malaga, d'Alicante, les balsamiques et les résineux.

*Contre le lymphatisme* : Huile de morue, sirop de raifort, iodure de potassium, sirop antiscorbutique, préparations arsenicales :

℞  Sirop antiscorbutique......................... 300 gr.
   Arséniate de soude............................ 0$^{gr}$,05
   1 à 2 cuillerées par jour.

Liqueur de Fowler (2 à 5 gouttes), liqueur de Pearson (20 à 30 gouttes). Toniques, reconstituants.

*Combattre la syphilis*, si elle existe (28, 29).

*Si l'on soupçonne les vers :* Dragées de santonine; semen-contra, calomel (431); si l'on soupçonne le ténia :

℞  Eau de menthe.............................. 100 gr.
   Teinture éthérée de fougère mâle.............. 8 —
   Gomme arabique............................. 8 —
   Sirop d'éther............................... 30 —
   A prendre en deux ou trois fois.

Éviter le froid, l'humidité, les brouillards ; usage de flanelle ; séjour dans le Midi, s'il est possible.

**307. Bronchite pseudo-membraneuse** ou **Croup bronchique** ou **Bronchite diphthéritique.** — SYMPTOMES. — 1° *Locaux et fonctionnels :* Début brusque ou graduel ; respiration gênée, accélérée ; toux quinteuse; douleur et oppression derrière le sternum.

A l'auscultation, râle sonore, quelquefois bruit de soupape ou de drapeau produit par la fausse membrane ; expectoration de fausses membranes blanches, pelotonnées, sous forme de rubans, de macaroni, dont on distingue les ramifications dichotomiques quand on les met dans l'eau ; crachats blancs, sanguinolents, aérés, muqueux, puriformes. Rien à la percussion.

2° *Généraux :* Fièvre, agitation, asphyxie disparaissant ou diminuant après l'expectoration ; anorexie, soif, constipation, quelquefois délire. Intégrité parfaite de la voix; rien dans le larynx. Quelquefois marche chronique.

*Ne pas confondre avec* laryngite (25), pneumonie lobulaire (313), bronchite simple (305, I), emphysème pulmonaire (309), bronchite capillaire (305, II).

TRAITEMENT. — Émétique ou ipécacuanha; loochs calmants; sinapismes sur les côtés de la poitrine. Voir *Bronchite* (305) et *Laryngite* (255).

308. **Dilatation des bronches.** — SYMPTOMES. — 1° *Locaux et fonctionnels* : Ceux de la bronchite chronique. Toux fréquente, opiniâtre, grasse, peu douloureuse; expectoration abondante; crachats opaques, souvent adhérents, purulents, à odeur alliacée et fétide, quelquefois noirâtres, sanguinolents, non spumeux et apparaissant quelquefois sous forme de vomique quand il y a une dilatation ampullaire considérable; respiration médiocrement gênée; oppression légère; voix non altérée; dans quelques cas œdème des membres inférieurs par suite de réplétion anormale du cœur droit. Quelquefois dépression au niveau de la dilatation; pas de signes fournis par la percussion; quelquefois un peu de matité, quand le poumon tout entier est comprimé : dans le cas contraire, son plus clair dans le point correspondant à la bronche dilatée.

A l'auscultation souffle bronchique, bronchophonie; respiration caverneuse, pectoriloquie; râle humide muqueux à grosses bulles; quelquefois gargouillement, tintement métallique. Symptômes variant selon la dilatation.

2° *Généraux* : Nuls.

*Ne pas confondre avec* pneumonie (313), pleurésie aiguë (320), cavernes tuberculeuses (316.)

TRAITEMENT. — Antispasmodiques, vésicatoires sur la poitrine, toniques, ferrugineux, amers, aromatiques; eaux sulfureuses au besoin et en inhalation (Voir *Bronchite chronique* (304).

309. **Emphysème pulmonaire.** — Deux variétés, selon qu'il y a dilatation des alvéoles ou vésicules (*E. vésiculaire*), ou bien qu'il y a présence de l'air dans le tissu interlobulaire ou sous-pleural (*E. interlobulaire*). Le premier succède le plus souvent à des troubles mécaniques; le second est habituellement consécutif au premier.

SYMPTOMES. — Dyspnée existant depuis longtemps, revenant par accès comme les accès d'asthme, et parfois extrêmement pénible; sentiment d'oppression derrière le sternum; voussure plus ou moins prononcée des parois de la poitrine, ayant son siége tantôt à la partie antérieure, tantôt à la partie postérieure, soit à gauche, soit à droite ou aux deux côtés à la fois.

A la percussion, résonnance exagérée du thorax. A l'auscultation, diminution du bruit respiratoire ; râle sifflant, sonore, sous-crépitant.

Quelquefois douleur au niveau de la saillie correspondant aux vésicules dilatées. Toux ; crachats mousseux, séro-albumineux, aérés, quelquefois verdâtres, opaques. Souvent complication d'hypertrophie du cœur, palpitation, œdème.

*Ne pas confondre avec* dilatation des bronches (308), phthisie (316), anévrysme de l'aorte (300), asthme (322).

TRAITEMENT. — Tisanes pectorales, mauves, violettes, tilleul, feuilles d'oranger, serpolet, polygala, camphrée de Montpellier. Saignée en cas de pléthore, de congestion, d'hémorrhagie supprimée ; deux à quatre sangsues sur les parois thoraciques chez les enfants. Expectorants, pastilles d'ipécacuanha, de kermès (5 à 10 centigr.) chaque matin ; vomitifs. Narcotiques ; extrait thébaïque ou extrait de datura stramonium chaque jour (0,03 à 0,05). Feuilles de belladone ou de datura ou de jusquiame, 5 à 15 gr. Faites bouillir dans un demi-litre d'eau pour inhalations. Pendant les accès, ventouses sèches, pédiluves, manuluves sinapisés, sinapismes sur les côtés de la poitrine ; antispasmodiques ; sirop d'éther, oxyde de zinc (2 gr.) en plusieurs fois ; lavement à la valériane ; à l'asa fœtida (5 à 8 gr.) suspendu dans un jaune d'œuf.

| ♃ | Gomme ammoniaque pulvérisée | 1 gr. |
|---|---|---|
| | Ipéca en poudre | 0gr,20 |
| | Acétate de morphine | 0gr,10 |
| | Carbonate d'ammoniaque | 1 gr. |
| | Mucilage de gomme | q. s. |
| F. s. a. 20 pilules, 2 à 6 chaque jour. | | (Romberg.) |

Fumer des feuilles de datura, de belladone et de jusquiame dans une pipe, 4 à 5 par jour ; cigarettes arsenicales :

| ♃ | Arséniate de soude | 2 à 4 gr. |
|---|---|---|
| | Eau distillée | 20 — |

Tremper dans cette solution des feuilles de papier qu'on roulera en cigarettes ; attirer la fumée dans la bouche, puis la faire passer dans les bronches, 8 à 15 bouffées une seule fois par jour ; cigarettes nitrées, préparées et employées de la même façon.

| ♃ | Nitrate de potasse | 5 gr. |
|---|---|---|
| | Eau distillée | 30 — |

Tremper des feuilles de papier non collé dans cette solution et les brûler dans une assiette sous le nez des malades.

Cautérisation du fond de la gorge avec l'ammoniaque liquide additionnée des *deux tiers* au moins d'eau ; tremper un pinceau très-fin dans le mélange et le porter dans le fond de la gorge, sur l'épiglotte.

Bains d'air comprimé ; inhalation d'oxygène, bains sulfureux ; teinture de lobélie (1 gr.) en potion, emplâtre de poix de Bourgogne sur la poitrine.

Usage de flanelle, éviter le froid, l'humidité, l'inspiration de poudres irritantes, de poussière, de farine ; éviter les cris, les excès de tout genre, le vin pur, les alcooliques.

310. **Hémoptysie.** — Elle est *primitive* ou *secondaire.* — Symptomes. — Avec ou sans phénomènes précurseurs ; frissons, pesanteur dans la poitrine, toux sèche, alternative de pâleur et de rougeur ; picotement au larynx ; saveur salée dans la gorge. — 1° Si le sang est en petite quantité ; peu ou pas de toux, il sort par expuition. — 2° S'il est en plus grande quantité ; toux et sortie de sang par crachats plus ou moins volumineux. — 3° S'il est très-abondant ; signes d'anxiété, de suffocation ; sortie par flots du sang par la bouche, par le nez ; quelquefois vomissement des matières alimentaires par suite du chatouillement que produit le sang en passant dans le pharynx : sang écumeux, rouge, vermeil ; noirâtre quand il est exhalé depuis quelque temps. A la percussion, résonnance normale si le sang n'est sécrété que par les bronches (*bronchorrhagie*) ; — résonnance plus faible s'il est épanché en plus grande abondance dans les vésicules pulmonaires (*pneumorrhagie*).

Auscultation négative si elle est pratiquée au moment où le sang vient d'être expectoré complétement : dans le cas opposé, râle sous-crépitant moyen ou fin suivant le calibre des bronches où se trouve le sang ; râle crépitant si l'exsudation sanguine a son siége dans les vésicules.

Symptômes généraux prononcés ; pâleur, faiblesse, syncope, céphalalgie.

*Ne pas confondre avec* épistaxis (207), hématémèse (412).

Traitement. — 1° *Hémoptysie légère :* Boissons froides, astringentes, eau glacée, limonade gazeuse ; décoction de racine de grande consoude (15 gr.), de buis (10 gr.), d'écorce de chêne (50 gr.), de bistorte (20 gr.), de tormentille (5 à 15 gr.), de benoîte (15 gr.) ; eau de goudron ; décoction de roses de Provins, limonade sulfurique (acide sulfurique alcoolisé ou eau de Rabel, 1 à 3 gr. pour 1000 d'eau) ; ou avec perchlorure de fer, 10 à 15 gouttes. Potion astringente avec extrait de ratanhia ou de monœsia (1 à 4 gr.) ou acide tannique (1 à 2 gr.).

℞ Potion gommeuse............................... 100 gr.
  Extrait de ratanhia............................ 4 —
  Extrait thébaïque............................. 0gr,10
  Sirop de grande consoude...................... 30 gr.
  Une cuillerée à bouche toutes les demi-heures.

Pédiluves, manuluves sinapisés; diète lactée; bouillon froid. Repos complet, silence absolu; position assise ou bien décubitus sur le côté opposé à celui où se fait l'hémorrhagie, oreillers de crin ou d'avoine, mais non de plume; chambre aérée; calmer la toux qui pourrait ramener l'hémoptysie à l'aide des opiacés, sirop de morphine; ventouses sèches.

2° *Hémoptysie plus considérable* : Mêmes précautions que ci-dessus, mêmes boissons; même potion, essence de térébenthine, 10 à 30 gouttes toutes les heures dans une cuill. d'eau ou bien solidifiée en bols à l'aide de la magnésie et prise dans du pain azyme. Extrait thébaïque, 0,20 à 0,30 par pilules de 0,02 d'heure en heure. Ergotine, 1 à 4 gr. en potion; sel marin, 4 à 10 gr. en potion; acide gallique, 1 à 1 gr. 50 toutes les demi-heures dans du pain azyme; ipéca ou tartre stibié à dose nauséeuse. Toutes les heures une des pilules ci-dessous :

℞ Extrait de ratanhia........ .. 1 gr.
  Conserve de roses.......... 1 —
  Pour 10 pilules

℞ Acide tannique............ 0gr,20
  Gomme arabique pulvérisée. 0gr,80
  Pour 8 pilules, 4 par jour.

℞ Acétate de plomb.......... 1gr,30
  Conserve de roses......... q. s.
  Pour six bols, 1 toutes les 2 heures.

℞ Alun pulvérisé.......... 1 gr.
  Sucre..................... } ãã 5 —
  Gomme arabique........ }
  Pour 10 paquets, 2 à 5 par jour.

S'il y a des tendances à la toux, on ajoutera 0,05 d'extrait thébaïque aux pilules.

3° Sinapismes sur les côtés de la poitrine, aux mollets. Ventouses sèches, légers vésicatoires volants.

*Hémoptysie considérable* : Limonade sulfurique pour boisson; saignées répétées si le malade est jeune et vigoureux; ventouses sèches sur les hypochondres, et entre les épaules; sinapismes; acide gallique, térébenthine, nitrate de potasse et digitale (ci-dessous), ligature des membres, applications froides ou glacées sur la poitrine. Potions comme ci-dessus; matin et soir une des pilules suivantes :

℞ Alun.................................,............ 0gr,50
  Cachou.......................................... 1gr,50
  Extrait thébaïque............................... 0gr,15
  Pour 4 pilules.

Saignée du pied ou du bras, si l'hémoptysie est supplémen-

taire de la menstruation ou d'une autre hémorrhagie supprimée; sangsues aux parties génitales ou à l'anus, en cas d'aménorrhée.

Si le malade est considérablement affaibli, arrêter l'hémoptysie
sie en appliquant des compresses froides aux parties génitales,
aux aînes, dans le dos, etc.

Chercher si l'hémoptysie est symptomatique d'une affection
organique des poumons ou du cœur; traitement approprié.

Prévenir le retour de l'hémoptysie ou la modérer par la poudre ou les pilules ci-dessous

| | | |
|---|---|---|
| ♃ Poudre récente de | ♃ Poudre de digitale........ | 0ᵍʳ,75 |
| digitale........ 0ᵍʳ,30 à 0ᵍʳ,75 | Poudre de sel ergoté....... | 4 gr. |
| Nitrate de potasse.. 1ᵍʳ,50 à 2ᵍʳ,50 | F. s. a. 20 pilules, 6 à 8 jour. | |
| M. et div. en 4 paq. en 14 h. | | |

**311. Œdème pulmonaire.** *Congestion passive.* — SYMPTOMES.
— Quelquefois un peu de dyspnée, de toux, d'expectoration
aqueuse, aérée.

A l'auscultation, faiblesse du murmure respiratoire à la partie postérieure des poumons, râle sous-crépitant. A la percussion, matité, son obscur.

Absence de fièvre; marche longue, indéterminée.

Cette infiltration œdémateuse étant toujours consécutive à
une affection primitive, chercher la cause et la combattre.
Complique habituellement les maladies du cœur, la néphrite
albumineuse, la chloro-anémie très-prononcée; vieillesse, adynamie.

*Ne pas confondre avec* pneumonie (313), pleurésie (320), emphysème (309).

TRAITEMENT. — Subordonné à la maladie principale. En cas
de gêne considérable de la respiration consécutive à une affection du cœur, saignée légère. — Si le sujet est anémique : ferrugineux, quinquina, toniques, viande, bouillon. Vésicatoires
volants répétés; dérivatifs; purgatifs, drastiques, scammonée,
jalap; diurétiques, nitrate de potasse (2 à 4 gr.), tisane de
reine-des-prés, sirop de digitale, pilules de digitale (0,05
à 0,15) par jour, granule de digitaline (1 à 2) par jour. (Voir
*Ascite,* 448.)

**312. Congestion pulmonaire active** ou **hypérémie pulmonaire.** —SYMPTOMES. — 1° *Locaux et fonctionnels* : Très-rarement douleur; dyspnée peu prononcée dans le premier degré,
mais très-intense et très-pénible quand la maladie fait des progrès. Le siége habituel est la base et le bord postérieur des poumons. — *Dans la forme aphyxique,* toux peu fréquente; au dé-

but expectoration composée de mucosités blanchâtres, devenant plus tard sanguinolentes sans jamais offrir le caractère des crachats péri-pneumoniques. — *Dans le deuxième degré*, ampliation générale de la poitrine constatée par la mensuration. — A la percussion, résonnance un peu plus faible au début ou s'il s'agit d'une légère tanssudation sanguine, ou de noyaux hémoptoïques très-petits, disséminés dans la profondeur des poumons ; matité complète à une période plus avancée ou s'il s'agit d'un foyer ou d'une caverne hémorrhagique. — A l'auscultation, bruit respiratoire faible au niveau de l'épanchement ; râle crépitant dans le voisinage, d'autres fois sous-crépitant fin, à bulles continues, mélangé de râles musicaux ; respiration un peu soufflante au deuxième degré.

2° *Généraux* : Dans les cas légers, décubitus dorsal ; dans les cas graves, position assise, face violacée, peu de fièvre : en général pouls fort, développé.

*Ne pas confondre avec* pneumonie (313), pleurésie (320).

TRAITEMENT. — Eau miellée, chiendent nitré, etc.; saignée de 330 à 500 gr. Sangsues à la vulve ou à l'anus en cas d'aménorrhée ou d'hémorrhoïdes supprimées; ne pas craindre de produire la syncope. Sinapismes, vésicatoires, ventouses sèches.

| | | |
|---|---|---|
| ℞  Eau de tilleul | 200 gr. |
| Tartre stibié | 0gr,50 |
| Eau de laurier-cerise | 3 — |
| Sirop de gomme | 35 — |
| Une cuillerée toutes les heures. | |

Affusions fraîches, puis froides s'il y a hémoptysie. Diète absolue.

**313. Pneumonie aiguë.** — SYMPTOMES. — 1° *Locaux et fonctionnels* : Prodromes, fièvre, abattement, frissons, malaise, plus ou moins prononcés. Douleur de côté lancinante, puis profonde, plus ou moins étendue, augmentant pendant l'inspiration ou la toux ou par la pression, manquant si la pneumonie n'est pas compliquée de pleurésie. Respiration accélérée, gênée, pénible, avec sentiment d'oppression, de constriction. Toux assez fréquente, suivie de crachats visqueux, adhérents au vase, demi-transparents, variant en couleur selon la quantité de sang rendue et l'époque de la maladie.

A la percussion : matité, sensation de résistance perçue par le doigt percuteur. — A l'auscultation : râle crépitant fin, sec, à bulles égales, perceptible à la fin de l'inspiration, crachats sanguinolents, rouillés, safranés (1er degré, *Engouement*). — Respiration bronchique, retentissement de la voix, bronchophonie, souffle tubaire, signes physiques communs au 2º et au 3º degré. Quelquefois râle crépitant ou sous-crépitant sur les limites de la partie enflammée. T. 39º à 40º (2º *degré, Hépatisation rouge*). — Dans quelques cas exceptionnels, absence du bruit respiratoire et de bronchophonie, crachats jaunâtres, jus de réglisse, jus de pruneaux (3º *degré, Hépatisation grise*).

Chez les vieillards, crépitation moins sèche, moins fine, moins égale : quelquefois pas d'expectoration.

2º *Généraux* : Fièvre; pouls ample, élevé, fréquent, dur, 100 à 120; peau chaude, quelquefois humide, moite; inappétence, altération; langue blanche, pâteuse, quelquefois sèche, brunâtre; nausées; diarrhée exceptionnelle, si ce n'est dans le 3e degré. Céphalalgie n'existant guère qu'au début; insomnie, agitation, étourdissement, délire, coma. Ces deux derniers phénomènes sont assez fréquents dans les pneumonies du sommet et presque constants dans l'hépatisation grise. Diminution des forces; face rouge surtout aux pommettes, plus rouge du côté correspondant au poumon enflammé. Décubitus dorsal.

Si la maladie doit guérir, diminution des symptômes généraux, peau humide, abaissement de la température au-dessous de 40º; crachats plus aérés, non sanguinolents, de moins en moins colorés; diminution du souffle bronchique, de la bronchophonie; râle crépitant de retour. Dans le cas contraire (passage au 3e degré), persistance et aggravation des symptômes; expectoration plus difficile; respiration plus gênée; gros râle muqueux; face livide, terreuse; sueur visqueuse; refroidissement des extrémités; pouls de plus en plus petit, irrégulier; râle trachéal.

*Chez les vieillards* ne négliger jamais l'auscultation dès qu'il y a malaise fébrile ou non, afin de ne pas méconnaître la *pneumonie latente*.

*Chez les nouveau-nés*, toux, accélération des mouvements respiratoires, respiration expiratrice abdominale, haletante, accompagnée de pâleur de la face et de mouvements des narines : dyspnée. Percussion sans résultat, très-rarement matité. A l'auscultation, râle sous-crépitant, râle muqueux, existant dans les deux temps; respiration bronchique, souffle tubaire; retentissement du cri; vibration des parois thoraciques. Pouls très-fréquent, peau chaude ; coloration des pommettes.

*Ne pas confondre avec* pleurésie (320), bronchite aiguë (305), dilatation des bronches (308), phthisie pulmonaire (316), œdème pulmonaire (311).

TRAITEMENT. — A. *Pneumonie peu intense* : Tisane pectorale, mauve, coquelicot, bouillon-blanc, violettes, capillaire, tussilage, etc. Saignée de 350 à 400 gr. répétée au besoin les jours suivants. Julep gommeux ou looch simple dans la journée. Lavements émollients ou laxatifs; diète absolue. Pas d'émissions sanguines chez les enfants très-jeunes ni chez les vieillards. Pas d'émissions sanguines dans les cas ordinaires et injection hypodermique contre la douleur de côté (Jaccoud).

B. *Pneumonie plus intense* : Mêmes tisanes; saignée de 400 à 500 gr. répétée une, deux ou trois fois selon les indications. S'il n'y a pas d'amélioration, prescrire par cuill. à bouche dans la journée, toutes les 2 h., la potion suivante :

℞ Eau distillée de tilleul........................... 250 gr.
   Tartre stibié........................... 0gr,25 à 0gr,50
   Eau distillée de laurier-cerise.................. 2 gr.
   Sirop diacode............................... 30 —

Continuer pendant trois ou quatre jours jusqu'à cessation des évacuations, ou bien looch additionné de kermès 0,50 ou d'oxyde blanc d'antimoine 0,50 à 1,50. Ne considérer les vésicatoires que comme adjuvants et ne les employer que quand la réaction est lente à se faire ou bien chez les sujets débiles qui ne peuvent supporter les saignées. Si le sujet est jeune, le pouls fréquent, la peau chaude, de 39° à 41°, traitement par la digitale (Hirtz) :

℞ Eau........................................... 100 gr.
   Digitale pulvérisée...................... 0gr,75 à 1 —
   Sirop............... .................... 20 —
  Une cuillerée toutes les heures.

Renouveler la potion et cesser toute médication dès que la fièvre est abattue, malgré le souffle et la matité. Hirtz trouve ce traitement moins fatigant que celui par l'émétique.

*Chez les vieillards*, prescrire le tartre stibié dès le début.

*Chez les enfants*, — avant huit ans, — une à deux sangsues sur le côté douloureux ; en faire surveiller l'écoulement ; ou bien ventouses scarifiées. Toutes les 2 h. une petite cuill. de la potion suivante :

℞ Infusion de feuilles d'oranger.................. 150 gr.
   Tartre stibié........................... 0gr,10
   Sirop simple............................... 30 gr.

*Chez les nouveau-nés*, tisane pectorale chaude ; maintenir l'enfant dans une atmosphère douce ; le porter sur les bras le plus possible ; diminuer son alimentation ; bains de pieds ou cataplasmes légèrement sinapisés ; vomitifs, surtout l'ipéca :

16.

℞ Poudre d'ipéca............................... 0gr,50
  Sirop d'ipéca................................ 50 gr.

par petites cuillerées de manière à avoir quatre ou cinq vomissements. Vésicatoires volants occupant toute la largeur de la poitrine en arrière, dès le début. Quelquefois demi-loochs additionnés de 0,10 à 0,15 de kermès ou de 0,25 d'oxyde blanc d'antimoine. Si l'enfant est robuste, la pneumonie intense, appliquer une ou deux sangsues à l'épigastre ou aux malléoles ou bien deux ventouses scarifiées : surveiller l'écoulement du sang.

Ne pas négliger la forme de la pneumonie. *Si elle est bilieuse,* être sobre de saignée, préférer l'éméto-cathartique :

℞ Sulfate de soude............................. 20 gr.
  Tartre stibié......................... 0gr,05 à 0gr,10

dans un demi-litre de bouillon aux herbes, un verre tous les quarts d'heure. Le lendemain, une bouteille d'eau de Sedlitz ou de limonade, ou bien 35 gr. d'huile de ricin. Insister sur ces moyens jusqu'à ce qu'il y ait amendement.

*Si la pneumonie est adynamique,* comme à la suite des fièvres typhoïdes, puerpérales, pas d'émission sanguine ; négliger l'indication fournie par l'intensité de la fièvre. Tisanes de feuilles d'oranger, de camomille, d'arnica, de mélisse, de serpentaire, édulcorée avec le sirop de quinquina.

℞ Potion gommeuse............................. 150 gr.
  Extrait mou de quinquina.....................   5 —
  Teinture de cannelle.........................  10 —
  Sirop d'écorces d'oranges....................  30 —
  Une cuillerée à bouche toutes les 2 h.

On peut remplacer la teinture de cannelle par 25 gr. d'eau-de-vie (Todd.). Soutenir les forces, en administrant quelques cuill. de vin de Malaga, d'Alicante ; vin de Bordeaux avec 2/3 d'eau pour boisson. Varier le décubitus du malade pour prévenir l'engorgement hypostatique, que l'on combattrait par les cordiaux, les vésicatoires sur le thorax, les expectorants (looch kermétisé, polygala).

*Si la pneumonie est ataxique,* saignée, mais avec réserve. Tisane de feuilles d'oranger : révulsifs aux mollets; sirop d'éther; hydrate de chloral, 2 à 4 gr., en potion ou en lavements, lavements de valériane, additionnés d'asa fœtida (2 à 5 gr.) et de camphre (2 gr.). Potion avec :

℞  Eau de tilleul............................ 200 gr.
  Teinture de musc.................... 0gr,50 à 2 —
  Sirop diacode............................. 30 —

*Si la pneumonie est compliqué d'intermittence*, sulfate de quinine (0,50 à 2 gr.) dans du pain azyme ou dans du miel. *Contre la dyspnée*, saignée ou mieux une ou deux ventouses scarifiées.

Dans tous les cas, repos au lit ; température douce et uniforme ; changer la position des malades ; faire garder le silence ; maintenir la liberté du ventre.

314. **Pneumonie chronique.** — Symptomes. — Peu ou pas de fièvre ; disparition de la douleur ; crachats blancs, opaques, non rouillés : retour de l'appétit. Matité ; respiration bronchique non constante, bronchophonie ; gros râle muqueux ; dyspnée ; toux. Forte répercussion des bruits et des battements de cœur où siégeait la phlegmasie. Diminution des forces ; amaigrissement ; face jaunâtre, bouffie ; œdème des malléoles.

*Ne pas confondre avec* bronchite (306), (phthisie (316).

Traitement. — Tisane d'hysope et de lierre terrestre ; lichen d'Islande, fucus crispus ; bourgeons de sapin du Nord (10 gr.) ; sirop de Tolu ; pastilles de Tolu ; capsules de térébenthine (2 à 5 par jour) ; bols de térébenthine ; vésicatoires, cautères, moxas, sétons sur la poitrine ; régime doux et analeptique, bouillon, viandes, huile de foie de morue ; sirop d'iodure de potassium.

315. **Gangrène du poumon.** — Symptomes. — Début variable ; malaise ; faiblesses ; douleurs ; thoraciques ; toux. Expectoration jaune verdâtre, brun foncé, sanieuse, noirâtre, opaque, non visqueuse, d'une odeur gangréneuse caractéristique ainsi que celle de l'haleine. Toux, oppression. Matité ; râle sous-crépitant, plus ou moins abondant, avec souffle bronchique, bronchophonie ; quelquefois gargouillement, respiration caverneuse, pectoriloquie. Pouls fréquent, petit ; peau chaude, sèche ; face pâle, altérée ; faiblesse ; fuliginosités noirâtres sur la langue et les dents. Quelquefois délire, agitation, stupeur, soubresauts des tendons ; diarrhée fétide ; marasme.

*Ne pas confondre avec* pneumonie (313), phthisie (316), bronchite (305).

Traitement. — Vin ou décoction de quinquina ; potion à l'extrait de quinquina (15 gr. ) ; sirop d'écorces d'oranges ; inhalations de vapeur d'eau térébenthinée, d'eau phéniquée à l'aide des appareils (*fig*. 77,78). Saupoudrer le lit de chlorure de chaux ; aspersion de chlorure de soude ou liqueur Labarraque. Vins généreux : lavements de décoction de quinquina.

℞ Eau distillée de menthe... 150 gr.   ℞ Chlorure de chaux......... 0ᵍʳ,30

Acide phénique alcoolisé.. 1 —      Opium................... 1 gr.

Sirop d'écorces d'oranges

amères............... 50 —    F. s. a. 20 pilules ; 2 à 5 par jour.

A prendre par cuillerées.

℞ Potion gommeuse............................. 125 gr.

Teinture d'eucalyptus....................... 2 —

Sirop diacode............................. 25 —

A continuer plusieurs jours.          (Bucquoy.)

**316. Phthisie pulmonaire.** — SYMPTOMES. — *Première période :*
Toux sèche, plus forte la nuit, quinteuse, quelquefois accompagnée de crachats mousseux, clairs, d'autres fois épais, opaques,
peu aérés. Dyspnée variable, augmentant surtout par les mouvements ou efforts ; oppression, hémoptysie souvent peu abondante, crachats striés de sang. Douleurs lancinantes entre les
épaules, dans les trois premiers espaces intercostaux.

A la percussion, matité au sommet de la poitrine, défaut
d'élasticité. A l'auscultation, expiration prolongée, craquements
secs, quelquefois respiration plus intense, puérile. Commencement d'immobilité des côtes sous-claviculaires ; vibration thoracique perçue par la main appliquée sur la poitrine quand le
malade parle.

*Symptômes généraux* peu prononcés ; sueurs nocturnes ; amaigrissement, décoloration, faiblesse, malaise.

*Deuxième période (Ramollissement)* : Toux plus fréquente, quinteuse, difficile, provoquant quelquefois le vomissement, plus
grasse. Crachats verdâtres, opaques, striés et jaunes, non aérés,
homogènes, arrondis, plus lourds, flottant quelquefois au milieu
d'un liquide clair, visqueux, puis grisâtres, en purée, souillés
de sang. Hémoptysie plus rare ; dyspnée, oppression, douleurs
plus considérables.

A la percussion : obscurité du son, matité, bruit de pot fêlé.
A l'auscultation : râle crépitant léger, quelques craquements,
râle sonore, bronchophonie.

*Troisième période (Cavernes)* : Râle sous-crépitant ; bruit respiratoire rude, trachéal ; gargouillement, pectoriloquie ; respiration caverneuse, amphorique ; tintement métallique. Dépression sous-claviculaire ; immobilité des côtes supérieures. —
Mouvement fébrile plus intense ; accès pseudo-intermittents ;
inappétence ; vomissements ; soif ; diarrhée colliquative. Amaigrissement, rougeur des pommettes ; dans quelques cas exceptionnels, délire, œdème des membres inférieurs, surdité.

*Ne pas confondre avec* bronchite (305), pneumonie chronique
(314), dilatation des bronches (308), pneumonie du sommet des
poumons (313), névralgie intercostale des chlorotiques.

TRAITEMENT. — Tisanes pectorales, gomme, mauve, violette, capillaire, tussilage ; figues grasses, dattes, jujubes, polygala, hysope, lierre terrestre, lichen d'Islande, fucus crispus, eau de goudron, bourgeons de sapin du Nord, sirop de Tolu, etc. Ne pas fatiguer l'estomac par l'excès de tisane.

Huile de foie de morue, deux à quatre cuill. par jour ; huile de squale, de poisson, de raie, de chien de mer ; lard, graisse d'oie, beurre frais, lait de chèvre additionné de sel marin, potion au sel marin (15 gr.) :

℞ Sel marin..................................... } āā 10 gr.
   Acide tannique..............................
   Conserve de roses........................... q. s.
   Pour 100 pilules ; 10 par jour.

Iodure de potassium (0,0,5 à 1 gr.) en pilules ou en sirop protoiodure de fer (0,05 à 1 gr.) s'il n'y a pas de fièvre ; arséniate de soude :

℞ Sirop de quinquina ou antiscorbutique......... 3C0 gr.
   Arséniate de soude........ ................... 0gr,05

En cas de toux le soir, sirop diacode, de morphine, de codéine, une cuill. à dessert ; une pilule de cynoglosse, d'extrait thébaïque (0,03 à 0,05), d'extrait d'aconit et de ciguë (āā 0,03) deux ou trois par jour ; sirop de phellandre, deux à quatre cuill. chaque jour ; graine de phellandre pulvérisée avec son écorce (1 à 3 gr. par jour) mêlée avec du miel.

Appliquer à la région sus et sous-claviculaire des exutoires dès le début, vésicatoires volants ou à demeure, cautères, moxas, frictions avec l'huile de croton ; badigeonner ces régions avec la teinture d'iode ; en cas de douleurs, employer la teinture d'iode morphinée (voir 40), ou le chlorhydrate de morphine (0, 01 à 0,025) par la méthode hypodermique.

Inhalations émollientes, narcotiques, résineuses, à l'aide des appareils (fig. 77,78). Inhalations iodées (quelques pincées d'iode jetées sur une pelle rougie ou sur des charbons ardents) ; cigarettes iodées ; cigarettes au goudron ; pipe goudronnée ; inspirations iodées (mettre quelques grammes d'iode dans un flacon à deux tubulures) ; évaporation continuelle de goudron dans la chambre du malade ; inhalations de vapeurs d'eau chaude contenant quelques grammes d'acide phénique ou de créosote.

S'il se manifeste quelques complications phlegmasiques dans le voisinage des tubercules, vésicatoires volants, quelques ventouses sèches ou scarifiées au sommet de la poitrine.

♃  Eau................... 120 gr.
  Tartre stibié....... 0gr,20 à 0gr,30
  Eau de laurier-cerise... 2 gr.
  Sirop diacode.......... } ãã 15 —
   — de fleurs d'oranger.
  Pour potion stibiée simple (Fonssagrives)
  1 cuill. toutes les h. jusqu'à tolérance.

♃  Eau de quassia (1 gr.).. 120 gr.
  Tartre stibié....... 0gr,20 à 0gr,30
  Sirop diacode........ } ãã 15 gr.
   — de gentiane......
  Pour potion stibiée amère (Fonssa-
  grives).

Si le cœur est excitable, si l'on redoute l'hémoptysie, ajouter à la potion simple 10 à 20 gouttes de teinture de digitale ou 0,10 d'extrait de digitale. Quand, après une dizaine de potions, la fièvre est tombée, diminuer la dose du tartre stibié de 0,10 à 0,05. Prescrire concurremment un régime très-tonique. Méthode contre-indiquée dans la phthisie galopante. Durée de ce traitement de 1 à 3 mois.

Dans les mêmes circonstances, préparations arsenicales, acide arsénieux en granules de 1 milligr. (3 à 10 par jour), ou bien liqueur de Fowler (5 à 10 gouttes), liqueur de Pearson (20 gouttes) ; cigarettes arsenicales (eau distillée, 30 gr. ; arséniate de soude, 2 gr.), tremper du papier dans cette solution pour en faire des cigarettes dont on aspire la fumée.

Hypophosphites de soude et de chaux en poudre ou en sirop (1 à 2 gr. chaque jour) ; une tasse de lait additionné de phosphate de chaux (1 gr.) ou d'eau de chaux (une cuillerée) ou de sirop de chlorhydrophosphate de chaux ; prendre une cuillerée de ce sirop à chaque repas ; digitale en sirop ou en pilules ; pastilles soufrées.

*Eaux minérales :* Combattre la diathèse sous l'influence de laquelle la phthisie s'est produite. Eaux sulfureuses (absence de fièvre) en boisson, en inhalation, en pulvérisation, en bains ; *Sulfurées sodiques chaudes :* Eaux-Bonnes, Cauterets, Amélie-les-Bains, Vernet. — Dans la forme torpide sans fièvre ni hémoptysies ; sulfurées calciques froides : Enghien, Pierrefonds (froides) ; Allevard, Saint-Honoré (tièdes) ; — eaux sulfureuses chlorurées : Uriage, Gréoulx ; — eaux arsenicales : Mont-Dore, La Bourboule, en boissons, inhalations, bains ; — eaux chlorurées sodiques : Royat, Ems ; — eaux bromo-iodurées : Saxon (Suisse).

*Contre l'innappétence :* Amers, gentiane, macération de quinquina, quassia amara, écorces d'oranges amères ; centaurée, lichen, gelée de lichen au quinquina ; changement d'air.

*Contre la dyspepsie :* bouillon froid, viandes froides, eau de Vichy, de Vals (Saint-Jean), de Pougues, arséniate de soude, liqueur de pepsine, bicarbonate de soude (1 à 2 gr.) avant le repas.

*Contre les vomissements :* Narcotiques, sirop de morphine, de codéine, diacode ; pilules de morphine (0,01), d'extrait thébaïque (0,01 à 0,02) au moment du repas, badigeonner au moment du repas le pharynx avec un pinceau trempé dans la solution aqueuse bromure de potassium (5 à 10 gr. pour 15 à 10 gr. d'eau), quelques gouttes de laudanum ; extrait de belladone ; sous-nitrate de bismuth, acide chlorhydrique (3 à 4 gouttes dans un demi-verre d'eau sucrée); glace pilée, potion de Rivière, eau de Seltz; vésicatoire épigastrique; alcooliques.

*Contre la diarrhée* : laudanum (10 à 12 gouttes), extrait thébaïque (0,05), diascordium (2 à 4 gr.), sous-nitrate de bismuth, eau de chaux ; tannin (0,10), cachou, monœsia, ratanhia, columbo, nitrate d'argent (0,10 à 0,30 par jour), viande crue, quinquina.

*Contre la toux* : Opium, morphine, codéine, cynoglosse, lactucarium, eau de laurier-cerise, belladone, jusquiame, bromure de potassinm (0,10 à 1 gr.) en potion, semences de phellandre aquatique (1 à 5 gr.), gomme dans la bouche, gomme ammoniaque (0,50 à 4 gr.) par jour.

*Contre la difficulté d'expectoration* : Polygala, cataplasmes sur la poitrine, pastilles soufrées, inhalations émollientes ; Eaux-Bonnes ; baume de Tolu, pastilles de térébenthine, bourgeons de sapin, goudron en sirop, infusion ou macération.

*Contre l'hémoptysie* : Peu abondante, sinapismes, pédiluves, manuluves, repos. — Abondante, mêmes moyens, ventouses sèches, ligature des membres ; opium à doses croissantes (0,05 à 0,50) ; goudron, potion de Chopart. (Voir *Hémoptysie*, 305.)

*Contre la fièvre* : Combattre les symptômes phegmasiques pulmonaires par le tartre stibié ; l'intermittence par le sulfate de quinine, le quinquina en poudre, en extrait (2 à 5 gr.), en macération (8 à 10 gr.), l'acide arsénieux (5 à 10 granules par jour), les capsules d'eucalyptol à 0,15, à 2 à 5 par jour.

*Contre les sueurs* : Agaric blanc (0,25 à 1 gr.) ; acétate de plomb en pilules de 0,10 (1 ou 2 par jour) ; tannate de quinine (0,50 à 1 gr.) ; acide tannique (0, 25 à 0,50) ; poudre de Dower (0,50) ; oxyde de zinc (0,25) ; ratanhia en pilules ou en tisane (20 gr.).

*Contre l'anémie* : S'il n'y a pas de fièvre, ferrugineux, fer réduit, sous-carbonate de fer, tartrate ferrico-potassique, protoiodure de fer, etc. (voir *Chlorose*) : toniques, quinquina, vin vieux, viandes froides ou rôties, bouillons froids.

*Prophylaxie et hygiène* : Combattre de bonne heure le lymphatisme ; prévenir les bronchites ; usage de la flanelle ; habitation saine, au midi ; alimentation tonique et fortifiante ; usage d'aliments riches en calorification, beurre, crème, lait, chocolat, viandes, viande crue préparée avec l'alcool (conserve de Damas), 100 à 200 gr. par jour, etc. ; exercice modéré ; séjour près de la mer.

Quand domine la forme nerveuse, éréthique : Pau, Pise, Venise, Madère, Alger. Quand domine la forme torpide : Menton, Cannes, Nice, Hyères, Amélie-les-Bains.

**317. Pneumothorax.** — Symptômes. — (Avec eau, *hydropneumothorax*; — sans eau, *pneumothorax*.)

1° *Locaux* : Douleur subite, dyspnée, toux, expectoration, oppression quelquefois considérable ; décubitus sur le côté malade ; déformation du thorax, dilatation du côté malade ; côtes redressées, écartées les unes des autres.

A la percussion, résonnance exagérée et tympanique occupant toute la poitrine (*pneumothorax*) ou bien la partie supérieure seulement (*hydro-pneumotorax*) : dans ce dernier cas, matité à la base et fluctuation hippocratique. Si l'épanchement ne communique pas avec les bronches, affaiblissement du murmure vésiculaire : s'il communique, respiration et toux amphoriques : tintement métallique.

2° *Généraux* : Anxiété ; face pâle, pouls petit, fréquent ; sueurs froides, fièvre hectique.

*Ne pas confondre avec* emphysème (309), pneumonie (318), pleurésie (320).

Traitement. — Boissons émollientes ; quelquefois sangsues ou ventouses sur le point douloureux ; extrait thébaïque à haute dose (0,10 à 0,30); datura stramonium ; cataplasmes laudanisés sur la poitrine. En cas d'étouffement, dans l'hydro-pneumothorax, thoracentèse si le malade est dans de bonnes conditions.

**318. Pleurodynie.** — Symptômes. — *Locaux* : Douleur plus ou moins vive des côtés de la poitrine, augmentant pendant les grandes inspirations, la toux, l'éternument ; anxiété. Symptômes généraux, le plus souvent nuls ; rien à la percussion, rien à l'auscultation.

*Ne pas confondre avec* pleurésie (320), névralgie intercostale (319).

Traitement. — Sangsues ou ventouses scarifiées ; frictions excitantes ; teinture d'iode simple ou morphinée ; injections narcotiques hypodermiques (40); emplâtre thapsia, huile de croton, pommade stibiée ; essence de térébenthine, baume opodeldoch ; vésicatoires volants ; boissons chaudes, bourrache, mauve, etc. (Voir *Rhumatisme musculaire*.)

**319. Névralgie intercostale.** — Symptômes. — Douleurs sourdes, continues ou intermittentes, s'exaspérant par la toux, par les mouvements inspiratoires, par la pression ; *trois points douloureux* : un en arrière, près de la sortie du nerf ; un sur le côté, vers la partie moyenne de l'espace intercostal ; un au

bord externe du sternum ; rien à la percussion ni à l'auscultation.

*Ne pas confondre avec* pleurodynie (318), pleurésie (320).

TRAITEMENT. — Sangsues ou ventouses scarifiées à l'état aigu ;
vésicatoires volants morphinés (0,01 à 0,05) ; teinture d'iode
morphinée ; chloroforme topiquement ; injections hypodermiques. (Voir *Névralgie*, 40).

320 **Pleurésie.** — *Première période.* — *Pleurésie sèche.* —
SYMPTÔMES. — Dans la majorité des cas, douleur de côté le plus
souvent à la région mammaire ; petite toux sèche, exagérant
la douleur et augmentant à la percussion ; expectoration nulle
ou quelques crachats séreux, filants ; mouvement fébrile plus ou
moins intense ; quelquefois absence de fièvre ; respiration gênée, inspirations courtes, saccadées.

A la percussion, son clair au début devenant obscur quand
les fausses membranes sont épaisses et abondantes : quelquefois matité à sommet parabolique. — A l'auscultation, frôle-
ment, froissement ou craquement pleural, suivant l'organisa-
tion plus ou moins complète des fausses membranes.

*Deuxième période.* — *Pleurésie avec épanchement.* — La quantité de liquide épanché est peu considérable, ou moyenne, ou
abondante. Des signes particuliers correspondent à chacun de
ces trois degrés.

SYMPTÔMES. — *Locaux et fonctionnels* : A peu près les mêmes
dans les trois degrés d'épanchement que dans la pleurésie sèche. Dyspnée à peine appréciable au 1er degré, augmente au
2e et au 3e : la douleur de côté manque souvent au 3e degré.
— A l'inspection, dilatation du côté malade dans l'épanchement considérable. — A la palpation, vibrations de la voix
très-faibles, et même nulles suivant la quantité de liquide
épanché. — A la percussion, 1er degré, résonnance un peu
moins claire ; au 2e degré, matité à la partie postérieure et inférieure ; au 3e degré, matité absolue depuis la base jusqu'au
sommet. — A l'auscultation, au 1er degré, murmure respiratoire un peu plus faible du côté où siège l'épanchement exagéré,
respiration puérile de l'autre côté ; ni souffle, ni égophonie.
Au 2e degré, respiration vésiculaire remplacée par le souffle tubaire, égophonie, voix de mirliton. Au 3e degré, absence complète du bruit respiratoire ; ni souffle, ni égophonie.

*Si la pleurésie est diaphragmatique*, douleur, gêne de la respiration, hoquet, vomissements, points douloureux à la base de la
poitrine, son tympanique jusque vers la 7e côte, fièvre. — *Si elle
est double*, dyspnée plus considérable et symptômes plus graves.

*Si la pleurésie est sèche*, sans épanchement : bruit de frottement des deux feuillets de la plèvre ; — *Si elle est diaphragmatique :* douleur, gêne de la respiration, hoquets, vomissements ; points douloureux à la base de la poitrine, fièvre ; — *Si elle est double :* dyspnée plus considérable et symptômes plus graves.

Diminution graduelle de ces symptômes ; apparition du bruit de frottement pleural; râle humide, crépitant. Ou bien aggravation de ces symptômes, œdème des mains, dyspnée, surtout si la pleurésie est à gauche. Ou bien passage à l'état chronique.

*Ne pas confondre avec* pneumonie (313), pleurodynie (318), névralgie intercostale (319), hydro-pneumothorax (317).

Traitement. — Tisanes émollientes, violettes, mauve ou diurétiques, chiendent nitré, lait nitré, reine-des-prés, pariétaire, etc. : ajouter à la tisane nitrate de potasse (2 à 15 gr.), acétate de potasse (15 à 30 gr.); infusion de digitale (8 à 10 gr. pour un litre); sirop ou pilules de digitale.

Saignées générales de 300 à 400 gr. ; 15 à 20 sangsues ou bien 8 à 10 ventouses scarifiées sur le point douloureux.

Narcotiques pour calmer la toux, extrait thébaïque (0,05 à 0,15) en potion ou pilules ; sirop diacode, de morphine, de codéine ; sirop de lactucarium ; injections hypodermiques, looch opiacé.

Emplâtres de poix de Bourgogne, de diachylon sur le côté douloureux ; large vésicatoire camphré quelques jours après le début; cataplasmes laudanisés ; sur le déclin, badigeonnage avec la teinture d'iode.

Emétique (0.05 à 0,10), en cas d'embarras gastrique ; maintenir le ventre libre.

| | | |
|---|---|---|
| ♃ Calomel.......... .................... | 1 gr. |
| Scille................................ | 0gr,50 |
| Digitale..;........................... | 0gr,25 |

F. s. a. 10 pilules ; une matin et soir.

Repos au lit ; température douce ; silence ; diète au début; laitage. En cas de suffocation imminente, thoracentèse (265).

**321. Pleurésie chronique**. — Symptomes. — Douleur locale obtuse, fugace; respiration gênée ; dyspnée en rapport avec la quantité de l'épanchement; toux sèche; dilatation du côté malade; immobilité des côtes; absence de vibration thoracique ; matité étendue; pas de bruit respiratoire à la base ; égophonie. Fièvre lente avec redoublement; amaigrissement; pâleur; œdème souvent borné au membre supérieur du côté affecté.

*Ne pas confondre avec* pneumonie chronique (314), phthisie (316).

TRAITEMENT. — Toniques, quinquina, lichen ; vésicatoires volants, cautères, moxas ; pommade stibiée ; opiacés pour calmer la toux ; mercuriaux en frictions ; calomel ; huile de foie de morue ; teinture d'iode sur la poitrine ; diurétiques :

℞ Vin blanc........................................ 750 gr.
　Baies de genièvre.............................. 50 —
　Feuilles de digitale............................ 10 —
　Scille........................................... 5 —
Faites macérer pendant 4 jours et ajoutez :
　Acétate de potasse............................. 15 —
Filtrez. Deux à trois cuill. à bouche chaque jour.    (Trousseau.)

*Thoracentèse* (265). — *Indications* : Épanchement assez considérable, pour suffoquer le malade ; syncopes. *Chez les enfants*, dans le pyothorax il faut opérer toujours ; — dans la pleurésie séreuse, il faut opérer *rarement* pour les grands épanchements, *jamais* pour les épanchements médiocres (H. Roger). *Contre-indications* : tubercules, cancer. (Pour l'opération, voir 265.) Pour la ponction, préférer un trocart presque capillaire (Blachez). La ponction faite, *s'il ne sort pas de liquide*, faire respirer largement le malade ; introduire un stylet ou une aiguille à tricoter dans la canule pour rompre les brides ou obstacles ; ou bien faire une nouvelle ponction.

*Contre les quintes de toux*, incliner la canule pour éviter son contact avec la plèvre.

*Contre les épanchements purulents*, injections d'abord aqueuses, puis aromatiques, puis vineuses ou iodées :

℞ Teinture d'iode............................... 50 gr.
　Iodure de potassium........................... 3 —
　Eau distillée.................................. 100 —
Mélanger cette solution avec égale quantité d'eau tiède.

322. **Asthme.** — SYMPTOMES. — Invasion presque toujours subite, le soir ou au milieu du sommeil, le plus souvent à la même heure ; dyspnée plus ou moins considérable, parfois précédée de troubles gastriques, de pandiculations, de congestions oculaire, nasale, bronchique ; gêne, oppression considérable ; attitudes bizarres prises par le malade qui cherche à lutter contre la suffocation ; tête en arrière, bouche entr'ouverte ; sueurs froides, face congestionnée ; toux sèche au début, écumeuse à la fin ; retour à la santé après une, deux, trois heures : absence de fièvre et de symptômes généraux ; pouls petit ; battements de cœur précipités.

Inspiration lente, pénible, sifflante ; à l'auscultation, râles vibrants, sibilants, sonores, bullaires, sous-crépitants ; en certains points, absence du murmure respiratoire. A la percussion, résonnance. Expectoration spumeuse, aérée, contenant des concrétions blanchâtres, quelquefois sanguinolentes, crachats perlés.

*Ne pas confondre avec* emphysème pulmonaire (309), catarrhe suffocant, dilatation bronchique (308), laryngite striduleuse (255, IV), angine de poitrine (323), hystérie (45).

TRAITEMENT. — 1° *De l'accès* : Placer le malade de façon à faciliter sa respiration ; desserrer ses vêtements, donner accès à l'air. S'il est fort et vigoureux et atteint d'affection des poumons ou du cœur, saignée du bras ; sinapismes sur les côtés de la poitrine, aux bras, aux jambes ; teinture de lobélie enflée (1 gr. en potion).

2° *Préventif*. Fumer les feuilles de datura stramonium, de sauge, de belladone, de jusquiame, de phellandre aquatique, introduites dans une pipe ou du papier, avoir soin d'inhaler la fumée ; cigarettes Espic ; cigarettes arsenicales (voir *Emphysème vésiculaire*, 309), cigarettes nitrées ; toucher le fond du pharynx avec un pinceau trempé dans

℞ Eau distillée............................... } ãã 15 gr.
  Ammoniaque............................... }

(Ducros.)

ou bien inspirer les vapeurs de cette eau ammoniacale ; inhalation d'eau créosotée (créosote, 1 gr., eau, 500), d'eau phéniquée (acide phénique, 1 gr., eau, 500) ; inhalation d'air chargé d'acide carbonique, de vapeurs d'usine à gaz ; quelquefois éther, chloroforme ; faradisation ; potions calmantes, éthérées ; au bromure de potassium (2 à 4 gr.), à l'hydrate de chloral (2 à 4 gr.) ; demi-lavements avec l'asa fœtida (2 à 4 gr.), le camphre (2 gr.), suspendus dans un jaune d'œuf ; pilules de belladone (extrait de belladone et poudre de belladone ãã 0,01), 1 à 4 chaque soir, pendant 10 jours : les 10 jours suivants, sirop ou capsules de térébenthine (1 à 4 par jour) ; les 10 autres jours, cigarettes arsenicales. Le traitement de Debreyne consiste en poudre et potion :

℞ Fleurs de soufre....... } ãã 12 gr.
  Poudre d'aunée........ }
    — de racine de belladone. 4 —
    — de scille............. 3 —
  Kermès................... 1 —
M. et div. en 20 paq. ; un paq. par jour en 3 fois dans du miel, pendant la crise, après l'accès.

℞ Infusion d'hysope...... 100 gr.
  Kermès............... } ãã 0gr,10
  Extrait de belladone... }
  Sirop de capillaire..... } ãã 25 gr.
  Oxymel scillitique...... }
Une cuillerée à bouche toutes les 1/2 heures, pendant l'accès.

Si l'asthme est déterminé par une maladie du cœur, bromure de potassium, 5 à 10 gr. (Voir 337.)

*Traiter la diathèse* qui a déterminé l'asthme : *Contre le lymphatisme*, le scrofulisme (26), poudre de soufre sublimé et lavé, une cuillerée à café le matin dans du miel ou du lait ; bains sulfureux ; eaux sulfureuses, Eaux-Bonnes, etc., bains de mer ; séjour à la campagne ; exercice modéré. (Voir 27.)

*Contre l'herpétisme* : Préparations sulfureuses et surtout arsenicales ; eaux du Mont-Dore, La Bourboule :

| ♃  Sirop antiscorbutique..... 300 gr. | ♃  Arséniate de soude...... 0$^{gr}$,05 |
|---|---|
| Arséniate de soude....... 0$^{gr}$,05 | Eau distillée............ 100 gr. |
| Une cuillerée chaque matin. | Teinture de cochenille... qq. gout. |
|  | Une cuill. à café avant chaque repas. |

ou bien iodure de potassium (0,25 à 0,50) par jour. (Voir 55.)

*Contre l'asthme arthritique* ou goutteux : vomitifs, purgatifs drastiques (jalap, scammonée, aloès) ; chlorhydrate d'ammoniaque (1 à 4 gr. par jour en potion) ; expectorants, kermès ; tisane d'hysope, de lierre terrestre, de marrube. (Voir *Goutte*, 25).

*Contre l'asthme syphilitique* : Protoiodure de mercure quelquefois ; iodure de potassium (1 à 2 gr.) par jour. (Voir 29,30.)

2° *Prophylaxie et hygiène* : Éviter l'air chargé de poussières végétales, le brouillard, l'air vif, le froid. Flanelle ; vie sobre ; pas d'alcooliques ; quelques purgatifs ; quelquefois exutoire au bras, comme dérivatif.

323. **Angine de poitrine.** — Symptomes. — Douleur subite, vive, déchirante, derrière le sternum, à la région précordiale, s'irradiant au cou, au bras gauche, dans toute la poitrine ; respiration suspendue à cause de la douleur qu'elle provoque ; quelquefois exceptionnellement, grandes inspirations ; menace de suffocation, pâleur, pouls fréquent, petit, irrégulier ou régulier, selon l'état du cœur ; éructations ; courbature. Maladie se manifestant par accès.

*Ne pas confondre avec* asthme (322), névralgies, maladies du cœur (327 et suiv.).

Traitement. — *Pendant l'accès* : Saignée s'il y a complication cardiaque, pléthore. Opium à haute dose ; extrait thébaïque (0,10 à 0,20 en potion) ; pédiluves sinapisés ; sinapismes dans le dos ; inhalations de chloroforme ; vésicatoires pansés avec la morphine : lavement avec asa fœtida (2 à 4 gr.) ; émétique (0,05) s'il y a complication gastrique : plonger le bras douloureux dans l'eau chaude.

*Pour prévenir l'accès* : Toniques, ferrugineux. Antipériodiques, sulfate de quinine. Antispasmodiques ; faradisation. Rappeler la goutte aux extrémités en cas de métastase goutteuse.

*Prophylaxie* : Vie tranquille ; régime sévère ; s'abstenir de vin, d'alcooliques, de café ; usage de flanelle ; liberté du ventre ; bains de mer, de rivière, affusions froides ; éviter la marche contre le vent, ou l'ascension des montagnes.

324. **Coqueluche.** — SYMPTOMES. — 1° *Locaux et fonctionnels* : Au début, bronchite simple, puis peu à peu quinteuse ; quintes convulsives à intervalles plus ou moins rapprochés, se manifestant brusquement, pendant l'expiration, par une série très-rapide de secousses de toux courtes et réitérées avec inspiration sifflante ; symptômes d'asphyxie ; face violacée, yeux saillants, larmoyants ; quelquefois sueurs froides pendant les quintes, accompagnées de vomissements, d'hémorrhagie nasale, de mouvements convulsifs. Retour plus ou moins fréquent des quintes de toux, surtout à la suite de cris, de pleurs, de contrariétés, et donnant lieu à une petite ulcération au frein de la langue ; souvent glycosurie ; douleurs pectorales après les accès de toux ; convulsions ; rougeur du fond de la gorge. A l'auscultation, absence de bruit respiratoire pendant les quintes.

2° *Généraux :* Nuls ou peu sensibles ; quelquefois complications pulmonaires, emphysème, pneumonie, bronchite, tuberculisation, hémoptysie.

*Ne pas confondre avec* bronchite aiguë (305), laryngite striduleuse, (235, IV), tuberculisation des ganglions bronchiques.

TRAITEMENT. — Tisane pectorale, tilleul, feuilles d'oranger, serpolet, mauve, coquelicot, capillaire, etc.

*S'il y a phlegmasie bronchique* ou *congestion :* Vomitifs, tartre stibié (0,05) ; poudre et sirop d'ipéca mélangés ; ventouses sèches ou scarifiées sur la poitrine ; rarement émissions sanguines ; pédiluves sinapisés, sinapismes ; lavements émollients ou laxatifs ; emplâtre de diachylon ou quelquefois vésicatoires sur la poitrine : légers laxatifs, calomel (0,50 à 1 gr.), mauve, sirop de chicorée, rhubarbe.

Matin et soir, narcotiques, antispasmodiques, sirop diacode (15 à 50 gr.), sirop de morphine (5 à 20 gr.) ; extrait thébaïque (0,01 à 0,05) ; sirop de lactucarium ; eau de laurier-cerise (1/2 cuill. à café) ; belladone, bromure de potassium (1 à 5 gr.) :

| | |
|---|---|
| ♃ Poudre de racines ou de feuilles de belladone...... 0gr,25<br>Sucre pulvérisé........... 2gr,50<br>M. et div. en 20 paquets, 1 matin et soir. | ♃ Racine de belladone pulvérisée................. 0gr,05<br>Opium pulvérisé.......... 0gr.025<br>Sucre blanc............. 4 gr.<br>M. et div. en 8 paquets, 4 à 8 par jour. |

♃ Extrait de belladone......................... $0^{gr},20$
Sirop d'opium................................. } ãã 30 gr.
Sirop de fleurs d'oranger................:...... }

1 à 8 cuillerées à café dans les 24 h. en augmentant insensiblement jusqu'à diminution des symptômes.

● S'il y a contre-indication à l'usage interne des narcotiques, telle que arrêt des sécrétions, etc., frictions épigastriques ou axillaires avec la pommade à la belladone (1 gr. pour 30).

A la fin de chaque repas une cuill. à café, ou à soupe, d'infusion chaude de bon café. Diminuer peu à peu l'alimentation.

*S'il y a lymphatisme* : Toutes les 2 h. une cuil. de la potion :

| ♃ Cochenille............... | $0^{gr},50$ | ♃ Cochenille............... | $0^{gr},25$ |
|---|---|---|---|
| Carbonate de potasse..... | $0^{gr},50$ | Bitartrate de potasse...... | $0^{gr},50$ |
| Sucre pulvérisé.......... | 20 gr. | Sucre................... | 15 — |
| Eau distillée............. | 100 — | Eau chaude.............. | 60 — |
| | | Solution à chaud de la cochenille, 1 à 4 cuillerées à café (Millot.) | |

ou bien, looch blanc de 120 gr. additionné de sous-carbonate de fer (1 gr.). Soufre sublimé et lavé, une forte pincée toutes les 2 h. Sirop d'éther, chloroforme (6 à 8 gouttes) en potion ou dans une cuill. de sirop ; oxyde de zinc (0,05 à 0,15) toutes les 3 h. ou :

♃ Oxyde de zinc............................. } ãã $0^{gr},10$
Musc........................................ }
Sucre...................................... 1 gr.

Un paquet toutes les 2 h.; cesser s'il vient de la diarrhée.

Asa fœtida (2 à 4 gr.) ; camphre (2 gr.) en lavement ; alcoolature d'aconit (1 à 2 gr.) en potion. Inhalations de vapeurs d'usine à gaz ; inhalations de chloroforme ; cautérisation pharyngienne ; sulfate de quinine.

Précautions hygiéniques et prophylactiques ; éloigner les enfants du foyer épidémique ; flanelle ; sirop de belladone additionné d'alcoolature d'aconit (1 gr.) ; un peu de café noir.

## SECTION II.

### MALADIES DU CŒUR.

**325. Mesure du cœur par la percussion.** — La grande figure ovalaire (*fig.* 114) indique la dimension normale du cœur (11 à 12 centim.) transversalement, et verticalement de 9 centim. La petite figure ovale représente l'atrophie extrême chez l'adulte (8 centim. sur 5 ou 6). Les lignes courbes diversement ponctuées désignent les divers degrés d'augmentation de vo-

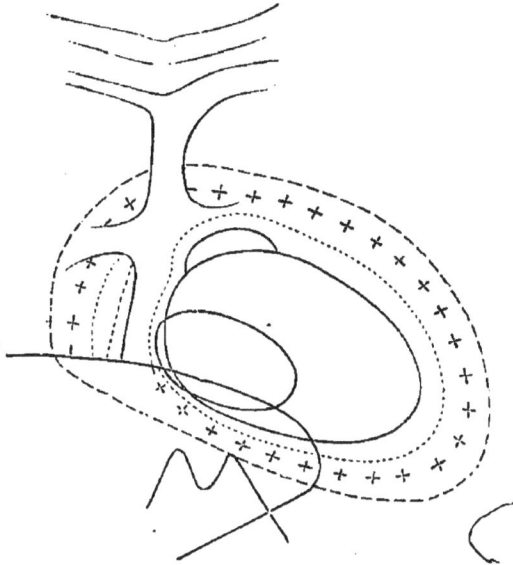

Fig. 111. — Dimension du cœur.

lume (Piorry). — La pointe du cœur correspond au 5e espace intercostal et bat entre la 5e et la 6e côte (Bouillaud), un peu en dedans d'une ligne verticale passant par le mamelon. Les orifices ventriculo-artériels sont situés au niveau du bord antérieur de la 3e côte, vers la réunion des cartilages costaux avec le sternum ; les orifices auriculo-ventriculaires occupent l'espace compris entre la 3e et la 4e côte gauche.

326. **Tableau pathognomonique des bruits de souffle.** (Corlieu.)

| | | | |
|---|---|---|---|
| . Avant la systole ou présystolique......... | | { Rétrécissement auriculo-ventriculaire ou mitral. | |
| II. Systolique ou 1er temps....... | 1o A la *base* et à la *pointe*. | Chloro-anémie. | |
| | 2o A la *base* avec propagation dans les grosses artères.................. | Lésion des valvules aortiques ou sigmoïdes (avec ou sans rétrécissement). | |
| | 3o A la *pointe*............. | Lésion de la valvule mitrale ou auriculo-ventriculaire (avec ou sans insuffisance). | |

| III. Diastolique ou 2e temps....... | A la *base*................ | Insuffisance aortique. |
|---|---|---|
| | A la *pointe* (se confond avec le présystolique)......... | Rétrécissement auriculo-ventriculaire ou mitral. |

| IV. Deux bruits de souffle prolongés............. | A la *base*.... | 1er temps... \| Rétrécissement aortique *avec* 2e temps.... \| Insuffisance aortique. |
|---|---|---|
| | A la *pointe*... | 1er temps... ( Insuffisance auricul.-ventricul. *avec* Présystoliq . ( Rétrécissem. auricul.-ventricul. |

RÈGLES GÉNÉRALES. — 1° Dans les *Rétrécissements auriculo-ventriculaires,* le maximum du bruit est à la *pointe.*

2° Dans les *Rétrécissements aortiques,* le maximum est à la *base* et se propage le long de l'aorte et dans les carotides.

3° Dans les *Insuffisances aortiques,* bruit au 2e temps avec maximum à la *base.*

4° Dans les *Anémies,* souffle léger au 1er temps, toujours à la *base* et quelquefois en même temps à la *pointe.*

5° Dans les maladies du *cœur gauche,* il y a altération du pouls.

6° Dans les maladies du *cœur droit,* il y a troubles dans la circulation des grosses veines et surtout des jugulaires.

7° La fréquence du pouls avec régularité ou irrégularité — mais sans confusion ni tumulte — indique le *nervosisme.*

8° L'irrégularité — avec confusion et tumulte — indique le rétrécissement *auriculo-ventriculaire* (mitral).

9° Dans la majorité des cas le dédoublement (qui est diastolique) produit un bruit à la pointe et indique le *rétrécissement auriculo-ventriculaire* (mitral).

**327. Endocardite aiguë simple.** — SYMPTOMES. — Souvent à la suite de refroidissement, de rhumatisme, de fièvre éruptive : douleur, voussure, matité précordiale dans un espace variant de 11 à 13 centimètres carrés, surtout quand il y a complication de péricardite, ce qui est presque constant. Impulsion du cœur forte, soulèvement de la paroi antérieure du thorax, frémissement vibratoire ; battements de cœur ordinairement réguliers ; pouls fort, sec au début, petit, misérable et intermittent à la fin. Murmure valvulaire ; bruits sourds ; bruits de souffle ou de râpe. Dyspnée.

Le bruit de souffle qui peut être passager, varie selon le siége précis de l'inflammation qui occupe le plus souvent la valvule mitrale ou gauche, et, si elle est assez considérable pour faire obstacle au cours du sang :

17.

1º Obstacle ou rétrécissement à l'orifice auriculo-ventriculaire gauche (VM) : bruit de souffle et de râpe à *la pointe*.

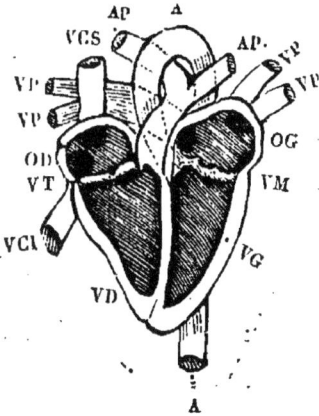

Fig. 115. — Coupe théorique du cœur de l'homme (*).

2º Rétrécissement à l'orifice artériel aortique : bruit de souffle et de râpe *pendant le premier temps* et à la *base*.

3º Insuffisance des valvules aortiques ou sigmoïdes qui laissent refluer le sang dans le ventricule, pendant la dilatation cardiaque : bruit de souffle *au second temps* et à *la base* (326).

*Ne pas confondre avec* **péricardite** (343, 344), palpitations nerveuses (345).

Il est difficile de distinguer si la phlegmasie est à droite ou à gauche (Stokes) ; quatre fois plus fréquente à gauche qu'à droite.

TRAITEMENT. — Mauve, tilleul, sureau, chiendent nitré, etc., en abondance ; lait nitré ou coupé avec de l'eau de Vichy. Si l'oppression est considérable : saignées larges et répétées au besoin ; 15 à 20 sangsues ou ventouses scarifiées sur la région précordiale, y revenir selon les indications : s'arrêter dès que le pouls s'affaiblit : en même temps, 2 à 3 pil. de digitale pulv. (0,05) ; ou granules de digitaline, 1 à 5 ; teinture de digitale, 10 à 30 gouttes, progressivement ; sirop de digitale.

℞ Eau bouillante............................... 250 gr.
Feuilles de digitale.......................... 1 à 2 —
Nitrate de potasse............................ 5 —
Eau de laurier-cerise......................... 10 à 15 —
Sirop de guimauve............................. 35 —
Une cuillerée toutes les heures.

Si l'endocardite est rhumatismale, alcalins à haute dose, combinés avec les potions stibiées (0,25 à 0,40). Fomentations émollientes et narcotiques sur le cœur ; décoction de graine de lin, de têtes de pavot, de morelle, etc. : être très-réservé sur l'emploi des vésicatoires à la période d'acuité.

(*) A, aorte : AP, artère pulmonaire ; VP, veines pulmonaires ; OG, oreillette gauche ; VM, valvule mitrale ou auriculo-ventriculaire gauche ou biscupide ; VG, ventricule gauche ; VD, ventricule droit ; VCI, veine cave inférieure ; VT, valvule tricuspide ou auriculo-ventriculaire droite ; OD, oreillette droite ; VCS, veine cave supérieure. — Valvule sigmoïde à l'orifice aortique.

Maintenir la liberté du ventre, à l'aide de laxatifs légers, calomel (0,30 à 0,40), ou à dose réfractée (0,05 pour sucre 10 gr.) en 10 prises, 1 toutes les heures ; limonade purgative, lavements laxatifs ou émollients. Poudre de Dower (0,20 à 0,50) le soir.

Diète absolue : repos au lit ; éviter les émotions et les refroidissements. — S'il survient de l'adynamie, régime et médication tonique.

**328. Endocardite chronique.** — Donne lieu à des altérations valvulaires, voir ces maladies (329 à 335).

**329. Rétrécissement auriculo-ventriculaire gauche ou mitral.** — Symptomes. — Impulsion précordiale, frémissement cataire, coïncidant avec le second temps.

Bruit de souffle de râpe, de lime, de scie, d'aspiration ou de roulement à la fin du *deuxième* temps, et se confondant avec le bruit *présystolique*, se prolongeant vers la *pointe*, où il est plus intense. (Quelques médecins considèrent la présystole comme la fin du second temps.) Quelquefois bruit de dédoublement **ʃʃʃ** ou **ʃʃʃ**

Pouls petit, *irrégulier*, intermittent, avec confusion et tumulte des battements.

Congestions pulmonaires, dyspnée, orthopnée : veines jugulaires dilatées, pouls veineux, cyanose, anasarque.

Presque toujours coïncide avec l'insuffisance mitrale.

*Ne pas confondre avec* rétrécissement aortique (333), insuffisance aortique (334), palpitations nerveuses (345).

Traitement. — Voir le traitement général de toutes les maladies du cœur (337).

**330. Insuffisance auriculo-ventriculaire gauche ou mitrale.** — Symptomes. — Bruit de souffle, de râpe, de scie *pendant le premier temps*, perçu à la *pointe* et se prolongeant jusqu'au commencement du second temps.

Pouls petit, *irrégulier*, intermittent ; frémissement cataire. — Maladie n'existant qu'exceptionnellement à l'état simple, mais accompagnant presque toujours le rétrécissement mitral, d'où fusion des deux souffles, c'est-à-dire souffle prolongé *présystolique* et au *premier* temps, à la *pointe*.

**331. Rétrécissement auriculo-ventriculaire droit ou tricuspide.** — Très-rare ; n'existe que conjointement avec des altérations valvulaires mitrales, souffle *présystolique* à la *base*.

**331 *bis*. Rétrécissement avec insuffisance mitrale.** — Symptomes. — Bruits de roulement diastolique (2ᵐᵉ temps), bruit de souffle présystolique et diastolique ayant leur maximum à la pointe. Rhythme irrégulier. De ces trois bruits, l'oreille n'en perçoit qu'un très-long. — Voussure thoracique, matité, choc de la pointe violent.

**332. Insuffisance tricuspide ou auriculo-ventriculaire droite.** — Presque toujours compliquée de rétrécissement aortique ou mitral.

Souffle au premier *temps*, ayant son siége à la *pointe* dans la région du ventricule droit. Quelquefois frémissement cataire.

Pouls petit, *irrégulier*, intermittent, perceptible aux jugulaires, appelé aussi *veineux* (caractéristique des maladies du cœur droit). — Congestions passives, hydropisies quand l'insuffisance est compliquée de rétrécissement mitral.

**333. Rétrécissement aortique ou sigmoïde.** — Symptomes.
— Bruit de souffle, de râpe, de scie *pendant et à la fin du premier temps* et quelquefois pendant le silence qui précède le second temps, ayant son maximum d'intensité à la *base* du cœur, se prolongeant quelquefois dans l'aorte et les vaisseaux carotidiens, nul vers la pointe.

Pouls petit, doux, lent, régulier; frémissement cataire. Voussure précordiale. Palpitations, dyspnée; quelquefois coloration de la face, douleur locale; hydropisies moins intenses et plus tardives; œdème local, puis général; exceptionnellement pouls veineux.

*Ne pas confondre avec* insuffisance aortique (327), rétrécissement mitral (322), palpitations nerveuses (338).

Traitement. — Essentiellement tonique; pas d'émissions sanguines. Digitale en cas de battements très-précipités.

**334. Insuffisance aortique ou sigmoïde.** — Symptomes.
— Début quelquefois lent et graduel, d'autres fois brusque.

Bruit de *souffle au second temps*, doux, aspiratif, couvrant le second bruit qu'on peut cependant entendre distinctement dans le trajet de l'aorte, dans les carotides et les axillaires, ayant son maximum d'intensité un peu au-dessus de la base du cœur; le bruit morbide succède immédiatement au battement du pouls; double souffle intermittent au niveau de l'artère crurale. (Duroziez).

Pouls large, développé, régulier, ondulant, perceptible dans le trajet des principales artères dont les superficielles battent à l'œil nu, surtout quand le malade élève le bras. Intervalle marqué entre le battement du cœur et la pulsation d'une artère éloignée. Palpitations; impulsion forte, étendue; matité précordiale; dyspnée, orthopnée, face bleuâtre, pouls veineux; bourdonnements, éblouissements, vertiges, insomnie, œdème vers la fin de la maladie; quelquefois crachement de sang.

*Ne pas confondre avec* rétrécissement mitral (329), rétrécissement aortique (333), insuffisance mitrale (330) et tricuspide

(331), palpitations nerveuses (345). — Traitement. Voir *Anévrysme actif* (341).

**335. Insuffisance avec rétrécissement.** — Symptomes. — Ceux de l'hypertrophie avec dilatation et de l'insuffisance aortique ; deux bruits de souffle qui se suivent immédiatement ; mouvement de *va-et-vient ;* le premier dur, rude ; le second très-fort, mais doux, ayant son maximum à la base du cœur, s'entend plus ou moins sur le trajet de l'aorte.

Pouls moins large, moins développé, moins ondulant.

Nota. L'existence simultanée du rétrécissement et de l'insuffisance aortiques est très-fréquente ; d'où le symptôme pathognomonique est le *double bruit de souffle à la base.*

**336. Angine de poitrine.** — Symptomes. — Quelquefois signes précurseurs, malaise, bouillonnement dans le côté gauche ; puis douleur poignante, pongitive, constriction derrière le sternum, un peu à gauche et en bas, s'étendant dans le cou, dans le bras, le long du nerf cubital, et quelquefois d'une mamelle à l'autre. Suspension momentanée de la respiration produite par la crainte de la douleur ; respiration gênée ; éructations ; besoins d'uriner ; pouls petit, régulier ; anxiété, abattement ; retour à la santé et rechutes.

*Ne pas confondre avec* asthme (317), névralgie brachiale, lésion des valvules du cœur (329 à 335).

Traitement.— 1° *Hygiénique :* Tranquillité d'esprit ; éviter les fatigues, les marches contre le vent, les excès de boissons ou d'aliments, les rapports vénériens, le froid, la constipation.

2° *Médical :* Potion au bromure de potassium (2 à 5 gr.), à l'hydrate de chloral (2 à 5 gr.), qu en lavement ; opiacés à haute dose ; extrait thébaïque (0,05 à 0,15) en potion ; belladone (0,01 à 0,10) ; extrait de jusquiame (0,05 à 0,15) ; poudre de Dower (0, 50) ; eau de laurier-cerise ; digitale (0,05 à 0,10) ; solution de Fowler (6 gouttes, 3 fois par jour) ; quelquefois émétique (0,10) ; chloroforme en inhalation ; sinapismes sur la colonne vertébrale.

| | | |
|---|---|---|
| ♃ Eau distillée de tilleul...................... | 100 gr. | |
| Extrait thébaïque........................ | 0gr,10 | |
| Extrait de digitale....................... | 0gr,10 | |
| Eau de laurier-cerise.................... | 10 gr. | |
| Sirop simple........................... | 30 — | |

F. s. a. Potion, à prendre par cuillerées.

Électricité (?) ; immersion du bras douloureux dans l'eau chaude ; vésicatoires, sinapismes, cautères, moxas sur les points douloureux ; combattre la diathèse goutteuse si elle existe (26).

**337. Traitement des maladies du cœur.** — Éviter les fa-

ligues, les émotions, les excès, les rapports sexuels, les vête-
lements serrés.

1° *Il existe encore des symptômes inflammatoires, sans hydropisie.*
— Tisane de chiendent avec addition de nitrate de potasse
(1 à 5 gr.), mauve, pariétaire, reine-des-prés ou spirée ulmaire,
fleurs de sureau, pervenche, queues de cerises, lait coupé,
baies de genièvre, genêt à balai, racine de fraisier, busserole, etc.

Saignées du bras répétées selon les indications ; sangsues, ventouses, *loc. dol.*, surtout dans les cas de rétrécissement : peu ou
pas de saignée dans l'insuffisance aortique.

Sirop, pilules, teinture de digitale, potion de digitale, p. 296 ;
infusion de feuilles de digitale (0,25 à 0,50 pour 125 gr. d'eau
ou 0,50 en macération froide dans un litre d'eau); granules de
digitaline. Sirop de pointes d'asperges.

Teinture de veratrum *viride* (Oulmont). Calomel, lavements
purgatifs. Diète, bouillon, laitage ; repos du corps et de l'esprit.

2° *Les symptômes inflammatoires sont peu prononcés, il n'y a
pas d'œdème.* — Même traitement; peu ou pas de saignées;
vésicatoires volants, cautères, sétons, huile de croton sur la région précordiale.

3° *Il y a hydropisie, œdème.* — Mêmes tisanes, nitrate de potasse (2 à 5 gr.), bitartrate de potasse (15 gr.), acétate de potasse (1 à 10 gr.) ; petit-lait nitré ; scille en poudre (0,20 à 0,30),
en extrait (0,02 à 0,10), en teinture (4 gr. dans une potion), en
oxymel (10 à 50 gr. en potion), en miel scillitique (10 à 50 gr.),
en vin (10 à 50 gr.) ; vin amer scillitique ou diurétique de la
Charité (10 à 100 gr.). Colchique, en teinture (1 à 5 gr.), vin
de semences de colchique (5 à 20 gr.). Racine de caïnca (10 à
30 gr. en décoction).

| ♃ | Vin blanc | 750 gr. |
|---|---|---|
| | Baies de genièvre | 50 — |
| | Feuilles de digitale | 10 — |
| | Scille | 5 — |

Faites macérer et ajoutez :

| | Acétate de potasse | 15 gr. |
|---|---|---|

Filtrez : 2 à 3 cuillerées par jour.　　　　(Trousseau.)

♃ Poudre de digitale...... 1 à 2 gr.
Eau froide. ........... 120 —
Faites macérer 24 h. et ajoutez :

Sirop des 5 racines.... 30 gr.
Éther.......... X à XXX gouttes
F. s. a. Potion. — 1 cuillerée toutes
les 2 h.

♃ Miel commun......... 30 gr.
Sirop de nerprun...... 30 —
Séné pulvérisé........
Racine de jalap pulvé-　}āā 4 —
risée................
Scammonée........... 1 —
Scille, calomel, digitale. āā 0gr,05
M. pour opiat : 1 cuillerée à bouche
tous les deux jours.　　(Becquerel.)

Combiner les purgatifs et les diurétiques ; purgatifs drastiques, pilules écossaises, de Bontius ; résine de jalap (0,50 à
1 gr.), gomme gutte (0,50 à 1 gr.), scammonée (0,50 à 1 gr.) ;
calomel (0,25 à 0,75), aloès (1 à 2 gr.), huile de croton (une
goutte), eau-de-vie allemande et sirop de nerprun (ãā 20 à
30 gr.). Être sobre des drastiques chez les vieillards. — Diète
lactée, oignons crus ou cuits. (Serre d'Alais.)

4° *Il y a dyspnée convulsive.* — Antispasmodiques, calmants par
la bouche ou en lavements, ventouses scarifiées sur la région
du foie (Bourdon), asa fœtida, camphre, teinture de musc (1 gr.),
de castoréum (1 gr.), valériane ; révulsifs cutanés, bains de bras,
sinapismes aux cuisses, sur les côtés, vésicatoires volants répétés.

5° *Il y a congestion cérébrale.* — Sangsues aux apophyses mastoïdes et purgatifs.

6° *Surveiller les forces du malade.* — S'il s'affaiblit, vin de quinquina, ferrugineux, viandes, œufs ; prévenir ainsi et combattre
l'hydropisie.

338. **Cardite.** — SYMPTOMES. — Début lent ou subit ; douleur
locale, sourde ou vive ; impulsion précordiale faible ou imperceptible ; battements de cœur faibles, tumultueux, non dis-
tincts. Aucun bruit anormal à l'auscultation. Lipothymies,
syncopes ; pouls faible, irrégulier, ne coïncidant pas avec les
battements du cœur. Dyspnée, œdème des jambes, infiltration.
— En résumé, signes vagues.

*Ne pas confondre avec* péricardite (343), lésions valvulaires
précédentes (329 et suiv.).

TRAITEMENT. — Saignées générales d'abord ; puis, quand la
fièvre s'apaise, sangsues ou ventouses scarifiées : usage très-
sobre et très-circonspect de la digitale et des opiacés ; antispasmodiques, diurétiques, laxatifs ; vésicatoires, cautères quand le
mouvement fébrile diminue. Silence absolu ; repos ; éviter les
émotions.

339. **Anévrysme partiel du cœur.** — SYMPTOMES. — Début paraissant subit parce qu'aucune maladie antérieure n'a
appelé l'attention. Palpitations plus ou moins violentes ; douleur précordiale ou gêne ; dyspnée plus ou moins forte, orthopnée, anxiété, agitation ; quelquefois syncopes, hydropisies.
Pouls variable ; dans quelques cas pouls veineux ; hémorrhagies
nasales, pulmonaires. Bruits de cœur anormaux exceptionnellement.

*Diagnostic* presque impossible.

TRAITEMENT. — Voir *Dilatation* et *Hypertrophie* (340, 341).

340. **Hypertrophies.** — **Dilatation générale du cœur,**

avec amincissement des parois ou **Anévrysme passif de Corvisart** (*rare*). — Symptomes. — Gêne, embarras à la région précordiale. Bruits du cœur clairs, brefs et éclatants ; *pas de bruit de souffle*. Obscurité du son à la percussion produite dans une étendue plus considérable, mais impulsion faible et absence de voussure. Pouls faible, mou, dépressible ; pouls veineux s'il y a dilatation du ventricule droit. Dyspnée, anhélation.

Le cœur ne fonctionnant pas avec assez d'énergie, il y a stase du sang, cyanose, congestion passive, hydropisie, céphalalgie, syncopes, œdème des membres inférieurs, anasarque.

Traitement. — Se guider sur les symptômes ; s'il y a stase du sang considérable, saignées assez copieuses ; s'il y a faiblesse, toniques, ferrugineux.

341. **Dilatation générale avec augmentation des parois, ou Anévrysme actif** (*fréquent.*) — Symptomes. — En général, début lent, insensible ; quelques palpitations intermittentes. Matité précordiale plus étendue, plus prononcée sensation de résistance sous le doigt percuteur ; voussure ; impulsion forte visible à l'œil ou repoussant la main appliquée sur le cœur. A l'auscultation, pas de bruits anormaux, mais ils peuvent être plus sourds ; quelquefois très-léger bruit de souffle, ou bruit musical, ou cliquetis métallique *au premier temps*. Palpitations qu'on distinguera des palpitations nerveuses en ce que ces dernières ne sont compliquées ni de voussure, ni de matité, ni de bruits sourds. Dyspnée variable selon le siége de l'anévrysme qui comprime la trachée ou les bronches ; gêne à la région du cœur analogue à un poids considérable, altération de la voix s'il y a compression des récurrents ; gêne de déglutition, s'il y a compression de l'œsophage.

Pouls fort, développé, vibrant, dur, nullement ondulant, très-régulier, à moins de complications valvulaires : pouls petit, si l'hypertrophie se fait au préjudice de la capacité (*hypertrophie concentrique*). Gêne de la circulation veineuse, congestion de la face, œdème, anasarque, congestion pulmonaire, hémorrhagies, épistaxis, hémorrhagies cérébrales, pulmonaires, etc.

Plusieurs cas peuvent se présenter : — 1° Il y a hypertrophie et conservation de la capacité du cœur : symptômes ci-dessus. — 2° Il y a hypertrophie avec dilatation ou H. excentrique : matité plus considérable, pouls plus plein, plus vibrant. — 3° Il y a hypertrophie avec diminution de la capacité du cœur ou hypertrophie concentrique : matité moindre, bruits du cœur sourds, étouffés, prolongés, pouls petit. — 4° L'hypertrophie est bornée au ventricule gauche : battements vers les cartilages des 5e, 6e, 7e et 8e côtes : pouls fort, tendu, vibrant, teint coloré, bouffées de chaleur, étourdissements, saignements de nez. — 5° L'hypertrophie occupe le ventricule droit : battements, matité à la partie inférieure du sternum ; pouls moyen, hémorrhagies pulmonaires, turgescence des veines, pouls veineux.

*Ne pas confondre avec* palpitations nerveuses (346), palpitations chloro-anémiques (32), endocardite (327), péricardite (343), anévrysme de l'aorte (348).

TRAITEMENT. — Saignée générale de 300 à 400 gr. répétée au besoin, ou bien plus petite et renouvelée fréquemment. Être plus sobre de saignée s'il y a hypertrophie et en même temps dilatation considérable du cœur. Pas de saignée s'il y a affaiblissement de la contractilité du cœur.

*S'il y a des signes de congestion locale,* 10 à 30 sangsues ou ventouses soit sur la région du cœur, soit sur la région hépatique, et mieux encore à l'anus.

En général, se guider sur l'état de force ou de faiblesse du sujet, et sur la liberté et la facilité de la circulation.

Prévenir la trop grande richesse du sang par une alimentation légère ; laitage, œufs, viandes blanches, poulet, veau, poissons, fruits et en très-petite quantité : eau coupée avec très-peu de vin ; pas d'excitants alcooliques, ni thé, ni café, ni vin blanc. Ne se départir de ce régime que lorsque l'amélioration est manifeste.

Digitale et digitaline, chaque jour (voir 337). Sirop de pointes d'asperges, nitrate de potasse (2 à 5 gr.), acétate de potasse (3 à 5 gr.). Chiendent nitré, reine-des-prés, pervenche, pariétaire.

*S'il survient de l'œdème,* insister sur les diurétiques, lait nitré, sirop d'oignons, trois soupes au lait par jour et usage exclusif de l'oignon cru ou cuit pendant cinq ou six jours; décoction de seconde écorce de sureau pour tisane, pariétaire, etc.

℞ Potion gommeuse.............................. 150 gr.
Acétate d'ammoniaque........................ 10 —
Oxymel de colchique........................ 40 —
Une cuillerée toutes les deux jours.

Frictions sur le cœur avec teinture éthérée de digitale, et sur les membres avec teinture de scille et de digitale (āā parties égales), baume opodeldoch, alcool camphré, etc.

Purgatifs drastiques si les forces du malade le permettent ;

jalap, gomme-gutte, scammonée, aloès, extrait de coloquinte, calomel, etc.

Pilules écossaises, de Bontius, d'Anderson, de Morison, etc.

℞  Gomme-gutte...............................⎫
   Résine de jalap............................⎪
   Scammonée d'Alep..........................⎬ āā 1 gr.
   Extrait de coloquinte......................⎭
    Pour 20 pilules argentées, 1 ou 2 chaque jour.

Combiner les diurétiques ou les drastiques avec les ferrugineux si les forces du malade diminuent.

Vésicatoires, cautères à la région précordiale : saupoudrer la surface dénudée avec la poudre de digitale (0,20 à 0,75) progressivement.

Eaux minérales de Vichy, de Vals, d'Ems, de Carlsbad, de Seltz.

**342. Communication des cavités droites et gauches du cœur.** — Symptomes. — Cyanose ou coloration bleue de la peau surtout à la face, aux lèvres, aux paupières, aux lobules des oreilles, etc. ; accès fréquents de suffocation accompagnée de syncopes ; dyspnée ; sensibilité très-prononcée au froid ; quelquefois matité ; palpitations ; bruit de souffle ou frémissement ; hémorrhagies.

*Ne pas confondre avec* rétrécissements valvulaires (322 et suiv.), avec coloration produite par l'usage interne de nitrate d'argent.

Traitement. — Tisane de tilleul et de feuilles d'oranger, eau de laurier-cerise ; éther en sirop, en perles ; camphre, asa fœtida (2 gr. en lavement).

Saignée de 250 à 350 gr., si les accès de suffocation sont violents ; ou bien 8 à 15 sangsues à l'anus, si le foie est congestionné.

Chaque soir, extrait thébaïque (0,03 à 0,05) ; sirop diacode (30 gr.) ; sirop de morphine ou de codéine (15 gr.) ; extrait de belladone, ou de datura ou de jusquiame (0,03 à 0,05) en pilules.

Frictions sèches ou alcooliques ou aromatiques sur le cœur et les membres ; sinapismes aux bras, aux jambes, sur les côtés de la poitrine. — Abstention d'alcooliques ; régime léger.

Chez les enfants, même traitement ; diminuer les doses de médicament ; 1 à 5 sangsues à l'anus.

**343. Péricardite aiguë.** — Symptomes. — Sensation de poids, d'embarras, de douleur à la région du cœur, augmentant par la toux et les grands efforts respiratoires, par le décubitus sur le côté gauche, par la pression, par les changements de position. Battements du cœur tumultueux, intermittents, irréguliers ; accès de palpitations, se renouvelant 8, 10, 15 fois dans les 24 heures, quelquefois après la marche, les émotions, quelquefois sans cause connue, plus fréquemment la nuit que le jour. Voussure précordiale avec élargissement des espaces intercostaux et tuméfaction à la région épigastrique.

A la percussion, matité précordiale, piriforme, à sommet en haut, à gauche, changeant avec les déplacements du malade.

A l'auscultation, bruit respiratoire nul au milieu de l'épanchement, et insensiblement perceptible du centre à la circonférence : bruits du cœur lointains, le premier surtout ; choc du cœur plus faible ; la pointe bat au-dessous et à gauche de sa position normale, quelquefois intermittents, irréguliers, affaiblis, avec turgescence des veines jugulaires ; bruit de cuir neuf, de frottement péricardique au début avant que l'épanchement soit considérable, toujours superficiel, accompagnant les deux bruits, plus marqué au premier temps ; sorte de frémissement perceptible à la main placée sur le cœur.

Pouls variable, quelquefois céphalalgie, bourdonnements, éblouissements, vertiges, syncopes. Quelquefois état fébrile assez marqué avec troubles digestifs.

*Ne pas confondre avec* pleurodynie (318), pleurésie (320).

TRAITEMENT. — Pour boissons, graine de lin, chiendent nitré, eau d'orge, laitage.

Saignées de 300 à 500 gr. répétées les premiers jours, selon les indications ; 15 à 20 sangsues ou 6 à 8 ventouses scarifiées, le soir, sur la région précordiale.

Diurétiques et digitale *ut suprà* 337.

Potion avec :

℞ Eau de laitue........................ 120 gr.
Teinture digitale.................... XV à XX gouttes.
Sirop de pointes d'asperges........... 30 gr.

Maintenir le ventre libre à l'aide de lavements laxatifs, tisane laxative (follicules de séné, 10 gr. ; sulfate de soude, 15 gr. ; eau bouillante, 500 gr. ; sucre, q. s.) ; pilules hydragogues (341).

| ℞ Calomel.......... 0gr,75 à 1gr,20 | ℞ Mercure............... } | |
|---|---|---|
| Opium........... 0gr,10 à 0gr,15 | Conserve de roses...... } ãã 3 gr. | |
| F. s. a. 6 pilules, 2 le matin, 2 à midi, | Poudre de réglisse...... 1 — | |
| 2 le soir. | F. s. a. 15 pilules ; 2 à 5 par jour. | |

Un ou plusieurs vésicatoires volants sur le cœur.

Régime sévère : éviter les variations de température, les émotions, les aliments ou les boissons excitantes ; faire coucher le malade la tête élevée.

*Chez les enfants* : Une petite saignée, mais de préférence sangsues ou ventouses à la région précordiale ; cataplasmes renouvelés. 2 heures après, potion avec :

| | |
|---|---|
| ♃ Eau distillée de laitue...................... | 60 gr. |
| Thriduce................................. | 0ᵍʳ,30 |
| Poudre de digitale........................ | 0ᵍʳ,05 |
| Sirop de chicorée........................ | |
| — de pointes d'asperges.............. | ãā 10 gr. |

lavements laxatifs, à l'huile, au miel, au miel de mercuriale. Pour boisson, solution de sirop de framboises, de cerises, d'orgeat tiède. Quelques purgations au calomel (0,20 à 0,50). — Prenez 0,20 en 4 paquets, 1 toutes les 3 heures.

**344. Péricardite chronique.** — SYMPTOMES. — Mêmes symptômes, moins l'état fébrile ; bruits anormaux ; irrégularité, intermittence du pouls ; souvent pâleur de la face, bouffissure, infiltration des membres.

TRAITEMENT. — Cautères, moxas, sétons sur la région précordiale ; badigeonnage à la teinture d'iode ; repos absolu, régime doux ; frictions stimulantes, toniques au besoin ; si les forces se dépriment, quinquina ; bains alcalins, sulfureux. Si l'épanchement de liquide dans le péricarde est très-considérable et menace l'existence, pratiquer la paracentèse du péricarde.

**345. Paracentèse du péricarde.** — Dans le 5ᵉ espace intercostal, en un point intérmédiaire entre le sternum et le mamelon, un peu plus près de ce dernier, en ayant soin de se guider toujours d'après la pointe du cœur qui pourrait être déplacé ou abaissé par des adhérences (Roger). Entre les 6ᵉ et 7ᵉ côtes gauches (Desault), divisez successivement avec le bistouri peau, tissu cellulaire et muscles : le doigt porté au fond de la plaie ayant reconnu la fluctuation, incision d'un demi-centimètre. — On peut aussi, sans incision préalable, introduire le trocart comme dans la thoracentèse, laisser la canule à demeure sans faire aucune manœuvre pour hâter l'écoulement de la sérosité : fermer ensuite la plaie avec le diachylon : bandage du corps. On a pu injecter la solution iodée.

On préférera la ponction et l'aspiration avec les appareils Dieulafoy ou Potain. Voir *Thoracentèse*, 270.

*Nota.* Contre-indiquée dans les hydropisies actives du péricarde, dans la tuberculose, dans les épanchements sanguins et dans les collections purulentes liées à une infection générale.

**346. Palpitations nerveuses.** — SYMPTOMES. — Augmentation d'impulsion et de fréquence des battements du cœur, surtout au commencement de la nuit, à la suite d'émotions : battements réguliers, souvent léger bruit de souffle au premier temps ; malaise, défaillances, syncopes ; douleurs intercostales. État nerveux général ; souvent chloro-anémie ; agitation, respiration fréquente ; nervosisme. Voir s'il n'y a pas complication d'exophthalmie et de goître (goître exophthalmique) (246).

*Ne pas confondre avec* hypertrophie du cœur (340), lésions valvulaires (329 et suiv.).

TRAITEMENT. — Combattre la chlorose par les ferrugineux (30), par les toniques, le vin de quinquina, la poudre de quinquina, l'extrait de quinquina. Antispasmodiques, sirop de chloral ou de bromure de potassium ; teinture éthérée de digitale (10 à 20 gouttes sur du sucre), perles d'éther, frictions sur le cœur avec la teinture alcoolique de digitale, l'alcool camphré ; inhalations de chloroforme ; quelquefois vésicatoires volants sur le cœur avec ou sans morphine ; eau distillée de laurier-cerise (10 à 40 gouttes) dans l'eau sucrée.

Exercice, régime, distractions, air frais, hydrothérapie.

347. **Artérite aiguë.** — SYMPTOMES. — Peu appréciables quand l'artère est de petite dimension et profondément située ; complique souvent d'autres états. Localement, sensation de gêne, d'endolorissement, quelquefois douleur profonde, gravative, augmentant par la pression ; dureté de l'artère ; augmentation de son calibre ; absence des pulsations artérielles, par suite de la présence d'un caillot dans l'intérieur du vaisseau ; picotement, engourdissement, tiraillement, refroidissement dans les parties où l'artère se rend ; gangrène et momification de ces parties.

Mouvement fébrile plus ou moins intense ; frissons, excitation.

*Ne pas confondre avec* angioleucite (135).

TRAITEMENT. — Saignées générales répétées au besoin ; sangsues répétées sur les points affectés ; cataplasmes émollients, fomentations, bains ; cataplasmes fortement laudanisés, 20 à 50 gouttes de laudanum ; favoriser la circulation collatérale par des embrocations huileuses et chaudes, par les onctions mercurielles ; tenir les parties chaudement enveloppées dans la flanelle ou ouate ; frictions avec l'essence de térébenthine, le baume opodeldoch.

348. **Anévrysme de l'aorte.** — I. **Portion ascendante et crosse.** — SYMPTOMES. — Début brusque, consécutif à une violence extérieure, ou à des altérations valvulaires et

donnant lieu à une douleur locale, à la gêne de respiration. Plus tard, persistance de la douleur, pouvant s'étendre jusqu'à l'épaule droite, dans l'épigastre, dans les lombes, l'hypochondre gauche. *Signes de voisinage*, occasionnés par la tumeur anévrysmale, compression de l'œsophage, des bronches, de la trachée, des poumons, des nerfs récurrents, pneumogastriques.

A l'auscultation, sous le sternum, bruit fort, éclatant, isochrone aux battements du pouls et coïncidant avec un soulèvement de la poitrine : bruit *double* quand l'anévrysme occupe la crosse de l'aorte et qu'il y a, pour ainsi dire, deux cœurs; d'autres fois, bruits de souffle, de râpe, de scie, frémissement cataire. Diminution du bruit respiratoire; sifflements emphysémateux.

A la percussion, matité dans toute l'étendue de la région occupée par la tumeur.

A la palpation, perception de battements, comme s'il y avait deux cœurs dans la poitrine, battements de l'aorte, battements de la tumeur.

A une époque plus avancée, voussure précordiale, *tumeur externe*, dont le développement s'est fait graduellement, siégeant au niveau du troisième et du second espace intercostal, sans changement de couleur à la peau, avec pulsations larges, visibles, d'une dureté variable, pouvant user ou déplacer les os : dans cette tumeur, bruits anormaux de souffle, de rouet, de râpe, de scie au premier temps.

*Symptômes concomitants* : dyspnée à type laryngé avec sifflement caractéristique ou asthmatique, avec râles muqueux, sibilants, ou revêtant la forme de l'angine de poitrine; oppression, toux férine; absence de bruit respiratoire si la tumeur comprime une grosse bronche; extinction de voix, atrophie des muscles du larynx quand elle comprime les nerfs récurrents; pouls variable, petit ou fort; irrégulier, vibrant, différent quelquefois dans les deux radiales selon le siége de l'anévrysme; quelquefois dilatation des veines. Si la tumeur anévrysmale comprime la veine cave supérieure, turgescence veineuse bornée à la tête et aux membres supérieurs; si c'est la veine cave inférieure qui est comprimée, œdème des membres inférieurs; si c'est l'artère pulmonaire, dilatation du cœur droit, engorgement du système veineux et œdème général. Face bouffie, violacée, étourdissements, vertiges, stupeur, syncopes, délire, céphalalgie.

*Ne pas confondre avec* palpitations nerveuses (346), rétrécissement des orifices valvulaires (329 et suiv.), asthme (322), angine de poitrine (323), laryngite chronique (205).

TRAITEMENT. — Maintenir le malade dans le calme et le repos ; tenir le ventre libre ; éviter la chaleur, l'humidité et ce qui pourrait occasionner la toux ; pieds chauds, pédiluves sinapisés.

Si le sujet est vigoureux, émissions sanguines répétées tous les 2 ou 3 jours ; sangsues à l'anus ; pas d'émissions sanguines s'il est faible.

℞  Acétate de plomb............................ } āā 4 gr.
   Guimauve pulvérisée.........................
   Sirop de sucre.............................   q. s.

pour 40 pil. ; 1 matin et soir en élevant successivement jusqu'à 5 ou 6 (J. Frank, Laënnec, Legroux). Digitale et digitaline (337).

*Si la tumeur anévrysmale fait saillie au dehors*, compresses trempées dans l'eau froide, vessie remplie de glace ; se méfier de la compression même légère sur la tumeur.

Purgatifs, diurétiques, comme dans les autres maladies du cœur ; toniques, ferrugineux si le sujet est faible, débile : régime approprié aux forces.

*Si la tumeur externe s'ouvre au dehors* par une issue très-étroite ; saignées, digitale, glace sur la tumeur ; perchlorure de fer sur un morceau de charpie, d'amadou.

II. **Anévrysme de la portion descendante.** — SYMPTOMES. — La douleur, la voussure ou tumeur occupent la région dorsale à gauche ; battements isochrones à ceux du pouls ; matité ; rareté plus grande des symptômes liés à la gêne de la circulation, de la respiration.

*Ne pas confondre avec* pneumonie (312), pleurésie (320,.

TRAITEMENT. — Comme ci-dessus ; applications externes à la partie postérieure.

III. **Anévrysme de l'aorte ventrale.** — Battements perceptibles à la palpation, compression des organes abdominaux par la tumeur anévrysmale ; œdème, refroidissement des extrémités, s'il y a compression de la veine cave inférieure.

349. **Rétrécissement et oblitération de l'aorte.** — SYMPTOMES. — Douleur tantôt vive, tantôt sourde, variable, quant au siége qui correspond à l'endroit lésé ; fourmillements, élancements dans les membres inférieurs ; palpitations ; battements de cœur plus intenses, bruit de souffle dans l'aorte et les carotides : pouls généralement plein, dur, accéléré, inégal, intermittent ; gonflement des veines du cou ; membres inférieurs amaigris, plus froids, engourdis surtout pendant la marche et le mouvement ; quelquefois taches rouges, livides.

Intégrité des fonctions digestives ; quelquefois dépression des forces.

*Ne pas confondre avec* paralysie (168).

TRAITEMENT. — Saignée, digitale et digitaline, injections hypodermiques, vésicatoires morphinés; extrait thébaïque ; diurétiques, purgatifs; applications froides au-dessus du rétrécissement pour diminuer la violence de la circulation ; exciter le cours du sang dans les extrémités inférieures à l'aide des frictions sèches, chaudes, stimulantes, des sinapismes; éviter les grandes fatigues, les émotions, les refroidissements.

# CHAPITRE XI

## MALADIES DE LA RÉGION AXILLAIRE ET DES MEMBRES SUPÉRIEURS.

*Maladies de la région axillaire.* — Phlegmons, abcès. — Tumeurs de l'aisselle, abcès, anévrysmes, ligature de l'artère axillaire. — Paralysie des muscles de l'épaule. — Luxations de l'épaule. — Contusion de l'épaule. — Plaies de l'épaule. — Résection de la tête de l'humérus. — Désarticulation de l'épaule. — Tumeur blanche de l'épaule. *Maladies du membre supérieur.* — Plaies. — Ligature de l'artère humérale. — Érysipèle phlegmoneux, ou phlegmon érisypélateux. — Phlébite. — Anévrysmes. — Fractures de l'extrémité supérieure de l'humérus. — Amputation du bras. — Ligature de l'artère brachiale au pli du coude. — Saignée au pli du bras. — Anévrysme artério-veineux. — Névralgie cervico-brachiale. — Luxation de l'articulation du coude. — Résection du coude. — Désarticulation huméro-cubitale. *Maladies de l'avant-bras.* — Fractures des os de l'avant-bras. — Amputation. — Ligature de la radiale. — Ligature de la cubitale. — Tumeur blanche du coude. *Maladies du poignet.* — Luxations. — Kystes. — Tumeur blanche. — Entorse, foulure. — Plaies contuses. — Désarticulation radio-carpienne. — Résection de l'articulation radio-carpienne. *Maladies de la main.* — Doigts surnuméraires. — Plaies de la main. — Phlegmon profond. — Panaris. — Brûlures. — Désarticulation des phalanges des doigts. — Désarticulation de la 1re phalange ou métacarpo-phalangienne. — Résection du 1er métacarpien. — Amputation simultanée des 4 premières phalanges. — Amputation d'un métacarpien isolé. — Désarticulation du métacarpien du pouce. — Désarticulation du 5e métacarpien, — du 2e métacarpien, — du 3e métacarpien. — Luxations métacarpo-phalangiennes du pouce. — Luxations des articulations phalangiennes

## SECTION I

### MALADIES DE LA RÉGION AXILLAIRE.

350. **Phlegmons, abcès.** — Symptomes. — Ils n'ont aucun caractère particulier.

Traitement. — Aucun traitement spécial. Bains, lotions émollientes, cataplasmes émollients et narcotiques ; sangsues ; onguents maturatifs, de la mère, styrax, mercuriel. Incision dès qu'il y a présence de pus.

Si le phlegmon est profond et considérable, si l'on craint les

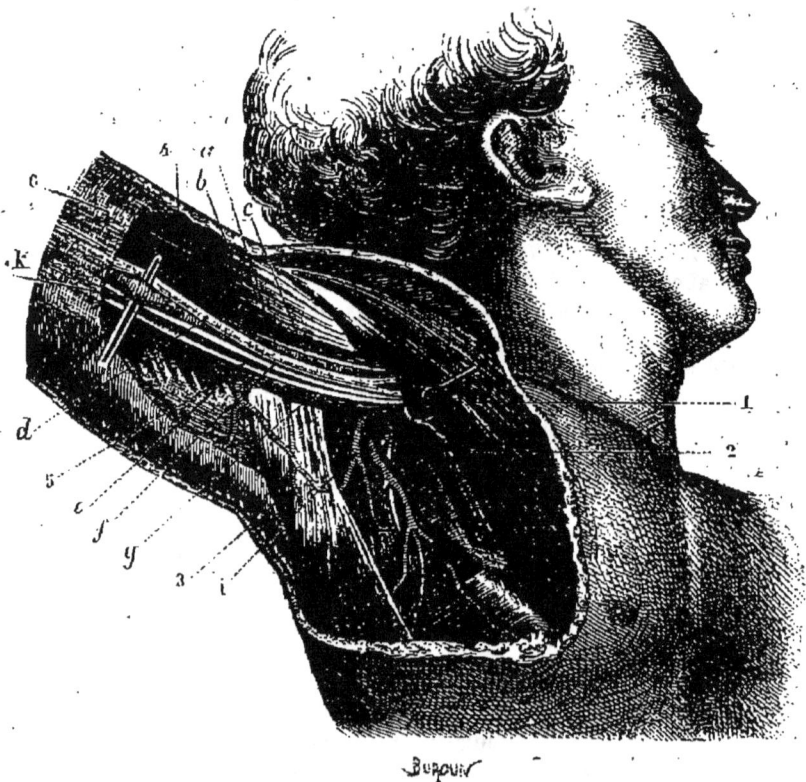

Fig. 116. — Région de l'aisselle (*).

dégâts produits par le séjour du pus, incision du côté de la base de l'aisselle à l'aide du bistouri tenu comme une plume à écrire,

(*) 1, grand pectoral soulevé par une érigne ; 2, petit pectoral ; 3, grand dorsal et grand rond ; 4, biceps ; 5, triceps ; 6, aponévrose brachiale ; a, axillaire ; b, muscle coraco-brachial ; c, nerf musculo-cutané ; d, médian ; e, brachial cutané interne ; , cubital ; g, veine axillaire ; i, artères et veines scapulaires inférieures. (Bernard et Huette, *Médecine opératoire*.)

le dos tourné vers la face interne du bras, la pointe en haut et en dedans : ouvrir *largement*.

Chercher si le phlegmon est symptomatique d'une lésion osseuse.

**351. Tumeurs. — I. T. emphysémateuses.** — Symptomes. — A la suite de chutes, de fractures de clavicule ou de côtes, distension de l'aisselle, sans changement de couleur de la peau, crépitation, *sonorité* de la tumeur.

Traitement. — Compression, compresses trempées dans l'alcool camphré, dans l'eau blanche. S'il y a complication phlegmoneuse, incision.

**II. Tumeurs ganglionnaires.** — Symptomes. — Début lent, graduel ; noyaux en grand nombre qui se sont développés et réunis. S'enquérir du début : douleurs lancinantes, engourdissement par suite de la compression des filets nerveux, quelquefois douleurs violentes, œdème du bras ; examiner la constitution et les antécédents du malade.

Traitement. — Pommade à l'iodure de plomb, de potassium, à l'extrait de ciguë (4 gr.) ; usage interne de l'iodure de potassium (0,50 à 2 gr. par jour) ; huile de morue. Extirpation, à moins de suppuration ou de prolongement devant rendre l'opération laborieuse.

**III. Névromes.** — Symptomes. — Tumeur très-sensible, occasionnant des douleurs vives à l'extrémité du nerf affecté de névrome ; engourdissement du membre ; en comprimant *au-dessus* de la tumeur, insensibilité.

Traitement. — Ablation très-délicate.

**IV. Tumeurs sanguines.** — Symptomes. — A la suite de coups, de chutes, d'efforts ou de manœuvres pour réduire une luxation, il se fait une déchirure veineuse et un épanchement.

*Ne pas confondre avec* anévrysme (351, VIII), avec abcès (350), avec ganglions (351, II), avec emphysème (351, I).

Traitement. — Compression légère et méthodique ; compresses résolutives ; eau-de-vie camphrée.

**V. Pneumatocèle.** — Symptomes. — A la suite de l'usure d'une ou de deux côtes, le poumon peut faire hernie dans l'aisselle : tumeur facilement réductible, sonore, augmentant pendant les efforts d'expiration, de toux, diminuant pendant l'inspiration.

**VI. Tumeurs osseuses.** — Voir *Luxations* (353).

**VII. Abcès.** — Symptomes. — *Phlegmoneux :* Ils marchent vite, sont précédés de frisson, de fièvre, de douleurs avant la formation du pus. — *Symptomatiques :* Ils ont une marche lente, ne sont qu'exceptionnellement précédés ou accompagnés de fièvre ; sont précédés d'une douleur dans le point primitivement malade. Coïncidence d'altération osseuse dans le voisinage.

TRAITEMENT. — Voir 350.

VIII. **Anévrysmes.** — SYMPTOMES. — Tumeur dans le creux axillaire, de volume variable, s'étant développée rapidement, offrant des mouvements de *dilatation* isochrones aux battements du cœur, qu'on ne confondra pas avec les mouvements de pulsation ; dépressible ; avec bruissement perçu par le sthétoscope. La pression de l'artère *au-dessus* de la tumeur diminue son volume, *au-dessous* elle l'augmente.

TRAITEMENT. — Expectation ; palliatifs.

Ligature si l'anévrysme est considérable, ou bien s'il y a

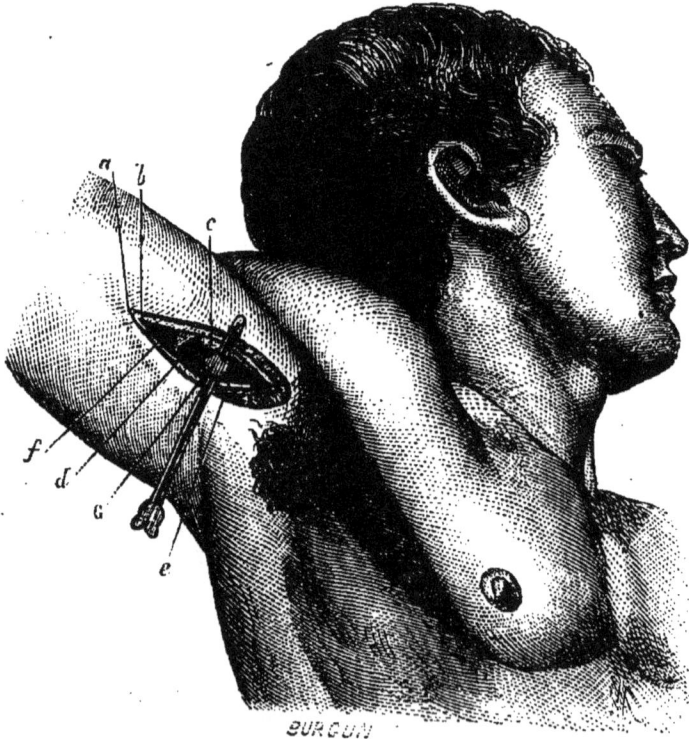

*Fig.* 117. — Ligature de l'artère axillaire dans l'aisselle (*).

plaie par instrument piquant, épée, etc.

IX. **Ligature de l'artère axillaire.** — Choisir le creux axil-

(*) *a*, peau ; *b*, aponévrose ; *c*, nerf médian ; *d*, veine axillaire ; *e*, brachial cutané interne ; *f*, gaine des vaisseaux axillaires ; G, artère axillaire. (Bernard et Huette, *Médecine opératoire*.)

laire, s'il est possible. Faire coucher le malade sur le dos, le bras écarté du tronc dans la rotation en dehors. — *Points de repère :* Chercher la saillie des nerfs brachiaux et les battements de l'artère à la réunion du tiers externe avec les deux tiers internes de l'aisselle.

Incision de 7 à 8 centimètres sur le bord interne du coraco-brachial; diviser la peau d'abord, puis le tissu cellulaire et l'aponévrose sur la sonde cannelée; abaisser un peu le bras pour relâcher les parties; séparer, avec le bec de la sonde, les nerfs médian *c* et cutané *e*, de la veine axillaire *d* pour trouver l'artère G dans sa gaine celluleuse *f* qu'on déchire avec le bec de la sonde; séparer l'artère de ses veines satellites; passer, pour éviter la veine axillaire, la sonde cannelée d'arrière en avant et jeter la ligature (*fig.* 117). Pansement simple; entourer le membre de corps chauds pour prévenir la gangrène.

**352. Paralysie des muscles de l'épaule.** — Symptomes. — Souvent, à la suite de chute, de violences extérieures sur l'épaule, de contusion, sensation de froid, puis perte des mouvements et de la sensibilité; mouvements d'élévation et d'abduction abolis; les autres muscles du bras frappés d'impuissance. Les mouvements communiqués peuvent être *douloureux*, mais ils sont *possibles.*

*Ne pas confondre avec* luxation (353).

Traitement. — Si l'électricité provoque des contractions musculaires, guérison probable par les ventouses sèches ou scarifiées, les frictions excitantes, alcooliques, par les baumes Fioravanti, opodeldoch, etc., par les vésicatoires volants, les moxas, la cautérisation transcurrente, la faradisation. Si l'électricité ne provoque pas de contractions, traitement sans résultat (Duchenne).

**353. Luxations de l'épaule.**

**I. L. sous-coracoïdienne complète** ou **en avant** (*fig.* 118). — Symptomes. — 1° *Déformation :* Moignon de l'épaule aplati, surtout en arrière; saillie de l'acromion en dehors; saillie

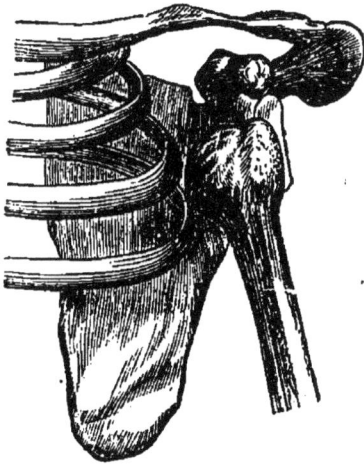

*Fig.* 118. — Luxation sous-coracoïdienne complète. (Malgaigne.)

arrondie de la tête de l'humérus dans le creux de l'aisselle un

peu en haut et en dehors; diminution du creux sous-claviculaire.

2° *Dimension* : Bras allongé.

3° *Attitude* : Coude écarté du tronc; bras dans la rotation en
dehors; avant-bras fléchi sur le bras; tronc incliné du côté
malade.

4° *Mobilité* : Mouvements spontanés difficiles; mouvements
communiqués douloureux; quelquefois crépitation.

*Ne pas confondre avec* fracture du col chirurgical (364, I), fracture du col anatomique (364, I), luxation sous-acromiale de la
clavicule (200).

TRAITEMENT. — Réduction (*fig.* 119).

1° *Extension* : Appliquer le lacs extenseur peu mouillé à la

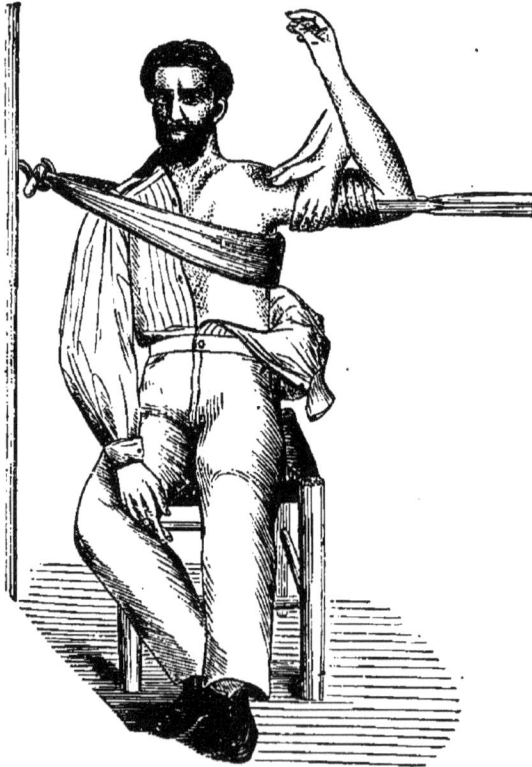

*Fig.* 119. — Réduction d'une luxation récente de la tête de l'humérus.

partie inférieure de l'humérus afin de permettre la flexion de
l'avant-bras sur le bras, ou au poignet. Agir avec lenteur et
progressivement.

2° *Contre-extension* : A l'aide d'un drap ou d'une nappe placéc sous l'aisselle malade et maintenue par plusieurs aides ou par un bâton placé en travers d'une porte.

3° *Coaptation* : Chirurgien placé en dehors du membre luxé,

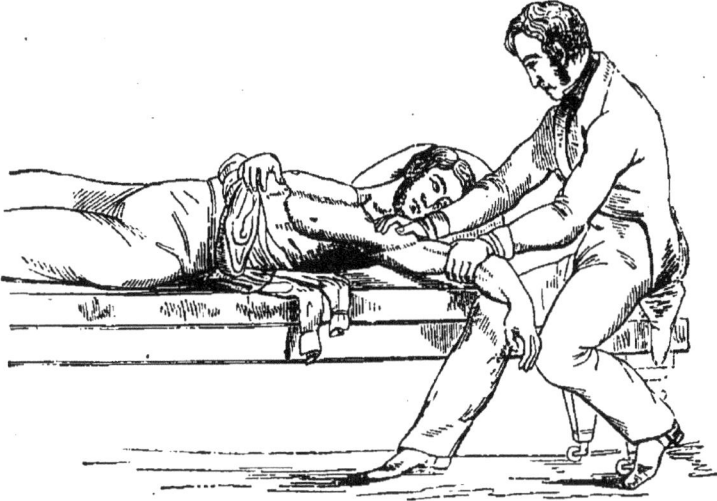

Fig. 120. — Réduction de luxation par l'élévation du bras (procédé de Malgaigne).

une main dans le creux axillaire sur la tête de l'os luxé, l'autre sur le coude : quand les tractions sont suffisantes, repousser

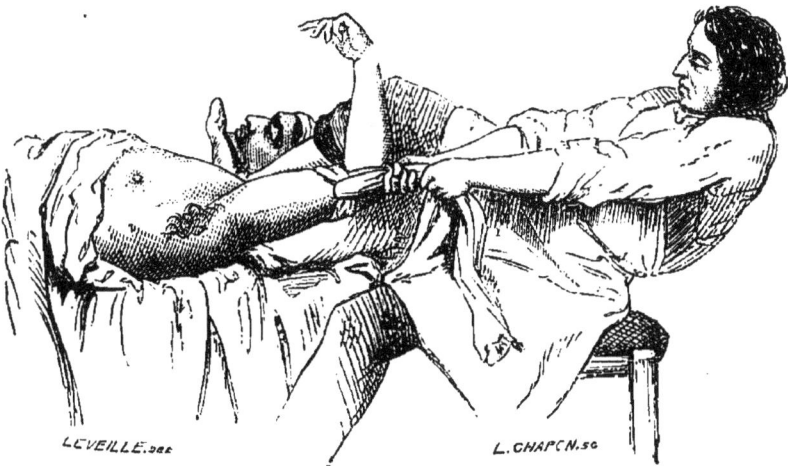

Fig. 121. — Réduction de luxation par le procédé du talon, de Chassaignac.

la tête de l'humérus en haut et en dehors, et abaisser légèrement le coude pour faire basculer la tête de l'humérus luxé,

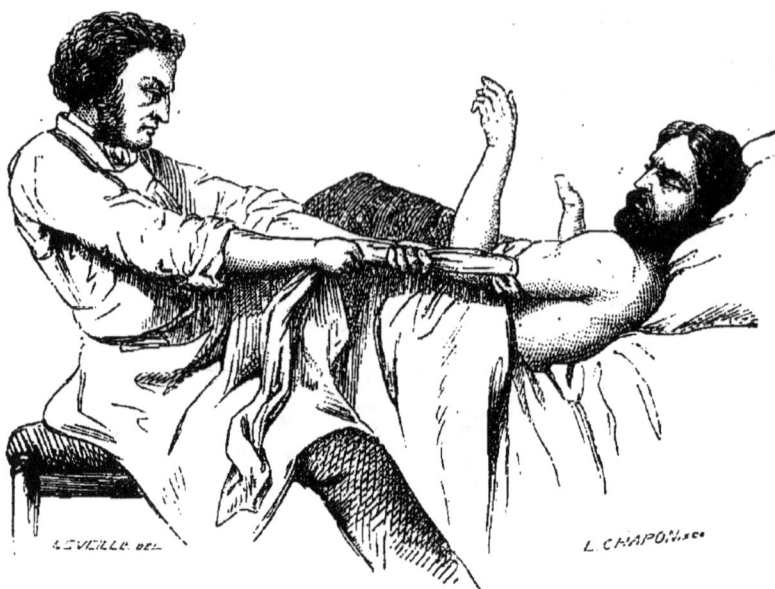

Fig. 122. — Réduction de luxation par le procédé du talon.

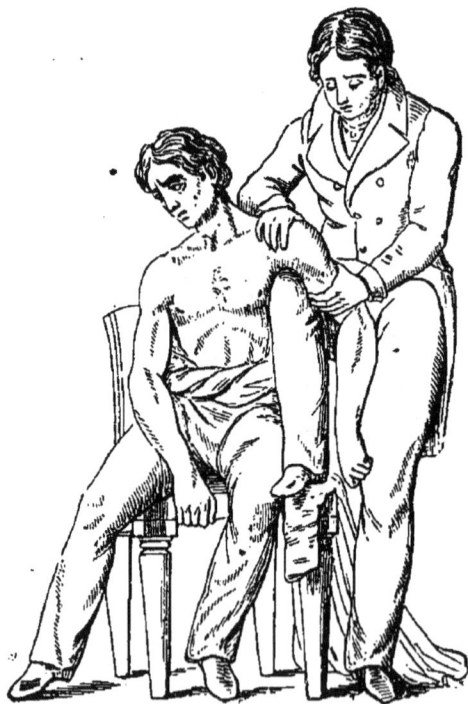

Fig. 123. — Réduction de luxation par le procédé du genou.

ou exécuter cette double manœuvre en plaçant les deux mains dans le creux axillaire, les deux pouces étant réunis sur l'acromion (*fig.* 119), ce qui est préférable.

Le malade est couché sur un lit ou sur une chaise peu élevée, les jambes étendues ; chloroforme si la contraction musculaire est considérable.

*Procédés White, Mothe, Malgaigne* : Elever le bras, faire la contre-extension sur le moignon de l'épaule, soit par un aide, soit par la paume de la main (*fig.* 120), soit par le *ta'on* (*fig.* 121, 122). Extension avec la main dans le 1er cas, avec un lacs dans le 2e, à l'aide d'un lacs mouillé.

Si la tête de l'humérus luxé est fortement appliquée contre

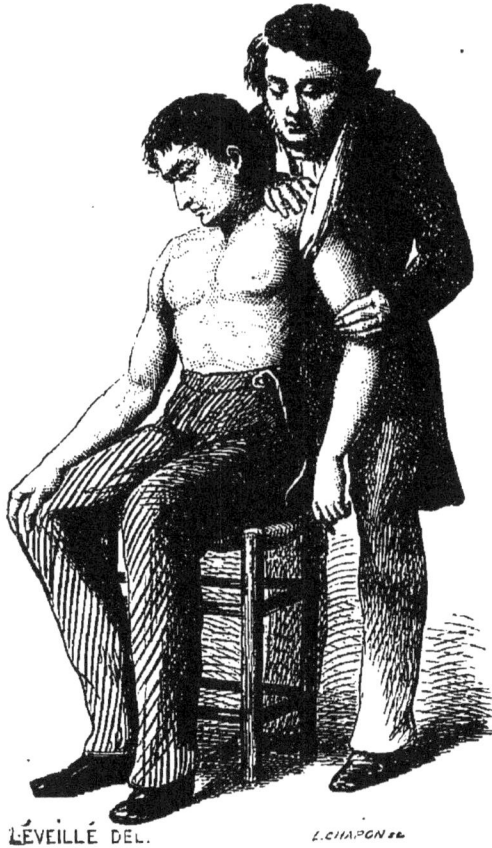

LÉVEILLÉ DEL.    L.CHAPON SC

*Fig.* 124. — Réduction de luxation par le procédé de la cravate.

les parois de la poitrine, faire exécuter un mouvement de bascule à l'humérus soit avec le *talon* (*fig.* 122), soit à l'aide de l'avant-bras du chirurgien placé sous l'aisselle, soit à l'aide du *genou* (fig. 123), soit par le procédé de la cravate (fig. 124).

*Procédé Lacour* : Imprimer au bras un mouvement de rotation de dehors en dedans pour ramener la tête de l'humérus en arrière et en dehors vers la cavité glénoïde ; faire exécuter un léger mouvement de rotation et rapprocher le bras du tronc.

*Pansement* : Recouvrir l'épaule de compresses trempées dans l'eau-de-vie camphrée, l'eau blanche, la teinture d'arnica, l'eau-de-vie simple ; immobiliser le bras pendant 15 jours.

**II. Luxation sous-coracoïdienne incomplète.** — Mêmes symptômes, mais moins prononcés. Même traitement, mais agir avec moins de vigueur.

**III. Luxation sous-glénoïdienne ou en bas** (fig. 125). — SYMPTOMES. — 1° *Déformation* : Moignon de l'épaule aplati, tension du deltoïde ; saillie très-prononcée de l'acromion ; conservation du creux sous-claviculaire ; tête de l'humérus dans l'aisselle et sous-cutanée.

2° *Dimension* : Allongement du membre ; augmentation de hauteur de la paroi antérieure de l'aisselle

3° *Attitude* : Coude très-écarté du tronc.

4° *Mobilité* : Mouvements volontaires possibles, mouvements communiqués peu ou pas douloureux, excepté l'adduction.

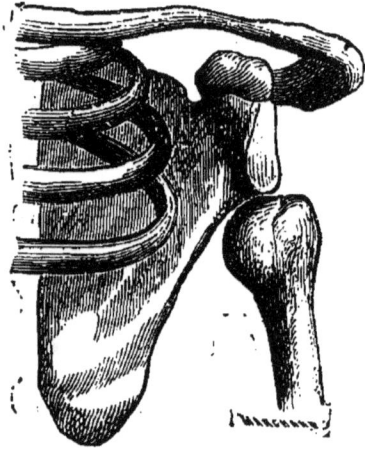

*Fig.* 125. — Luxation sous-glénoïdienne ou en bas.

*Ne pas confondre avec* fracture (364), luxation sous-coracoïdienne (353, I).

TRAITEMENT. — Le même que pour la luxation sous-coracoïdienne.

**IV. Luxation intra-coracoïdienne ou en avant et en haut** (fig. 126). — SYMPTOMES. — 1° *Déformation* : Aplatissement très-peu prononcé du deltoïde et seulement en arrière ; légère saillie de la partie postérieure de l'acromion ; saillie énorme dans le creux sous-claviculaire occasionnée par la présence de la tête humérale qui est inaccessible au toucher dans le creux axillaire.

2° *Dimension* : Raccourcissement du bras.

3° *Attitude* : Coude rapproché du tronc et dirigé en arrière.

4° *Mobilité* : Mouvements volontaires et communiqués impossibles ; quelquefois crépitation.

*Ne pas confondre avec* fracture (364).

Traitement. — Extension en bas, oblique d'abord, puis horizontale, combinée avec un mouvement de pression exercée par la main sur la tête de l'humérus, ou bien de bascule avec le genou (*fig.* 123), ou l'avant-bras placé sous l'aisselle.

V. **Luxations sous-acromiales, sous-épineuses** ou **en arrière** (*fig.* 127). — Symptomes. — 1° *Déformation* : Épaule

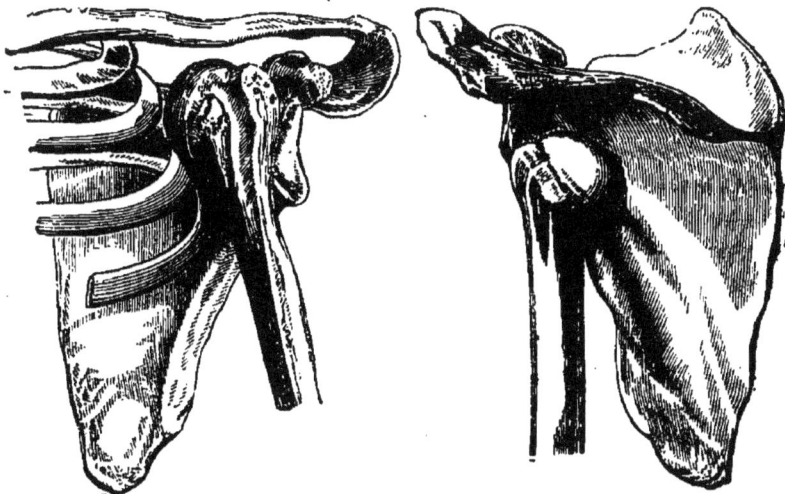

*Fig.* 126. — Luxation intra-coracoïdienne.   *Fig.* 127. — Luxation sous-acromiale.

projetée en dehors ; saillie de l'acromion et de l'apophyse coracoïde ; dépression au-dessous de cette saillie ; saillie considérable en dehors et en arrière formée par la tête de l'humérus.

2° *Dimension* : Bras allongé ou normal.

3° *Attitude* : Bras dans la rotation en dedans ; coude en avant et écarté du tronc.

4° *Mobilité* : Mouvements en arrière et en dehors impossibles ou très-douloureux.

Traitement. — Pression avec les pouces sur la tête de l'humérus, les doigts appuyés sur le moignon de l'épaule ; ou bien imprimer au bras un mouvement de bascule en élevant légèrement le coude et le portant en arrière.

354. **Contusion de l'épaule.** — Symptomes. — Douleur locale à la pression ou dans les mouvements de l'articulation ; pas de déformation ; mouvements communiqués possibles, mais douloureux ; mouvements volontaires impossibles, très-difficiles, douloureux ; paralysie consécutive du deltoïde (352).

*Ne pas confondre avec* luxations (353).

TRAITEMENT. — Cataplasmes laudanisés en cas de douleurs vives ; compresses imbibées d'alcool simple ou camphré, d'eau blanche, d'eau-de-vie salée, de teinture d'arnica ; 6 à 12 ventouses scarifiées ; 15 à 20 sangsues ; ventouses sèches. A la période chronique, électricité, vésicatoires volants, moxas ; frictions stimulantes, avec les baumes nerval, Opodeldoch, Fioravanti, avec la pommade à la strychnine :

$$
\begin{array}{lr}
\text{2f} \quad \text{Strychnine} \ldots \ldots \ldots \ldots \ldots \ldots \ldots \ldots \ldots \ldots & \text{1 gr.} \\
\text{Axonge} \ldots \ldots \ldots \ldots \ldots \ldots \ldots \ldots \ldots \ldots \ldots & \text{30 —}
\end{array}
$$

**355. Plaies de l'épaule.** — SYMPTOMES ET TRAITEMENT. — **I. Par instrument piquant** : S'il n'y a pas de blessure artérielle, pansement simple, réunion avec diachylon. S'il y a réaction fébrile, douleurs locales : 8 à 10 sangsues au voisinage de la plaie, y revenir au besoin ; ventouses scarifiées ; saignée générale, cataplasmes émollients, laudanisés.

S'il y a blessure artérielle, le sang s'épanche dans l'aisselle, entre les muscles pectoraux qu'il soulève ; bras gonflé, engourdi, froid, l'artère radiale est imperceptible.

Compression digitale d'abord, ou avec une petite pelote fortement appliquée en arrière de la partie moyenne de la clavicule, sur la première côte, l'épaule était fortement abaissée : c'est sur l'artère sous-clavière que se fait la compression : compresseur de Bourgery (*fig.* 128), compresseur de Dupuytren modifié ou bandage herniaire. — Ligature de l'artère axillaire (p. 315), soit au creux axillaire, soit dans la plaie agrandie, soit par la méthode d'Anel, c'est-à-dire entre le cœur et l'anévrysme.

**II. Plaies par instrument tranchant** : S'il y a ouverture des vaisseaux, voir ci-dessus ; sinon réunion par première intention, suture, diachylon.

**III. Plaies par instruments contondants, balles**, etc... Chercher à extraire la balle si elle est accessible aux instruments : sangsues autour de la plaie. Cataplasmes froids d'abord, puis chauds ; plus tard pansement alcoolique. Si l'articulation est ouverte par la balle, tube à drainage ou bien désarticulation si les désordres sont trop considérables.

**356. Résection de la tête de l'humérus.** — Entre l'acromion et l'apophyse coracoïde, à un centimètre au-dessous de la clavicule, faire une longue incision verticale AA sur la partie antérieure du deltoïde et se prolongeant jusqu'aux attaches inférieures de ce muscle (*fig.* 129), faire écarter par un aide au moyen de deux crochets les bords de la plaie, de manière à découvrir le col de l'humérus ; ouvrir la capsule et sectionner les muscles qui s'insèrent à la tête humérale (sous-scapulaire, sus-épineux, sous-épineux et petit rond), détacher le tendon

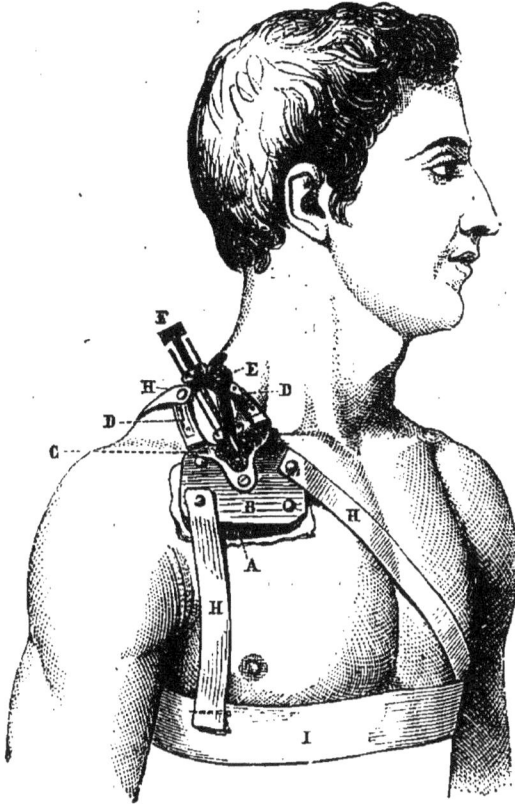

*Fig.* 128. — Appareil de Bourgery pour la compression continue et alternante de l'artère sous-clavière (*).

du biceps de sa coulisse. On facilitera la section en portant le bras dans la rotation en dedans et en dehors. Luxer la tête humérale s'il est possible ; passer la scie à chaîne autour du col chirurgical de l'humérus B et sectionner l'os. Pansement simple ou par occlusion. Des différents procédés, celui de Chassaignac est le plus simple. Des chirurgiens font le lam-

(*) A. pelote pectorale fixe, de forme rectangulaire ; cette pelote est cousue à une plaque métallique B, seconde plaque d'acier de même forme que la précédente sur laquelle elle s'adapte exactement ; C, lame tournante d'acier fixée par une vis sur la plaque B ; D,D, deux branches d'une plaque d'acier demi-elliptique ou en fer à cheval. Le levier coudé supportant la pelote mobile se compose d'un montant E ; F, tige de la pelote pouvant avoir tous les degrés d'obliquité nécessaires ; H,H, courroies antérieures et postérieures fixées à un bandage de corps I.

beau triangulaire à base supérieure. On peut aussi se servir
de la petite scie à main de Langenbeck que l'on manœuvre de
dedans en dehors.

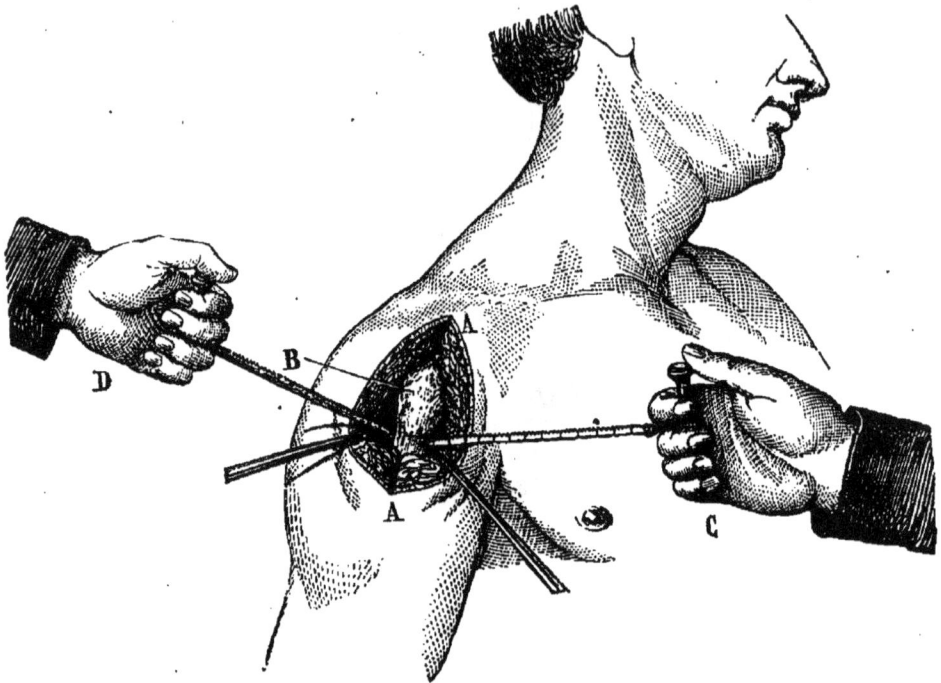

*Fig.* 129. — Resection de la tête de l'humérus (*).

357. **Désarticulation de l'épaule.** — Faire comprimer fortement l'artère sous-clavière sur la première côte, derrière
la clavicule.

1° *Procédé Larrey* ou *ovalaire*, ou *en raquette* (*fig.* 130). — Dans
l'axe de l'humérus, au-dessous de la pointe de l'acromion, incision verticale de 5 à 6 centimètres divisant le deltoïde dans
son épaisseur et allant jusqu'à l'os ; faire deux incisions obliques
partant du tiers inférieur de la première incision et se réunissant à la partie postérieure du creux de l'aisselle ; commencer
par l'incision antérieure, et faire de haut en bas l'incision
oblique correspondant à la main qui opère ; l'autre de bas en
haut : faire relever les deux lambeaux et comprimer les artè-

(*) A, incision écartée par deux crochets ; B, tête de l'humérus ; CD, main de
l'opérateur sciant l'os. (Chassaignac, *Opérations chirurgicales.*)

res circonflexes; inciser la capsule et les tendons profonds ;
écarter la tête de l'os ; faire glisser le couteau derrière elle ;
faire saisir et comprimer entre les doigts par un aide ou avec
la pince hémostatique l'artère axillaire; achever l'amputation

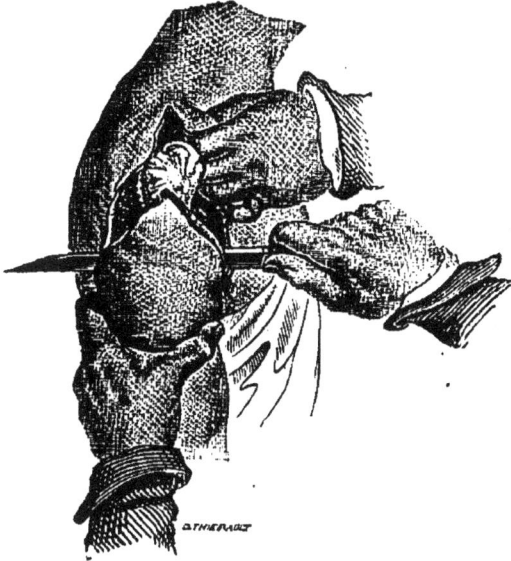

Fig. 130. — Désarticulation de l'épaule par le procédé de Larrey. (Sédillot.)

en coupant les deux lambeaux au niveau des angles inférieurs,
puis le paquet vasculo-nerveux. — *Pansement* : Lier les artères ;
rapprocher les lambeaux, pendant 24 heures, avec des serres-
fines ou la suture entortillée, et alors avec le diachylon.

2° *Procédé Dupuytren* ou *de l'épaulette* (fig. 131). — Tailler par
transfixion en rasant l'os, un lambeau supérieur, tout le deltoïde s'il est possible, ou bien inciser préalablement la peau
suivant les courbes ci-contre; faire relever le lambeau ; ouvrir
la capsule; tailler le lambeau interne en raclant l'os en dedans afin de ne diviser l'artère qu'au dernier coup. Même pansement.

358. **Tumeur blanche de l'épaule.** — Symptomes. — Douleur locale très-vive augmentant par les mouvements du bras
et de l'avant-bras; lassitude; plus tard la douleur s'étend au
coude; deltoïde déprimé; tumeur dans l'aisselle; amaigrissement et allongement du membre qu'on ne peut rapprocher du
tronc. En dernier lieu, la luxation se produit (voir *Luxations*); tête de l'humérus sous la clavicule (353, V); coude en

dehors et en arrière; raccourcissement du bras; puis abcès, trajets fistuleux dans l'aisselle ou la partie antérieure de l'articulation, sur les parois de la poitrine.

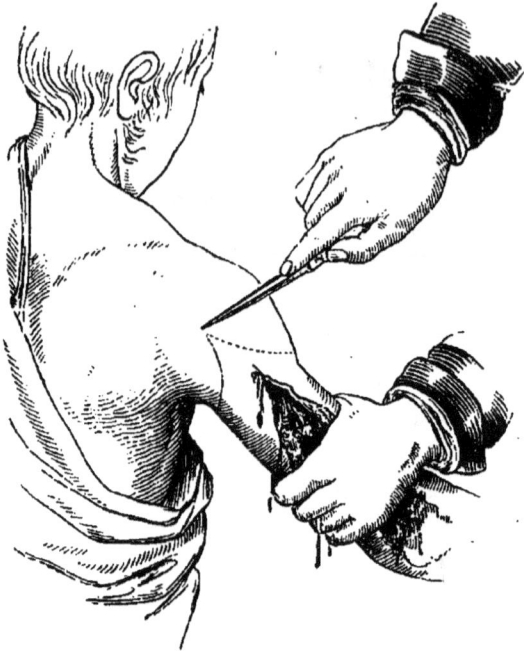

*Fig.* **131.** — Désarticulation de l'épaule par le procédé Dupuytren.

*Ne pas confondre avec fracture* (364), luxation (353).

TRAITEMENT. — Traitement général s'il y a lymphatisme; quinquina, ferrugineux, huile de foie de morue, iodure de potassium; bains de mer, bains sulfureux. S'il y a douleur locale et surtout au début, sangsues en avant, en arrière, sous l'aisselle; moxas, boutons de feu, cautères seulement en avant ou en arrière. Désarticulation (357).

## SECTION II.

### MALADIES DU MEMBRE SUPÉRIEUR.

359. **Plaies.** — SYMPTOMES. — Comme les plaies ordinaires.

TRAITEMENT. — Les plaies graves par instruments tranchants, couteaux, sabre, morceaux de verre, etc., peuvent endommager les artères et nécessiter la compression digitale, ou artificielle à l'aide des pelotes ou d'un appareil compressif. Appareil de Mathieu ; les doigts sont toujours préférables. Plusieurs aides se succéderont pendant 24, 48 heures.

360. **Ligature de l'artère humérale.** — AU TIERS SUPÉRIEUR DU BRAS. — *Points de repère :* Chercher avec les doigts le bord interne du biceps. Pratiquer une incision de 6 à 7 centimètres, en divisant successivement la peau et le tissu cellulaire ; inciser ensuite l'aponévrose brachiale sur la sonde cannelée (*fig.* 132) : on aperçoit le nerf médian *b* derrière lequel est l'ar-

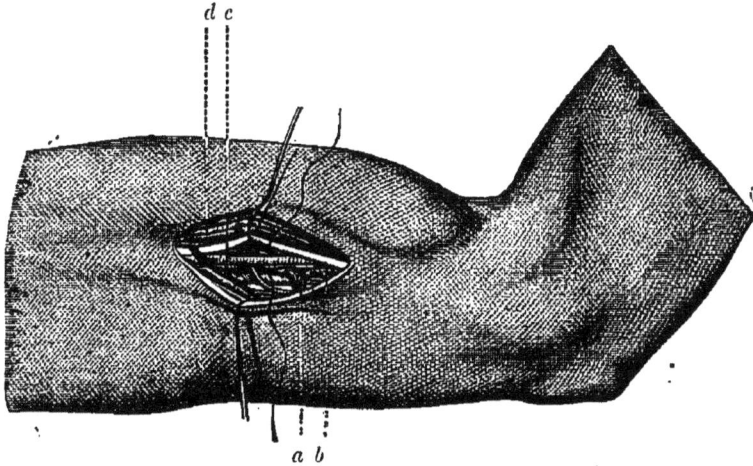

*Fig.* 132. — Ligature de l'artère humérale (*).

tère *e*; fléchir l'avant-bras sur le bras; dégager avec le bec de la sonde le nerf, l'artère et les veines *a*, et passer le fil au-dessous de l'artère. Éviter d'ouvrir la gaîne du biceps. — *Pansement :* Simple.

361. **Érysipèle phlegmoneux** ou **Phlegmon érysipélateux.** — SYMPTOMES. — Gonflement considérable du membre avec rougeur plus ou moins prononcée, sans limites distinctes : phlyctènes remplies de sérosité limpide ou sanguinolente. A la pression, sensation qui tient de la mollesse de l'œdème, de la dureté du phlegmon et de l'élasticité de l'emphysème ; douleurs locales vives; sensation d'étranglement; inflammation concomitante des vaisseaux lymphatiques, des ganglions. Phénomènes généraux plus ou moins graves; fièvre, agitation,

(*) *a*, veine collatérale ; *b*, nerf médian; *c*, artère humérale ; *d*, muscle biceps. (Sédillot, *Médecine opératoire.*)

insomnie, inappétence, soif, langue rouge, nausées, vomisse-ments.

*Ne pas confondre avec* phlegmon circonscrit (107), érysipèle simple, érysipèle œdémateux (452), phlébite (362), angioleu-cite (135).

TRAITEMENT. — Placer le membre dans l'élévation, cataplas-mes émollients; vomitifs ou éméto-cathartique (sulfate de soude, 25 gr.; tartre stibié, 0,05) s'il y a embarras gastrique. Frictions mercurielles, vésicatoires volants sur le phlegmon, compres-sion de tout le membre avec une bande roulée. Au début, si le sujet est robuste, sangsues en grand nombre sur le membre malade. Dès qu'il y a fluctuation, faire de larges et profondes incisions longitudinales *comprenant l'aponévrose d'enveloppe*. En cas d'hémorrhagies consécutives, compression avec les doigts ou des boulettes de charpie. Nettoyer la plaie par des injections d'eau tiède d'abord, puis toniques, chlorurées, vineuses, phéni-quées (acide phénique, 1 gr.; eau, 1000 gr.).

362. **Phlébite.** — SYMPTOMES. — Le plus souvent, à la suite d'une saignée, picotement ou douleur sur la piqûre; écarte-ment des lèvres de la plaie; épaississement; issue de sang, de sanie ou de pus; propagation de la douleur sur le trajet de la veine; rougeur, dureté, empâtement. Si la veine est profonde, pas de rougeur, mais seulement empâtement et œdème. Dimi-nution graduelle de ces symptômes ou bien aggravation, for-mation d'abcès, de fusées purulentes.

*Ne pas confondre avec* lymphite ou lymphangite qui est con-sécutive à des plaies ou blessures de la main ou des doigts et caractérisée par une dureté moins considérable et par l'engor-gement des ganglions axillaires (135, 136).

TRAITEMENT. — Se défier des saignées; n'en pratiquer qu'a-vec réserve sur le bras sain; préférer les sangsues en grand nombre (10 à 20) sur le trajet du vaisseau; grands cataplasmes émollients, laudanisés; onctions mercurielles, mais pas sur les piqûres de sangsues: badigeonnage avec le collodion élastique. S'il y a formation de pus, chercher à établir la compression en-tre le cœur et la partie malade; ouvrir l'abcès; toniques à l'in-térieur, quinquina, sulfate de quinine (1 à 3 gr. par jour), al-coolature d'aconit (5 à 8 gr.). Au déclin, compression avec la bande roulée, ouate autour du bras, élévation du membre, frictions alcooliques.

363. **Anévrysmes.** — SYMPTOMES. — Petite tumeur placée sur le trajet de l'artère, arrondie ou ovoïde, indolente, sans changement de couleur à la peau, souple, rénitente, molle, élastique, fluctuante, disparaissant ou diminuant par la pres-

sion sur elle-même ou par la compression de l'artère humérale sur le bord interne du biceps; battements isochrones à ceux du cœur; à l'auscultation, bruit de souffle intermittent.

*Ne pas confondre avec* cancer (130, 131, 143), abcès (107), kyste (133), loupe (132).

TRAITEMENT. — Compression digitale ou artificielle ou ligature de l'humérale (360); injections coagulantes au perchlorure de fer, moyen douteux.

364. **Fractures de l'extrémité supérieure de l'humérus** (*fig.* 133). *Variétés :* 1° intra-capsulaire ou du col anatomique, *ab* 2° extra-capsulaire ou du col chirurgical, *cd*.

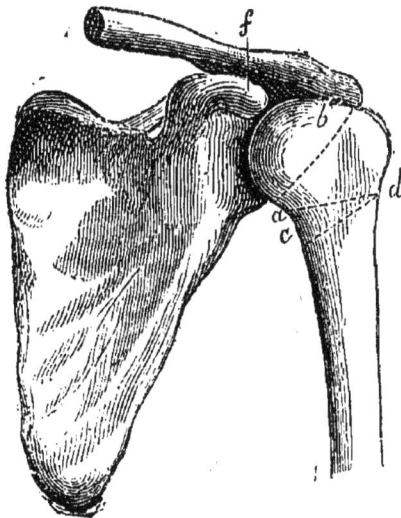

*Fig.* 133. — Fractures de l'extrémité supérieure de l'humérus (*).

I. **Fracture du col anatomique** ou **intra-capsulaire.** — SYMPTOMES. — 1° *Déformation* : Peu prononcée ou nulle, ou bien léger aplatissement à la partie externe du deltoïde, souvent avec ecchymose.

2° *Dimension :* Longueur normale du membre.

3° *Attitude :* Avant-bras fléchi sur le bras ; bras fixe sur la poitrine, la paume de la main du côté sain soutenant le coude.

4° *Mobilité :* Mouvements volontaires impossibles; mouve-

(*) *ab*, col anatomique; *ad*, col chirurgical ; *cd*, extrémité supérieure de l'humérus; *f*, apophyse coracoïde.

ments contre nature et communiqués possibles, mais douloureux et accompagnés de crépitation.

**II. Fracture du col chirurgical** ou **extra-capsulaire.**
— 1° *Déformation* : Gonflement, ecchymoses; saillie des fragments quand ils sont déplacés ; aplatissement à la partie externe
de la région deltoïdienne ; saillie irrégulière du fragment inférieur dans le creux de l'aisselle.

2° *Dimension* : Normale ; raccourcie quand les fragments sont
tout à fait séparés.

3° *Attitude* : Coude porté en sens contraire du bout fracturé
du fragment inférieur.

4° *Mobilité* : Mouvements volontaires difficiles ou impossibles
mouvements communiqués douloureux accompagnés de crépitation.

*Ne pas confondre avec* contusion (354), luxations (353), paralysie (352).

TRAITEMENT. — L'absence de déplacement exclut les tentatives de réduction. S'il y a déplacement : 1° contre-extension faite
par un aide placé du côté sain, et dont les deux mains se croi-
sent sous l'aisselle du côté malade ; 2° un autre aide fait l'extension en relevant le bras dans la position horizontale, et en tirant
sur l'avant-bras fléchi à angle droit ; 3° repousser en dehors, à
l'aide des doigts placés sous l'aisselle, l'extrémité supérieure
du fragment inférieur. Compresses résolutives ; coussin creux
dans l'aisselle ; bandage de Mayor. (Voir *Luxations de la clavicule.*)

**365. Fractures du corps de l'humérus.** — SYMPTOMES. —
1° *Déformation* : En cas de déplacement des fragments.

2° *Dimension* : Normale ou léger raccourcissement.

3° *Attitude* : Bras tenu fixé contre le corps.

4° *Mobilité* : Anormale, crépitation ; perte des fonctions du
membre et douleur locale.

*Ne pas confondre avec* contusions (354).

TRAITEMENT. — 1° Contre-extension sur l'épaule ; 2° extension
sur l'avant-bras fléchi ; 3° coaptation avec les mains du chirurgien. Compresses résolutives autour du bras ; bande roulée, trois
coussins, trois attelles (*fig.* 134). Immobiliser autant que possible le moignon de l'épaule pour éviter une pseudarthrose. —
*Bandage dextriné.*

| | | |
|---|---|---|
| ♃ | Dextrine...................... | 200 gr. |
| | Eau-de-vie camphrée............ | 120 — |
| | Eau chaude.................... | 80 — |

Délayer la dextrine dans l'eau-de-vie jusqu'en consistance de

miel, puis ajouter peu à peu l'eau chaude en agitant le mélange. Imbiber de cette solution une bande longue de 6 mètres, que l'on roule ensuite sur elle-même ; appliquer une bande

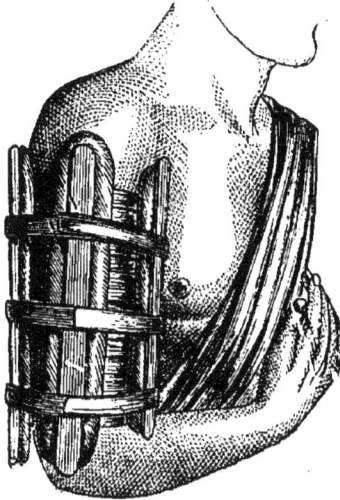

*Fig.* 134. — Appareil pour la fracture du corps de l'humérus.

roulée sèche autour du bras et la bande dextrinée par-dessus
la bande sèche en évitant les renversés ; étendre ensuite une
couche de dextrine sur la surface de l'appareil : laisser sécher.
(Velpeau.)

*Bandage amidonné* : Prendre trois attelles de carton propor-
tionnées au bras, les mouiller préalablement ; recouvrir le bras
d'une bande roulée ; enduire cette bande de colle d'amidon, et
par-dessus appliquer les attelles de carton amidonnées qui pren-
dront exactement la forme du bras : deuxième bande roulée
pour fixer les attelles. (Seutin.)

*Bandage en papier* : Remplacer les bandes de linge par des
bandelettes de papier gris, qu'on enduit de colle d'amidon ou
de colle de pâte et qu'on superpose en nombre suffisant. (Laugier.)

*Bandage plâtré* : Bande roulée sèche autour du bras et de
l'avant-bras ; délayer du plâtre fin dans de l'eau froide ; en enduire trois compresses longues qui sont placées longitudinalement comme des attelles ; autre bande roulée trempée également
dans le plâtre ; laisser sécher. Très-bon pour la pratique rurale.
(Mathuysen, Van de Loo, Maisonneuve.)

*Appareils en carton, de Merchie.* — Tailler sur une feuille de

papier ordinaire un patron sur le bras non blessé ; diviser ce
patron en deux parties, d'après une ligne allant de la face postérieure du coude au bord postérieur de l'aisselle ; dessiner sur
ce patron deux attelles dont l'externe arrondie supérieurement
mesure 0,36, tandis que l'interne ne mesure que 0,21 (*fig.* 135).
— Choisir du carton de bonne qualité, résistant, dense et bien
sec : tailler avec de forts ciseaux deux attelles d'après le patron
du papier : humecter ces attelles en carton avec une éponge

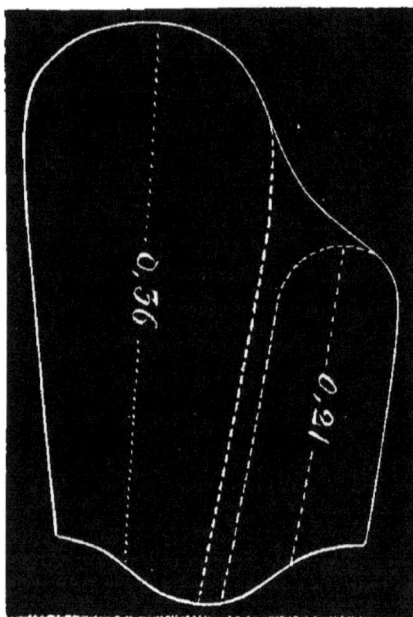

Fig. 135. — Appareil modelé de Merchie.      Fig. 136. — Appareil de Merchie.
    Patron des attelles brachiales.                   Patron incurvé.

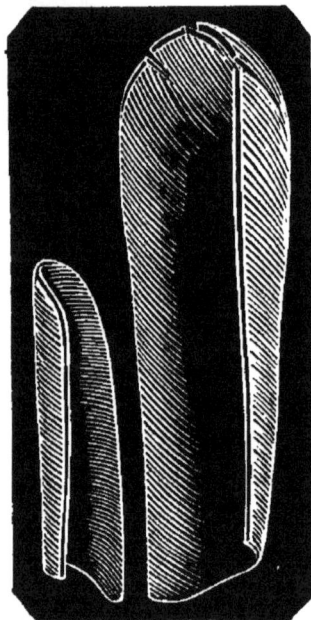

imbibée d'eau tiède ; puis, après les avoir légèrement malaxées,
leur donner une forme qui se rapproche de celle du membre
en les appliquant directement sur le membre sain, en les y
fixant à l'aide d'une bande roulée et en pratiquant quelques
échancrures à la partie supérieure (*fig.* 136). Après une heure
d'application, faire sécher ces attelles en les suspendant à un
fil ; puis les appliquer définitivement quand elles sont tout à
fait sèches, c'est-à-dire au bout de 24 heures. — Pour l'application du bandage, entourer le membre de quelques feuilles
d'ouate assujettie à l'aide d'une bande roulée : appliquer, par-
dessus le coton, les attelles de carton, en commençant par l'at-

19.

telle interne et fixer à l'aide d'une bande roulée. Pour le service
hospitalier, il est bon d'avoir un certain nombre de ces appareils préparés à l'avance.

*Gouttières en fil de fer* (fig. 137) galvanisé ou étamé pour éviter
la rouille ; matelasser le fond de la gouttière avec ouate, vieux

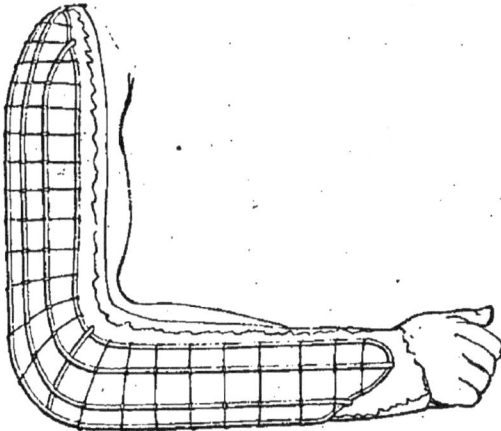

*Fig.* 137. — Gouttière de fil de fer.

linge, etc., fixer le membre à l'appareil avec des bandes et l'appareil au tronc avec un grand bandage de Mayor : commode
quand il y a complication de plaies.

*Dans les fractures par armes à feu,* préférer les gouttières métalliques ; les gouttières en carton, en plâtre, en gutta, s'altèrent
trop vite : les appareils inamovibles ou amovo-inamovibles ne
sont bons qu'à la période de déclin.

*Appareils en toile métallique* : Dans la toile métallique galvanisée et inoxydable, à petites mailles, tailler trois attelles A,B,C
(externe, antéro-interne, postéro-externe), réunies entre elles
par trois lacs ou courroies *a, b, c* qui les traversent au voisinage des bords et qui permettent de les fixer solidement autour
du bras préablement entouré d'une forte couche d'ouate. Elles
sont peu coûteuses, légères, assez résistantes et peuvent être
fenêtrées en cas de plaies (*fig.* 138).

*Attelles ou gouttières de gutta-percha,* que l'on taille pour le
membre fracturé et qu'on ramollit dans l'eau chaude avant de
les appliquer : remplir d'ouate le fond des gouttières. Prix très-élevé de la gutta-percha.

*S'il y a complication de plaies* : 1° Plaie simple ; laver la plaie,
pansement au cérat simple, à l'huile ; diachylon. 2° Plaie profonde, issue des fragments d'os ; réduire l'os s'il est possible,

sinon resection de la partie saillante à l'aide d'une scie à lame étroite ; si le fragment est petit et irréductible, on peut attendre sa nécrose ; puis pansement simple. Dans les complications

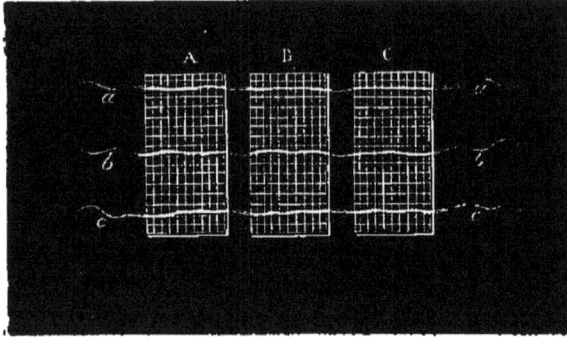

*Fig.* 138. — Attelles en toile métallique.

de plaies, on préférera les bandages dextrinés, amidonnés ou plâtrés, auxquels on pratiquera une petite ouverture ou fenêtre pour le pansement.

*S'il y a des symptômes inflammatoires intenses :* saignée générale ; irrigation continue à l'aide d'un seau plein d'eau ou d'un arrosoir ordinaire suspendu au-dessus du membre blessé, placer une ficelle à l'ouverture inférieure, afin que l'eau tombe goutte à goutte sur le membre au-dessous duquel on aura mis préalablement une toile cirée.

*S'il y a hémorrhagie artérielle,* ligature de l'artère axillaire (351, VIII), ou de l'artère brachiale (360).

*S'il y a fracture comminutive,* esquilles, désordres considérables ; irrigation continue ou amputation (366).

III. **Fractures de l'extrémité inférieure** ou **sus-condy-**

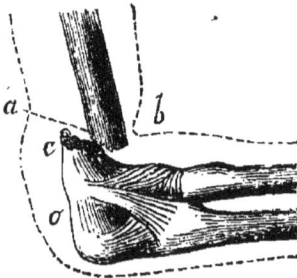

*Fig.* 139. — Fracture de l'extrémité inférieure ou sus-condylienne.

**lienne.** — SYMPTOMES. — 1° *Déformation (fig.* 139) : Augmentation du diamètre antéro-postérieur, *ab*; saillie de l'olécrâne *o* ; au-dessus de cette saillie, vide transversal, *c* ; dans le pli du coude, relief rugueux *b*.

2° *Dimension* : Normale ou raccourcie.

3° *Attitude* : Membre demi-fléchi.

4° *Mobilité* : Mouvements anormaux communiqués; crépitation souvent difficile à obtenir, même par le mouvement de torsion.

*Ne pas confondre avec* luxation du coude en arrière (371), avec contusion.

Traitement. — Faire pratiquer l'extension sur l'avant-bras demi-fléchi ; saisir l'extrémité inférieure du bras, les doigts croisés sur la saillie *b*, les pouces pressant le sommet de l'olécrâne *o* qu'ils repoussent en avant. Contenir la fracture avec un bandage roulé (*fig.* 140), attelles de carton mouillé l'une en

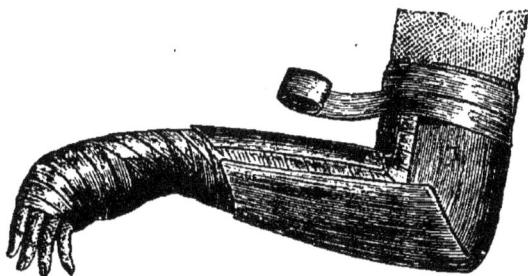

*Fig.* 140. — Appareil pour la fracture de l'extrémité inférieure ou sus-condylienne.

dessus, l'autre en dessous du bras, les assujettir à l'aide d'une seconde bande roulée; maintenir le bras demi-fléchi. Lever l'appareil au bout de trois semaines et faire exécuter des mouvements pour prévenir l'ankylose. — Bandages inamovibles, ci-dessus. — Gouttière (p. 334).

IV. **Fracture des deux condyles.** — Symptomes. — *Déformation* : Gonflement; élargissement considérable du coude par suite de l'écartement des deux condyles ; très-souvent fragment inférieur en haut et en arrière.

Traitement. — Réduction; rapprocher les condyles; appareil plâtré ou amidonné ; faire exécuter des mouvements articulaires à partir du 20e jour.

366. **Amputation du bras.** — 1° *Méthode circulaire.* Faire rétracter la peau par un aide ; un autre maintient l'avant-bras; un troisième comprime l'artère humérale. — 1er *temps* (*fig.*

141) : le chirurgien placé en dehors, coupe la peau et l'aponé-

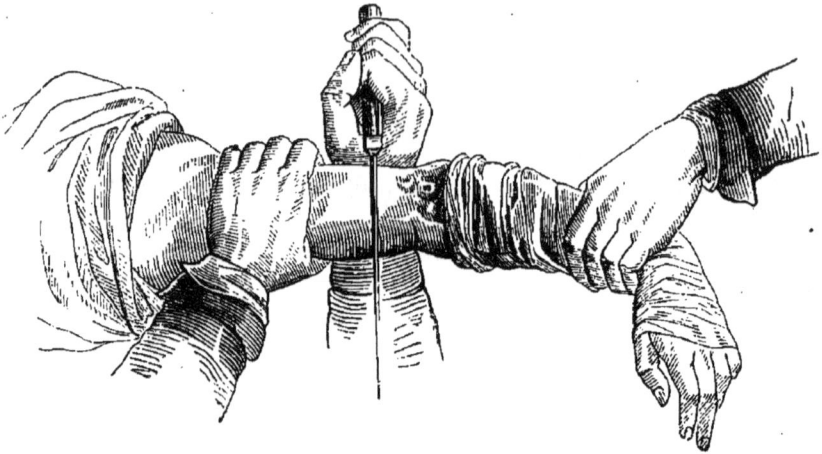

*Fig.* 141. — Amputation du bras par la méthode circulaire.

vrose sans toucher aux muscles et en évitant de blesser l'artère
humérale placée en dedans et immédiatement au-dessous de

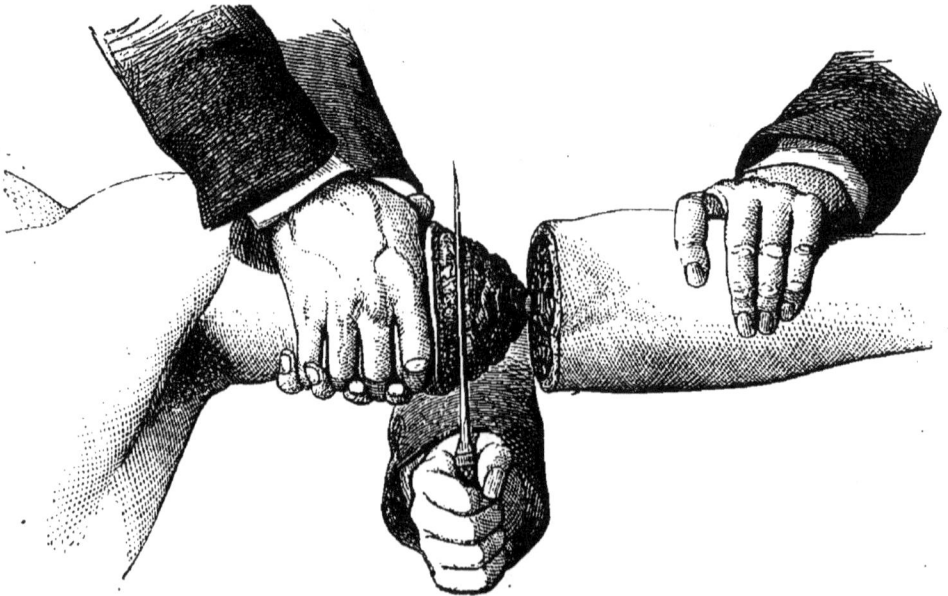

*Fig.* 142. — Amputation du bras par le procédé de Béclard et de Dupuytren.
(Alph. Guérin.)

l'aponévrose. — 2ᵉ *temps* (*fig.* 142) : reporter le couteau dans la
plaie et couper toutes les chairs jusqu'à l'os. L'aide continue la

rétraction ; dernier coup de couteau qui retranche toute la moitié externe du cône formé par le moignon ; couper les fibres
profondes, le nerf médian ; placer la compresse fendue ; scier
l'os. Lier les artères. Pansement simple ou par occlusion.

*Nota.* Préférer cette méthode :

*Pansement par occlusion :* laver la surface de la plaie avec
eau alcoolisée, bourrer la surface de section d'une énorme
couche d'ouate sur laquelle on ramène les lambeaux, puis
appliquer immédiatement sur la plaie une feuille d'ouate ;
par-dessus cette feuille nouvelles feuilles d'ouate de manière à
envelopper le membre d'une sorte de fourreau, maintenir le
tout avec plusieurs bandes de toile qu'on serre de toute sa force.
Ne pas défaire ce pansement avant 20 à 25 jours. Quand on
renouvelle le pansement, ne pas le faire dans les salles d'hôpital ; laver la plaie avec un liquide désinfectant tel qu'eau
phéniquée, essuyer doucement la peau sans tourmenter la
plaie en arrachant les brins de coton ou de charpie (Alph.
Guérin).

2° *Méthode à lambeaux.* — Traverser les chairs par transfixion,

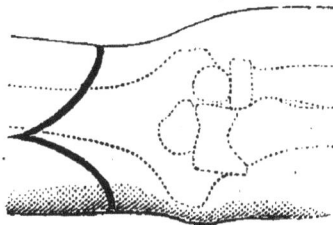

Fig. 143. — Amputation par la méthode à deux lambeaux latéraux ou externe
et interne.

en ayant soin que le couteau rase l'humérus pour avoir le lambeau externe, tailler le lambeau interne de la même manière, mais un peu plus long à cause de la rétraction du
biceps (fig. 143) ; relever les deux lambeaux ; couper les chairs ;
placer la compresse et scier l'os.

367. **Ligature de l'artère brachiale au pli du coude**
(fig. 144). — *Points de repère :* Tendon c du bord interne du biceps. Sur ce bord, incision de 6 centimètres n'intéressant que
la peau ; faire écarter par un aide la veine basilique et la porter

en *dedans*; soulever l'expansion aponévrotique du biceps *e*, l'ouvrir avec le bistouri porté à plat; inciser sur la sonde cannelée; chercher avec le doigt l'artère *a*, le nerf médian *b*, l'ar-

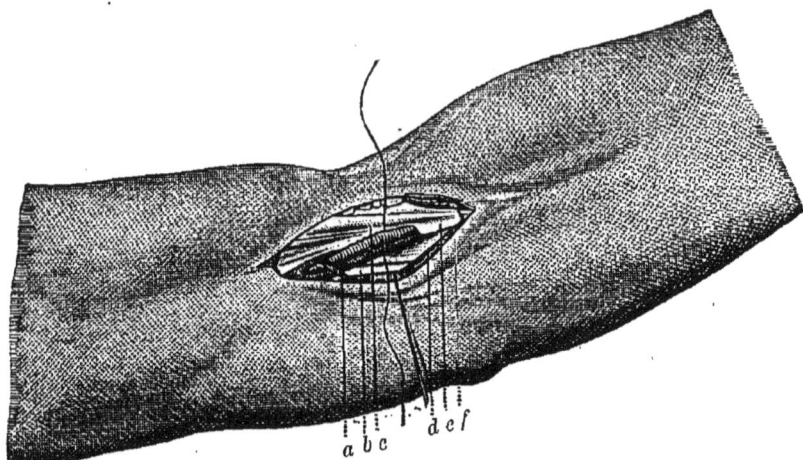

*Fig.* 144. — Ligature de l'artère brachiale au pli du coude (*).

tère est *en dehors du nerf*; isoler l'artère des veines et placer la ligature. *Pansement* simple; maintenir la chaleur autour du membre.

**368. Saignée au pli du bras** (*fig.* 145, 146). — Avant l'opération, se rappeler la disposition anatomique des vaisseaux de cette région afin d'éviter de piquer une artère. Côté externe : *a*, veine céphalique; *b*, radiale superficielle; *c*, médiane céphalique; *d*, médiane commune; *f*, médiane basilique, ayant l'artère brachiale *h* à son côté externe; *g*, *e*, radiales, cubitales; *i*, veine basilique.

OPÉRATION. — Le malade est assis ou couché; préparer un linge fin plié en plusieurs doubles pour panser la petite plaie; des compresses, deux bandes ou mieux un mouchoir fin plié en cravate, un vase pour recevoir le sang, de l'eau froide, de l'eau tiède, un peu de vinaigre en cas de syncope, un drap ou une toile cirée pour préserver le lit et le malade. Appliquer la bande roulée pour faire gonfler les veines; un mouchoir est plus commode, plus facile à se procurer surtout à la campagne et comprime mieux. Le chirurgien se place en dedans et se sert

(*) *a*, artère brachiale; *b*, nerf médian; *c*, tendon du bord interne du biceps; *d*, *f*, faisceau musculaire du rond pronateur; *e*, expansion fibreuse du biceps (Sédillot).

de la main droite pour le côté droit, de la main gauche pour le
côté gauche. S'il n'est pas ambidextre, il peut se placer en dehors pour le côté gauche. Ouvrir de préférence la médiane céphalique *c* ou la médiane commune *d*; se méfier de la médiane
basilique voisine de l'artère; faire l'incision oblique.

*Si le sang ne coule pas facilement,* faire rouler un corps un peu
dur dans la main, desserrer un peu la bande, écarter avec la

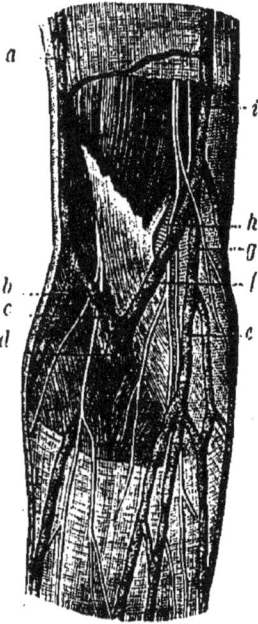

Fig. 145. — Anatomie des
veines superficielles de la
saignée du bras droit (*).

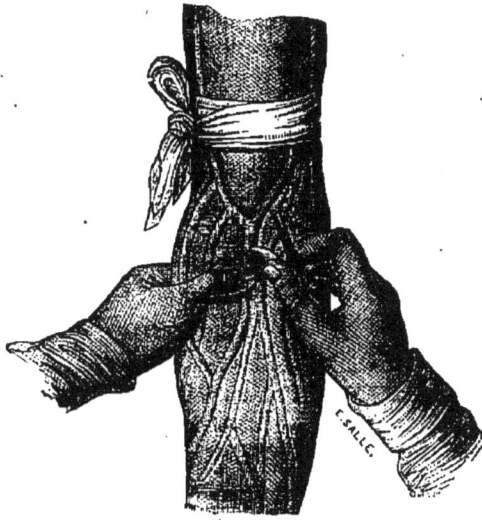

Fig. 146. — Position de la lancette dans la
saignée.

pointe de la lancette ou couper les fragments de tissu graisseux
qui peuvent obstruer la piqûre; surveiller le parallélisme entre l'ouverture et les téguments.

Quand l'écoulement de sang est suffisant, enlever la bande,
appliquer le doigt sur la plaie, laver; appliquer des compresses fines et les maintenir à l'aide d'une bande ou du mouchoir.

A moins d'une certaine habileté, préférer pour l'opération
une lancette dite à grain d'orge afin d'éviter d'ouvrir l'artère.

(*) *a*, veine céphalique; *b*, radiale superficielle; *c*, médiane céphalique; *d*, médiane commune; *e*, veines cubitales, antérieure et postérieure; *f*, médiane basilique; *g*, veine radiale; *h*, artère humérale; *i*, veine basilique (Sédillot).

**369. Anévrysme artério-veineux, consécutif à une saignée.** — SYMPTOMES. — Jet de sang, rouge vermeil, isochrone aux battements du cœur, saccadé. A un degré plus avancé, tumeur ovoïde *a* au pli du bras (*fig.* 147), pouvant disparaître ou diminuer par la compression, donnant lieu à des pulsations isochrones, à un frémissement vibratoire continu, et à un bruit de souffle à double courant : disparition ou diminution de ces phénomènes quand on comprime l'artère brachiale au-dessus de la tumeur ; plus tard développement variqueux, engourdissement, refroidissement du membre, faiblesse musculaire.

*Ne pas confondre avec* kystes, ganglions, gommes syphilitiques.

TRAITEMENT. — Compression au-dessus de l'anévrysme avec les doigts pendant 12, 24, 36 heures ou avec le compresseur mécanique. Si ce moyen échoue, ligature au-dessus et au-dessous de la tumeur anévrysmale, en respectant la tumeur elle-même (367).

**370. Névralgie cervico-brachiale.** — SYMPTOMES. — Douleur contusive, gravative, lancinante, continue ou intermittente avec exacerbations sur le trajet du nerf brachial. — *Locaux* : Points douloureux : points cervical inférieur, post-claviculaire, deltoïdien, axillaire, épitrochléen, cubito-carpien, radial, radio-carpien ; points digitaux. Quel-

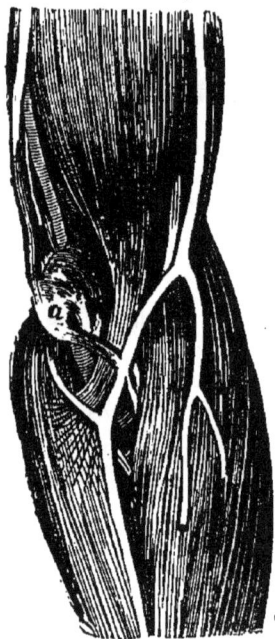

*Fig.* 147. — Anévrysme artério-veineux du bras gauche (*).

quefois douleur exclusivement située sur le trajet du *nerf cubital* et se prolongeant dans les deux derniers doigts de la main. D'autres fois, douleur plus prononcée sur le trajet du nerf radial, à l'endroit où le nerf contourne l'humérus et au pouce.

*Ne pas confondre avec* rhumatisme musculaire (25) ; arthralgie saturnine (voir *Intoxications*).

TRAITEMENT. — 1° *Local* : Injections hypodermiques, vésicatoires volants pansés avec la morphine ; cautérisation transcurrente ou ponctuée ; frictions à la térébenthine.

(*) La tumeur est vue par sa partie antérieure ; *a*, sommet de l'anévrysme correspondant à la blessure.

2° *Général* : sulfate de quinine en cas d'intermittence. (Voir *Névralgies en général* [40].)

**371. Luxations de l'articulation du coude.** — Elles sont complètes ou incomplètes, en arrière ou en avant, avec ou sans fractures de l'olécrâne, en dedans ou en dehors, simultanées ou isolées.

**I. Luxation complète des deux os de l'avant-bras en arrière** (*très-fréquente*) (*fig.* 148). — SYMPTOMES. — 1° *Déformation* : Augmentation du diamètre antéro-postérieur : forte saillie de l'olécrâne en arrière, au-dessus des deux tubérosités de l'humérus ; à la partie externe, saillie de la tête du radius qui roule sous le doigt dans les mouvements de pronation à la partie antérieure, saillie de la tête de l'humérus au-dessous du pli du coude.

2° *Dimension* : Bras raccourci.

3° *Attitude* : Avant-bras demi-fléchi et en pronation.

4° *Mobilité* : Mouvements volontaires abolis; mouvements communiqués peu étendus ; mouvements latéraux presque impossibles.

*Ne pas confondre avec* contusion, fracture sus-condylienne (365), luxation incomplète.

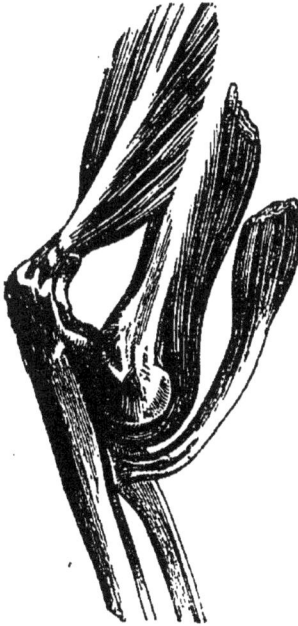

*Fig.* 148. — Luxation de l'articulation du coude (bras gauche).

TRAITEMENT. — Pratiquer l'extension sur l'avant-bras étendu ou fléchi; presser avec les doigts sur l'olécrâne, ou bien faire fléchir l'avant-bras sur le bras et exercer, avec le talon de la main, une forte pression sur l'olécrâne en s'aidant d'un mouvement de bascule, et cela, en se servant du talon d'un aide, ou bien du genou, ou bien de l'avant-bras du chirurgien placé au pli du coude (*fig.* 149).

Envelopper le bras demi-fléchi avec des compresses trempées dans l'eau-de-vie camphrée; appliquer un bandage en 8 de chiffre. Lever l'appareil au bout de sept ou huit jours.

**II. Luxation incomplète en arrière et en dehors.** — SYMPTOMES. — Les mêmes, moins prononcés ; le signe pathognomonique est la *saillie de l'olécrâne sur un plan sensiblement inférieur à la saillie de l'épitrochlée* (Malgaigne) et saillie incomplète de la tête du radius en arrière.

Traitement. — Mêmes procédés de réduction, mais moins énergiques.

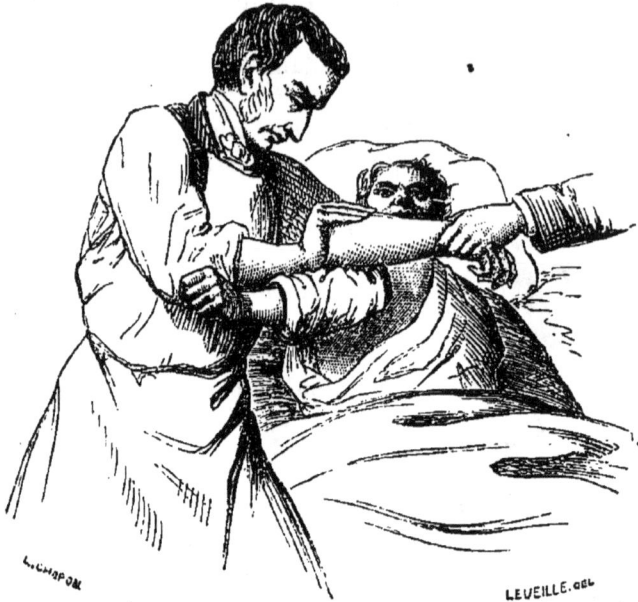

*Fig.* 149. — Réduction d'une luxation du coude droit, par le procédé de la paume de la main (Chassaignac).

**III. Luxation complète en dehors.** — (*Rare.*) — Symptomes (*fig.* 150). — 1° *Déformation* : Diamètre transversal agrandi ; saillie considérable des deux os à la face externe du bras ; dépression brusque à la face interne ; à la place de l'olécrâne, surface aplatie ou légère dépression.

2° *Dimension* : Bras raccourci.

3° *Attitude* : Avant-bras en pronation, paraît tordu sur son axe.

4° *Mobilité* : Mouvements d'extension et de flexion gênés, mais praticables dans une certaine limite.

Traitement. — Embrasser l'humérus avec les deux mains et presser avec les pouces sur l'olécrâne que l'on porte en dedans d'abord, puis en avant. Extension et contre-extension.

**IV. Luxation incomplète en dehors.** — (*Rare.*) — Symptomes. — 1° *Déformation* : Diamètre transversal élargi ; en dedans saillie de l'épitrochlée ; dépression au-dessous de cette saillie ; tête du radius en dehors ; olécrâne plus en dehors (*fig.* 151).

2º *Dimension* : Normale.

3º *Attitude* : Avant-bras un peu fléchi.

4º *Mobilité* : Conservée.

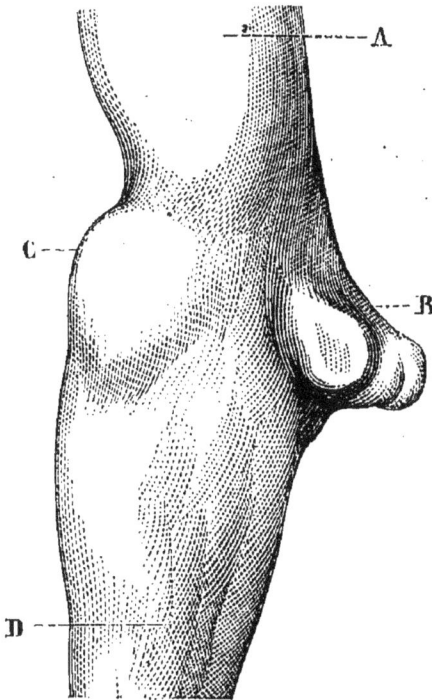

Fig. 150. — Luxation complète en
dehors (bras droit) (*).

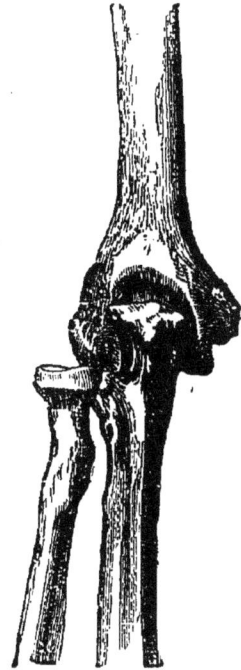

Fig. 151. — Luxation in-
complète en dehors (bras
gauche).

TRAITEMENT. — Étendre l'avant-bras ; faire tourner son extrémité supérieure en dehors, et la repousser en dedans.

V. **Luxation incomplète en dedans** (*fig.* 152 et 153). —
SYMPTOMES. — 1º *Déformation* : Saillie de l'épicondyle en dehors ; dépression au-dessous ; olécrâne en dedans débordant
quelquefois l'épitrochlée et sur le même plan ; tête du radius
au milieu du coude ou proéminant un peu en avant.

2º *Dimension* : Normale.

3º *Attitude* : Avant-bras légèrement fléchi et dans la pronation.

(*) A, face antéro-externe du bras ; B, extrémité inférieure de l'humérus ; C, saillie de l'extrémité supérieure du radius ; D, bord externe de l'avant-bras devenu antérieur.

4° *Mobilité* : Flexion possible, extension limitée.

TRAITEMENT. — Faire l'extension sur l'avant-bras, croiser les doigts au pli du coude et presser de dedans en dehors, à l'aide du pouce, les surfaces des os de l'avant-bras luxés.

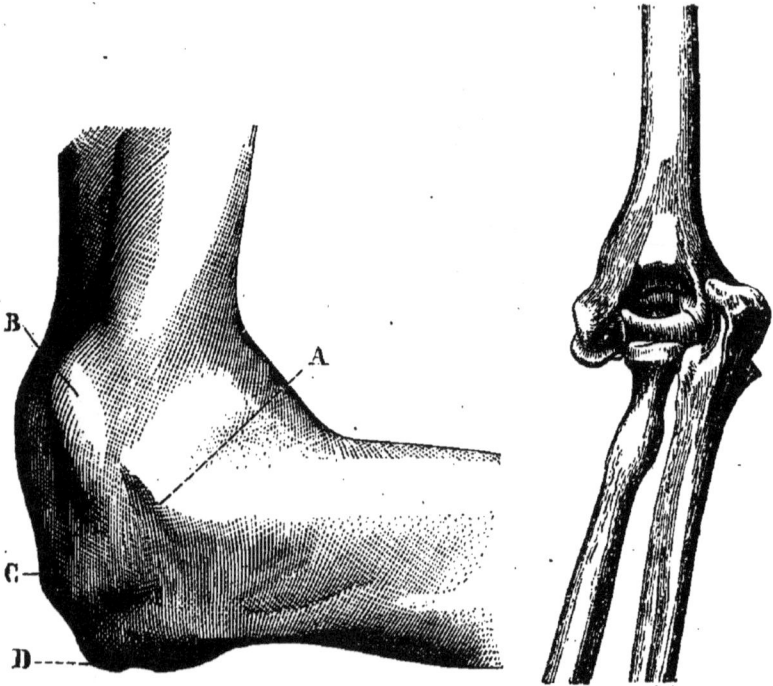

Fig. 152. — Luxation du coude en dedans, variété radio-postérieure, face interne de l'articulation (*).   Fig. 153. — Luxation incomplète en dedans (bras gauche).

## VI. Luxation en arrière et en dedans. — SYMPTOMES. —

1° *Déformation* : Condyle huméral saillant en dehors ; dépression en dessous ; saillie en arrière due à la tête du radius ; olécrâne remonté de 1 à 2 centimètres en dedans ; saillie du bord interne de la trochlée en avant et en dedans.

2° *Dimension* : Raccourcissement.

3° *Attitude* : Avant-bras fléchi et en supination.

4° *Mobilité* : Peu prononcée.

TRAITEMENT. — Se placer derrière le blessé ; croiser les doigts sur le pli du coude, appuyer les pouces sur l'olécrâne qu'on

(*) A, épitrochlée ; B, sommet de l'olécrâne ; C, angle de l'olécrâne ; D, apophyse coronoïde ; E, tête du radius (Denucé).

repousse en dehors et en avant ; faire exercer des tractions sur le poignet.

VII. **Luxation en avant.** (*Rare*) (*fig.* 154). Complète ou incomplète. — SYMPTOMES. — 1° *Déformation :* Au pli du coude saillie du radius et du cubitus ; en arrière, dépression profonde à la

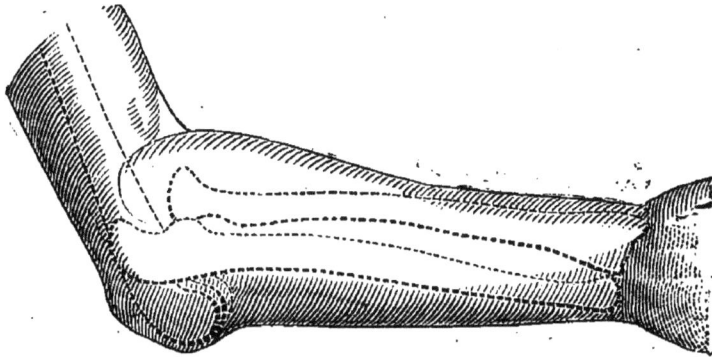

*Fig.* 154. — Luxation en avant (bras gauche).

cavité olécrânienne ; au-dessous de cette cavité, saillie transversale formée par l'extrémité inférieure de l'humérus ; puis vide au-dessous de cette saillie.

2° *Dimension :* Raccourcissement de la face antérieure ; allongement de la face postérieure.

3° *Attitude :* Avant-bras coudé sur le bras, presque à angle droit ; main et avant-bras inclinés en dehors.

4° *Mobilité :* Pas de mouvement.

TRAITEMENT. — Extension sur les os du bras fléchis ; croiser les mains de manière que les doigts réunis appuient sur un des côtés du coude, et repousser la saillie osseuse à l'aide des pouces.

Chercher s'il y a fracture de l'olécrâne ; dans ce cas, crépitation et mobilité (374, II).

VIII. **Luxation isolée du cubitus en arrière** (*fig.* 155). — SYMPTOMES. — 1° *Déformation :* Diamètre antéro-postérieur augmenté ; saillie de l'humérus à la partie interne du coude ; saillie de l'olécrâne en arrière ; angle saillant au côté externe du coude.

2° *Dimension :* Raccourcissement du bord interne de l'avant-bras ; bord externe normal.

3° *Attitude :* Avant-bras un peu fléchi et incliné en dedans ; main dans la pronation.

4° *Mobilité :* Flexion et extension impossibles ; pronation et supination possibles ; douleurs, engourdissement dans les deux derniers doigts de la main.

TRAITEMENT. — Extension portant surtout sur le bord interne de l'avant-bras, l'avant-bras en supination ; croiser les doigts au pli du coude et appuyer les pouces sur l'olécrâne pour le pousser en avant et en bas.

IX. **Luxations complètes et incomplètes du radius en avant** (*fig.* 156). — SYMPTOMES. — 1° *Dimension* : Peu sensible ;

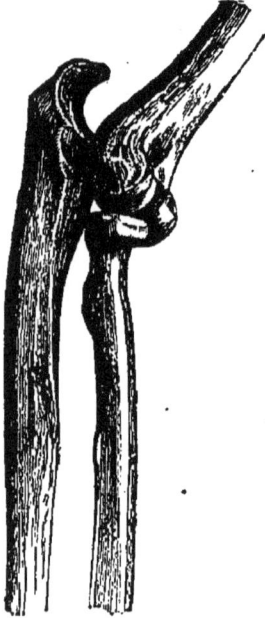

Fig. 155. — Luxation isolée du cubitus en arrière (bras droit).

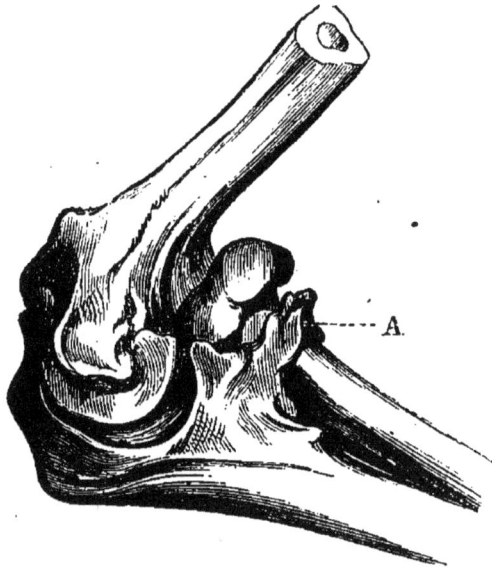

Fig. 156. — Luxation du radius en avant (*).

saillie de la tête du radius dans le pli du coude, variant avec les mouvements communiqués ; légère dépression en arrière et en dehors.

2° *Dimension* : Côté externe raccourci.

3° *Attitude* : Avant-bras fléchi ; main dans la pronation, un peu inclinée en dehors.

4° *Mobilité* : Mouvements plus ou moins douloureux. — Dans la luxation incomplète, mêmes symptômes, mais moins prononcés.

TRAITEMENT. — Ramener l'avant-bras en supination, et exer-

(*) A, ligament déchiré (Denucé).

cer avec les pouces de haut en bas, puis de dedans en dehors
et d'avant en arrière, une pression sur la tête du radius luxé.
Maintenir pendant 2 ou 3 semaines au moins l'avant-bras demi-
fléchi.

**X. Luxations complètes et incomplètes du radius en
arrière** (*fig.* 157). — SYMPTOMES. — 1° *Déformation* : En arrière
et en dehors, tête du radius mobile pendant les mouvements
de pronation et de supination, enfoncement dans le pli du bras
au-dessous du condyle et corde tendue (biceps).

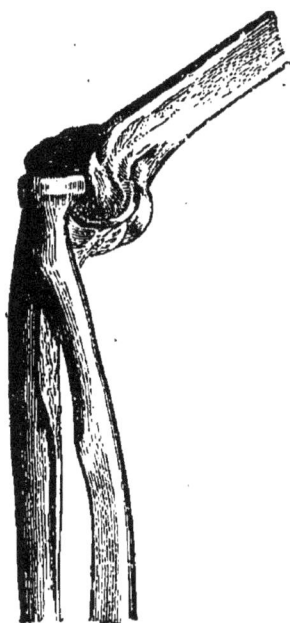

Fig. 157. — Luxation complète du       Fig. 158. — Luxation du radius en dehors
radius en arrière (bras droit).                     (bras droit) (*).

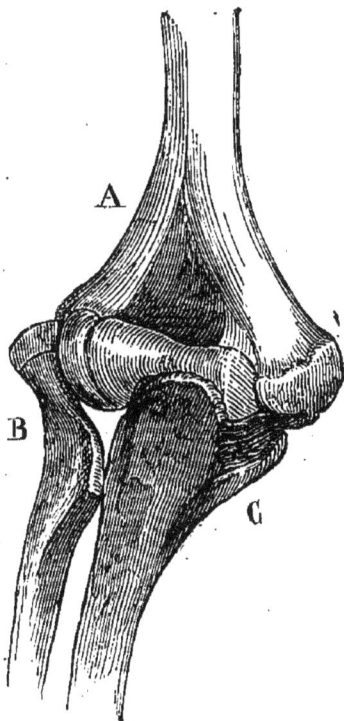

2° *Dimension* : Raccourcissement du bord externe.

3° *Attitude* : Avant-bras dans la pronation et flexion légère.

4° *Mobilité* : Flexion et extension bornées ; supination presque
impossible.

TRAITEMENT. — Contre-extension sur le bras ; extension sur
l'avant-bras, porté en supination ; saisir le coude à pleines

(*) A. bord externe de l'humérus ; B, radius luxé en dehors ; C, cubitus.

mains et presser avec les pouces le radius de haut en bas, d'arrière en avant, pendant qu'un aide porlera le bras dans l'extension. Compresse graduée en dehors et en arrière ; bandage en 8 de chiffre.

XI. **Luxation du radius en dehors** (*fig.* 158). — SYMPTOMES. — 1° *Déformation* : Peu marquée : saillie de la tête du radius au côté externe du coude ; dépression entre celte saillie et l'olécrâne.

2° *Dimension* : Raccourcissement du bord externe.

3° *Attitude* : Avant-bras demi-fléchi ; mais en pronation.

4° *Mobilité* : Supination impossible ; mouvements douloureux.

TRAITEMENT. — Faire l'extension sur l'avant-bras fléchi, à angle droit ; repousser le radius en dedans avec les pouces.

372. **Resection du coude.** — 1° *Procédé Nélaton.* — Faire par le côté postérieur et externe de l'articulation une incision verticale qui commence à 4 ou 5 centimètres au-dessus de l'interligne huméro-radiale et s'arrête en bas à 2 centimètres au-dessous de cet interligne ; faire ensuite une incision transversale qui, partant du bord interne de l'extrémité supérieure de l'olécrâne, tombe à la partie inférieure de l'incision longitudinale et coupant les parties molles jusqu'aux os ; les deux incisions ont la forme d'un L. La tête du radius est mise facilement à nu dans l'angle de l'incision. Ouvrir l'articulation huméro-radiale par sa face postérieure, inciser le ligament latéral externe et le ligament annulaire ; passer une scie à chaîne autour du col du radius, l'enlever sur une lame de carton. Imprimer à l'articulation un mouvement de flexion latérale interne : amener à l'extérieur la tête du cubitus et l'extrémité de l'humérus : la désarticulation se faisant sans difficulté ; détacher le tendon du triceps, dénuder et scier successivement les deux cols perpendiculairement à leur axe et à la même hauteur. Dans ce procédé il n'y a pas beaucoup à s'inquiéter du nerf cubital qui s'éloigne seul du champ de l'opération et dont il faut ménager la gaîne.

— *Pansement* : lier les artères, fléchir l'avant-bras sur le bras, réunir par la suture entortillée et placer le membre dans la gouttière.

2° *Procédé Ollier ou en baïonnette.* — Incision longitudinale, n'intéressant que la peau, de 6 centimètres sur le côté externe de l'humérus jusqu'à la saillie de l'épicondyle ; deuxième incision transversale et un peu oblique au-dessus de l'olécrâne jusqu'au bord postérieur du cubitus ; troisième incision longitudinale sur le côté interne du cubitus, intéressant la peau et le périoste (*fig.* 160), détacher avec une rugine les insertions du triceps, sans les couper ; rejeter le triceps en arrière, le long supi-

naleur et premier radial externe en avant; détacher avec
une rugine les insertions du triceps sans les couper, et avec cet
instrument dénuder l'humérus sur ses faces antérieure, postérieure et interne. Ouvrir l'articulation, luxer les os, écarter
fortement les muscles et détacher avec soin les insertions musculaires : sectionner avec une scie ou une forte pince la partie
inférieure de l'humérus et les parties supérieures du radius et
du cubitus. — *Pansement* : Entre les lèvres de la plaie, charpie
imbibée d'eau de Pagliari, drain, plumasseau de charpie ; un

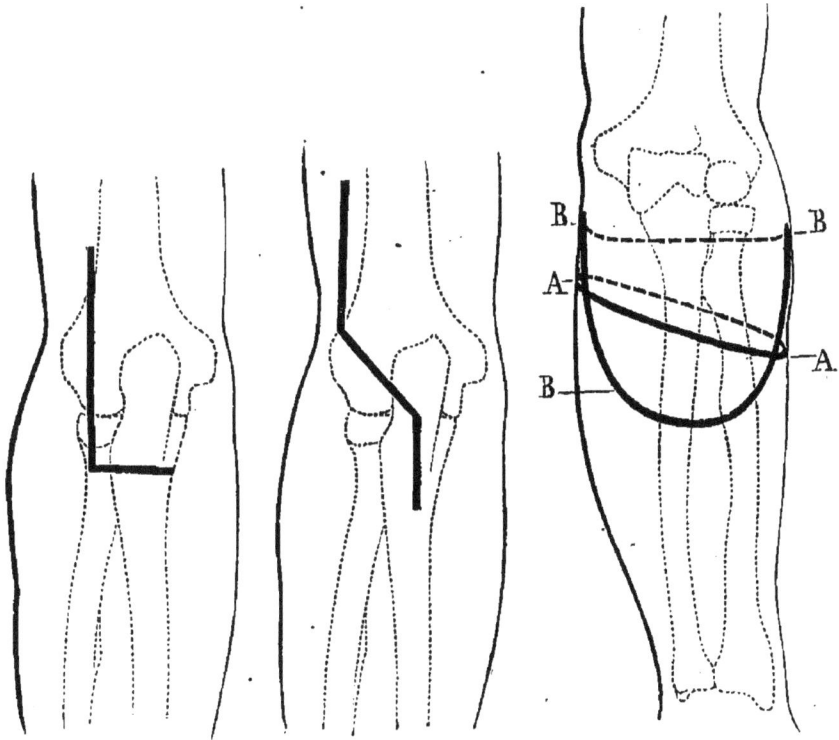

*Fig.* 159.—Désarticulation
huméro-cubitale. — Ré-
section du coude, face
postérieure. (Nélaton.)

*Fig.* 160. — Resection du
coude, face postérieure.
(Ollier.)

*Fig.* 161. — Désarticulation huméro-cubitale. — Coude gauche,
face antérieure (*).

ou deux points de suture à la partie supérieure de l'incision ;
pansement ouaté et silicaté ; faire exécuter des mouvements au
bout de 8 à 15 jours.

373. **Désarticulation huméro-cubitale.** — 1° *Méthode
circulaire.* — Le chirurgien étant placé en dehors, saisir de la

(*) AA, ligne indiquant l'incision par la méthode circulaire; B, B, B, lambeau antérieur (d'après Chauvel, *Opérations*).

main gauche la partie qu'il va enlever; section circulaire de la peau à trois travers de doigt au-dessous de l'épitrochlée; disséquer et relever cette manchette de 2 à 3 centimètres, couper transversalement toutes les chairs en avant et en dehors; couper le ligament latéral externe; faire pénétrer le couteau entre l'épicondyle et la tête du radius, contourner la saillie de l'apophyse coronoïde du cubitus, inciser le ligament latéral interne; tirer sur l'avant-bras dans la direction de son axe, inciser les muscles et les ligaments; porter le tranchant du couteau vers l'olécrâne et détacher le tendon du triceps en incisant tout près de l'insertion (*fig.* 161). — *Pansement* : lier l'humérale d'abord, puis les petites artères, réunir les lèvres de la plaie avec des bandelettes agglutinatives; pansement simple qu'on lèvera le troisième jour.

2° *Méthode à lambeau antérieur.* — L'avant-bras étendu est en supination complète, l'opérateur en dehors (*fig.* 161); plonger le couteau à deux doigts au-dessous de l'épitrochlée pour le faire sortir à un doigt au-dessous de l'épicondyle en rasant les os le plus possible; faire monter le couteau de haut en bas et détacher un lambeau antérieur BBB, de 8 centimètres environ, en relevant graduellement le tranchant du couteau. Faire relever le lambeau par un aide; reporter le couteau à sa base et diviser les téguments de la face postérieure par une incision demi-circulaire. Pénétrer à pleine lame entre l'humérus et le radius; retirer le couteau; diviser avec la pointe les ligaments interne et antérieur du cubitus, luxer les os et avec un bistouri achever de couper les ligaments en arrière et de séparer l'olécrâne des téguments. — *Pansement ut suprà.*

L'amputation donne de meilleurs résultats que la désarticulation.

## SECTION III.

### MALADIES DE L'AVANT-BRAS.

374. **Fractures des os de l'avant-bras. — I. A la partie moyenne.** — Symptomes. — 1° *Déformation* du membre qui est cylindrique.

2° *Dimension* : Normale.

3° *Attitude* : Pronation.

4° *Mobilité* : Anormale; abolition des mouvements; mouvements communiqués douloureux, avec crépitation.

Traitement. — Extension modérée; prévenir le rapprochement mutuel des fragments à l'aide de compresses, de bouchons coupés ou simplement en plaçant la main dans une demi-pronation. Compresses graduées et imbibées d'eau-de-vie le long des deux faces du membre (*fig.* 162); attelles supérieures et

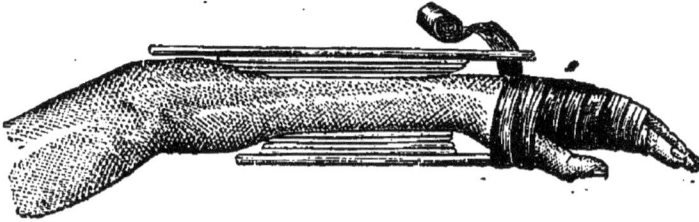

*Fig.* 162. — Appareil pour fracture de l'avant-bras.

inférieures longues, maintenues par une bande de 5 à 6 mètres.

Ne jamais rester sourd aux plaintes du blessé et défaire l'appareil au besoin. Consolidation du 35ᵉ au 40ᵉ jour.

*Appareil en toile métallique.* — Pour l'avant-bras et le poignet, tailler dans la toile métallique des valves et appliquer l'appareil selon les données des pages 334, 335.

*Appareil en carton, de Merchie.* — Tailler deux patrons en suivant les mêmes règles que pour les fractures du bras et d'après les dimensions suivantes : 0,48 pour l'attelle postérieure ; 0,36 pour l'antérieure : les mouler exactement, comme pour les fractures du bras, en leur donnant la forme du membre blessé : même mode d'application. *Si la fracture est communitive,* faire les débridements nécessaires, compression méthodique en cas d'hémorrhagie veineuse; ligature des deux bouts en cas d'hémorrhagie artérielle (éviter de lier les nerfs). Placer le membre dans une gouttière de fil de fer garnie d'ouate et cataplasmes ou irrigation d'eau tiède.

II. **Fractures de l'olécrâne.** — Symptomes. — 1º *Déformation* : Tuméfaction; tumeur produite par l'olécrâne remonté ; dépression au-dessous.

2º *Dimension* : Normale.

3º *Attitude* : Semi-flexion.

4º *Mobilité* : Flexion et extension impossibles; mobilité du fragment détaché, douleur locale dans les mouvements communiqués et crépitation dans les mouvements de latéralité communiqués à ces fragments.

*Ne pas confondre avec* luxations (371), contusion.

Traitement. — Étendre l'avant-bras sur le bras et repousser le fragment en bas : tenir le bras de l'extension *incomplète ;* n'appliquer l'appareil qu'après la disparition du gonflement. Compresses graduées en forme de coin à la partie postérieure du coude pour repousser l'olécrâne en bas ; les maintenir avec une bande roulée sèche comme pour l'extrémité inférieure de l'humérus. Appliquer par-dessus un bandage dextriné ou des attelles de carton. — Faire exécuter les mouvements à la fin de la 4ᵉ semaine.

III. **Fractures de l'extrémité inférieure du radius.** — SYMPTOMES. — Douleurs ; gonflement ; crépitation ; déformation (*fig.* 163) ; abolition partielle ou totale des mouvements de la main.

*Ne pas confondre avec* luxation du poignet (379).

TRAITEMENT. — Extension sur le poignet ; rapprocher les fragments ; les maintenir à l'aide de compresses graduées placées transversalement sur le dos du carpe et le fragment inférieur du radius ; compresses longitudinales à la face palmaire de l'avant-bras ; attelles supérieures et inférieures maintenues par une bande de toile ou de diachylon.

**375. Amputation.** — 1° *Méthode circulaire.* — Opérateur en dedans ; le malade a le bras dans une position intermédiaire à la pronation et à la supination : un aide comprime l'artère, un autre soutient le bras, un autre la main. — Section circulaire de la peau ; disséquer la manchette, la retrousser comme pour l'amputation du bras (p. 337) ; couper les muscles au niveau de la peau rétractée ; puis

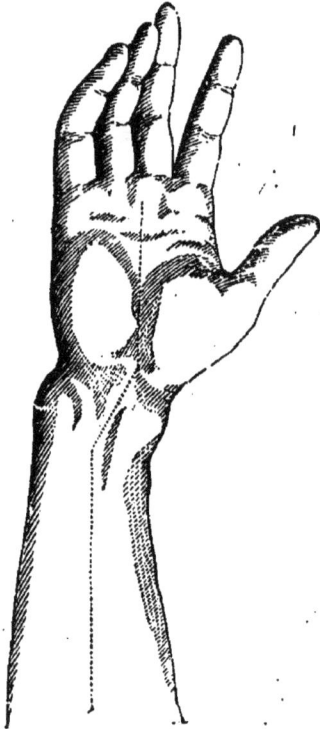

*Fig.* 163. — Fracture de l'extrémité inférieure du radius.

porter le couteau par-dessus l'avant-bras du malade, et lui faire décrire un 8 de chiffre pour la section complète des muscles profonds et interosseux. Compresse à trois chefs entre l'espace interosseux ; relever les muscles ; scier les deux os en commençant par le cubitus ; abaisser la scie sur le radius qu'on attaque et qu'on coupe en entier sans quitter le cubitus par lequel on termine. — *Pansement* : lier les artères, radiale, cubitale et interosseuse antérieure. Éviter de comprendre les filets nerveux dans les ligatures : bandelettes agglutinatives, ou bien pansement par occlusion selon la méthode de A. Guérin (Voir p. 338).

20.

2º *Méthode à lambeaux* (*fig.* 164). — Aide comme ci-dessus ; avant-bras dans la supination. Tailler, par transfixion de dedans en dehors, un lambeau antérieur de 6 à 7 centimètres : passer le couteau entre les os et les muscles de la région dorsale, et

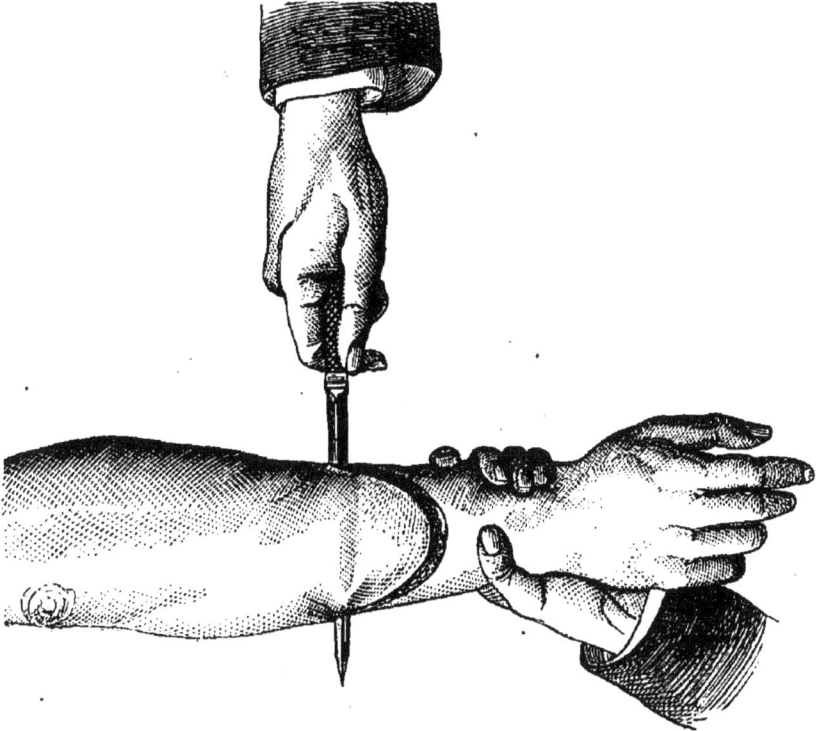

*Fig.* 164. — Amputation par transfixion, les lambeaux ayant été préalablement limités par des incisions faites de dehors en dedans. — Bras droit, face posterieure. (Alp. Guérin.)

tailler un lambeau postérieur plus long de 2 centimètres que l'antérieur. Le reste de l'opération comme dans le procédé précédent. — *Pansement* : Ligature des artères ; rapprocher les lambeaux avec des serres-fines ou des bandelettes.

376. **Ligature de la radiale** (*fig.* 165). — I. **A la partie supérieure.** — *Points de repère* : ligne partant du milieu du pli du coude et aboutissant au quart externe du poignet.

A deux travers de doigt au-dessous de ce pli, faire une incision de 7 centimètres, intéressant la peau et le tissu cellulaire ; diviser l'aponévrose sur la sonde cannelée ; séparer l'artère des deux veines satellites ; passer la ligature au moyen d'un stylet aiguillé introduit de *dehors en dedans* : pansement simple.

**II. A la partie inférieure.** — *Points de repère* : comme ci-dessus. Faire une incision de 5 centimètres, en commençant à un travers de doigt au-dessus de l'articulation du poignet ; inciser en deux temps la peau, puis le tissu cellulaire ; isoler l'artère des veines satellites ; passer la ligature ; pansement simple.

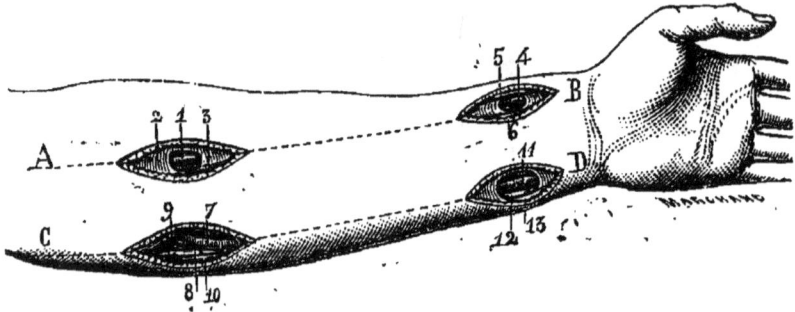

*Fig.* 165. — Points de repère pour la ligature des artères radiale et cubitale (*).

**III. A la tabatière anatomique.** — *Points de repère* : Ligne partant de l'extrémité de la malléole radiale et allant tomber dans l'axe du premier métacarpien. Placer la main dans une

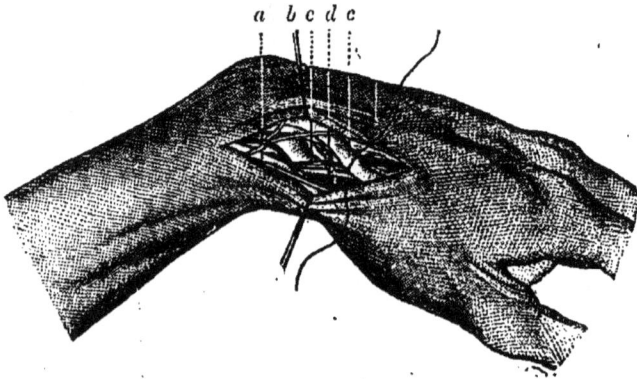

*Fig.* 166. — Ligature de l'artère radiale (**).

position intermédiaire à la pronation et à la supination (*fig.* 166), le pouce dans l'abduction : faire à la peau une incision de 3 à

(*) A, B, direction de la radiale : 1, artère radiale ; 2, gaine ; 3, muscle rond pronateur ; 4, artère ; 5, tendon du long supinateur ; 6, tendon du grand palmaire.

C, D, direction de la cubitale : 7, artère cubitale ; 6, nerf cubital ; 9, fléchisseur sublime écarté pour laisser voir l'artère ; 10, muscle cubital antérieur ; 11, artère cubitale ; 12, gaine ; 13, muscle cubital antérieur sous lequel est le nerf.

(**) a, tendons réunis des muscles grand abducteur et petit extenseur du pouce en dehors : b, veines satellites ; c, artère radiale ; d, long extenseur. (Sédillot.)

4 centimètres, diviser les couches fibreuses denses; renverser la main sur le bord radial, isoler l'artère et passer l'aiguille à ligature.

377. **Ligature de la cubitale.** — I. **A la partie supérieure.** — *Points de repère* (*fig.* 165) : Ligne partant de la *face antérieure* de l'épitrochlée et aboutissant au pisiforme, CD. Faire, à deux travers de doigt du pli du coude, une incision de 8 à 9 centimètres, intéressant la peau et le tissu cellulaire; chercher dans cette direction une ligne jaunâtre interstitielle; couper l'aponévrose; écarter les muscles; fléchir la main sur l'avant-bras, la porter en dedans et fléchir l'avant-bras sur le bras; laisser le nerf cubital en dehors, séparer l'artère des veines; passer la sonde et le fil de *dedans* en *dehors* un peu en avant de l'insterstice. Pansement simple.

II. **A la partie inférieure.** — *Points de repère :* Comme ci-dessus. A deux travers de doigt au-dessus du pisiforme, incision de 6 à 9 centimètres, comprenant la peau, le tissu cellulaire; ouvrir sur la sonde cannelée l'aponévrose superficielle; puis la gaine des vaisseaux; isoler l'artère des veines satellites; fléchir la main sur l'avant-bras, l'avant-bras sur le bras; introduire la ligature. Pansement simple.

378. **Tumeur blanche du coude.** — SYMPTOMES. — Gonflement; peau luisante, rouge; disparition des saillies osseuses, sauf de l'olécrâne; bosselures fluctuantes des deux côtés de l'ar-

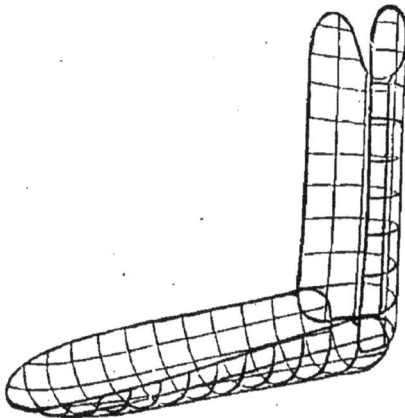

*Fig.* 167. — Gouttière métallique.

ticulation; bras dans une position intermédiaire à la flexion et à l'extension; puis abcès; puis luxation du radius sur l'humérus ou le cubitus, ou ankylose.

*Ne pas confondre avec* luxation (371), rhumatisme (23).

TRAITEMENT. — Moxas, cautères à la partie postérieure du coude ; cautérisation transcurrente ; vésicatoires volants. Immobilité dans une gouttière métallique afin d'obtenir l'ankylose (*fig.* 167), ou bien appareil ouaté de Burggrave consistant en attelles coudées en carton recouvertes d'ouate et de bandes dextrinées ou amidonnées ; — ou bien appareil de Bonnet consistant en deux gouttières, l'une pectorale, l'autre brachiale unies par des courroies ; — ou bien appareil en toile métallique.

Après la période inflammatoire, frictions sèches, stimulantes, douches aromatiques, sulfureuses. — Quelquefois resection du coude.

A l'intérieur, traitement général ; aération ; insolation ; régime tonique ; sirop ou pilules d'iodure de fer ; vin de gentiane, de quinquina ; huile de foie de morue, etc. (V. *Scrofule*, 27.)

<h2 style="text-align:center">SECTION IV.</h2>

<h3 style="text-align:center">MALADIES DU POIGNET.</h3>

379. **Luxation.** — I. **En arrière** (*fig.* 168). — SYMPTOMES. — 1° *Déformation :* Augmentation du diamètre antéro-postérieur ; saillie lisse, convexe à la face postérieure de l'avant-bras, et répondant à la première rangée des os du carpe ; en avant, saillie des extrémités inférieures du radius et du cubitus.

2° *Dimension :* Raccourcissement de l'avant-bras à l'extrémité du doigt médius.

3° *Attitude :* Main fléchie.

4° *Mobilité :* Diminuée et douloureuse.

II. **En avant** (*fig.* 169). — SYMPTOMES. — 1° *Déformation :* Saillie en avant ; gouttière transversale en arrière.

2° *Dimension :* Raccourcissement.

3° *Attitude :* Flexion de la main et des doigts.

*Ne pas confondre avec* fracture de l'extrémité inférieure du radius (374, III), tumeur blanche (381), foulure (382).

TRAITEMENT. — Contre-extension à l'avant-bras, près du poignet ; extension sur le métacarpe ; saisir le poignet à pleine main et, avec les pouces, chasser le carpe en bas et dans le sens contraire au déplacement.

380. **Kystes.** — SYMPTOMES. Petites tumeurs plus ou moins dures, plus ou moins douloureuses, sans changement de couleur à la peau, situées sur le trajet de la gaine des tendons, pou-

vant diminuer ou disparaître par la pression ; ayant une forme
allongée ou en bissac.

TRAITEMENT. — Compression méthodique avec des rondelles
d'amadou imbibées d'eau-de-vie; ponction simple ; ponction

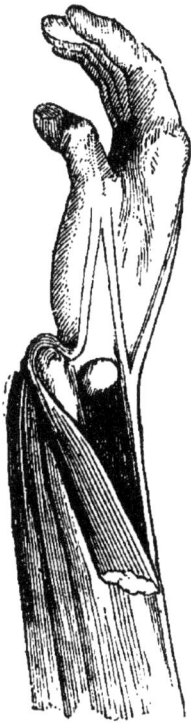

Fig. 168. — Luxation radio-
carpienne en arrière.

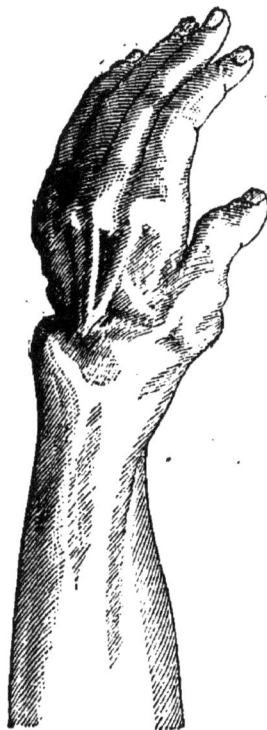

Fig. 169. — Luxation radio-
carpienne en avant.

avec injection iodée ou vineuse; écrasement; incision longitudinale suivie de l'irrigation continue (A. Bérard).

381. **Tumeur blanche du poignet.** — SYMPTOMES. — Gonflement plus prononcé à la face dorsale, moins à la face palmaire.
Saillies osseuses et dépressions normales effacées; saillie plus
prononcée de l'apophyse styloïde du cubitus ; main dans l'extension, doigts immobiles et droits. A la deuxième période, abcès,
trajets fistuleux du côté de l'avant-bras ou de la face dorsale de
la main.

*Ne pas confondre avec* luxation (379), rhumatisme articulaire (23).

TRAITEMENT. — Voir *Tumeur blanche de l'articulation du coude* (378).

**382. Entorse, foulure.** — SYMPTOMES. — Douleur locale au moment de l'accident; puis tuméfaction, ecchymoses; mouvements difficiles, douloureux.

*Ne pas confondre avec* fracture (374), luxation (379).

TRAITEMENT. — Quand l'entorse est récente, faire exécuter des mouvements articulaires; frictions, massages; exercer les frictions avec le pouce enduit de pommade ou de beurre frais dans le sens des muscles de bas en haut. Tremper pendant 1 heure environ le poignet dans l'eau froide; vessie ou compresses froides; eau blanche, eau-de-vie camphrée, eau salée, vinaigrée, arnica; renouveler fréquemment pour éviter la chaleur. Irrigations froides, compression à l'aide d'une bande roulée; immobilité; élévation du poignet. Sangsues en cas de symptômes inflammatoires très-intenses.

**383. Plaies contuses.** — TRAITEMENT. — Nettoyer la plaie, s'assurer s'il y a ouverture de vaisseaux importants; faire le

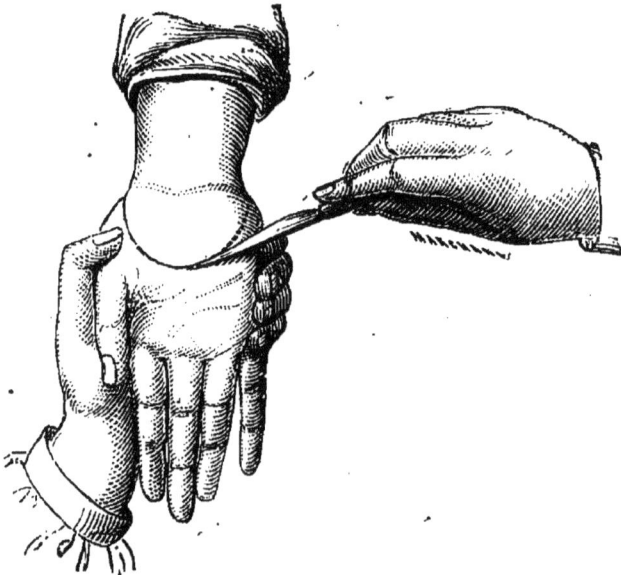

*Fig.* 170. — Amputation de la main : incision palmaire.

tamponnement, la compression ou la ligature dans la plaie s'il est possible, lier les deux bouts du vaisseau. S'il n'y a pas d'hémorrhagie artérielle, cataplasmes résolutifs, eau blanche, eau-de-vie camphrée, teinture d'arnica. S'il y a des symptômes inflammatoires, 15 à 20 sangsues, irrigations froides, immobilité. S'il y a des désordres considérables, désarticulation.

**384. Désarticulation radio-carpienne.** — Préférer la *méthode elliptique*. Se rappeler la direction oblique de l'articulation de dedans en dehors et la situation de l'os pisiforme en avant. La main du malade étant en supination, faire à la face palmaire (*fig.* 170) une incision convexe dont la partie moyenne est à 4 centimètres de l'article ; porter la main en pronation, réunir les extrémités de l'incision palmaire par une incision dorsale (*fig.* 171) un peu convexe en haut : couper les tendons,

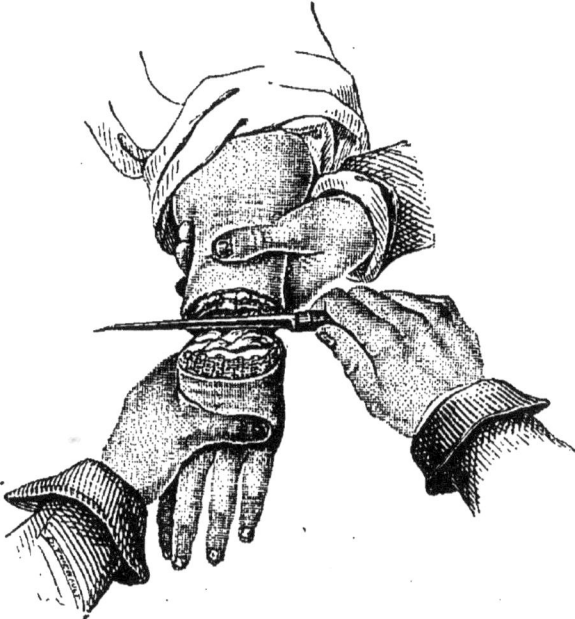

*Fig.* 171. — Amputation de la main : incision dorsale.

les ligaments ; pénétrer dans l'articulation ; faire basculer légèrement la main ; glisser le couteau entre les os et les parties molles et le faire sortir par la face palmaire. — *Pansement* : lier les artères radiale et cubitale, bandelettes agglutinatives.

**385. Resection de l'articulation radio-carpienne.** — I. Si le cubitus seul a traversé la peau et fait saillie, scier la partie saillante sur une lame de bois ou de carton interposée.

II. Pour réséquer le radius et le cubitus, placer la main dans la pronation ; faire une incision verticale de 4 à 5 centim. qui se termine au sommet de l'apophyse styloïde du radius, après avoir longé de haut en bas le côté externe de l'os. Faire une incision semblable sur le côté interne du cubitus, en faisant

renverser la main sur le côté radial ; luxer la tête du cubitus
et en faire la résection avec la scie articulée ; incliner ensuite
la main vers le côté cubital ; désarticuler le radius et le couper
de la même manière et au même niveau que le cubitus. (Procédé Dubled.) — Pansement simple et gouttière métallique. —
Bonnet conseille de couper tous les tendons qui ne sont pas fléchisseurs ou extenseurs des doigts et qui après la résection se-
raient sans utilité.

## SECTION V.

### MALADIES DE LA MAIN.

**386. Doigts surnuméraires.** — Quelques enfants naissent
avec un ou deux doigts surnuméraires ; s'ils sont bien confor-
més et placés sur la même ligne que les autres, on les conservera. S'ils sont incomplets, ablation à l'aide soit des ciseaux,
soit d'un bistouri. Pansement au diachylon. Opérer peu de
jours après la naissance.

**387. Plaies de la main.** — SYMPTOMES. — Graves en général, à cause de la conformation anatomique.

TRAITEMENT. — Quand l'attrition n'est pas considérable, irrigation continue pendant plusieurs jours. Si l'inflammation est
considérable, sangsues en grand nombre et répétées plusieurs
fois ; cataplasmes, manuluves émollients ; purgatifs. S'il y a
broiement, écrasement d'os, gangrène, pratiquer la désarticulation, mais en cas extrême.

**388. Phlegmon profond.** — Le phlegmon est : 1° *sous-épidermique* ; 2° *sous-cutané* ; 3° *sous-aponévrotique*.

**I. Phl. sous-épidermique.** — SYMPTOMES. — Souvent consécutif à des durillons ; phlyctène plus ou moins volumineuse :
propagation de l'inflammation jusqu'au tissu cellulaire sous-cutané ; douleurs vives ; symptômes fébriles ; pertuis de la peau
plus ou moins nombreux.

TRAITEMENT. — Repos du membre préservé des frottements de
la couverture par des cerceaux ; élévation ; cataplasmes émollients ; ouvrir les phlyctènes ; pansement simple ; bains de
main.

**II. Phl. sous-cutané.** — SYMPTOMES. — Douleur très-vive ;
rougeur et gonflement peu marqués ; tuméfaction s'étendant à
la face dorsale de la main, aux doigts, à l'avant-bras ; symptômes fébriles : formation de pus qui s'accumule en foyer, ou fuse
sous l'aponévrose ou sous l'épiderme qu'il décolle.

TRAITEMENT. — Cataplasmes émollients ; ouvrir promptement

sans attendre la fluctuation ; plonger un bistouri droit à l'endroit le plus douloureux. Si le phlegmon est *en bouton de chemise,* chercher le petit pertuis et agrandir l'ouverture : injections détersives.

   III. **Phl. sous-aponévrotique.** — Symptomes. — Douleur très-intense ; gonflement local et de voisinage ; immobilité des doigts ; symptômes généraux ; suppuration ; mortification des tissus ; exfoliation des tendons. Le gonflement n'est jamais proportionné à l'intensité de la phlegmasie.

   Traitement. — Irrigations continues ; ou cataplasmes émollients ; compression méthodique de chaque doigt, de la face palmaire avec des tampons d'ouate, quelquefois nombreuses sangsues. Ouvrir largement dès qu'il y a formation de pus. Se rappeler la disposition des artères de la face palmaire pour ne pas les couper (*fig.* 172) ; inciser couche par couche ; contre-ouverture au besoin ; injections détersives d'eau tiède ; cataplasmes.

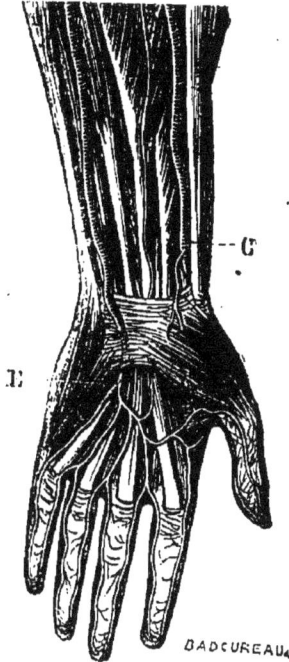

Fig. 172. — Artères de la face palmaire de la main (*).

   389. **Panaris.** — Il est : 1° *superficiel* ou *érysipélateux* (tourniole) ; 2° *sous-cutané* ; 3° *anthracoïde* ou *phlegmoneux* ; 4° *gangréneux* ; 5° *profond.*

   I. **P. superficiel** (*tourniole*). — Symptomes. — Prurit, douleur, rougeur, gonflement au niveau de la pulpe du doigt, puis phlyctène, quelquefois chute de l'ongle ; tendance à l'extension ; peu ou pas de symptomes fébriles.

   Traitement. — Bains locaux émollients ; cataplasmes de fécule de pommes de terre, de farine de riz ; ouvrir les phlyctènes, enlever l'épiderme ; pansement simple.

   II. **P. sous-cutané.** — Symptomes. — Douleur, rougeur, gonflement, chaleur ; puis fluctuation ; quelquefois sortie na-

(*) C, artère radiale ; E, artère cubitale.

turelle du pus par de petits pertuis ; abcès en bouton de chemise ; extension dans les gaînes tendineuses ; symptômes fébriles plus ou moins intenses.

TRAITEMENT. — Élévation ; cataplasmes émollients laudanisés, quelquefois sangsues ; bains locaux ; frictions mercurielles (?). Ouvrir de très-bonne heure, sans attendre la formation du pus, et plonger profondément le bistouri.

III. **P. anthracoïde.** — SYMPTOMES. — Tuméfaction circonscrite ; rougeur, chaleur, douleur ; points saillants violacés ; exulcération ; peu ou pas de symptômes fébriles.

TRAITEMENT. — Comme ci-dessus ; ouvrir le phlegmon et extraire le bourbillon avec la pince le plus promptement et le plus complétement possible ; pansement simple ; lotions et bains tièdes.

IV. **P. gangréneux.** — SYMPTOMES. — Douleur très-violente ; rougeur violacée, livide ; chaleur modérée ; phlyctène ; peau noirâtre ; eschares ; symptômes généraux graves.

TRAITEMENT. — Incisions profondes, multiples, faites de bonne heure ; nettoyer la plaie, pansement simple : lotions avec le vin aromatique, l'eau phéniquée ; l'eau-de-vie camphrée additionnée d'eau.

V. **P. profond,** ou **de la gaîne.** — SYMPTOMES. — Douleurs vives ; rougeur moins prononcée ; tuméfaction uniforme du doigt qui ressemble à un fuseau courbé en forme de crochet ; mouvements difficiles ou impossibles ; face dorsale des doigts peu tuméfiée ; symptômes généraux graves ; insomnie. Quelquefois le périoste de la dernière phalange est atteint ; nécrose de cette phalange.

TRAITEMENT. — 5 à 10 sangsues à la base du doigt ; élévation de la main ; cataplasmes émollients ; onctions mercurielles (?) ; inciser de bonne heure et profondément pour prévenir l'étranglement, surtout chez les gens à peau calleuse. S'il y a exfoliation du tendon et mortification d'une ou deux phalanges, expectation pour le pouce ; désarticulation pour les autres doigts.

390. **Brûlures.** — TRAITEMENT. — Voir *Brûlures en général* (64). Pour la face palmaire, prévenir par un traitement antiphlogistique intense la rétraction de l'aponévrose. Pour les doigts, les tenir séparés les uns des autres pour prévenir leur adhérence ; les étendre sur une palette de bois pour prévenir leur rétraction ; pansement simple.

391. **Désarticulation des phalanges des doigts.** — *Méthode à lambeau palmaire.* — Pour la phalange onguéale du pouce ou les deux phalanges des doigts, faire placer la main du

malade en pronation ; saisir avec le pouce et l'index de la main gauche la phalange à détacher, fléchir cette phalange ; plonger le bistouri perpendiculairement par le talon à 3 millimètres en avant de la saillie articulaire de la phalange (*fig.* 173, 174) ; diviser la peau, le tendon extenseur, puis les deux ligaments interne et externe ; le gauche avec la pointe du bistouri, le droit avec le talon ; luxer en arrière la phalange ; contourner avec le bistouri la tête de l'os et tailler par des mouvements de

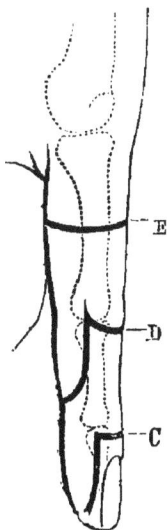

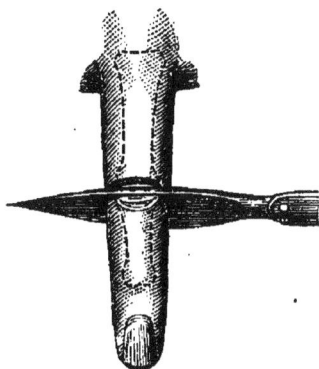

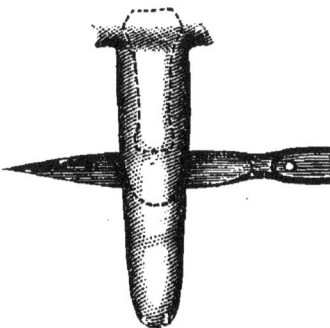

*Fig.* 173 (*).          *Fig.* 174. — Face dorsale.          *Fig.* 175. — Face palmaire.

Désarticulation de la deuxième phalange des doigts (Bernard et Huette).

va-et-vient, aux dépens de la face palmaire (*fig.* 175), un lambeau de 15 millimètres qu'on coupe carrément à son extrémité sans faire de biseau. — A la phalangette le lambeau doit comprendre toute la pulpe du doigt (*fig.* 173, C). — Pansement avec les bandelettes agglutinatives ; ligature des artères latérales au besoin.

392. **Désarticulation de la première phalange métacarpo-phalangienne.** — *Méthode à lambeaux* (*fig.* 176). — Saisir de la main gauche le doigt malade et le fléchir pour faire saillir l'extrémité métacarpienne. A partir de la tête du métacarpien, incision longitudinale d'abord, puis transversale un peu au-dessus de la commissure des doigts et se continuant

(*) C, Désarticulation de la phalangette (lambeau palmaire) ; D, désarticulation de la deuxième phalange (lambeau palmaire).

sur la face palmaire vers le point opposé à celui où elle a été commencée ; tailler ainsi un premier lambeau ; raser l'os avec le bistouri à plein tranchant, incliner le doigt et pénétrer dans l'articulation. Puis tailler le second lambeau de dedans en dehors (Lisfranc) ou de dehors en dedans (J.-L. Petit), de la même manière que le premier. — Pansement simple ; bandelettes de diachylon, ligature au besoin.

*Nota.* — Ne pas craindre de laisser trop de téguments, surtout quand on opère sur l'annulaire ou l'indicateur ; laisser toujours un lambeau plus considérable du côté libre.

*Méthode en raquette.* — Fléchir la phalange et pratiquer sur la ligne médiane une incision commençant au sommet de l'angle formé par la flexion et se prolongeant en bas dans une étendue de 15 millim. ; diviser d'un seul coup les parties molles jusqu'aux os. Du bord articulaire de la phalange faire partir à droite une incision oblique aboutissant à l'extrémité de la rainure digito-palmaire ; relever fortement le doigt

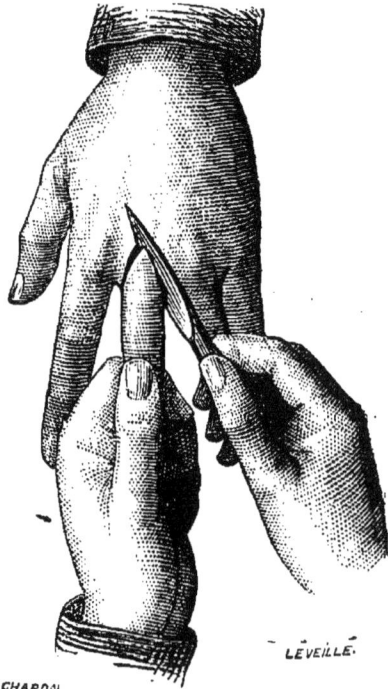

L.CHAPON · LÉVEILLÉ

Fig. 176. — Désarticulation métacarpo-phalangienne, méthode à lambeaux (Sédillot).

pour continuer l'incision palmaire, en suivant la rainure ; arrivé au bord gauche, faire fléchir le doigt de nouveau pour faire remonter jusqu'à l'incision médiane, une incision oblique analogue à la première. Avec la pointe du bistouri, mettre à nu et couper le ligament latéral gauche ; agir de même pour le ligament latéral droit, et détacher le doigt à la partie antérieure. — Pansement *ut suprà.*

393. **Amputation simultanée des quatre premières phalanges.** — *Méthode à lambeau modifiée (fig. 177).* — Mettre la main malade dans la pronation et un peu fléchie ; la saisir de la main gauche. Partant du côté interne de la tête du cinquième métacarpien, incision demi-circulaire à convexité in-

férieure et se terminant au côté externe de l'indicateur; disséquer ce lambeau, le faire tirer en haut. La main retournée en supination, faire une incision suivant exactement le pli digito-palmaire et se rattachant aux extrémités de la première. Disséquer le lambeau, diviser les tendons fléchisseurs.

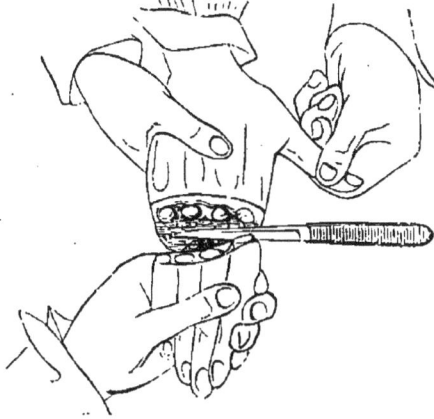

*Fig.* 177. — Amputation simultanée des quatre premières phalanges.

Remettre la main en position moyenne, diviser les extenseurs et désarticuler en faisant pénétrer le bistouri à plein tranchant par le côté radial pour terminer par le côté cubital (Méthode à lambeau modifiée par Soupart). — *Pansement* : réunir avec des bandelettes ou des serre-fines; lier les huit artères collatérales; placer la main horizontalement pour faciliter l'écoulement du pus et l'empêcher de fuser dans les gaînes du tendon.

394. **Résection du premier métacarpien** (*fig.* 178). —

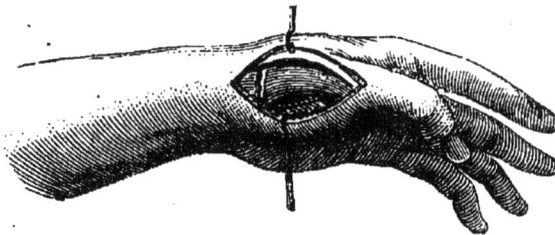

*Fig.* 178. — Résection du premier métacarpien.

Faire au côté externe de la main une incision commençant au milieu de l'espace qui sépare l'apophyse styloïde du radius de l'extrémité supérieure du premier métacarpien et dépassant l'articulation métacarpo-phalangienne de 15 millimètres environ, en pénétrant jusqu'à l'os. Écarter les bords de la plaie, en ayant soin de laisser intacts dans leur gaîne les tendons des muscles court et long extenseurs du pouce. Bien gratter l'os avec le bistouri afin de le dépouiller de toutes les parties molles adhérentes. Prendre ensuite le métacarpien entre le pouce et l'indicateur de la main gauche en ayant soin d'éloigner toutes les parties molles. Couper le tendon du long abducteur du pouce à son insertion sur l'extrémité supérieure du premier métacarpien ; faire pénétrer le bistouri dans l'articulation, relever avec la main gauche la partie supérieure du métacarpien et détacher les chairs qui s'insèrent à sa face antérieure en rasant l'os pour ne pas blesser le tendon du fléchisseur propre du pouce. Au moment de désarticuler l'extrémité inférieure du métacarpien, faire porter le pouce dans la flexion et commencer par le côté externe la désarticulation qu'on achève en ayant soin de ménager les extenseurs qui sont très-unis à l'os. Saisir et enlever le métacarpien avec un davier ou avec les doigts. — Réunion par la suture ou le diachylon.

**395. Amputation d'un métacarpien isolé.** — *Méthode ovalaire.* — Faire une incision ovalaire dont le sommet dépasse de 1 centimètre au moins le point où l'os doit être coupé et dont la base correspond au pli digito-palmaire. Détacher les muscles interosseux en glissant le bistouri entre eux et le métacarpien à amputer : passer l'instrument au-dessous de l'os et le faire sortir par la base de l'incision ; puis couper le métacarpien avec la pince de Liston ou la scie à chaîne. — *Pansement :* lier les artères. Maintenir les lèvres de la plaie en contact, bandelettes de diachylon et position élevée.

**396. Désarticulation du métacarpien du pouce.** — *Méthode en raquette.* — Porter la main malade dans la pronation ; faire soutenir le poignet et écarter les quatre métacarpiens. Avec un bistouri long et étroit, porter la pointe à 2 centimètres au-dessus de l'articulation, faire une incision longitudinale jusqu'à la commissure du pouce (*fig.* 179, A) ; contourner ce doigt, remonter sur la face dorsale, et revenir au point de départ A ; diviser les fibres musculaires adhérentes à l'os ; couper les tendons ; faire basculer l'os ; ouvrir l'articulation et le détacher. — Pansement simple : bandelettes agglutinatives.

**397. Désarticulation du cinquième métacarpien.** — *Méthode à lambeaux.* — La main du malade étant en *pronation* pour le *côté gauche* (*fig.* 180), en *supination* pour le *côté droit,* faire avec la pointe du bistouri, en commençant à l'extrémité supérieure du dernier espace interosseux, une incision tombant insensiblement sur le bord interne de la première phalange, à 1 centimètre de la seconde ; porter le bistouri transversalement, et faire à la face opposée une incision semblable à la première et s'arrêtant au même point correspondant. Quand le

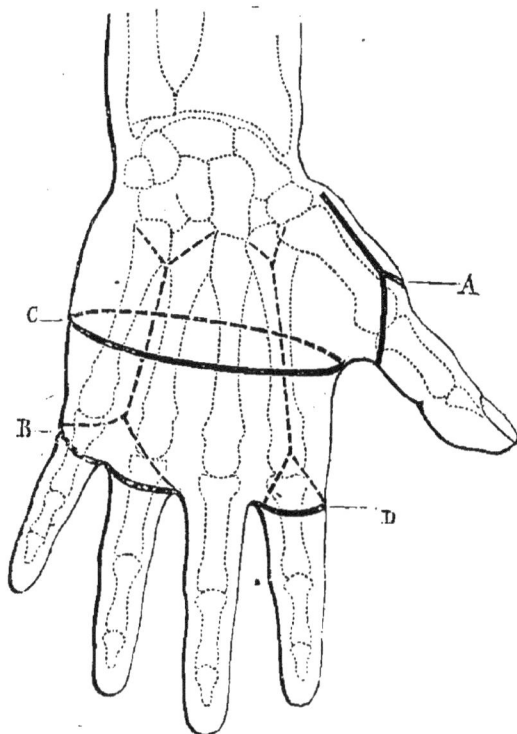

*Fig.* 179. — Main gauche, face palmaire (*).

lambeau à été ainsi circonscrit, mettre la main en *pronation* pour le *côté droit*, en *supination* pour le *côté gauche* (*fig.* 181) ; faire écarter les autres doigts par un aide, introduire le bistouri entre les deux métacarpiens et rejoindre les incisions palmaire et dorsale. Pour pénétrer dans l'articulation, porter le tranchant du bistouri obliquement en dehors vers le quatrième métacarpien ; dans cette direction on rencontre les ligaments interosseux ; couper ces ligaments (*fig.* 178), luxer et désar-

(*) A, désarticulation du premier métacarpien en raquette ; B, désarticulation simultanée du quatrième et du cinquième métacarpien, en raquette ; D, désarticulation du deuxième métacarpien, en raquette.

ticuler en passant le bistouri au-dessous du métacarpien. —
*Pansement* : Réunir à l'aide des bandelettes agglutinatives.

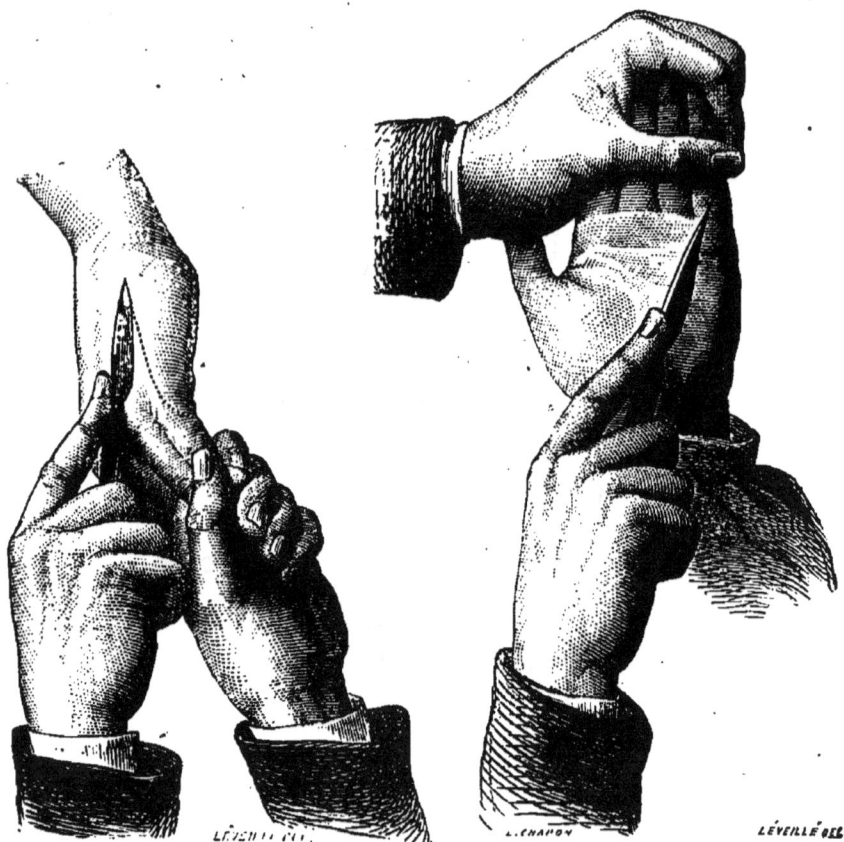

*Fig.* 180. — Côté gauche, 1er temps.    *Fig.* 181. — Main gauche, 2e temps.

Préférer cette méthode à la méthode ovalaire. La principale
difficulté est dans la pénétration dans l'articulation.

398. **Désarticulation du deuxième métacarpien.** — *Méthode ovalaire* (fig. 182). — La main du malade étant en pronation, le pouce et le médius suffisamment écartés, faire sur le
dos du poignet, à 16 millimètres en avant de l'apophyse styloïde
du radius *d*, une incision que l'on continuera jusqu'au côté interne de la base de la première phalange *c* que l'on rase de
très-près ; diriger le bistouri sur le pli digito-palmaire, le ramener en dehors sur la face dorsale *a* et terminer l'incision sur
l'extrémité de la première, *d*. Écarter les lèvres de la plaie ;

21.

glisser le bistouri entre l'os et les chairs, — sur les côtés, à la face palmaire, — puis ramener le bistouri à soi et le faire sortir par la base de l'incision; couper les ligaments et luxer l'os. — Pansement comme ci-dessus. — Peu pratiquée.

*Nota.* — La *méthode en raquette* (*fig.* 179, D) donne peut-être de meilleurs résultats; l'amputation dans la continuité est préférable aux désarticulations.

**399. Désarticulation du troisième métacarpien.** — *Méthode ovalaire.* — Incision commençant à 1 centimètre au-dessus de l'extrémité supérieure du métacarpien et dont la base répond au pli digito-palmaire; écarter les bords; passer le bistouri au-dessous de l'os, le plus près possible de l'extrémité supérieure, et, le faisant sortir

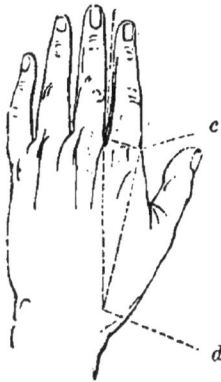

*Fig.* 182. — Désarticulation du second os du métacarpe (Sédillot).

par la plaie du pli digito-palmaire, détacher les chairs d'un seul coup; puis pénétrer dans l'articulation et luxer l'os. —

*Pansement* : Lier les artères; charpie dans la plaie et réunion par seconde intention. — Peu pratiquée.

*Nota.* — Les désarticulations des deuxième, troisième et quatrième métacarpiens sont peu praticables; s'il y a fracture, avec broiement, il est plus indiqué d'extraire les esquilles. Si la lésion n'atteint pas les articulations, il faut amputer dans la continuité : si les articulations sont malades, il faut amputer au-dessus, c'est-à-dire faire la désarticulation radio-carpienne.

**399 bis. Luxations métacarpo-phalangiennes du pouce.** — *Complètes* ou *incomplètes.* — **I. En arrière** (*fig.* 183). — C'est la plus fréquente.

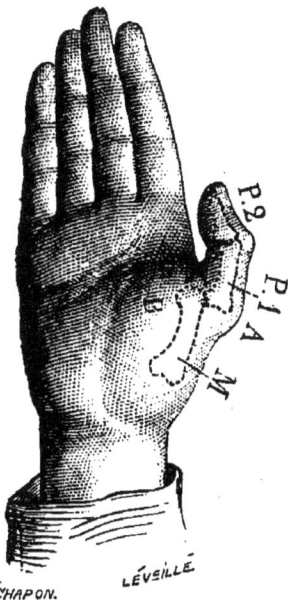

*Fig.* 183. — Luxation métacarpo-phalangienne du pouce, en arrière.

SYMPTOMES. — 1° *Déformation* : A la face palmaire, tumeur 'B, produite par la saillie de la tête du premier métacarpien M. A la face dorsale, tumeur A formée par la base de la première phalange P. 1.

2° *Dimension* : Raccourcissement du pouce.

3° *Attitude* : Première phalange P. 1 renversée en arrière, tantôt presque parallèle au métacarpien, tantôt presque perpendiculaire, ce qui donne au pouce la forme d'un Z; deuxième phalange P. 2 dans la flexion, le tendon extenseur faisant l'office d'une corde d'arc.

4° *Mobilité* : Mouvements volontaires limités ; mouvements de latéralité possibles.

*Ne pas confondre avec* luxation en avant, en prenant la tête du métacarpien M pour l'extrémité de la phalange P. 1, — ni avec luxation incomplète, dans laquelle il n'y a pas de raccourcissement.

TRAITEMENT. — Réduction souvent très-difficile. Plusieurs méthodes.

A. — *Extension.* — Contre-extension sur le poignet; traction sur le pouce enveloppé d'un linge ou d'une bande, ramener dans la flexion dès que les surfaces articulaires sont en contact. Prendre le pouce dans un anneau de clef ou dans les pinces de Farabeuf (*fig.* 184), ou dans un nœud coulant fait avec un fort ruban de fil, l'anse du nœud passant au delà de la phalange luxée. (Richet n'approuve pas ce dernier procédé.)

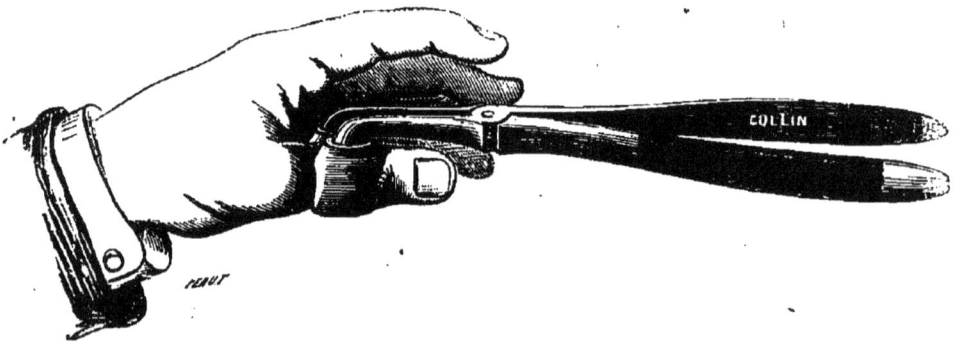

*Fig.* 184. — Extension avec les pinces de Farabeuf.

B. — *Glissement* ou *impulsion directe.* — Embrasser la main blessée avec les quatre derniers doigts des deux mains, croisés les uns sur les autres, les deux indicateurs croisés eux-mêmes sur la tête du métacarpien; appliquer les pouces derrière la phalange qu'on fait renverser en arrière; repousser l'extrémité supérieure en avant et faire exécuter un mouvement de bascule (Gerdy).

C. — *Flexion.* — Fléchir fortement la phalange en avant en la saisissant à pleine main et appuyer avec le pouce sur la surface articulaire.

D. — *Rotation.* — Saisir solidement le pouce et le faire tourner de façon que sa face palmaire vienne regarder l'index; puis le renverser brusquement sur le bord externe du métacarpien et le fléchir vers la paume de la main (Guyon).

Les *luxations incomplètes* ont les mêmes symptômes, mais moins prononcés, avec absence de raccourcissement. — La réduction est plus facile et se fait par les mêmes procédés.

II. **En avant.** — Extrêmement rare. — *Complète* ou *incomplète.*
— SYMPTÔMES. — 1° *Déformation* : Saillie de la tête du métacarpien M sur la face dorsale du pouce ; dans la face palmaire, saillie formée par la tête de la première phalange P′, qui s'est portée en avant.

2° *Dimension* : Raccourcissement.

3° *Attitude* : Pouce dévié en dehors, fléchi.

4° *Mobilité* : Rotation en dedans peu prononcée : mouvements spontanés impossibles.

*Ne pas confondre avec* luxation en arrière (339 *ter*).

TRAITEMENT. — *Extension* : La réduction est facile.

**399 *ter*. Luxations des articulations phalangiennes.** —
I. **En arrière.** *Complète.* — SYMPTOMES. — *Déformation* : A la face dorsale, saillie formée par la tête de la phalange luxée et dépression au-dessous ; à la face palmaire, dépression correspondant à la saillie dorsale, et saillie correspondant à la dépression dorsale.

2° *Dimension* : Raccourcissement.

3° *Attitude* : Deuxième phalange étendue un peu renversée en arrière ; phalangette fléchie en avant.

4° *Mobilité* : Latérale.

II. **En avant.** — SYMPTOMES. — *Déformation* : A la face dorsale, enfoncement correspondant à la phalange luxée, et saillie correspondant à la tête de la phalange non luxée : à la face palmaire, déformations inverses.

2° *Dimension* : Raccourcissement.

3° *Attitude* : Flexion des deux dernières phalanges et impossibilité de les étendre.

*Nota.* — Il y a aussi des subluxations latérales.

TRAITEMENT. — Traction sur les deux dernières phalanges et pression sur la tête luxée, afin d'obtenir la coaptation, — s'il y a plaie, réduction et pansement avec les bandelettes de diachylon.

# CHAPITRE X

## MALADIES EXTERNES DE L'ABDOMEN.

*Maladies de l'abdomen en général.* — Contusions. — Abcès des parois.
— Kyste hydatique. — Rhumatisme des parois abdominales. — Plaies.
— Épanchements dans le péritoine.

*Région sus-ombilicale* ou *épigastrique.* — Plaie avec blessure du foie
— de l'estomac, — du diaphragme. — Hernie épigastrique. — Hernie
graisseuse. — Hernie de la ligne blanche. — Fistule biliaire. —
Abcès du foie.

*Région ombilicale.* — Hernie ombilicale. — Kélotomie. — Tumeur enkystée de l'ombilic ou hydromphale. — Tumeur fongueuse.

*Région sous-ombilicale* ou *hypogastrique.* — Dilatation de l'uretère. —
Plaie et blessure de l'utérus. — Plaie et blessure de la vessie.

*Région lombaire.* — Plaie et blessure des reins. — Contusions. — Abcès
des reins. — Périnéphrite. — Lombago, névralgie lombo-abdominale.


## SECTION I.

### MALADIES DE L'ABDOMEN EN GÉNÉRAL.


**400. Contusions.** — SYMPTOMES. — 1° *Locaux* : Ecchymoses ;
douleurs ; quelquefois rupture des fibres musculaires, mouvements des muscles abdominaux difficiles et douloureux ; quelquefois craquement perçu par le malade ; dans ces circonstances, tendance à la formation d'une hernie ; abdomen tendu,
sonore : constipation ou selles sanguinolentes.

2° *Généraux* : Variables selon le degré où la nature de la contusion, selon l'organe contus ; quelquefois vomissement, hoquets, fièvre intense.

TRAITEMENT. — Antiphlogistiques ; saignées abondantes ;
sangsues en assez grand nombre pour prévenir les accidents
inflammatoires consécutifs ; ventouses, bains, cataplasmes
émollients, laudanisés ; boissons acidulées, émollientes ; lavements simples ou laxatifs ; potions calmantes, antispasmodiques.

**401. Abcès des parois.** — SYMPTOMES. — *Locaux et généraux* : Variables selon que les abcès sont sous-cutanés ou situés
entre les couches musculaires, ou entre les muscles et le péri-

toine ; dans le premier cas, voir *Abcès* (107). Dans les autres cas, douleurs très-aiguës, augmentant par la pression, les mouvements, la toux, etc. ; tumeur circonscrite ; fluctuation impossible, difficile à percevoir ; fièvre ; soif, inappétence, nausées, constipation.

*Ne pas confondre avec* péritonite (463), ovarite (472), kystes hydatiques (402), psoïtis (476).

TRAITEMENT. — Saignée, sangsues en grand nombre ; bains fréquents ; cataplasmes ; onctions mercurielles, belladonées ; collodion élastique ; ouvrir dès qu'il y aura fluctuation.

402. **Kyste hydatique.** — SYMPTÔMES. — Beaucoup d'analogie avec ceux des abcès ; phénomènes généraux moins intenses ou nuls ; chercher la crépitation hydatique caractéristique.

TRAITEMENT. — Cataplasmes émollients ; sangsues en cas de phénomènes inflammatoires ; expectation ; ouvrir le kyste dès qu'il y a fluctuation soit avec le trocart, le bistouri ou la potasse caustique ; injection iodée (teinture d'iode, 50 ; eau 100 à 200 gr.).

403. **Rhumatisme des parois abdominales.** — SYMPTÔMES. — 1° *Locaux* : Douleur occupant toute la paroi abdominale, se prolongeant quelquefois vers les reins, augmentant par les mouvements, les efforts, la pression qui, douloureuse d'abord, devient ensuite supportable.

2° *Généraux* : Le plus souvent nuls ou peu prononcés ? quelquefois frissons, fièvre, courbature, vomissements bilieux, diarrhée, accélération du pouls, sueur, anorexie, etc.

*Ne pas confondre avec* péritonite (463), ovario-métrite (452, 472).

TRAITEMENT. — Sangsues, ventouses scarifiées ; bains, demi-bains ; cataplasmes chauds laudanisés ; collodion élastique, etc. (Voir *R. musculaire*, 24.)

404. **Plaies de l'abdomen.** — I. **Non pénétrantes.** — SYMPTÔMES. — Variables selon qu'elles sont produites par des instruments tranchants, piquants ou contondants ; peu ou pas d'écoulement de sang ; douleur plus ou moins violente, quelquefois compliquée d'accidents nerveux ; syncope ; ventre ballonné ; nausées, vomissements ; pouls petit. (Voir *Plaies*, 115, et suiv.)

*Ne pas confondre avec* plaies pénétrantes (404, II, 406, 407, 408), rester dans le doute plutôt que de faire des recherches imprudentes.

TRAITEMENT. — Panser comme les plaies simples ; réunir les bords par les serre-fines, la suture à points séparés (*fig.* 185), ou emplumée (*fig.* 186), ou par les fils métalliques ; placer le blessé de telle façon que les muscles soient dans le relâchement ; bandage méthodique. Saignées générales ou locales au besoin ; sangsues ; ventouses ; cataplasmes émollients, laudanisés; collodion élastique. Prévenir ou combattre les accidents nerveux

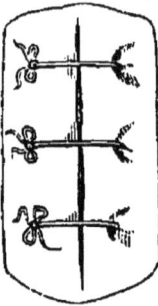

Fig. 185. — Suture simple à points séparés.

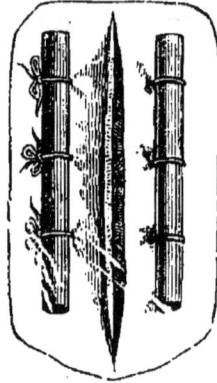

*Fig.* 186. — Suture emplumée.

par les antiphlogistiques, les potions calmantes. Si la plaie a été faite par une épée ou un fleuret, saignées, sangsues ; surveiller l'inflammation consécutive du tissu cellulaire ; débridement ; contre-ouvertures ; bandage ou ceinture hypogastrique eń cas d'éventration. Diète; bouillon ; lavements émollients, laxatifs ou calmants ; boissons fraîches, acidules, gazeuses.

II. **Pénétrantes sans lésion dans les organes abdominaux.** — SYMPTOMES. — Les mêmes que ci-dessus, quelquefois plus prononcés, et avec issue par la plaie des organes non lésés.

TRAITEMENT. — *S'il y a issue d'organes*, les laver à l'eau tiède, et les réduire ; agrandir au besoin l'ouverture de la plaie pour faciliter la réduction en se servant de la sonde cannelée ; position horizontale du blessé et les cuisses élevées. Boissons comme ci-dessus.

*S'il y a épanchement* (voir 405).

*S'il y a issue d'une anse intestinale et si l'intestin est sain*, réduire comme dans la hernie (526) ; agrandir la plaie, s'il est nécessaire, et débrider pour faciliter la réduction.

*Si l'intestin est resté longtemps dehors et si les parois sont altérées*, débrider la plaie au besoin, et maintenir l'intestin en rapport avec la paroi abdominale pour avoir un anus artificiel.

*S'il y a issue de l'épiploon*, s'il est *sain* et *non étranglé*, chercher à réduire ; si l'on éprouve quelque difficulté, le laisser dans la plaie. S'il est *sain*, mais *étranglé*, s'il y a des tiraillements, quand le tronc est renversé en arrière ; retrancher la portion herniée de l'épiploon. S'il y a des tiraillements, débrider et réduire (Boyer, Marjolin). Si l'épiploon est gangrené, le laisser dans la plaie ou bien réséquer la partie gangrenée, ou bien couper dans le vif, lier les artères épiploïques, débrider et réduire (Marjolin).

*S'il y a issue d'une anse intestinale et de l'épiploon*, agir d'après les indications ci-dessus. Combattre énergiquement la péritonite traumatique.

III. **Plaies pénétrantes avec lésion des organes abdominaux.** — Symptomes. — 1° *Estomac* (voir 407).

2° *Intestins* : Coliques, douleurs, tuméfaction du ventre ; selles sanguinolentes; nausées, vomissements de matières alimentaires ou de liquides sanguinolents ; ventre tendu, ballonné ; pouls fréquent, concentré ; face altérée; frissons, refroidissement des extrémités ; épanchement de matières fécales, etc. (voir 405).

3° *Foie* (voir 406).

4° *Rate et pancréas* : Pas de symptômes particuliers et caractéristiques.

5° *Reins* : Douleur vive se propageant surtout au col de la vessie, le long de l'urèthre et dans le cordon spermatique qui est rétracté ; urines sanguinolentes.

6° *Vessie* : Douleur locale ; hoquets, vomissements ; écoulement de l'urine par la plaie extérieure ; peu ou pas d'urine dans la vessie.

7° *Diaphragme* (voir 267 et 408).

Traitement. — Pour les blessures de l'estomac, du foie, du diaphragme, des reins (voir 406, 407, 408, 420).

*Si l'intestin blessé reste dans l'abdomen* : saignées générales et locales ; repos absolu ; diète ; boissons froides en très-petite quantité, glace pilée ; potion opiacée (0,05 à 0,10).

*Si l'intestin est dehors*, et la blessure très-petite, telle que piqûre ou plaie de quelques millimètres ; réduire et prescrire une diète absolue jointe au traitement antiphlogistique ; au besoin, saignée, sangsues ; lavements émollients, huileux, etc.

*Si la plaie est étendue et longitudinale*, suture par le procédé Gély : prendre un fil de soie ou de cordonnet bien ciré, armé

d'une aiguille courbe à chaque extrémité ; porter la pointe
d'une de ces aiguilles un peu au-dessus de la plaie, l'enfoncer
parallèlement à la plaie et la faire ressortir après un trajet
d'un demi-centimètre (*fig.* 187) ; exécuter de l'autre côté la même
manœuvre avec l'autre aiguille ; croiser les fils en faisant passer l'aiguille de gauche à droite et réciproquement (*fig.* 188), et

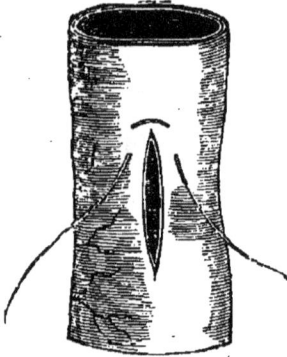

Fig. 187. — Suture (1er temps).    *Fig.* 188. — Suture (2e temps).

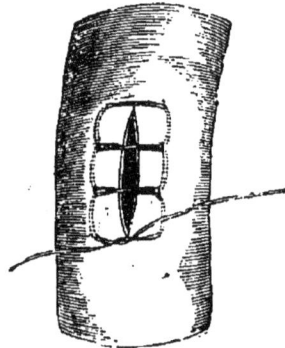

faire un nouveau point semblable au premier en piquant dans
les trous de sortie (*fig.* 189) ; faire autant de points qu'il est né-

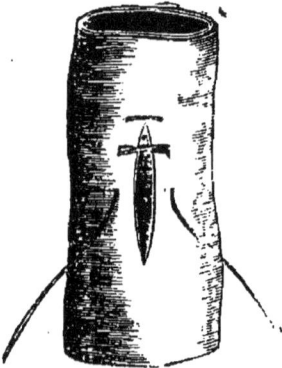

*Fig.* 189. — Suture (3e temps).    *Fig.* 190. — Suture (4e temps).

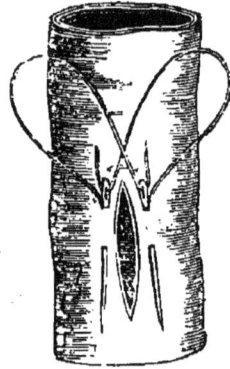

cessaire ; serrer convenablement à l'aide d'une pince fine et
nouer les fils (*fig.* 190) ; couper les fils le plus près possible du
nœud.

*Si la plaie est transversale*, réunir par les procédés Lembert
ou Jobert ; piquer avec l'aiguille courbe (*fig.* 191) à 1 centimètre

de la plaie A, l'enfoncer de dehors en dedans et la faire ressortir à 1/2 centimètre du bord de la plaie en B ; la faire rentrer

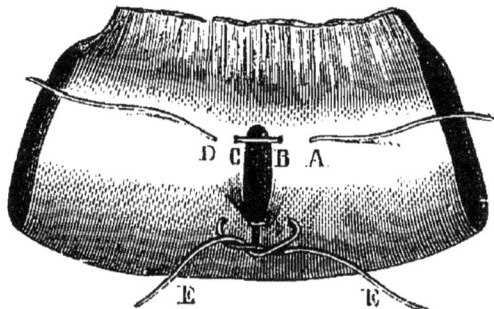

Fig. 191. — Suture d'une plaie transversale.

en C et ressortir en D ; tirer les extrémités des fils et nouer en E (Lembert). Jobert invaginait les bouts renversés de l'intestin, ce qui est plus difficile.

*Si la vessie est blessée* : Traitement antiphlogistique, comme ci-dessus ; sonde à demeure ; débridement en cas d'infiltration urineuse.

IV. **Plaies d'armes à feu.** — Éviter les tentatives d'extraction et s'en rapporter à la nature quand la recherche du projectile sera difficile (Dupuytren).

Pour les plaies d'armes à feu de la vessie, débrider l'ouverture d'entrée et de sortie de la balle (Larrey).

« Dans les *coups de feu du* cœcum, l'expectation est la ligne de conduite à suivre dans les premiers jours, la péritonite étant trop à craindre à cette époque : ce n'est que lorsque le trajet est assez organisé pour faire penser que l'épanchement stercoral n'est plus à craindre qu'il faut procéder à l'obturation de la plus petite des plaies ; lorsque la première plaie est cicatrisée, on procède à l'obturation de la seconde, en employant une mèche à calibre décroissant pour produire une cicatrisation de dedans en dehors, préférable en ce qu'elle est plus solide et plus facile à obtenir que la plaie de dehors en dedans. » (Bérenger-Féraud.)

405. **Épanchements dans le péritoine.** — 1° *De sang.* — SYMPTOMES. — Variables selon la quantité de sang épanché ; pâleur, faiblesse du pouls : syncopes, refroidissement ; nausées, vomissements, gonflement du ventre, douleur, étouffement, quelquefois matité à la percussion ; puis, dans quelques cas, développement de péritonite (463).

2º *De bile.* — Symptomes. — Douleur vive, subite, dans l'hypochondre droit ; rétraction de l'abdomen ; difficulté d'uriner, péritonite (463).

3º *D'urine.* — Symptomes. — Vomissements, constipation, dysurie, hématurie ; péritonite (463).

4º *De matières alimentaires et stercorales.* — Symptomes. — Douleur locale vive ; ventre ballonné ; décomposition de la face ; petitesse du pouls ; vomissements, constipation ; péritonite (463).

5º *De pus.* — Symptomes. — Le pus vient du péritoine lui-même ou d'un organe voisin : mêmes symptômes que pour les épanchements de sang.

6º *De sérosité* (voir *Ascite*, 465).

7º *De matière tuberculeuse.* — Symptomes. — Commémoratifs : douleur locale vive et mêmes signes que pour les épanchements de matières alimentaires et stercorales qui accompagnent le plus souvent la matière tuberculeuse.

8º *De gaz.* — Symptomes. — Tension uniforme ; résonnance ; dyspnée, etc.

*Ne pas confondre* ces différentes variétés ni ces épanchements avec péritonite simple (463), tympanite accidentelle, ascite (465), hydropisie enkystée des ovaires (491), tumeurs de l'utérus (485), hypertrophie du foie (453), de la rate (461), déplacement des reins, invagination intestinale (440), ovarite (490), tumeurs stercorales (445), abcès des parois (401).

Traitement. — Repos ; saignées locales ou générales ; opiacés, digitale, digitaline. Si le sang est réuni en foyer proéminent, incision sur la partie la plus amincie et la plus déclive ; ouvrir largement et parallèlement aux fibres musculaires.


## SECTION II.

### RÉGION SUS-OMBILICALE OU ÉPIGASTRIQUE.


406. **Plaie avec blessure du foie.** — Symptomes. — La plaie occupe un des derniers espaces intercostaux ou le voisinage du rebord des fausses côtes à droite ; écoulement de sang noir, épais ; douleur locale, vive, profonde, s'étendant souvent à l'épaule droite ; respiration difficile, anxieuse ; pouls petit, fréquent ; bouche amère ; hoquets, nausées, vomissements ; ventre tendu ; frissons, puis ictère et symptômes d'hépatite (447).

*Ne pas confondre avec* blessure de l'estomac (407), du dia-phragme (449), de l'intestin (404), péritonite (451).

TRAITEMENT. — Saignées générales et locales ; boissons glacées, acidules ; potion opiacée ; lavements laxatifs répétés : combattre les phénomènes inflammatoires ; cataplasmes.

**407. Plaie avec blessure de l'estomac.** — SYMPTOMES. — Plaie sur les côtés de l'appendice xiphoïde, ou entre cet appen-dice et l'ombilic, ou entre les fausses côtes gauches : douleur vive, profonde ; vomissements d'aliments, de chyme, de sang ; selles sanguinolentes ; issue par la plaie de matières semblables ; défaillances, syncopes, spasmes ; convulsions ; pas d'épanche-ment dans la cavité abdominale si la plaie est petite ; épanche-ment d'aliments, de gaz, de sang dans le cas contraire.

TRAITEMENT. — *Si l'estomac blessé ne se présente pas dans la plaie :* saignées générales et locales ; diète absolue ; abstinence de boissons ; lavement de bouillon froid : sutures ou bandelettes agglutinatives.

*Si l'estomac fait hernie :* réunir la plaie stomacale, quand elle a plus de 5 millimètres, par les procédés ci-dessus.

*Si la plaie a été occasionnée par une arme à feu* et si l'estomac fait hernie, le maintenir sans suture.

**408. Plaie avec blessure du diaphragme.** — SYMPTOMES. — Peu après la blessure, dyspnée, respiration convulsive ; toux sèche, fréquente ; hoquets, nausées, vomissements ; rictus sar-donique.

TRAITEMENT. — Antiphlogistique, saignée générale, sangsues, ventouses ; antispasmodiques, calmants : potion antispasmodique, sirop de morphine.

**409. Hernie épigastrique.** — SYMPTOMES. — Tumeur de volume variable, existant plus souvent à gauche qu'à droite, rentrant et sortant facilement ; douleur locale augmentant par la toux, dans la station debout, pendant les efforts : digestion troublée ; nausées, vomissements, dyspepsie, hoquets ; spasmes, convulsions, étouffements ; amélioration dans la position hori-zontale et pendant la vacuité de l'estomac ; perception de l'écar-tement des fibres musculaires des muscles droits.

*Ne pas confondre avec* les maladies diverses de l'estomac (425 et suiv.), hernie graisseuse (410).

TRAITEMENT. — Bandage avec pelote moulée sur l'ouverture.

**410. Hernie graisseuse.** — SYMPTOMES. — Le plus souvent à la partie supérieure de la ligne blanche, tumeur irréducti-ble, indolente, sans symptômes gastriques, se développant len-tement.

*Ne pas confondre avec* hernie épigastrique (409).

TRAITEMENT. — Enlever la tumeur au moyen de là ligature si elle est pédiculée et gênante; compression continue après l'opération; ou bien s'abstenir de tous traitements.

410 *bis.* **Hernie de la ligne blanche.** — SYMPTOMES. — Sur le trajet de la ligne blanche, tumeur oblongue, augmentant par les efforts ou la station debout, facilement réductible; sensation de l'intervalle par lequel se fait la hernie.

TRAITEMENT. — Bandage approprié.

411. **Fistule biliaire.** — SYMPTOMES. — Ouverture fistuleuse dans le voisinage du foie, donnant issue à de la bile, à des calculs.

TRAITEMENT. — Extraire les calculs s'il est possible; pansement de la fistule par occlusion; cautérisation légère des bords de la plaie; réunion par la suture, ou les fils métalliques, en ayant soin d'aviver au besoin les lèvres de la petite fistule.

412. **Abcès du foie.** — SYMPTOMES. — Douleur locale vive, pulsative; précédée et accompagnée de symptômes généraux intenses; dans l'hypochondre droit ou à l'épigastre, tumeur peu saillante, large, résistante, avec empâtement des téguments; puis mollasse, fluctuante au sommet, adhérente par sa base aux parties voisines; le plus souvent des signes d'hépatite ont précédé.

*Ne pas confondre avec* abcès des parois (401), carie, nécrose des os costaux.

TRAITEMENT. — Sangsues; bains, demi-bains; cataplasmes émollients; onguents maturatifs; incision assez considérable; agrandir l'ouverture si elle se fait spontanément.

## SECTION III.

### RÉGION OMBILICALE.

413. **Hernie ombilicale.** — SYMPTÔMES. — Tumeur à l'ombilic, molle, élastique, réductible, augmentant pendant les cris, les efforts de toux; ronde, cylindrique ou conique, à base circulaire et recouverte par une peau très-mince; l'ouverture qui donne passage aux intestins est circulaire chez les enfants, irrégulière, oblongue chez les adultes; quelques coliques, borborygmes; étranglement de la hernie.

*Ne pas confondre avec* hernie de la ligne blanche (410 *bis*), tumeurs diverses.

TRAITEMENT. — Chez les enfants, réduire la hernie et la contenir avec du carton ou une petite demi-sphère en cire jaune ou en caoutchouc vulcanisé, maintenue à l'aide d'une bande de toile et d'une longue bandelette de sparadrap qui fait une fois et demie le tour du corps ; saupoudrer préalablement de poudre de riz, d'amidon ou de lycopode. Bandage ombilical pour les adultes.

Si la hernie est étranglée, infusion chaude de café ; purgatifs, huile de ricin, jalap, etc., sachets de glace sur la tumeur ; lavements purgatifs ; lavements de tabac (1 à 5 gr. pour 500 d'eau, faire infuser une demi-heure).

**414. Kélotomie.** — Incision longitudinale dépassant la tumeur ou incision en T ; inciser lentement et par couches ; repousser de côté les couches graisseuses ; arriver avec précaution jusqu'au sac ; pincer la séreuse et inciser en dirigeant le tranchant du bistouri obliquement et en haut ; chercher à reconnaître la disposition des parties herniées ; débridements multiples avec le bistouri boutonné ou déchirement avec la spatule ou un stylet, ou bien débridement en haut ; pour ne pas blesser la veine ombilicale, réduire en commençant par l'intestin ; retrancher l'épiploon mortifié, pansement simple.

**415. Tumeur enkystée de l'ombilic** ou **hydromphale**. — Symptomes. — Tumeur molle, élastique, transparente, ordinairement mobile, sans phénomènes inflammatoires, irréductible.

*Ne pas confondre avec* hernie ombilicale (413) ; abcès froid (108) ; tumeurs diverses.

Traitement. — Ponction ou incision.

**416. Tumeur fongueuse.** — Symptomes. — Excroissance molle, rougeâtre, inégale, percée de plusieurs ouvertures donnant passage continuel à un liquide qui est de l'urine.

*Ne pas confondre avec* hernie (413), tumeur enkystée (415), abcès froid (108).

Traitement. — Rétablir le cours de l'urine par l'urèthre ; puis lier ou cautériser la tumeur.

# SECTION IV.

### RÉGION SOUS-OMBILICALE OU HYPOGASTRIQUE.

**417. Dilatation de l'uretère.** — Symptomes. — Dans une des régions iliaques, tumeur indolente, large, molle, peu saillante, fluctuante, à développement plus ou moins rapide, précédée ou accompagnée de lésions des voies urinaires, de néphrite, de calculs ; diminuant par la compression qui provoque alors le besoin d'uriner.

*Ne pas confondre avec* hydropisie enkystée de l'ovaire (491), abcès froid (108), tumeurs diverses.

TRAITEMENT. — Rétablir le cours des urines ; cathétérisme ; bains prolongés ; extraire le calcul.

**417. Plaie et blessure de l'utérus.** — SYMPTOMES. — Plaie aux parois du bas-ventre ; mêmes symptômes généraux que dans les plaies de l'abdomen (403), douleur s'étendant de l'hypogastre aux aines, aux cuisses, aux hanches, à la vulve ; issue de sang par le vagin.

*Ne pas confondre avec* blessure des autres organes extra-abdominaux.

TRAITEMENT. — Comme pour les plaies pénétrantes de l'abdomen.

**419. Plaie et blessure de la vessie.** — SYMPTOMES. — Plaie à la partie inférieure de l'abdomen ; douleur vive partant de la vessie, se propageant le long de l'urèthre jusqu'au méat ; quelquefois érection ; issue de l'urine par la plaie ; dysurie ; hématurie ; tension de l'hypogastre ; épanchements urinaires ; péritonite consécutive.

*Ne pas confondre avec* blessure des autres organes, ni avec plaie simple.

TRAITEMENT. — Sonde à demeure dans le canal ; combattre ou prévenir les accidents inflammatoires.


## SECTION V.

### RÉGION LOMBAIRE.


**420. Plaie et blessure des reins.** — SYMPTOMES. — 1° *Locaux* : Plaie dans la région lombaire, en dehors des apophyses transverses et dont la direction et la profondeur sont indiquées par le trajet, la forme et la nature du corps vulnérant. Urines sanguinolentes si la blessure est récente, purulentes si elle date de quelques jours ; douleur locale vive, profonde, s'étendant dans l'aine, dans le testicule rétracté.

2° *Généraux* : inflammatoires et nerveux plus ou moins intenses.

*Ne pas confondre avec* plaie non pénétrante compliquée d'accidents nerveux inflammatoires.

TRAITEMENT. — Saignées générales répétées ; sangsues ; extraire les corps étrangers ; panser avec des compresses imbibées d'eau fraîche ; diète absolue ; boissons adoucissantes, acidules en petite quantité ; bains tièdes ; cathétérisme au besoin ; injections d'eau tiède dans la vessie pour dissoudre les caillots ; si l'urine s'infiltre dans le tissu cellulaire, débrider la plaie : entretenir les *fistules rénales* tant que le liquide a une odeur urineuse. En cas d'urines purulentes, pilules savonneuses, baume, sirop de Tolu, de bourgeons de sapins, etc.

**421. Contusions des reins.** — SYMPTOMES. — Ecchymoses ; hématurie, douleur locale s'étendant le long du cordon ; engourdissement dans la cuisse.

*Ne pas confondre avec* contusion bornée à l'extérieur.

TRAITEMENT. — Saignées générales et locales ; cathétérisme ; combattre l'hématurie tardive par les applications de glace à la région lombaire ; ouvrir les foyers purulents.

. **422. Abcès des reins.** — SYMPTOMES. — A la suite de néphrite (469) persistance de la fièvre ; douleur pulsative profonde ; tumeur avec empâtement profond, œdème de voisinage ; urines acides, peu abondantes, sanguinolentes, purulentes. Frissons, troubles digestifs, cérébraux.

*Ne pas confondre avec* périnéphrite (423), coliques néphrétiques (475), hépatiques (457), lombago (301), psoïtis (476), péritonite partielle (463).

TRAITEMENT. — Ouverture dès qu'il y a empâtement, fluctuation.

**423. Périnéphrite.** — SYMPTOMES. — Douleurs locales profondes ; fièvre sans modification des urines ; tuméfaction, œdème, abcès.

*Ne pas confondre avec* lombago (301), abcès par congestion ou froids (108), carie vertébrale (299), abcès des reins (422).

TRAITEMENT. — Saignées générales et locales ; cataplasmes ; bains ; ouvrir l'abcès de bonne heure et largement.

**424. Lombago, névralgie lombo-abdominale,** etc. — (Voir *Maladies de la région dorsale*, 300, 301, 302.)

# CHAPITRE XI

## MALADIES DE L'ESTOMAC ET DES INTESTINS.

*Maladies de l'estomac.* — Indigestion. — Embarras gastrique. — Hématémèse. — Gastrite aiguë, chronique. — Ramollissement gélatini-

forme des enfants. — Ulcère simple. — Cancer. — Gastralgie. —
Dyspepsie. — Vomissements nerveux.

*Maladies des intestins.* — Entérite aiguë, chronique. — Dysentérie. —
Hémorrhagie intestinale. — Étranglement interne, invagination intestinale. — Entérotomie, anus artificiel. — Cancer de l'intestin. —
Entéralgie. — Rhumatisme gastro-intestinal. — Constipation. — Vers
intestinaux.

## SECTION I.

### MALADIES DE L'ESTOMAC.

**425. Indigestion.** — SYMPTOMES. — 1° *Locaux* : Quelque
temps après le repas, sensation de pesanteur ; barre, plénitude,
douleur, chaleur épigastrique ; dégoût, hoquet, nausées, rapports acides, fétides, à odeur d'œufs pourris ; tension de l'épigastre ; sonorité ou matité ; vomissements alimentaires, acides,
aigres ; borborygmes ; évacuations abondantes.

2° *Généraux* : Pouls faible ; respiration gênée ; céphalalgie ;
douleurs contusives dans les membres ; congestion cérébrale
pouvant simuler l'apoplexie.

*Ne pas confondre avec* étranglement intestinal (440), congestion cérébrale (167), empoisonnement.

TRAITEMENT. — Faire vomir avec le doigt, par l'ingestion
d'eau tiède, le tartre stibié (0,05 à 0,10) ou l'ipéca (1 à 2 gr.) ;
calmer les coliques par les cataplasmes laudanisés, les lavements émollients ou laudanisés ; infusion de thé, de camomille,
de feuilles d'oranger.

**426. Embarras gastrique.** — SYMPTOMES. — 1° *Locaux* :
Anorexie ; bouche amère, fade, pâteuse ; langue saburrale ;
haleine fétide ; nausées, rapports aigres, nidoreux ; régurgita-
tions bilieuses ; quelquefois vomissements ; anxiété, gêne épigastrique ; soif vive ou nulle ; constipation ou selles fétides,
muqueuses, bilieuses. Souvent les intestins sont affectés concurremment avec l'estomac.

2° *Généraux* : Pouls normal ou peu agité ; céphalalgie frontale ; courbature ; insomnie ; anéantissement, prostration ;
coloration jaunâtre des sclérotiques, des lèvres, du sillon naso-
labial ; urines rares, sédimenteuses.

*Formes* : muqueuse — bilieuse — congestive — typhoïde —
asthénique.

*Ne pas confondre avec* gastrite (428), fièvres éphémère, continue, simple, typhoïde (1, 2, 13).

TRAITEMENT. — Vomitifs : tartre stibié (0,05 à 0,10) ; ipéca
(1 à 2 gr.) ; éméto-cathartique.

℣ Tartre stibié...................... 0gr,05 à 0gr,10
Sulfate de soude.................. 25 gr.

Purgatifs: eau de Sedlitz ; sulfate de magnésie (25 à 50 gr.) ; sulfate de soude (15 à 25 gr.); huile de ricin (30 gr.) ; limonade au citrate de magnésie (45 à 60 gr.). Thé purgatif ou apozème de santé. Tisanes amères, acidules, limonade au citron ; sirop de cerises, eau vineuse ; petite centaurée ; thé léger, chicorée sauvage, bouillon à l'oseille. Diète.

**427. Hématémèse.** — SYMPTOMES. — 1° *Précurseurs* : Chaleur, gêne, tension à l'épigastre ; douleur, malaise, anxiété, troubles digestifs ; goût de sang ou de sel dans la bouche ; lipothymies, pâleur, refroidissement ; sueurs froides, horripilations.

2° *Caractéristiques* et *concomitants* : Nausées et vomissement *sans toux* de sang noir ou rouge, en caillots ou liquide, quelquefois mélangé avec les substances alimentaires ; syncopes. Sentiment de bien-être si l'hémorrhagie est supplémentaire ; dépérissement si elle complique une maladie chronique de l'estomac : selles noirâtres, sanguinolentes avec ou sans coliques. Si l'*hémorrhagie* est *interne*, anxiété, malaise ; horripilations, refroidissement des extrémités ; sueurs froides ; abattement : petitesse et fréquence du pouls ; lipothymies ; quelquefois matité gastrique.

*Ne pas confondre avec* hémoptysie (310), épistaxis (210), gastrorrhagie symptomatique d'un cancer (432), ulcère simple de l'estomac (431).

TRAITEMENT. — Débarrasser le malade de ses vêtements ; le coucher horizontalement, la tête haute, dans un appartement aéré; pas d'émotions morales, ni de mouvements ni d'efforts.

Tisanes : limonades citrique, acétique, sulfurique (eau de Rabel, 25 à 30 gouttes pour un 1/2 litre) ; eau glacée, salée ; eau de Seltz ; glace pilée. Lavements froids, émollients ou laxatifs.

Compresses froides ; vessies d'eau glacée sur l'épigastre, ou sur les testicules. — Sinapismes aux mollets, aux bras.

Potion opiacée, astringente, par cuillerées toutes les demi-heures.

℣ Eau distillée....... 200 gr.
Alun............... 1 —
Extrait thébaïque... 0gr,05 à 0gr,10
Sirop de gommme.. 50 gr.

℣ Eau distillée....... 100 gr.
Perchlorure de fer
liquide à 30°.... XX à XXX gout.
Sirop de grande consoude ......... 30 gr.

Saignée si le sujet est pléthorique. Combattre la cause ; prévenir le retour ; combattre l'anémie consécutive.

**428. Gastrite aiguë.** — Symptomes. — 1° *Locaux* et *fonctionnels* : Douleur épigastrique, exaspérée par la pression, spontanée, avec élancements ; constriction, brûlure, se propageant dans le voisinage ; perte de l'appétit ; vomissements bilieux avec ou sans nausées ; soif nulle ou vive ; langue le plus souvent large, humide, sale dans la gastrite simple et primitive, sèche, rouge dans la gastrite secondaire ; constipation.

2° *Généraux* : Frissons erratiques ; pouls accéléré ; chaleur ; respiration saccadée ; agitation.

*Variétés* : 1° Gastrite simple, primitive ; — 2° gastrite secondaire ; — 3° gastrite toxique.

*Ne pas confondre avec* embarras gastrique (426), gastralgie (433), dyspepsie (434), fièvre typhoïde (13).

Traitement. — 1° *Local* : Fomentations émollientes, narcotiques tièdes ou chaudes sur l'épigastre ; suppositoires opiacés ; morphine par la méthode hypodermique (voir *Névralgies*) ; 15 ou 20 sangsues à l'épigastre, renouvelées au besoin ; ventouses scarifiées.

2° *Général* : Boissons émollientes, acidules à une douce température ; solution de sirop de gomme, de guimauve ; lait bouilli, coupé avec l'eau de gruau additionnée de 1 ou 2 cuillerées d'eau de chaux officinale : sirop diacode (30 gr.) ; extrait thébaïque (0, 02 à 0, 05) ; pilules de cynoglosse ; lavements émollients, laudanisés. Diète absolue ; puis, régime sévère : bouillons coupés froids ou chauds, potages légers ; lait coupé, fécules ; crème de riz ; poisson, gelées de viandes.

**429. Gastrite chronique.** — Symptomes. — 1° *Locaux* et *fonctionnels* : Douleurs épigastriques spontanées ou provoquées, ou bien sensation d'embarras, de picotements, de constriction, de chaleur ; inappétence ; soif variable ; langue naturelle, ou un peu rouge à la pointe avec des villosités blanches ou roussâtres au centre, le plus souvent humide ; nausées ; vomissements bilieux.

2° *Généraux* : Peu prononcés ou nuls ; quelquefois accélération du pouls, dyspnée ; mélancolie, vertiges.

*Ne pas confondre avec* gastrite aiguë (428), gastralgie (433), dyspepsie (434), cancer (432), ramollissement (430).

Traitement. — Surveiller le régime ; bouillons légers ou consommés ; viande rôtie froide, maigre ; peu ou pas de viandes grasses, de sauces, de légumes ; laitage pur ou coupé avec l'eau de chaux ; alimentation progressive.

Avant les repas : bicarbonate de soude (0,50 à 1 gr.) ; sous-nitrate de bismuth (0,20 à 0,50); magnésie décarbonatée (2 à 5); nitrate d'argent en pilules (0, 01 à 0,10).

Aux repas, vin vieux coupé avec les eaux de Vichy, Pougues, Condillac, Bussang, Vals; liqueur ou élixir de pepsine (1 cuillerée à bouche).

*S'il y a stase veineuse* dans l'estomac par suite de maladie du cœur, du foie, des poumons, etc., traitement de la maladie première, puis sangsues à l'anus et quelques drastiques, révulsifs à l'épigastre, puis lait, bouillon, glace, viande maigre, etc.

*S'il y anorexie et hypersécrétion muqueuse,* vomitif (ipéca 1,25), tartre stibié (0,05).

*Contre les douleurs :* Extraits d'opium, de belladone, de jusquiame (0, 02 à 0, 05); cataplasmes laudanisés; opiacés par la méthode hypodermique; vésicatoires volants morphinés.

*Contre la constipation:* Lavements purgatifs; purgatifs doux, manne, huile de ricin, pulpe de tamarin, rhubarbe, thé ou apozème purgatif; extrait de rhubarbe composé; pil. laxatives:

| | |
|---|---|
| ℞ Extrait de fiel de bœuf.. ⎞ | ℞ Ipéca pulvérisé............ 0gr,50 |
|   Savon médicinal....... ⎬ ãã 2 gr. |   Rhubarbe pulvérisée....... 2 gr. |
|   Rhubarbe pulvérisée.... ⎠ | M. et div. en 10 paquets, un avant |
|   Extrait de pissenlit..... q. s. | chaque repas. |
| F. s. a. des pilules de 0,20; 2 à 5 par jour. | (Budd.) |

hydrothérapie; usage de flanelle; exercice modéré; air pur; peu à peu usage des toniques.

**430. Ramollissement gélatiniforme des enfants.** — SYMPTOMES. — 1° *Locaux et fonctionnels* : Troubles digestifs; dévoiement; dépérissement; soif vive; tension de l'épigastre; douleur locale; nausées, vomissements; toux avec régurgitation; selles liquides, à odeur putride.

2° *Généraux:* Peau froide; pouls irrégulier; face ridée; cris pénibles; respiration saccadée; agitation; puis prostration insensible; insomnie; quelquefois grincement des dents; yeux demi-fermés, fixes; face cadavéreuse; émaciation; muguet.

*Ne pas confondre avec* muguet (233), entérite (436, 437).

TRAITEMENT. — 1° *Curatif:* Diminuer les boissons malgré l'avidité des enfants; bonne nourrice, ou bien lait récemment trait et tiède; lait d'ânesse, de vache, de chèvre, sucré et gommé. Bains chauds, émollients, toniques, aromatiques; frictions cutanées alcooliques; sirop diacode, laudanum de Syd. (1 goutte, 4 à 5 fois par jour).

℞ Extrait thébaïque............................. 0gr,01
Sirop de gomme............................. 15 gr.
Eau ...................................... 90 —

2° *Prophylactique :* Ne pas sevrer avant un an ni brusquement ; bouillon gras coupé avec du lait ; repas réglés ; pas de fruits ; ni purgatifs ni vermifuges ; combattre le dévoiement par lavements amidonnés.

**431. Ulcère simple.** — Symptomes. — Douleur sourde à l'épigastre augmentant par la pression ; vomissement après l'ingestion des aliments ; hématémèse ; inappétence ; dyspepsie ; constipation ; amaigrissement ; anémie.

*Ne pas confondre avec* gastralgie (433), gastrite chronique (429), dyspepsie (434).

Traitement. — D'abord diète complète pendant 24 h. ; sangsues à l'épigastre en cas de douleurs vives ; bains prolongés. Le lendemain, diète lactée ; lait tiède, chaud ou froid, pur ou coupé avec l'eau de chaux (1 à 2 cuill.), l'eau de gruau ; diète gélatineuse ou féculente ; bouillons de veau, de poulet ; gelées ; fécules de maïs, de riz, d'avoine, d'orge, de pomme de terre ; tapioca, semoule ; eau panée et gommée ; un peu d'eau gazeuse ; magnésie calcinée, décarbonatée ; peu ou pas de sucre ni d'opium. Bains émollients, gélatineux (colle de Flandre, 1 kil.) prolongés plusieurs heures ; sous-nitrate de bismuth (2 gr.) dans du sirop de guimauve, avant chaque repas ; nitrate d'argent en pilules (0, 01) pendant quelques jours ; puis revenir au bismuth.

**432. Cancer.** — Symptomes. — Troubles digestifs ; pesanteur à l'épigastre après les repas ; douleur locale ; éructations acides, inodores, ou d'œufs pourris ; quelquefois vomissements ; diminution de l'appétit ; constipation ; dépression des forces. Plus tard, après les repas, vomissements plus fréquents de boissons, d'aliments, de glaires rarement bilieux ou sanguinolents ; douleur à l'épigastre ; sensation d'une tumeur, qui peut changer de place ; quelquefois rénitence ; abdomen normal, rétracté ou météorisé ; matité à la percussion ; bruits de glouglou, de ballottement ; langue sale, humide ou sèche : soif nulle. A une époque plus avancée, amaigrissement notable ; teinte jaune-paille ; vomissements noirâtres, sanguinolents, couleur marc de café ; langueur générale, dépérissement ; pouls, faible, ralenti ; refroidissement et œdème des extrémités.

*Siège.* — 1° *Au pylore :* Distension de l'estomac tout entier ; vomissements plus considérables, quelquefois revenant à plusieurs jours d'intervalle, gargouillement.

2° *Au cardia :* Épigastre déprimé, matité ; les malades ne

22.

peuvent prendre que très-peu d'aliments à la fois ; vomissements inodores après quelques heures.

3° *Sur la totalité de l'estomac* : Ni vomissement ni tumeur.

4° *A la petite courbure* : Hémorrhagies, vomissement ; souvent complication d'ictère.

5° *A la grande courbure* : Tumeur mobile, s'étendant souvent à l'épiploon.

6° *A la paroi postérieure* : Pas de signes caractéristiques.

*Ne pas confondre avec* gastrite aiguë ou chronique (428, 429), ulcère simple (431), tumeur située dans les parois abdominales, à la région sus-ombilicale et occasionnée quelquefois chez les femmes par la pression du corset, dyspepsie (434).

TRAITEMENT. — Eaux de Vichy, de Seltz aux repas ; pilules de ciguë : emplâtre de ciguë :

> ℞ Extrait de ciguë.......................... ......... .. 4 gr.
> Poudre de ciguë............................... q. s.
> F. s. a. des pilules de 0,10 ; 2 à 20 par jour.

Moxa, cautères, pommade d'Autenrieth à l'épigastre.

*Contre les douleurs vives* : Vésicatoires morphinés ; injections hypodermiques (voir *Névralgies*) ; extrait thébaïque (0, 05 à 0, 10) en pilules ; sirop de morphine, de codéine.

*Contre les vomissements* : Eau glacée ; glace pilée ; potion de Rivière, eau de Seltz, de Vichy (Célestins), Saint-Galmier, Renaison, Vals, Bussang ; sachets de glace sur l'épigastre ; petit-lait ou lait clair ; extrait thébaïque.

*Contre le pyrosis* : Magnésie ; bicarbonate de soude ; opiacés.

*Contre la constipation* : Lavements laxatifs, purgatifs.

*Contre la diarrhée* : Lavements laudanisés ; diascordium, etc.

*Régime* composé de substances légères ; bouillon froid ou chaud ; consommés ; potages, gelées de viandes ; viandes blanches ou noires, etc., selon le goût du malade et leur digestibilité. Exercice modéré, bains tièdes.

433. **Gastralgie.** — SYMPTÔMES. — Névrose douloureuse de l'estomac. Douleur spontanée presque toujours vive, atroce, rarement continue, se manifestant surtout après les repas ; ni provoquée ni exaspérée par la pression qui soulage quelquefois ; sensations locales bizarres éprouvées par les malades ; douleurs s'irradiant dans le voisinage. Appétit normal, ou augmenté, ou diminué, ou perverti ; bruit de glouglou des liquides ; nausées et vomissements rares ; rapports nidoreux, acides ou âcres, pyrosis ; éructations ; hoquet ; langue habituellement normale ; constipation, flatuosités, coliques ; météorisme ; quelquefois

selles liquides, muqueuses, âcres, sanguinolentes ; urines limpides ; hypochondrie ; quelquefois ictère. Névrose continue ou
bien se montrant sous forme d'accès irréguliers.

*Ne pas confondre avec* gastrite aiguë ou chronique (428, 429),
ulcère simple de l'estomac (431), cancer (432), dyspepsie (434).

TRAITEMENT. — Tisanes de camomille, valériane, tilleul, feuilles d'oranger ; sous-nitrate de bismuth pur ou uni à la magnésie,
au charbon de Belloc, à l'extrait de belladone, à l'asa fœtida :

℞ Sous-nitrate de bismuth... 10 gr.
Extrait de belladone.. ... 1 —
F. s. a 40 pil. : 2 matin et soir.

℞ Sous-nitrate de bismuth... 2 gr.
Asa fœtida................. 15 —
Huile de valériane........ 2 —
F. des pil. de 0,10 : 5 à 10 de deux en
deux heures.

℞ Teinture de noix vomique..................... } āā 10 gr.
— de castoréum........................ }
M. 10 à 12 gouttes pendant l'accès.

Valériane en extrait (0, 10 à 2), en poudre (1 à 4 gr.) dans du
pain azyme ; aconit ; oxyde de zinc (0, 10 à 0, 15), eau de laurier-cerise, perles d'éther ; extrait thébaïque (0, 02 à 0, 10) ; sirop de morphine, de codéine ; laudanum :

℞ Sirop de fleurs d'oranger. 100 gr.
Extrait d'opium.......... 0gr,15
Extrait d'aconit.......... 0gr,10
Une cuill. à café après le repas.

℞ Eau distillée de tilleul.... 100 gr.
Acétate de morphine..... 0gr,05
Sirop de fleurs d'oranger. 30 gr.
Une cuill. à café après ch. repas.

℞ Eau distillée de laurier-cerise......... 10 gr.
Acétate de morphine................. 0gr,15
Div. : 1 à 2 gouttes sur un morceau de sucre avant chaque repas.
(Gallard.)

℞ Chlorhydrate de morphine............. 0gr,10
Eau................................. 50 gr.
Sucre................................ 5 —
1 cuill. à café, 5 minutes avant chaque repas.

Opiacés par la méthode hypodermique, petits vésicatoires pansés
avec le chlorhydrate de morphine (0,02 à 0,05) (voir *Névralgies*).
Teinture d'iode morphinée.

*Si le malade est faible, chloro-anémique* : Excitants avant ou
après les repas ; infusions de camomille, de menthe, de cannelle, de quassia amara ; sirop d'écorces d'oranges ; poudres de
cannelle, de safran, de cubèbe, de coriandre, de colombo,
seules ou mélangées.

℞ Magnésie décarbonatée.... 4 gr.
Safran pulvérisé.......... 3 —
Cannelle pulvérisée....... 1 —
M. pour 10 paq.. 1 avant ch. repas.

℞ Cannelle pulvérisée....... 15 gr.
Sucre pulvérisé.......... 250 —
M. : 1 à 2 cuill. à café avant le repas.

Confection d'hyacinthe (5 à 10 gr.) ; extrait de quassia (1 à 2 gr.), extrait de gaïac (1 à 5 gr.), extrait de fiel de bœuf (1 à 4 gr.), extrait d'absinthe (1 à 4 gr.) ; extrait de colombo (0,20 à 1 gr.).

℞ Extrait de fiel de bœuf.. ⎫
   Savon amygdalin....... ⎬ ãā 1 gr.
   Extrait de gaïac......... ⎭
F. s. a. 30 pil. : 1 avant ch. repas.

℞ Extrait de quinquina....... 20 gr.
   Sous-carbonate de fer..... 10 —
   Poudre de cannelle....... 5gr,50
Pr. 20 paq. ; 1 matin et soir.

Combattre la *chlorose* quand elle existe (32), et associer les ferrugineux aux amers, aux narcotiques, selon les indications :

℞ Limaille de fer........... 0gr,40
   Soufre sublimé et lavé..... 30 gr.
   Extrait sec de quassia..... 0gr,30
M. et div. en 24 paq. ; 3 par jour.

℞ Asa fœtida........... ⎫
   Extrait de valériane.... ⎬ ãā 1 gr.
   Thridace........... ⎭
   Limaille de fer........... 2 —
   Savon de croton........... 3 —
F. 48 pil. ; 3 par jour.

℞ Fiel de bœuf épaissi ..................... ⎫
   Extrait de gentiane......... ......... ⎬ ãā 5 gr.
   Rhubarbe pulvérisée.............. ..... ⎭
   Sous-carbonate de fer................... 2 —
F. des pil. de 0,10 ; 8 à 12 par jour.

S'il y a *éructations acides et pyrosis*, conseiller le bicarbonate de soude, la magnésie, le charbon, le carbonate d'ammoniaque :

℞ Carbonate d'ammoniaque li-
   quide................. 25 gr.
   Eau de fleurs de camomille. 90 —
   Sirop de fleurs de camo-
   mille................... 25 —
Par cuillerées à bouche.

℞ Carbonate de potasse.. 0,20 à 0,30
   Eau de chaux......... 15 gramm.
A prendre deux fois par jour dans une petite tasse de lait.

℞ Bicarbonate de soude...... 8 gr.
   Craie préparée........... 10 —
   Chlorhydrate de morphine. 0gr,10
M. et div. en 20 paq.; 1 paq. avant les deux principaux repas.

℞ Bicarbonate de soude...... 6 gr.
   Magnésie................. 6 —
   Extrait de fiel de bœuf..... 2 —
   — d'aconit napel..... 0gr,40
M. et div. en 20 paq. ; 1 à 2 paquets avant chaque repas.

Préparations arsenicales variées ; acide arsénieux en granules de 1 milligr. ; arséniate de soude, d'ammoniaque ; liqueur de Fowler (5 à 10 gouttes) ; de Pearson (20 gouttes) ; 1 à 2 pilules asiatiques, 1 à 4 granules de dioscoride.

℞ Arséniate de soude............ ............ 0gr,10
   Alcool........................................ 1 gr.
   Eau distillée ou sirop d'écorces d'oranges........ 80 —
Une cuill. à bouche pur ou dans de l'eau avant le repas.

Pepsine amylacée (1 gr.) avant le repas ; sirop, élixir, vin de pepsine (1 cuill. à dessert) ; iodure de potassium ; eau sédative, lotions fraîches sur l'épigastre. Hydrothérapie. Combattre la constipation par les lavements purgatifs ou laxatifs.

*Eaux minérales.* — Vichy dans la gastralgie à retours éloignés et périodiques. — Dans la gastralgie continue ou habituelle : Plombières, Pougues, Saint-Alban, Ems. — Dans la gastralgie compliquée de dyspepsie : Plombières, Pougues, Sermaize, Bagnoles, Evian, Vals. — Dans la gastralgie rhumatismale : Néris, Plombières, Bains, eaux sulfureuses.

*Traiter la diathèse.* S'il y a dartre répercutée, diathèse herpétique ; arsenic (voir p. 65). — S'il y a diathèse arthritique (alcalins, p. 24, 26). — S'il y a diathèse syphilitique (iodure de potassium, sulfureux, p. 29, 30.

La gastralgie compliquant très-souvent la chlorose ou les maladies de l'utérus ou la leucorrhée, traiter la maladie principale (voir *Chlorose, Maladies de l'utérus*), bains de mer.

434. **Dyspepsie.** — SYMPTOMES. — Bouche sèche ou pleine de salive, acide ou amère ; haleine fade, mauvaise ; inappétence, ou boulimie, malacia, pica ; quelquefois polydipsie ; quelquefois nausées, vomissements, pituite, éructations, borborygmes ; crampes d'estomac, brûlure ; quelquefois lientérie. Toux, dyspnée, névralgies intercostales ; céphalalgie ; vertige stomacal ; somnolence ; bâillements ; affaiblissement ; palpitations, hypochondrie.

*Variétés : Dysp. gastrique.* — 1° Digestion pénible, dépendant d'altérations organiques de l'estomac ou de troubles fonctionnels, se manifestant d'une façon accidentelle ou habituelle, ayant son siége habituel dans l'estomac, quelquefois dans l'estomac et l'intestin et donnant lieu à des symptômes variés. Appétit augmenté, diminué ou perverti ; soif variable ; bouche généralement sèche, pâteuse ; acidité de la salive ; douleur, malaise, pesanteur, tension, chaleur épigastrique pendant ou après le repas, quelquefois se calmant par la pression.

2° *D. intestinale.* — Douleurs intestinales, coliques après les borborygmes, flatuosités fétides.

FORMES. — Développement considérable de gaz avec ou sans dyspnée, avec ou sans pléthore, avec ou sans palpitations (*D. flatulente*).

Douleurs stomacales, comme dans la gastralgie, avec spasmes, avant, pendant ou après la digestion, quelquefois très-vives, ou simplement irritatives ou donnant lieu à une violente constriction épigastrique (*D. gastralgique*).

Haleine acide, aigre ; flatuosités brûlantes, pyrosis (*D. acide*).

Lenteur, difficulté de la digestion, paresse, atonie de l'estomac, coïncidant le plus souvent avec la chloro-anémie ; altération : bouche pâteuse, amère ; propension pour les aliments et les boissons acides ; quelquefois rapports et vomissements bilieux (*D. atonique neutre* ou *alcaline*).

Lenteur des digestions augmentant surtout par l'ingestion des boissons ; clapotement stomacal caractéristique (*D. des liquides par atonie*).

D'autres fois les liquides, le bouillon, le laitage sont bien digérés ; les aliments solides ne le sont pas (*D. des solides*).

L'appétit est excessif, se renouvelle à des intervalles très-rapprochés ; accroissement anormal des forces digestives auquel ne répond pas la force musculaire ou organique ; embonpoint non augmenté ; selles normales (*D. boulimique*).

Production dans l'estomac et rejet de liquides clairs, glaireux, aqueux, avant ou après la digestion, quelquefois le matin à jeun, ou après l'expuition (*D. pituiteuse*).

*Ne pas confondre avec* embarras gastrique (426), gastrite aiguë ou chronique (428, 429), gastralgie (433), cancer de l'estomac (432), ulcère (431), entérite (436), congestion cérébrale (167).

TRAITEMENT. — *Hygiénique.* — *C'est le meilleur.* — S'occuper surtout de la quantité, de la qualité des aliments, des boissons et de l'ordonnance des repas ; amener le malade aux conditions diététiques où les souffrances sont moindres, sans se laisser guider par son appétit ; puis élever peu à peu les doses alimentaires en ayant parfois recours aux toniques, aux stimulants ; subordonner le choix des aliments à la susceptibilité générale ou fonctionnelle du malade ; viandes grillées, rôties, quelquefois peu cuites. Viandes légères, blanches dans la D. gastralgique ; viandes rouges, noires dans les autres formes ; consommés, gelées de viandes, œufs frais dans la D. ancienne ; pas de charcuterie. Peu ou pas de condiments surtout dans les D. gastralgique et acide. Faire les repas à intervalle convenable ; ne pas manger trop vite ; mastiquer et insaliver convenablement ; boire avec fréquence et très-peu à la fois ; exercice modéré à pied et distraction après les repas ; régime très-sévère et varié selon les formes : liqueur ou élixir de pepsine.

*D. flatulente* : Ni beurre, ni laitage ni fromage ; pas de féculents ; viandes noires, poissons de rivière ; légumes herbacés, épinards, chicorée au jus ; pommes de terre frites, cuites sous la cendre et non à l'eau ; quelquefois purée ; pain rôti, bien cuit, peu ou pas de mie ; ni pâtisseries, ni roux, ni amandes, ni noix, ni noisettes ni aliments sucrés. Vin vieux, peu acide, bordeaux coupé avec l'eau fraîche de rivière, de source ; quelquefois thé léger, bon café ; frontignan, lunel, malaga, porto, cognac, kirsch, rhum en petite quantité et de bonne qualité ; anisette, chartreuse, élixir de Garus, curaçao. Prendre au commencement du repas :

℞ Poudre d'yeux d'écrevisses...................... 10 gr.
   Sous-nitrate de bismuth....................... 8 —
   Poudre de fève Saint-Ignace.................... 2 —
M. et div. en 36 doses ; 1 paquet, un quart d'heure avant chaque repas.
                                             (Gendrin.)

℞ Bicarbonate de soude...... .................. 10 gr.
   Craie préparée............................ 8 —
   Rhubarbe................................. 2 —
M. et div. en 20 paquets ; 1 avant les deux principaux repas.

℞ Magnésie.....................................⎫
   Craie........................................⎬ ãã 3 gr.
   Bicarbonate de soude........................⎭
   En 10 paquets.

Avant les repas, macération froide de quassia, de gentiane, de quinquina. Eaux minérales de Pougues, Plombières ; bains de mer, hydrothérapie.

D. *atonique* : Même régime que ci-dessus ; vin de quinquina, amers ; préférer le vin de Bourgogne ou de Bordeaux. Eaux de Vichy, Vals, Lamalou, Orezza, Forges, Sermaize, etc.

D. *gastralgique* : Beurre, laitage, œufs frais, fromage frais ; poissons de rivière : sole, merlan frit ; pain rôti, croûte (voir *Gastralgie* (433)..

D. *acide* : Régime comme dans la forme ci-dessus ; pas de féculents ; légumes herbacés ; épinards, chicorée ; priver les féculents de leur enveloppe ; purées ; pommes de terre frites, sous la cendre ; ni mie de pain, ni pâtisseries ; pas de sauces où entre la farine ; ni amandes, ni noix ni mets sucrés ; thé léger, café ; bordeaux. Eaux minérales alcalines de Vichy, Vals, Bussang, Renaison, Saint-Galmier, Condillac.

*Contre les glaires* : Toni-purgatifs, amers, aloès, rhubarbe, pilules *ante cibum*, grains de santé ; prendre en une fois et y revenir au besoin (Guipon) :

℞ Crème de tartre............................. 12 gr.
   Magnésie décarbonatée...................... 5 à 8 gr.
   Jalap pulvérisé............................. 1 à 2 gr.

Traiter la diathèse syphilitique, arthritique ou herpétique : traiter la chlorose ; traiter les maladies utérines.

**435. Vomissements nerveux.** — SYMPTOMES. — Vomissements apparaissant à des intervalles plus ou moins rapprochés et consistant en substances aqueuses, rarement alimentaires, bilieuses, sanguinolentes, avec ou sans douleur épigastrique; quelquefois éructation sans odeur ni saveur; habituellement conservation de la soif et de l'appétit; antipathie contre certains aliments; constipation sans coliques : peau, intelligence, pouls normaux, excepté au déclin de la maladie ou quand les vomissements sont opiniâtres et de longue durée : dans ces cas, état fébrile.

*Ne pas confondre avec* gastrite (428), gastralgie (433), coliques néphrétiques (475), hépatiques et calculs biliaires (457), grossesse, dyspepsie (434), cancer stomacal (432).

TRAITEMENT. — Opium à l'intérieur (0, 02 à 0, 05), extrait thébaïque (0, 10 à 0, 16), sirop de morphine, de codéine; morphine, (0, 03 à 0, 05) par la méthode hypodermique ( voir *Névralgie*); lavements laudanisés (20 à 30 gouttes); frictions belladonées sur l'épigastre; vésicatoire volant pansé avec la morphine.

| ♃ Extrait de belladone....... | 5 gr. | ♃ Diachylon.............. | } ãã 2 part. |
|---|---|---|---|
| Axonge.................. | • 30 — | Thériaque............. | |
| Pour pommade. | | Extrait de belladone.... | 1 — |
| | | Pour emplâtre à l'épigastre. | |

Amers; quassia amara ; colombo (2 à 4 gr.) ; valériane ; valérianate de zinc ; perles d'éther ; asa fœtida ; boissons gazeuses; eau frappée; glace pilée par petites cuill. à café toutes les 5 min. pendant 1 h., matin et soir; cataplasme de glace pendant 10 m. sur l'épigastre, matin et soir; sinapisme immédiatement après la glace sur la région refroidie, pendant 20 à 25 minutes (Joulin). Potion de Rivière; eau magnésienne ; charbon pulvérisé, fait avec du bois de peuplier; sous-nitrate de bismuth avant le repas; teinture d'iode (2 à 3 gouttes dans de l'eau); iodure de potassium (0, 50 à 1 gr.); quelquefois sulfate de quinine: fiel de bœuf (1 gr.); copahu (8 à 20 gr.). Liqueur ou élixir de pepsine; lait clair; bains prolongés, hydrothérapie, bains de mer. Quelquefois méthode perturbatrice, vomitifs; alimentation tonique; viande crue.

## SECTION II

### MALADIES DES INTESTINS.

436. **Entérite aiguë.** — SYMPTOMES. — 1° *Locaux* : Chaleur, douleur à la région ombilicale; selles liquides, abondantes,

bilieuses, quelquefois sanguinolentes avec ténesme, borborygmes.

2° *Généraux* : Peu ou pas prononcés ; quelquefois frissons,
chaleur, sueurs ; accélération du pouls ; prostration, céphalalgie; quelquefois nausées, vomissements; le plus souvent langue
normale.

*Chez les nouveau-nés* : Coliques, diarrhée ; tension du ventre ;
souvent complication de muguet.

*Ne pas confondre avec* fièvre typhoïde (13), dysenterie (438).

TRAITEMENT. — Tisanes émollientes ; eau de riz, de gruau,
eau panée ; eau albumineuse (4 à 5 blancs d'œufs pour 1 litre
d'eau) ; sirop de gomme, de guimauve, de coings ; lavements
émollients, amylacés et laudanisés ; cataplasmes laudanisés ;
bains, demi-bains ; sangsues sur l'abdomen au besoin ; quelquefois sous-nitrate de bismuth ; astringents légers au déclin ;
décoction blanche de Sydenham par verres ; diète.

*Chez les enfants* : Ipéca (0, 25 à 1 gr.) au début ; surveiller ou
changer l'alimentation. S'il y a acidité de l'haleine, joindre à
l'eau de gruau un peu de magnésie décarbonatée ou d'eau de
chaux, demi-lavements au borax (5 gr.), à la glycérine (50
gr.), au sous-nitrate de bismuth (0,50 à 1 gr.) ; phosphate de
chaux (2 à 5 gr.).

**437. Entérite chronique.** — SYMPTOMES. — Ni douleur ni
tympanite, mais diarrhée persistante, s'arrêtant quelquefois
pour reparaître ; gargouillement, amaigrissement, sécheresse
de la peau ; matières évacuées variables ; très-souvent complication ou conséquence de lymphatisme, d'herpétisme, d'arthritisme, de tuberculose, de vers intestinaux, ou de nourriture insuffisante ou trop abondante ou mal appropriée au
sujet.

*Ne pas confondre avec* dysenterie (438).

TRAITEMENT. — Surveiller le régime, surtout chez les enfants ;
changer de nourrice au besoin ; panades, potages au riz, au
gruau, biscotes ; pas de potages gras chez les trop jeunes enfants ; supprimer l'huile de foie de morue ; œufs frais, crèmes
au riz, au gruau, au chocolat ; crème de bismuth, sous-nitrate de bismuth avant le repas ; phosphate de chaux (2 à 5
gr.) ; décoction blanche de Sydenham ; viande crue, pilée et
hachée. Opiacés, astringents ; iodure d'amidon (?). Combattre
la diathèse ou la cause de l'entérite ; expulser les vers (voir
*Rhumatisme, eczéma, phthisie*, etc.).

**438. Dysenterie.** — SYMPTOMES. — 1° *Locaux* : Douleurs
dans le côlon, coliques ; évacuations fréquentes, plus ou moins
abondantes, d'un liquide séreux, verdâtre, sanguinolent, avec

quelques pelotons glaireux de raclures d'intestin; brûlure, ténesme après les selles.

2° *Généraux :* Quelquefois nuls, d'autres fois prononcés.

*Complications :* Anémie, paraplégie, œdème des articulations.

*Ne pas confondre avec* entérite (437), hémorrhoïdes internes (555), cancer du rectum (442).

TRAITEMENT. — Décoction de riz, de gruau, eau albumineuse *ut suprà*; sirop de gomme, de coings, de ratanhia. Lavements émollients et amidonnés, additionnés de laudanum (10 à 20 gouttes). Cataplasmes émollients et laudanisés. Bains, demi-bains. Diète absolue. Opium comme adjuvant et calmant, à haute dose (0,05 — 3 à 4 fois par jour) en pilules ou en potion; sous-nitrate de bismuth à haute dose, pendant plusieurs jours. Saignée ou sangsues en cas de douleurs vives. Purgatif salin, en cas d'embarras gastrique. Pilules composées, surtout quand les selles sont mucoso-sanguinolentes:

| ♃ Calomel | 0gr,50 | ♃ Ipéca pulvérisé | 4 gr. |
|---|---|---|---|
| Rhubarbe | 2 — | Eau bouillante | 300 — |
| Opium | 0gr,05 | Sirop d'opium | 30 — |
| F. s. a. 15 pilules. | | Hydrolat de cannelle | 30 — |
| | | F. s. a. par cuillerée d'heure en heure. | |

Ipéca à la brésilienne (5 à 8 gr. pour 250 d'eau bouillante). Au déclin: astringents, ratanhia, monœsia (1 à 2 gr.); tannin, alun, pilules d'Helvétius; quinquina, lichen; nitrate d'argent en lavement (0,10 à 1 gr.); diascordium (1 à 3 gr.); poudre oléo-calcaire (2 à 15 gr.).

Régime très-sévère pendant la convalescence.

**439. Hémorrhagie intestinale. — SYMPTOMES. —** Écoulement plus ou moins abondant par l'anus de sang spumeux, rutilant, ou bien noirâtre, en caillots, avec ou sans coliques; le plus souvent pendant le cours d'une affection typhoïde ou d'un cancer intestinal, fréquemment accompagné de syncopes, de défaillance.

*Ne pas confondre* cette hémorrhagie symptomatique avec l'hémorrhagie supplémentaire ou active.

TRAITEMENT. — Boissons froides, glacées, acides: glace pilée; eau de Rabel (2 à 5 gr. pour 1 litre); limonade sulfurique; eau de goudron; pastilles de térébenthine; potion au perchlorure de fer (1 à 2 gr.); vessies d'eau glacée sur l'abdomen; 1/2 lavement d'eau froide additionnée de perchlorure de fer (0,50 à 1 gr.), d'eau de Léchelle, de Tisserand, de Brocchieri, etc.; de laudanum; pilules de tannin et de ratanhia.

♃  Acide tannique.................................... 2 gr.
   Extrait de ratanhia............................ 4 —
   F. s. a. 40 pil.; 1 toutes les heures.

Repos absolu ; sinapismes aux bras, sur les côtés de la poitrine. — Diète.

**440. Étranglement interne, invagination intestinale.**
— SYMPTÔMES. — Début rarement brusque. Prodromes consis-

abdominale à la région iliaque droite ou gauche, indifféremment, parallèlement au ligament de Fallope, entre l'épine
iliaque antéro-supérieure et le pubis. Incision de 5 à 6 centimètres ; diviser couche par couche la peau, le fascia superficiel,
l'aponévrose de l'oblique externe, les fibres inférieures du petit oblique, le fascia transversalis et le péritoine ; ouvrir le
péritoine en dédolant, et agrandir sur la sonde cannelée ; passer dans l'anse intestinale qui se présente à la plaie une aiguille courbe et fixer l'intestin à la plaie par des points de
suture ; perforer ensuite l'intestin au milieu, à égale distance
des angles de la plaie, par une aiguille courbe qui traverse de
dedans en dehors une des lèvres de la plaie ; pratiquer ainsi
cinq points de suture de chaque côté et inciser l'intestin entre
eux, parallèlement à la plaie (Nélaton).

442. **Cancer de l'intestin.** — SYMPTOMES. — 1° *Locaux et
fonctionnels :* Variables selon le siége du cancer. Rare au duo-
denum, excessivement rare à la partie moyenne de l'intestin,
plus fréquent à l'S iliaque, au côlon et au rectum. Constipation
plus ou moins opiniâtre, puis diarrhée opiniâtre ; incontinence
des matières fécales ; douleur non constante ; tumeur perceptible à la palpation, à la percussion, par le toucher rectal ;
puis écoulement d'une matière sanieuse, purulente, à odeur
forte, caractéristique ; symptômes de compression sur les organes voisins, exercés par la tumeur.

2° *Généraux :* Dépérissement, affaiblissement, pâleur caractéristique.

*Ne pas confondre avec* diarrhée, entérite chronique (437),
dysenterie (438).

TRAITEMENT. — Dilater, s'il est possible, avec des sondes, des
mèches introduites par le rectum ; alimentation tonique ; être
très-prudent sur la quantité de laudanum que l'on adminis-
trera en lavement pour éviter les empoisonnements : régime
alimentaire approprié [voir *Cancer de l'estomac* (432)].

443. **Entéralgie.** — SYMPTÔMES. — Douleurs plus ou moins
vives augmentant pendant la digestion intestinale ; flatuosités, tympanite ; constipation souvent opiniâtre, quelquefois
diarrhée passagère ; pendant les crises, sueurs, lipothymies,
accélération du pouls.

*Ne pas confondre avec* entérite (436), névralgie lombo-abdominale (303), rhumatisme des parois abdominales (403), rhumatisme viscéral (444), colique hépatique et calculs biliaires (457),
néphrétique (475), étranglement interne (440).

TRAITEMENT. — Lavements opiacés ou antispasmodiques ; avec
addition d'éther (1/2 cuill. à café), de chloroforme (15 à 20

gouttes) ; potion au chloroforme (15 gouttes à 1 gr.) ; perles d'é-ther [voir *Gastralgie* (433), *Etranglement interne* (440)].

**444. Rhumatisme gastro-intestinal.** — Symptômes. — Antécédents de rhumatisme ; quelquefois disparition plus ou moins brusque du rhumatisme du lieu précédemment occupé ; sensibilité épigastrique très-prononcée, exaspérée par la pression ; nausées, vomituritions, vomissements (*R. gastrique*).

Sensibilité analogue en telle ou telle région de l'abdomen ; coliques irrégulières ; douleur variant d'intensité et de siège, sans être influencée par le régime alimentaire, ce qui a lieu dans la gastro-entérite. Rien de constant dans les effets de l'ingestion des aliments, ni dans le caractère des évacuations alvines ; les repas peuvent augmenter, diminuer ou ne pas changer les douleurs ; douleurs exaspérées plutôt par les conditions atmosphériques, par le temps froid et humide. Absence de fièvre.

*Ne pas confondre avec* gastro-entérite (428, 436), gastralgie (433), dyspepsie (434), cancer (432).

Traitement. — Chercher à rappeler le rhumatisme à son siège primitif, ou bien aux membres inférieurs ; pédiluves irritants ; vésicatoires volants ; révulsifs ; grands bains ; quelques sangsues *loc. dol.* en cas de douleurs très-vives ; surveiller le régime alimentaire ; défendre l'usage des aliments excitants, de boissons froides, glacées (voir *Rhumatisme*, 23, 24, 25).

**445. Constipation.** — Symptômes. — Rareté et difficulté de la défécation ; une selle tous les trois, quatre, cinq jours ; maigreur, peu d'appétit ; digestions lentes, paresseuses ; céphalalgie ; vertiges, étourdissements, bouffées de chaleur au visage, somnolence après le repas ; travail intellectuel difficile ; borborygmes ; tension de l'abdomen ; engouement intestinal dans le cœcum, mais plus fréquemment dans le rectum et l'S iliaque, formant quelque tumeur et donnant lieu à de la matité.

*Ne pas confondre avec* étranglement interne, invagination (440), congestion cérébrale (167).

Traitement. — Exercice à pied, fruits de saison, végétaux verts ; pain de son, eau pure, lait, café au lait, bière, café, cigare ou cigarette, selon les idiosyncrasies. Se présenter, *quand même*, chaque matin à la garde-robe ; lavements, demi-lavements *froids*, chaque matin. Préparations laxatives : pilules purgatives, *ante cibum*, grains de santé, pilules écossaises, d'Anderson, de Bontius, de Morrison, de Dixon ; varier le nombre selon le résultat ; poudre de rhubarbe et de magnésie ; aloès avant le repas ; poudre et extrait de belladone (ãã 1 à 5 centigr.) le matin à jeun ; thé purgatif ; pain de son fait avec 3/4 de farine et 1/4 de gros son; 0,50 de rhubarbe dans la première cuill. de soupe.

℞ Podophyllin dans du miel... 0ᵍʳ,25
  Huile de croton....... III gouttes.
  Poudre d'amidon ..... q. s.
  F. s. a. 12 pil. : 1, 2, 3, selon l'effet obtenu.

℞ Aloès.................
  Scammonée...........
  Résine de jalap........
  Gomme-gutte...........
  F. s. a. 20 pil., 1 chaque soir.
  ãã 1 gr.

℞ Podophyllin...............  0ᵍʳ,10
  Extrait de jusquiame.......  0ᵍʳ,10
  Savon médicinal..........  0ᵍʳ,20
  Pour 10 pilules; 1 avant chaque repas.
  (Très-bonne préparation.)

℞ Beurre de cacao...........  2 gr.
  Fleurs de soufre.......
  Aloès.................
  Pour suppositoire.
  ãã 0ᵍʳ,25

De temps en temps, un verre d'eau de Sedlitz, d'eau de Pullna; graine de moutarde (une cuill.); hydrothérapie; un grand verre d'eau fraîche chaque matin. Eaux minérales de Condillac, de Saint-Galmier, de Chatelguyon, de Vals, etc. Débarrasser l'intestin des matières fécales accumulées, à l'aide de lavements savonneux, salés, purgatifs; quelquefois usage de la curette, du doigt, etc.

446. **Vers intestinaux.** — I. **Ascarides lombricoïdes.** — Symptômes. — Douleurs intestinales, coliques, picotement autour de l'ombilic: abdomen sensible à la pression, ballonné; diarrhée séreuse ou sanguinolente. Perte de l'appétit; quelquefois éructations, vomissements glaireux; langue sale; haleine fade, fétide. Troubles nerveux sympathiques; somnolence, céphalalgie, abattement ou excitation, convulsions, chorée; quelquefois dilatation des pupilles; face pâle, terne; yeux cernés; quelquefois petite toux sèche. Abcès vermineux; étranglement interne produit par des paquets de vers, migration des vers dans l'estomac, dans l'œsophage, dans le pharynx, dans les voies biliaires, dans les voies pancréatiques, dans le larynx, la trachée, les bronches.

*Ne pas confondre* les symptômes occasionnés par les vers avec les maladies directes et primitives des organes digestifs, avec les affections nerveuses, etc., etc.

Traitement. — Mousse de Corse (4 à 16 gr.) en infusion sucrée ou coupée avec le lait, ou le vin, ou bien en lavement (8 à 10 gr.); semen contra (1 à 5 gr.) dans du lait ou du miel, pendant trois jours; santonine (0,05 à 0,30), en tablettes du codex, 5 à 20 pendant 4 ou 5 jours (chaque tablette contient 0,01); en biscuits, 1 ou 2 biscuits; pastilles, pilules ou dragées de santonine, 2 à 5 par jour, continuer pendant plusieurs jours et faire suivre d'un purgatif; cousso (1 à 15 gr.) en infusion; infusion d'armoise, d'absinthe. Purgatif au calomel (0,25 à 0,50), à l'huile de ricin (25 à 30 gr.), semences de citrouille privées de leur écorce (25 à 30 gr.).

| | | |
|---|---|---|
| ♃ Racine de valériane pulvérisée............... | } | āā 1 gr. |
| Semen contra........................... | | |
| Calomel.................................... | | 0gr,10 |
| Sucre..................................... | | 2 gr. |

M. et div. en 4 paquets ; 2 pour deux jours. (Goelis.)

## II. Oxyures vermiculaires. — SYMPTÔMES. — Quelquefois

nuls; quelquefois démangeaison vers l'anus, pouvant devenir extrêmement douloureuse, amener des convulsions, provoquer la masturbation, les écoulements vaginaux, les pertes séminales involontaires. La démangeaison a principalement lieu le soir, et l'examen de l'anus fait reconnaître la présence des oxyures vermiculaires qui s'agitent dans les plis radiés (fig. 192).

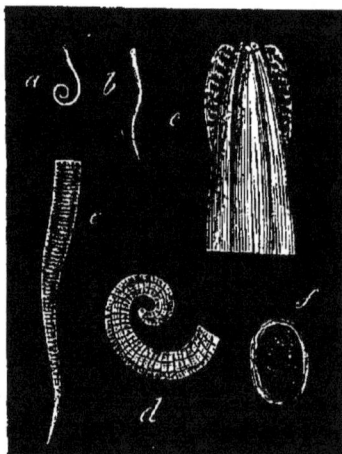

Fig. 192. — Oxyure (*).

*Ne pas confondre avec* eczéma (550), fissures (551).

TRAITEMENT. — Lavements de suie (30 à 40 gr. pour 100 gr. d'eau), d'herbe d'absinthe (10 à 15 gr. pour 60 gr. d'eau), d'ail et d'asa fœtida (1 gr.); d'eau de chaux (30 gr.), d'eau sucrée, de sulfure de potasse (30 à 60 gr. pour 250 gr. d'eau), de camphre (1 à 2 gr.), d'huile d'olives. Pommade mercurielle, camphrée, au précipité blanc (5 gr. pour 25 d'axonge) (voir *Ascarides*).

(*) *a*, mâle; *b*, femelle; *c*, extrémité céphalique montrant les trois nodules et le gonflement aliforme; *d*, extrémité caudale du mâle; *e*, extrémité caudale de la femelle; *f*, œuf.

### III. Ténia bothriocéphale. — Ténia solitaire. — Symptô-
mes. — Étourdissements, bourdonnements d'oreilles ; troubles visuels; prurit au nez et à l'anus; salivation; troubles
digestifs; épigastralgie, coliques; selles normales ou diarrhée;
palpitations, lipothymies ; sensation de boule, de poids, de
morsure dans le ventre ; amaigrissement. Dans certains cas,
présence dans les selles de fragments de ténia, rubanés, blanchâtres, larges de 1 à 6 ou 8 millimètres ; la plus grande longueur du bothriocéphale est de 7 mètres ; sa largeur est de 1 à
2 centimètres. La longueur du ténia solitaire peut aller jusqu'à
2 mètres, sa largeur, de 1 à 10 millimètres (*fig.* 193 et 194).

*Ne pas confondre avec* ascaride (446, I), oxyure (446, II), gastralgie (433), entéralgie (443), rhumatisme gastro-intestinal
(444).

Traitement. — Chercher à expulser la tête du ver, condition
essentielle de la guérison.

Extrait éthéré de fougère mâle, 5 à 6 gr. chez l'adulte, de 1 à
5 gr. chez l'enfant, dans du pain azyme. Une heure après, 10 à
40 gr. de sirop d'éther en une fois ; 1/2 heure après l'éther purgation avec l'huile de ricin ou bien calomel et résine de jalap,
ãã 0,25 à 1 gr.

| | | | |
|---|---|---|---|
| 24 Eau de menthe........ | 110 gr. | 24 Kousso............ | 20 à 30 gr. |
| Teinture éthérée de fou- | | Eau bouillante....... | 250 — |
| gère mâle........... | 8 — | Faites infuser pendant un quart d'heure : | |
| Gomme arabique........ | 8 — | à boire froid et en une seule fois. | |
| Sirop d'éther.......... | 30 — | | |
| (Très-bon.) — (Hérard.) | | | |

Une heure après, purgation, eau de Sedlitz, huile de ricin
(26 à 30 gr.).

24 Écorce fraîche de racine de grenadier......... 60 gr.
Eau..................................... 750 —
F. bouillir à réduction de 500 gr.; prendre en 3 doses, à 1 h. d'intervalle.

Écorces sèches de racine de grenadier du Midi, 60 à 90 gr.
Faites macérer 24 heures dans deux verres d'eau, puis *réduisez*
par un feu doux à un verre; à prendre en une ou deux fois.
Puis *dès que* le malade éprouve du malaise abdominal, prescrire de suite 15 à 90 gr. d'huile de ricin en 1, 2 ou 3 fois (La-
boulbène).

Semences de citrouille, 50 à 60 gr., mondées, pilées et ré-
duites en pâte avec du sucre, délayée dans de l'eau; à prendre
le matin à jeun; purger la veille avec l'huile de ricin (25
à 40 gr.); même dose, deux heures après l'ingestion des se-

mences de citrouille. Quand le ténia n'est expulsé qu'à moitié et est pendant, ne pas le tirer, mais rester sur la garde-robe et

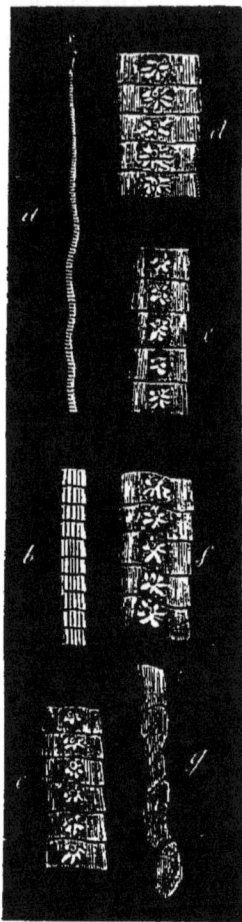

Fig. 193 (*). — Bothriocéphale de l'homme, grandeur naturelle; fragment pris de distance en distance.

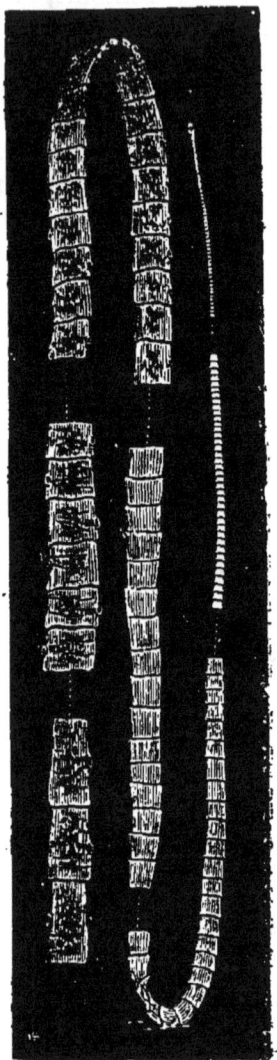

Fig. 194. — Ténia solitaire.

attendre sa sortie. Les première, deuxième, quatrième et cinquième formules sont sûres et peu coûteuses.

(*) L'ordre des lettres indique leur situation relative, de la tête à l'extrémité postérieure; en c, d, e, f, le pore génital mâle est visible; g, derniers anneaux ratatinés après la ponte.

# CHAPITRE XII

### MALADIES DU FOIE, DE LA RATE, DU PANCRÉAS, DU PÉRITOINE, DES REINS ET DU PSOAS.

*Maladies du foie.* — Percussion du foie. — Hépatite aiguë, chronique. — Cirrhose ou hépatite granulée interstitielle. — Congestion du foie. — Hypertrophie du foie. — Abcès du foie. — Foie gras ou adipeux. — Syphilis du foie. — Dégénérescence amyloïde. — Hydatides, échinocoques. — Cancer du foie et des voies biliaires. — Calculs biliaires, coliques hépatiques. — Hépatalgie. — Ictère simple ou catarrhal. — Ictère grave.
*Maladies de la rate et du pancréas.* — Percussion de la rate. — Splénite aiguë, chronique, hypertrophie de la rate. — Pancréatite.
*Maladies du péritoine.* — Péritonite aiguë, chronique, tuberculeuse. — Ascite. — Paracentèse. — Carreau ou tuberculisation des ganglions mésentériques.
*Maladies des reins et du psoas.* — Blessures, contusions. — Néphrite simple, aiguë, catarrhale ou chronique. — Albuminurie, néphrite albumineuse, maladie de Bright. — Cancer des reins. — Hémorrhagie rénale ou hématurie. — Gravelle, calculs rénaux. — Coliques néphrétiques. — Psoïtis.

## SECTION I.

### MALADIES DU FOIE.

**447. Percussion du foie.** — Dans toutes les maladies du foie, ne négliger jamais la palpation de la région hépatique et surtout la percussion (fig. 195) : se rappeler le volume normal du foie pour en mieux apprécier les variations.

1° Sur la ligne verticale cléido-iliaque, Cl-I, 12 à 14 centimètres ;

2° Sur la ligne verticale sterno-pubienne, St-P, qui correspond à l'appendice xiphoïde, 7 à 8 centimètres;

3° Sur la ligne axillo-iliaque, 16 à 18 centimètres ;

4° Transversalement, H-S, le foie normal dépasse à peine l'axe du corps de 4 à 5 centimètres (Piorry).

**448. Hépatite aiguë.** — SYMPTOMES. — 1° *Locaux :* Maladie des pays chauds, extrêmement rare dans nos climats tempérés, donnant lieu à une douleur dans l'hypochondre droit, s'irradiant à l'épaule droite, au cou et dans une grande étendue de l'abdomen. Foie volumineux, débordant les fausses côtes et de-

venant souvent le siége d'un abcès qui fait saillie à l'hypochondre droit ou qui détermine des accidents ataxiques ou adynamiques. Très-souvent la dysenterie a précédé l'hépatite.

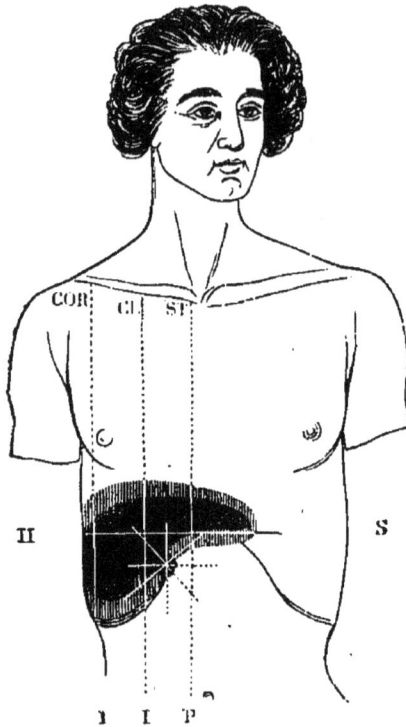

*Fig.* 195. — Percussion du foie (*).

2° *Généraux et fonctionnels* : Frissons intenses, suivis de cha-
leurs et de sueurs abondantes; vomissements bilieux et diarrhée; quelquefois constipation, selles sanguinolentes, purulentes; quelquefois aussi dyspnée; pouls très-fréquent, régulier
ou irrégulier; agitation, somnolence, délire, affaissement, vertiges. Ictère fréquent, mais non constant.

*Ne pas confondre avec* pneumonie (313), pleurésie (320), rhumatisme des parois abdominales (403), gastrite (428), néphrite
(470).

TRAITEMENT. — Saignées générales; 30 à 40 sangsues, ventouses en assez grand nombre *loc. dol.*; cataplasmes émollients;

(*) COR-I, ligne coraco-iliaque; Cl-I, ligne cléido-iliaque; ST-P ligne sterno-
pubienne; H-S, ligne hépato-splénique (Piorry).

bains émollients. Purgatifs légers, sulfate de soude ou de magnésie (25 à 40 gr.), huile de ricin (30 gr.) en cas de constipation; calomel (0,25) toutes les trois ou quatre heures, ou bien
(1 gr.) le soir associé à la poudre d'opium et d'ipéca en cas de
gengivite. Frictions mercurielles sur l'abdomen. En cas de douleurs aiguës, extrait thébaïque (0,05), poudre de Dower (0,10
à 0,20). Repos, diète, boissons acidules, rafraîchissantes.

**449. Hépatite chronique. — I. Simple. —** Symptomes. —
1° *Locaux* : Gêne vers l'hypochondre, douleur sourde, gravative, augmentant par la pression, s'irradiant à l'épigastre et
dans l'hypochondre droit, vers l'épaule, foie hypertrophié,
mais non déformé.

2° *Généraux et fonctionnels* : Le plus souvent absence de fièvre
si ce n'est quand la maladie touche au terme fatal; ictère peu
fréquent; troubles digestifs; inappétence, peu ou pas d'altération; dyspepsie; alternatives de constipation et de diarrhée ;
urines le plus souvent naturelles, à moins d'ictère. Quelquefois
infiltration des membres, ascite, hémorrhoïdes, épistaxis, taches
hépatiques.

*Ne pas confondre avec* hypertrophie simple (451), cancer du
foie (456), cirrhose (449, II).

Traitement. — 1° *Local* : Frictions mercurielles iodurées, vésicatoires volants répétés; sangsues ou ventouses en cas de redoublements fébriles; cautères, moxas, sétons.

2° *Général* : Toniques, poudre, extrait de quinquina, ferrugineux; pilules fondantes de Plummer.

| ♃ | Soufre doré d'antimoine...................... | } āā 6 gr. |
|   | Calomel....................................... | } |
|   | Résine de gaïac............................... | 4 — |
|   | Sirop de gomme............................... | q. s. |

F. s. a. des pilules de 0,30; 2 à 4 par jour.

Eaux minérales alcalines de Vichy, Vals, mont Dore, Saint-
Nectaire, Néris, Plombières. Hydrothérapie. Pour boissons, limonades tartrique, citrique, hydrochlorique.

**II. Cirrhose** ou **Hépatite granulée** ou **interstitielle. —**
Symptomes. — *Locaux et généraux* : Début obscur, quelquefois
augmentation du volume du foie au début, plus tard atrophie.
S'observe à l'âge moyen de la vie, surtout chez les buveurs d'alcool. Maigreur extrême du tronc et des membres ; abdomen volumineux, ascite ; peu ou pas de douleur abdominale, ou douleur
sourde dans l'hypochondre droit; diminution de l'appétit, quelquefois vomissements ; très-souvent complication de maladies du
cœur et albuminurie. Ictère rare, mais coloration subictérique

de la peau, quelquefois hémorrhagies nasales, viscérales, hémoptysies ; peau sèche ; dilatation variqueuse des veines superficielles. Quelquefois hypertrophie de la rate. Urines rares, rouges ou brunes, souvent sédimenteuses.

*Ne pas confondre avec* kystes des ovaires (491), péritonite chronique (464), hépatite chronique simple (449, I), ascite (465).

TRAITEMENT. — Régime doux et simple, végétaux (fruits), légumes,.viandes de digestion facile : ni café, ni épices, ni excitants. Chercher et combattre la cause qui est habituellement : l'alcoolisme, — ou la syphilis, — ou la cachexie paludéenne, — ou une maladie du cœur. S'il y a douleur, sangsues à l'anus, et sur la région hépatique ; cataplasmes, grands vésicatoires, cautères, moxas ; purgatifs salins répétés dans une décoction de chiendent ou de tamarin, calomel, pilules bleues (1 à 5 par jour). Eaux d'Evian, Plombières, Vichy, bicarbonate de soude. Amers, extraits de rhubarbe, d'absinthe (1 à 2 gr.), de quassia (1 à 4 gr.), de gentiane (2 à 4 gr.). Régulariser les selles avec le fiel de bœuf, l'aloès, la rhubarbe (0,10 à 0,50) : modérer la diarrhée avec le tannin, le colombo, le bois de campêche, la cascarille. Peu de diurétiques, digitale, scille ou mieux baies de genévrier (10 gr.), feuilles d'uva ursi (20 gr.) (voir *Ascite* et *Hépatite chronique*).

450. **Congestion du foie.** — SYMPTOMES. — 1° *Locaux :* Embarras et gêne dans l'hypochondre droit ; hypertrophie du foie. — 2° *Généraux :* Ictère léger, troubles gastro-intestinaux, fièvre variable.

*Ne pas confondre avec* hépatite aiguë (448) ou chronique (449), cancer du foie (456).

TRAITEMENT. — Variable selon que la congestion est *active* ou par fluxion, après excès de table, dyspepsie, hémorrhoïdes supprimées, etc. ; dans ce cas, régime sévère, rappeler les hémorrhoïdes, la menstruation ; sulfate de quinine s'il y a impaludisme : purgatifs salins, rhubarbe, sangsues à l'anus.

Si la congestion est passive ou par stase, comme dans les maladies du cœur ou des poumons, traiter la maladie primitive.

451. **Hypertrophie du foie.** — Se confond quelquefois avec le premier degré de l'hépatite chronique interstitielle ou cirrhose ; est le plus souvent la conséquence de la congestion hépatique. — SYMPTÔMES. — Gêne, pesanteur dans l'hypochondre droit ; essoufflement ; tumeur débordant inférieurement les fausses côtes ; surface lisse, polie, non douloureuse, à bord inférieur tranchant ou mousse ; quelquefois complication d'ascite ; inappétence, dyspepsie. — Maladie généralement consécutive à l'hépatite des pays chauds, à la cachexie paludéenne, à certaines maladies du cœur, à la phthisie, à la leucémie, etc.

·*Ne pas confondre avec* cancer (456), foie gras ou dégénérescence graisseuse (453).

· TRAITEMENT. — Symptomatique ; toniques, quinquina, gentiane, purgatifs légers ; eaux alcalines de Vichy, Vals, etc.

**452. Abcès du foie.** — A la suite d'hépatite circonscrite des pays chauds, de calculs biliaires, de kystes hydatiques du foie, d'infection purulente.

SYMPTOMES. — 1° *Locaux* : Douleurs, tension, tuméfaction dans le flanc droit ; saillie de la tumeur, œdème, douleur à la pression, fluctuation.

2° *Généraux* : Fièvre, frissons ; ictère quelquefois ; vomissements, constipation ; quelquefois ascite.

Si l'abcès reste enfermé dans l'intérieur du foie : Épuisement, fièvre hectique, pas de saillie, ni de tumeur, ni de fluctuation. Quelquefois il s'ouvre dans les intestins ou les poumons.

· *Ne pas confondre avec* hépatite (448), abcès simple (107).

TRAITEMENT. — Topiques émollients, bains, laxatifs, toniques au besoin : expectation si l'abcès est profond. S'il est superficiel, donner issue au pus. Plusieurs procédés : le meilleur est celui de la ponction avec aspiration à l'aide des aspirateurs Potain (270) ou Dieulafoy (*fig.* 196). Éviter de laisser épancher du

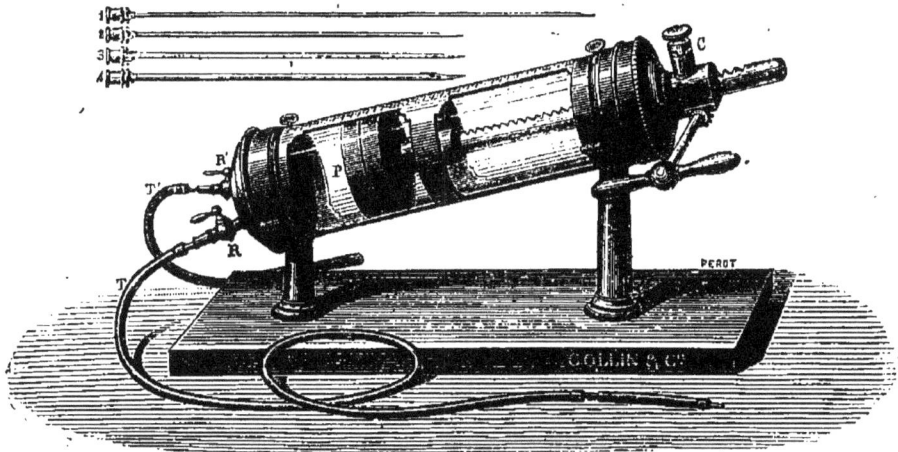

*Fig.* 196. — Aspirateur à crémaillère de G. Dieulafoy. (Réduction au dixième) (*).

pus dans le péritoine ; aussi est-il bon de provoquer des adhérences avec la potasse caustique ; le pus se fera jour ou sera

(*) *Manuel opératoire.* — Fermer les robinets RR' en les plaçant à angle droit ; remonter le piston P au moyen de la crémaillère et la fixer à l'aide du cliquet C,

évacué. S'il n'y a pas d'adhérences entre le foie et les parois de l'abdomen, applications successives de poudre de Vienne et établir ainsi une adhérence ; ce qui permet d'enfoncer ensuite un trocart ou un bistouri. — Ou bien inciser couche par couche jusqu'au péritoine, comme pour la hernie. S'il n'y a pas d'adhérences, ne pas aller plus avant et panser simplement (Récamier) avec cérat et charpie (Bégin, Graves). S'il y a des adhérences, pénétrer jusqu'à l'abcès en incisant le péritoine sur le doigt indicateur, ou bien sur la spatule.

453. **Foie gras** ou **adipeux.** — Symptomes. — A la suite d'une alimentation grasse, surabondante, d'un régime mal approprié, d'influences morbides particulières, de phthisie pulmonaire, d'affections consomptives, d'excès alcooliques, etc. ; augmentation du diamètre antéro-postérieur coïncidant avec la mollesse, la flétrissure du foie qui tend à s'incliner en bas, de sorte qu'il paraît plus volumineux (Frerichs). Digestion stomacale et intestinale troublée, flatulente : sensibilité de la région épigastrique ; selles rares, irrégulières, tantôt foncées, tantôt pâles, argileuses ; quelquefois diarrhée. Peau pâle, exsangue, molle et lisse (Addison). Puis diminution du volume du foie avec cachexie et absence d'inégalités à la surface du foie ; diminution de la sécrétion biliaire (Frerichs).

*Ne pas confondre avec* cancer (456) ; cachexie cancéreuse des divers organes, cachexie paludéenne.

Traitement. — Ni aliments gras, ni féculents, ni alcooliques ; fruits riches en sels alcalins, en pectine, poires ; extraits de chardon bénit (1 à 2 gr.), de pissenlit (1 à 4 gr.), de chélidoine (0,25 à 0,50 gr.) ; bicarbonate de soude (1 à 5 gr.) ; rhubarbe, aloès : eaux de Vichy, de Vals.

453 *bis.* **Syphilis du foie.** — Symptomes. — Remonter aux antécédents. Douleurs à la région hépatique, sourdes, continues ou intermittentes et souvent de longue durée ; ictère non constant ; volume du foie peu modifié ; forme variable, souvent lobuleuse et facile à percevoir à la palpation. Dans la dégénérescence syphilitique amyloïde, symptômes cachectiques, foie

monter l'une des aiguilles 1,2,3,4 sur le tube de caoutchouc T, qui communique avec l'aspirateur par le robinet R. L'aiguille étant introduite dans la chair, ouvrir le robinet R et pousser ensuite l'aiguille à la recherche du liquide, qui se précipite dans le corps de pompe. — Pour expulser le liquide, fermer le robinet R, ouvrir le robinet R', dégager la crémaillère en retirant le cliquet C de son encoche et faire descendre le piston : le liquide s'échappe par le robinet T'. — Pour faire une injection, ou laver la cavité, aspirer dans le corps de la pompe, par le tube T', le liquide à injecter, fermer ensuite le robinet R', ouvrir le robinet R et pousser l'injection.

*Nota.* — S'assurer avant l'opération de la perméabilité des aiguilles et du fonctionnement de l'appareil.

hypertrophié, à surface lisse; plénitude et douleur dans l'hypochondre droit; ictère rare; ascite fréquente; troubles digestifs.

*Formes* : 1° Interstitielle; — 2° gommeuse; — 3° cérumineuse ou amyloïde.

*Ne pas confondre avec* cancer (456).

TRAITEMENT. — Repos, cataplasmes, quelquefois sangsues; purgatifs salins, iodure de potassium, iodure de fer, pilules bleues; eaux sulfureuses d'Aix, de Luchon, d'Enghien, de Cauterets : régime tonique (voir *Accidents tertiaires*, 30).

454. **Dégénérescence amyloïde.** — SYMPTOMES. — S'observe chez les individus cachectiques et est caractérisée par l'augmentation du volume du foie survenant peu à peu et sans douleur : ni ictère, ni ascite; hypertrophie de la rate, diarrhée rebelle et albuminurie.

*Ne pas confondre avec* hypertrophie du foie (451), hépatite chronique (449), cancer (456).

TRAITEMENT. — Tonique; combattre la cachexie.

455. **Hydatides, Échinocoques.** — SYMPTOMES. — 1° *Locaux* : Début latent : douleur, gêne, pesanteur dans l'hypochondre droit, augmentant par les efforts respiratoires, la toux, l'éternument, avec irradiations douloureuses : décubitus du côté où siége le kyste hydatique. Augmentation de volume du foie, quelquefois déformation complète. Tumeurs le plus souvent arrondies, lisses, régulières, quelquefois bosselées, bilobées, rénitentes, élastiques; fluctuation facile ou difficile à constater; bruit hydatique à la percussion non constant; frémissement hydatique; ictère rare, ainsi que l'ascite et l'œdème des membres abdominaux.

2° *Généraux* : Troubles digestifs : dyspnée; circulation normale au début, accélérée au déclin; dépérissement.

*Ne pas confondre avec* abcès (452), hépatite (449), tumeur occasionnée par la vésicule biliaire, cancer (456).

TRAITEMENT. — *Opération* : Ponction comme pour les abcès du foie et après la ponction, injection iodée avec :

℞  Teinture d'iode............................ 50 gr.
   Iodure de potassium........................ 2 —
   Eau........................................ 50 —

456. **Cancer du foie et des voies biliaires.** — SYMPTOMES. — 1° *Locaux* : Début lent et latent; douleur locale, contusive ancinante avec élancements; exacerbation par la pression; hypertrophie du foie, avec sensation de résistance, de petites tumeurs bosselées en nombre variable, distinctes, déprimées

en cupule à leur centre. Ictère non constant ; ascite rare.

2° *Généraux :* Troubles digestifs ; inappétence, altération, constipation avec alternatives de diarrhée ; urines normales ou ictériques. Essoufflement, oppression ; chaleur et pouls normaux au commencement ; taches hépatiques ; face pâle, cachectique ; ecchymoses ; marasme. Troubles fonctionnels variables selon le siége du cancer.

*Ne pas confondre avec* cirrhose (449, II), hypertrophie simple (451), kystes hydatiques (455), syphilis (453 *bis*).

TRAITEMENT. — Symptomatique et palliatif (voir *Hépatite chronique*).

**457. Calculs biliaires, coliques hépatiques.** — SYMPTOMES. — Douleurs très-vives, survenant brusquement, se calmant quelquefois par la pression, par certaines positions ; vomissements répétés, bilieux, aqueux, glaireux, plus ou moins abondants, pénibles ; constipation, inappétence. Au bout d'un ou deux jours, ictère variable selon que les calculs sont dans les conduits cystique, hépatique ou cholédoque ; c'est dans le premier que l'ictère est plus rare. Dans quelques cas, tumeur formée par la vésicule biliaire, et sensation des calculs à la palpation : cessation presque subite des douleurs quand les calculs ont franchi les canaux biliaires.

*Ne pas confondre avec* étranglement intestinal (440), empoisonnement, rhumatisme viscéral (444), gastralgie (433), entéralgie (443).

TRAITEMENT : — 1° *Calmer les douleurs :* Inhalations de chloroforme, d'éther ; sirop d'éther, de chloroforme, de chloral, perles d'éther ; potions antispasmodiques ; 1 à 4 capsules d'éther térébenthiné.

| | | | | | |
|---|---|---|---|---|---|
| ♃ | Potion gommeuse. | 125 gr. | ♃ | Sirop de fleurs d'oranger. | ãã 100 gr. |
| | Chloroforme...... | 0gr,50 à 1 gr. | | — simple.......... | |
| | Alcool.......... | 5 gr. | | Chloroforme..... ........ | 2 gr. |
| | | | | Alcool................. | 5 — |

Quarts de lavement avec addition de 1/2 à 1 cuillerée à café d'éther : quelquefois sangsues, ventouses, *loc. dol.* ; cataplasmes très-chauds, laudanisés ; compresses imbibées de chloroforme ; grands bains, bains de vapeur ; lavements laudanisés, etc., glace pilée, boissons froides, gazeuses, acidules ; eau de Seltz et sirop de cerises, etc. : médecine Durande.

2° *Prévenir la formation de nouveaux calculs :* Régime végétal ; éviter les aliments gras ; exercice modéré ; prendre avant le repas quelques gouttes ou une perle d'éther suivie d'une tasse de tisane de saponaire ; purgatifs répétés, prévenir la constipation, pilules laxatives; extrait de fiel de bœuf (0,50 à 2 gr.) avant le repas; eaux alcalines de Vichy, Vals, Pougues, Contrexeville, Chatelguyon, etc., en moyenne trois saisons à Vichy. Cure de raisin après chaque saison.

**457 bis. Hépatalgie.** — SYMPTOMES. — Douleur sourde, diffuse ou fixe, sans fièvre, s'irradiant au côté, au dos, s'exaspérant par la pression, arrivant par accès et simulant des coliques hépatiques ; quelquefois suivie d'ictère.

*Ne pas confondre avec* gastralgie (433), entéralgie (443), ni avec calculs biliaires (457) ; ce dernier diagnostic est difficile, aussi l'hépatalgie idiopathique est-elle niée par quelques médecins.

TRAITEMENT. — Bains prolongés, injections hypodermiques, 1/4 de lavement froids additionnés d'éther sulfurique, d'hydrate de chloral 2 à 5 gr. Voir *Névralgies* (40).

**458. Ictère simple ou catarrhal.** — SYMPTOMES. — A la suite d'émotions : Coloration jaunâtre des ailes du nez, des conjonctives, puis de toute la peau; prurit, prurigo, vomissement, perte d'appétit, constipation, matières fécales décolorées, gris d'ardoise; urines très-colorées, jaunes. Peu ou pas de symptômes généraux; ralentissement du pouls (*Ict. simple* ou *spasmodique*).

Succédant à des affections gastro-intestinales : Symptômes plus prononcés; vomissements, diarrhée bilieuse; taches hépatiques sur la peau; quelquefois hémorrhagies intestinales; pouls accéléré (*Ict. fébrile*).

Coloration jaune-verdâtre, jaune-paille, état cachectique, à la suite de fièvres intermittentes anciennes, du cancer du foie, de péritonite, de maladies du cœur, etc. (*Ict. symptomatique*).

*Ne pas confondre* ces différentes espèces entre elles ni avec les maladies primitives, cancer, etc.

TRAITEMENT. — *Forme légère* : Carbonate de potasse, bicarbonate de soude (2 à 10 gr.) dans la tisane : boissons amères, acidules, petite centaurée, gentiane, eau vineuse; bouillon aux herbes, jus de citron; solution de sirop de cerises, de groseilles. Maintenir la liberté du ventre par de légers laxatifs, eau de Seltz, limonade au citrate de magnésie, huile de ricin, calomel (0,50) et rhubarbe (2 à 4 gr.); quelquefois éméto-cathartique au début; diète; demi-bains, bains alcalins : traiter la cause s'il est possible ; eaux minérales alcalines de Vichy, Vals, etc.

**458 bis. Ictère grave.** — SYMPTOMES. — Inappétence, nausées, vomissements bilieux; céphalalgie, courbature, fièvre légère, précédant l'apparition de l'ictère. Durée variable. L'ictère devient de plus en plus foncé ; face jaune, marbrée, cyanosée par places ; congestion des conjonctives ; région hépatique un peu sensible ; diminution du volume du foie et augmentation de la rate, hémorrhagies des muqueuses, épistaxis, ecchymoses, purpura. — Etat général typhoïde, T. 40° et au-dessus, puis stupeur, délire, convulsions, coma.

*Ne pas confondre avec* ictère simple (458).

Traitement. — Tonique ; extrait de quinquina, vins d'Espagne, potions alcooliques.

## SECTION II.

### MALADIES DE LA RATE ET DU PANCRÉAS.

459. **Percussion de la rate**. — Se rappeler que, à l'état normal, la rate (*fig.* 197) a les dimensions suivantes :

Selon la ligne spléno-hépatique AB ou transversale, 8 à 9 centimètres ;

Selon la ligne axillo-iliaque ou longitudinale CD, 4 centimètres (Piorry).

460. **Splénite aiguë**. — Symptômes.
— 1° *Locaux* : Tension, gêne, douleurs plus ou moins vives dans l'hypochondre gauche, s'irradiant dans le voisinage : voussure, matité à la percussion, sensibilité exagérée et sensation de résistance. Dans quelques cas, formation d'abcès, gonflement, empâtement, rougeur, fluctuation.

2° *Généraux* : Symptômes fébriles quelquefois très-intenses, présentant souvent de l'intermittence ; inappétence, altération, nausées, vomissement ; constipation, plus tard diarrhée, abattement ; teinte cachectique de la peau.

*Ne pas confondre avec* fièvre intermittente (19, 20, 21), abcès superficiels (107), abcès des parois abdominales (401).

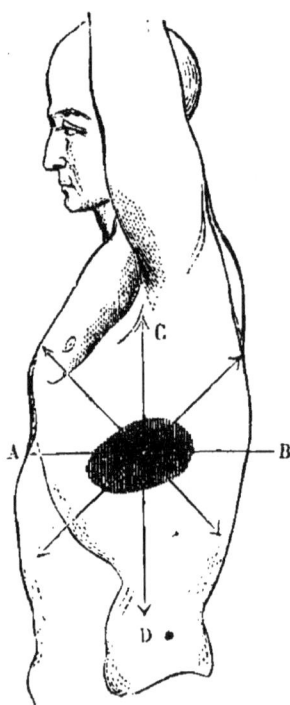

Fig. 197. — Ligne axillo-iliaque.

Traitement. — Saignées générales si le sujet est vigoureux : sangsues, ventouses *loc. dol.* ; vésicatoires volants, frictions calmantes, baume tranquille laudanisé ; cataplasmes, bains, diète ; maintenir le ventre libre : sulfate de quinine (0,50 à 1 gr.) employé empiriquement. Ouvrir l'abcès.

**461. Splénite chronique, Hypertrophie de la rate. —** Symptômes, — 1° *Locaux :* Tumeur dans le flanc gauche, produite par la rate hypertrophiée ; matité à la percussion ; malaise, tension : quelquefois déformation du ventre ; ascite.

2° *Généraux :* nuls en général : quelquefois accès fébriles, fièvre hectique, ictère splénique, teinte cachectique, chloroanémique.

*Ne pas confondre avec* cancer de l'estomac (432), des intestins (442).

Traitement. — Symptomatique : Saignées ou ventouses, en cas de douleurs vives ; vésicatoires volants. Combattre la cachexie par les toniques, les amers, les préparations de quinquina, les ferrugineux [voir *Fièvre intermittente* (19 à 21), *Chloroanémie* (32)]. L'hydrothérapie réussit souvent.

**462. Pancréatite. —** Symptomes. — 1° *Aiguë :* Douleur fixe, profonde à la région épigastrique, s'étendant à l'hypochondre droit avec chaleur ; diarrhée composée de matières ressemblant à de la salive ; inappétence, vomissements, jaunisse légère.

2° *Chronique :* Salivation continuelle, évacuation d'un liquide filant et jaunâtre ; constipation ou diarrhée ; selles composées d'un liquide semblable à de la salive ; matières grasses dans les selles, inappétence, soif, crampes d'estomac, pyrosis.

Traitement. — Antiphlogistique et symptomatique dans les cas aigus ; pour la pancréatite chronique, voir *Gastralgie* (433).

## SECTION III.

### MALADIES DU PÉRITOINE.

**463. Péritonite aiguë. —** Symptomes. — 1° *Locaux :* Le plus souvent à la suite de contusions de l'abdomen, de perforation intestinale, de phlegmasie d'un organe voisin, douleur d'abord légère, chaleur douce dans l'abdomen, puis plus vive, très-intense : tuméfaction du ventre ; sonorité générale, un peu de matité dans les parties déclives ; rénitence ; dans quelques cas rares, bruit de frottement, de cuir neuf, de craquement.

2° *Généraux :* Frissons, fièvre ; nausées, vomissements verdâtres, souvent incoercibles ; inappétence, altération, constipation ; dysurie ; pouls large, plein au début, puis petit, misérable; chaleur, peau sèche, face contractée, hippocratique; respiration accélérée, costale.

*Dans l'état puerpéral,* mêmes symptômes que ci-dessus; douleur abdominale moins vive; abdomen ballonné mais plus souple; utérus volumineux, chaleur au col utérin et dans le vagin; le plus souvent, diminution des lochies; décubitus dorsal. Les symptômes généraux sont les mêmes que dans la péritonite aiguë simple; pouls plus petit, plus fréquent.

*Ne pas confondre avec* métrite (462), coliques simples, coliques hépatiques (457), rhumatisme des parois abdominales (403), névralgie lombo-abdominale (424), ovarite (490).

TRAITEMENT. — 1° *Local :* 15 à 30 sangsues, répétées au besoin; fomentations émollientes; narcotiques, cataplasmes ou compresses; badigeonner avec le collodion élastique, à l'iodoforme, avec la gutta-percha (voir *Névralgies,* 40 ; *Rhumatisme,* 403); onctions mercurielles; compresses imbibées d'eau froide recouvertes de vessies contenant des fragments de glace et renouvelées toutes les 2 heures (Béhier); grands bains.

2° *Général :* Boissons émollientes, acidules, gazeuses; saignée générale selon les cas, mais moins bonne que les saignées locales; extrait thébaïque (0,05 à 0,20 par jour) en potion; matin et soir, quart de lavement émollient additionné de 10 à 20 gouttes de laudanum; maintenir le ventre libre par des lavements huileux, par des purgations légères, limonade au citrate de magnésie (50 à 60 gr.), huile de ricin (30 à 40 gr.), eau de Sedlitz, calomel 0,50 à 1 gr.). Diète absolue et lactée.

*Contre la péritonite puerpérale,* préférer les saignées locales à la saignée générale; y revenir au besoin, mais avec prudence, et en se réglant sur l'état du pouls. Calomel (0,05 toutes les 2 h.); frictions mercurielles ou collodion élastique; huile de ricin à petites doses répétées.

℞ Huile d'amandes douces...................... ⎱
— de ricin............................. ⎰ āā 30 gr.
Sirop de guimauve........................ ⎰
M. : à prendre par cuill. (Cruveilhier).

Essence de térébenthine (10 à 12 capsules dans la journée); embrocations narcotiques sur le ventre; lavement à la glycérine (25 à 30 gr.); badigeonner le ventre avec l'essence de térébenthine; compresses et vessie à la glace comme ci-dessus; rappeler la sécrétion lactée par des cataplasmes chauds, des ventouses sur les seins; injections vaginales chaudes, tièdes, calmantes: potions gommeuses avec alcoolature d'aconit (2 à 3 gr.): avec le carbonate de potasse (0,50), avec l'oxalate de potasse (0,50 à 1 g.). Ce dernier aurait *toujours* réussi à Tourrette.

*Contre la péritonite par perforation,* opium à hautes doses, diète absolue des boissons, immobilité [voir *Fièvre typhoïde* (13)].

**464. Péritonite chronique tuberculeuse.** — SYMPTÔMES. — S'observe plus généralement chez les enfants et les jeunes gens affectés de scrofulisme ou de tuberculose. Douleurs sourdes, continuelles ; abdomen tuméfié, sonore, épanchement ascitique ; inappétence, nausées, vomissement ; alternatives de diarrhée et de constipation ; apyrexie dans le jour, fièvre le soir ; sueurs colliquatives, amaigrissement. Dans quelques cas rares, la marche est galopante.

*Ne pas confondre avec* carreau (467), fièvre typhoïde (13), cancer des intestins (442).

TRAITEMENT. — Huile de foie de morue à moins de diarrhée excessive ; sirop ioduré ; iodure de potassium (0,50 à 1 gr.) ; frictions mercurielles, ou iodurées ; cataplasmes de ciguë (poudre de ciguë 100, farine de graine de lin 200 gr.), pommade à l'extrait de ciguë (4 gr. pour 30 d'axonge) ; badigeonnage à la teinture d'iode ; régime tonique [voir *Phthisie* (316)].

**465. Ascite.** — SYMPTOMES. — 1° *Locaux:* Abdomen plus volumineux, régulièrement conformé ; peau luisante, tendue ; fluctuation perceptible quand il n'y a pas beaucoup de liquide épanché, obscure dans le cas opposé ; matité dans les parties déclives, sonorité dans les parties supérieures ; dans quelques cas, éraillure de la ligne blanche, ou bien distension de la peau au niveau de l'ombilic, et donnant lieu à une petite tumeur fluctuante, transparente.

2° *Généraux:* Le plus souvent nuls ; quelquefois dyspnée, digestions pénibles, peau sèche.

Chercher si l'ascite est occasionnée par une maladie du cœur, du foie, de la rate, des reins, par la néphrite albumineuse, par la tuberculose péritonéale, par la chloro-anémie très-prononcée, par la cachexie cancéreuse, paludéenne, par l'oblitération de la veine porte, etc.

*Ne pas confondre avec* hydropisie enkystée des ovaires (491), grossesse, rétention d'urines (533).

TRAITEMENT. — La cause étant reconnue, diriger le traitement dans ce sens (voir *Mal. du cœur, du foie, des reins, Chloro-anémie,* etc.), boissons diurétiques, infusions de fleurs de sureau, de genêt (15 gr.), de reine-des-prés, de pariétaire, de pervenche : décoction de seconde écorce de sureau : digitale le plus souvent unie à la scille (ãã 0,10 à 0,40) en poudre, en teinture (1 à 4 gr.), en macération vineuse, en tisane (8 à 10 gr. pour un litre) : il est préférable d'en faire infuser 0,50 à 1 gr.

pour 100 gr., passer et prendre 1 cuill. toutes les h. : oxymel scillitique (10 à 50 gr. par jour). Préférer les macérations vineuses (20 à 50 gr.), quand il faut relever les forces : vin de colchique (1 à 2 cuill. à bouche matin et soir) : racine de caïnca en poudre ou pil. (1 à 5 gr.), en macération vineuse (50 gr. pour 1/2 litre de vin), à dose de 5 à 10 cuill. par jour ; bourgeons de sapins en infusion (10 gr. pour 1 litre) : nitrate de potasse (1 à 25 gr.) ou acétate de potasse (2 à 6 gr.), dans l'eau, le vin blanc ou la tisane (ces sels sont nuisibles quand il y a atonie) : petit-lait nitré, décoction d'oignons, asperges, persil, alkékenge, uva ursi (15 gr. pour 1 litre), turquette, etc. Diète lactée et oignons crus ou cuits ; 3 soupes au lait par jour et oignons à volonté (Serres d'Alais) ; rob de sureau (1 à 10 gr.).

### Vins diurétiques.

#### Vin diurétique anglais.

℞ Cannelle en poudre......... 12 gr.
Racine de zédoaire......... 8 —
Carbonate de potasse....... 6 —
Squames sèches de scille.. }
Rhubarbe pulvérisée.... } ãã 4 —
Baies de genièvre broyées. }
Faites macérer dans un litre de vieux vin blanc et filtrez ; 3 à 4 verres par jour.

#### Vin de Trousseau.

℞ Vin blanc.............. 750 gr.
Baies de genièvre........ 50 —
Feuilles de digitale....... 10 —
Scille.................. 5 —

Faites macérer quatre jours et ajoutez :

Acétate de potasse........ 15 —
1 à 4 cuill. à bouche par jour.

Purgatifs, quand les fonctions digestives sont en bon état, et le malade non affaibli : drastiques, scammonée d'Alep ou diagrède (0,50 à 1 gr.), résine de jalap (0,50 à 1 gr.), eau-de-vie allemande (5 à 25 gr. dans du sirop), gomme-gutte (0,10 à 1 gr.), extrait de coloquinte ; pilules écossaises, de Dixon, de Bontius. de Morrison, de Barclay, etc.

#### Poudre d'Ailhaut.

℞ Scammonée............... 4 gr.
Suie.................... 6 —
Colophane............... 8 —
Mêlez et div. en 9 paquets : un le matin.

#### Électuaire de Fouquier.

℞ Scammonée d'Alep..... }
Jalap en poudre....... } ãã 15 gr.
Scille en poudre... ...... 10 —
Résine de jalap........... 5 —
Sirop de nerprun.......... q. s.
0gr,50 à 1gr,50 par jour.

#### Électuaire de Quarin.

℞ Rob d'hièble.......... }
 — de genièvre...... } ãã 30 gr.
Oxymel scillitique........ 15 —
Racine de jalap pulvérisée. 8 —
Sulfate de potasse........ 4 —
Sirop de nerprun.......... q. s.
5 gr. à intervalles rapprochés jusqu'à production de selles.

#### Opiat de Becquerel.

℞ Miel commun.......... }
Sirop de nerprun....... } ãã 30 gr.
Séné en poudre........ }
Racine de jalap........ } ãã 4 —
Scammonée............ 1 —
Scille.............. }
Digitale............. } ãã 0gr,05
Une cuillerée à bouche tous les jours ou tous les deux jours.

Sudorifiques; bains de vapeurs d'eau, de baies de genièvre, sulfureuses, etc. Acétate d'ammoniaque (5 à 20 gr.).

Toniques, amers, ferrugineux; quinquina, sulfate de quinine, etc.

| ♃ Quinquina pulvérisé....... 50 gr. | ♃ Digitale pulvérisée....... 1ᵍʳ,25 |
|---|---|
| Calamus aromaticus....... 15 — | Racine de gentiane....... .4 gr. |
| Oxymel scillitique..... ) ãã q. s. | Eau bouillante........... 200 — |
| Sirop des 5 racines.... ( ãã q. s. | Oxymel scillitique........ 30 — |
| F. s. a. Électuaire : 3 à 5 cuill. à café par jour. | Une cuillerée à bouche toutes les heures. |

A l'extérieur, frictions stimulantes, diurétiques (teinture de scille et de digitale, ãã 100 gr.), etc.

**466. Paracentèse.** — Déterminer par la palpation et la percussion le lieu où se fera la ponction: c'est habituellement *sur le milieu de la ligne qui s'étend de l'ombilic à l'épine iliaque antérieure et supérieure. Appareils :* Trocart de 5 millim. de diamètre, armé de sa canule et graissé au cérat; baquet pour recevoir le liquide ; diachylon ; vinaigre ou éther en cas de syncope; compresses et bandage de corps. — Tendre la peau avec la main gauche et enfoncer brusquement le trocart avec la main droite; faire exécuter quelques mouvements légers de latéralité à l'instrument; si le liquide coule mal, on désobstrue la canule avec un stylet boutonné; comprimer méthodiquement l'abdomen.

*Injections iodées* quand l'ascite n'est pas symptomatique : injections d'éther sulfurique (15 gr., Girault).

| ♃ Teinture d'iode............................. 150 gr. |
|---|
| Iodure de potassium........................ 4 — |
| Eau distillée........................ 150 à 500 — |
| (Boinet.) |

**467. Carreau** ou **Tuberculisation des ganglions mésentériques.** — SYMPTOMES. — Développement considérable du ventre des enfants; à la palpation sensation de tumeurs plus ou moins grosses, irrégulières, le long de la colonne vertébrale et de l'ombilic; quelquefois douleur et dilatation des veines du ventre, anasarque ; amaigrissement, rachitisme ; troubles digestifs, constipation, plus souvent diarrhée.

*Ne pas confondre avec* rachitisme (27), entérite chronique (437).

TRAITEMENT. — Régime sévère : bouillons, lait, œufs peu cuits; purées de légumes, de viandes et de poissons; compotes et fruits bien cuits ; vin de Bordeaux coupé. S'il y a constipation, bouil-

lon de veau ; s'il y a diarrhée, eau albumineuse (2 à 5 blancs
d'œufs battus dans un litre d'eau), eau de gomme, de gruau,
de semences de coings (30 gr. pour 250 d'eau), décoction blanche de Sydenham, en boisson ordinaire ; sous-nitrate de bismuth (2 à 10 gr.), crème de bismuth ; phosphate de chaux (2 à
5 gr.) ; lavements laudanisés, au borate de soude (2 à 5 gr.), au
sous-nitrate de bismuth (2 à 5 gr.), etc. Bains salés, sulfureux,
iodés, bromurés ; frictions avec les pommades à l'iodure de
plomb (2 à 4 gr.), de potassium (2 à 4 gr.), à l'extrait de ciguë
(2 à 4 gr.) ; applications de teinture d'iode tous les 3 ou 4 jours ;
quelquefois vésicatoires volants [voir *Scrofulisme*, *Lymphatisme*
*Rachitisme* (27)].

## SECTION IV.

### MALADIES DES REINS ET DU PSOAS.

**468. Blessures, contusions**, etc. [voir 420].

**469. Néphrite simple, aiguë** ou **Catarrhale**, consistant
dans la congestion des tubuli et la chute de leur épithélium.

SYMPTOMES. — 1° *Locaux et fonctionnels :* Douleur lombaire,
s'irradiant dans le voisinage, plus ou moins vive, rarement
pulsative, plus souvent avec tension, augmentant par les mouvements du tronc, par la toux, l'éternument, par le décubitus
sur le côté malade, la chaleur du lit, quelquefois avec exacerbations : urines moins abondantes, contenant des cylindres
épithéliaux, rares, sanguinolentes, albumineuses quelquefois,
rouges, brunâtres quand la néphrite est traumatique ; plus souvent pâles dans la néphrite spontanée ; purulentes, ou non.

2° *Généraux :* Nausées, vomissements ; inappétence, altération, constipation ; testicule rétracté ; pouls dur, fréquent ; peau
sèche.

Quelquefois formation dans le rein d'*abcés* qui peuvent s'ouvrir dans le bassinet.

*Ne pas confondre avec* lombago (301), colique hépatique ou
calculs biliaires (457), colique néphrétique (475), psoïtis (476),
péritonite (463).

TRAITEMENT. — Dans les cas simples, repos, diète légère, laxatifs doux, régime lacté ; puis quelques boissons émollientes
pour débarrasser les reins. A un degré plus intense, saignées
générales de 350 gr. et locales répétées, 15 à 30 sangsues, ventouses scarifiées ; cataplasmes, bains prolongés ; boissons aqueuses, émollientes, délayantes, graine de lin, mauve, orge miellée,

chiendent, lait, etc. Lavements émollients, huileux, matin et
soir ; purgatifs, huile de ricin, limonade au citrate de magnésie, etc. Repos absolu ; diète sévère.

*Contre les vomissements :* Boissons gazeuses, glace pilée ; sinapismes, révulsifs.

470. **Néphrite simple chronique.** — Symptomes. — 1° *Locaux et fonctionnels :* Douleur persistante avec exacerbations
passagères, le plus souvent sourde, profonde, obscure, spontanée ; douleur à la pression ; pas de rétraction du testicule, pas
de suppression d'urines ; urines peu abondantes, alcalines au
moment de l'émission, troubles, contenant habituellement des
sels calcaires, phosphatiques, ammoniaco-magnésiens et des
globules muqueux.

2° *Généraux :* Peu marqués ou nuls.

*Ne pas confondre avec* lombago (301).

Traitement. — Régime animal préférable au régime végétal ;
lavements opiacés et camphrés pour calmer la dysurie ; onctions narcotiques ; bains de siége fréquents ; ventouses scarifiées, exutoires, vésicatoires, cautères, moxas aux lombes ; repos. Alterner les boissons toniques et résolutives selon les
symptômes : narcotiques, thériaque (1 gr.), diascordium (1 gr.),
extrait thébaïque (0,05 en 4 pilules). Tisanes de houblon, de
goudron, d'uva ursi, etc. Eaux d'Évian, de Vals.

471. **Néphrite albumineuse, Albuminurie, Maladie de
Bright.** — *Trois variétés :* 1° Inflammation parenchymateuse ; —
2° dégénérescence amyloïde, — 3° sclérose (Jaccoud).

Symptomes. — 1° *Caractéristiques :* Dans les urines, albumine
que l'on constate par l'ébullition ou à l'aide de quelques
gouttes d'acide nitrique ; il se forme alors un précipité analogue
au blanc d'œuf : présence des *tubuli.*

2° *Généraux :* Lassitude, courbature, pesanteur et fatigue
lombaires, diminution progressive des forces, puis bouffissure
des paupières, œdème des malléoles, du scrotum ; hydropisie,
ascite ; troubles du système nerveux, éclampsie, coma ; amaurose, amblyopie, diplopie, etc., déterminées par l'hypérémie
de la rétine. A l'ophthalmoscope, papille du nerf optique infiltrée, opaque, blanc-rougeâtre ; contours confondus avec la
partie environnante de la rétine ; veines engorgées, artères
pâles, voilées par l'exsudation *aa* ; taches rouges hémorrhagiques *dd* le long des vaisseaux ; taches blanches graisseuses disséminées sur la rétine (*fig.* 198). Névralgies, surdité ; troubles
digestifs, vomissements ; urémie ; complications cardiaques,
pulmonaires, pleurétiques, spléniques, gastro-intestinales, etc.

L'albuminurie est *accidentelle, passagère* ou *permanente* : ce dernier cas constitue la maladie de Bright.

*Formes* : Aiguë, — chronique.

*Ne pas confondre avec* ascite (465), néphrite simple (469).

TRAITEMENT. — 1° *Forme aiguë* : Saignées générales et locales ; ventouses scarifiées aux lombes ; tisanes rafraîchissantes et ni-

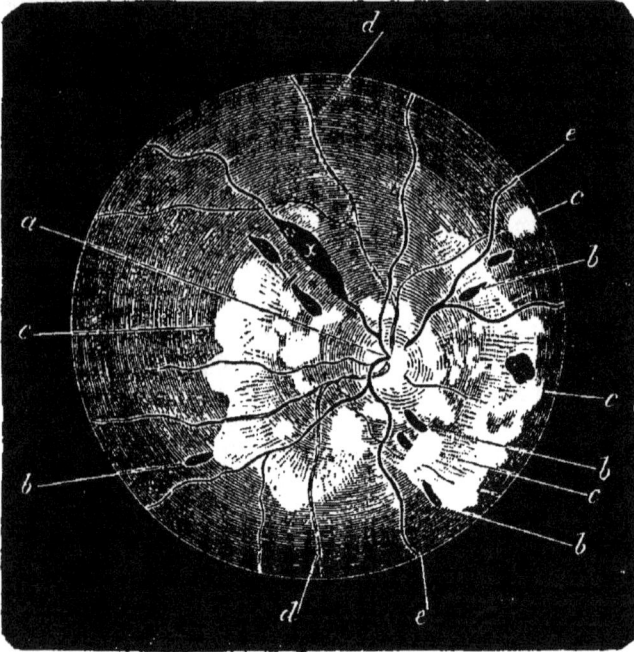

*Fig.* 198. — Rétinite albuminurique (*).

trées ; purgatifs peu énergiques d'abord, huile de ricin, pas de purgatifs salins : quand l'hydropisie est peu considérable, purgatifs drastiques, gomme-gutte, jalap, aloès, etc. (voir *Ascite* (465). Bains simples, de vapeurs, tous les jours ou tous les deux jours ; fumigations de baies de genièvre : quelquefois diète lactée et oignon. Couvrir le corps de flanelle.

2° *Forme chronique* : Tisane de busserole ou uva ursi (5 gr. pour 1/2 litre), de raifort sauvage (25 gr.), de sommités ou fleurs de genêt (15 gr.). Ventouses aux lombes ou sangsues à l'anus en cas de recrudescences aiguës : oxymel scillitique (15 à

(*) *a*, papille ; *b*, *b*, taches apoplectiques ; *c*, *c*, *c*, taches blanches exsudatives de la rétine ; *d*, *d*, artères de la rétine ; *e*, *e*, veines rétiniennes. (Galezowski.)

50 gr.); poudre, pilules de digitale ; teinture de cantharides
(30 à 50 gouttes par jour) ; acide nitrique (2 à 4 gr. par jour
dans l'eau sucrée) ; alcool nitrique (1 à 2 gr.), sudorifiques
(voir *Ascite*). Insister principalement sur le régime tonique ;
commencer par les aliments légers, puis nourrissants; eau vineuse, vins de Bordeaux ; quinquina, ferrugineux [voir *Chloro-
anémie* (32).]

472. **Cancer des reins.** — SYMPTOMES. — Douleurs lombaires plus ou moins vives ; pissement de sang ; urines noirâtres,
couleur marc de café ; quelquefois tumeur formée par le rein
dégénéré. Inappétence, amaigrissement, vomissements, diarrhée : cachexie cancéreuse ; œdème des membres inférieurs,
quelquefois ascite.

*Ne pas confondre avec* hématurie simple (473).

TRAITEMENT. — Symptomatique, palliatif, calmant : exutoires
aux lombes ; eaux d'Évian.

473. **Hémorrhagie rénale** ou **Hématurie.** — SYMPTOMES.
— 1° *Fonctionnels* : A la suite de contusions, de chocs, d'efforts
violents, de lésions organiques, sous l'influence de certains
climats chauds, après la suppression d'hémorrhagies habituel-
les, etc. : urines rougeâtres, noirâtres, contenant du sang en
quantité variable. Après le refroidissement et le repos de l'u-
rine, caillots noirâtres, fibrineux, gélatiniformes ; concrétions
fibrineuses filiformes : arrêtés dans l'uretère ou l'urèthre, les
caillots ont une forme allongée et pourraient en imposer pour
un ascaride, un strongle.

2° *Généraux* : Variables selon la cause.

*Ne pas confondre avec* hémorrhagies de la vessie (530), vers ascarides (446); chercher à déterminer si l'hémorrhagie est essentielle, accidentelle, symptomatique, supplémentaire, etc.

TRAITEMENT. — *Si le sujet est fort, vigoureux,* l'hémorrhagie active ou supplémentaire ; expectation, précautions hygiéniques,
température douce, chambre aérée, repos horizontal, lavements émollients et froids ; régime doux, léger, lacté ; boissons
adoucissantes, un peu acidulées; dans quelques cas, saignées
révulsives ; manuluves sinapisés.

*Si l'hémorrhagie est considérable* : Eau froide, boissons froides,
acidules, glacées; eau froide, sachets de glace sur les reins ;
lavements froids, vinaigrés ; repos sur un lit dur et peu couvert.

*Si l'hémorrhagie récidive et si le sujet est faible* : Préparations
froides de quinquina : vins de quinquina; ferrugineux, proto-
iodure de fer en pilules ou sirop (voir *Chloro-anémie*) : extrait

de ratanhia (2 à 4 gr.), acide tannique (0,10 à 2 gr.), seigle ergoté (1 à 4 gr.), ergotine (1 à 4 gr. en potion).

> ♃ Ergot de seigle pulvérisé........................... 4 gr.
> Acide tannique................................ 1gr,50
> M. et div. en 6 paquets : 1 à 4 par jour.

*Si l'hématurie est symptomatique d'un cancer des reins :* Voir (472).

Règles hygiéniques douces ; pas d'excès, de fatigue ; continence sexuelle ; changement de climat.

**474. Gravelle, Calculs rénaux.** — Volume : 1° *Sable* ; — 2° *gravelle*, du volume d'une tête d'épingle ; — 3° *graviers* plus gros, mais pouvant passer par l'urèthre ; — 4° *calculs*, ne pouvant plus franchir le canal ; — 5° *pierres*, calcul très-volumineux.

Forme : Corps oblongs, ovales, lisses ou rugueux ; quelquefois les formes sont bizarres, variables selon la composition de la gravelle ou des calculs.

Composition et variétés : 1° Présence dans l'urine de sable fin, rougeâtre, jaunâtre, se consumant entièrement par le feu, — constitué par l'*acide urique*, et donnant lieu à la *gravelle urique* ou *rouge*.

2° Sédiment blanc et crayeux dans les urines ; verdissant le sirop de violettes, soluble dans les acides ; noircissant sur les charbons ardents et répandant une odeur ammoniacale, — constitué par les *phosphates de chaux, de magnésie, d'ammoniaque,* par le *phosphate ammoniaco-magnésien*, et donnant lieu à la *gravelle phosphatique* ou *grise*.

3° Les graviers de phosphate de chaux pur sont très-rares, ainsi que ceux de *carbonate de chaux* qui donnent lieu à la *gravelle blanche*.

4° Sédiment composé de graviers d'un jaune brun, quelquefois noirâtre ; brûlés au chalumeau, il n'en reste qu'une poudre blanche qui est de la chaux. — Constitués par l'*oxalate de chaux*, rarement seul, le plus souvent associé à l'oxalate d'ammoniaque et aux sels uriques, ils donnent lieu à la *gravelle oxalique* ou *jaune*.

5° Sédiment dans lequel on trouve l'acide urique, le phosphate de chaux, cristallisés autour des *poils* et donnant lieu à la *gravelle pileuse*.

Symptomes. — Variables selon le volume de la gravelle ; nuls pour le sable et la gravelle, quelquefois sentiment de gêne ou de douleur sourde dans les reins.

Si les graviers peuvent traverser les uretères ; fourmillement,

24.

engourdissement dans les reins, urines foncées en couleur, laissant déposer au bout d'une ou deux heures un sédiment rougeâtre ; douleur rénale, engourdissement, coliques néphrétiques.

Si les graviers ne peuvent traverser librement l'uretère, douleurs vives, coliques néphrétiques, hématurie. Dans ces trois cas, urines aussi abondantes qu'à l'état normal ; présence dans les urines des sels ci-dessus, et de sang, de pus, d'albumine,. de mucus ; — *acides*, troublées par l'acide nitrique quand les graviers sont composés d'acide urique ; — *alcalines*, s'éclaircissant par l'addition de quelques gouttes d'acide nitrique, quand les graviers sont phosphatiques.

*Ne pas confondre* les différentes variétés de gravelle ; ne pas confondre avec névralgie lombo-abdominale (303), calculs biliaires (45;).

TRAITEMENT. — Quelquefois saignées locales en cas de vives douleurs ou injections hypodermiques ; bains prolongés ; fomentations émollientes, narcotiques [voir *Calculs biliaires*, 457)], chloroforme à l'intérieur, à l'extérieur, en inhalations : augmenter la sécrétion urinaire par des boissons abondantes, par les tisanes de chiendent, de queues de cerises, de pariétaire, d'uva ursi (busserole), de graine de lin, de reine-després, additionnées de nitrate ou d'acétate de potasse (1 à 5 gr. ); bière légère ; eaux gazeuses ; sucs de jeunes pousses de bouleau (2 à 3 cuillerées par jour ) ; térébenthine ; eau de goudron.

| ♃ Poudre d'uva ursi ou busserole.................. 8 gr. | ♃ Térébenthine de Venise.... 2 gr. |
|---|---|
| Camphre.................. 0gr.,30 | Savon médicinal.......... 12 — |
| Sucre porphyrisé.......... 8 gr. | Extrait de réglisse........ 12 — |
| Mêlez et div. en 12 paquets. : 4 par jour. | F. s. a. des pilules de 0,10 : 10 à 15 par jour. |

*Régime.* — Remplacer en partie les viandes noires par les viandes blanches ; augmenter la proportion des légumes verts et herbacés, épinards, chicorée, laitue, artichauts, choux-fleurs, cardons, etc., au beurre ou à la crème ; quelques légumes féculents peu azotés, pommes de terre, carottes, salsifis, céleri en racines, betteraves, topinambours, melons, potirons, aubergines, concombres, etc. Peu de pain, de haricots, de pois, de lentilles, de fèves ; vin coupé avec l'eau ; peu de vin pur ; thé, peu de café, mais sans liqueurs. Sobriété ; laxité du ventre ; sommeil modéré, exercice corporel (Leroy d'Etiolles).

1° *Gravelle urique* : Carbonate de chaux à l'état de poudre de coquilles d'huîtres, de coquilles d'œufs (1 à 2 gr.) ; carbonate ou bicarbonate de soude (8 gr. pour un litre d'eau) :

℞ Bicarbonate de potasse.. 2 à 8 gr.
Teinture de vanille..... 1 —
Eau................... 1000 —
Sirop de sucre........ 60 —
A boire par tasses; 2 à 3 litres par jour.

℞ Bicarbonate de soude..... 100 gr.
Acide tartrique pulvérisé.. 60 —
Sucre pulvérisé......... 200 —
Mêlez et conservez dans un bocal bien bouché ; 3 à 4 fois par jour, une cuillerée à bouche pour un verre d'eau fraîche.

Eaux minérales et alcalines en bains et boissons, Vichy (Grande-Grille, Célestins), Bussang, Vals, Contrexeville, Pougues, Saint-Alban. [Voir *Rhumatisme chronique* (24), *goutte* (26)].

2° *Gravelle phosphatique* : Mêmes moyens que ci-dessus, mais en moindre quantité, préférer les eaux de Contrexeville, d'Évian, Vittel. Préférer les acides ; eaux de Seltz en grande quantité, boissons acidules, acide lactique, acide chlorhydrique (5 à 25 gouttes progressivement trois fois par jour). Dans cette variété, régime substantiel plus animalisé que végétal ; vin vieux pur, café à l'eau pris avec modération ; viandes noires, peu de légumes herbacés, quelquefois ferrugineux ; eau de goudron, bourgeons de sapin, sirop de Tolu, acide benzoïque (0,50 à 4 gr.), copahu (0,10) en pilules. Quelquefois injections vésicales émollientes, résineuses; exercice, gymnastique ; dans quelques cas bains sulfureux (Leroy d'Etiolles).

3° *Gravelle oxalique* : Médication alcaline ; régime végétal ; cesser l'usage de l'oseille.

**475. Coliques néphrétiques.** — SYMPTOMES. — Début souvent brusque, douleur locale, obtuse, gravative, quelquefois lancinante, s'irradiant dans le voisinage, augmentant à la pression ; urines rares, rouges, épaisses, sanguinolentes, mucoso-purulentes ; inappétence, hoquets, nausées, vomissements, constipation ; sueurs froides, pouls petit, rétraction du testicule.

*Ne pas confondre avec* lombago (301), névralgies lombo-abdominales (303), coliques hépatiques (457), gravelle (474).

TRAITEMENT. — Comme pour les *Calculs biliaires* (457).

**476. Psoïtis.** — SYMPTOMES. — 1° *Locaux et fonctionnels* : A la suite de contusions, d'efforts, de couches, de rhumatismes, douleur lombaire, s'irradiant dans l'aine, vers la cuisse, augmentant par les mouvements du membre ; tronc courbé en avant, claudication ; puis marche impossible, cuisse fléchie sur le bassin, pied dans la rotation en dedans ; engourdissement, œdème du membre abdominal, tuméfaction des ganglions inguinaux, puis formation au pli de l'aine ou à la région lombaire d'une tumeur fluctuante, sans changement de couleur à la peau, souvent réductible ; perforation spontanée ou fièvre hectique, ou résolution.

2° *Généraux* : Fièvre, inappétence, constipation.

*Ne pas confondre avec* abcès froid (108), néphrite (469), lombago (301), coxalgie (569), hernie (348).

TRAITEMENT. — Saignées générales et locales ; sangsues, ventouses scarifiées en grand nombre; bains prolongés; cataplasmes émollients, frictions mercurielles, vésicatoires, cautères, purgatifs répétés, lavements. Dès qu'il y a tumeur fluctuante, pratiquer la ponction sur le point le plus saillant : toniques dans la convalescence.

# CHAPITRE XIII

## MALADIES DE L'UTÉRUS ET DE SES ANNEXES.

Aménorrhée. — Dysménorrhée. — Métrorrhagie. — Métrite aiguë, chronique. — Ulcérations, granulations du col. — Excroissances en choux-fleurs. — Fongosités intra-utérines. — Tumeurs fibreuses. — Polypes. — Cancer. — Déviations. — Abaissement, prolapsus, chute de l'utérus. — Ovarite. — Kystes des ovaires. — Inflammation péri-utérine.
Vulvite. — Vaginisme. — Prurit, névralgie. — Kystes. — Thrombus. varices. — Ulcère rongeant des lèvres ou esthiomène. — Imperforation de l'hymen. — Vaginite. — Leucorrhée. — Tumeurs vasculaires de l'orifice de l'urèthre. — Blennorrhagie chez la femme.

**477. Aménorrhée.** — SYMPTOMES. — Absence de règles soit par malformation congénitale ou acquise, — soit par inflammation aiguë ou acquise de l'utérus ou de ses annexes, — soit comme symptômes d'une modification de l'état du sang, — soit par l'influence du froid, des maladies aiguës, etc., — soit par impressions morales, par changement d'habitudes, de résidence, etc. Douleurs lancinantes du bassin, pesanteur au périnée, coliques, malaises, pandiculations, vertiges, pesanteur de tête, dyspepsie, ballonnement du ventre : état névropathique, apaisement de ces symptômes au bout du temps qui correspond aux règles.

*Ne pas confondre avec* dysménorrhée (478) ; chercher si l'aménorrhée est idiopathique, sympathique ou symptomatique.

TRAITEMENT. — 1° *S'il y a atonie des organes génitaux, état chloro-anémique :* Infusion chaude de fleurs de sureau, de rue

(2 à 4 gr. pour un litre d'eau), de sabine (1 à 2 gr.), d'armoise, d'absinthe (4 gr.), infusion de sauge, de menthe, de romarin (4 gr.); décoction de polygala (30 à 120 gr.) :

| ♃ Huile essentielle de rue. } ãã 0ᵍʳ,30 | ♃ Eau distillée de menthe |
|---|---|
| —     —     sabine. } | poivrée............. } ãã 60 gr. |
| Sucre broyé et trituré..... 30 gr. | Eau distillée de rue.... |
| Eau distillée d'armoise... 160 — | Teinture de safran...... XX gouttes |
| — de fleurs d'oranger.. 10 — | Sirop d'armoise....·.... 30 gr. |
| F. s. a. Une cuillerée toutes les 2 heures. | F. s. a. Une cuillerée toutes les 2 heures. |

♃ Huile essentielle de rue................... ··} ãã 5 gr.
—     —     de sabine........ ..........}
Mêlez : 2 à 8 gouttes.

Apiol, 1 à 2 capsules par jour; poudre de sabine (1ᵍʳ,25) unie à l'aloès; teinture d'iode (1 gr.) en potion, iodure de potassium (0,50 à 1 gr.).

♃ Infusion de menthe...................... 120 gr.
Teinture d'iode...................,....... XV à XX gout.
Sirop de fleurs d'oranger................ 40 gr.

Ventouses sèches, pédiluves sinapisés; 1 à 2 sangsues au besoin; électricité en dirigeant un courant intermittent des lombes à l'hypogastre; sinapismes à la partie interne des cuisses; injections ammoniacales (ammoniaque 10 à 15 gouttes pour 200 gr. d'eau d'orge ou de lait chaud), un ou deux jours avant les règles; cesser dès qu'il y a chaleur un peu vive. Bains, fumigations locales aromatiques. Sinapismes, succion pratiquée sur les mamelles. Lavements d'armoise, d'absinthe. Purgatif, aloès, jalap, gomme-gutte :

♃ Aloès...................... · ............ ....
Gomme-gutte......, ................. .....} ãã 1 gr.
Résine de jalap............. ...............
Scammonée........... ...............·.....
F. s. a. 20 pil. 1 à 4 par jour.

Traiter concurremment l'état chloro-anémique [Voir *Chloro-anémie*(32) ].

2° *S'il y a état pléthorique* : Sangsues à la vulve ; saignée générale au bras, au pied ; purgations salines, à l'huile de ricin ; narcotiques, antispasmodiques ; pas d'apiol.

3° *S'il y a eu refroidissement* : Infusions chaudes, aromatiques, sauge, lavande, safran, menthe, fleurs de tilleul, de sureau, avec addition d'acétate d'ammoniaque (10 à 20 gouttes par tasse de tisane) ; apiol, pédiluves sinapisés, sinapismes aux cuisses, aux mollets, sangsues à la vulve ; le reste *ut suprà*.

4° S'*il y a aménorrhée par éréthisme*, préparations d'aconit, de jusquiame, de pavots, à l'intérieur et à l'extérieur, en lavements, douches, fomentations.

5° S'*il y a atrésie du col*, dilatation par les pessaires de Simpson (*fig.* 199) ou par la ventouse sèche intra-utérine, espèce de sonde creuse percée de trous (*fig.* 200) sur l'extrémité terminale de laquelle on fait l'aspiration à l'aide d'une pompe.

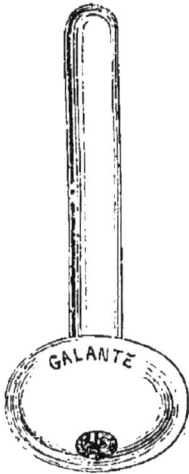

Fig. 199 — Pessaire de
Simpson.

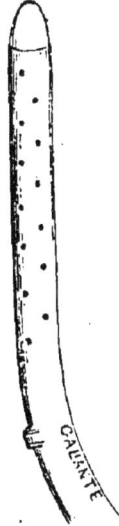

Fig. 200 — Ventouse sèche
intra-utérine.

**478. Dysménorrhée.** — SYMPTOMES. — Difficulté de l'écoulement menstruel : — soit *idiopathique* (nerveuse ou congestive), — soit *membraneuse* par expulsion de fragments plus ou moins considérables de la muqueuse intra-utérine ; malaises précurseurs ; douleur, congestion, tiraillements, élancements dans les seins. Troubles nerveux, migraine, névralgie lombaire, intercostale; attaques hystériformes ; caractère susceptible, aigre. Troubles digestifs ; nausées, vomissements. Écoulement goutte à goutte ou abondant d'un sang rouge, muqueux, séreux, amélioration dès que l'écoulement est établi.

*Ne pas confondre avec* aménorrhée (477), hystérie (45), grossesse commençante. Chercher à reconnaître la forme et la cause de la dysménorrhée.

TRAITEMENT. — *Contre la dysménorrhée congestive :* Boissons émollientes, délayantes ; bains simples ou émollients ; saignée générale ou petite saignée révulsive ; 4, 10 à 15 sangsues à l'hypogastre, aux aines, aux lombes à l'anus : potion calmante à l'extrait thébaïque (0,05) ; demi-lavements simples ou laudanisés.

*Contre la dysménorrhée produite par un caillot ou une fausse membrane :* Extraction ou expulsion des corps étrangers : s'il y a excès de plasticité du sang, voir ci-dessus (477, 2°), voir *Pléthore* (33) ; bains alcalins, bicarbonate de soude ; narcotiques, antispasmodiques.

*Contre la dysménorrhée produite par une affection organique de l'utérus, par un déplacement :* Combattre la cause.

*Contre la dysménorrhée névralgique :* Tisane de tilleul, de feuilles d'oranger, opiacés, potion à l'extrait thébaïque ; lavements froids additionnés de laudanum (5 à 10 gouttes) et de camphre (0,50 à 1 gr.), d'asa fœtida (2 gr.) délayés dans un jaune d'œuf ; perles d'éther, sirop d'éther, teinture de musc (1 gr. en potion) ; frictions au chloroforme, à l'éther, à la pommade belladonée (4 gr. p. 30), sur l'hypogastre :

| | | |
|---|---|---|
| ♃  Opium pulvérisé......... . 0gr,20 | ♃  Castoréum pulvérisé........ 4 gr. |
| Camphre...... ........... 1gr,20 | Camphre................. ..... 0gr,50 |
| F. s. a. 8 pilules : une matin et soir. | Extrait thébaïque.......... 0gr,50 |
| (Pigeaux.) | Rob de sureau............. q. s. |
| | F. s. a. 12 bols : 2 toutes les 6 heures. |

Injections de vapeurs de chloroforme dans le vagin, une à 5 minutes (Scanzoni) (*fig.* 201). Placer dans la sphère centrale *a*

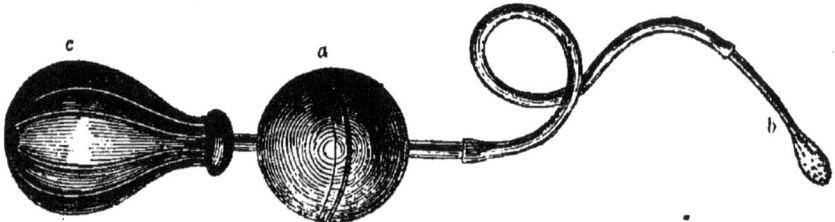

*Fig.* 201. — Appareil de Scanzoni pour l'application locale des vapeurs de chloroforme.

du coton imbibé de quelques gouttes de chloroforme : introduire la canule *b* dans le vagin, et comprimer la vessie *c*. Douches au gaz acide carbonique (Willemin, Paul, Demarquay, Fordos). Régime approprié à la constitution : examiner l'utérus pour bien connaître la cause.

*Contre l'obstruction du col* : Tige de laminaria digitata, de gentiane ; éponge préparée introduite avec la pince à polypes (*fig.* 202).

*Contre la dysménorrhée membraneuse* : 1° Rendre la cavité utérine abordable par la dilatation ou le débridement du col ; — 2° Modifier la surface du col par des instillations ou de très-fines injections de solution de nitrate d'argent, tannin, iode, etc. (Courty).

479. **Métrorrhagie.** — SYMPTOMES. — 1° *Locaux* : Perte de sang plus considérable à l'époque des règles ; pesanteur, plénitude, fatigue et chaleur inaccoutumée vers le bassin ; douleur s'irradiant vers les lombes, l'abdomen, les cuisses ; coliques utérines, contractions expulsives.

2° *Généraux* : Malaise, lassitude, céphalalgie, accélération et petitesse du pouls, horripilations, refroidissement des extrémités ; tintement d'oreilles, vertiges : troubles digestifs.

*Trois degrés* : 1° Le sang s'échappe tout à coup, en abondance ; il a ses qualités normales ; pas de caillots ; col normal.

2° L'écoulement est plus ou moins abondant : caillots sanguins ; col utérin entr'ouvert, et quelquefois granulations, érosion, ulcération ; presque toujours complication de leucorrhée.

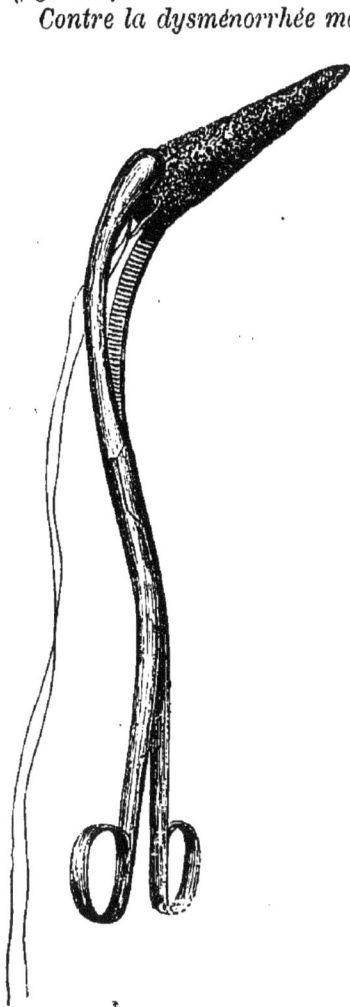
*Fig.* 202. — Éponge préparée saisie avec la pince à polypes.

3° Écoulement plus abondant ; col entr'ouvert, tuméfié ; utérus plus lourd, plus abaissé, dévié sur son axe ; symptômes généraux plus prononcés.

*Ne pas confondre avec* métrite (480), chlorose ménorrhagique (32), hémorrhagie utérine déterminée par un polype (486), des granulations ou ulcérations du col (482), des choux-fleurs (483), un cancer utérin (487).

TRAITEMENT. — 1er *degré* : Boissons acidules, limonade sulfurique ; repos horizontal sur un lit dur et peu couvert.

| | |
|---|---|
| ℞ Extrait thébaïque.......... 0gr,25 | ℞ Alun...................... 4 gr. |
| Acétate neutre de plomb.. . 0gr,50 | Cannelle................. 1gr,25 |
| F. s. a. 10 pilules : une matin et | Opium................... 0gr,20 |
| soir. | M. et div. en 4 paquets : un toutes les |
| | quatre heures. |

℞ Feuilles de digitale......................... 0gr,80
  Eau chaude............... ................ 125 gr.
  Teinture de cannelle..........................; 4 —
  Sirop de ratanhia........................... 25 —
  Pour potion.                          (Gueneau de Mussy.)

Ergot de seigle (0,25) trois fois par jour ; acide gallique (0,25) en potion ; applications froides sur la vulve, les hanches, l'abdomen ; injections vaginales froides ; lavements d'eau froide avec quelques gouttes de laudanum.

Dans l'intervalle des règles, injections vaginales, tièdes d'abord, puis froides ; hydrothérapie, douches en pluie, lotions froides ; toniques, pilules ferrugineuses (voir *Chlorose*, 32). Prévenir la constipation. Vin de quinquina composé, additionné de teinture de cannelle 25 gr. pour 300 gr. de vin de quinquina.

2e *degré* : Même traitement que ci-dessus ; sinapismes aux bras, sur les côtés de la poitrine ; manuluves sinapisés. Injections astringentes avec alun (5 à 15 gr.), sulfate de zinc (5 à 10 gr.).

| | |
|---|---|
| ℞ Eau d'orge.............. 50 gr. | ℞ Eau de Rabel........... 100 gr. |
| Vinaigre......... 100 à 150 — | Eau commune.......... 5000 — |
| | |
| ℞ Extrait de saturne....... 5 gr. | ℞ Sulfate de fer.......... 5 à 8 gr. |
| Vinaigre distillé......... 125 — | Mucilage de gomme... 4 — |
| Eau de roses........... 500 — | Eau de sauge......... 250 — |

Préparations astringentes à l'intérieur, voir ci-dessus.

3e *degré* : Mêmes boissons ; repos absolu ; silence et air frais autour de la malade ; réfrigérants ; tamponner au besoin avec du linge sec, avec la pelote de Gariel ; lavements froids comme ci-dessus ; pilules, poudre, potions astringentes ; pilules d'Helvétius (alun) 1 à 6 par jour: potions à l'acide gallique (258, VIII) ; extrait de ratanhia en potion (2 à 5 gr.) ; digitale (0,05 à 0,10).

| | |
|---|---|
| ℞ Alun......... ......... 5 gr. | ℞ Eau de menthe.......... 120 gr. |
| Cannelle................ 20 — | Teinture de cannelle..... 30 — |
| Opium............ ..... 0gr,10 | Alun................... 1gr,15 |
| M. et div. en 4 paquets : un toutes les | Sirop diacode........... 30 gr. |
| 4 heures.               (Jahn.) | F. s. a. Une cuillerée à bouche toutes |
| | les heures, puis les deux heures. |

℞ Eau distillée de plantain.. 125 gr. | ℞ Potion gommeuse...... 125 gr.
  Tannin................ 1 — | Ergotine............ 2 à 4 —
  Sirop d'écorces d'oranges. 30 — | Sirop de grande con-
  F. s. a. Potion à prendre par cuil- | soude............. 30 —
  lerée. | F. s. a.

480. **Métrite aiguë.** — SYMPTOMES. — 1° *Locaux et fonctionnels :* Chaleur, malaise à la région pelvienne ; douleur aiguë
au sacrum, se propageant dans le voisinage, constante, augmentant avec la toux, l'éternument, la pression ; chute de l'utérus ; abaissement de l'utérus, qui est plus lourd, plus considérable ; col plus volumineux, d'un rouge foncé, brun, non
difforme ; orifice du col fermé, quelquefois entr'ouvert avec
bosselures ou sillons ; consistance ordinairement augmentée.
Écoulement variable ; dysménorrhée ou ménorrhagie.

2° *Généraux :* Variables ; fièvre modérée; pouls peu accéléré ;
peau normale ou sèche.

*A l'état chronique :* Diminution des symptômes, menstruation
plus ou moins troublée, quelquefois aménorrhée ; écoulement
leucorrhéique : troubles nerveux et digestifs. Se termine par
hypertrophie, induration, ramollissement, abcès, gangrène
(Churchill).

VARIÉTÉS. — 1° *simple,* — 2° *puerpérale,* — 3° *du col.*

1° SYMPTOMES. — Bas-ventre tendu, douloureux ; douleurs d'a-
bord locales, puis de voisinage, expulsives avec exacerbations.
Chaleur âcre, brûlante, pesanteur dans le bassin ; toucher souvent impossible. D'abord pas d'écoulement, puis muco-purulent, sanguinolent. — Constipation, nausées, vomissements,
symptômes fébriles (*M. simple*).

2° Mêmes symptômes, mais trois ou quatre jours après les
couches : utérus resté volumineux, suppression des lochies, diminution ou suppression de la lactation ; quelquefois métrorrhagie. Écoulement liquide, sanieux, purulent; fétide. Très-
souvent complication de péritonite, de phlegmon péri-utérin
(*M. puerpérale*).

3° Douleurs augmentant par la marche, la défécation, le coït ;
écoulement séreux ou séro-sanguinolent ; alternatives de diarrhée et de constipation ; aggravation de ces phénomènes pendant la menstruation ; sentiment de poids, de gêne dans le bas-
ventre ; dysurie, constipation selon les déplacements que le col
hypertrophié fait subir à l'utérus : leucorrhée, surtout si le col
est allongé : très-souvent stérilité consécutive, surtout quand le
col est en forme de toupie. Au toucher chaleur anormale du
vagin : col hypertrophié, induré ou ramolli, totalement ou
partiellement multilobé, ulcéré, à orifice déformé ; changement

dans la forme de l'utérus. Presque toujours les déplacements de l'utérus en sont la conséquence (M. *du col*).

Toutes les fois que le col est hypertrophié, engorgé, il s'abaisse, ou se porte en arrière ou en avant, selon le siége de l'engorgement (voir 488).

*Ne pas confondre avec* phlegmasies péri-utérines, péritonite (163), cystite (528), tranchées utérines, polypes (486), déplacement simple (488), cancer (487), entérite (436).

TRAITEMENT. — 1° *Métrite simple* : Une, deux saignées de 200 à 300 gr. ; sangsues sur l'hypogastre si la malade est faible ; cataplasmes laudanisés ; onguent mercuriel belladoné (12 gr. en 24 h.) ; émollients, bains, lavements laxatifs, calmants ; boissons délayantes, position horizontale ; diète.

2° *M. puerpérale* : Émissions sanguines modérées ; sulfate de quinine (Beau, 1 à 2 gr. dès le début) ; onctions mercurielles belladonées ; fomentations émollientes et narcotiques ; émollients, laxatifs ; purgatifs doux, calomel, huile de ricin, magnésie calcinée, vessies de glace sur l'abdomen (Béhier) ; injections vaginales calmantes, détersives, phéniquées. — Surveiller les complications.

3° Dans la *M. puerpérale épidémique*, pas d'émissions sanguines ; sulfate de quinine à hautes doses, essence de térébenthine à l'intérieur, calomel à doses réfractées ; alcoolature d'aconit (2 à 5 gr.) ; onctions mercurielles. — Excellentes conditions hygiéniques.

1° *S'il y a catarrhe utérin*, leucorrhée, etc. (voir 501).

2° *S'il n'y a pas de catarrhe* : Être sobre de cautérisations, plus nuisibles qu'utiles ; injections d'eau fraîche, toniques, etc.

*Général* : C'est le point essentiel ; combattre la diathèse lymphatique (27), arthritique (24, 25, 26), s'adresser aux eaux minérales naturelles pour les gens riches.

*Contre le lymphatisme* : Eaux salées, iodurées, bains de mer ; Salins, Bondonneau, Chatelguyon. Pour les gens peu aisés, bains avec

| ℞ | Sous-carbonate de soude............... | 125 à 200 gr. |
| | Iodure de potassium.................. | 16 à 20 — |

Injections de 10 minutes pendant le bain (Guéneau de Mussy) ; à l'intérieur, quinquina, sirop ioduré ; protoiodure de fer.

*Contre la diathèse goutteuse* (26) : Eaux de Vichy, de Plombières.

*Soins hygiéniques* : Pas de fatigue locale ; peu de rapports conjugaux ; veiller à la liberté du ventre (chose essentielle), doux laxatifs, lavements froids ; 1 à 3 des pilules suivantes à prendre le soir trois heures après le repas (Bretonneau) :

℞ Extrait de belladone......................... }
Poudre de racine de belladone............... } ãã 0ᵍʳ,10
F. s. a. 20 pilules.

**481. Métrite chronique.** — VARIÉTÉS. — *Générale* (corps et col), ou *partielle* (corps *ou* col). — *Siége anatomique* : 1° membrane muqueuse du col (*M. externe*) ou du corps (*M. interne*) ; 2° parenchyme (*M. parenchymateuse* ou *engorgement utérin*).

**I. Métrite externe.** — SYMPTOMES. — Museau de tanche de couleur variable, *érythémateuse*, depuis le rouge vif jusqu'au violet, générale ou partielle, n'occupant le plus souvent qu'une des deux lèvres, la postérieure. — A un degré plus avancé, surface inégale, granulée, érodée, ulcérée, fongueuse. Col hypertrophié, plus ou moins dur (*fig. 203*), plus ou moins déformé, à surface plus ou moins lisse, plus ou moins rugueuse, sorte d'ectropion de la muqueuse.

Chaleur normale, sensibilité peu prononcée, coït souvent douloureux ; pesanteur dans le bas-ventre, tiraillements dans les reins, les flancs, plus à gauche qu'à droite : leucorrhée muqueuse, muco-purulente, sanguinolente, inodore. Menstruation normale.

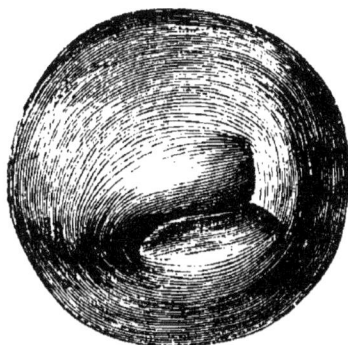

*Fig. 203.* — Inflammation chronique simple du col de l'utérus avec hypertrophie et ramollissement.

Dyspepsie, constipation, rétention ou incontinence d'urines, chlorose, nervosisme.

**II. Métrite interne ou Endométrite.** — SYMPTOMES. — 1° *Locaux :* Douleurs abdominales, hypogastriques, s'irradiant dans les nerfs lombaires, sciatiques, coccygiens, occupant l'un ou l'autre côté, continues, rémittentes, par crises, intermittentes, avec ou sans exacerbation ; le caractère spécial des douleurs de l'endométrite est d'être expulsives (Nonat).

Troubles menstruels variables ; troubles de la circulation utérine ; quelquefois atrophie, le plus souvent hypertrophie de l'utérus. Leucorrhée de couleur et consistance variables, à odeur fade, fétide.

Au toucher, peu de modifications (voir *Métrite aiguë*).

Le cathétérisme utérin fait constater l'augmentation de la cavité utérine ; quelquefois douloureux, le plus souvent insensible, d'autres fois provoque ou réveille tous les accidents auxquels la M. interne peut donner naissance. Doit être employé avec réserve.

2° *Généraux* : Douleur de voisinage sur la vessie, le rectum et troubles fonctionnels consécutifs. Troubles sympathiques sur l'estomac (dyspepsie, gastralgie), l'intestin, la circulation et la respiration, les facultés psychiques, l'innervation, la nutrition.

III. **Métrite parenchymateuse.** — Symptomes. — Engorgement du col, siégeant le plus souvent à la lèvre postérieure ; quelquefois col en biseau, avec dilatation ou rétrécissement. Engorgement du corps perceptible au toucher et au palper.

Traitement. I. **M. externe.** — 1° *Général* : Émissions sanguines subordonnées au siége et à l'intensité de la phlegmasie, à la force du sujet : petites saignées générales de 60 à 90 gr., aux époques menstruelles (Lisfranc, Nonat) ; quelquefois sangsues aux cuisses, à l'anus, mais non à la vulve. Dérivatifs, manuluves, sinapismes, vésicatoires *loc. dol.* simples ou morphinés ; topiques émollients, narcotiques, lavements, purgatifs, bains généraux. Injections vaginales émollientes, mucilagineuses, narcotiques, astringents ; douches vaginales.

2° *Local* : Cautérisation de la surface interne du col avec le nitrate d'argent, avec le caustique Filhos, le cautère électrique, le nitrate acide de mercure mitigé, tous les 8 jours. Cautérisation de la cavité avec le crayon, les caustiques liquides. Abrasion, cautérisation transcurrente (Nonat).

II. **M. interne.** — Tampon d'ouate ou de charpie imbibé de glycérine pure ou d'un des mélanges suivants :

| ℞ Iodure de potassium....... | 4 gr. | ℞ Iodure de mercure........ | 0gr,30 |
|---|---|---|---|
| Glycérine............ ........ | 30 — | Axonge................... | 30 gr. |
| (Scanzoni.) | | (Scanzoni.) | |

| ℞ Iodure de potassium... | } āā 2 gr. | ℞ Axonge............... | 30 gr. |
|---|---|---|---|
| Extrait de ciguë....... | | Extrait de ciguë........ | 2 à 4 — |
| Axonge................... | 30 — | Extrait thébaïque....... | 2 — |
| | | (Mélier.) | |

Cautérisation avec le caustique Filhos (1 minute à 1m 1/2), puis injection d'eau tiède et topique d'amidon pulvérisé ; — avec le fer rouge, — galvano-caustique. Hydrothérapie.

*Amputation du col* : Faire des incisions sur le col à un demi-centimètre environ au-dessous de l'insertion du vagin : remédier à l'hémorrhagie avec le perchlorure de fer ; pas d'anesthésie, l'opération n'étant pas douloureuse (Huguier). L'écraseur

linéaire est difficile à placer et donne lieu à de grandes douleurs.
L'ablation par le galvano-cautère donne les meilleurs résultats
(Chéron).

**482. Ulcérations du col.** — SYMPTOMES :

1° *Locaux* : Douleurs locales et de voisinage ; leucorrhée visqueuse, blanche, plus ou moins abondante. Le spéculum fait
voir au col une ou plusieurs plaques granulées plus ou moins
arrondies (*fig.* 204), ayant leur origine dans les lèvres mêmes
du col, occupant l'une ou les deux lèvres, de couleur variable
du rose pâle au violet foncé, ou bien des granulations pustuleuses, des concrétions granulées, en un mot des ulcérations superficielles ou profondes, divisées anatomiquement en érosives,
papillaires, folliculaires, papillo-folliculaires (Chéron). Souvent
aménorrhée, dysménorrhée, stérilité consécutive.

Elles sont primitives ou consécutives et doivent être étudiées
dans leurs rapports avec la congestion active ou passive, l'engorgement, l'aménorrhée, la dysménorrhée, la leucorrhée, l'allongement hypertrophique, les déplacements, la vaginite, les
fongosités, la fausse couche, la métrite, la périmétrite, la pelvi-
péritonite, les kystes du col, les polypes folliculaires, les fi-
bromes utérins, les lésions vénériennes, la grossesse, l'accouchement, la ménopause, la diathèse herpétique, scrofuleuse, hémorrhoïdale, syphilitique.

*Plusieurs variétés.* — Surface plane, rouge, légèrement érodée
ou exulcérée, peu profonde, peu marquée (*Ulc. érosif*), ou par-
semée de points rouges et traînées rouges, à la suite de vaginite, de métrite chronique interne, occupant tantôt l'une ou
l'autre lèvre du museau, le plus souvent la postérieure ; avec
quelques granulations acnéiformes (*fig.* 204) ou provenant d'hypertrophie papillaire (*Ulc. érythémateux* ou *papillaire*).

Ulcérations plus profondes, avec altération du derme de la
muqueuse, suppuration des glandules (*fig.* 205), points rouges
excavés consécutifs à des abcès ou à l'élimination d'une glande
(*Ulc. glandulaires* ou *folliculaires*).

Ulcération à bords décollés, baveux, s'étendant assez, sur
l'une ou l'autre lèvre, à sécrétion purulente, abondante, sé-
séreuse, séro-caséeuse (*Ulc. scrofuleux*).

Vésicules, phlyctènes, pustules sur l'ulcère ou à son voisinage,
antécédents herpétiques (*Ulc. herpétique*).

Ulcération à fond jaune grisâtre, à bords irréguliers, taillés à
pic avec légère auréole inflammatoire, unique ou multiple,
quelquefois stationnaire, d'autres fois phagédénique, à bords
déchiquetés, étalés, à fond jaunâtre, saignant, à sécrétion séropurulente (*Ulc. syphilitique*).

Ulcération à bords saignants, creux; utérus mamelonné violacé par places et rouge ocreux dans d'autres; col dur, se déchirant facilement (*Ulc. cancéreux*).

2° *Généraux* : Troubles digestifs, gastralgie, dyspepsie; troubles respiratoires, dyspnée, toux; troubles circulatoires, palpitations; état névropathique, névralgies lombaires, lombo-abdominales; mélancolie, hypochondrie.

*Ne pas confondre avec* cancer (487), polypes (486), aménorrhée (477), dysménorrhée (478), excroissances ou choux-fleurs (483).

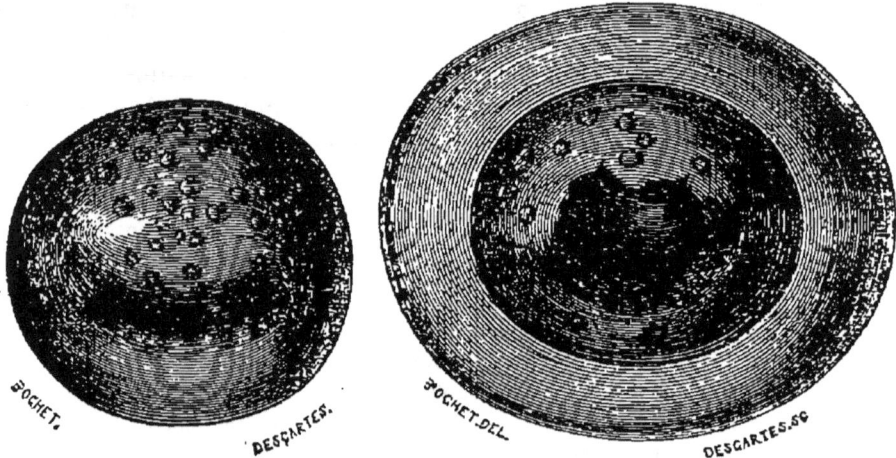

Fig. 204. — Granulation du col.
(Boivin et Dugès.)

Fig. 205. — Ulcération superficielle glandulaire ou folliculaire ; congestion sanguine du museau de tanche. (Boivin et Dugès.)

TRAITEMENT. — *Local* : Repos, continence, injections quotidiennes. Chercher d'abord la cause d'après les données précédentes. S'assurer s'il n'y a pas chute de l'utérus, pessaire mal placé ou une cause étrangère ou une lésion profonde de l'utérus. Quatre indications communes à toutes les variétés : 1° décongestionner, — 2° calmer les douleurs, — 3° faire tomber l'état inflammatoire, — 4° modifier la surface ulcérée. Toucher tous les 8 jours avec un pinceau trempé dans le baume du Commandeur, dans l'acide picrique ou salicylique à saturation dans l'alcool (Chéron) ou dans l'eau (1 gr. 50 pour 100 gr). Alun, tannin, chlorate de potasse, glycérine, amidon, isolement des surfaces, injections chaudes, pas de cautérisation à moins de fongosités. Dans ce cas une seule cautérisation à l'aide d'un pinceau de charpie trempé légèrement dans

| 2⁄ | Eau....................................................... | 100 gr. |
|---|---|---|
| | Chlorure de zinc............................................ | 100 — |

(A. Desprès)

Même cautérisation pour les chancres mous, simples, phagédéniques.

Dans les ulcères fongueux, cautérisations avec le nitrate de mercure, le caustique de Vienne solidifié ou caustique Filhos, le fer rouge, le galvano-cautère, le crayon de nitrate d'argent; d'abord 2 fois par semaine, puis tous les 8 jours pendant 6 à 8 semaines; ne pas négliger de cautériser jusque dans l'intérieur du col à 2 centimètres environ, avec le crayon ou avec :

℣ Nitrate d'argent cristallisé...................... 10 gr.
Eau distillée....................................... 90 —

Injections astringentes avec l'acide picrique (1 gr. pour 1 litre d'eau) tous les jours, l'acétate de plomb, l'alun, le sulfate de zinc, la décoction de feuilles de noyer, de feuilles de chêne : injections vaginales froides; hydrothérapie; douches locales sulfureuses, alcalines.

**483. Excroissances en choux-fleurs.** — Symptomes. —

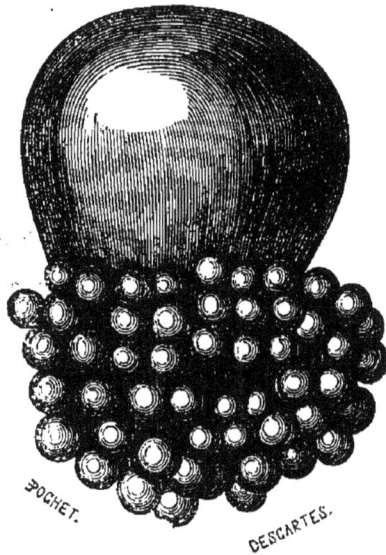

Fig. 206. — Excroissances en choux-fleurs (*).

1° *Locaux* : Humidité excessive des parties externes et leucorrhée aqueuse extrêmement abondante, et quelquefois mêlée de

(*) Orifice utérin entouré de nombreuses vésicules transparentes semblables à des grenailles blanches accompagnées d'abondantes pertes de sang.
(Boivin et Dugès.)

sang, surtout après le coït. Tumeur insensible au toucher, ayant la forme d'une mûre, d'une framboise, d'une fraise, quelquefois de groseilles blanches (*fig.* 206), accompagnée d'abondantes pertes de sang.

2° *Généraux* : Anémie consécutive; troubles gastriques, respiratoires, nerveux.

*Ne pas confondre avec* granulations (482), tumeurs fibreuses (487), polypes (486); extrémité du placenta (voir *Accouchements*).

TRAITEMENT. — Cautérisations avec le nitrate d'argent, le nitrate acide de mercure, le fer rouge, toucher avec le perchlorure de fer liquide à 30°; tampons trempés dans les solutions astringentes (482), dans les pommades de tannin (10 gr. pour 30 d'axonge), d'alun (10. gr.), de ratanhia (5 à 10 gr.). Injections (Clarke) avec

| ℞ | Sulfate de zinc | 6 gr. |
|---|---|---|
| | Eau de roses | 120 — |
| | Eau distillée | 500 — |
| | Diss. | |

| ℞ | Alun | 90 gr. |
|---|---|---|
| | Mucilage de gomme | 30 — |
| | Eau distillée | 500 — |
| | Diss. | |

| ℞ | Écorces de grenadier concassées | 15 gr. |
|---|---|---|
| | Eau distillée | 450 — |
| | Faites bouillir et ajoutez : | |
| | Alun | 10 — |

| ℞ | Décoction d'écorces de chêne | 500 gr. |
|---|---|---|
| | Teinture de cachou | 15 — |
| | Alun | 8 — |
| | Sulfate de zinc | 4 — |
| | Mêlez. | |

En cas d'insuccès par ce procédé, ligature (voir *Polypes*, 486) ou excision à l'aide de l'écraseur de Chassaignac.

**484. Fongosités intra-utérines.** — SYMPTOMES, — Trouble des fonctions menstruelles d'abord, puis métrorrhagies, puis pertes dans l'intervalle des époques, irrégulières, opiniâtres, rebelles aux moyens habituels : douleurs dans le bas-ventre, les reins, s'irradiant dans les jambes; leucorrhée consécutive aux menstrues ou aux pertes. Col utérin volumineux, engorgé, orifice dilaté; rétrécissement exceptionnel (Nonat). La sonde utérine fait constater le degré de dilatation de l'utérus, la quantité des fongosités, et donne presque toujours lieu à un écoulement de sang.

Presque toujours il y a complication de métrite interne; alors il y a douleurs locales et de voisinage, menstruation pénible; coït douloureux, leucorrhée continuelle : troubles de l'innervation.

*Ne pas confondre avec* polypes (486), cancer (487), métrorrhagie (479).

TRAITEMENT. — Abrasion des fongosités avec la curette de Récamier, qu'on introduira à l'aide du spéculum; une ou deux
abrasions, repos ensuite. Si après l'abrasion il reste de la leucorrhée, cautérisation intra-utérine.

**485. Tumeurs fibreuses.** — SYMPTOMES. — 1° *Locaux* : Variables selon le degré de développement de la tumeur et son
siége : pesanteur dans le bassin, douleurs lombaires ; pression

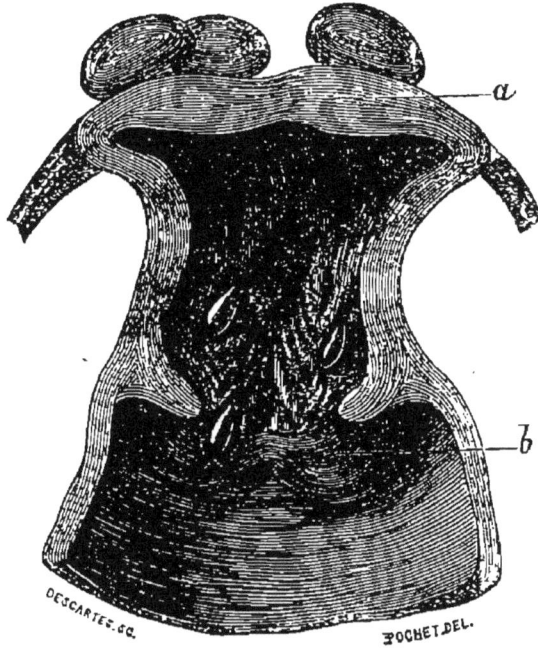

*Fig.* 207. — Utérus ouvert et présentant à l'intérieur du col trois petits corps rouges
pédiculés qui renferment un kyste de matière albumineuse incolore (*).

pénible sur la vessie et le rectum ; gêne au cours des matières
fécales et de l'urine. Troubles menstruels ; le plus souvent augmentation de l'écoulement, dont les retours sont plus fréquents :
quelquefois règles normales.

2° *Généraux* : Souvent nuls ; quelquefois troubles gastriques,
circulatoires ; amaigrissement.

Très-souvent, cause d'avortement.

*Ne pas confondre avec* grossesse, métrite (480, 481), polypes
(486), cancer (487), ovarite (490).

(*) *a*, paroi antérieure de l'utérus ; *b*, lèvre antérieure du museau de tanche sur
la face interne duquel le polype a pris naissance. (Boivin et Dugès.)

TRAITEMENT. — Essentiellement symptomatique ; prévenir ou combattre la métrorrhagie (477), cathétérisme en cas de rétention d'urines ; petites saignées en cas de congestion locale ; bandage ou ceinture hypogastrique. Iode à l'intérieur ; frictions avec la pommade à l'iodure de plomb ou de potassium (2 à 4 gr.) ; bromure de potassium (0,50 à 2 gr., en potion ou dans du sirop) ; extirpation, ablation (Kœberlé).

*Pendant la grossesse* : Calmer l'irritation et les contractions de la matrice ; quelquefois avortement provoqué.

*Pendant le travail* : Si le corps fibreux est pédiculé, le repousser en haut ou l'attirer vers la vulve. S'il est fixé, employer le forceps, ou faire la version, ou mutiler le fœtus, ou bien opération césarienne (voir *Accouchements*).

*Après l'accouchement* : Expectation, lier ou exciser, comme pour les polypes (486).

486. **Polypes.** — SYMPTOMES. — I. **Polypes mous** (*vésiculai-*

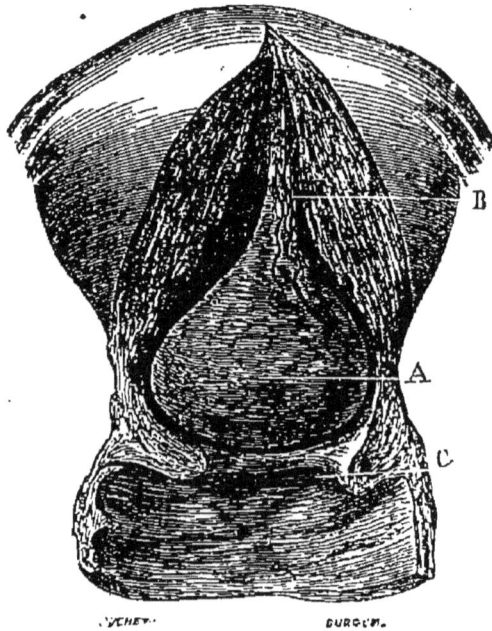

*Fig.* 208. — Polype à pédicule très-mince inséré sur le fond de l'utérus (*).

*res, vasculaires blancs*). — Au toucher, tumeur saillante, molle, demi-fluctuante, quelquefois un peu ferme, élastique, quand

(*) A, polype ; B, pédicule du polype ; C, bord de l'orifice intérieur de l'utérus (Boivin et Dugès.)

le polype est sur le col. Aucun signe au toucher quand les polypes sont dans l'intérieur de l'utérus et peu volumineux. Leucorrhée; menstruation irrégulière, quelquefois ménorrhagies, et état de malaise, de gêne.

II. **Polypes durs** (*fibreux, fibro-cartilagineux, sarcomateux*). — Irrégularité de la menstruation plus longue, plus rapprochée; pertes après la ménopause; douleurs dans l'utérus, flueurs blanches; gonflement de l'utérus, comme dans la grossesse. A un degré plus avancé, pertes abondantes, continuelles, état anémique. Symptômes de compression exercée par le polype sur les organes voisins. Au toucher, pas de signes certains, quand le polype est intra-utérin; visible à l'aide du spéculum ou perceptible au toucher quand il est pédiculé (*fig.* 208), ou situé sur le col ou dans son voisinage.

*Ne pas confondre avec* renversement complet ou incomplet, chute de la matrice (489), grossesse (556), cancer (487), choux-fleurs (483).

TRAITEMENT. — 1° *Polypes mous* : Arrachement simple, broiement, cautérisation, torsion : quelquefois élimination spontanée.

2° *Polypes durs* : Torsion, quand il y a un pédidule grêle; si le pédicule est un peu large, faire quelques incisions à sa base à l'aide des ciseaux courbes, et faire ensuite la torsion. *Nota* : Faire toujours soutenir l'utérus par un aide quand on fait la torsion.

*Ligature* quand le pédicule peut être isolé (*fig.* 209). Deux canules, une simple *a* que traverse un fil, une *b* contenant un stylet bifurqué entre les deux branches duquel passe le fil; tirer la tige du stylet qui traverse la canule *b* pour fermer l'anneau; enrouler le fil autour du pédicule et tordre ainsi le fil autour du pédicule (Desault).

Prendre deux ou trois tiges d'acier ou de baleine terminées par un petit crochet; passer le fil dans chaque crochet (*fig.* 211), envelopper ainsi la racine du polype, faire passer les deux extrémités du fil dans la sonde creuse *b*, retirer les crochets et tordre les fils en tournant la sonde sur elle-même (Mayor).

Prendre deux sondes de gomme élastique coupées juste au-dessus des yeux (*fig.* 212), faire passer le fil par les deux sondes et agir comme ci-dessus (Al. Favrot).

Dans tous les cas, injections d'eau tiède ou d'infusion de camomille; laisser les fils pendants et serrer toutes les 24 heures; chute du polype du 6e au 20e jour.

*Fils à employer* : Fils forts de soie ou cordonnet cirés, fils d'argent ou métalliques très-faciles à tordre, corde à boyau, corde de fouet. Cette dernière est très-bonne.

*Excision* : Saisir le polype à sa partie inférieure avec les pin-

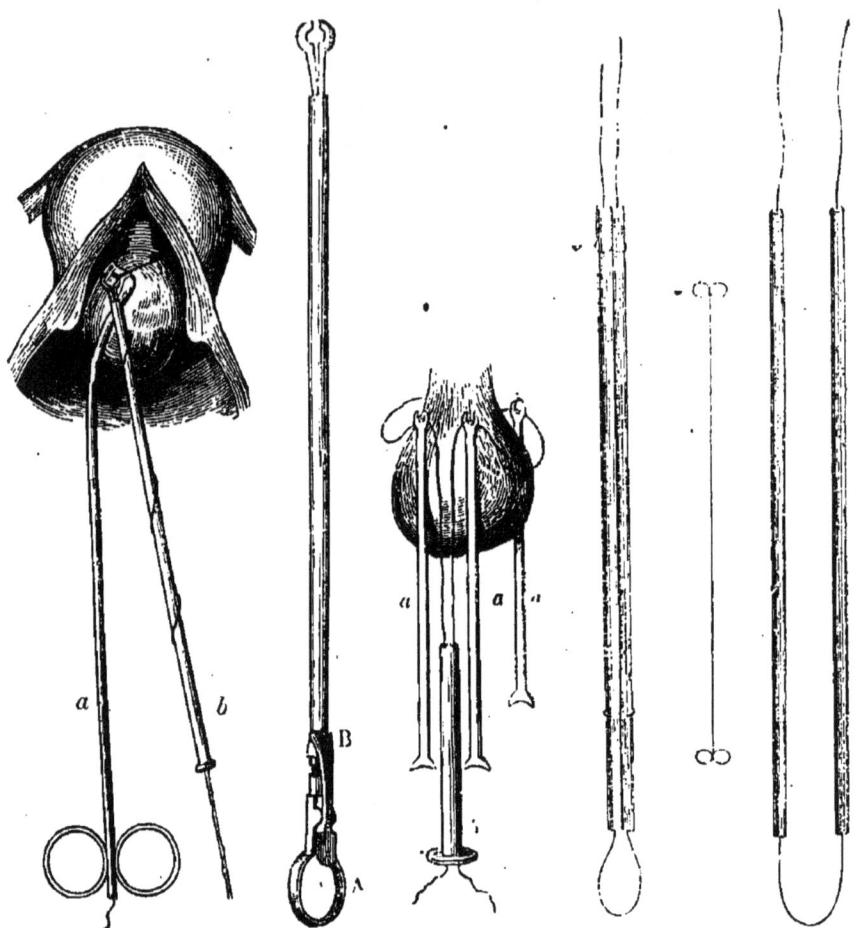

Fig. 209. — Ligature, procédé Desault.    *Fig.* 210. — Porte-fil de Desault, modifié.    *Fig.* 211. — Ligature : procédé Mayor (*).    *Fig.* 212. — Appareil de Neisset pour la ligature des polypes, modifié par Gooch.

ces de Museux ; l'amener à la vulve par de légères tractions, et couper le pédicule soit avec un bistouri courbe, soit avec de forts ciseaux courbes. Si le polype est très-volumineux, débridement du col utérin, fortes tractions avec des érignes, avec le

(*) *a, a, a,* tiges d'acier ou de baleine terminées en patte d'écrevisse ; *b,* canule.

forceps, quelquefois incisions semi-elliptiques, si le polype adhère par une large base; écraseur linéaire de Chassaignac.

Surveiller l'hémorrhagie; soutenir et fortifier la malade, repos, injections froides, tièdes, additionnées d'acide phénique ou salicylique.

487. **Cancer.** — SYMPTÔMES. — 1° *Locaux et fonctionnels* : Au début, trois symptômes caractéristiques — douleurs, ménorrhagie et leucorrhée. Le premier manque souvent ; la métrorrhagie s'ajoute bientôt à la ménorrhagie ; la leucorrhée est d'abord séreuse, puis séropurulente, sanieuse, ichoreuse, âcre et d'une odeur fétide caractéristique. Quand le cancer est confirmé,

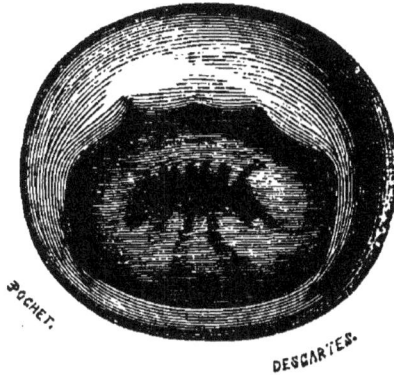

*Fig.* 213. — Cancer du museau de tanche (*).

augmentation de ces symptômes, gêne, pesanteur à l'hypogastre ; ténesme, dysurie, douleurs erratiques, puis douleurs pongitives, lancinantes dans le col, dans l'utérus et dans le voisinage, dans les aines, les cuisses, les lombes, le sacrum, le nerf sciatique, selon le siége ou le volume de la dégénérescence.

I. *Au col.* — Nombreuses élevures irrégulières autour de l'orifice, ayant l'aspect d'une hypertrophie papillaire, formant tantôt une excroissance en forme de *choux-fleurs* (*fig.* 206), ou bien présentant une *ulcération* à surface inégale, à bords indurés, à fond grisâtre, sanieux, saignant facilement par le toucher. Les fragments de végétations épithéliales se détachent moins aisément que les végétations simples : marche envahissante de ces végétations qui amènent les phénomènes mécaniques de compression sur les organes abdominaux, vessie, anus, etc.

Dans le *cancer parenchymateux*, augmentation de volume et de

(*) Orifice largement ouvert, bords minces, durs, découpés. (Boivin et Dugès.)

chaleur du col, induration générale, inégalité, sensation de corps durs, globuleux (*fig.* 213), multiples sur une lèvre plutôt que sur l'autre, sans résistance, ni fluctuation ni altération primitive de la muqueuse ni de son épiderme, avec état congestif, coloration violacée inégale et injection veineuse capillaire autour de ces tumeurs profondes (Courty).

II. *Au corps ou dans la cavité utérine.* — Hémorrhagie, écoulement ichoreux, fétide, purulent, douleurs expulsives. A l'aide du cathéter ou du doigt portés dans la cavité, sensation d'augmentation de capacité, de surface inégale, de tissu fragile, de détritus. — Pas de signes précis du cancer parenchymateux.

2° *Symptômes généraux :* troubles digestifs, émaciation, cachexie, œdème des membres inférieurs.

*Ne pas confondre avec* granulation (482), choux-fleurs (483), métrite chronique (481), tumeurs fibreuses (485), ulcérations simples (483), polypes (486), fongosités (484).

TRAITEMENT. — Palliatif et symptomatique :

*Général :* 1° Aider aux fonctions générales en excitant les fonctions digestives et les sécrétions et excrétions abdominales ;

2° Diminuer la sensibilité morbide des parties et provoquer l'absorption des dépôts morbides par l'emploi des anodins combinés avec les désobstruants et les médicaments perturbateurs ;

3° Accroître la vigueur générale par les médicaments appropriés, par le régime et la nourriture (Copland).

Narcotiques, opium, belladone, morphine ; extrait de ciguë (0,05 à 0,10), extrait de stramonium (0,05 à 0,15); iodure de potassium. Soins excessifs de propreté ; injections fréquentes, calmantes, narcotiques ; injections astringentes avec eau tiède additionnée d'acide acétique (15 gr.), d'acétate de plomb (5 gr.), d'acide nitrique (10 gouttes), de sulfate de zinc, d'alun. Injections d'acide carbonique gazeux, de permanganate de potasse (5 gr. pour 500 d'eau).

**488. Déviations. — J. Antéversion.** — SYMPTOMES. — Corps de l'utérus porté en avant (*fig.* 214) vers le pubis, sans flexion de l'organe, le col se trouvant porté plus ou moins fortement en haut et en arrière. Douleur et pesanteur dans les aines, dans le bassin ; névralgies lombo-abdominales, inter-costales ; miction fréquente, quelquefois douloureuse, déterminée par la pression de l'utérus sur la vessie. Dyspepsie : menstruation normale le plus souvent ; leucorrhée ; stérilité très-fréquente.

**II. Rétroversion.** — SYMPTÔMES. — Matrice renversée en arrière, de telle sorte que le corps est porté vers le sacrum, le col en haut, en avant vers le pubis (*fig.* 215). Douleur et pesanteur dans les lombes, miction facile et normale, constipation

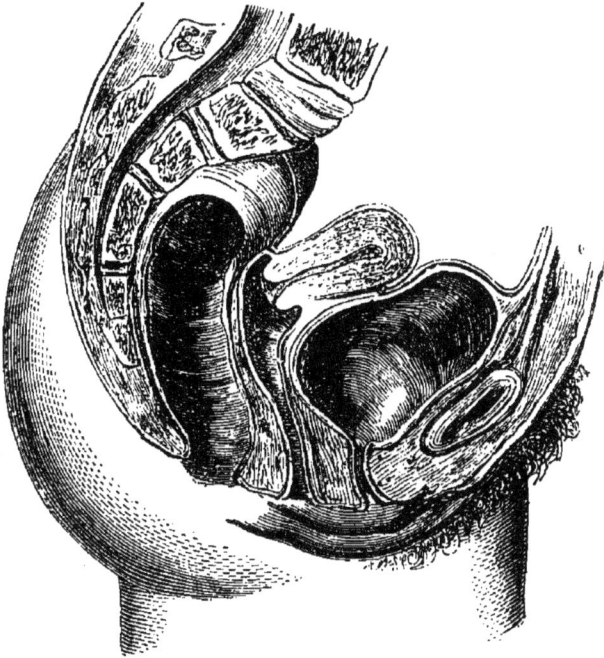

*Fig*. 214. — Antéversion de l'utérus.

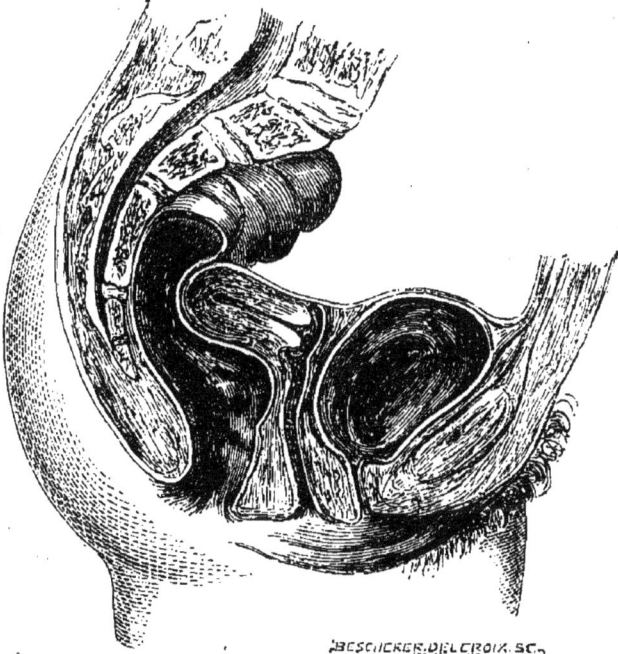

*Fig*. 215. — Rétroversion de l'utérus.

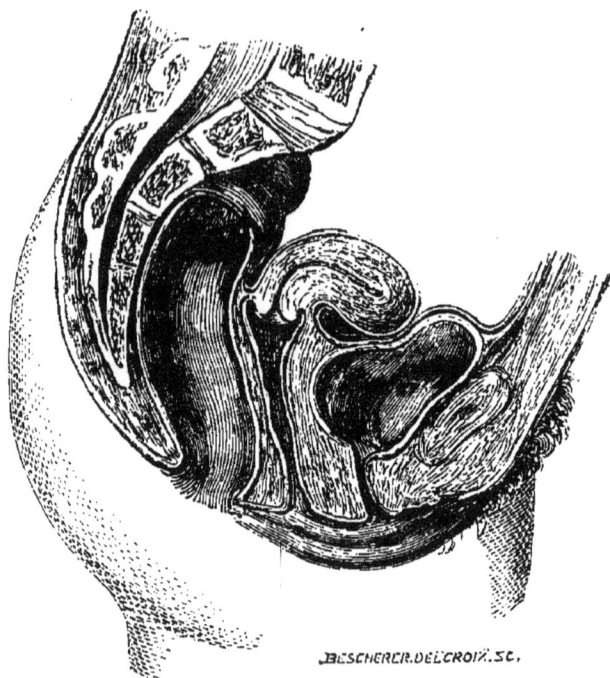

*Fig*. 216. — Antéflexion de l'utérus.

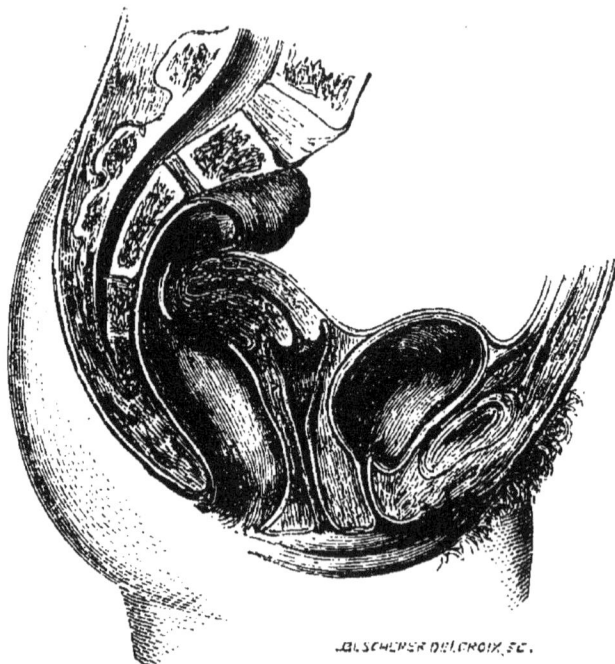

*Fig*. 217. — Rétroflexion de l'utérus.

constante, alternant quelquefois avec le dévoiement ; rejet de mucosités abondantes ; quelques douleurs expulsives dans le rectum.

III. **Antéflexion**. — SYMPTOMES. — Matrice *pliée*, de telle façon que le corps est fléchi en avant vers le pubis, comme dans l'antéversion, mais le col garde sa direction normale (*fig.* 216). Dysménorrhée, névralgies ; miction plus fréquente qu'à l'état normal, mais moindre que dans l'antéversion.

IV. **Rétroflexion**. — SYMPTOMES. — Matrice *pliée* comme dans l'antéflexion, le corps étant porté horizontalement en arrière vers le sacrum, le col situé normalement (*fig.* 217) ou quelquefois porté en arrière et simulant l'antéversion. Douleurs lombaires, sacrées ; marche pénible ; miction naturelle, constipation. — Stérilité.

V. **Latéroversion**. — L'utérus, au lieu d'être situé dans l'axe du corps, est incliné à droite ou à gauche.

*Ne pas confondre* ces différentes déviations : examiner la malade, assise et debout, par le toucher vaginal et par le toucher rectal ; par la palpation hypogastrique et quelquefois par le cathétérisme utérin, ce qui n'est pas toujours sans danger.

TRAITEMENT. — Les maladies du col de l'utérus étant le plus souvent causes des déviations, traiter d'abord ces maladies (482, 483, 484). Tonifier les tissus par les injections froides, avec l'irrigateur vaginal d'Aran (*fig.* 218), par les douches as-

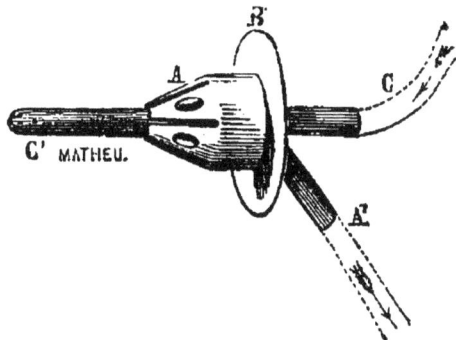

*Fig.* 218. — Irrigateur vaginal d'Aran (*).

cendantes, par l'hydrothérapie ; repos horizontal, pas de fatigues corporelles, pas de marches, pas de danses ni d'équita-

---

(*) CC′, tube horizontal destiné à conduire l'eau dans le vagin ; AA′, tube inférieur à direction oblique destiné à faire ressortir l'eau ; B, plaque qui est traversée par les deux tubes et qui, appliquée sur la valvule, empêche le liquide de se répandre dans le lit, et le maintient dans le vagin.

tion ; ceinture hypogastrique ; pessaires en caoutchouc vulcanisé, anneau pessaire de Meigs, modifié par Dumontpallier (*fig.* 219). Ce pessaire est constitué par un anneau en caoutchouc très-flexible, pouvant s'introduire facilement, et n'occasionne aucune gêne ; il est peu coûteux, 2 à 3 fr. ; éponges, pessaires Gariel

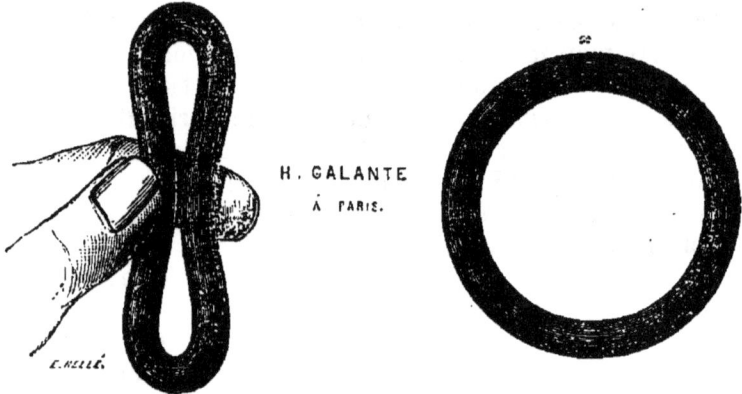

H. GALANTE
À PARIS.

*Fig.* 219. — Anneau pessaire de Meigs, modifié par Dumontpallier.

(*fig.* 220, 221, 222), placés de manière à ramener l'utérus dans sa position normale (*fig.* 224).

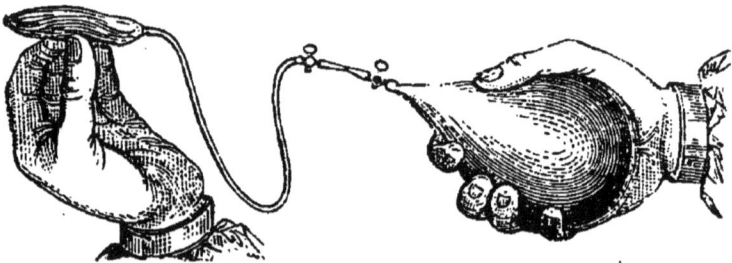

*Fig.* 220. — Pessaire à réservoir d'air (vide).

**489. Abaissement, prolapsus, chute de l'utérus.** — SYMPTOMES. — Abaissement de l'utérus au-dessous de son niveau normal, et, dans les cas extrêmes, issue d'une partie de l'organe entre les grandes lèvres (*fig.* 223), plénitude, pesanteur dans le bassin ; tiraillements dans les reins, l'ombilic ; douleurs lombaires ; marche et station debout pénibles, surtout le soir ; miction difficile, quelquefois impossible, menstruation le plus

habituellement régulière; conception possible : leucorrhée ;
dyspepsie.

*Ne pas confondre avec* polypes (486), tumeurs pelviennes, al-

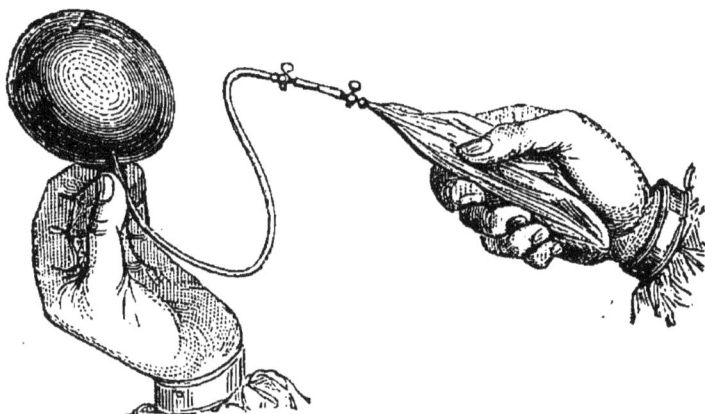

*Fig.* 221. — Pessaire à réservoir d'air (plein).

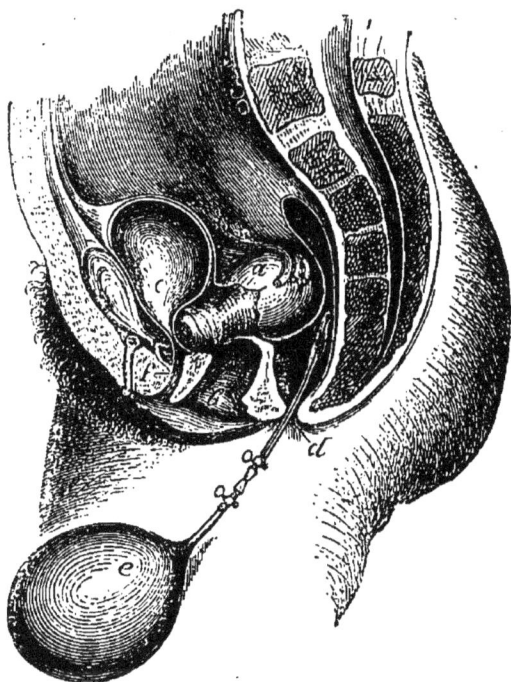

*Fig.* 222. — Réducteur à air avant la réduction (*).

(*) *a*, utérus ; *b*, vagin ; *c*, vessie ; *d*, réducteur vide ; *e*, insufflateur gonflé ;
*f*, symphyse du pubis.

longement hypertrophique du col. Le signe important est
l'existence de l'orifice utérin à la partie inférieure de la tumeur.

TRAITEMENT. — Repos horizontal prolongé ; injections froides;
toucher 2 fois par semaine le col avec la teinture d'iode con-

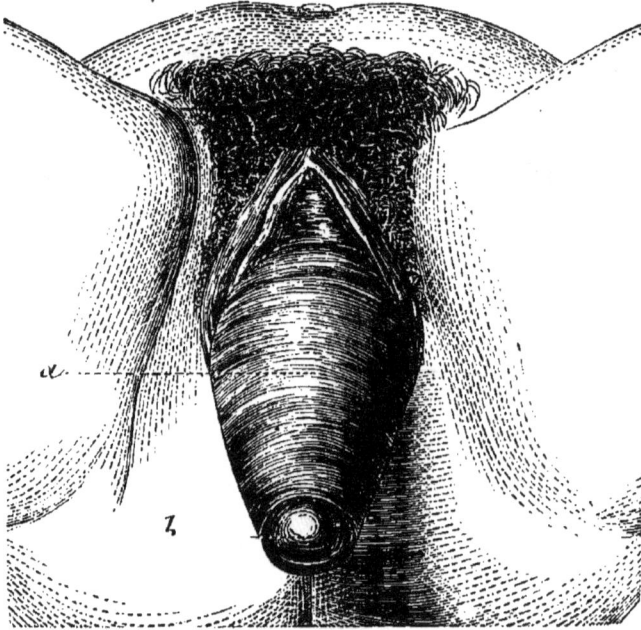

*Fig.* 223. — Prolapsus à la suite d'une chute (*).

centrée (Churchill). Injections astringentes, sulfate de zinc ou
de cuivre (15 gr. pour 500 d'eau) ; nitrate d'argent (5 à 10 gr.);
alun (15 à 30 gr.) ; injections avec les décoctions de thé vert,
d'écorces de chênes, de noix de galle, de roses de Provins, de
matico. Tampons ou sachets avec des poudres ou des mélanges
astringents, au tannin, à l'alun, etc.

Réduction de l'utérus tombé entre les cuisses : pessaires en
gimblette (*fig.* 225), en huit de chiffre (*fig.* 226), en gutta-percha,
et mieux en caoutchouc, tels que les pessaires Gariel (*fig.* 220),
qu'on retire chaque soir, qu'on lave et qu'on replace le matin, les pessaires Dumontpallier (*fig.* 219).

*Prophylactique.* — Eviter les marches, les fatigues, l'équita-

(*) *a*, vagin renversé ; *b*, museau de tanche, accident récent.

(Boivin et Dugès.)

tion, les voyages lointains, en voiture mal suspendue ; hydrothérapie et douches ascendantes.

490. I. **Ovarite.** — SYMPTOMES. — 1° *Locaux* : Douleur sponta-

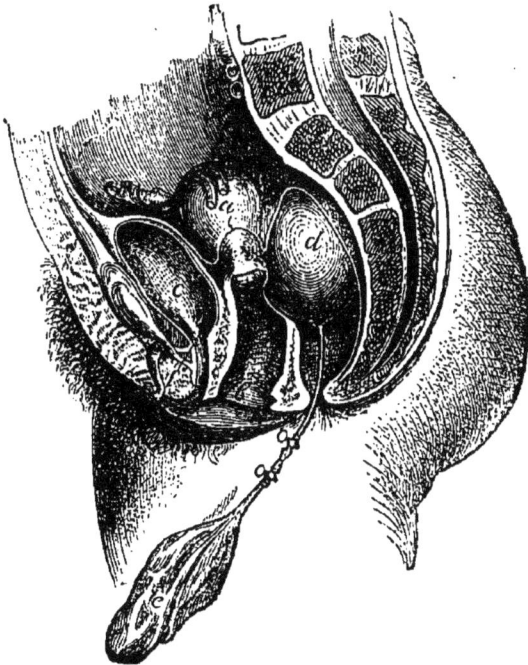

*Fig.* 224. — Réducteur à air après la réduction (*).

née, plus violente sous la pression, par la marche, les faux pas ;
tumeur dans l'une ou l'autre fosse iliaque, de 6 à 8 centimètres

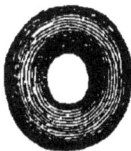

*Fig.* 225. — Pessaire en gimblette.          *Fig.* 226. — Pessaire en huit
de chiffre.

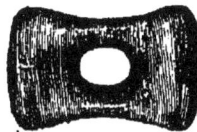

environ, résistante, dure, douloureuse, donnant la sensation de
pesanteur, d'élancements, augmentant à l'époque menstruelle.

(*) *a*, utérus ; *b*, vagin ; *c*, vessie ; *d*, réducteur gonflé ; *e*, insufflateur vide;
*f*, symphyse du pubis.

Par le toucher rectal, sensation très-distincte de l'ovaire tuméfié et douloureux. Terminaison par résolution ou par suppuration, le pus pouvant s'écouler spontanément par l'utérus, ou par perforation anale, vésicale ou péritonéale.

2° *Généraux* : Malaise, dysménorrhée, fièvre, brisement des membres, céphalalgie, troubles digestifs, constipation opiniâtre.

II. **Ovarite chronique.** — SYMPTOMES. — *Locaux :* Consécutive à l'ovarite aiguë ou se manifestant d'emblée. Douleurs sourdes locales s'irradiant dans le voisinage, le membre correspondant, augmentant par la marche, la station debout, les faux mouvements, etc., avant ou pendant les époques menstruelles. Règles augmentées, diminuées, abolies ou perverties. Envies fréquentes d'uriner, constipation, hémorrhoïdes. Par le toucher vaginal, col sain, œdémateux, entr'ouvert, utérus incliné, douloureux dans ses mouvements, pesant, adhérant avec les parties voisines par rétraction du ligament large ; sensation de l'ovaire malade tombé derrière la matrice. Au toucher rectal, sensation de corps ovoïde, derrière ou sur le côté de l'utérus, peu élastique, non induré, à surface lisse, polie, quelquefois bosselée, un peu douloureuse au toucher.

2° *Généraux :* Troubles digestifs, chloro-anémie, nervosisme.

*Ne pas confondre avec* avec abcès des parois abdominales (401), phlegmon des ligaments larges (492).

TRAITEMENT. — 1° *Local :* 10 à 20 sangsues, cataplasmes émollients ; frictions avec l'onguent mercuriel ; collodion élastique, narcotiques à haute dose, extrait thébaïque 0,10 à 0,20. Injections hypodermiques.

2° *Général :* Tisanes émollientes, acidules, eau d'orge miellée ; demi-lavement matin et soir ; limonade purgative ; eau de Sedlitz, huile de ricin ; demi-bains, grands bains : repos horizontal.

*Dans la forme chronique,* pommade à l'iodure de plomb, de potassium, teinture d'iode, vésicatoires volants, moxas. A l'intérieur, solution d'iodure de potassium, arsenic. — Bains, douches froides ou sulfureuses, grands bains alcalins : hydrothérapie, eaux de Vichy, Vals, Plombières, Pougues ; purgatifs.

**491. Kystes des ovaires.** — SYMPTOMES. — 1° *Locaux :* Début lent, insensible, puis peu à peu augmentation du volume du ventre ; tension de l'abdomen ; ventre déformé par une tumeur plus ou moins volumineuse ; matité limitée et plus marquée dans le côté où siége le kyste ; sonorité dans le côté opposé et à la partie supérieure de l'abdomen, selon une ligne courbe dont la convexité est tournée en haut.

2° *Généraux* : Le plus souvent nuls ou peu marqués ; troubles mécaniques des fonctions digestives, respiratoires, circulatoires ; constipation, œdème des extrémités, dyspnée ; émaciation ; troubles nerveux : menstruation variable.

Chercher à reconnaître par la palpation si le kyste est uniloculaire ou multiloculaire, s'il est simple ou multiple.

*S'il est uniloculaire,* — perception de fluctuation générale.

*S'il est multiloculaire,* — de petites pichenettes sur le ventre donnent une série de fluctuations partielles correspondant à autant de loges (Boinet).

*Ne pas confondre avec* ascite (448), tumeur fibreuse (485), grossesse (596), phlegmasie péri-utérine (492), tumeurs produites par l'accumulation considérable des matières stercorales.

Traitement. I. *Médical* : Nul ou incertain, tonifier la malade.

II. *Chirurgical* : 1° Ponctions avec le trocart ordinaire ; répéter les ponctions selon les indications (voir *Paracentèse*, 466).

2° « Ne traiter par les injections iodées que les kystes uniloculaires simples, mobiles, sans complication aucune, ayant des parois minces et sans altération, et renfermant un liquide clair, séreux, sanguin ou purulent.... Une seule ponction et une seule injection suffisent souvent pour les guérir radicalement (Boinet). »

```
℞  Teinture d'iode.......................... ⌉ āā 100 gr.
   Eau distillée............................. ⌋
   Iodure de potassium...................... 4 —
   Diss.                                (Boinet.)
```

3° Essayer de traiter par les injections iodées et la sonde à demeure les kystes simples et uniloculaires renfermant un liquide épais, filant et albumineux (Boinet).

Quand le liquide se reforme vite, ovariotomie.

4° Si la santé de la malade est bonne, si le kyste est multiloculaire et le liquide limpide, déchirer les parois des poches avec la canule du trocart.

5° « Soumettre à l'ovariotomie tous les autres kystes multiloculaires, même les kystes uniloculaires à liquide filant, épais, albumineux, etc., parce que le traitement de ces kystes par la sonde à demeure et les injections iodées exige des mois, des années (Boinet). »

**492. Inflammation péri-utérine.** — Symptômes. — 1° *Locaux* : Douleur plus ou moins vive dans la fosse iliaque, réveillée par la pression, la marche, la station debout. Rénitence diffuse de la paroi abdominale, sensation plus ou moins bien circonscrite d'une tumeur ovoïde, globuleuse, située dans la profondeur du bassin ; diminution graduelle des symptômes ou passage à l'état chronique. Par le toucher vaginal, sensation de chaleur insolite, d'empâtement, très-douloureuse au contact du doigt ; toucher rectal douloureux.

2° *Généraux* : Fièvre plus ou moins vive, altération, nausées, inappétence, constipation, dysurie : face anxieuse, décubitus dorsal.

*Ne pas confondre avec* déviation utérine (488), ovarite (490), métrite (480), péritonite (463).

Traitement. — 15 à 20 sangsues répétées au besoin ; cataplasmes émollients, laudanisés ; bains, demi-bains ; injections émollientes, narcotiques ; lavements laxatifs ; boissons acidules, émollientes, gazeuses : potion calmante ou antispasmodique.

Légers laxatifs ; limonade purgative au citrate de magnésie (50 gr.), eau de Sedlitz ; huile de ricin, collodion élastique.

493. **Vulvite** — I. **V. simple.** — Symptomes. — 1° *Locaux* : Chaleur, cuisson, rougeur, tuméfaction de la vulve ; écoulement d'abord limpide, puis épais, blanc ou jaunâtre, plus ou moins abondant ; quelquefois le contact de l'urine augmente la douleur ; marche douloureuse.

*A l'état chronique*, absence de chaleur, de cuisson, de rougeur ; écoulement moins épais.

2° *Généraux* : Presque nuls, comme dans la *Vulvite simple des enfants lymphatiques*.

*Ne pas confondre avec* tentatives de viol ni avec les variétés suivantes.

Traitement. — 1° *Local* : Cataplasmes, fomentations, bains émollients ; saupoudrer avec le sous-nitrate de bismuth. A l'état chronique, lotions astringentes, à l'eau blanche, à l'eau végéto-minérale, à la solution de nitrate d'argent (0,05 à 0,10 pour 50 d'eau), de sulfate de zinc, d'alun ; eau de sureau, de feuilles de noyer, de roses de Provins.

2° *Général* : Traiter le lymphatisme (27).

II. **V. phlegmoneuse.** — Symptomes. — 1° *Locaux* (*fig.* 227) : Chaleur, rougeur, douleurs lancinantes s'étendant dans le voisinage : adénite consécutive ; tuméfaction d'une ou des deux grandes lèvres : au centre de la tuméfaction, noyau dur ; puis ramollissement, fluctuation. Marche, station debout pénibles, impossibles.

2° *Généraux* : Plus ou moins intenses.

*Ne pas confondre avec* hernie (545), œdème, kystes des grandes lèvres (496).

TRAITEMENT. — Quelquefois 4 à 5 sangsues ; cataplasmes émollients ; bains, demi-bains ; ouvrir largement l'abcès dès que le
pus est formé pour éviter les fistules. Cataplasmes émollients ;

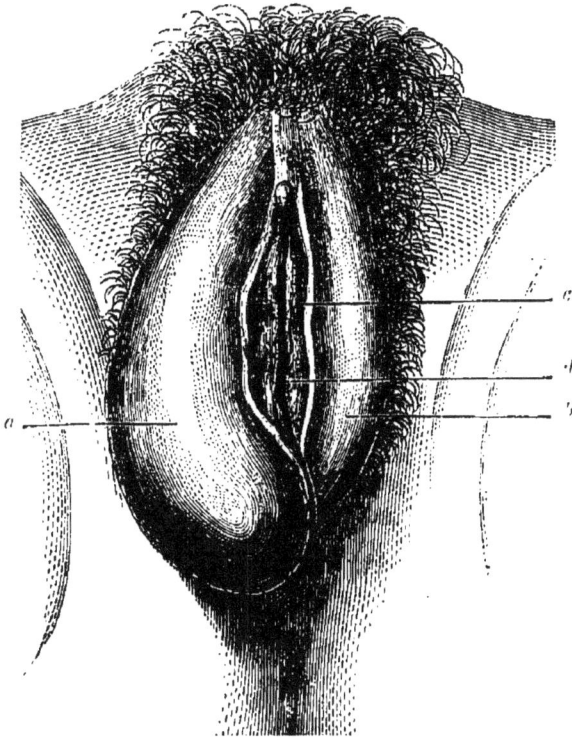

Fig. 227. — Vulvite phlegmoneuse (*).

repos. S'il y a trajet fistuleux persistant, mettre la fistule à
jour.

III. **V. folliculeuse.** — SYMPTOMES. — 1° *Locaux* : Prurit ou
élancements douloureux surtout pendant la marche ; écoulement peu abondant blanc, opalin à l'état chronique, jaunâtre,
purulent à l'état aigu, disparaissant et apparaissant deux à trois
fois par jour. A l'orifice du vagin, petites ouvertures arrondies,
grisâtres, situées sur de petites élévations et entourées d'un
cercle rouge : possibilité d'introduire un stylet dans les orifices ; issue d'un liquide filant quand on presse les follicules (*In-*

(*) *a*, grande lèvre tuméfiée; *b*, grande lèvre saine ; *c*, petite lèvre normale ;
*d*, orifice du vagin.

*flammation des follicules muqueux*, Alph. Robert). Pas de symptômes généraux (*fig.* 228).

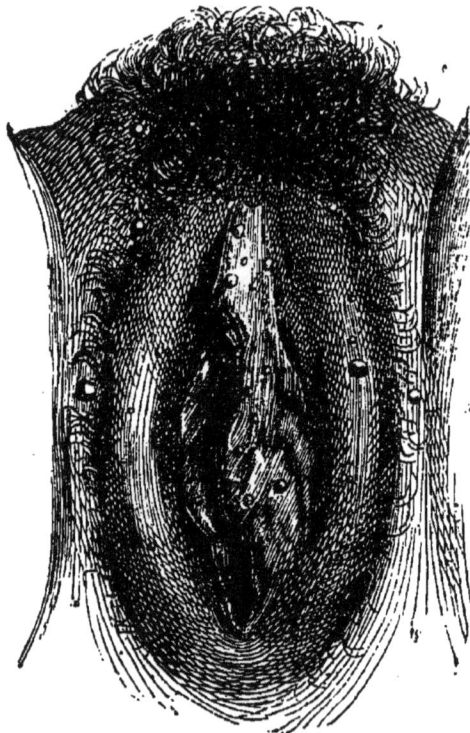

*Fig.* 228. — Vulvite folliculeuse (Huguier).

Prurit, tuméfaction, rougeur, petites élevures disséminées occupant les follicules sébacés ou les bulbes pilifères, ayant peu à peu l'aspect d'une petite pustule, avec chaleur, démangeaison, douleur ; sécrétion visqueuse, gluante, à odeur forte, fétide ; excoriations, ulcérations. Au déclin, dessiccation, cicatrisation (*Inflammation des follicules sébacés et des bulbes pilifères*, Huguier. — *Acné granuleuse*, A Guérin).

*Ne pas confondre avec* abcès (107), chancre (28), ulcères (127) maladies cutanées, eczéma (54), ecthyma (63), impétigo (62), herpès (56), ulcère rongeant ou esthiomène (498).

TRAITEMENT. — *Contre l'inflammation des follicules muqueux* : Un seul moyen de guérison : introduire un stylet d'Anel très-fin dans le follicule dont on dilate un peu l'ouverture ; substituer au stylet une branche de ciseaux fins, minces et boutonnés ; inciser le follicule et cautériser avec le crayon de nitrate d'argent (A. Robert).

*Contre l'inflammation des follicules sébacés et pileux* : Bains de propreté ; lotions adoucissantes, émollientes, narcotiques ; bains de siège ; onctions avec l'huile d'amandes douces, le beurre de cacao. Quelquefois lotions astringentes avec la décoction de roses de Provins, la solution de sulfate de zinc (1 p. 100), eau blanche. Cautérisation des excoriations avec le crayon de nitrate d'argent : lotions d'eau de chaux, cataplasmes de mie de pain et de feuilles de ciguë arrosés d'eau blanche (Huguier).

IV. **V. pseudo-membraneuse. —** Symptomes. — 1° *Locaux :* Douleur, tuméfaction, peu considérables ; pseudo-membranes sous forme d'îlots grisâtres s'étendant rapidement sur les bords de la vulve ; écoulement d'une matière sanieuse.

2° *Généraux :* Voir *Stomatite* (232) sous l'influence de laquelle la maladie se développe.

*Ne pas confondre avec* vulvite gangréneuse.

Traitement. — Cautérisation avec alun en poudre, nitrate d'argent, acide chlorhydrique (Voir *Stomatite couenneuse* (232, II).

V. **V. gangréneuse. —** Symptomes. — 1° *Locaux :* Douleur brûlante ; tache d'un rouge pâle d'abord avec engorgement des lèvres, puis d'une teinte grise, cendrée, noirâtre avec cercle inflammatoire. Dysurie ou rétention d'urine ; élimination des eschares ou aggravation des symptômes.

2° *Généraux :* Fièvre, céphalalgie, nausées, anorexie ; pouls petit, fréquent : diarrhée colliquative.

*Ne pas confondre avec* vulvite pseudo-membraneuse.

Traitement. — Cautérisation (V. *Stomatite gangréneuse*, 232).

VI. **V. eczémateuse,** voir eczéma (54,55).

**494. Prurit. — Névralgie. —** Symptomes. — Aucune lésion locale pouvant expliquer le prurit intense qui occasionne des démangeaisons parfois atroces, des excoriations, l'insomnie, des habitudes vicieuses, des désirs vénériens (*Prurit*).

Douleur spontanée ou provoquée consistant en élancements, cuisson plus ou moins vive, augmentant par le toucher, le coït (*Névralgie*).

*Ne pas confondre avec* eczéma (54), prurigo (67), vaginisme (495).

Traitement. — 1° *Contre le prurit :* Lotions albumineuses, alcalines, bicarbonate de soude (5 gr. pour 500 gr.), narcotiques ; fomentation de décoction de cerfeuil, de ciguë, de têtes de pavots.

| ♃ Eau d'orge | 250 gr. | ♃ Eau commune | 250 gr. |
|---|---|---|---|
| Alun | 2 — | Borax | 10 à 25 — |
| Diss. pour lotions, 3 à 4 fois par jour. | | Diss. pour lotions, 3 à 4 fois par jour. | |

℞ Eau commune.......... 300 gr.
  Chlorure de chaux...... 2 à 3 —
  Diss.

℞ Sublimé................ 5 gr.
  Alcool................. 50 —
  Diss. : Une cuillerée à café dans un litre d'eau très-chaude pour lotions et injections.        (Trousseau.)

Pommades camphrée, alcaline (2 à 4 gr.), boratée (2 à 4 gr.), mercurielle, éthérée : sous-nitrate de bismuth en poudre ; eau fraîche additionnée de teinture de benjoin ; cautérisation au nitrate d'argent.

℞ Précipité blanc........ 2 à 8 gr.
  Axonge............... 30 —
  F. s. a. Pommade : saupou-
  drer ensuite avec :
      Camphre pulvérisé..... 5 —
      Amidon............... 20 —

℞ Axonge............... 20 gr.
  Éther chlorhydrique chloré. 2 —
  F. s. a. Pommade.   (Cazenave.)

Lotions avec

℞ Sublimé................ 2 gr.
  Alcool................. 10 —
  Eau de roses........... 40 —
  Eau distillée.......... 450 gr.
            (Tarnier)

℞ Hydrate de chloral....... 5 gr.
  Eau.................... 250 —

2° *Contre la névralgie* : Bains émollients, narcotiques : voir ci-dessus *Prurit*. Liniment de chloroforme : voir *Névralgies* (37).

℞ Chloroforme........... 25 gr.
  Gutta-percha........... 5 —
  Diss. pour embrocation.

℞ Chloroforme........... 2 gr.
  Huile d'amandes douces... 30 —
  Mêlez.

**493. Vaginisme. — Hyperesthésie vulvaire.** — Symptomes. — Contraction spasmodique des muscles du vagin rendant le coït impossible, avec ou sans persistance de la membrane hymen, hyperesthésie excessive.

*Ne pas confondre avec* l'occlusion ou atrésie congénitale ou accidentelle du vagin, ce que révélera l'introduction d'une sonde de femme par l'ouverture vaginale.

Traitement. — Extirpation ou incision de l'hymen et pansement avec cérat opiacé ou belladoné. — Division des fibres du sphincter vaginal. Introduire dans le vagin l'index et le médius de la main gauche ; les séparer ensuite latéralement, de manière à tenir aussi écartées que possible les parois de la cavité vaginale, en s'appuyant sur la fourchette qui se trouve ainsi distendue. Puis avec un bistouri ordinaire entamer profondément le sphincter vaginal d'un côté de la ligne médiane en dirigeant l'incision de haut en bas pour s'arrêter au raphé

26.

du périnée. Réintroduire l'instrument dans le vagin en maintenant toujours écartés les doigts index et médius. Pratiquer de l'autre côté une incision semblable, la diriger également de haut en bas jusqu'à ce qu'elle vienne la rejoindre au niveau du périnée et prolonger leur jonction jusqu'au tégument périnéal, chaque incision ayant environ 2 pouces de long. — Puis dilatation à l'aide d'un dilatateur en métal, en ivoire ou en verre (Marion Sims).

*S'il y a hyperesthésie simple :* Bains de siége, quarts de lavements froids.

*S'il y a fissure :* Cautérisation au nitrate d'argent en solution à l'aide d'un pinceau de blaireau, tous les 2 ou 3 jours, et charpie sèche. Ou bien dilatation graduée ou forcée, soit avec les doigts, ou avec le spéculum bivalve ou la pelote de caoutchouc.

**496. Kystes.** — Symptomes. — *Locaux :* Gêne augmentant par le mouvement quand le kyste a un volume un peu considérable ; dans l'épaisseur de la lèvre, tumeur sans changement de couleur à la peau, assez dure à la pression, ne se confondant pas avec les tissus voisins, mobile sous la peau, ne changeant pas de volume par les efforts, par les quintes de toux, comme les anévrysmes (*fig.* 229).

*Ne pas confondre avec* phlegmon des grandes lèvres ou vulvite phlegmoneuse (493, II), œdème ou hernie, thrombus, varices (497), polypes.

Traitement. — Incision simple ; incision et pansement avec la charpie enduite d'onguent styrax, de teinture d'iode, de pommade excitante, de vin aromatique. — Incision et cautérisation des parois du kyste ; — séton dans le kyste. — Excision et ablation complète comme pour les kystes ou loupes (132, 133). Si le kyste est petit, excision ; s'il est considérable, n'exciser qu'une partie du sac et amener avec la charpie une suppuration adhésive du reste du foyer.

**497. Thrombus. — Varices.** — Symptomes. — *Locaux :* Développement de veines variqueuses sur l'une ou les deux grandes lèvres, coïncidant souvent avec la grossesse, avec des varices aux jambes.

*Ne pas confondre avec* kystes (496), abcès (493).

Traitement. — Topiques froids ; astringents, repos horizontal, éviter la constipation (voir 445).

**498. Ulcère rongeant des lèvres ou Esthiomène.** — Symptomes. — *Locaux :* Chez des femmes lymphatiques, coloration rougeâtre, bleuâtre des grandes lèvres, sans vésicules, ni pustules ni tubercules, à aspect lisse, luisant, à forme squameuse (*Esthiomène superficiel*).

Ou bien tubercules isolés ou confluents, plats, couleur lie de vin, de forme ovale ou circulaire, mous, peu sensibles au tou-

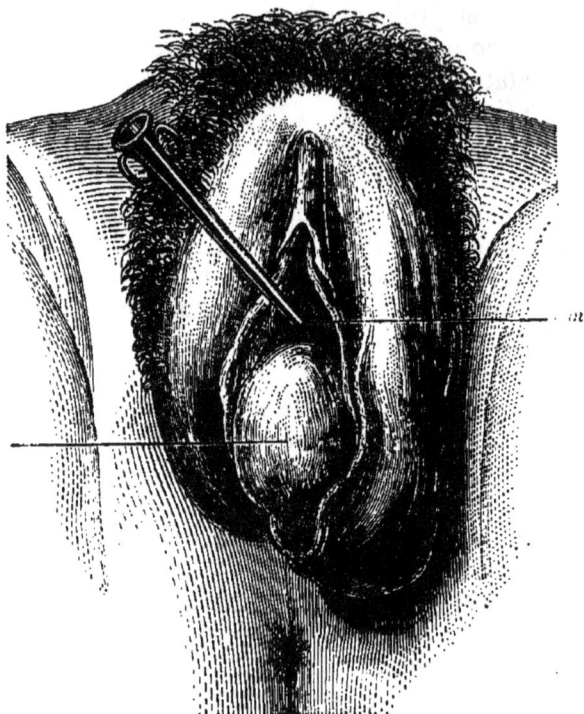

Fig. 229. — Kyste du vagin (*).

cher, restant stationnaires, ou s'étendant, se réunissant, gagnant en profondeur, avec induration, épaississements, infiltration (*Esthiomène profond*) (fig. 230).

*Ne pas confondre avec* chancre (28).

TRAITEMENT. — 1° *Local* : Lotions journalières, bains, etc. ; onctions avec les pommades iodurées, iodure de plomb, de soufre, de potassium (2 à 4 gr.); calomel, onguent napolitain.

Promener légèrement et rapidement sur la plaie un pinceau de charpie imbibé de sulfure de carbone; recouvrir immédiatement de sous-nitrate de bismuth en quantité notable ; appliquer par-dessus un gâteau de charpie sèche ou un tampon

(*) T, aspect général de la tumeur; *m*, sonde introduite dans l'urèthre.

(Huguier.)

d'ouate ; ôter et nettoyer après 8 à 10 heures (Guillaumet). On sature quelquefois d'iodoforme le sulfure de carbone.

2° *Général* : Insister sur ce traitement ; huile de morue, 3 à

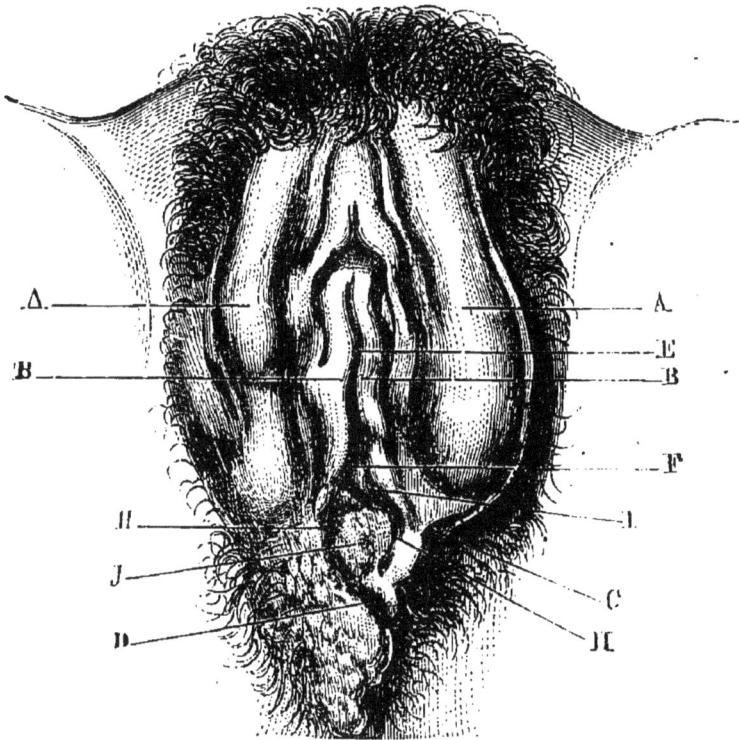

*Fig.* 230. — Esthiomène perforant et hypertrophique du périnée et de l'anus (*).

5 cuillerées à bouche, iodure de fer, de potassium, etc. (voir *Lymphatisme*, 27).

**499. Imperforation de l'hymen.** — Symptomes. — A chaque époque menstruelle, malaise, douleur dans les reins, pesanteur sur le bas-ventre ; fatigue générale, céphalalgie, pesanteur à la vulve et sensation d'un corps qui tend à descendre, puis peu à peu tumeur au-dessous du pubis : entre les grandes lèvres, là

(*) A, A, grandes lèvres ; B, B, nymphes ; C, enfoncement anguleux représentant la cicatrice d'une ancienne ulcération ; D, crête saillante formée par le raphé périnéal et quelques plis de l'anus qui se soutiennent avec la nymphe ; E, F, enfoncement fissural qui remplace le vestibule et le méat urinaire ; H H, ulcération qui circonscrit l'extrémité inférieure du vagin ; I, tubercule antérieur du vagin ; J, orifice inférieur du vagin, très-rétréci.                    (Huguier.)

où devrait se trouver l'orifice semi-lunaire du vagin existe une saillie plus ou moins considérable, rouge, noirâtre, élastique, résistante, indolore au toucher, mais présentant une fluctuation obscure : dysménorrhée, aménorrhée.

*Ne pas confondre avec* kystes (496).

TRAITEMENT. — Inciser la membrane de haut en bas avec un bistouri droit pointu. Si l'hymen a beaucoup d'épaisseur et de résistance, inciser couche par couche, en ayant le doigt pour conducteur : quelquefois l'introduction d'une sonde dans la vessie et du doigt dans le rectum constitue les meilleurs conducteurs. Après l'opération, injections vaginales d'eau tiède ; panser avec une grosse mèche enduite de cérat.

500. **Vaginite.** — I. **Vag. simple aiguë.** — SYMPTOMES. — *Locaux :* Chaleur, puis écoulement vaginal plus ou moins abondant, d'abord clair, opalin, puis épais, jaunâtre ; tension et sensibilité du vagin ; rétrécissement de l'orifice externe, coloration rose, rougeâtre, de la muqueuse ; quelquefois tuméfaction des grandes lèvres et des ganglions inguinaux.

*Ne pas confondre avec* leucorrhée (501).

TRAITEMENT. — Injections émollientes, narcotiques, très-fréquentes ; bains, lavements émollients ; tampons de charpie imbibés de glycérine et laissés dans le vagin. Quand les douleurs sont moins violentes, injections astringentes ; tampons imbibés de glycérolé de tannin, additionné ou non de laudanum.

| | | | | |
|---|---|---|---|---|
| ♃ Eau distillée......... | 500 gr. | ♃ Eau distillée......... | 100 gr. | |
| Acétate de plomb ou | | Nitrate d'argent crist. | 10 à 20 — | |
| sulfate de zinc..... | 15 à 80 — | Diss. pour toucher 2 fois par semaine | | |
| Diss. pour injections. | | la muqueuse vaginale. | (Churchill) | |

II. **Vag. granuleuse.** — SYMPTOMES. — *Locaux :* Absence de douleurs ; quelquefois démangeaisons et cuissons ; écoulement plus ou moins abondant, de consistance crémeuse, de couleur jaune verdâtre. A la surface du vagin, petites granulations très-nombreuses, rougeâtres, de 1/2 millimètre à 2 millimètres de diamètre, ne s'ulcérant jamais, perceptibles au toucher.

*Ne pas confondre avec* leucorrhée (501).

TRAITEMENT. — Injections d'eau tiède d'abord pour nettoyer le vagin ; puis 2 fois de suite, à l'aide d'une seringue de verre, injection avec

| | | | |
|---|---|---|---|
| ♃ Eau distillée............ | 30 gr. | ♃ Glycérine............ | 30 gr. |
| Nitrate d'argent cristallisé.. | 0gr,05 | Tannin............... | 2 à 5 — |
| Diss. | | F. s. a. | |

Faites ces injections matin et soir : bains de siége ; grands bains tous les 4 jours : tampons avec le glycérolé de tannin ci-dessus.

Badigeonner exactement les replis de la muqueuse distendue par un spéculum en verre ou en bois, avec un pinceau trempé dans la solution de nitrate d'argent (1 gr. pour 30 d'eau).

III. **Vag. diphthéritique.** — Symptomes. — *Locaux* : Coloration rouge vif, écarlate : exsudation membraneuse jaune ou rougeâtre, souvent très-adhérente, saignant par l'ablation des fausses membranes ; chaleur locale, douleur, constrictions spasmodiques, leucorrhée abondante, muco-purulente ; quelques troubles menstruels ; extension de la diphthérite du vagin à la vulve, à la vessie et troubles fonctionnels.

*Ne pas confondre avec* ulcère (127), chancre (28), ulcère rongeant (498).

Traitement. — *Local* : Injections tièdes, émollientes, calmantes, narcotiques : lavements laudanisés ; prévenir ou combattre la constipation. Après la période d'acuité, injections au nitrate d'argent ci-dessus ; enlever la cause première de la diphthérite. En cas de sécrétions fétides, injections chlorurées, phéniquées ou avec la solution d'acide salicylique :

| ♃ | Eau distillée............ | 1000 gr. | ♃ | Eau commune.......... | 1000 gr. |
|---|---|---|---|---|---|
| | Acide phénique......... | 1 — | | Chlorure de chaux...... | 1 à 5 — |
| | Alcool................. | 10 — | | Diss. pour injections. | |
| | Mêlez pour injections. | | | | |

501. **Leucorrhée.** — Symptomes. — Écoulement par les parties génitales, en dehors de l'époque des règles, d'un liquide aqueux, albumineux, demi-transparent, opaque, muco-purulent, pouvant occasionner l'allanguissement, l'amaigrissement, la pâleur, des troubles gastriques, de la dyspepsie, de la gastralgie, de l'entéralgie, des désordres nerveux, de la chlorose, etc. Examiner au spéculum pour savoir si l'écoulement est *utérin* ou *vaginal*.

1° *Utérin*. — Écoulement de mucus transparent et albumineux : il mouille le linge sans l'empeser d'une manière notable : la muqueuse vaginale est saine, le tissu du col chroniquement enflammé (voir *Ulcération du col*, 482).

2° *Vaginal*. — *a*. Écoulement crémeux, caséeux, muco-purulent, épais, verdâtre ; empèse fortement le linge, le tache ; dépend habituellement de la muqueuse vaginale épaissie, enflammée, ramollie ou couverte de granulations.

*b*. Écoulement purulent, produit par des ulcérations de la membrane muqueuse de la surface ou de la cavité du col ; empèse le linge beaucoup moins que le précédent ; est plutôt blanchâtre que verdâtre ; dépend de la vaginite.

Très-souvent ces différentes sécrétions sont mélangées et confondues dans le vagin.

*Ne pas confondre avec* vaginite (500).

TRAITEMENT. — 1° *Local* : Injections avec les solutions de tannin (10 gr. pour 500 d'eau), de sulfate de zinc (10 gr. pour 500), sulfate de fer (10 à 15 gr.), acétate de plomb (5 à 25 pour 500), nitrate d'argent (0,05 à 0,10 pour 30 gr. d'eau), sulfate de cuivre (1 gr. pour 400), alun (5 à 15 gr.), eau de chaux, décoction de noix de galle, de feuilles de noyer, d'écorces de chêne. Pommade d'alun (50 gr. pour 100 d'axonge), de tannin (15 pour 30), glycérolé de tannin (Demarquay, Ad. Richard); douches froides, locales, ascendantes.

℞ Tannin.......................................... 10 gr.
  Glycérine....................................... 40 —
  Diss.

2° *Général* : Traiter la constitution par les toniques, les ferrugineux ; traiter les diathèses lymphatique (27), arthritique (24, 26), herpétique (55), la chloro-anémie (32). Hydrothérapie, bains de mer.

*Si la leucorrhée se montre à la place des règles supprimées* : poudre de sabine (0,30 à 0,50) trois fois par jour.

℞ Sabine pulvérisée........................ 8 gr.
  Fer ........................................... 4 —
  Extrait aqueux d'aloès................... 1gr,25
  Mucilage de gomme adragante.......... 0gr,50
  F. s. a. Des pilules de 0,10 : 3 à 4, deux ou trois fois par jour.

**502. Tumeurs vasculaires de l'orifice de l'urèthre.** — SYMPTOMES. — *Locaux* : Douleur intense et continuelle dans la vulve, augmentant par la pression, par la marche ; douleur dans les reins, envies fréquentes d'uriner, douleur au moment de la miction ; coït pénible ou impossible, écoulement muqueux : une ou plusieurs petites tumeurs à l'entrée du canal (*fig.* 231), au bord du méat urinaire, de volume variable, de consistance mollasse ou dure, saignant facilement, à surface lisse ou granuleuse.

TRAITEMENT. — Excision de la tumeur avec des ciseaux courbes, puis cautérisation avec le perchlorure de fer à 30°, ou avec le nitrate d'argent ou l'acide nitrique ou la pâte de Vienne.

**503. Blennorrhagie çhez la femme.** — SYMPTOMES. — *Locaux* : Tuméfaction légère des grandes et des petites lèvres ; muqueuse plus ou moins rouge, tuméfiée, comme fongueuse, plus rouge à la face interne des petites lèvres ; quelquefois ulcération des follicules mucipares et sécrétion muco-purulente, fétide et abondante. A l'état chronique, teinte violacée ; piqueté rouge des glandes sébacées ; écoulement moins épais (*Bl. vulvaire*).

Léger prurit du méat et du canal, puis douleur en urinant ; sécrétion muco-purulente des parois du canal, symptômes de cystite (*Bl. uréthrale*). Voir *Uréthrite*, 514.

Chaleur, cuisson, brûlure ; coloration rouge vif de la mu-

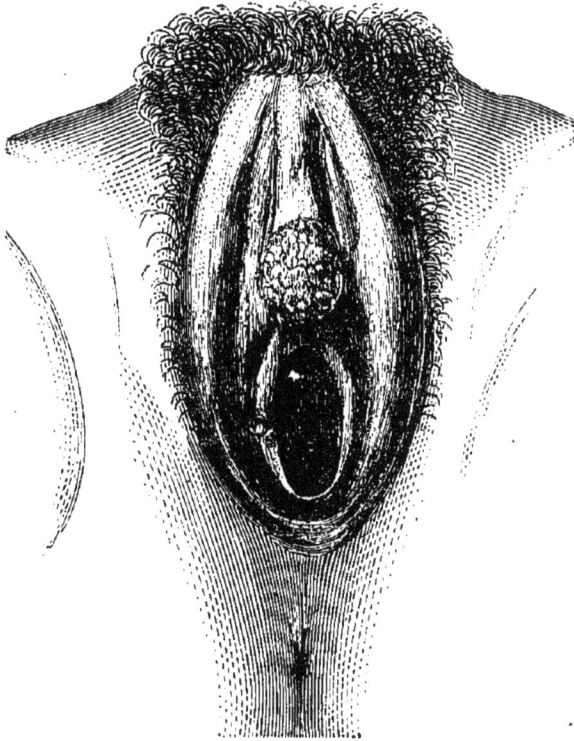

*Fig.* 231. — Tumeur vasculaire de l'orifice de l'urèthre. (Boivin et Dugès.)

queuse vaginale ; écoulement muco-purulent, puis purulent (*Bl. vaginale*).

Muqueuse du museau de tanche colorée en rouge vif, avec ou sans granulations, quelquefois excoriée ; sécrétion muco-purulente ; quelquefois extension de l'inflammation à la cavité du col (*Bl. utérine*).

*Ne pas confondre avec* les maladies de la vulve et du vagin qui ne sont pas vénériennes ; c'est surtout par les antécédents qu'on y parviendra.

TRAITEMENT. — 1º *Local* : Repos ; isolement des surfaces par linge, charpie, poudre de riz, de lycopode, d'amidon, sous-

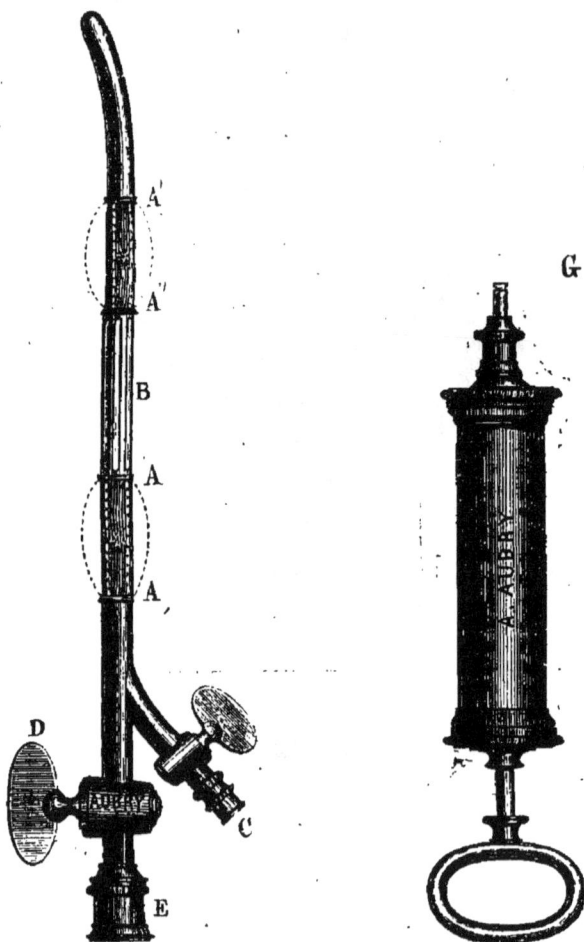

*Fig.* 232 et 233. — Appareil à injection, obturateur destiné au traitement de la blennorrhagie uréthrale chez la femme, par le Dr Aimé Martin.

*Fig.* 232. — 1° Sonde métallique, munie de deux tubes en caoutchouc faisant corps avec la sonde. Ces deux tubes se dilatent comme cela est indiqué sur le dessin, par le pointillé, de façon à former deux ampoules AA, A'A". La dilatation est produite au moyen de l'eau ou de l'air. L'eau est préférable.

2° Sur cette sonde, entre les deux ampoules, sont pratiquées des gouttières à fenêtres B par lesquelles le liquide de l'injection pénètre dans l'urèthre.

3° L'appareil étant introduit dans l'urèthre (chez la femme); lorsqu'on aura dilaté les ampoules, le liquide à injection restera en contact avec la muqueuse uréthrale aussi longtemps qu'on le jugera utile, sans pouvoir sortir par les extrémités du canal, obturées toutes les deux par les ampoules : on pourra, par ce moyen, forcer le liquide à pénétrer dans les cryptes muqueux du canal.

*Fig.* 233. — 1° Seringue à injection avec laquelle on dilate les ampoules, en

nitrate de bismuth ; cérat simple ou opiacé; caulérisation avec la solution de nitrate d'argent, en ayant soin qu'elle porte sur toutes les parties malades, à l'aide de l'instrument *fig.*232,233).

| ♃ Eau distillée............. 30 gr. | ♃ Eau distillée............ 100 gr. |
| Nitrate d'argent... 0ᵍʳ,10 à 0ᵍʳ,20 | Nitrate d'argent.......... 1 — |
| Diss.          (Rollet) | Diss.     (Belhomme et Martin) |

Tampons de charpie trempés dans le glycérolé de tannin ci-dessus. Cautérisation de l'urèthre avec le crayon de nitrate d'argent, injections avec la solution d'acide picrique (1 gr. pour 100), 3 fois par semaine.

Dans la blennorrhagie utérine, repos, grands bains ; deux cautérisations par semaine.

2° *Général.*—*A l'état aigu* : Bains, régime sévère, quelquefois sangsues : abstension de liqueurs alcooliques, de vin pur, de café.

*A l'état chronique* : Traitement de la diathèse lymphatique, scrofuleuse (27) ; bains de rivière, de mer, sulfureux.

Si les follicules, si les deux glandules, signalés par A. Guérin, sont enflammés, injections dans les glandules d'une solution ci-dessus de nitrate d'argent à l'aide de la seringue hypodermique (voir *Uréthrite*, 514), ou bien inciser cette glandule, comme dans la vulvite folliculeuse et cautériser (A. Robert).

# CHAPITRE XIV

### MALADIES DES ORGANES GÉNITO-URINAIRES DE L'HOMME.

Contusions, plaies du scrotum. — Hématocèle. — Orchite blennorrhagique aiguë. — Tumeurs du testicule — Castration. — Hydrocèle de la tunique vaginale. — Varicocèle. — Névralgie du testicule. — Spermatorrhée. — Prostatite. — Tumeurs de la prostate. — Uréthrorrhagie ou uréthrite. — Rétrécissements de l'urèthre. — Uréthrotomie. — Hémorrhagie uréthrale. — Névralgie uréthrale. — Corps étrangers dans l'urèthre. — Phimosis. — Circoncision. — Paraphimosis. — Balanite, balanoposthite. — Plaies du pénis. — Constriction de la verge. — Cancer du pénis. — Amputation de la verge.

**504. Contusions, plaies du scrotum. — SYMPTOMES. — Lo-**

introduisant son extrémité dans le tube C. Une fois les ampoules dilatées, on ferme le robinet.

2° Pour faire l'injection uréthrale, on introduira l'extrémité de la seringue, chargée du liquide à injecter, dans le tube E. Une fois l'injection faite, on fermera le robinet D.

*caux* : Variables selon la gravité du désordre, selon l'objet vulnérant.

TRAITEMENT. — Si la plaie est récente, replacer le testicule
dans les bourses, en faisant les débridements nécessaires pour
opérer la réduction ; rafraîchir les bords de la plaie avec des
ciseaux, s'ils sont fortement contus. Si l'on était appelé quand
des adhérences vicieuses se sont déjà formées, rompre ces adhérences pour opérer la réduction du testicule ; puis réunir par
quelques points de suture, ou par les bandelettes agglutinatives ; collodion élastique.

S'il y a gangrène du scrotum, attendre et favoriser la chute
des eschares ; pansements fréquents au vin aromatique, à l'alcool, à l'eau phéniquée.

**505. Hématocèle.** — Tumeur des bourses qui renferme du
sang. *Variétés :* Le sang est infiltré entre les tuniques des bourses, comme dans le traumatisme (*H. par infiltration* ou par
*traumatisme*) ; ou bien le sang forme une collection (*H. par épanchement*).

**I. H. pariétale, par infiltration ou traumatique.** —
SYMPTOMES. — *Locaux :* Le sang est épanché dans les couches
extérieures de la tunique vaginale, dans l'épaisseur de la peau
du scrotum ; peau des bourses plus ou moins tendue, lisse ; scrotum violacé, noirâtre.

TRAITEMENT. — Compresses résolutives ; eau blanche, eau-de-
vie camphrée ; eau végéto-minérale ; repos ; position élevée
des bourses.

**II. H. pariétale par épanchement.** — SYMPTOMES. — *Locaux :* Tumeur piriforme, à grosse extrémité tournée en bas,
molle, fluctuante au début, sans transparence ; coloration violette des téguments quand la tumeur est récente et qu'il y a
eu traumatisme. Le plus souvent, développement spontané et
coloration normale de la peau. A une époque plus avancée, pas
de fluctuation, formation de caillots et crépitation : indépen-
dance absolue de la tumeur et du testicule.

*Ne pas confondre avec* tumeur solide des bourses.

TRAITEMENT. — Topiques résolutifs comme ci-dessus ; ouvrir
la tumeur en incisant couche par couche ; l'évacuer et réunir
par suppuration en mettant des boulettes de charpie dans le
foyer.

**III. H. vaginale traumatique.** — SYMPTOMES. — *Locaux :*
Tumeur consécutive à une violence extérieure, arrondie, lisse,
pyriforme, à grosse extrémité dirigée en bas, de volume variable ; téguments violacés ; au début, fluctuation, qui disparaît peu à peu. Complétement opaque, douloureuse ou non,

cette tumeur est adhérente au testicule, ce qui la distingue de la variété pariétale ci-dessus.

**IV. H. vaginale spontanée.** — SYMPTOMES. — *Locaux* : Tumeur augmentant graduellement, piriforme ou arrondie, lisse, régulière ou bosselée, très-dense au point de simuler une tumeur solide, élastique, à fluctuation obscure, non transparente, avec coloration normale des téguments. Tumeur indolente, excepté à l'endroit correspondant au testicule : impossibilité de distinguer le testicule au milieu de cette tumeur.

*Ne pas confondre avec* les variétés précédentes : testicule indépendant dans les variétés pariétales ; il fait corps avec la tumeur dans l'hématocèle vaginale : transparence dans l'hydrocèle (509) ; opacité dans l'hématocèle ; sarcocèle (507, I), testicule syphilitique (507, III).

TRAITEMENT. — *Si l'hématocèle est vaginale et traumatique*, topiques résolutifs, eau blanche, eau-de-vie camphrée ; glace, 10 à 15 sangsues sur le cordon : repos, bains, cataplasmes.

*Si elle est spontanée*, ou résiste au traitement ci-dessus : la ponction, les injections irritantes, l'incision simple, sont suffisantes : double incision, l'une à la partie antérieure, l'autre à la partie inférieure ; vider la poche, injections d'eau tiède, et passer un séton ou un tube à drainage à travers les deux incisions : décortication (Gosselin, Malgaigne).

**V. H. funiculaire.** — SYMPTOMES. — *Locaux* : Douleur vive dans la région inguinale ; tumeur augmentant graduellement, de forme allongée, descendant jusqu'à l'épididyme et remontant plus ou moins haut vers l'anneau abdominal, dure, peu ou pas fluctuante, irréductible, indépendante du testicule ; téguments normaux ou ecchymosés.

*Ne pas confondre avec* hernie (545), qui est réductible, avec hydrocèle du cordon (509, III), avec testicule non descendu dans les bourses.

TRAITEMENT. — Topiques résolutifs comme ci-dessus ; antiphlogistiques, repos : en cas d'insuccès, ponction ou incision. Dans l'incision, prévenir l'hémorrhagie en comprimant le canal inguinal avec un bandage herniaire.

**VI. H. testiculaire.** SYMPTOMES. — *Locaux* : Testicule plus volumineux, plus dur, plus résistant, douloureux, bosselé, suite de traumatisme ; téguments infiltrés de sang.

TRAITEMENT. — Antiphlogistique ; sangsues, cataplasmes, bains.

**506. Orchite blennorrhagique aiguë.** — SYMPTOMES. — 1° *Locaux* : A la suite de prodromes plus ou moins prononcés, douleur dans le testicule, augmentant par la marche, les efforts, la compression : gonflement variable ; scrotum tendu, luisant. Quand le gonflement est moins prononcé, perception de la tumeur divisée en deux parties (gonflement de l'épididyme, *épididymite*, — gonflement du testicule, *orchite parenchymateuse*) ; canal déférent plus volumineux, plus dur ; épanchement de sérosité dans la tunique vaginale, et sensation obscure de fluctuation (*vaginalite*) : résolution lente et graduelle.

2° *Fonctionnels et généraux* : Pollutions nocturnes ; fièvre peu prononcée ; douleurs lombaires, céphalalgie.

*Ne pas confondre avec* sarcocèle (507, I), testicule syphilitique (507, III), orchite non blennorrhagique.

TRAITEMENT. — 1° *Orch. aiguë* : 15 à 20 sangsues sur le trajet du cordon, au point d'émergence du canal inguinal ; grands bains ; testicules relevés ; repos horizontal ; cataplasmes laudanisés, compresses d'eau de sureau sur les bourses : soupe et bouillons (Ricord).

2° *Orch. sub-aiguë* : frictions avec

| ♃ Onguent mercuriel | 30 gr. | ♃ Axonge | 30 gr. |
|---|---|---|---|
| Extrait de belladone | 2 — | Iodure de plomb | } āā 2 — |
| | | Extrait de ciguë | |

Repos au lit ; laxatifs légers ; emplâtres de Vigo, de savon, de ciguë, collodion élastique ; bandelettes de diachylon ; mouchetures, si la tumeur est considérable (Velpeau, Gosselin) ; débridement de la tunique albuginée (Vidal). S'il y a abcès, fluctuation, faire une incision.

3° *Orch. chronique* : Iodure de potassium (1 à 4 gr. par jour à l'intérieur) ; pommade iodurée, etc., comme dans l'orchite sub-aiguë.

**507. Tumeurs du testicule. — I. Sarcocèle, cancer encéphaloïde.** — SYMPTOMES. — 1° *Locaux* : Augmentation graduelle de volume, pesanteur, engorgement d'abord partiel, puis général ; peu à peu, ramollissement, élancements ; adhérence de la peau du scrotum avec le testicule ; dilatation des veines sous-cutanées ; engorgement et dureté du cordon ; rougeur et ulcération de la peau du scrotum ; quelquefois issue par l'ulcération d'un champignon ulcéreux ; adénite inguinale. Quelquefois, le testicule, au lieu de s'hypertrophier, s'atrophie ; tumeur ovoïde ou sphérique, régulière ou bosselée, de consistance variable.

2° *Généraux* : Inappétence ; teinte jaune-paille ; œdème des membres inférieurs.

Le *squirrhe* est très-rare.

*Ne pas confondre avec* hématocèle (505), orchite (506), dégénérescence tuberculeuse (507, IV), syphilitique (507, III).

TRAITEMENT. — Tenter la résolution par les préparations iodurées à l'intérieur (1 à 4 gr. par jour) et à l'extérieur; en cas d'insuccès, castration (508).

*Contre-indications à la castration* : Mauvaise santé ; engorgement de la portion inguinale du cordon, des ganglions de l'abdomen.

II. **Fongus du testicule.** — SYMPTOMES. — Douleurs vagues dans le scrotum ; augmentation de volume du testicule, puis bosselures et sensation à travers les enveloppes des bourses d'une tumeur qui adhère au testicule et fait corps avec lui. Amincissement, puis ulcération des téguments ; issue du fongus sous forme d'une tumeur hémisphérique superposée au scrotum, indolente à la pression, de couleur rouge pâle, de volume variable.

*Ne pas confondre avec* cancer (507, I), qui est douloureux, sanieux, fétide, à excroissances molles, friables, etc.

TRAITEMENT. — Au début, pilules bleues (Curling).

$2\!\!\!\downarrow$  Mercure.......................  ...............  $\Big\}$ āā  3 gr.
    Conserves de roses.........................
    Poudre de réglisse.............................  1 —
    F. s. a. Des pilules de 0|gr.,15. : 2 à 5 par jour.

Plumasseau de charpie imbibé d'une solution de nitrate d'argent : compression avec des bandelettes de diachylon.

III. **Testicule syphilitique.** — SYMPTOMES. — A la suite d'accidents syphilitiques, augmentation de volume sans douleurs bien marquées, sans gêne au début, puis augmentation de ces phénomènes : hydrocèle secondaire ; déformation du testicule plus dur, compacte, divisé en plusieurs segments offrant des granulations, des aspérités du volume d'un petit pois, puis atrophie consécutive ; épididyme déformé, augmenté de volume, pelotonné sur lui-même.

*Ne pas confondre avec* orchite (506), tubercules du testicule (507, IV),) cancer (507).

TRAITEMENT. — Iodure de potassium (1 à 5 gr.) par jour en solution ; une pilule de proto-iodure de mercure ou de sublimé (voir *Syphilis*).

IV. **Tubercules du testicule ou Sarcocèle tuberculeux.**
1re *période.* — Douleur vague dans les bourses, débutant plus souvent par la tête de l'épididyme que par la queue ou que par le testicule lui-même : testicule moins souple, plus sensible ; tuméfaction épididymaire et testiculaire quand les tubercules sont disséminés ; bosselures et inégalités quand les tubercules sont plus localisés ; ces bosselures sont indolentes à la pression ;

augmentation de dureté et de volume du canal déférent quand ils sont envahis par les tubercules.

2ᵉ *période.* — *Ramollissement.* — Symptômes phlegmasiques de l'orchite aiguë ou subaiguë, adhérence de la peau du scrotum avec les points ramollis de la fistule.

3ᵉ *période.* — *Ulcération.* — Ulcères et trajets fistuleux jusqu'à évacuation complète de la matière tuberculeuse, puis cicatrisation, atrophie et adhérence de la peau du scrotum avec la portion épidydimaire ou testiculaire.

*Ne pas confondre avec* kystes (133, 507, V), orchite (506), testicule syphilitique, sarcocèle (507, III, 1).

TRAITEMENT. — 1º *Local :* Pommade à l'iodure de potassium (2 à 4 gr.), à l'iodure de plomb (2 à 4 gr.), au chlorhydrate d'ammoniaque (2 à 4 gr.) ; ouvrir les abcès de bonne heure pour éviter les décollements ; injections vineuses, alcooliques, iodées ; contre-ouvertures en cas de décollement.

2º *Général :* Voir *Scrofules* (27).

**V. Kystes du testicule.** — SYMPTOMES. — Tumeur ovale, élastique, indolente, à surface lisse et unie, avec ou sans fluctuation, survenant souvent à la suite de contusions.

*Ne pas confondre avec* hydrocèle (509), qui est transparente, avec hématocèle (505), dont la compression occasionne des douleurs, avec cancer encéphaloïde (507, I), qui amène l'engorgement ganglionnaire.

**508. Castration.** — 1º *Incision de la peau :* Saisir la tumeur par sa face postérieure avec la main gauche ; faire partir l'incision au-dessus de l'anneau inguinal, et la prolonger un peu au-dessous de la tumeur, au point le plus déclive des bourses. Si la peau est altérée, et la tumeur trop volumineuse, faire deux incisions au lieu d'une. Ou bien procédé de Jobert en écaille (*fig.* 234) : lier ou tordre les petits vaisseaux. Disséquer la tumeur, couper les brides.

2º *Section du cordon :* Le cordon étant isolé, en faire la ligature en masse ; le couper d'un coup de bistouri au-dessous de la ligature ; saisir le testicule à pleine main, l'enlever, lier les artérioles.

3º *Pansement :* Laver la plaie ; réunir avec des serres-fines ou des fils métalliques, et laisser béante l'extrémité inférieure pour l'issue du pus.

**509. Hydrocèle.** — I. H. de la tunique vaginale. — SYMPTÔMES. — Tumeur ovale, élastique, piriforme, ronde ou en bissac, peu fluctuante, indolente, plus ou moins volumineuse (*fig.* 235) à surface, lisse, unie, *transparente*, ne diminuant ni par la compression ni par la position horizontale, spécifiquement moins

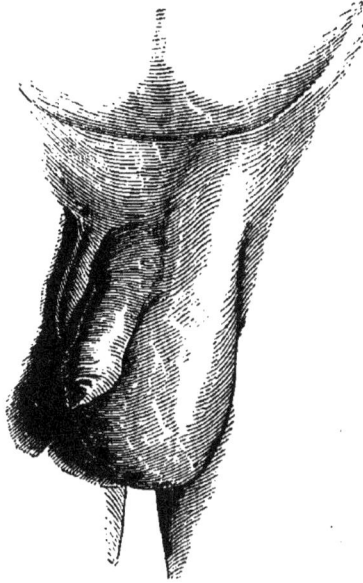

*Fig*. 234. — Hydrocèle de la tunique vaginale.

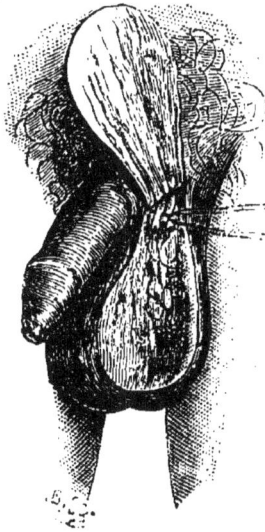

*Fig*. 235. — Extirpation du testicule par le procédé en coquille ou bivalve
de Jobert (*).

(*) En haut, le lambeau antérieur du scrotum enlevé ; à droite, les ligatures isolées des artères spermatiques. (Jobert, *De la Réunion en chirurgie*. Paris, 1866,
pl. v.)

lourde que les tumeurs des bourses. Dans l'hydrocèle congénitale, la compression peut faire refluer le liquide dans le péritoine.

*Ne pas confondre avec* : les différentes tumeurs du testicule (507), hernie inguinale (545), hématocèle (505).

TRAITEMENT. — Sétons, incision, excision ; injection. S'assurer à l'aide de la lumière d'une bougie de l'endroit occupé par le testicule, afin de ne pas le blesser avec la pointe du trocart.

Se placer à droite du malade, embrasser les bourses, avec la main gauche *a* (*fig.* 236), introduire le trocart *b* à la partie

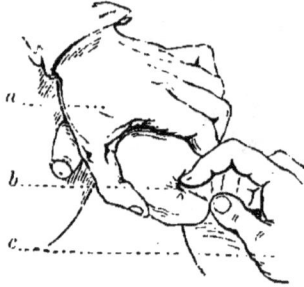

*Fig.* 236. — Ponction et injection dans l'hydrocèle (*).

antérieure et inférieure de la tumeur, tenir l'index allongé sur la canule jusqu'au point où l'instrument doit être enfoncé ; maintenir la canule de la main gauche, retirer le trocart, ayant soin de soutenir la canule, pour qu'elle n'échappe pas.

Quand tout le liquide est sorti, injection de vin rouge chauffé à 40° environ ; laisser séjourner l'injection pendant 5 minutes en bouchant la canule avec le doigt ; laisser sortir le liquide et faire une seconde injection semblable à la première ; secouer les bourses doucement, afin que le liquide soit mis en contact avec toute la séreuse vaginale, puis vider.

Pour l'injection iodée, ne pas faire chauffer le liquide ; inutile de remplir toute la cavité vaginale ; malaxer pendant quelques instants les bourses, pour mettre chaque point de la séreuse en contact avec le liquide, puis évacuer sans s'astreindre à faire sortir tout le liquide injecté.

℞ Eau distillée............................... 60 gr.
　Teinture d'iode............................ 20 —
　Iodure de potassium........................ 5 —
. Diss.

(*) *a*, main gauche qui embrasse les bourses ; *c*, main droite qui donne le coup de trocart ; *b*, partie antérieure et inférieure de la tumeur où se donne le coup de trocart. (Sédillot, *Méd. opératoire.*)

*Nota.* Avant d'injecter, s'assurer que la seringue fonctionne bien et ne contient pas d'air. — Faire comprimer par un aide le canal inguinal. — Fermer la petite plaie avec un morceau de diachylon. — Pansement avec des compresses trempées dans le vin tiède ou dans le liquide d'injection. Repos au lit ; bourses relevées. — Au bout de douze jours, quand le testicule redevient rouge, lourd, volumineux, appliquer des cataplasmes émollients.

II. **Hydr. congénitale.** — Symptomes. — Les mêmes que dans l'hydrocèle simple, seulement la limite supérieure n'est pas aussi bien accusée ; une douce pression fait passer le liquide dans la cavité abdominale ; tumeur plus volumineuse le soir ; impulsion communiquée à la main par les efforts de toux.

*Ne pas confondre avec* hernie (545), qui n'est pas transparente à la lumière artificielle.

Traitement. — Oblitérer à l'aide d'un bandage le trajet qui unit le péritoine à la tunique vaginale et attendre la résorption, en appliquant sur les bourses des compresses astringentes. Injection iodée parfois dangereuse.

III. **Hydr. enkystée du cordon.** — Symptomes. — Existence sur le trajet du cordon d'une tumeur ovale, bien circonscrite, distincte du testicule, lisse, fluctuante, indolente, plus ou moins transparente, mobile, et située à une distance variable du testicule et de l'anneau inguinal.

*Ne pas confondre avec* kystes du testicule (507, V).

Traitement. — Comme pour l'hydrocèle vaginale.

509. **Varicocèle.** — Symptomes. — Sentiment de pesanteur au testicule, se propageant le long du cordon, augmentant après les exercices violents, la fatigue ; scrotum relâché, allongé, quelquefois légère excoriation des bourses. En palpant le cordon, sensation d'une tumeur molle, pâteuse, non élastique, analogue à un paquet de ficelle : diminution de la tumeur par le froid, le repos horizontal ; augmentation dans les circonstances opposées. Siége toujours à gauche.

*Ne pas confondre avec* hernie inguinale (545).

Traitement. — Usage d'un suspensoir ; compression, ligature, enroulement, cautérisation. Ces quatre derniers procédés ne sont pas sans danger, quoi qu'en aient dit leurs auteurs.

510. **Névralgie du testicule.** — Symptomes. — Pesanteur, malaise dans le testicule, le long du cordon, quelquefois au périnée, à l'anus ; fourmillements, picotements, puis, à un moment donné, douleurs vives, intenses, s'étendant dans le voisinage ; contraction du scrotum, rétraction du testicule dans

l'anneau ; douleurs revenant par crises, comme les coliques
hépatiques, puis cessant peu à peu : quelquefois nausées, vomissements.

*Ne pas confondre avec* coliques néphrétiques (475).

TRAITEMENT. — Chercher à combattre la cause ; sulfate de
quinine (0,25 à 1 gr.) en cas d'intermittence, préparations arsenicales ; onctions belladonées sur le testicule et le cordon
(voir *Névralgie*, 40).

| | |
|---|---|
| ♃  Chlorhydrate de morphine. 0gr,50 | ♃  Jusquiame pulvérisée....... 0gr,50 |
| Axonge............. ...... 30 gr. | Acétate de morphine....... ( gr,05 |
| F. s. a. Pommade. | M. et div. en 2 paquets ; 1 matin et |
| | soir. |

**511. Spermatorrhée.** — SYMPTOMES. — 1° *Locaux* : Rêves
érotiques plus ou moins fréquents ; perte plus ou moins abondante d'un sperme de plus en plus fluide, dont le nombre des
zoospermes va en diminuant : peu à peu, disparition des rêves
érotiques, et pertes séminales survenant sous l'influence d'un
lit chaud, du décubitus dorsal, de la plénitude de la vessie,
mais sans la moindre sensation voluptueuse (*Pollutions nocturnes*).

Sans érection, sans plaisir, pendant l'évacuation des matières
fécales ou de l'urine, émission de sperme avec ou sans contraction de l'urèthre ; présence dans les urines de petites granulations semblables à des grains de semoule, à un nuage floconneux ; augmentation de cet écoulement par suite de voyage en
voiture, d'équitation ; présence de zoospermes dans les nuages
floconneux, faciles à reconnaître au microscope ; impuissance
virile (*Pollutions diurnes*).

2° *Généraux* : Nuls quand la maladie est légère ; dans le cas
contraire, émaciation, langueur, tristesse, perte de mémoire,
d'appétit, de sommeil ; hypochondrie, marasme : troubles digestifs, boulimie, crampes d'estomac, coliques sèches, flatuosités, constipation alternant quelquefois avec la diarrhée :
troubles respiratoires, oppression, anhélation, toux sèche : troubles circulatoires, palpitations, souffle anémique.

*Ne pas confondre* la liqueur séminale avec la blennorrhée (514),
avec le mucus du catarrhe (529).

*Moyen de reconnaître les zoospermes à l'aide du microscope.* —
Ils ne peuvent être vus que par réfraction ; le porte-objet doit
être traversé par la lumière. Placer la liqueur entre deux
verres bien purs, unis, de même épaisseur ; faire monter et
descendre le foyer, faire de temps en temps varier la position
des réflecteurs, jusqu'à ce qu'on puisse reconnaître les zoo-

spermes : une seule goutte suffit. Si l'on n'a que du linge, faire la dilution aqueuse le plus tôt possible ; quelquefois, il faut ajouter une goutte d'eau tiède, ou d'alcool. Les zoospermes se présentant alors sous forme de têtards, ayant une tête arrondie, brillante, et une queue allongée.

TRAITEMENT. — *Si les pollutions sont sthéniques* et dépendent de la continence : bains, topiques froids, lavements froids ; éviter la constipation et tout ce qui peut provoquer les désirs vénériens ; régime végétal ; exercice corporel au grand air ; ne pas rester assis pendant longtemps, surtout en voiture ; coucher sur un lit dur et peu couvert ; lupulin ; mariage.

*Si les pollutions sont asthéniques*, régime tonique, stimulant, hydrothérapie, douches sulfureuses, bains de mer, électricité ; frictions stimulantes sur les lombes ; à l'intérieur, toniques, fer, quinine ; ergot de seigle.

℞ Ergot de seigle pulvérisé.... 2 gr.
Conserve de roses.......... q. s.
F. s. a. 20 pilules : 1 à 5 matin et soir. (Roubaud)

℞ Extrait alcoolique de noix vomique................ 5 gr.
F. s. a. 100 pilules : de 1 à 8 par jour graduellement. (Duclos de Tours)

Traiter les maladies de l'urèthre, de la prostate, des vésicules séminales ; guérir la balanoposthite ; guérir les oxyures vermiculaires, l'herpès preputialis, l'herpétisme, les hémorrhoïdes, la constipation (voir ces différentes maladies) ;

Lupulin (1 à 2 gr.) en poudre et mêlé avec du sucre ; bromure de potassium (1 à 4 gr.), en deux doses, dans l'après-midi, pendant 15 jours ;

Camphre (0,25 à, 50) dans les 24 heures en pilules argentées, ou bien 1 à 2 grammes en lavement, chaque soir ; digitaline 1 à 2 granules) ;

Combattre le vice diathésique : s'il y a lymphatisme (27), eaux sulfurées sodiques de Moligt, du Vernet, de Saint-Sauveur en bains, en douches, en boissons.

**512. Prostatite.** — I. **Pr. aiguë.** — SYMPTOMES. — 1° *Locaux* : Pesanteur au périnée, envies fréquentes d'uriner, miction douloureuse, sensibilité au toucher rectal et saillie volumineuse produite par la prostate hypertrophiée ; puis douleur gravative s'irradiant vers le rectum, la verge, besoins d'aller à la garde-robe, selles extrêmement douloureuses ; ténesme vésical, dysurie, écoulement uréthral muco-purulent au début.

2° *Généraux* : Variables selon la gravité de l'inflammation, selon que la phlegmasie a envahi la muqueuse ou le parenchyme de la glande.

*Ne pas confondre avec* cystite (510), calcul vésical (540).

TRAITEMENT. — *Local* : 15 à 30 sangsues au périnée, répétées au besoin, grands bains, cataplasmes émollients laudanisés ; tisane de graine de lin, de guimauve, d'orge miellée, lait coupé. Tenir le ventre libre à l'aide de purgatifs salins ou huileux, qui sont préférables aux lavements, toujours douloureux. Chercher avec la sonde métallique à donner · issue au pus en cas d'abcès ; ouvrir par le rectum si le foyer fait saillie de ce côté.

II. **Pr. chronique.** — SYMPTOMES. — 1° *Locaux* : Semblables à ceux de la prostatite aiguë, mais moins prononcés ; pesanteur anale, besoins fréquents d'uriner et dysurie ; toucher rectal moins douloureux, hypertrophie prostatique moins prononcée et moins douloureuse ; prostatorrhée.

2° *Généraux* : Peu prononcés ou nuls ; dyspepsie, constipation alternant avec la diarrhée, amaigrissement, chloro-anémie, hypochondrie.

*Ne pas confondre avec* calculs vésicaux (540), cancer de la prostate (513).

TRAITEMENT. — Suppositoires au beurre de cacao additionné d'extrait de belladone (0,02 à 0,05), de camphre (1 à 3 gr.), d'iodure de potassium (0, 50 à 1 gr.), de bromure de potassium (0,50).

513. **Tumeurs de la prostate.** — SYMPTOMES. — *Locaux et fonctionnels* : Envies fréquentes d'uriner, jet de l'urine bifur-

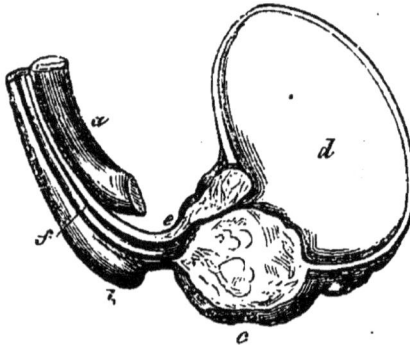

*Fig. 237.* — Déviation du canal de l'urèthre dans un cas d'hypertrophie générale de la prostate (*).

qué en spirale ; chaleur au col vésical et à l'anus après la défécation ; quelquefois douleurs lombaires ; quelquefois rétention ou incontinence d'urines, selon le siége de la tumeur prosta-

(*) *a*, partie pénienne de l'urèthre ; *b*, partie bulbeuse de l'urèthre ; *f*, urèthre ; *e*, région prostatique où le canal se trouve fortement dévié en haut par la masse que la prostate *c* forme dans la cavité de la vessie *d*. (Ch. Bell.)

tique; constipation, hémorrhoïdes; matières fécales présentant quelquefois un sillon tracé par la prostate hypertrophiée, d'autres fois aplaties en ruban. Par le toucher rectal (*fig.* 237), sensation d'une tumeur unilobée, bilobée, selon que l'hypertrophie occupe les lobes moyens ou latéraux ; combiner le toucher rectal avec le palper abdominal et surtout avec le cathétérisme, avec la bougie de cire molle.

*Chercher à reconnaître* si la tumeur est occasionnée par des tubercules, des calculs, un kyste, un cancer, diagnostic très-difficile, souvent impossible.

TRAITEMENT. — Palliatif et symptomatique : suppositoires fondants additionnés d'extrait de ciguë, d'iodure de potassium. Cathétérisme selon les besoins du malade.

**514. Blennorrhagie ou Uréthrite. — SYMPTOMES. — 1° *Locaux* :** Après 2 à 8 jours d'incubation, sensation de prurit dans le canal, picotement au méat; puis douleur qui s'accroît pendant les érections, la miction, et dont le siége principal est dans la fosse naviculaire ; tuméfaction, rougeur lisse du gland ; écoulement blanc, opaque, jaunâtre : jet de l'urine plus mince, en vrille, en tire-bouchon : douleurs concomitantes dans le trajet du canal, quelquefois au périnée, aux testicules. Dans quelques cas de dilatation des corps caverneux, l'urèthre ne se prêtant pas à la dilatation forme comme une corde qui courbe la verge en avant (*Chaude-pisse cordée*).

2° *Généraux :* Fièvre, inappétence, malaise ; quelquefois nuls.

*A l'état chronique*, absence de douleurs ; écoulement plus ou moins abondant, quelquefois suintement uréthral n'existant qu'au matin (*Goutte militaire*), muco-purulent, muqueux ou séreux. S'assurer, dans la blennorrhagie chronique ou blennorrhée, de l'état du canal.

Dans quelques cas, la maladie qu'on croit guérie reparaît sous l'influence la plus légère. C'est la chaude-pisse *à répétition* (Ricord).

TRAITEMENT. — 1° *État aigu* : Quand les symptômes d'acuité sont très-prononcés, et pendant les 4 ou 5 premiers jours, 15 à 20 sangsues au périnée; bains après les sangsues ; tisane de chiendent et de réglisse : usage d'un suspensoir ; régime doux; abstention d'alcooliques, de café, de bière.

♃ Thridace............................... } āā 3 gr.
   Camphre...............................
   F. s. a. 20 pil. : 4 à 5 chaque soir.     (Ricord)

Se méfier de la méthode dite abortive, qui consiste en injections avec la solution de nitrate d'argent (0,25 pour 30).

2° *État subaigu* : Prendre chaque jour trois cuill. à bouche de l'une des potions suivantes :

℞  Baume de copahu...... ⎫
   Sirop de Tolu......... ⎬ ãã 30 gr.
   Sirop de pavots........ ⎭
   Eau distillée de menthe.... 60 —
   Eau de fleurs d'oranger... 10 —
   Gomme arabique.......... q. s.
F. s. a.                   (Ricord)

℞  Baume de copahu...... ⎫
   Alcool rectifié......... ⎪
   Sirop de Tolu......... ⎬ ãã 30 gr.
   Eau de menthe........ ⎪
   Eau de fleurs d'oranger. ⎭
   Alcool nitrique........... 4 —
F. s. a. 3 à 6 cuillerées par jour, en trois fois.             (Chopart)

Ou bien deux à trois fois par jour, gros comme une noisette de l'un des opiats suivants, dans un pain azyme :

℞  Cubèbe................... 60 gr.
   Copahu.................. 30 —
   Cachou........ ........ ⎫ ãã 5 —
   Alun................... ⎭
   Carbonate de magnésie... . q. s.
F. s. a. Opiat.

℞  Cubèbe......... ......... 45 gr.
   Copahu........ ......... q. s.
   Magnésie............... 8 gr.
   Sous-carbonate de fer..... 4 —
   Alun................... 4 —
   Ratanhia................. 15 —
   Gomme arabique.......... 4 —
F. s. a.            (Langlebert)

Capsules de cubèbe et d'alun de Duval, copahine, capsules Mothes, Raquin, etc. Lavements au copahu.

℞  Copahu................................... 15 gr.
   Jaune d'œuf.............................. n° 1.
   Décoction de guimauve.................... 300 gr.
   Laudanum...... ......................... 1 —
Pour un lavement.

3° *A la période de déclin* : Injections astringentes avec :

℞  Sulfate de zinc......... ⎫ ãã 1 gr.
   Acétate de plomb....... ⎭
   Eau distillée ........... 150 —
Diss.

℞  Sulfate de zinc......... ⎫ ãã 1 gr.
   Acide tannique......... ⎭
   Eau de roses............. 100 —
Diss.

℞  Alun........... ....... ⎫ ãã 1 gr.
   Acide tannique........ ⎭
   Vin de Roussillon..... ⎫ ãã 100 —
   Eau de roses........ ⎭

℞  Extrait de ratanhia..... 1 à 3 gr.
   Eau distillée.......... 200 —
   Laudanum de Sydenham. 0gr,50
Diss.

℞  Eau distillée........................... 200 gr.
   Sous-nitrate de bismuth.................. 4 —
Agitez. Pour injections.

Contre la *chaude-pisse cordée* et les *érections violentes*, 10 à 20 sangsues au périnée ; grands bains ; quarts de lavements camphrés (camphre, 1 à 2 gr. dissous dans un jaune d'œuf) ; lupulin (1 à 4 gr.) le soir ; pilules camphrées ; frictions au périnée avec la pommade ci-dessous : sachets de camphre au périnée, bains locaux ; bromure de potassium (0,25 à 1 gr.) matin et soir dans de l'eau sucrée (très-bonne préparation).

℞ Axonge.................... 30 gr.
Extrait de belladone. ⎫
Camphre pulvérisé.. ⎬ āā 4 à 5 —
F. s. a. Pommade.      (Ricord)

℞ Camphre pulvérisé...... ⎫ āā 3 gr.
Thridace............... ⎬
Mucilage de gomme........ q. s.
F. s. a. 20 pilules : 4 à 5 par jour.
(Ricord)

*Contre la rétention d'urine :* Bains prolongés, sangsues au périnée, antiphlogistiques ; cathétérisme dans les cas extrêmes.

*Contre la cystite du col :* 15 à 20 sangsues au périnée ; matin et soir, quart de lavement laudanisé ; bains prolongés ; tisane de graine de lin édulcorée avec le sirop d'orgeat (Ricord). Voir *Cystite* (528).

*Contre les abcès :* Incision plutôt prématurée que tardive.

*Contre la blennorrhée,* dite *goutte militaire :* S'assurer par le cathétérisme s'il y a diminution du calibre de l'urèthre. S'il y a altération du calibre, dilater graduellement le canal à l'aide des bougies, en commençant par celles de 2 à 3 millimètres de diamètre. Si le canal n'est pas diminué et si l'écoulement est purement muqueux, balsamiques, eau de goudron, térébenthine cuite de Venise (8 à 16 gr.) suspendue dans un jaune d'œuf et délayée dans l'eau de menthe ; capsules de térébenthine (6 à 10 par jour); décoction de bourgeons de sapin (5 gr. pour 1/2 litre) ; tisane d'*uva ursi,* édulcorée avec l'un des sirops suivants :

℞ Sirop de Tolu.......... 500 gr.
Cachou................ 15 —

℞ Sirop de Tolu.. ........ 500 gr.
Citrate de fer........ 5 à 10 —

Injections comme dans la période de déclin ou avec

℞ Eau distillée........................... 200 gr.
Limaille de fer........................ 1 —
Proto-iodure de fer.................. 0gr,20 à 1 —
Diss.                        (Ricord)

Traiter les diathèses lymphatique (27), arthritique ou rhumatismale (24, 26), dartreuse (55).

**515. Rétrécissements de l'urèthre.** — Symptomes. — Jet d'urine diminué, moins rapide, moins vigoureux, quelquefois bifide, quelquefois filiforme (*dysurie*), ne s'écoulant que goutte à goutte (*ischurie*), impossible (*strangurie*) ; besoins fréquents d'uriner, plus vifs la nuit que le jour; quelquefois complication de rétrécissement et d'incontinence; pesanteur au périnée. Érections fréquentes ou impossibles ; coït douloureux, issue du sperme quand l'érection a cessé.

Chercher à l'aide d'une bougie terminée par une petite olive le siége du rétrécissement; pratiquer cette recherche lentement, avec des bougies de 6 à 7 millimètres de diamètre, les laisser en place pendant 15 à 30 minutes, et, en les retirant, on voit, par leur courbure et leur déviation, l'altération du canal.

Ne pas prendre pour des rétrécissements la grande lacune de Morgagni, qui est au niveau du méat, ni le repli valvulaire qui siége à la face supérieure de l'urèthre, à environ 1 centimètre et demi du méat ; ne pas exercer de tiraillement sur la verge, ni de violence pour faire pénétrer la sonde.

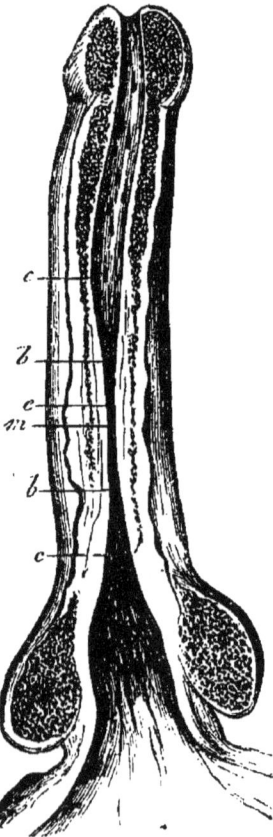

Fig. 238. — Rétrécissement organique de l'urèthre (*).

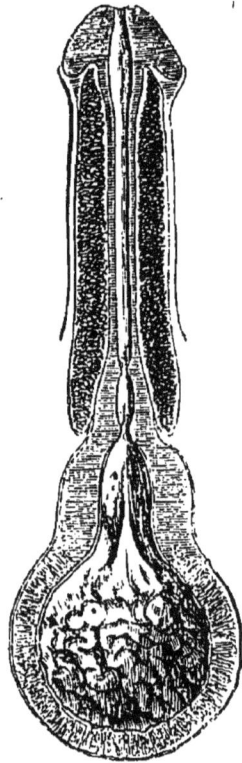

Fig. 239. — Rétrécissement fibreux de l'urèthre.

*Ne pas confondre avec* contractions spasmodiques, calculs dans

(*) *bb*, limite du rétrécissement; *m*, tissu fibreux qui forme la coarctation et s'étend au delà de l'angustie jusqu'en *cc;* il est recouvert par la membrane muqueuse; *e*, corps spongieux ; *f*, portion membraneuse de l'urèthre dilatée (Civiale, d'après Lizars).

la vessie (540), hypertrophie de la prostate (513), rétention d'urines (583).

TRAITEMENT. — 1° *Dilatation* graduelle à l'aide des bougies dites en gomme élastique (voir *Cathétérisme*, 534). Pas de brusquerie dans cette manœuvre, et laisser la bougie dans le canal pendant quelque temps jusqu'au siége du rétrécissement ; quelquefois, après 1/4 d'heure de séjour, elle pénètre facilement. Laisser la première bougie en place pendant 24 h. ; puis introduire une bougie plus forte et la laisser moins longtemps :

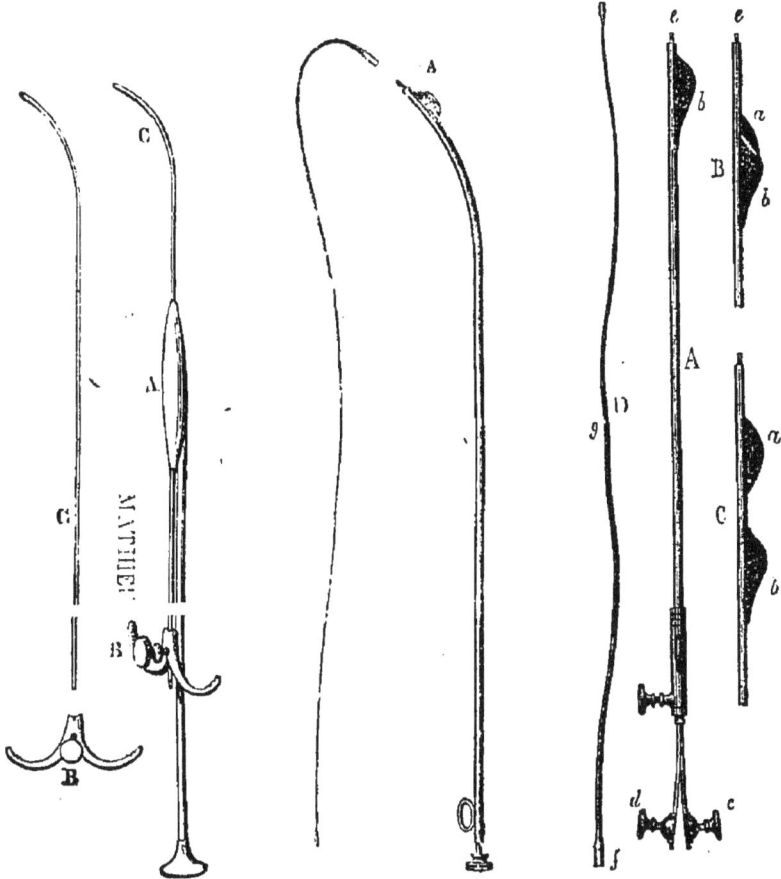

*Fig.* 240. — Divulseur uréthral de Mallez (*).

*Fig.* 241. — Uréthrotome de Maisonneuve (**).

*Fig.* 242. — Uréthrotome de Maisonneuve perfectionné par Sédillot (***).

(*) A, olive dilatatrice ; BC, bougie conductrice filiforme conduisant un mandrin.
(**) A, lame tranchante en rondache ; B, extrémité opposée ; C, tige métallique servant à diriger la lame sur la cannelure de la sonde.    (Sédillot, *Méd. opér.*)
(***) A, sonde cannelée ; B, la lame dans la gaine ; C, la lame hors de la gaine ; D, bougie filiforme ; *aa*, lame tranchante ; *bb*, gaine protégeant la lame tranchante et placée sur le même niveau ; *c, d*, tiges faisant avancer ou reculer la gaine et la lame ; *e*, ajutage de la sonde cannelée ; *f*, ajutage de la bougie filiforme.

puis matin et soir .— Se méfier du procédé appelé *Dilatation brusque*. Sulfate de quinine (0,50) matin et soir en cas d'accès intermittents.

2° *Cautérisation*, soit d'avant en arrière, soit latérale, soit d'arrière en avant.

3° *Divulseur uréthral (fig.* 240): Introduire préalablement une bougie conductrice filiforme, adapter le mandrin C à la bougie, faire glisser sur le mandrin l'olive dilatatrice A en poussant sur le manche et en retenant de la main gauche le mandrin et la verge allongée pour prévenir le froncement de la muqueuse (Mallez).

516. **Uréthrotomie.** — Introduire avec précaution une bougie filiforme (*fig.* 241, 242): quand elle est parvenue dans la vessie, visser au petit ajutage métallique placé à son extrémité, un tube cannelé C, auquel la bougie sert de conducteur; introduire dans la cannelure la petite lame tranchante A, à laquelle on fait parcourir sans hésitation toute la longueur de l'instrument de manière à diviser d'un seul trait la coarctation. Enlever l'uréthrotome, lui substituer l'uréthrotome à lame cachée; une fois arrivé au delà du rétrécissement, presser sur la bascule qui démasque la lame, et, en retirant l'instrument, le rétrécissement est coupé (Maisonneuve).

517. **Hémorrhagie uréthrale.** — Symptomes. — Soit à la suite de violence extérieure, soit par exhalation, comme dans l'épistaxis, écoulement de sang pur, en général peu abondant, quelquefois avec tension, chaleur, douleur gravative au périnée. Pas d'urine avec le sang, à moins que la source de l'hémorrhagie ne soit à la région prostatique et que le sang n'ait reflué dans la vessie.

*Ne pas confondre avec* hématurie provenant de maladie des reins (460), ou de la vessie (530).

Traitement. — Si l'écoulement est peu abondant, expectation, compresses fraîches autour de la verge, au périnée; compresses imbibées d'eau blanche, d'eau vinaigrée. Si l'écoulement est abondant, une ou deux saignées générales. Injections astringentes (514), ou avec une solution très-étendue de perchlorure de fer (1 gr. pour 50).

518. **Névralgie uréthrale.** — Symptomes. —Chaleur le long du canal, douleur se propageant au sacrum, au pubis, aux lombes; retour des douleurs par crises périodiques·ou non, souvent sans cause appréciable.

Traitement. — Injections calmantes; quelques gouttes de laudanum chaque fois ; quarts de lavements laudanisés ; bains (voir *Névralgies*, 40). Bougies enduites de pommade belladonée et introduites 8 à 10 fois par jour ; pommade au chloroforme.

**519. Corps étrangers dans l'urèthre.** — Symptomes. — A la suite de manœuvres honteuses, ou bien consécutives à la rupture d'instruments dans l'urèthre, dysurie, tuméfaction de la verge, suintement sanguinolent ; douleurs péniennes, vésicales, lombaires ; quelquefois le corps étranger peut être senti dans l'urèthre.

*Nota.* Ne pas oublier la grande tendance qu'ont les corps étrangers à cheminer de l'urèthre dans la vessie, d'où l'indi-

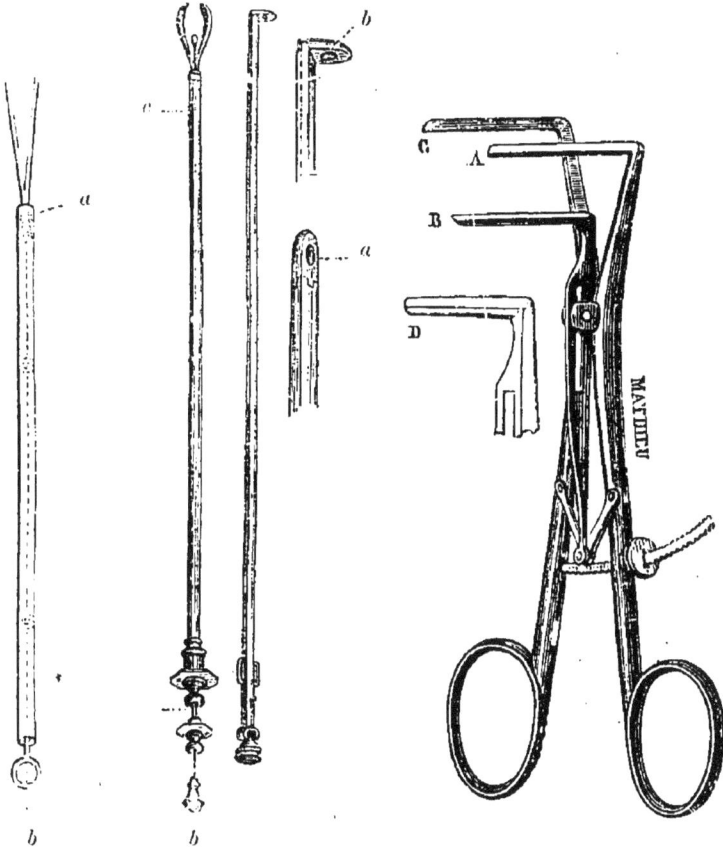

Fig. 243. — Curette articulée de Leroy modifiée par Doubowitski (*).

Fig. 244. — Curette de Leroy d'Étiolles (**).

Fig. 245. — Pince à trois valves pour la dilatation forcée du prépuce.

cation de les extraire promptement et de ne pas omettre d'assujettir les sondes.

(*) *a*, canule ; *b*, tige.
(**) *a*, petite tige articulée et mobile ; *b*, tige coudée ; *c*, vis de rappel.

TRAITEMENT. — Chercher à extraire le corps à l'aide de pinces ordinaires; introduire le doigt dans le rectum et presser sur le canal pour empêcher le corps étranger d'être repoussé dans la vessie; quelquefois incision du canal. Curette de Leroy (d'Étiolles) (*fig.* 243 et 244), portant à une extrémité une petite tige articulée et mobile *a* que l'on ouvre à volonté *b*, au moyen d'une vis de rappel *c*. Si c'est une épingle ou une aiguille, enfoncer l'aiguille à travers la paroi inférieure de l'urèthre, l'enlever avec des pinces en la tirant sur la partie qui a traversé le canal (Dieffenbach), ou bien en tirant sur la tête dans le canal, si c'est une épingle (Boinet).

520. **Phimosis.** — SYMPTOMES. — Prépuce trop étroit à son ouverture, et ne pouvant être ramené en arrière, ou bien, s'il peut l'être, étranglement et gonflement œdémateux du gland; dans les cas extrèmes, gène à l'émission des urines qui tombent goutte à goutte et s'amassent entre le gland et le prépuce.

*Ne pas confondre avec* le phimosis congénital, avec le phimosis occasionné par la balanite (523).

TRAITEMENT. — S'il y a balanite, bains locaux émollients, sinon, *excision* (voir *Circoncision*, 521).

*Dilatation forcée.* — Explorer, à l'aide d'un stylet, la cavité du prépuce; graisser la pince à trois valves (*fig.* 245), l'introduire à travers l'orifice du prépuce, la faire cheminer lentement autour de la couronne du gland; alors, rapprocher les anneaux de la pince, ce qui fait écarter les trois branches A, B, C; on éprouve alors la sensation d'une résistance vaincue. Extraire la pince, et rabattre le prépuce en arrière de la couronne du gland; enduire le prépuce de cérat simple et le ramener à sa position normale : découvrir le gland cinq à six fois par jour; lotions d'eau blanche en cas d'œdème (Nélaton).

521. **Circoncision.** — Indiquer par un trait à l'encre sur la peau du prépuce la ligne de l'incision qui sera oblique de haut en bas et d'arrière en avant.

1° *Procédé ordinaire.* — Attirer le prépuce en avant à l'aide de pinces (*fig.* 24); l'étreindre avec une autre pince immédiatement en avant du méat urinaire, et, à l'aide de ciseaux ou d'un bistouri, enlever tout ce qui dépasse la pince placée transversalement (*fig.* 246): fendre ensuite longitudinalement, sur le dos du gland, la muqueuse qui dépasse de beaucoup, la renverser de chaque côté.

*Pansement :* Faire affronter par un aide la peau et la muqueuse, sans intermédiaire de tissu cellulaire, et, là où les deux feuillets tégumentaires, peau et muqueuse, se touchent, appliquer 8 à 10 points de suture (*fig.* 247), ou bien 10 à 15 serres-fines en commençant par le côté du frein ; compresses imbibées d'eau fraîche, renouvelées toutes les deux heures ; enlever quelques serres-fines le soir, les autres au bout de 24 h.

2° *Procédé Vidal.* — Un aide saisit la racine de la verge

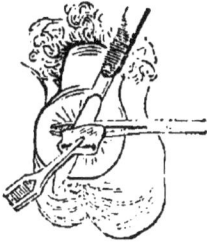

Fig. 246. — Circoncision ; ablation à l'aide du bistouri.

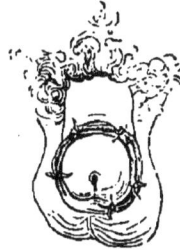

Fig. 247. — Circoncision ; réunion de la peau et des muqueuses à l'aide de quelques points de suture.

entre l'index et le médius de la main droite et tire la peau du côté du pubis (*fig.* 248). Le chirurgien exerce une traction en avant sur le prépuce à l'aide de deux pinces à disséquer, l'une, côté du frein, est confiée à l'aide qui la tient de la main gau-

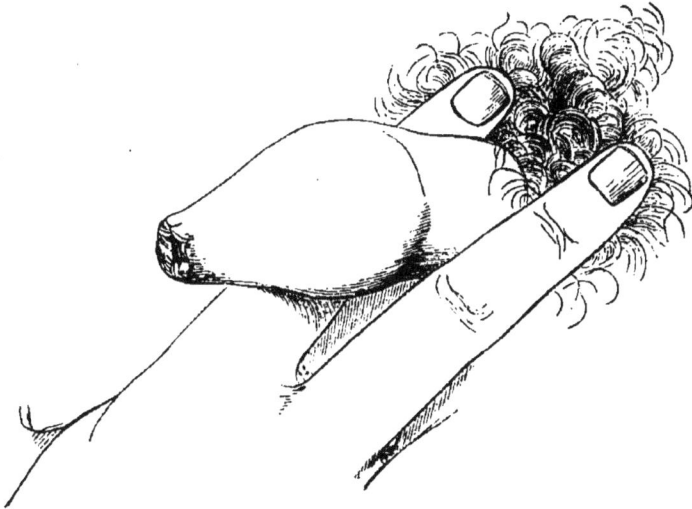

Fig. 248. — Opération du phimosis : procédé de Vidal, 1er temps.

che ; l'autre, vers le dos de la verge, est tenue par la main gauche de l'opérateur. Avec la main droite, il applique obliquement une pince à pression continue et à mors de manière à ce qu'elle embrasse beaucoup plus de parties du côté de la verge que vers le frein (*fig.* 249). Les deux petites pinces étant alors retirées, faire la section du prépuce avec de forts ciseaux

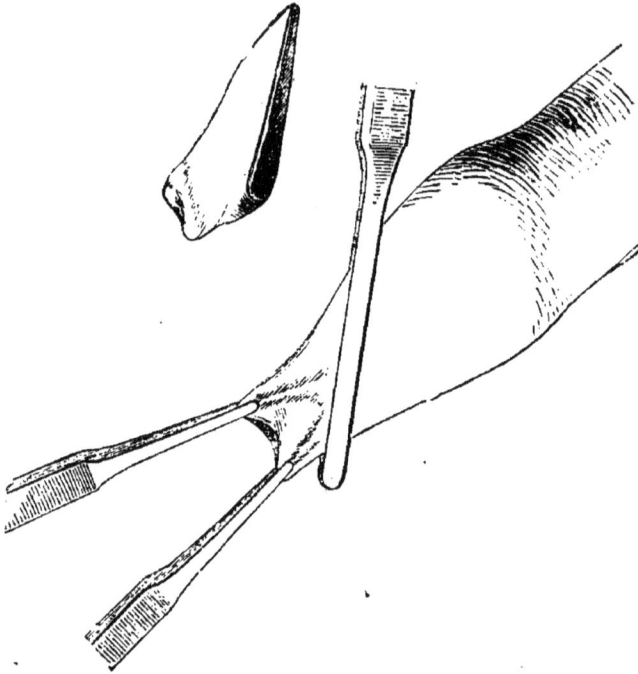

*Fig.* 249. — Opération du phimosis : procédé de Vidal, 2e temps.

droits qui agissent *entre la pince et le gland.* — Pansement comme ci-dessus.

**522. Paraphimosis.** — Symptomes. — A la suite des premiers rapports sexuels ou de masturbation chez l'homme affecté de phimosis, ou bien comme complication de chancres situés sur la muqueuse préputiale, le gland est découvert, gonflé, rougeâtre ; prépuce formant à la base du gland un bourrelet circulaire, saillant et douloureux ; symptômes inflammatoires locaux plus ou moins intenses ; dans quelques cas, grosses tumeurs luisantes, tendues, transparentes, œdémateuses, sur les côtés du frein.

Traitement. — Malaxer le gland pour en chasser le sang ; saisir la peau située en arrière du bourrelet avec le pouce et l'indicateur de la main gauche (*fig.* 250) ; repousser avec le pouce et l'indicateur de la main droite le gland en arrière, tandis qu'on attire le bourrelet en avant : enduire le gland de cérat ou d'huile pour faciliter la réduction.

Si l'étranglement est très-prononcé et difficile à réduire,
faire des applications locales froides pour le dégonfler; quelques sangsues au périnée; bains, cataplasmes locaux; et, dans
les cas rebelles, débridement de l'anneau à l'aide du bistouri
droit, introduit à plat de la face muqueuse vers la face cutanée,

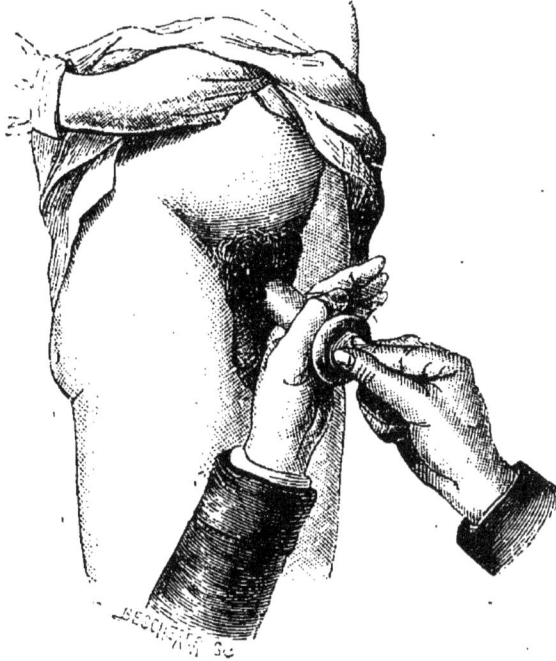

Fig. 250. — Opération du paraphimosis (*).

de telle sorte que la pointe vienne traverser la peau là où le
bourrelet finit en arrière; tourner alors le tranchant du bistouri en haut et couper l'anneau d'un seul coup dans toute son
épaisseur. — Être très-réservé sur l'emploi des mouchetures
sur le bourrelet œdématié.

523. **Balanite, balanoposthite.** — Symptomes. — Sécrétion
plus ou moins abondante, plus ou moins fétide de la muqueuse
du gland et du prépuce; prurit, cuisson, chaleur, gonflement
et quelquefois phimosis consécutif; muqueuse du gland rouge,
dépolie, excoriée.

*Ne pas confondre avec* chancre (28, 29).

Traitement. — Bains locaux émollients 3 à 4 fois par jour;
injections émollientes entre le gland et le prépuce; injections

(*) La main droite presse sur le gland; la main gauche saisit la verge.

au vin aromatique; charpie sèche entre le gland et le prépuce ; charpie trempée dans le vin aromatique, dans la glycérine ou enduite de pommade au précipité blanc (2 gr. pour 30); quelquefois saupoudrer avec le calomel, ou bien cautériser avec le nitrate d'argent, ou bien injections avec :

℞  Eau distillée.............................. 150 gr.
   Nitrate d'argent cristallisé.................... 1 —
   Diss.

Grands soins de propreté pour prévenir les rechutes.

524. **Plaies du pénis.** — SYMPTOMES. — *Par contusion* : Pénis noirâtre, violacé (contusion simple), ou bien épanchement de sang sous forme de tumeur hématique (contusion du tissu érectile), molle, fluctuante, augmentant pendant l'érection.

*Par instruments piquants* (115).

*Par instruments tranchants* : Hémorrhagie (111).

TRAITEMENT.— *Pour les contusions simples* : Compresses imbibées d'eau fraîche, d'eau blanche, etc.

*Pour les plaies par piqûres* : Même traitement (115).

*Pour les plaies par instruments tranchants* : Tenter la réunion, qui ne réussit que rarement dans les plaies considérables ; suture à points séparés (111), fils métalliques ; laisser une sonde à demeure pour que l'urine ne nuise pas à la cicatrisation ; prévenir les érections à l'aide du camphre, du bromure de potassium, du lupulin (1 à 2 gr.) Amputation de la verge (527.)

*Dans les plaies par armes à feu*, la balle a pu froisser les corps caverneux ; peu ou pas d'hémorrhagie, rétention d'urines même quand l'urèthre est intact. Pansements simples, eau fraîche ; la déformation du pénis, le défaut ou la gêne d'érection en sont les conséquences.

*Si tout le pénis a été enlevé* : Chercher le méat, y introduire une sonde et pansement simple en attendant la chute des eschares.

525. **Constriction de la verge.** — SYMPTOMES. — Gonflement du pénis au-dessus et au-dessous du lien qui disparaît sous le gonflement; pénis livide, rétention d'urines et quelquefois gangrène.

TRAITEMENT. — Faire diminuer le volume de la verge à l'aide d'applications froides, de glace mise avec précaution, sur le pubis, les bourses, la verge. Si le pénis est pris dans un flacon, mêmes moyens et faire chauffer le cul du flacon pour que l'air du vase, se dilatant, fasse sortir le pénis. Si c'est un anneau, mêmes moyens que ci-dessus, glisser un petit morceau de carton sous l'anneau et se servir de lime ou de cisailles, ou mieux d'un fort sécateur.

**526. Cancer du pénis.** — SYMPTOMES. — Noyau dur, indolent dans l'épaisseur de l'anneau préputial, induré totalement ou partiellement ; puis bosselures ulcérées, saignantes, ichoreuses, comprimant et faisant disparaître le gland et les corps caverneux au point de faire croire à un cancer du pénis (*Cancer des téguments de la verge*).

Petit tubercule en forme de poireau situé sur une des faces du gland ou à sa base ; d'abord indolent, puis douloureux surtout pendant le coït ; dur, saignant, ichoreux, augmentant peu à peu de volume et envahissant tout le gland et les corps caverneux ; engorgement des ganglions de l'aine, rétention d'urines (*Cancer du corps de la verge*).

*Ne pas confondre avec* chancre (28, 29) ; cicatrice vicieuse, tissu inodulaire ; ni le cancer des téguments avec celui du corps du pénis.

TRAITEMENT. — D'abord antisyphilitique (29, 30). Contre le cancer des téguments, faire promptement la circoncision si le cancer occupe le prépuce (521). Contre le cancer du corps du pénis, amputation de la verge.

**527. Amputation de la verge.** — Avoir soin de conserver autant de peau qu'il est nécessaire pour recouvrir le moignon ; pour cela, faire saisir la verge par un aide et rétracter un peu la peau vers le pubis, saisir la verge de la main gauche et l'amputer d'un seul coup de bistouri, à 1 centimètre au moins au delà de la dégénérescence.

*Pansement :* Tirer un peu sur la peau et découvrir la plaie ; lier les artères qui donnent du sang, introduire une sonde à demeure dans le canal et panser avec de la charpie mouillée ou bien cératée : fixer la sonde à un bandage de corps.

La difficulté consiste quelquefois à trouver le méat, c'est ce qui a engagé des praticiens à introduire la sonde d'abord et à amputer à la fois verge et sonde. Engager le malade à n'uriner qu'après l'opération, afin de faciliter la recherche du canal.

# CHAPITRE XV

## MALADIES DE LA VESSIE.

Cystite aiguë. — Cystite chronique ou catarrhe vésical. — Hémorrhagie vésicale ou hématurie. — Fongus, polypes. — Cancer. — Rétention d'urines et paralysie de la vessie. — Cathétérisme. — Ponction hypogastrique ou sus-pubienne. — Incontinence d'urines. — Névralgie de la vessie. — Rhumatisme de la vessie. — Corps étrangers dans la vessie. — Calculs vésicaux. — Lithotritie. — Taille latéralisée ou lithotomie. — Lithotritie périnéale. — Plaies, fistules.

**528. Cystite aiguë.** — Symptomes. — 1° *Locaux* : Mictions fréquentes, douloureuses à la fin ; pesanteurs anales déterminées par la complication inévitable de la prostatite concomitante. La cystite dite *du col* n'est jamais que la prostatite aiguë ou subaiguë, si fréquente chez l'adulte (Mallez). Selon la cause, il y a rétention ou incontinence d'urines. Il y a rétention dans la cystite consécutive aux rétrécissements, aux corps étrangers, mais dans le plus grand nombre des cas, il y a incontinence relative et rétention partielle révélée par la percussion hypogastrique et le cathétérisme. Urines d'abord rouges, rouge foncé, sanguinolentes et purulentes.

2° *Généraux* : Pouls fréquent, accès pernicieux, langue saburrale, constipation constante ; peau chaude, d'odeur légèrement urineuse ; assoupissement.

*Ne pas confondre avec* névralgie (537), rhumatisme vésical (538).

Traitement. — 1° *Local* : 4 à 8 sangsues à la région prostatique ; lavements purgatifs au début, émollients ensuite avec eau de graine de lin épaissie en consistance sirupeuse (125 gr.) et additionnés de 1 centigramme de chlorhydrate de morphine. Pas ou peu de laudanum, comme on le prescrit souvent. Extrait gommeux d'opium à doses croissantes, de 0,01 à 0,05. Cataplasmes abdominaux avec décoction de graines de lin, de mauve, de feuilles de morelle, de son. Frictions avec la pommade mercurielle belladonée (ãã parties égales) ; suppositoires morphinés (2, 4, 6 milligr. de morphine) avec addition de 0,04 de poudre de datura stramonium ; bains de siége émollients d'une demi-heure à 1 heure et répétés 3 à 4 fois par jour. *Nota*. Ne pas laisser la sonde à demeure.

2° *Général* : Boissons émollientes, bouillons de veau, de poulet, laitage, graine de lin, mauve, bourrache, décoction de pruneaux. Laxatifs, eau de Sedlitz, thé purgatif. Quand l'inflammation a diminué, tisane de buchu (diosma crenata), 25 gr. de feuilles en infusion pour 1 litre, 3 ou 4 tasses dans la journée.

**529. Cystite chronique ou catarrhe vésical. — Sympto-mes. —** Variables selon que la cause réside dans la présence de corps étrangers, de déformations prostatiques, de rétrécissements de l'urèthre, de parésie vésicale, de fongus avec stagnation de l'urine. Il serait préférable de réserver ce nom à la sclérose ou induration des parois vésicales (Mallez).

1° *Locaux* : Envies fréquentes d'uriner, dysurie, pesanteurs anales et hypogastriques, incontinence ou rétention ; urines contenant du mucus, du muco-pus, du pus, des glaires fluents et collant au fond du vase. Après quelques heures de refroidissement, odeur fétide, ammoniacale très-prononcée ; après 24 ou 36 heures, dégagement de gaz.

2° *Généraux* : Peu de fièvre excepté le soir ou au moment des exacerbations, mais très-fréquemment accès légers ou nettement marqués de fièvre intermittente ; constipation habituelle, inappétence ; hypochondrie ; diminution constante des forces générales ; paraplégie.

*Ne pas confondre avec* polypes, fongus (531), cancer (532), corps étrangers (539).

Traitement. — Bien déterminer la cause. Moyens généraux : balsamiques à petites doses d'abord ; goudron, tisane et sirop de buchu. Contre les envies fréquentes d'uriner, cubèbe (6 gr. par jour en 6 doses espacées). Térébenthine cuite, 1 gr. en 10 ou 12 fois dans la journée ou en capsules.

℞ Copahu............................................ ⎫ āā 10 gr.
  Térébenthine de Bordeaux................... ⎭
  Magnésie........................................ q. s.
  F. s a. Pilules de 0,10 : 12 par jour.

Injections vésicales tièdes, quelquefois mais rarement froides, surtout au début ; d'autant plus chaudes que les envies d'uriner sont plus répétées (Mallez). — Calmants : Eau de mauve, de pavots en petite quantité. Injections modificatrices au nitrate d'argent (1 à 2 gr. pour 100 d'eau). Lavements et cataplasmes rectaux (100 à 120 gr. d'eau de graine de lin épaissie) introduits dans le rectum 2 et 3 fois par jour et à conserver.

*Contre le catarrhe muqueux léger, sans atonie vésicale* : Tous les deux jours une injection avec le tiers de la solution n° 1 s'il n'y a pas de douleur, et n° 2 s'il y a douleur (Mallez).

| No 1. | No 2. |
|---|---|
| ♃ Eau distillée............. 300 gr. | ♃ Eau distillée............. 300 gr. |
| Teinture d'iode.......... 3 — | Teinture d'iode.......... 1 — |
| Iodure de potassium..... 1 — | Iodure de potassium..... 1 — |
| Diss. | Extrait de belladone..... 1 — |
| | Diss. |

*Contre la purulence de l'urine et sa décomposition ammoniacale* dans les catarrhes vésicaux anciens et abondants :

| | |
|---|---|
| ♃ Eau................. 500 gr. | ♃ Eau................. 300 gr. |
| Hyposulfite de soude..... 5 — | Acide phénique.......... 3 — |
| Diss. pour 5 injections ; une chaque jour. | Alcool................. 1 — |
| | Diss. pour 3 injections ; une chaque jour. |
| ♃ Eau................. 300 gr. | ♃ Eau distillée............. 200 gr. |
| Permanganate de potasse. 3 — | Azotate d'argent crist.... 0gr,50 |
| Diss. pour 2 ou 3 injections. | Diss. pour 2 injections à 4 ou 5 jours d'intervalle. |

Injections avec les eaux sulfureuses coupées d'eau ordinaire, ou bien avec les eaux de Vichy, Contrexéville selon qu'il y a atonie ou diathèse rhumatismale ou goutteuse.
Se servir dans quelques cas d'irrigations tièdes à l'aide de la sonde à double courant (*fig.* 231).

530. **Hémorrhagie vésicale ou hématurie.** — SYMPTOMES. — *Locaux* et *fonctionnels :* Sensibilité insolite de la vessie ; envies fréquentes d'uriner, dysurie, anxiété ; tension, chaleur, ardeur dans l'hypogastre ; présence dans les urines d'une matière visqueuse, puriforme, fétide, puis urines sanguinolentes, noirâtres ; le sang est moins intimement mêlé avec l'urine que dans l'hématurie rénale. Quelquefois absence complète de douleur, surtout quand l'hémorrhagie est supplémentaire.

*Ne pas confondre avec* hémorrhagie rénale (473), et cela au moyen de la palpation et du cathétérisme : chercher s'il y a calculs (540), fongus (531), cancer (532), cystite (528), hémorrhagie supplémentaire d'hémorrhoïdes, etc.

TRAITEMENT. — Boissons froides, acidules, astringentes, infusion de feuilles de ronces, de potentille, d'argentine ; eau de goudron, limonade, etc. Lavements froids, fomentations froides, vinaigrées,

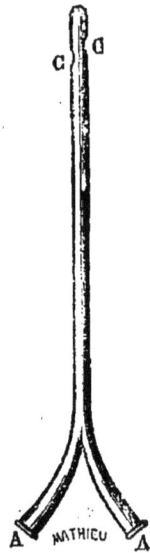

*Fig.* 231.
Canule à double courant (*).

(*) A,A, conduits pour l'entrée et la sortie du liquide ; C, ouverture par laquelle le liquide sort du tube ; D, ouverture par laquelle il rentre.

vessies remplies de glace sur l'hypogastre ; lavements camphrés (0,50 à 2 gr.) en cas d'hématurie occasionnée par les vésicatoires. Acide gallique (0,50 à 1 gr.) ou
perchlorure de fer à 30° (0,10 à 1 gr.)
dans une potion ; repos horizontal.

Ampoules frigorifiques dans le rectum
(Mallez) ; teinture de noix de galles ou acide
gallique (1 gr. à 2 gr. en potion).

*Contre les douleurs qui accompagnent l'héma-*

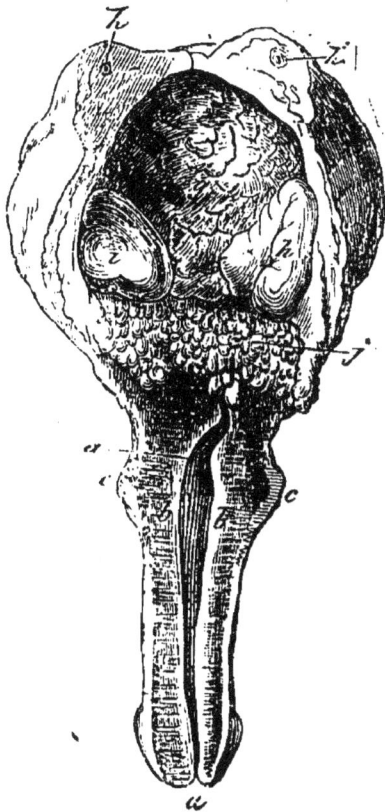

Fig. 252. — Fongus de la vessie (*).

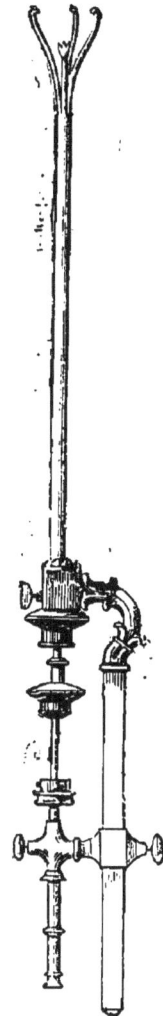

Fig. 253. — Litholabe ou
trilabe.

*turie :* Potion opiacée (0,05 à 0,10) ou extrait thebaïque en pilules.

(*) *i, h,* tumeurs polypeuses occupant les bas-fonds de la vessie, vers l'orifice des
urctères, et séparées d'une manière très-distincte de la membrane muqueuse du
reste de la surface vésicale *g ; j,* autres petites tumeurs groupées au pourtour de
l'orifice de l'urèthre ; *bb,* corps caverneux ; *aa,* canal de l'urèthre ; *cc,* peau de la
verge.

*Contre le rétrécissement*: Cathétérisme avec bougies graduées.

*Contre l'atonie* : Injections froides, astringentes.

*Contre l'hématurie supplémentaire* : Expectation.

*Contre la rétention d'urines* occasionnée par la présence de caillots dans la vessie : cathétérisme à l'aide d'une sonde double, puis retirer la sonde intérieure ; laver la vessie à l'eau tiède ou à 15°, ou légèrement alcalinisée, puis aspiration à l'extrémité de la sonde, au moyen de la seringue.

531. **Fongus, polypes.** — Symptômes. — *Locaux* et *fonctionnels* : Gêne de la miction, quelquefois douleurs, bien que par eux-mêmes les fongus ne soient pas douloureux ; sécrétion abondante du mucus comme dans le catarrhe ; hématurie ; quelquefois présence de fongus au méat. Par le cathétérisme, sensation d'un corps mou (*fig.* 252), pouvant être déplacé à moins que la base ne soit large ; après une injection préparatoire, introduire la pince à trois branches ou le brise-pierre courbe, qui fait percevoir la sensation d'une production fongueuse et peut ramener des fongosités ou des fragments de polypes.

*Ne pas confondre avec* calculs (540), tumeur de la prostate (513) ; très-difficile ou impossible de diagnostiquer le fongus et le polype, ce qui importe peu, le traitement étant le même.

Traitement. — 1° *Palliatif* : Eviter les excès, les fatigues, les exercices immodérés ; entretenir la liberté du ventre ; boissons diurétiques ; n'uriner que debout ; cathétérisme matin et soir au besoin ; quelquefois cathétérisme avec la sonde à dard (Chopart).

2° *Curatif*. *a. Ligature* si le fongus est pédiculé, en portant une anse de fil sur ce pédicule, au moyen du trilabe (Civiale) : procédé très-difficile.

*b. Écrasement*: Saisir le fongus dans les branches du lithotlabe ou du lithoclaste (*fig.* 253) et le broyer par la pression.

*c. Cautérisation* : Porter sur le point d'implantation de la tumeur une sonde contenant du nitrate d'argent : moyen très-incertain.

*d.* Préférer à ces procédés l'*arrachement* ou l'*extraction* : injecter préalablement de l'eau dans la vessie ; introduire l'extracteur, espèce de sonde ouverte à ses deux extrémités et dont l'extrémité vésicale forme un anneau ovale de 3 à 4 centimètres de longueur et 1 centimètre de largeur ; saisir le fongus dans les branches tranchantes de la sonde en lui faisant exécuter des mouvements de rotation et l'arracher par parties (Guillon).

532. **Cancer.** — Symptômes. — 1° *Locaux* : Hématurie plus

ou moins abondante, non douloureuse d'abord ; dysurie par suite de contraction imparfaite des parois vésicales, ou rétention d'urines si la tumeur est au col ; douleur et quelquefois sensation d'une tumeur à l'hypogastre (*Squirrhe*).

Hématuries plus fréquentes, douleurs plus vives, lancinantes, s'étendant dans les testicules ; quelquefois présence dans les urines de fragments cancéreux qui, en se plaçant au col, peuvent amener la rétention momentanée d'urines : urines boueuses, couleur marc de café, à odeur très-fétide, cadavéreuse (*Encéphaloïde*).

2° *Généraux :* Nuls au début, puis cachexie cancéreuse.

Le cancer de la vessie se développe *primitivement* ou *par extension*.

*Ne pas confondre avec* calcul (540), cancer de la prostate (513), hypertrophie de la prostate (512,II), tumeurs fongueuses, polypes (531).

TRAITEMENT. — *Palliatif :* Cathétérisme en cas de rétention d'urines, mais avec précaution ; pilules opiacées, lavements laudanisés en cas de douleurs ; s'il y a *hématurie*, voir 529.

**533. Rétention d'urines et paralysie de la vessie.** — SYMPTOMES. — *Locaux* et *fonctionnels :* D'abord paresse pour uriner ; besoins moins fréquents, jet moins fort ; contraction de moins en moins énergique de la vessie, à laquelle suppléent incomplétement les muscles abdominaux, puis peu à peu rétention complète des urines, avec douleurs plus ou moins vives, plus ou moins rapprochées et sensation à l'hypogastre d'une tumeur qui est la vessie distendue ; quelquefois issue de quelques gouttes d'urine par regorgement, et complication de catarrhe vésical.

*Ne pas confondre avec* ascite (465), tumeurs ovariques (491) ; pratiquer le toucher rectal chez l'homme, pour s'assurer qu'il n'y a pas hypertrophie de la prostate occasionnant la rétention d'urines.

TRAITEMENT. — Au début, applications froides au haut des cuisses, sur l'abdomen, pour favoriser l'expulsion de l'urine ; ne pas se retenir d'uriner quand on en éprouve le besoin.

*Contre l'hypertrophie aiguë de la prostate :* 10 à 15 sangsues au périnée, bains.

*Contre la paralysie de la vessie :* Électricité, cathétérisme (515) ; lavements froids, frictions stimulantes, baume Fioravanti sur l'hypogastre, ergot de seigle à doses fractionnées (0,50) toutes les 2 ou 3 heures.

**534. Cathétérisme.** — I. **Chez l'homme.** — Le malade est couché ou debout ; dans le premier cas, se placer à sa droite ou à sa gauche, à volonté ; dans le second, se placer en face. Tenir la verge entre les doigts annulaire et médius de la main gauche (*fig.* 254), l'index et le pouce découvrant le gland qu'ils tiennent de chaque côté, mais non d'avant en arrière : renver-

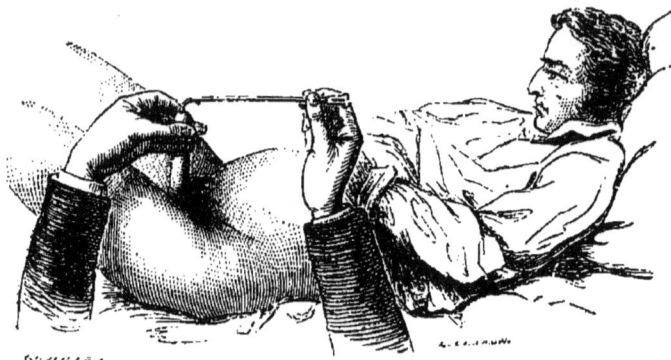

*Fig.* 254. — Cathétérisme chez l'homme.

ser ou relever le pénis avec la main gauche ; saisir entre le pouce et l'index de la main droite la sonde d'argent préalablement enduite d'un corps gras, l'introduire doucement dans le méat urinaire jusqu'à la courbure sous-pubienne, le pavillon restant parallèle à la ligne blanche de l'abdomen. Arrivé là, éloigner doucement le pavillon de la ligne blanche abdominale, l'incliner par un mouvement d'arc de cercle entre les cuisses du malade et communiquer en même temps à la sonde une légère impulsion qui la fasse pénétrer dans la vessie, *en suivant très-exactement la paroi supérieure de l'urèthre.* Dans quelques cas difficiles, s'aider de l'indicateur de la main gauche, qui, introduit dans le rectum, sert de conducteur ; ne jamais forcer la sonde afin d'éviter les fausses routes. Agir *très-lentement.*

Avec les sondes élastiques, peu ou pas de difficultés ; graisser la sonde et l'introduire doucement.

*Sondes à demeure :* Les fixer à l'aide de mèches de fil à une bandelette de diachylon, qui enveloppe le pénis, afin d'éviter la chute de la sonde ou sa pénétration dans la vessie (*fig.* 255), ou bien attacher la sonde à l'aide de quelques fils fixés aux poils du pubis.

II. **Chez la femme.** — Entr'ouvrir la vulve et écarter les petites lèvres avec le pouce et le médius de la main gauche ; avec la pulpe de l'indicateur de la même main, chercher le petit tubercule qui doit servir de point de repère et qui est placé *im-*

mé*liatement au-dessous* du méat ; introduire dans le méat la sonde de femme préalablement huilée, la concavité dirigée en haut, puis la ramener horizontalement, et pousser doucement.

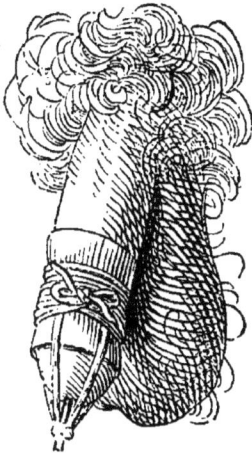

*Fig.* 255.— Sonde à demeure.

**535. Ponction hypogastrique** ou **sus-pubienne.** — Faire coucher le malade horizontalement, sur le dos, près du bord droit du lit, le tronc un peu élevé, les cuisses fléchies ; se placer à droite et tendre la peau de l'hypogastre de la main gauche et ponctionner la vessie avec les aiguilles n°s 1 et 2 de l'aspirateur Dieulafoy ou Potain, sur le trajet de la ligne blanche, à 1 ou 2 centimètres au-dessus du pubis pousser l'aiguille en avant à mesure que la vessie se vide. Cette ponction peut être renouvelée plusieurs fois sans danger. — La position étant la même que ci-dessus pour le malade et le chirurgien, à l'aide d'un trocart courbe dit du frère Côme (*fig.* 256), ou droit si l'on n'en a pas un courbé, faire, sur la ligne blanche, à 2 centimètres

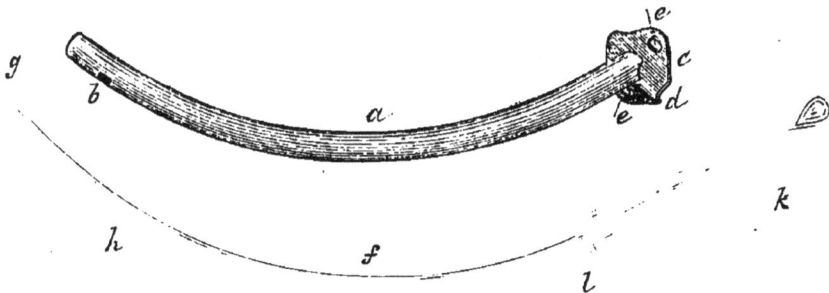

*Fig.* 256. — Trocart courbe du frère Côme (*).

au-dessus de la symphyse pubienne, une ponction dans la vessie, en dirigeant l'instrument de haut en bas et d'avant en ar-

(*) La flamme *fg* du trocart est parcourue dans toute sa longueur par une cannelure *h* qui permet à l'urine de s'échapper dès que l'instrument est arrivé dans la essie. Le pavillon *c* de la canule est pourvu d'une plaque transversale percée de deux orifices *e, e,* auxquels se fixent des rubans assez longs pour entourer le tronc : sur la plaque on remarque une rigole latérale *d :* le bec est aussi muni d'une ouverture latérale *b,* l'ouverture *b* et la rigole *d* correspondent à la rainure de la flamme, afin de permettre à l'urine de s'écouler. (Gaujot et Spillemann, *Arsenal* de *la chirurgie contemporaine,* t. II.)

rière. Fixer la canule, si l'on ne pouvait faire pénétrer une bougie dans l'urèthre.

**536. Incontinence d'urines.** — Symptomes. — *Locaux et fonctionnels* : Émission involontaire des urines, sans douleur, sans tumeur, amenant consécutivement des rougeurs érythémateuses, des ulcérations sur le scrotum, sur les cuisses (*Incontinence permanente*).

Émission involontaire pendant le sommeil, ou à la suite d'émotions, de secousses (*Incontinence intermittente*) ; s'observe surtout chez les enfants.

*Ne pas confondre avec* miction par regorgement dans la rétention d'urines (533).

Traitement. — *S'il y a atonie musculaire du sphincter* : Bains de siége froids, aromatiques ; bains de mer ; douches froides ; immersion dans l'eau froide ; applications froides, alcooliques, balsamiques au périnée ; quarts de lavements froids, à la décoction de quinquina ; faradisation.

A l'intérieur : quinquina, ferrugineux, toniques :

| | |
|---|---|
| ♃ Quinquina rouge concassé..   8 gr.<br>   Gentiane................ 12 —<br>   Camomille.............. 15 —<br>   Sous-carbonate de fer ..... 45 —<br> F. macérer à froid dans 1 litre de vin<br>blanc; 50 gr. matin et soir. (Guersant) | ♃ Vin de quinquina......... 350 gr.<br>   Teinture de cannelle...... 50 —<br> M. 2 à 3 cuillerées à entremets chaque<br>jour. |

teinture de cantharides (10 à 20 gouttes deux fois par jours dans l'eau sucrée) ; sirop de sulfate de strychnine ; noix vomique. Régime tonique, viandes noires, vin vieux.

> ♃ Extrait de noix vomique........................ 0$^{gr}$,40
>    Oxyde de fer.............................. 4 gr.
>  F. s. a. 24 pilules; 3 par jour.     (Mondière)

*S'il y a exaltation de sensibilité du côté de la vessie* : Bains, demi-bains émollients ; opiacés, régime doux, belladone.

> ♃ Poudre de belladone.......................... 0$^{gr}$,20
>    Extrait de belladone.......................... 0$^{gr}$,10
>  F. s. a. 20 pilules; 1, puis 2, 1 chaque soir.   (Trousseau)

Combattre les diathèses lymphatique (27), rhumatismate' (24,26), dartreuse(54).

Surveiller les enfants, les réveiller plusieurs fois la nuit ; compresseur de la prostate, qu'on introduira chaque soir dans le rectum (Trousseau) ; assez mauvais procédé.

*Nota.* L'incontinence nocturne des urines chez les adultes doit faire soupçonner l'épilepsie.

**537. Névralgie de la vessie.** — Symptomes. — *Locaux et fonctionnels* : Douleurs lancinantes, tantôt par accès, tantôt continues, avec exacerbations, se manifestant à l'anus, qui se contracte ou s'entr'ouvre, puis s'étendant à la vessie et simulant la présence de calculs : besoins pressants d'uriner; quelquefois arrêt instantané du jet, comme s'il existait un calcul; douleurs prostatiques; cathétérisme douloureux; urines le plus souvent limpides, quelquefois troubles et sanguinolentes.

*Ne pas confondre avec* calculs (540); le cathétérisme fera éviter l'erreur.

Traitement. — Cathétérisme répété avec des bougies laissées pendant quelques minutes et enduites de pommade belladonée, injections intravésicales d'abord tièdes, narcotiques, laudanisées, puis froides; injections de glycérine, tenant en dissolution 1 ou 2 centigrammes de sel de morphine : quarts de lavements additionnés de laudanum, de camphre, de chloroforme (1 à 2 gr.), d'éther (1 à 5 gr.), suppositoires additionnés de belladone (0,01 à 0,05); voir *Névralgies* (40). Quelquefois cautérisation du col vésical.

**538. Rhumatisme de la vessie.** — Symptomes. — *A l'état aigu*, pendant le cours d'un rhumatisme aigu, envies fréquentes d'uriner, miction douloureuse ou rétention d'urines; quelquefois alternatives de dysurie et d'ischurie.

*A l'état chronique*, douleurs vésicales moins vives, avec envies fréquentes d'uriner; miction un peu douloureuse; urines normales. Ces symptômes s'observent chez des sujets affectés antérieurement de rhumatisme ou habitant des endroits humides, ou bien aux changements de température.

*Ne pas confondre avec* rétention d'urines (533), névralgie (537), calculs (540).

Traitement. — *A l'état aigu*, 10 à 20 sangsues à l'hypogastre répétées au besoin; bains, cataplasmes laudanisés; lavements tièdes, calmants; chercher par des topiques irritants à rappeler le rhumatisme sur les articulations.

*A l'état chronique*, bains de vapeurs, eaux thermales. (Voir *Rhumatisme musculaire*, 25.)

**539. Corps étrangers dans la vessie.** — Symptomes. — Les mêmes que pour les calculs vésicaux (560) : difficulté d'uriner, pesanteur au périnée, douleur exaspérée par les mouvements.

*Ne pas confondre avec* calculs (540), rhumatisme (538). Antécédents.

Traitement. — S'il y a plaie, chercher à extraire les corps par la plaie, sinon extraction par l'urèthre. Dilater préalablement l'urèthre et injecter de l'eau dans la vessie, pour faciliter la saisie et l'extraction. Chez la femme, la dilatation de l'urèthre est très-facile, et le doigt ou une pince à polypes peut aller chercher le corps étranger.

*Chez l'homme*, varier les moyens d'extraction selon le corps étranger. *Pour des épingles*, des aiguilles, etc., se servir d'une tige métallique terminée par un crochet B, et renfermée dans une gaine (*fig.* 257), ayant sur le côté une échancrure de 6 à 7 centimètres; le crochet B saisit le corps étranger C, le fait basculer et l'engage dans la gouttière. *Pour des fragments de sonde*, extracteur de Leroy, d'Étiolles (*fig.* 258), introduit comme un cathéter; le petit crochet terminal va saisir le corps étranger et l'amène dans l'axe de l'instrument. Litholabe brise-pierre, etc. (voir *Calculs*, 540 ; *Taille*, 542).

540. **Calculs vésicaux.** — Symptomes. — *Locaux et fonctionnels* : Douleur nulle ou variable, selon le siége qu'occupe le calcul ; extension de la douleur sur tout l'appareil génital ; rétraction des testicules et du scrotum ; douleur plus vive au niveau du gland; douleur au col vésical, augmentant pendant la miction ; cours des urines normal, ou gêné, ou arrêté instantanément, selon le siége du calcul ; urines troubles, sédimenteuses, muqueuses, fétides, quelquefois sanguinolentes; positions parfois bizarres prises par le malade pour uriner. S'assurer de la présence des calculs, à l'aide du cathétérisme fait avec les sondes métalliques courbes à petite courbure, quelquefois avec le lithoclaste ou le litholabe (534) ; faire cette exploration, la vessie étant pleine d'urine ; sensation de corps étrangers perçue par la sonde.

*Difficultés du diagnostic* : 1° Petitesse et mobilité des calculs ; 2° vessie spacieuse, déformée, herniée, à cellules, à colonnes; 3° enkystement du calcul; 4° sang ou mucosités enveloppant le calcul et empêchant d'avoir la sensation d'un corps dur.

*Ne pas confondre avec* tumeurs de la prostate (543), fongus, polypes (531), tumeurs osseuses du bassin. Chercher à préciser le volume du calcul s'il est unique, ou bien le nombre des calculs, la densité, la friabilité, la composition, la situation, la mobilité ou la fixité du calcul ou des calculs.

Traitement. — *Préventif* : Boissons mucilagineuses, diurétiques, abondantes ; régime doux, sobriété, pas d'excès alcooliques, exercice modéré, pas de séjour au lit : bicarbonate de soude (1 à 2 gr., par jour), eaux de Vichy, de Vals, de Contrexéville, en boissons, en bains, en injections; ne pas abuser des lithontriptiques, qui pourraient détériorer la constitution.

541. **Lithotritie.** — Accoutumer quelques jours d'avance l'urèthre à supporter la présence des instruments ; élargir au

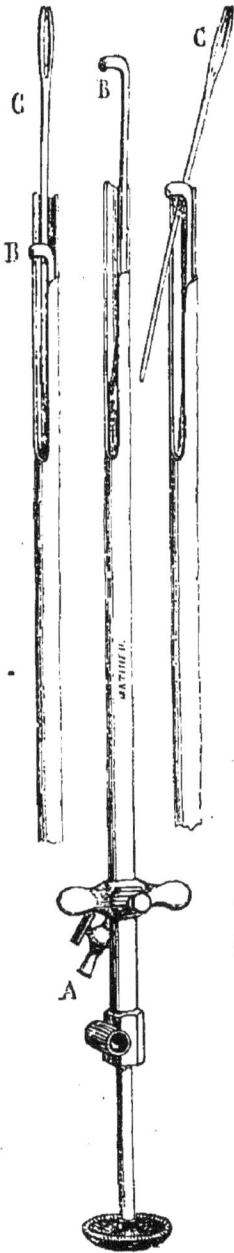

*Fig. 257. — Instrument pour retirer les épingles de la vessie (*).*

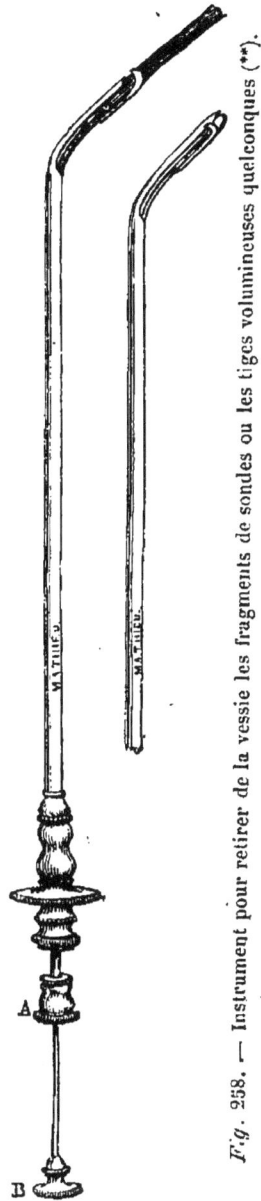

*Fig. 258. — Instrument pour retirer de la vessie les fragments de sondes ou les tiges volumineuses quelconques (**).*

(*) B, crochet glissant dans la sonde et destiné à saisir les épingles C : en tirant sur la tige, on ramène dans la direction verticale le corps étranger qui s'engage dans la sonde.

(**) Instrument courbe reposant sur les mêmes principes. — A, pas de vis; B, tige.

besoin le méat par une petite incision ; injection d'eau dans la vessie.

Faire coucher le malade sur le bord du lit, le siége un peu élevé sur un coussin dur ; introduire une sonde dans la vessie et injecter une quantité suffisante d'eau tiède ou émolliente, puis remplacer la sonde par le brise-pierre (*fig.* 259) fermé ; le

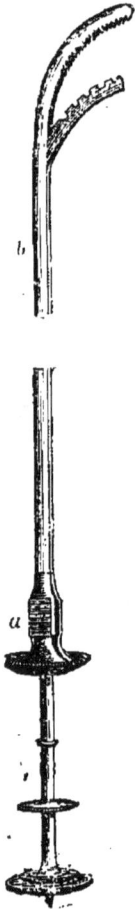

Fig. 259. — Écrou brisé de Civiale pour la lithotritie (*).

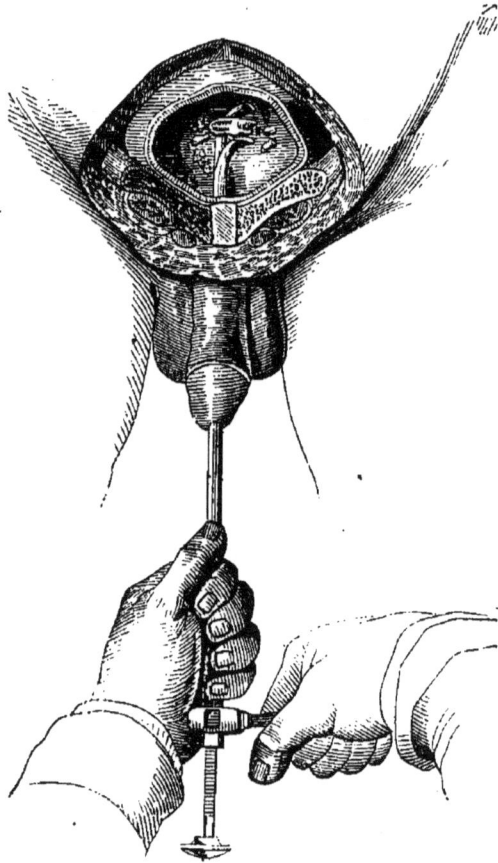

Fig. 260. — Opération de la lithotritie chez l'homme.

promener dans la vessie jusqu'à ce qu'on sente la pierre ; ouvrir les deux branches de l'instrument, en évitant de *pincer* la muqueuse vésicale, saisir la pierre entre les deux branches et écraser le calcul (*fig.* 260).

(*) *a*, branche femelle ; *b*, branche mâle.

Si le calcul est trop dur ou trop volumineux, l'urèthre trop peu large ou rétréci, pratiquer la taille (523).

**542. Taille latéralisée** ou **lithotomie.** — Préférable aux

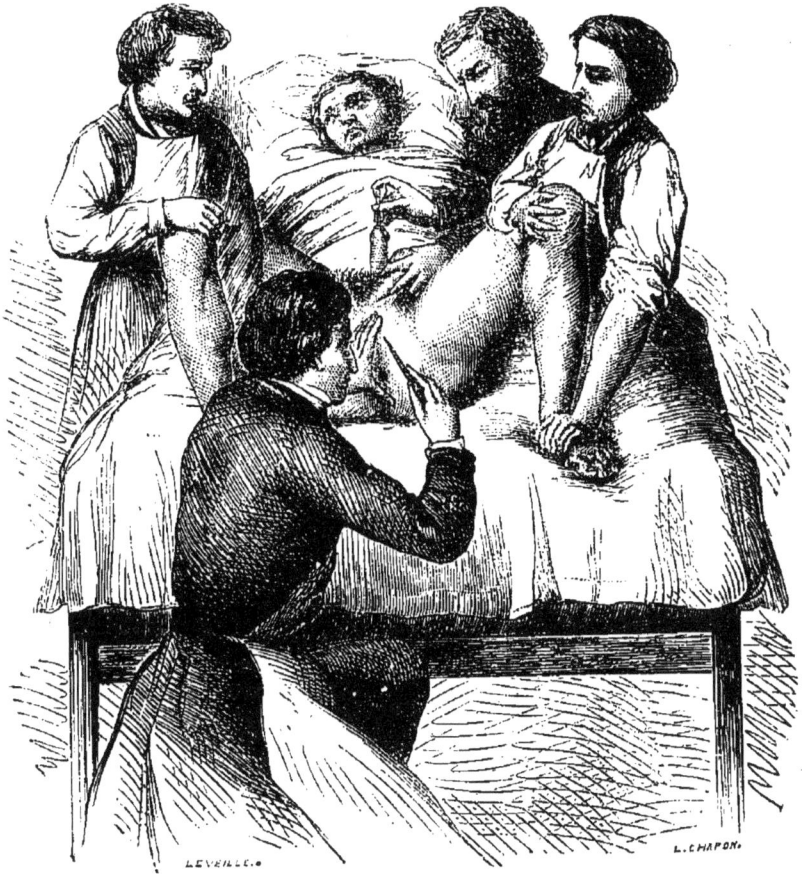

Fig. 261. — Taille latéralisée.

autres variétés, telles que taille hypogastrique, taille recto-vésicale, etc.

*Manuel opératoire :* Lavement la veille de l'opération. Faire coucher le malade transversalement, de façon que le siége dépasse le bord du lit, les cuisses et les jambes fortement fléchies et soutenues par des aides (*fig.* 261) ; introduire dans la vessie le cathéter cannelé (*fig.* 262), qu'on fait tenir perpendiculairement à l'axe du corps, par un aide qui relève en même temps le scrotum. Tendre de la main gauche le périnée préalablement rasé et faire avec un bistouri droit une incision commençant sur la ligne médiane, à 15 ou 20 millimètres au-devant de l'anus et

aboutissant au milieu d'une ligne qui va de l'anus à la tubérosité de l'ischion gauche (*fig.* 261, 265) : diviser successivement
la peau, le tissu cellulaire, et porter la pulpe de l'indicateur gauche au fond de cette plaie. Inciser lentement, jusqu'à ce que ce
doigt sente le cathéter cannelé à travers les tissus ; tourner alors
ce doigt, de façon que le bord radial soit en bas et la face
palmaire en dehors ; glisser l'ongle seulement dans la cannelure du cathéter. Prendre le bistouri comme une plume à

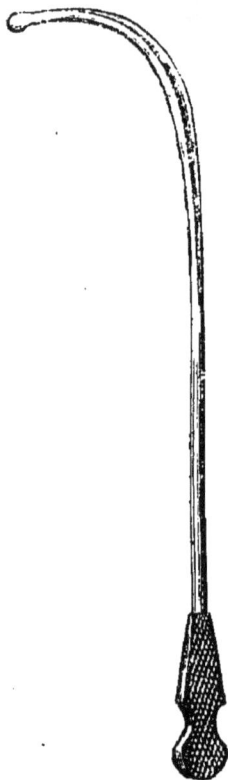

*Fig.* 262. — Cathéter        *Fig.* 263. — Lithotome.        *Fig.* 264. — Tenettes.
cannelé.

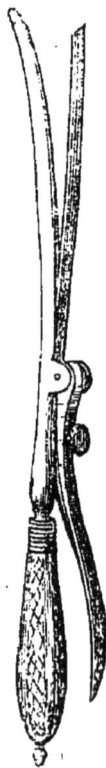

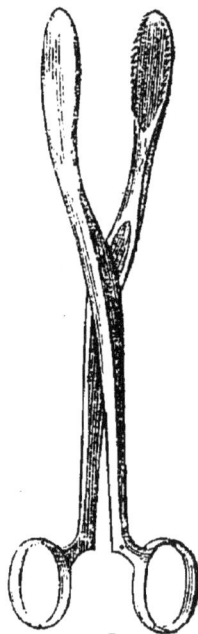

écrire, glisser la pointe sur l'ongle de l'indicateur gauche, jusqu'au fond de la cannelure du cathéter ; relever un peu le
manche du bistouri et lui faire décrire un quart de cercle, dont
la pointe serait le centre, et inciser ainsi la portion membraneuse de l'urèthre dans une étendue de 5 à 8 millimètres
(*fig.* 266). Laisser l'ongle en place, prendre le lithotome (*fig.* 263),
en porter la pointe dans la cannelure du cathéter, abaisser un

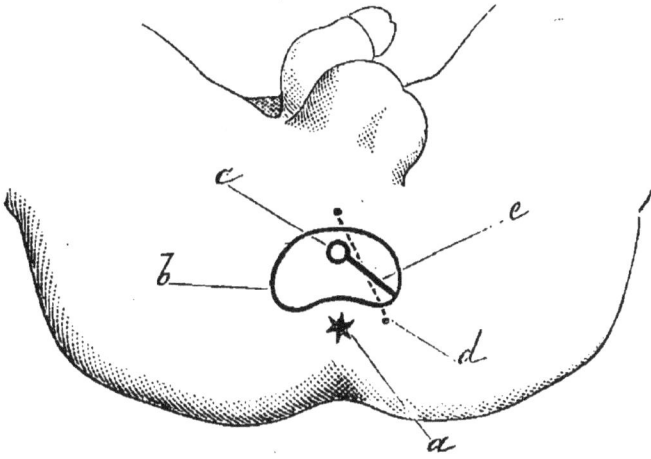

*Fig.* 265. — Taille latéralisée (*).

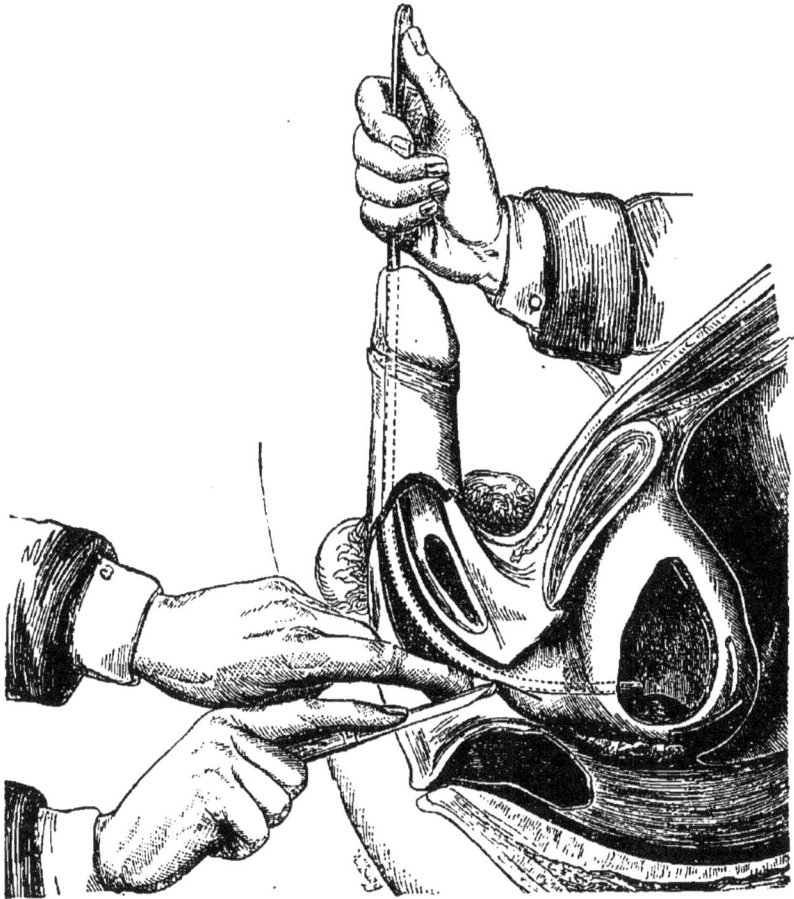

*Fig.* 266. — Position des mains pendant l'incision.

(*) *a*, anus ; *b*, prostate ; *c*, urèthre ; *d*, incision cutanée ; *e*, incision de la prostate (Chauvel).

peu le cathéter, de manière que le bec entre un peu plus profondément dans la vessie (*fig.* 267, 268). Les deux instruments étant
parvenus dans la vessie, retirer le cathéter et y laisser le lithotome, en appuyant fortement le dos contre la symphyse pubienne;

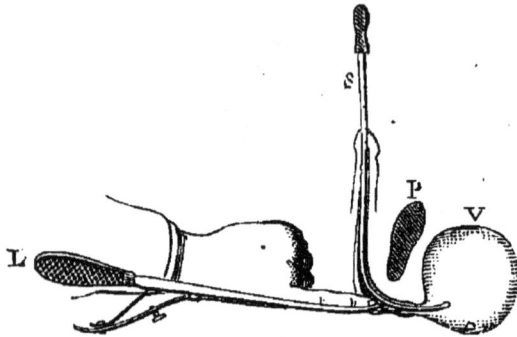

*Fig.* 267. — Lithotome conduit sur l'ongle dans l'incision de l'urèthre (*).

presser le manche à bascule de la lame avec les quatre doigts de
la main droite, et faire saillir la lame dans une étendue fixée
d'avance et dans la direction de la plaie extérieure : la vessie et
la prostate se trouvent ainsi divisées obliquement, et il sort un
flot d'urine (*fig.* 269). Retirer alors le lithotome.

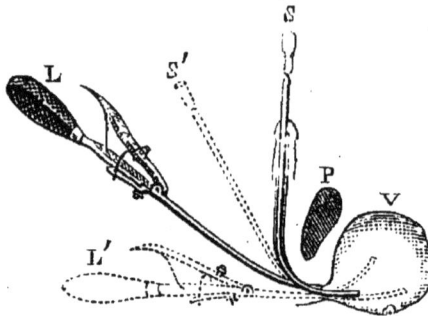

*Fig.* 268. — Introduction du lithotome. Mouvement d'abaissement du cathéter (**).

Introduire l'index gauche dans la vessie, la face palmaire
en avant; glisser sur cette face le bouton à crête qui doit conduire des tenettes ou bien les tenettes directement (*fig.* 264);
chercher à saisir la pierre entre les mors des tenettes et retirer
la pierre et l'instrument par des mouvements alternatifs d'a-
baissement et d'élévation. Dès que la pierre est extraite, injec-

(*) P, prostate ; S, sonde cannelée ; V, vessie; L, lithotome (Reliquet).
**) S' L', position de la sonde et du lithotome avant d'être relevées en S, L. (Reliquet).

tions d'eau tiède dans la vessie ; quelquefois usage de la curette (*fig.* 270).

Badigeonnage interne de la plaie avec un tampon imbibé

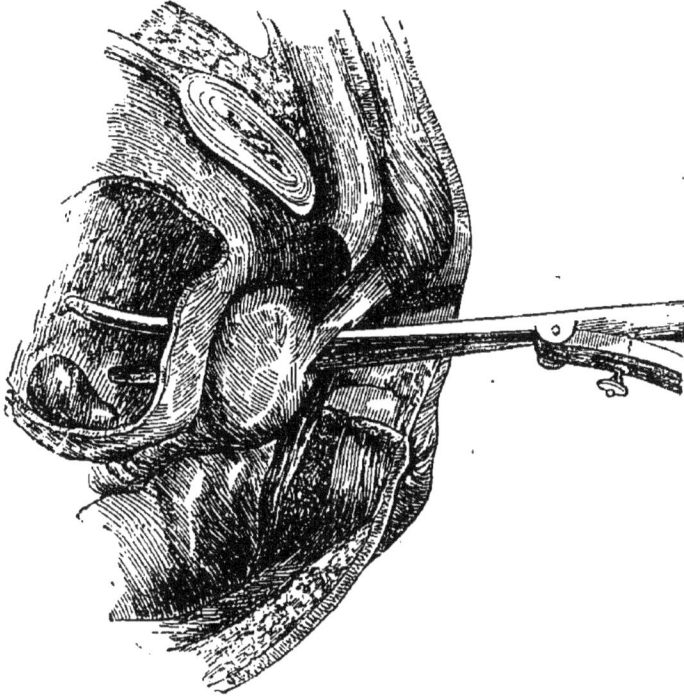

*Fig.* 269. — Opération de la taille chez l'homme.

de collodion hémostatique, et cela même avant d'introduire
les tenettes, de manière à prévenir l'hémorrhagie ; en même
temps, lavements froids (Mallez).

**542 *bis*. Lithotritie périnéale.** — Même position du malade,
des aides et du chirurgien. Incision longitudinale, commençant
*au pourtour* de l'anus et s'étendant à 2 centimètres en avant, intéressant peau, tissu cellulaire, aponévrose superficielle et suivant
exactement le raphé périnéal ; index gauche dans la plaie,
ponction de la portion membraneuse de l'urèthre de 5 à 6 centimètres. Abandonner l'instrument tranchant et conduire sur
l'index gauche le dilatateur fermé, jusqu'à l'extrémité mousse.
Ouvrir lentement le dilatateur (*fig.* 271) et procéder à la dilatation uniforme, lente et régulière en commençant par le canal,
la portion prostatique et en finissant par le col. Retirer la
pierre avec des tenettes, si elle mesure moins de 2 centimètres ; sinon, la morceler à l'aide de tenettes à broiement spé-
ciales (Dolbeau).

*Pansement simple* : Introduire dans la plaie une sonde de gomme qui sert de conducteur à l'urine, et, au bout d'une quinzaine, l'urine ayant repris son cours par l'urèthre, panser la plaie avec le linge cératé, la charpie, et cautérisation de

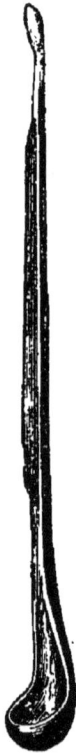

Fig. 270. — Curette pour l'opération de la taille chez l'homme.

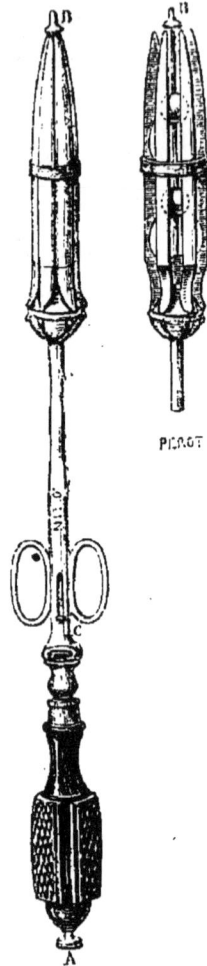

Fig. 271 — Dilatateur de Dolbeau (*).

quelques bourgeons charnus pour prévenir une fistule urinaire.

*En cas d'hémorrhagie* : Tamponnement avec la charpie sèche ou imbibée de perchlorure de fer; ligature au besoin.

(*) Six branches égales ou parallèles sont disposées de manière à former, à l'état de repos, un cône allongé terminé par un bouton mousse B ; une tige métallique centrale, munie de deux boules et mise en mouvement par la vis A, préside à leur écartement.

**543. Plaies, fistules.** — Symptomes. — Douleur vive sur le trajet des voies urinaires ; urines peu abondantes, douloureuses, sanguinolentes ; besoins fréquents d'uriner ; quelquefois issue de l'urine par la plaie.

Traitement. — Sonde de gomme à demeure dans la vessie ; repos absolu : saignées générales et locales plus ou moins abondantes ; glace pilée dans la bouche, boissons gazeuses.

. *Contre l'infiltration urineuse* : Scarifications profondes.

*Contre les caillots sanguins* dans la vessie : Injections tièdes.

*Contre la fistule* : Sonde à demeure; cautériser la plaie extérieure ; pelote ou rondelle en caoutchouc appliquée en permanence sur l'ouverture externe de la fistule.

# CHAPITRE XVI

## MALADIES DES RÉGIONS INGUINALE ET ANALE.

*Maladies de la région inguinale.* — Adénite. — Hernie inguinale. — Kélotomie ou opération de la hernie étranglée. — Hernie crurale. — Varice inguinale.
*Maladies de la région anale.* — Névralgie. — Prurit de l'anus. — Herpès, eczéma. — Érythème. — Fissurés. — Abcès à l'anus. — Fistules. — Hémorrhoïdes. — Accidents syphilitiques. — Rétrécissements. — Cancer. — Polypes. — Corps étrangers. — Chute du rectum. — Anus imperforé. — Anus artificiel ou contre nature. — Déchirures du périnée.

### SECTION Ire

#### MALADIES DE LA RÉGION INGUINALE.

**544. Adénite.** — Symptomes. — 1° *Locaux :* Une ou plusieurs tumeurs superficielles, globulaires, mobiles, indolentes, sans changement de couleur à la peau, séparées ou bien réunies en masse irrégulière ou bosselée (136) (*Engorgement des ganglions lymphatiques*).

Rougeur de la peau, douleur, tumeur, fluctuation plus ou moins prononcée ; ulcération de la peau (*Adénite phlegmoneuse,* voir *Abcès phlegmoneux*) (107, 136).

Mêmes symptômes consécutivement à un ulcère vénérien,

siégeant à la verge, dans le voisinage du frein (*Adénite syphili-tique, Bubon*).

Mêmes symptômes, moins la fluctuation, à la suite de plaies, de blessures à la jambe, au pied (*Adénite traumatique*).

Mêmes symptômes, moins la fièvre (*Abcès froids, par conges-tion*).

2° *Généraux :* Nuls dans l'engorgement des ganglions lympha-tiques et dans l'abcès par congestion, plus ou moins prononcés dans les autres cas.

*Ne pas confondre avec* hernie inguinale (545), crurale (547).

TRAITEMENT. — *Contre l'adénite lymphatique :* Traitement anti-scrofuleux (27, 136, 137).

*Contre l'adénite aiguë :* Cataplasmes émollients, bains, onc-tions avec la pommade mercurielle belladonée, collodion élas-tique; sangsues *loc. dol.*, vésicatoires volants, afin d'éviter la suppuration. Dès qu'il y a fluctuation, ouvrir le phlegmon. S'il survient un ulcère cutané, avec décollement, faire des lotions alcooliques, cautériser avec le nitrate d'argent et, en cas d'insuccès, exciser les parties.

*Contre l'adénite blennorrhagique :* Même traitement que dans l'adénite aiguë.

*Contre l'adénite syphilitique :* Pommade mercurielle bellado-née pour frictions matin et soir.

℞ Onguent mercuriel double.................... } āā 10 gr.
Extrait de belladone........................ }

Pour l'adénite en général, *voir* 136.

*S'il y a acuité*, 10 à 15 sangsues sur la tumeur, cataplasmes émollients, eau d'orge miellée pour boisson, bains, repos au lit et bouillons. Ouvrir dès qu'il y a fluctuation; pansement avec le vin aromatique, l'eau alcoolisée, l'eau phéniquée; au déclin cautérisation avec le nitrate d'argent.

*Contre l'adénite traumatique :* Cataplasmes émollients, repos; comme pour l'adénite aiguë.

**545. Hernie inguinale.** — *Trois variétés* qui reposent sur la situation de la hernie par rapport à l'artère épigastrique *c*.

1° La hernie est *oblique* ou *inguinale externe* quand elle se fait par la fossette *i* externe à l'artère (*fig. 272*).

2° Elle est *directe* ou *moyenne*, quand elle se fait à travers les éraillures *m* des muscles transverse et petit oblique.

3° Elle est *interne*, quand elle se fait dans la fossette inguï-nale interne *a*, en dedans de l'artère épigastrique *c* sur le bord externe du muscle droit de l'abdomen.

La hernie est *complète* ou *incomplète* (interstitielle).

Elle est *congénitale* ou *accidentelle*.

Elle est constituée par l'intestin (*entérocèle*), ou par l'épiploon (*épiplocèle*), ou par l'intestin et l'épiploon (*entéro-épiplocèle*).

SYMPTOMES. — 1° *Locaux* : Tumeur plus ou moins volumineuse dans le pli de l'aine, et dont l'origine remonte à des causes variables, sans changement de couleur à la peau, indolente, oblongue, pouvant être pincée, soulevée, mobile à sa pointe, immobile à sa base, plus ou moins facilement réductible, aug-

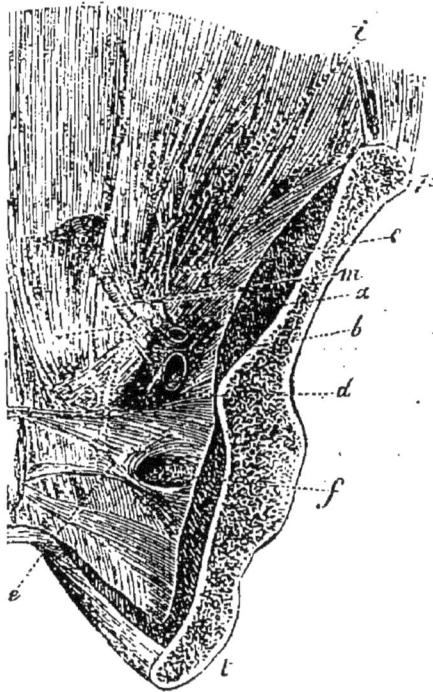

*Fig.* 272. — Région inguinale, vue dans l'abdomen (*).

mentant sous l'influence des efforts, de la toux, etc., et, quand elle est ancienne et volumineuse, permettant l'introduction du doigt dans le canal devenu anneau, s'arrêtant presque toujours, chez l'homme, au niveau de la pénétration du cordon dans le testicule, ou suivant ce cordon, au-devant duquel elle est placée d'*abord* (mais ce rapport manque dans les hernies

(*) *a*, fossette inguinale interne; *b*, artère iliaque externe; *c*, artère épigastrique; *d*, ouverture crurale supérieure ou anneau crural; *e*, trajet de l'hypogastrique quand elle a l'origine normale; *f*, ouverture supérieure du canal sous-pubien; *i*, fossette inguinale externe; *m*, fossette inguinale moyenne; *p*, épine iliaque; *t*, tubérosité ischiatique.　　　　　　　　　　　　　　　　(Vidal, d'après Bonami.)

anciennes et volumineuses), quelquefois descendant dans le
scrotum (*fig.* 273) (*Hernie inguinale externe complète scrotale*).

*Chez la femme* : La hernie inguinale peut descendre jusque
dans la vulve (*fig.* 274) ; la grande lèvre est repoussée du côté
opposé à la hernie ; à la partie supérieure, petit renflement
qui est le point d'émergence de la hernie, pouvant se trouver
étranglé par l'anneau inguinal externe. Les autres symptômes
sont les mêmes que chez l'homme.

A. Le testicule n'est pas séparé de la hernie par une sorte

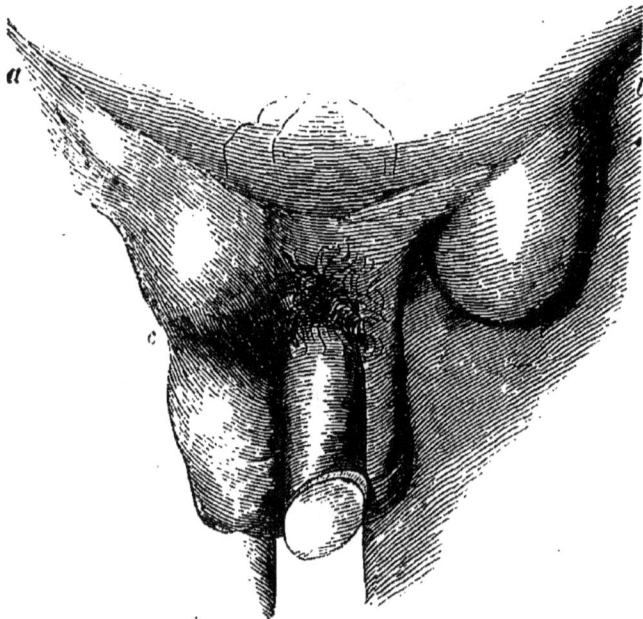

*Fig.* 273. — Hernies inguinale et crurale chez l'homme (*).

de rétrécissement comme celui qui est indiqué par une partie
ombrée *c* dans la figure 273 ; la partie herniée peut occuper le
fond ou la totalité du scrotum (*Hernie inguinale externe congénitale*).

B. La tumeur se montre à l'anneau sous forme globulaire,
soulève le pilier interne, n'est pas perceptible dans le reste du
canal, s'arrête plus souvent à la racine des bourses, sort du

(*) *a*, saillie indiquant l'endroit où la hernie se produit ; *b*, hernie crurale ;
*c*, extrémité inférieure de la hernie ne descendant pas jusqu'au testicule ; la partie
ombrée entre *a* et *c* indique la séparation de la hernie en deux parties par l'anneau
inguinal externe.

ventre directement, semble proéminer d'arrière en avant, ne descend presque jamais autant que les précédentes ; le cordon est situé à son côté externe ; très-facilement réductible (*Hernie directe*).

C. Tumeur sortant par la fossette inguinale interne *a* (*fig.* 272) après avoir perforé le fascia transversalis, se portant d'abord un peu en dehors ; pédicule oblique de haut en bas ; de dedans en dehors ; variété extrêmement rare (*Hernie inguinale interne*).

D. Tumeur très-peu saillante, oblique, molle, disparaissant

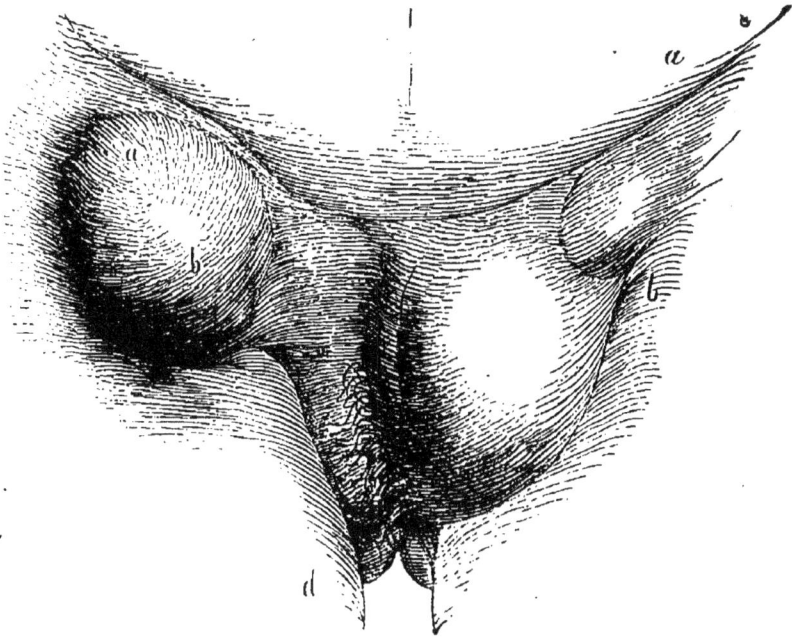

*Fig.* 274. — Hernies inguinale et crurale chez la femme (*).

par la pression ou la position horizontale (*Hernie inguino-interstitielle ou incomplète*).

Dans la *hernie intestinale* ou *entérocèle*, la tumeur est vide, ou pleine de gaz, ou contient des matières fécales et présente selon cet état des caractères divers : *élastique*, s'il y a du gaz ; *inégale*, s'il y a des matières fécales.

Dans la *hernie épiploïque*, tumeur pâteuse, inégale, plus diffi-

(*) *ab*, hernie inguinale oblique externe à *gauche* ; *ab*, hernie crurale à *droite* *d*, cuisse.

cile à réduire, la réduction se faisant sans bruit, contrairement à ce qui se fait pour la hernie intestinale.

2° *Généraux* : Nuls dans la hernie ancienne ; nuls ou peu prononcés dans la hernie récente et peu volumineuse ; très-prononcés quand il y a *étranglement*. Dans ce cas, pouls faible, filiforme, intermittent, sueurs froides, vomissements alimentaires, bilieux, glaireux, stercoraux.

*Ne pas confondre* ces variétés entre elles, ni avec hernie crurale (547), varicocèle (509 *bis*), hydrocèle (490), adénite (544), ganglions lymphatiques (514), dégénérescence du cordon, testicule arrêté dans l'anneau, sarcocèle (507).

TRAITEMENT. — *Réduction* ou *taxis* : Faire coucher le malade horizontalement, les cuisses et les jambes fléchies, le siége un peu élevé : se placer à droite du lit (*fig.* 275) ; soulever le fond

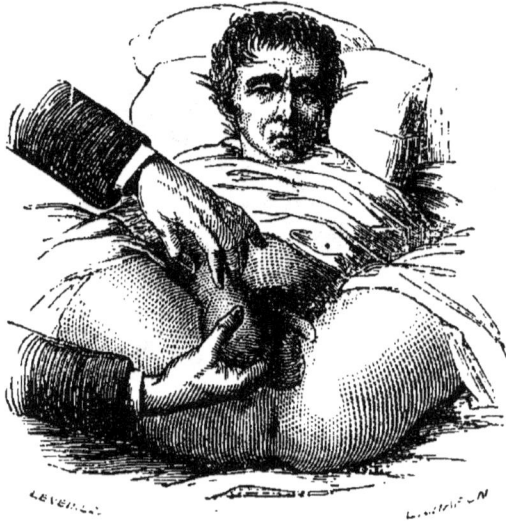

*Fig.* 275. — Réduction ou taxis.

de la hernie avec la main droite ; appliquer les doigts de la main gauche à la racine du scrotum, pour diriger les intestins dans l'anneau et pour les empêcher de sortir. Avant de repousser les intestins dans l'abdomen, tirer un peu la tumeur comme pour dérouler l'intestin ; la paume de la main droite correspondant au fond du scrotum, les doigts de cette main appliqués sur la racine le pressent doucement pour amincir la partie herniée. Repousser d'abord d'*avant en arrière*, puis de *dedans en dehors*, en faisant rentrer d'abord les anses sorties les dernières. Réduction en bloc quand l'anneau est très-grand

et la hernie très-ancienne. — *Nota*. Ne pas prolonger le taxis
plus de 15 minutes avec l'aide du chloroforme (Gosselin).

*Moyens adjuvants* : Bains chauds ; saignée ; chloroforme ; purgatifs ; cataplasmes émollients ; frictions avec la pommade belladonée (extrait de belladone, 2 gr. pour 30) ; vessie remplie de
glace ; position déclive, la tête étant plus basse que le siége ;
fortes doses de café à l'eau, 1 demi-tasse tous les quarts d'heure
(6 à 10 demi-tasses) ; opium à doses fractionnées (0,10 en
10 pil. ; 1 toutes les heures) ; extrait de belladone (0,05 en
potion ou pilules) ; lavement de tabac (1 à 4 gr. pour 250 gr.
d'eau en infusion). Ponction aspiratrice avec l'appareil Dieu-
lafroy ; faradisation.

*Bandages* pour contenir la hernie, avec pelote fixe ou mobile,
simple ou double, selon le nombre, la variété, le volume de la
hernie.

546. **Kélotomie ou opération de la hernie étranglée.**
— *Indication* : Si la réduction est impossible, s'il existe des signes d'*étranglement de la hernie*, caractérisé par la rougeur des
téguments, l'inflammation locale, la douleur, l'œdème sous-
cutané, la distension de la tunique vaginale par une hypersécrétion de sérosité, simulant l'hydrocèle ; si à ces symptômes
s'ajoutent la douleur s'irradiant dans le ventre, les nausées, les
vomissements alimentaires, bilieux, fécaloïdes, la constipation,
le ballonnement du ventre, la faiblesse, l'intermittence du pouls,
une sueur froide visqueuse, *éviter toute tentative de taxis* et pratiquer la kélotomie.

*Opération* : Faire raser la partie où l'on va opérer, faire coucher le malade horizontalement, se placer à sa droite, l'aide
à gauche : se servir d'un bistouri droit ou légèrement convexe.

1° *Incision de la peau*, de dehors en dedans, parallèlement
aux fibres musculaires, dans une dimension convenable, soit
après l'avoir tendue de la main gauche, soit après l'avoir soulevée en un pli, et dépassant en haut le niveau de l'étranglement.

2° *Incision des feuillets sous-cutanés et du sac*, couche par
couche, en les soulevant successivement avec la pince, puis
faire une petite ouverture par le même procédé, l'agrandir en
haut et en bas avec la sonde cannelée et le bistouri ou les ciseaux à pointe mousse. Arrivé sur le sac qui est mince, transparent, et à travers lequel on peut distinguer la couleur de
l'épiploon et la couleur brune de l'intestin baigné de sérosité,
soulever le sac avec la pince, l'ouvrir avec la pointe du bistouri, agrandir l'ouverture avec la sonde cannelée conduisant
le bistouri ou mieux avec les ciseaux.

3° *Débridement* : Le sac étant divisé, y introduire l'index gauche, chercher le point où s'est produit l'étranglement, glisser l'ongle entre l'intestin et l'anneau qui l'étrangle ; diriger sur ce doigt un bistouri boutonné (*fig.* 276) droit ou un peu concave dont la lame est introduite à plat entre l'anneau et l'ongle, ou bien la spatule et le bistouri. S'il existe une bride étranglant la hernie, couper cette bride, faire le débridement simple, de 4 à 5 millim. ou multiple de 2 à 3 millim.;

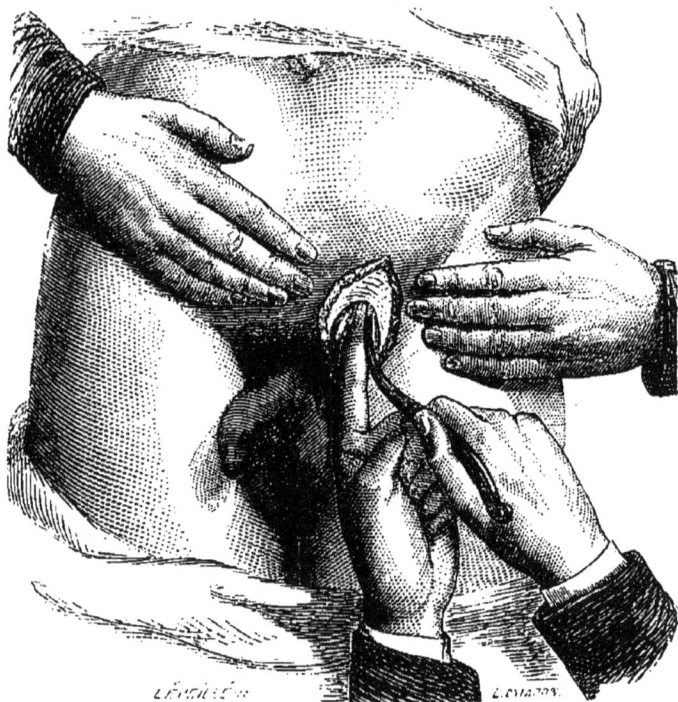

Fig. 276. — Débridement de la hernie.

faire l'incision sur le segment antérieur de l'anneau pour éviter de blesser l'artère épigastrique (*fig.* 272). Si la résistance de l'anneau n'est pas trop forte, chercher de préférence à faire le débridement par déchirure avec le bec de la sonde, ou le dos de la spatule, afin d'éviter toute chance de couper l'artère. Attirer au dehors les parties étranglées, s'assurer que l'intestin n'est pas gangréné, auquel cas il faudrait le fixer au dehors (voir *Anus artificiel*, 562) ; puis repousser les anses intestinales de bas en haut et les faire rentrer successivement en commençant par les dernières sorties. Couper l'épiploon s'il est gangrené; lier ou tordre les vaisseaux; sinon le repousser dans l'abdomen. *Si l'intestin est distendu par les gaz*, le comprimer doucement dans la paume des mains (Dupuytren); ou bien le piquer avec une aiguille.

4° *Pansement et contention* : Laver la plaie; panser avec cérat simple et charpie ; ne pas réunir par première intention, mais seulement avec les bandelettes agglutinatives, et quelquefois deux ou trois serres-fines : ne pas comprimer la plaie, et maintenir le pansement à l'aide du spica ou du bandage triangulaire.

Si, quelques heures après, il n'y a pas de garde-robes, lavements simples, laxatifs, purgatifs; quelquefois 30 à 35 gr. d'huile de ricin. Repos horizontal pendant 5 à 8 jours ; cicatrisation après 15 ou 25 jours.

*Contre les contractions antipéristaltiques de l'estomac :* Potion opiacée, ou sirop de morphine ou diacode.

*Contre la péritonite* consécutive, voir 403.

*Contre les blessures de l'intestin*, voir 404, III.

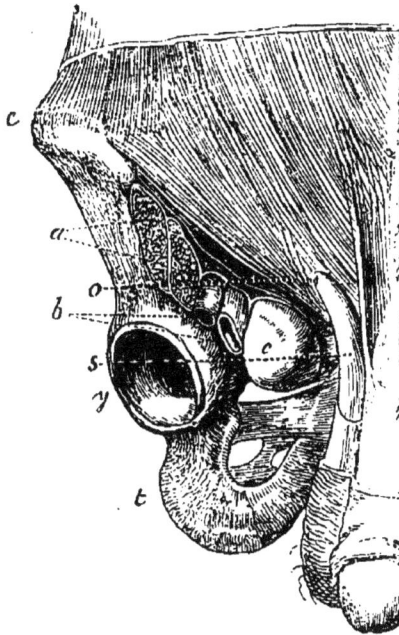

*Fig.* 277. — Région de la hernie crurale (*).

**547. Hernie crurale.** — Symptomes. — *Locaux :* Tumeur

(*) *a,* muscles iliaque et psoas; *b,* artère crurale en dehors, veine en dedans ; *c,* hernie crurale; épine iliaque; *y,* cavité cotyloïde; *o,* orifice externe du canal inguinal ; *s,* cordon spermatique ; *t,* tubérosité sciatique.

globuleuse un peu en dedans du pli de l'aine (*fig.* 278), un peu oblique, moins circonscrite chez l'homme que chez la femme, située plus profondément. Au début, simple gonflement de l'aine ; un peu de sensibilité ; saillie douloureuse formée par le ganglion lymphatique situé dans la gaîne des vaisseaux fémoraux ; douleur augmentant dans l'extension : quelquefois œdème de la jambe correspondante (*fig.* 273, 274). Voir pour les autres signes ceux de la hernie inguinale (545).

*Variétés :* La hernie crurale est *externe,* — *interne,* — ou *moyenne,* selon qu'elle se fait par les fossettes externe, interne ou moyenne de la région inguino-crurale.

*Ne pas confondre avec* hernie inguinale (545), adénite (544) ; varice inguinale (548), abcès froid (108).

TRAITEMENT. — 1° *Réduction,* comme pour la hernie inguinale, et bandage contentif.

1° *Débridement :* Incision simple pour les petites hernies, cruciale pour les grosses, dans la direction du pli de l'aine, comprenant la peau et le fascia superficialis qu'on divise couche par couche, en dédolant, et en se servant de la pince et de la sonde cannelée. Ouvrir le sac comme dans la hernie inguinale et débrider. Si l'étranglement a lieu à l'anneau crural, passer l'ongle de l'index gauche entre l'anneau et l'intestin, la pulpe étant tournée du côté où se fera le débridement, glisser à plat un bistouri boutonné droit ou courbe entre l'ongle et l'anneau dans l'étendue de 1/2 à 1 centimètre, et inciser en retirant l'instrument. Faire le débridement simple *en haut* (Pott) ou *en haut et en dedans* (Sabatier), ou mieux *débridement multiple* (Vidal).

Si l'étranglement a lieu par une éraillure du fascia : débridement simple et sans danger.

Si l'étranglement a lieu au collet du sac — ce qui est trèsrare — débrider en haut ou en dedans.

**548. Varice inguinale.** — SYMPTOMES. — Dans la région inguinale, tumeur brunâtre, molle, indolente, augmentant par la marche, la station, diminuant ou disparaissant par la position horizontale, éprouvant un peu d'augmentation et une légère impulsion pendant les efforts de toux, l'expiration prolongée et existant concurremment avec d'autres tumeurs variqueuses sur les branches de la veine saphène.

*Ne pas confondre avec* bubon (544), hernie crurale (547), abcès (107, 108).

TRAITEMENT. — Nul ou palliatif ; usage d'un suspensoir.

## SECTION II

### MALADIES DE LA RÉGION ANALE.

**549. Névralgie, Prurit de l'anus.** — Symptomes. — Douleurs violentes revenant par intervalles variables, se manifestant au fondement, au niveau du col vésical, lancinantes, brûlantes, avec sentiment de constriction, d'anxiété, de ténesme anal et vésical (*Névralgie*).

Démangeaison, avec ou sans changement de couleur à la peau ; quelquefois peau rouge, grisâtre ; prurit plus intense le soir, au lit, dans les endroits chauds, forçant le malade à se gratter, et pouvant amener l'insomnie ; quelquefois présence d'hémorrhoïdes externes (*Prurit simple*).

*Ne pas confondre avec* eczéma, herpès (54, 55, 550), avec *oxyures* vermiculaires (446, II). Examiner à plusieurs reprises le soir, pour s'assurer si le prurit est occasionné par les petits vers.

Traitement. — *Contre la névralgie :* Onctions avec une pommade calmante, opiacée, belladonée (40), au pourtour de l'anus ; injections hypodermiques ; suppositoires additionnés de belladone, d'extrait thébaïque, d'extrait de ciguë (0,01 à 0,05) ; lavements laudanisés, chloroformés (2 gr.) éthérés (2 à 5 gr. ou 1/2 cuillerée à café) ; bains de siége prolongés, calmants ; anesthésie locale. Calmants à l'intérieur ; pilules de Méglin. *Voir* 40.

*Contre le prurit :* Pommade au calomel (2 à 4 gr. pour 30), cérat soufré, camphré et opiacé, lotions de sublimé, d'eau phéniquée. *Voir* 55.

| ♃ Bichlorure de mercure.... | 0gr,20 |
|---|---|
| Alcoolat de menthe....... | 15 gr. |
| Eau distillée............. | 200 — |
| Diss. pour lotions. | |

| ♃ Bichlorure de mercure.... | 0gr,15 |
|---|---|
| Alcool................... | 50 gr. |
| Eau distillée........ ...... | 250 — |
| Camphre............... | 0gr,50 |
| Diss. pour lotions. | (Cazenave) |

Pommade à l'oxyde rouge de mercure (4 gr. pour 30) ; tampon imbibé de solution d'oxyde de zinc (4 gr. pour 30 d'eau) ; lotions de décoction de tabac ; liniment au chloroforme ; teinture de benjoin, quelques gouttes dans l'eau fraîche; cyanure de potassium (1 gr. pour 150 d'eau).

| ♃ Glycérine................................ | 20 gr. |
|---|---|
| Alun....................................... | 4 — |
| Calomel.................................... | 2 — |
| Diss. pour badigeonnages, 2 à 4 fois par jour. | |

*Contre les oxyures :* Onguent gris au pourtour de l'anus et à l'intérieur du rectum ; lavements d'eau sucrée, lavements avec la décoction d'ail, l'infusion d'absinthe, pommade camphrée, soufrée.

**550. Herpès, Eczéma, Érythème.** — SYMPTOMES. — Démangeaison ou chaleur insolite, puis vésicules arrondies, transparentes ou jaunâtres sur un fond rosé ou rouge, grosses comme des grains de chènevis ou de millet (*Herpès*).

Cuisson et démangeaison quelquefois très-intenses, continues, augmentant par la marche, les mouvements, les défécations, par la chaleur du lit : dans la rainure interfessière, surfaces d'un rouge vif, excoriées, humides, à sécrétion fétide, exceptionnellement sèches avec desquamation (*Eczéma, Érythème*).

TRAITEMENT. — *Contre l'herpès :* Poudre d'amidon, bains, lotions émollientes fréquentes ; grands soins de propreté (voir *Herpès*, 54.)

*Contre l'eczéma, l'érythème :* Soins de propreté ; poudre d'amidon, de lycopode, de bismuth ; isoler les surfaces avec de la charpie fine et du linge fin ; repos au lit, bains ; lotions chaudes d'eau de guimauve, de sureau, de cerfeuil, de saponaire ; puis lotions astringentes d'eau blanche, etc. (voir *Érythème, Eczéma*, 53, 54, 55).

**551. Fissures.** — SYMPTOMES. — Cuisson et chaleur incommodes avant et après les selles, et issue de quelques gouttelettes de sang pendant la défécation ; petite solution de continuité rosée, vermeille ou grisâtre ; toucher anal douloureux, et sensation d'une très-légère induration ne dépassant pas la portion anale ou sphinctérienne ; contracture du sphincter.

A un degré plus avancé, douleur très-vive, cruelle, durant plusieurs heures, augmentant par la marche, la station assise, la toux, etc., avec constriction excessive et ulcération plus profonde, s'élevant plus haut.

*Ne pas confondre avec* névralgie (549), chancre (28, 29,) fistule (553).

TRAITEMENT. — *Contre les fissures légères :* Topiques astringents, charpie enduite de pommade à l'extrait de ratanhia ; cautérisation au nitrate d'argent ; quart de lavements matin et soir avec extrait hydro-alcoolique de ratanhia (4 gr.) (Trousseau).

*Contre les fissures plus graves, intolérantes* (Gosselin) : Tenir le ventre libre à l'aide des laxatifs ; petites mèches enduites de ratanhia (4 gr. pour 30), ou d'onguent de la mère ; toucher légèrement avec un pinceau imbibé de baume du Commandeur. Dilatation violente et instantanée (Récamier), à l'aide

des deux doigts indicateurs écartés brusquement, de manière
à rompre le sphincter ; endormir préalablement le malade. —
Débridement du sphincter ; introduire l'index de la main
gauche dans l'orifice anal jusqu'au-dessus du sphincter ; glisser
à plat un bistouri boutonné entre le doigt et la muqueuse ;
retourner ensuite le tranchant, de manière à inciser la muqueuse, le sphincter dans toute son étendue et la peau voisine de l'anus ; faire l'incision d'une étendue de 1 à 2 centimètres (Boyer). S'il y a des hémorrhoïdes, inciser entre les
hémorrhoïdes ; pansement simple avec la charpie et le cérat
renouvelé chaque matin à partir du troisième jour. — *Nota.*
Dans tous les cas d'obstruction du rectum avec des mèches
de charpie, introduire toujours un tube en caoutchouc avec
la mèche, de manière à permettre la sortie des gaz.

552. **Abcès à l'anus.** — Symptomes. — Petite tumeur fluctuante, à marche rapide, présentant les caractères des abcès
ordinaires superficiels ( *Abcès superficiels, tuberculeux, hémor-
rhoïdaux, tubéreux*).

Abcès tantôt phlegmoneux, tantôt indolent, se dirigeant du
côté du rectum dans lequel il s'ouvre, ou bien s'étendant profondément, avec dureté, rougeur, douleur, phlyctène, eschares
gangréneuses, accompagné de symptômes généraux graves, de
symptômes fonctionnels et de voisinage et donnant un flux
d'une fétidité repoussante ( *Abcès profonds*).

*Ne pas confondre avec* fistules (553), hémorrhoïdes (554) ; chercher si l'abcès est idiopathique ou symptomatique d'une lésion osseuse.

Traitement. — Comme pour les abcès ordinaires (107), ouvrir de bonne heure.

553. **Fistules.** — Symptomes. — Démangeaisons incommodes,
surtout pendant la station assise ; humidité continuelle tachant
le linge ; douleur et sentiment de plénitude ; petite ulcération
au fond d'une lacune ou au niveau d'un petit tubercule ; suintement par ce pertuis d'un liquide rougeâtre, sanguinolent,
très-fétide, purulent ; impossibilité de faire pénétrer un stylet
ou mieux une sonde élastique, très-flexible au delà d'une certaine limite, qui est le fond de la fistule ( *Fistule borgne externe,
Fbe*).

Mêmes symptômes, mais issue de gaz accompagnés de matières fécales ; possibilité de faire pénétrer la sonde ou le stylet
jusque dans le rectum ; par le toucher rectal, petit renflement
en cul de poule, un peu douloureux, qui est l'ouverture rectale
de la fistule ; le doigt indicateur introduit dans le rectum sent
l'extrémité de l'instrument. Très-souvent, il faut de nombreuses

tentatives pour réussir dans cet examen (*Fistule complète,*
*Fc*).

Douleurs pulsatives dans le rectum ; chaleur, endurcissement
au pourtour de l'anus ; issue de pus par le rectum, quand on
presse les environs de l'anus ; par le toucher rectal, sensation
d'une petite dépression du cul de poule, comme dans la fistule
complète (*Fistule borgne interne, Fbi*).

*Variétés* : Fistule borgne externe (*fig.* 278, *Fbe*), — fistule
complète (*fig.* 278, *Fc*), — fistule borgne interne (*fig.* 278, *Fbi*).

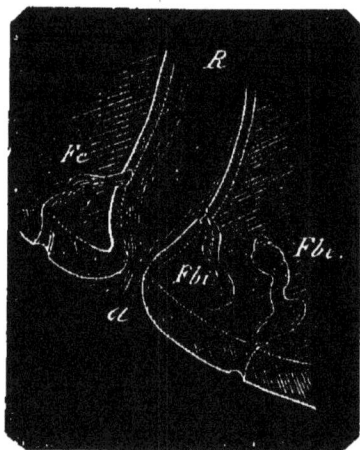

*Fig.* 278. — Figure schématique des diverses fistules de l'anus (*).

*Ne pas confondre avec* abcès (552), fissures (531). Chercher si
la fistule est *complète, incomplète* ou *borgne,* ou bien *diverticu-
laire,* c'est-à-dire avec décollement des tissus, dans une étendue
plus ou moins considérable, avec formation de culs-de-sac ou
diverticules (Chassaignac).

TRAITEMENT. — D'abord 10 à 15 injections, tenter la guérison
à l'aide des injections de teinture d'iode, de liqueur de Villate
modifiée par Nélaton.

| | |
|---|---|
| ♃ Acide acétique | 100 gr. |
| Sulfate de cuivre | 18 — |
| — de zinc | 10 — |
| Acétate de plomb | 5 — |
| Agiter avant de s'en servir. | |

*Division* : 1° Dans la fistule complète, 1° introduire un fil de caoutchouc dont les deux extrémités modérément serrées sont nouées au dehors ; l'incision se fait seule et lentement par le retrait du caoutchouc. — 2° Introduire une sonde d'argent par l'ouverture extérieure, jusque dans le rectum, la ramener au dehors par l'anus, à l'aide de l'index gauche introduit dans le rectum ; couper toutes les parties avec un bistouri glissant le long de la cannelure de la sonde ; exciser avec les ciseaux les lambeaux de peau décollés. Pansement simple avec mèche cératée et tube en caoutchouc, pour faciliter la sortie des gaz.

*Écrasement linéaire* (*fig.* 279) : Introduire une sonde cannelée

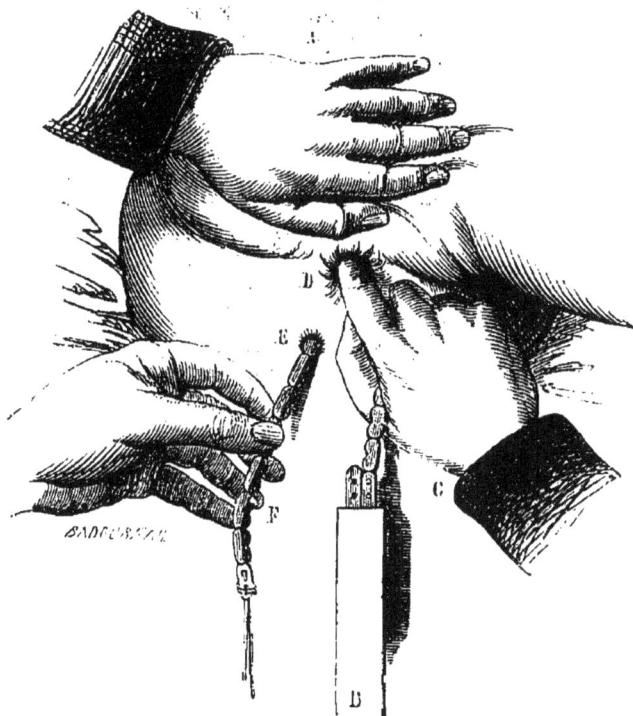

*Fig.* 279. — Traitement des fistules par l'écrasement linéaire (*).

dans la fistule E ; faire glisser sur la cannelure une bougie fine jusque dans l'intestin ; ramener au dehors la partie de la bougie à l'aide de l'index droit introduit dans l'anus D, et courbé en

(*) A, main de l'aide relevant la fesse ; B, écraseur auquel est attachée une extrémité de la chaîne ; C, main droite de l'opérateur dont l'index est dans l'anus D ; E, ouverture de la fistule par laquelle passe la chaîne attachée au fil conducteur et tenue de la main gauche de l'opérateur F.                    (Chassaignac.)

crochet ; lier ensemble les deux bouts de la bougie, et retirer
la sonde conductrice. Deux jours après, délier la bougie ; attacher à l'un des bouts la chaîne de l'écraseur. et faire décrire
à cette chaîne une anse comprenant tous les tissus à diviser ;
articuler l'écraseur B, et diviser. S'il y a plusieurs diverticules,
introduire un fil dans chaque diverticule (*fig.* 280) et opérer
comme s'il y avait plusieurs fistules (Chassaignac).

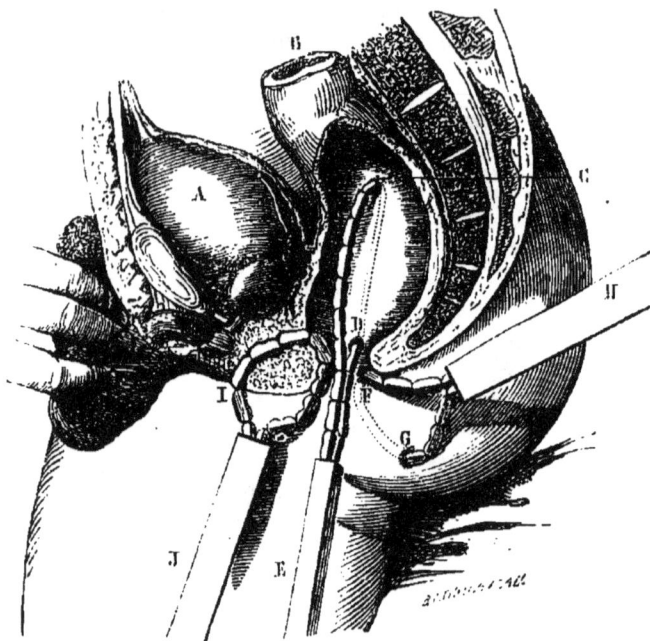

*Fig.* 280. — Traitement des fistules à plusieurs diverticules par   écrasement
linéaire (*).

**554. Hémorrhoïdes.** — Symptomes. — Phénomènes de congestion du côté du rectum appelés fluxion hémorrhoïdale ;
malaise, lassitude ; gastralgie, flatuosités, constipation, douleurs lombaires ; pesanteur, tension, sensation de corps étran-

(*) A, vessie-; B, rectum ; C, lieu dans lequel la chaîne de l'écraseur E vient de
pénétrer dans la perforation intestinale ; D, indication par un trait, du retour de
la chaîne de l'écraseur E, pour la formation de l'anse qui doit diviser le diverticule
rectal ; H, écraseur destiné à diviser le diverticule fessier : F, point où la chaîne
de cet écraseur pénètre dans ce diverticule ; G, trajet de cette chaîne dans la profondeur des parties ; J, écraseur destiné au diverticule périnéal ; I, chaîne de cet
écraseur qui, grâce à la coupe, peut être vue dans tout son trajet sans interruption.

(Chassaignac.)

gers dans le rectum. Tumeurs violacées au pourtour de l'anus, rénitentes, diminuant par la pression, pouvant se vider et donnant lieu à une hémorrhagie plus ou moins considérable de sang vermeil qui s'échappe en jet ou en nappe, ou s'écoule pendant les selles et recouvre les matières fécales. D'autres fois écoulement de mucosités (*Hém. blanches*) ; d'autres fois, congestion, puis affaissement sans écoulement (*Hém. sèches*).

*Variétés.* Les hémorrhoïdes sont internes ou externes, — sèches ou fluentes, — réductibles ou irréductibles, — flasques, turgescentes ou indurées.

*Ne pas confondre avec* polypes (558), rhagades (555), tumeur cancéreuse (557).

TRAITEMENT. — 1° *Général :* Prévenir la congestion, alimentation légère : rhubarbe, magnésie avant les repas ; *capsicum annuum* ou piment en poudre (0,50 à 2 gr.) dans du pain azyme au moment des repas (bonne préparation) ; bains généraux tièdes.

2° *Local :* Lotions froides matin et soir ; 1/2 lavement ; lotions chaudes en cas de démangeaisons ; onguent populeum : suppositoires au beurre de cacao, simples ou additionnés d'opium (0,05).

Cautérisation à l'acide azotique : tremper un petit pinceau de charpie ou d'amiante dans l'acide nitrique ordinaire ou monohydraté, et toucher très-vivement l'hémorrhoïde : ne pas trop charger le pinceau et essuyer la partie cautérisée pour éviter son contact avec les parties voisines ; réduire l'hémorrhoïde cautérisée. Si les hémorrhoïdes sont multiples, ne cautériser que les deux ou trois plus volumineuses ; faire la 2e cautérisation au bout de 8 jours, la 3e au bout de 15 jours : 4 à 9 cautérisations suffisent (Gosselin).

*Écrasement linéaire :* Avant l'opération, purgation et lavements laxatifs : endormir le malade ; pédiculiser la tumeur à l'aide d'une ligature et appliquer l'écraseur qu'on ne fera marcher que dans la proportion d'un quart de minute pour chaque cran de la crémaillère (Chaissaignac).

*Contre la gerçure* qui est quelquefois consécutive : Dilatation forcée selon la méthode de Récamier ou mèches enduites de pommade au ratanhia (4 gr. pour 30).

*Contre l'hémorrhagie consécutive :* Bourdonnets de charpie sèche, ou enduite de solution de perchlorure de fer ; sachets de glace pilée ; cautérisation.

*Contre la douleur :* Narcotiques, saignées générales et locales, émollients : onguent populeum et laudanum (15 gr. pour 2).

*Contre la distension :* Incision, piqûres.

*Contre le flux trop abondant* : Capsules de térébenthine, extrait de ratanhia (2 gr.), ergot de seigle (2 gr.). ·

*Contre la suppression* : Aloès, suppositoire au beurre de cacao.

| | | |
|---|---|---|
| ♃ Beurre de cacao ou suif...................... | 4 gr. | |
| Tartre stibié...................... | 0ᵍʳ,10 à 0ᵍʳ,30 | |

(F. s. a. Suppositoire Trousseau.)

**555. Accidents syphilitiques.** — Ils sont *primitifs* (chancre), *secondaires* (papules muqueuses, rhagades, etc.), ou *tertiaires* (rétrécissement spécifique) et occupent la marge de l'anus ou son orifice (*Voir* 29, 30). — SYMPTOMES. — Le plus souvent, à la partie postérieure de l'anus, une ou plusieurs ulcérations larges, peu douloureuses d'abord, puis s'exaspérant par la défécation, la toux, les efforts, se prolongeant en haut, à fond grisâtre, et pulpeux, noirâtre, recouvertes de pus ichoreux et reposant quelquefois sur un condylome ou excroissance charnue; peu ou pas d'induration spécifique des bords; adénite inguinale consécutive (*Chancre primitif*).

Petites papules, plus ou moins saillantes, souvent hypertrophiques, surtout chez les gens malpropres (30), suivies souvent d'ulcérations secondaires à forme allongée dans le sens des plis de l'anus où elles sont souvent cachées, à bords bien élevés, à fond grisâtre, à suppuration plus ou moins abondante très-fétide, avec douleurs vives sans constriction du sphincter, ce qui les distingue des fissures (*Rhagades, Papules muqueuses*).

Végétations granulées se développant au niveau ou au voisinage des accidents vénériens, ou à la surface des plaques muqueuses, sous forme de grains agglomérés ou séparés (*Végétations syphilitiques, Choux-fleurs, Papules muqueuses hypertrophiques*).

Excroissances cutanées, se développant sur le pourtour de l'anus, uniques ou multiples, aplaties, ovoïdes, à peau saine, quelquefois érythémateuse, excoriée (*Condylomes*). Non toujours syphilitique.

*Ne pas confondre avec* excoriations simples, fissures (515), fistules (553), eczéma, herpès (550).

TRAITEMENT. — *Contre le chancre anal* : Bains, lotions émollientes ; isoler les surfaces avec la poudre d'amidon, lavements émollients, prévenir la constipation : mèche cératée avec tube en caoutchouc dans le rectum deux fois par jour.

*Contre les douleurs vives* : Cérat fortement opiacé, pommade au précipité blanc.

*Contre les condylômes* : Traiter le chancre s'il existe, puis exciser avec des ciseaux courbes et cautériser avec le crayon.

*Contre les végétations :* Traiter les accidents secondaires (30), exciser et cautériser ; ou bien appliquer deux fois par jour la poudre suivante :

℞ Poudre de sabine............................  
   Peroxyde de fer.,........................... } ãã 4 gr.  
   Alun calciné...... ........................  
   Mêlez.                                    (Ricord)

*Contre les plaques muqueuses :* Isoler les surfaces avec les pommades au précipité blanc, la poudre d'amidon, de bismuth, de calomel ; traitement des accidents secondaires (30) ; trois fois par jour, lotions sur les plaques muqueuses avec :

℞ Liqueur de Labarraque....... ................  50 gr.  
   Eau distillée................................. 150 —  
   Mêlez.         .                             (Ricord)

*Si le malade est anémique :* Ferrugineux à l'intérieur et panser deux fois par jour les plaques avec la charpie imbibée de la solution ci-dessous :

℞ Tartrate de fer et de potasse..................  15 gr.  
   Eau distillée...............................  100 —  
   Diss.                                       (Ricord)

**556. Rétrécissement.** — Symptomes. — Constipation de plus en plus intense, tension du ventre, issue difficile des matières fécales qui sont aplaties, effilées ou en boulettes selon le siége du rétrécissement ; quelquefois rétention presque complète des selles et signe de péritonite ou de hernie étranglée (545) ; pratiquer le toucher rectal ou bien le cathétérisme.

*Ne pas confondre avec* hémorrhoïdes (554), polypes (558) ; chercher s'il y a existence d'un cancer, de tumeurs ou dégénérescences syphilitiques.

Traitement. — Débarrasser le rectum à l'aide de lavements froids, laxatifs. Dilatation graduelle à l'aide de mèches enduites de cérat simple ou belladoné, avec tube en caoutchouc pour la sortie des gaz intestinaux ; augmenter le volume des mèches : dans quelques cas, dilatation forcée.

*Si l'on soupçonne la syphilis :* Préparations iodées (30, 31).

**557. Cancer.** — Symptomes. — 1° *Locaux et fonctionnels :* Constipation, déformation des matières fécales, quelquefois alternatives de constipation et de diarrhée sanguinolente, séreuse, sanieuse, puriforme, à odeur infecte et caractéristique : quelquefois incontinence des matières fécales ; douleurs vives, lancinantes dans le rectum, s'irradiant dans le voisinage, déterminant des douleurs vésicales, utérines, sciatiques ; quelquefois peu de douleurs, selon le siége du cancer, selon qu'il est encéphaloïde (diarrhée) ou squirrheux (constipation). Par le toucher rectal, sensation d'inégalités, de tumeurs plus ou moins larges, plus ou moins dures quand le cancer est situé très-bas.

2° *Généraux :* Émaciation, cachexie, inappétence, etc.

*Ne pas confondre avec* corps étrangers (559), fissures (551), abcès (552), hémorrhoïdes (554), hémorrhagie intestinale (439), polypes (558), syphilis (555).

TRAITEMENT. — Palliatif ; voir *Cancer de l'estomac* (432) : Dilatation ; incision, ligature, écrasement linéaire, excision, extirpation.

**558. Polypes.** — SYMPTOMES. — Selles normales ou constipation selon le siége et le volume du polype ; au toucher, sensation d'une tumeur le plus souvent pédiculée, globuleuse, à surface lisse et sèche.

*Ne pas confondre .avec* hémorrhoïdes (554), chute du rectum (560), cancer (557).

TRAITEMENT. — Enlever la tumeur en l'embrassant par une ligature comme dans les polypes de l'utérus (486).

**559. Corps étrangers.** — SYMPTOMES. — Variables selon le volume et la nature du corps étranger: douleur plus ou moins prononcée, s'exaspérant par certains mouvements, obstruant plus ou moins complétement le rectum ; pratiquer le toucher rectal.

*Ne pas confondre avec* cancer (557), polypes (558), hémorrhoïdes (554), tumeurs stercorales.

TRAITEMENT. — Variable selon le corps étranger : lavements et boissons purgatives ; extirpation des corps étrangers soit avec une curette comme pour les tumeurs stercorales, soit avec une pince à polypes, soit avec les deux valves d'un spéculum brisé, soit à l'aide d'un tube de roseau à extrémité mousse, en ayant soin de retenir par un fil le corps étranger (Marchettis) ; quelquefois il faut débrider le sphincter.

**560. Chute du rectum.** — SYMPTOMES. — Tumeur ayant la forme d'un bourrelet rougeâtre, mollasse ou tendue, sanguinolente, indolente, pourvue au centre d'une ouverture dans laquelle on peut introduire le doigt et par où passent les matières fécales.

*Ne pas confondre avec* hémorrhoïdes (554), polypes (558).

TRAITEMENT. — Lotions froides, astringentes, avec la décoction de quinquina, d'écorce de chêne, les solutions d'alun, de

30.

tannin; réduire la partie herniée. Faire placer l'enfant la tête
basse, les fesses relevées ; enduire les doigts de beurre ou
d'huile, et refouler lentement, doucement les parties en commençant par les dernières sorties.

Excision avec les ciseaux des plis de l'anus (Dupuytren).

**561. Anus imperforé.** — SYMPTOMES. — Méconium non

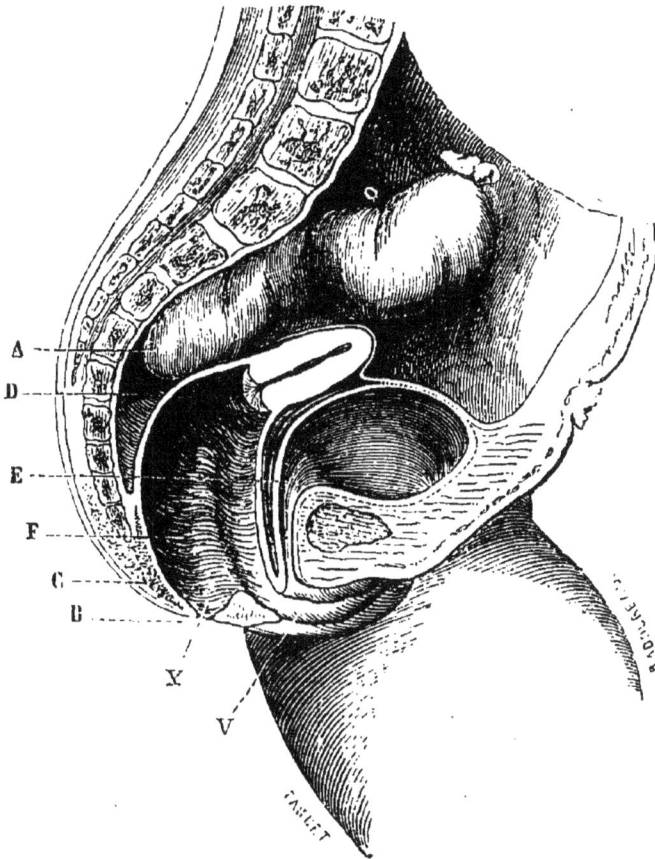

*Fig.* 281. — Atrésie ano-rectale pour montrer la position et le développement de
la cavité vaginale chez un nouveau-né imperforé (*).

rendu ; ballonnement du ventre ; peau jaunâtre, violacée, cris
longs et plaintifs ; respiration lente, saccadée ; refroidissement
des extrémités ; vomissements stercoraux. L'examen fait dé-

(*) A, ampoule rectale, arrêtée au tiers supérieur du sacrum ; BC, extrémité
coccygienne ; D, intervalle celluleux rétro-vaginal ; EF, cavité exagérée du vagin ;
X, ouverture artificielle dans le périnée ; V, ouverture vulvo-vaginale (Amussat).

couvrir une absence complète d'anus (*fig.* 281) ou bien un anus ayant les apparences régulières (*fig.* 282), mais ne pouvant être franchi par le doigt ou la sonde au delà d'une certaine limite.

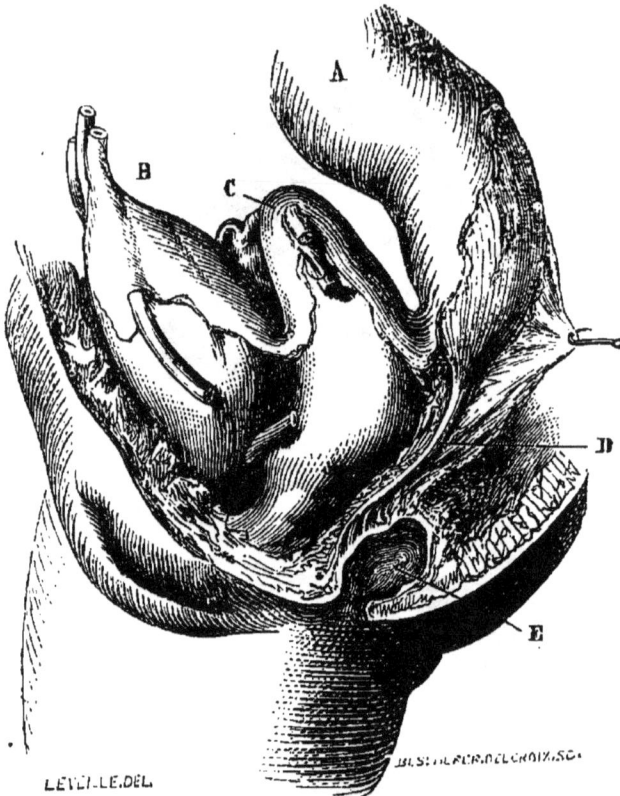

*Fig.* 282. — Atrésie ano-rectale chez une fille, communication du rectum avec l'anus au moyen d'un cordon fibro-musculaire (*).

TRAITEMENT. — *L'anus a ses apparences régulières*, mais est imperforé : enfoncer un bistouri droit, dont le tranchant est tourné vers le coccyx ; faire au besoin une incision cruciale (*fig.* 283) ; exciser les lambeaux et panser avec une mèche dont le volume va en augmentant. Quand on n'est pas sûr du siége de l'ampoule, faire préalablement une ponction exploratrice avec le bistouri.

(*) A, rectum ; B, vessie ; C, utérus ; D, cordon musculaire contenant des fibres du rectum se terminant sur le vagin et sur le cul-de-sac anal ; E, cul-de-sac anal.

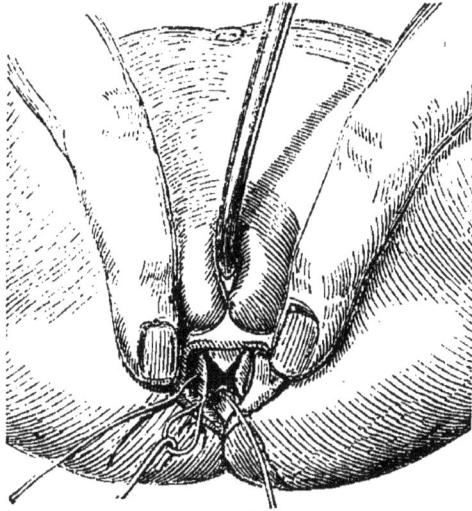

Fig. 283. — Incision cruciale dans l'imperforation de l'anus.

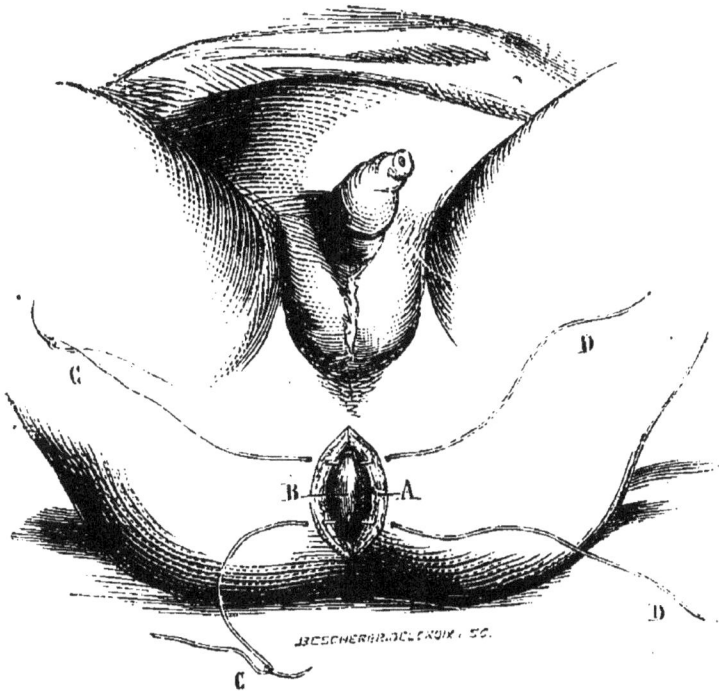

Fig. 234. — Position de l'enfant, et premier temps de l'opération d'Amussat dans le périnée (*).

(*) A, plaie cutanée ; B, ampoule intestinale découverte au fond de la plaie ; D,D, fils d'argent armés d'aiguilles, passant dans l'ampoule et dans la plaie.

2° *Il n'y a pas trace d'anus :* Faire tenir l'enfant sur les genoux d'un aide : explorer le périnée à l'aide d'une sonde introduite dans le vagin ou la vessie ; faire sur la ligne médiane une incision de 3 centimètres, commençant à 2 centim. 1/2 du coccyx et s'arrêtant à la pointe de cet os et entamant la peau et le tissu cellulaire. Faire l'incision couche par couche dans la direction du sacrum pour éviter la vessie et porter fréquemment le doigt dans la plaie, surtout pendant les cris de l'enfant, afin de sentir l'ampoule rectale. L'intestin étant reconnu, le saisir avec une érigne (*fig.* 284) ou avec une anse de

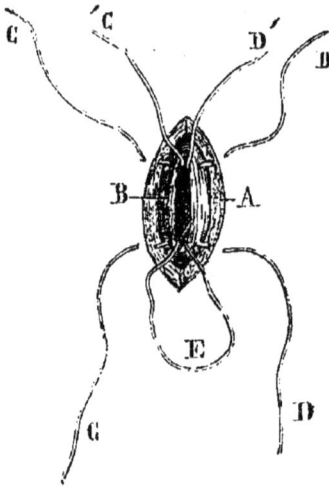

Fig. 285. — Opération d'Amussat, deuxième
temps de l'opération (*).

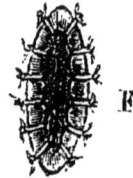

Fig. 286. — Troisième temps,
opération terminée (**).

fil CD. Exercer de légères tractions et passer deux nouvelles anses de fil C, D, à travers l'ampoule rectale et la peau. Fixer les chefs sur les bords de la plaie ; ouvrir l'intestin sans couper les fils ; quand l'intestin est vide, ramener à l'extérieur l'anse de fil E (*fig.* 285) contenue dans l'intestin, la couper et lier les deux extrémités C,C',D., D'. Placer ainsi plusieurs points de suture (*fig.* 286). Pansement simple avec une mèche de charpie introduite dans la plaie (Amussat).

562. **Anus artificiel** ou **contre nature.** — SYMPTOMES. — 1° *Locaux :* A la suite de hernie étranglée avec gangrène, de

(*) A, plaie cutanée ; B, ampoule ouverte ; C, fil passant des lèvres de la plaie intestinale à travers la plaie cutanée ; D, anse de fil coupée ; E, anse de fil.
(**) F, la plaie intestinale réunie à la plaie cutanée au moyen de fils métalliques dont les chefs sont tordus.

plaie pénétrante, d'abcès de l'abdomen, présence dans la plaie des orifices de l'intestin, dont l'orifice du bout supérieur est plus large que l'inférieur ; sortie par cette ouverture de gaz et de matières fécales, graisseuses ; bords de la plaie saillants, rouges.

2° *Généraux* : Émaciation.

TRAITEMENT. — Fixer à la plaie externe l'intestin divisé (voir *Plaies des intestins*, 404, III), ou bien réunir les deux bouts de l'intestin).

563. **Déchirures du périnée.** — SYMPTÔMES. — A la suite d'accouchement, déchirure *incomplète* de la petite bride qui ferme la partie inférieure du vagin, ou bien déchirure *complète* du périnée et du sphincter ano-vulvaire, etc. ; dans ce cas issue involontaire des matières fécales.

TRAITEMENT. — Nettoyer la plaie, et sans attendre plusieurs jours, comme autrefois, appliquer plusieurs serres-fines ou quelques points de suture.

Si la division est complète, *périnéoraphie*.

563 *bis*. **Périnéoraphie.** — 1° *Reconstituer la cloison recto-vaginale* en effectuant un large avivement oblique d'un travers de doigt au moins sur la muqueuse vaginale, et non en se contentant d'aviver les seuls débris de la cloison ; rejeter ainsi du côté du rectum une crête ou éperon qui empêchera les liquides de passer dans la fistule. — 2° *Reconstituer le périnée*, en avivant de chaque côté une surface triangulaire sur la muqueuse en haut et en arrière et sur la peau en bas et en avant et réunir deux à deux les surfaces opposées.

3° *Passage des fils* à travers les parties avivées et réunion par la suture entortillée. Opérer, s'il est possible, quelques jours après les menstrues et préparer la malade à l'opération par quelques purgations et entretenir ensuite la constipation avec l'opium (Richet).

# CHAPITRE XVII

## MALADIES DES MEMBRES INFÉRIEURS.

## SECTION I^re.

### MALADIES DE LA HANCHE ET DE LA CUISSE.

**564. Plaies.** — Voir *Plaies ordinaires* (115 et suiv.) ; en cas de plaie grave ayant occasionné la blessure de l'artère fémorale, compression digitale longtemps continuée (*fig.* 287) ou ligature.

**565. Ligature de l'artère fémorale.** — *Points de repère :* Ligne partant du milieu de l'espace compris entre la symphyse pubienne et l'épine iliaque antérieure et supérieure et aboutissant à la partie postérieure et interne du condyle interne du fémur (*fig.* 288, 289).

1° *En haut :* Faire fléchir la jambe sur la cuisse et la cuisse sur le bassin, et faire saillir le couturier *d* au côté interne duquel est placée l'artère. A cinq travers de doigt du ligament de Poupart, faire une incision de 8 à 9 centimètres (*fig.* 289, 1) ; porter et retenir en dehors le bord interne du couturier, inciser avec précaution le tissu cellulaire ; diviser l'aponévrose sur la sonde cannelée. En dedans du bord interne du couturier *d* (*fig.* 288) est l'artère *m* accolée à sa veine fémorale satellite *s* ;

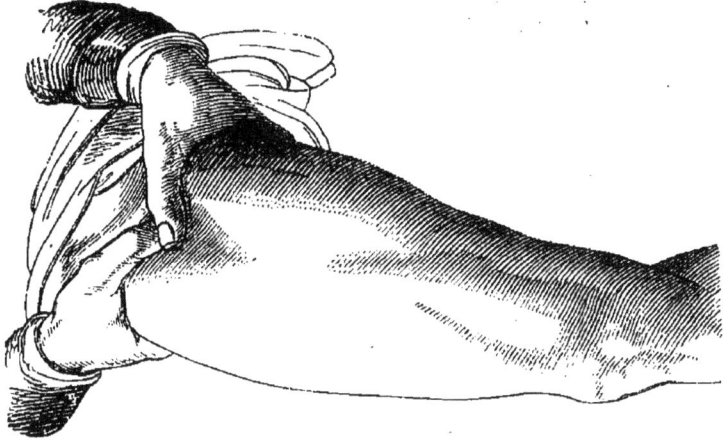

*Fig.* 287. — Compression de l'artère crurale.

l'éloigner avec précaution de la gaîne à l'aide du bec de la sonde pour ne pas comprendre dans la ligature le nerf *t* qui est placé en dehors et un peu en avant. Introduire la sonde entre la veine et le nerf et passer la ligature. — Pansement simple ; chaleur autour du membre.

2° *Au niveau de l'anneau du troisième adducteur* (*fig.* 289, 2) : Sur le trajet de la ligne indiquée plus haut, faire une incision de 8 à 9 centimètres dont l'extrémité inférieure s'arrêtera au-dessus du quart inférieur de la cuisse. Écarter en dedans le muscle couturier *d*, *u* ; ouvrir la gaîne avec le bistouri, éviter de blesser le nerf qui est antérieur, la veine qui est postérieure; passer l'aiguille de Cooper munie d'un fil de dedans en dehors. Pansement ordinaire.

*Nota.* — Opération qu'on ne fera que d'urgence.

**566. Névralgie sciatique.** — Symptomes. — 1° *Locaux :* Sur le trajet du nerf sciatique (*fig.* 291), douleurs plus ou moins vives, spontanées, convulsives, lancinantes, avec sensation tantôt de froid, tantôt de brûlure, gênant ou empêchant la marche et la station debout, revenant le plus souvent par crises ou

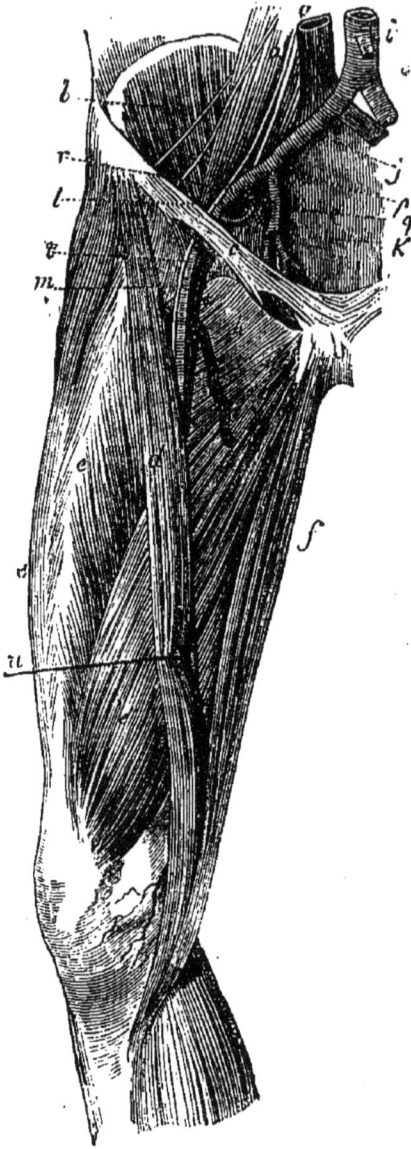

*Fig.* 288. — Disposition anatomique
des muscles, nerfs et vaisseaux de
la cuisse.

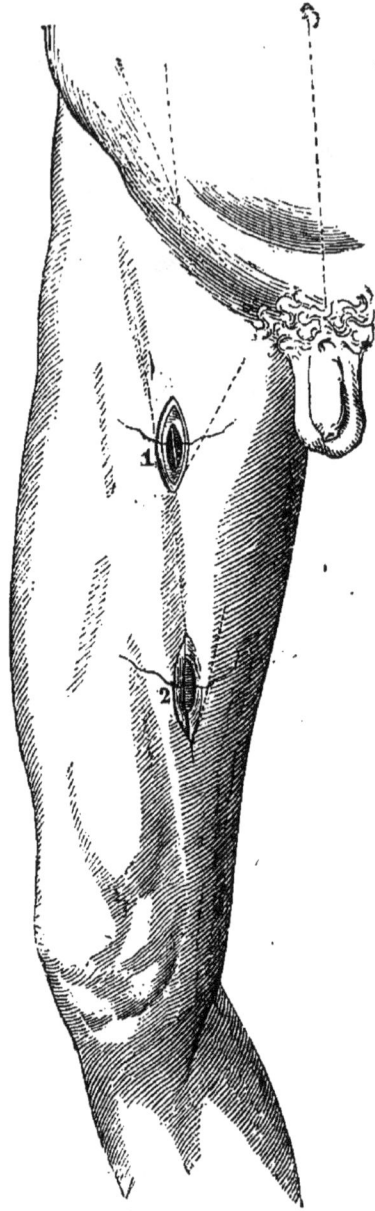

*Fig.* 289. — Ligature de l'artère
fémorale (*).

(*) 1, en haut ; 2, au niveau de l'anneau du troisième abducteur.

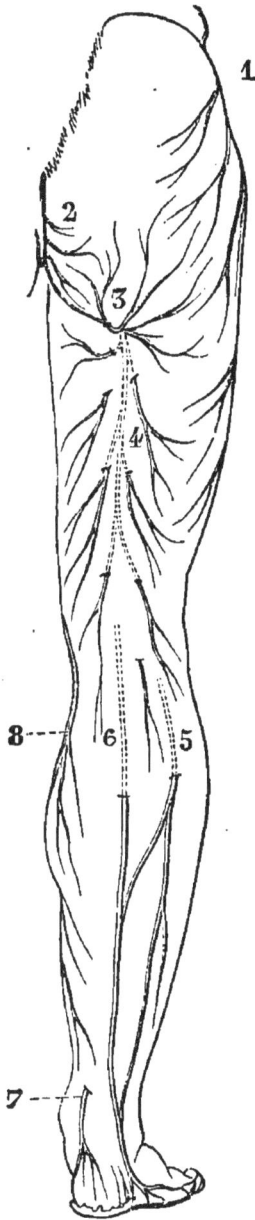

*Fig. 290.* — Nerfs superficiels du membre inférieur (*).

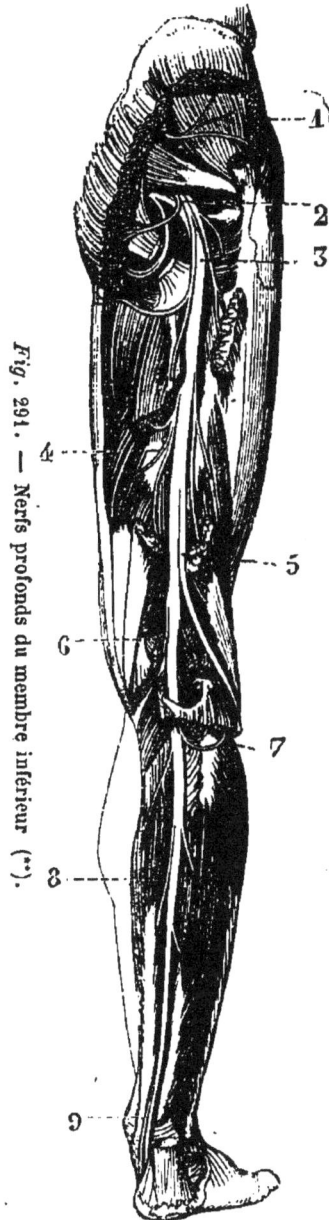

*Fig. 291.* — Nerfs profonds du membre inférieur (**).

(*) 1, rameaux du fémoro-cutané ; 2, rameaux du nerf anal ; 3 et 4, branches cutanées du petit sciatique ; 5, nerf accessoire du saphène externe ; 6, saphène externe ; 7, branche calcanéenne venue du tibial postérieur ; 8, rameaux postérieurs du saphène externe (Fort, *Anatomie*, 1868).

(**) 1, nerf fessier supérieur ; 2, fessier inférieur ou petit sciatique ; 3, grand sciatique ; 4, rameaux du demi-membraneux et du grand adducteur ; 5, sciatique

s'exaspérant par la pression qui provoque des douleurs plus ou moins vives dans les points suivants : au-dessus du sacrum (1) ; au niveau de l'articulation sacro-iliaque ; au sommet de l'échancrure sciatique (2) ; vers le bord supérieur du grand trochanter (3) ; le long de la cuisse (4) ; dans le creux poplité (6) ; sur le bord externe de la rotule (5) ; vers l'articulation péronéo-tibiale. Pas de rougeur à la peau, quelquefois amaigrissement du membre, atrophie musculaire quand la maladie est chronique.

2° *Généraux* : Le plus souvent nuls.

*Ne pas confondre avec* coxalgie (568), rhumatisme musculaire (24), paralysie (168).

TRAITEMENT. 1° *Local* : Frictions stimulantes avec le baume opodeldoch, le liniment volatil camphré, l'essence de térébenthine, injections hypodermiques, sinapismes, vésicatoires volants répétés et pansés matin et soir avec le chlorhydrate de morphine (0,025 à 0,05), teinture d'iode morphinée, collodion élastique morphiné, chloroforme et gutta-percha, collodion à l'iodoforme ; si les douleurs sont très-vives, sangsues et ventouses. Quarts de lavement térébenthinés (essence de térébenthine, 1 à 2 cuillerées dans un jaune d'œuf). Bains, douches de vapeurs aromatiques, fumigations narcotiques, sulfureuses(V. *Névralgies*, 40).

*Dans la forme chronique* : cautères, moxas, acuponcture, électro-ponctures, faradisation.

2° *Général* : Opiacés, belladone, iodure de potassium, sulfate de quinine.

Eaux minérales sulfureuses chaudes en bains, douches : Aix en Savoie, Luchon, Bagnères, Enghien, Guano ; — Mont-Dore, Chaudes-Aigues, Néris, Plombières, Luxeuil, Bourbon-Lancy.

Combattre la diathèse rhumatismale ou syphilitique. Chercher si la sciatique est déterminée par une lésion organique d'un des organes du bassin, telle que cancer de l'utérus, etc. ; si elle est occasionnée par une intoxication.

567. **Luxations.** — Classification des divers auteurs :

| BOYER. | GERDY. | NÉLATON. | MALGAIGNE. |
|---|---|---|---|
| En haut et en dehors. ⎫ | Iliaque. | ⎧ Ilio-ischiatique. | ⎧ Iliaque. |
| En bas et en arrière. ⎭ | Sacro-sciatique. | | ⎩ Ischiatique. |
| En bas et en dedans. | Sous-pubienne. | Ischio-pubienne. | ⎧ Ischio-pubienne. |
| | | | ⎩ Sous-périnéale. |
| En haut et en dedans. | Sus-pubienne. | Ilio-pubienne. | ⎧ Ilio-pubienne. |
| | | | ⎩ Sus-cotyloïdienne. |
| | Ischiatique. | Ischiatique. | Sous cotyloïdienne. |

poplité externe ; 6, sciatique poplité interne ; 7, rameaux du soléaire ; 8, nerf tibial postérieur ; 9, division du tibial postérieur en plantaires (Fort, *Anatomie*, 1868).

**1. Luxation ilio-ischiatique** ou **iliaque** ou **en haut et dehors.** — Tête du fémur à la partie inférieure de la fosse iliaque (*fig.* 292), grand trochanter en avant.

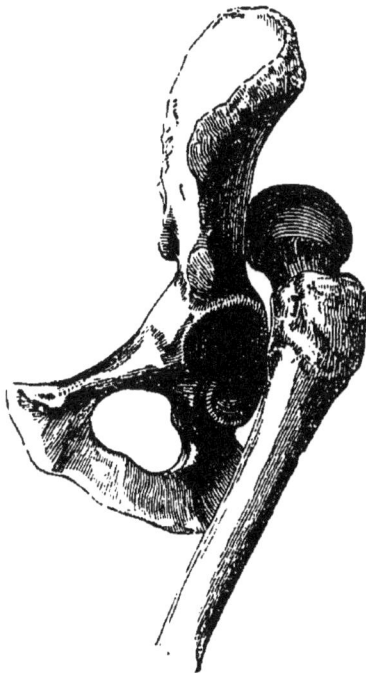

Fig. 292. — Luxation iliaque, ou ilio-ischiatique, ou en haut et en dehors.

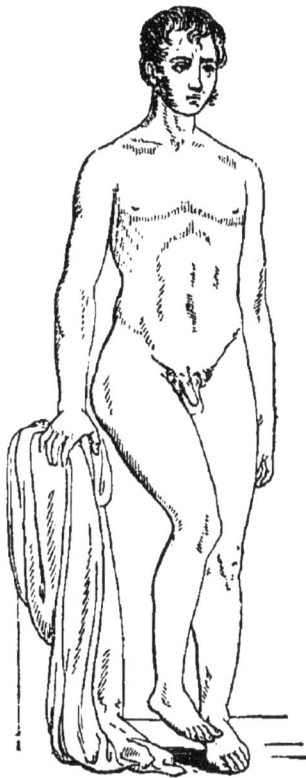

Fig. 293. — Luxation iliaque, apparence de la saillie en dehors de la hanche.

SYMPTOMES. — Douleur locale et gonflement.

1° *Déformation* : Existence d'un creux au pli de l'aine ; saillie de la tête du fémur dans la région fessière ; élévation du pli fessier ; élargissement et saillie en dehors de la hanche.

2° *Dimension* : Raccourcissement du membre.

3° *Attitude* : Rotation du membre en dedans (*fig.* 293).

4° *Mobilité* : Mouvements volontaires abolis, mouvements communiqués en partie possibles.

*Ne pas confondre avec* fracture du col du fémur (569), contusions, luxations complètes ou incomplètes.

TRAITEMENT. — 1° Faire coucher le malade sur le côté *sain*; la cuisse luxée *fléchie* à angle droit sur le bassin, la jambe sur la

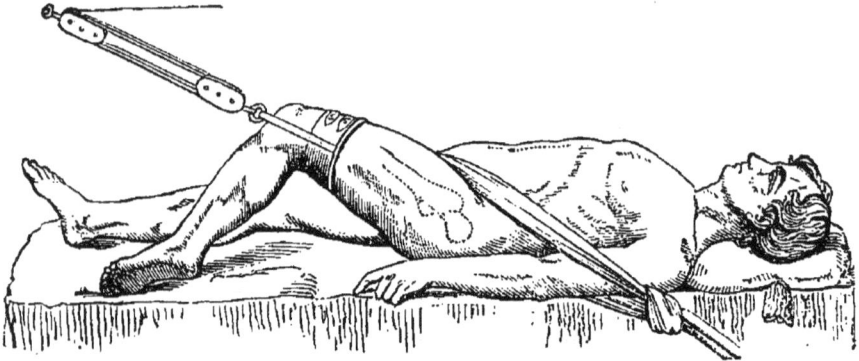

*Fig.* 294. — Procédé de Cooper.

cuisse ; placer un lacs contre-extenseur dans le pli de l'aine du côté malade, fixer le lacs extenseur au-dessus du genou ; faire

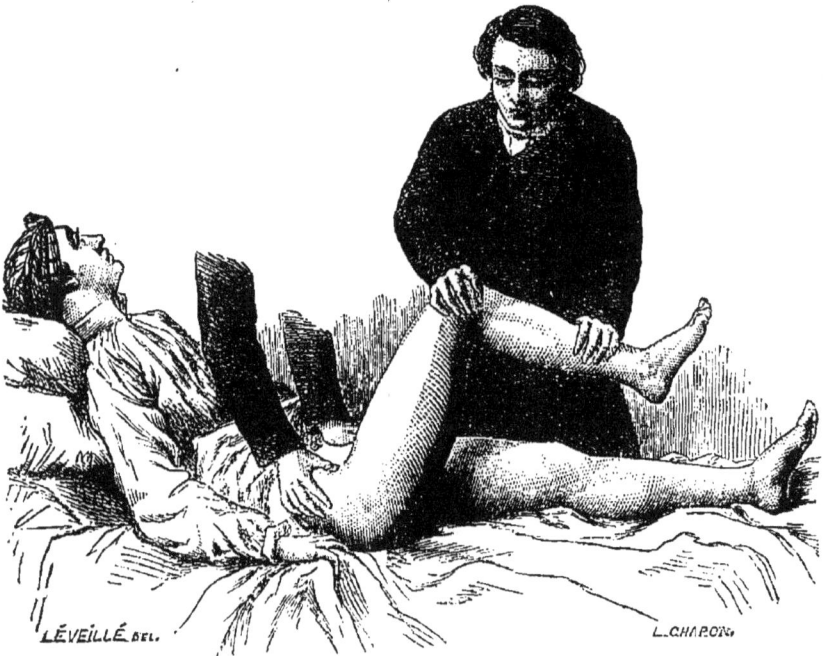

*Fig.* 295. — Réduction des luxations par le procédé de Desprès.

exécuter des tractions lentes suivant l'axe du fémur placé dans cette position (Nélaton).

2° A. Cooper fait coucher le malade sur le dos (*fig.* 294), place le lacs extenseur au-dessus du genou et tire la cuisse malade de telle sorte qu'elle croise la cuisse saine, puis imprime à cette cuisse malade une légère rotation en dehors.

3° Le blessé étant placé comme dans le procédé Nélaton, imprimer à sa cuisse un mouvement de rotation en dehors, après quoi on la ramène *doucement* (*fig.* 295) en bas et en dedans (Després).

4° Faire faire l'extension sur le genou fléchi, refouler avec la main la tête du fémur en dehors et en dedans (Malgaigne).

La luxation étant réduite, application de compresses résolutives et repos au lit.

**II. Luxation ilio-ischiatique** ou **en haut et en dedans,** ou mieux **ilio-pubienne.** — Tête du fémur en rapport avec le pubis au voisinage de l'échancrure *ilio-pubienne.*

SYMPTOMES. — 1° *Déformation* : Tête du fémur faisant saillie au pli de l'aine ; dépression de la fesse ; grand trochanter déprimé et porté en avant.

2° *Dimension :* Longueur du membre normale, plus grande ou moindre.

3° *Attitude :* Cuisse dans l'extension ; rotation en dehors et souvent abduction.

4° *Mobilité* : Mouvements volontaires impossibles.

*Ne pas confondre avec* fracture du col du fémur (569, II).

TRAITEMENT. — Faire coucher le malade sur le dos, la jambe étendue sur la cuisse ; contre-extension suivant l'axe du tronc ; extension sur le membre inférieur oblique et en dehors (Nélaton).

Pour les luxations incomplètes, faire fléchir la cuisse, la porter en dehors et lui imprimer ensuite un mouvement de rotation en dedans (Malgaigne).

**III. Luxation ischiatique** ou **en bas et en dehors** et **en arrière.** — Tête du fémur au niveau de la gouttière qui surmonte la tubérosité sciatique ; grand trochanter en avant (*fig.* 296).

SYMPTOMES. — 1° *Déformation* : Saillie de la tête du fémur au-dessus de la tubérosité sciatique ; dépression à la région inguinale ; grand trochanter en dehors et en avant.

2° *Dimension* : Raccourcissement dans la flexion ; allongement dans l'extension (Nélaton).

3° *Attitude* : Cuisse fléchie sur le bassin ; membre dans l'adduction et dans la rotation en dedans. Quelquefois engourdissement du membre luxé ; douleur locale et gonflement.

*Ne pas confondre avec* luxation iliaque (567, I) : dans la luxation ischiatique, la flexion de la cuisse est plus prononcée et la tête fémorale plus rapprochée de la tubérosité sciatique ; ni avec contusion, fractures du col (569, II).

TRAITEMENT. — Comme ci-dessus. Faire fléchir la cuisse et exercer des tractions suivies d'un mouvement de rotation du membre en dehors et d'une pression sur la tête du fémur (Malgaigne). Procédé Desprès pour les luxations incomplètes.

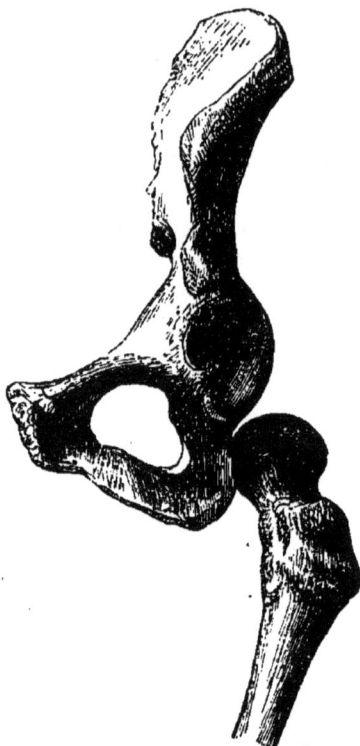

Fig. 296. — Luxation ischiatique.

IV. **Luxation ischio-pubienne** ou **dans le trou ovale** ou **en bas et en dedans.** — Tête du fémur occupant complétement le trou ovale (fig. 297).

SYMPTOMES. — 1° *Déformation* : Aplatissement de la fesse ; abaissement du pli fessier ; convexité à la partie interne et supérieure de la cuisse.

2° *Dimension* : Allongement de 3 à 5 centimètres.

3° *Attitude* : Cuisse fléchie sur le bassin, abduction du membre et rotation en dehors (fig. 298).

4° *Mobilité* : Adduction, extension et rotation en dedans impossibles ; abduction et flexion possibles.

*Ne pas confondre avec* les autres luxations.

TRAITEMENT. — Relever fortement la cuisse en dehors et exercer une légère traction dans ce sens en pressant sur la tête du fémur avec la main (Malgaigne). Bon procédé pour la luxation incomplète.

Pour la luxation complète, même procédé que pour la luxation ilio-ischiatique ; procédé Nélaton excellent. On peut y ajouter une traction transversale exercée à l'aide d'un lacs placé à la partie supérieure et interne de la cuisse et dont les

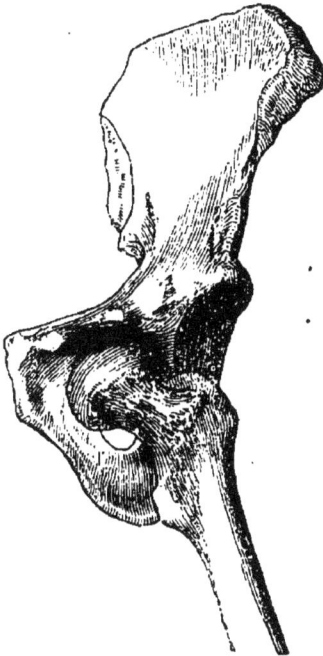

Fig. 297. — Luxation ischio-
pubienne.

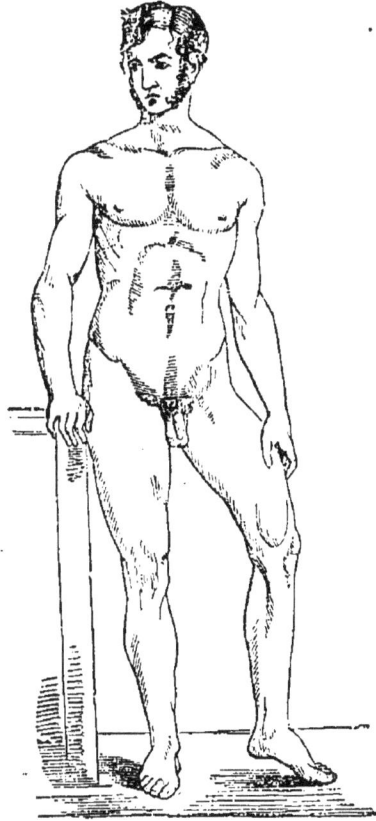

Fig. 298. — Luxation ischio-pubienne.

chefs sont noués de manière à représenter un large anneau dans lequel le chirurgien engage la tête qu'il relève pour faire la traction analogue avec le procédé dit en cravate.

*Nota.* — Dans les luxations récentes, commencer par les méthodes dites de douceur : combiner la flexion et la rotation. *Par la flexion*, on dégage la tête du fémur des obstacles qui la retiennent; *par la rotation*, on lui fait parcourir tous les points de la circonférence du cotyle jusqu'à ce qu'elle soit en rapport avec la déchirure capsulaire, par laquelle elle rentrera : — moyen facile qui ne demande pas le secours d'aides (Desprès).

**568. Coxalgie.** — Symptomes. — *1° Période de début.* — Douleur vague au pli de l'aine, quelquefois avec irradiation : claudication légère et fatigue à la marche : roideur dans l'articulation coxo-fémorale avec légère infiltration locale.

*2° Période d'état.* — Douleur plus ou moins vive, parfois locale, parfois sympathique dans le genou ; claudication plus prononcée, puis marche impossible. Après un certain temps, cuisse dans l'adduction et dans la rotation en dedans, même sans qu'il y ait luxation : pointe du pied en dedans, pli dans l'aine ; impossibilité de donner au membre une autre position. Empâtement local, fesse saillante et arrondie, saillie du grand trochanter non constatable ; tuméfaction dans le triangle de Scarpa : formation d'abcès froids dans le voisinage. Plus tard, apparition de la luxation qui est presque toujours la luxation ilio-ischiatique (567, I).

*Ne pas confondre avec* rhumatisme articulaire (23), abcès froids symptomatiques d'une carie vertébrale (299).

. Traitement. — *1° Général :* Toniques, aération, bonne hygiène, (voir *Lymphatisme*, 27). — *2° Local :* A la première période, immobilisation du membre dans une bonne position à l'aide de la gouttière de Bonnet (prix : 120 à 200 fr.), ou bien bandage amidonné ou dextriné, ou appareils de Bouvier, de Lefort, de Martin, de Mathieu. — A la période chronique, des chirurgiens cherchent à rompre les adhérences pour guérir l'ankylose (V. Duval).

**569. Fractures du fémur.** — **I. Fracture du corps.** — Symptomes. — Douleur et craquement au moment de l'accident.

*1° Déformation :* Genou en dehors ; convexité à la partie externe et antérieure de la cuisse ; gonflement au niveau de. la fracture.

*2° Dimension :* Raccourcissement de 2 à 6 centimètres.

*3° Attitude :* Décubitus dorsal, pied en dehors.

*4° Mobilité* anormale ; placer la main sous la cuisse à l'endroit lésé ; chercher à soulever le membre, et alors il se forme un angle produit par les deux fragments ; crépitation faiblement perceptible dans ce mouvement. Ces phénomènes sont très-rares chez les enfants, dont les os sont plus flexibles et ont plus de tendance à se tordre ; perte de la fonction du membre.

*Ne pas confondre avec* contusion.

TRAITEMENT. — Faire faire l'extension par un aide qui saisit le talon d'une main, la partie antérieure du pied de l'autre en appliquant la face palmaire sur le dos du pied, et le pouce sur la face plantaire ; faire faire la contre-extension sur le bassin ; faire la coaptation à l'aide de pressions légères.

Maintenir la réduction avec le *bandage de Scultet*, consistant en drap fanon, porte-attelles ou serviettes, — trois attelles, dont deux petites, et une grande pour la région externe, — trois coussins de paille d'avoine, — 15 à 20 bandelettes de toile de 0ᵐ,05 de large, — 4 ou 5 compresses fines, — cérat, charpie, linge fenêtré, en cas de plaie, — liqueur résolutive (eau-de-vie camphrée, ou eau-de-vie salée, ou eau blanche) pour lotions, — grande bande pour prévenir l'engorgement œdémateux du pied et de la jambe, — ouate pour garnir le talon et en prévenir les eschares ; coussin de caoutchouc ou vessie pleine d'eau.

Le *bandage de Desault* (*fig.* 299) diffère du précédent en ce que les deux attelles interne et externe dépassent le pied. Convient mieux aux fractures obliques.

La *gouttière de Bonnet* (de Lyon) (*fig.* 300), remplie d'ouate et matelassée, 8 à 15 bandelettes autour de la fracture, convient dans tous les cas simples ou compliqués de plaies, dans les fractures directes ou obliques.

*Appareils inamovibles* : Bandages dextrinés, amidonnés, en papier (voir *Fractures de l'humérus*, 365).

| | | |
|---|---|---|
| ♃ Dextrine........................... .......... | 500 gr. |
| Alcool camphré............................. | 300 — |
| Eau chaude................................. | 200 — |
| Délayez comme p. 331. | |

*Appareils de Merchie* : Tailler, comme pour les fractures du bras, deux attelles en carton, l'une externe, ayant 0,46 de hauteur, l'autre interne, ayant 0,44 : les faire dessécher et les appliquer comme il a été dit aux fractures du bras (365).

Protéger, à l'aide de cerceaux, le membre fracturé.

*Contre l'eschare du talon*, qui n'arrive jamais avec l'appareil de Bonnet, vessie de porc remplie d'eau, ou bien talonnière en caoutchouc (*fig.* 301), coussin hydrostatique.

*Pour les petits enfants* : Bande roulée enveloppant tout le membre ; trois petites attelles, compresses et bande recouvrant les attelles. Quelquefois attelles de carton mouillé et bandage amidonné.

*Pour les enfants plus âgés* : Compresses sur la partie lésée ;

attelles immédiates de Dupuytren, en carton mouillé ou en bois
appliquées sur les compresses; bandage de Scultet.

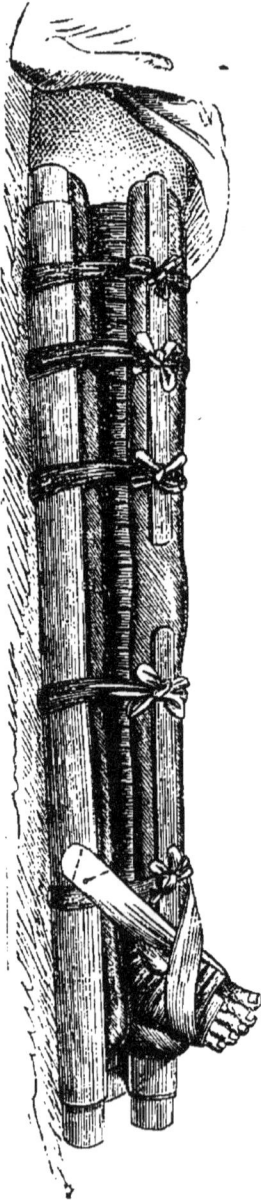

Fig. 299. — Fracture du fémur : appareil
à extension continue. (Desault.)

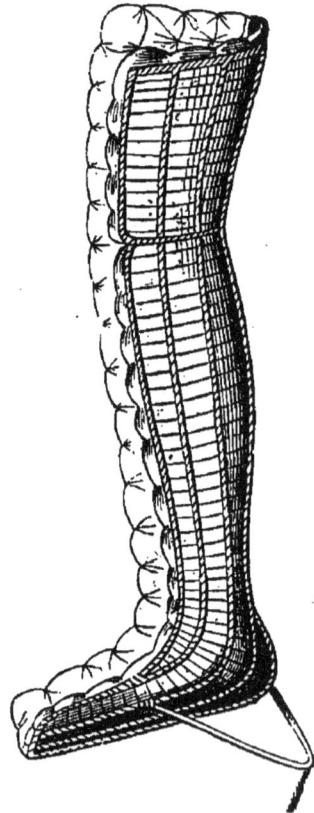

Fig. 300. — Gouttière pour la fracture de la cuisse.

Lever l'appareil après 50 jours chez les adultes, et après 30 ou 35 jours chez les enfants.

*Appareils en toile métallique.* — Tailler dans la toile métallique vulcanisée trois attelles assez grandes, envelopper la partie fracturée et agir comme dans les fractions du bras (p. 335) ; les garnir d'une forte couche d'ouate et appliquer les deux attelles

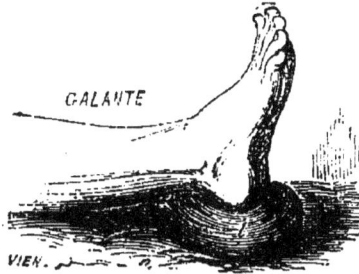

Fig. 301. — Coussin calcanéen (*).

latérales. Procéder alors à la réduction de la fracture en faisant tirer sur la partie inférieure du membre comme dans les cas précédents. La réduction obtenue, appliquer les attelles en toile.

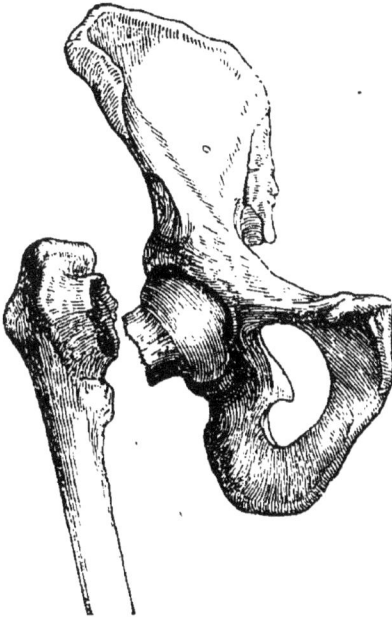

Fig. 302. — Fracture du fémur intra-
capsulaire.

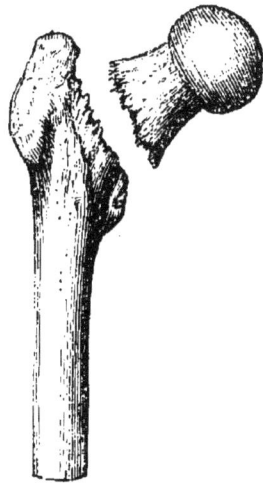

Fig. 303. — Fracture du col
du fémur.

(*) *e*, lit ; *t*, talon.

**II. Fracture du col.** — *Variétés* : Intracapsulaire (*fig.* 303) ou extracapsulaire (*fig.* 303).

SYMPTOMES. — Douleur et gonflement.

1° *Déformation* : Peu marquée à cause du gonflement.

2° *Dimension* : Raccourcissement de quelques millimètres à 8 ou 10 centimètres.

3° *Attitude* : Rotation du pied en dehors (*fig.* 304).

4° *Mobilité* : Abolition des fonctions du membre (non constante); crépitation quelquefois difficile à percevoir.

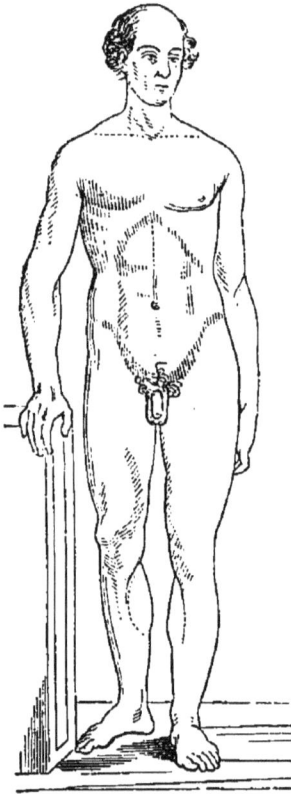

Fig. 304. — Fracture du fémur, rotation du pied en dehors.

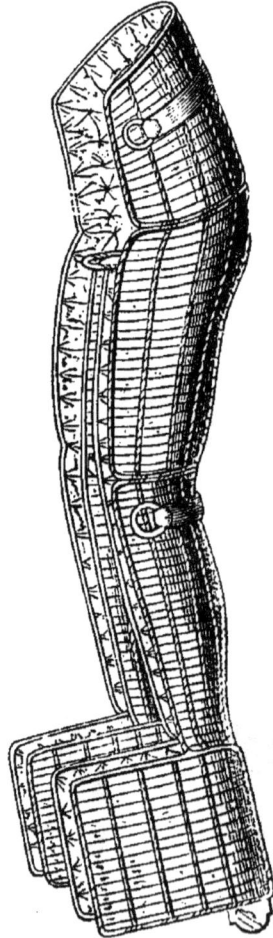

Fig. 305. — Gouttière double pour les fractures du fémur (Bonnet).

*Ne pas confondre avec* luxation coxo-fémorale (567), contusion.

TRAITEMENT. — Réduction comme dans le cas précédent; préférer l'appareil double de Bonnet (de Lyon) pour immobiliser les fragments (*fig.* 305).

### III. **Fracture des condyles du fémur.** — Symptomes. —

Genou aplati, rotule moins saillante, cachée entre les deux condyles, et plus saillante quand on les rapproche ; douleur ; épanchement articulaire, mouvements latéraux plus étendus, crépitation.

Traitement. — Placer le membre dans l'extension ; traitement antiphlogistique local très-énergique ; quelquefois sangsues en grand nombre ; plaques de carton mouillé dans le creux poplité (*fig.* 306). Après 5 ou 6 semaines, quelques mouvements pour prévenir l'ankylose. Amputation souvent nécessaire.

**570. Désarticulation de la hanche.** — Différentes méthodes :

1° A *lambeau antérieur* (Manec) ;

2° A *lambeau postérieur* (Lalouette) ;

3° A *deux lambeaux* [Béclard, Lisfranc] (*fig.* 307) ;

4° *Méthode circulaire* (Abernethy) ;

5° *Méthode ovalaire* ;

6° *Méthode elliptique.*

*Nota.* — Préférer la méthode à lambeau antérieur.

*Lambeau antérieur* : Faire comprimer l'artère sur la branche horizontale du pubis par un aide ; faire écarter le membre sain par un autre aide, et se placer en *dehors* pour le côté *gauche*. Faire fléchir sur le bassin la cuisse malade ; au milieu de l'espace compris entre l'épine iliaque antérieure et supérieure et le grand trochanter, passer à plat un long couteau interosseux dirigé d'abord de bas en haut et de dehors en dedans de manière à ouvrir la capsule articulaire et à arriver sur la tête du fémur ; ramener alors la pointe de l'instrument en bas, le pousser et le faire sortir au milieu

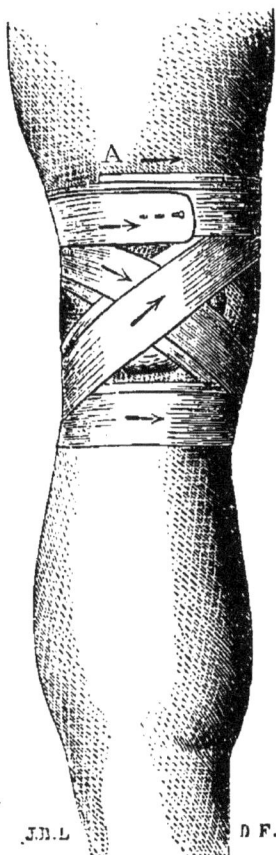

*Fig.* 306. — Bandage du creux poplité.

du pli inguino-crural : tailler ainsi un lambeau antérieur *b* descendant jusqu'au *milieu* de la cuisse.

Faire relever le lambeau, comprimer l'artère ouverte ; porter le couteau par-dessous la cuisse (A. Guérin), appliquer le tranchant sur le bord interne des chairs, et couper en tenant toujours là pointe du couteau en haut.

Pour le côté *droit*, se placer *en dedans* et tailler le lambeau de dedans en dehors de manière à faire sortir la pointe du bis-

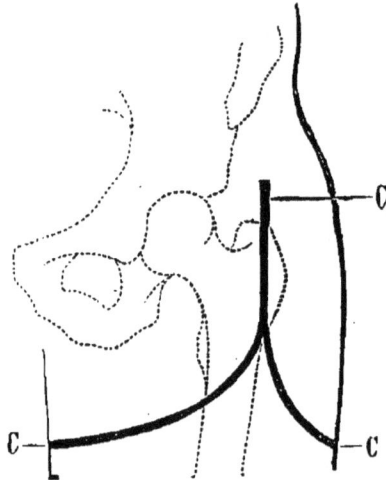

*Fig.* 307. — Amputation de la hanche, deux lambeaux antérieur et posterieur.
(Chauvel.)

touri au milieu de l'espace entre l'épine iliaque et le grand trochanter.

*Pansement* : Rapprocher les lèvres de la plaie, et appliquer plusieurs points de suture.

571. **Amputation de la cuisse.** — 1° *Méthode circulaire :* Faire comprimer l'artère sur la branche horizontale du pubis ; faire rétracter la peau par un aide qui embrasse de ses deux mains la périphérie du membre. Se placer en dehors, inciser circulairement la peau, le tissu cellulaire sous-cutané et l'aponévrose ; faire rétracter ces parties par l'aide et inciser la couche superficielle des muscles ; faire rétracter cette couche et couper jusqu'à l'os, à 3 centimètres au-dessus de l'incision des muscles superficiels. Couper par un dernier coup de bistouri les adhérences musculaires, et scier le fémur.

Lier la fémorale, les musculaires superficielles et profondes, etc. Réunir les lèvres de la plaie soit transversalement, soit d'avant en arrière, indifféremment.

*Nota.* — Préférer cette méthode ; faire l'amputation le plus bas possible.

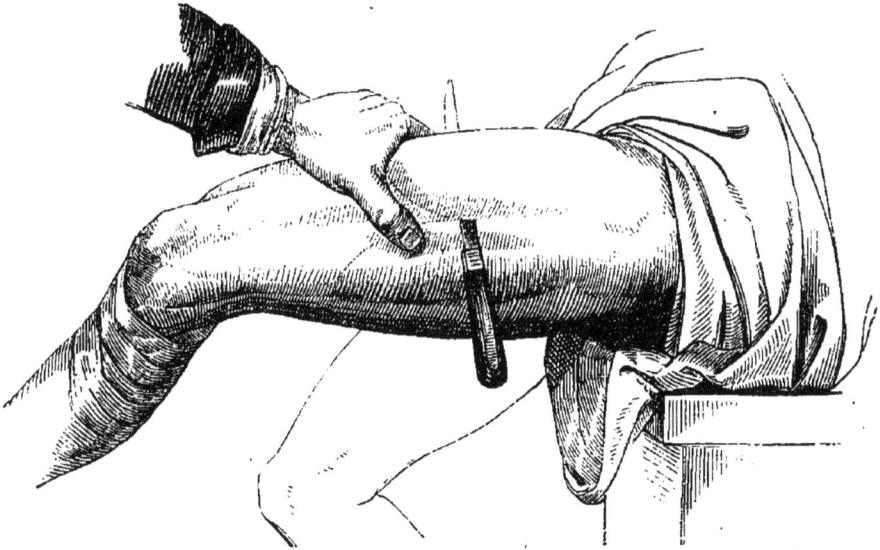

*Fig.* 308. — Amputation de la cuisse, à deux lambeaux, antérieur et postérieur, procédé Vermale.

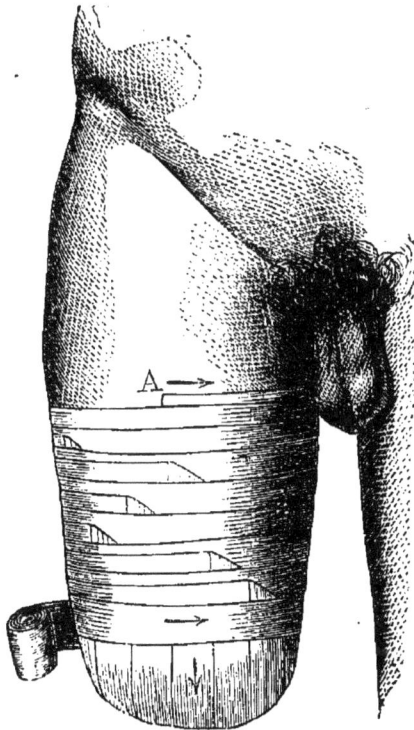

*Fig.* 309. — Bandage de la cuisse (*).

(*) A, direction des tours de bande.

2° *Méthode à lambeaux* (fig. 308). On peut faire un lambeau antérieur unique, ou bien deux lambeaux latéraux.

*Pansement*: Diachylon, compresses, bandage roulé (fig. 309). — *Pansement par occlusion* d'A. Guérin (Voir p. 338).

## SECTION II

### MALADIES DU GENOU.

**572. Contusions** (voir 117).

**572 bis. Hygroma.** — Symptomes. — A la suite de contusions directes ou indirectes, extravasation sanguine extra- ou intra-articulaire, soit par infiltration, soit sous forme de tumeur hématique, en rapport avec l'articulation : épanchement de sang ou de sérosité dans la bourse séreuse extracapsulaire; quelquefois crépitation produite par des masses stéatomateuses, mélicériques, athéromateuses.

Traitement. — Contre l'infiltration, repos, compresses résolutives d'eau blanche, d'eau-de-vie camphrée; genouillère.

*Contre la douleur extra-articulaire*, même traitement; application de sangsues (15 à 20) répétée au besoin selon l'intensité des symptômes; cataplasmes émollients; fomentations.

*Contre les tumeurs hématiques humorales* : topiques, teinture d'iode, vésicatoires volants, ponction, injection iodée, évacuation.

*Contre les tumeurs hématiques solides* : incision, écrasement, extirpation.

**573. Plaies.** — I. Pl. superficielles (voir 115 et suiv.).

II. **Pl. profondes et pénétrantes.** — Symptomes. — Variables selon que la plaie est faite par instrument piquant, tranchant ou contondant. L'issue du liquide synovial, les douleurs vives sont des signes probables, mais non certains. — Très-grande circonspection dans l'exploration.

Traitement. — Réunir par première intention à l'aide de fils métalliques, de suture, de bandes de diachylon, de collodion. Application de sangsues nombreuses et répétées, 15 à 30, autour de la plaie; cataplasmes émollients et laudanisés : immobiliser l'articulation et tenir le membre dans l'extension.

*Contre la décomposition des liquides synoviaux* : injections légèrement alcoolisées, iodées, aromatiques, phéniquées.

*Contre les foyers purulents* : débridement et injections.

**574. Corps étrangers.** — Symptomes. — Douleurs vives dans certains mouvements et pouvant empêcher la marche ou occasionner des chutes; quelquefois sensation de craquement, perception du corps étranger sur un des points articulaires.

*Ne pas confondre avec* rhumatisme articulaire (23, 24).

TRAITEMENT. — Extraction. Méthode sous-cutanée. S'assurer de la présence du corps étranger ; le fixer avec le pouce et l'index à la partie interne du genou ; pratiquer sur le corps étranger une incision assez longue et assez profonde pour qu'il sorte sans tiraillement de la capsule ; s'il est pédiculé, couper le pédicule avec des ciseaux. Réunir de suite par première intention ; repos absolu pendant *quinze* jours.

Méthode sous-cutanée en plusieurs temps (Goyrand).

**575. Hydarthrose.** — SYMPTOMES. — Au début, double saillie sur les côtés de la rotule et de son ligament, s'étendant quelquefois aux parties latérales des tendons ; tumeur plus dure, plus large, plus saillante dans la flexion, plus molle, fluctuante dans l'extension ; dans la flexion, rotule très-fortement appliquée contre les surfaces articulaires ; dans l'extension, rotule mobile, très-dépressible et pouvant être ramenée sur la surface articulaire du fémur.

*Ne pas confondre avec* tumeur blanche (577), hygroma (572).

TRAITEMENT. — Immobilité et compression de l'articulation au moyen de bandelettes de diachylon ou bien avec les appareils dextrinés ; frictions sèches, alcooliques ; vésicatoires volants souvent renouvelés ; alterner avec la teinture d'iode ; en cas d'insuccès, moxas, cautères volants. Si l'épanchement résiste à ces moyens, le membre étant placé dans l'extension, faire une ponction au-dessus de la rotule vers le côté interne ou externe du genou pendant qu'un aide comprime avec la main le côté opposé de la tumeur. Avoir soin de faire préalablement un pli à la peau et de ponctionner à la base du pli pour détruire le parallélisme. Faire suivre la ponction de l'injection iodée (Bonnet, Velpeau).

℞  Teinture d'iode.............................  5·gr.
    Iodure de potassium.........................  0gr,50
    Eau distillée...............................  10 à 15 gr.

*Si elle succède au rhumatisme* (voir 24).

*Si elle succède à la blennorrhagie* : traiter la maladie uréthrale.

*Si elle succède à la dysenterie* : traiter comme ci-dessus, après avoir employé les fomentations toniques, résolutives.

*Si elle succède à la parturition* : saignées, purgatifs, vésicatoires. Quelquefois tartre stibié à dose rasorienne (Gimelle).

**576. Luxation de la rotule. — I. L. en dehors.** — SYMPTOMES. — 1° *Déformation* : Enfoncement à la place occupée ha-

bituellement par la rotule ; augmentation de la largeur du genou ; rotule placée de champ en dehors : au-dessus des condyles, corde tendue obliquement de dedans en dehors, formée
par le vaste interne ; au-dessous, saillie du ligament rotulien
de bas en haut, de dedans en dehors.

2º *Dimension* : Normale.

3º *Attitude* : Jambe dans l'extension ou dans la flexion.

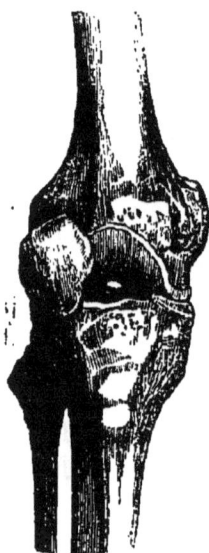

*Fig.* 310. — Luxation
incomplète en de-
hors de la rotule.

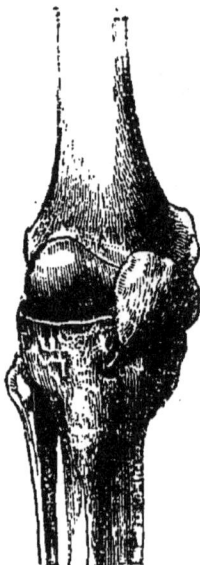

*Fig.* 311. — Luxation de
la rotule en dedans.

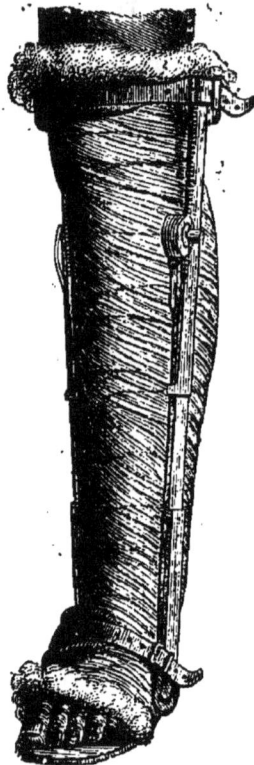

*Fig.* 312.

4º *Mobilité* : Mouvements passifs impossibles ; mouvements
communiqués peu étendus et douloureux (*Luxation complète*).

Déformation moindre ; saillie du bord externe en dehors, du
bord interne au milieu de la poulie articulaire (*fig.* 310) ; jambe
dans l'extension (*L. incomplète*).

TRAITEMENT. — Étendre la jambe sur la cuisse, fléchir la cuisse
sur le tronc et refouler la rotule en avant et en dedans (Va-
lentin). Bandage de Scultet ou dextriné ; genouillère.

**II. Luxation en dedans.** — Symptomes. — Déformation considérable du genou; saillie en dedans, cavité en dehors (*fig*. 311).

Traitement. — Comme dans le cas précédent; repousser la rotule de dedans en dehors.

**577. Tumeur blanche.** — Symptomes. — Douleur, gêne, pesanteur articulaire avec ou sans phénomènes inflammatoires, occupant l'articulation en partie ou en totalité, quelquefois s'irradiant dans le pied; augmentant moins par la pression que par les mouvements ou la chaleur du lit; téguments pâles, tendus; tumeur immobile, circonscrite, résistante, élastique sans fluctuation ou quelquefois dure; mouvements gênés, difficiles; membre fléchi, immobile, moins volumineux quand la maladie est chronique. Au bout d'un certain temps, rougeur plus vive de la peau, tension excessive, ouvertures fistulaires donnant un pus sanieux, contenant quelquefois des débris d'os s'il y a carie osseuse (140). Plus tard, luxations spontanées du tibia (582).

*Ne pas confondre avec* rhumatisme articulaire (24, 25), hydarthrose (575).

Traitement. — 1° *Local* : Immobiliser l'articulation en plaçant le membre dans une gouttière ouatée, dans l'appareil inamovible ouaté, en ayant soin de redresser préalablement le genou pour avoir l'ankylose la moins défavorable. Laisser l'appareil pendant 4 ou 6 semaines pour le réappliquer. Après la guérison, chercher à l'aide d'appareils à obtenir le retour des fonctions du membre (*fig*. 312).

2° *Général* : Voir lymphatisme (27), tumeur blanche du coude (378).

**578. Fractures de la rotule.** — Symptomes. — Douleurs vives et craquements.

1° *Déformation* : Tuméfaction, gouttière transversale augmentant par la flexion, diminuant par la tension.

2° *Dimension* : Normale.

3° *Attitude et Mobilité* : Station debout impossible ou très-difficile; crépitation (*Fracture transversale*).

Douleur, gonflement, peu ou pas de mobilité des fragments retenus par les ligaments; vide latéral (*Fracture verticale*).

Ecchymose, crépitation facile, gonflement (*Fracture multiple*).

*Ne pas confondre avec* contusion (572), ni avec rupture du ligament rotulien, auquel cas la gouttière est au-dessus de la rotule.

Traitement. — *Fracture transversale* : Empêcher la contraction des muscles extenseurs et fléchisseurs de la jambe.

1° *Appareil de Laugier* (*fig.* 313) : Consistant en une planchette A assez large, recouverte d'un coussin, munie au niveau du jarret de deux traverses de bois D, D servant de point d'arrêt

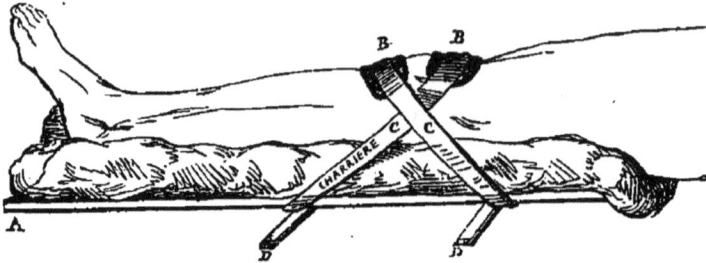

*Fig.* 313. — Appareil de Laugier pour les fractures de la rotule (*).

aux lacs C, C, qui pressent sur chaque fragment de la rotule par l'intermédiaire des plaques de gutta-percha B, B.

2° *Appareil de Fontan* (*fig* 314) : C'est une modification du

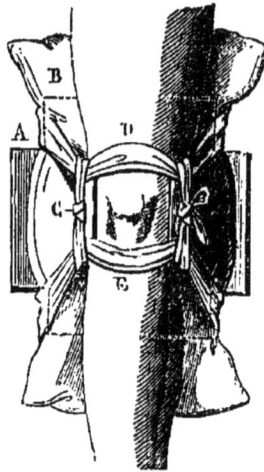

*Fig.* 314. — Appareil Fontan pour fractures de la rotule.

bandage en 8 de chiffre : il consiste en une planche de 25 cent. de longueur sur 12 ou 15 de largeur, qui porte sur chacun des bords latéraux, à la distance de 7 ou 8 centimètres des bords supérieur et inférieur, deux échancrures ayant cette même

(*) A, planche ; B, B, plaques de gutta-percha ; C, C, bandes circulaires de caoutchouc : D, D, traverses de bois servant d'arrêt aux lacs.

longueur sur 2 de profondeur A ; on garnit cette planche d'un petit coussin B ; on jette autour du membre, au-dessus et au-dessous de la rotule, cinq ou six tours de bande A, D et E, puis on glisse de chaque côté de l'articulation un lacs de forte toile que l'on noue.

3° *Appareil de U. Trélat :* A, A deux plaques de gutta-percha longues de 0,10 larges de 0,06 d'un côté et de 0,04 de l'autre, épaisses de 0,05 ; les ramollir dans l'eau chaude et les mouler sur les contours de la rotule ; les faire refroidir dans l'eau fraîche quand elles sont bien moulées, les appliquer de nouveau,

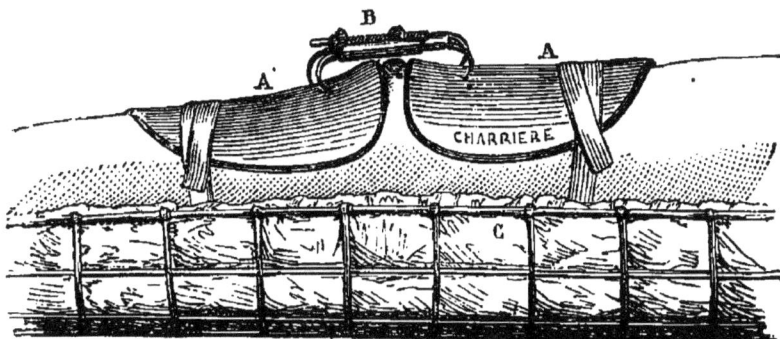

Fig. 315. — Appareil de U. Trélat, pour les fractures de la rotule (*).

les fixer à l'aide de bandelettes de diachylon faisant deux fois le tour du membre ; une fois fixées bien solidement, les rapprocher le plus possible et implanter fortement dans chacune la griffe de Malgaigne (*fig.* 315, 316) : placer le membre dans une

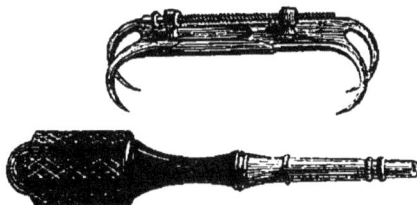

Fig. 316. — Appareil à griffes de Malgaigne pour les fractures de la rotule.

gouttière et dans une légère élévation. Enlever l'appareil au bout d'un mois.

**579. Anévrysme de l'artère poplitée.** — SYMPTOMES. — Tumeur arrondie, peu volumineuse, sans changements de cou-

(*) A, A, plaques de gutta-percha ; B, griffe ; C, gouttière.

leur à la peau, donnant des battements isochrones à ceux du pouls, battements qui diminuent ou cessent si l'on comprime l'artère fémorale, et perceptibles à l'auscultation locale; fourmillements, picotements, douleur profonde et paralysie du membre; œdème et quelquefois gangrène.

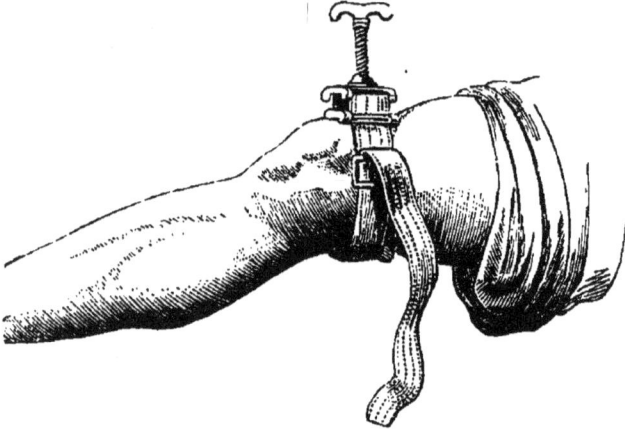

Fig. 317. — Compression hémostatique.

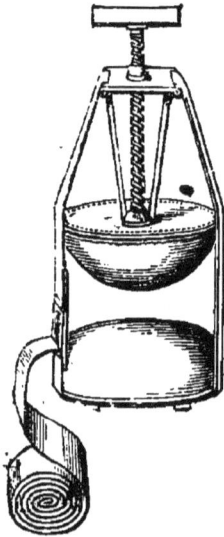

Fig. 318. — Compresseur hémostatique.

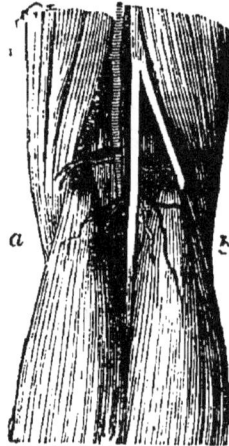

Fig. 319. — Ligature de l'artère poplitée (*).

*Ne pas confondre avec* tumeur osseuse ou exostose (141), gomme syphilitique (31), loupe (131), kyste (133), abcès froid (108).

(*) *a*, côté interne ; *b*, côté externe.

Traitement. — Compression sur la tumeur ou au-dessus, au tiers moyen de l'artère fémorale (*fig.* 317,318); injection de quelques gouttes de perchlorure de fer.

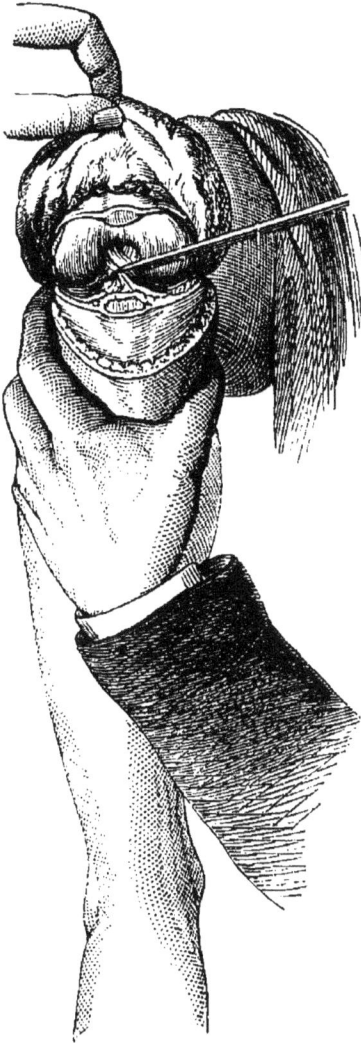

Ligature de la fémorale (565).

**580. Ligature de l'artère poplitée.** — *Points de repère :* Ligne réunissant l'angle supérieur à l'angle inférieur du losange formé par les muscles qui bornent le creux poplité.

Incision de 10 à 12 centimètres dans la direction des deux angles supérieur et inférieur du losange poplité ; ne couper que la peau, écarter la saphène externe (*fig.* 319), inciser l'aponévrose sur la sonde cannelée, et, avec le bec de la sonde, diviser le tissu cellulo-adipeux ; faire fléchir la jambe, écarter la veine et le nerf de l'artère et appliquer la ligature.

Opération peu pratiquée, à moins de plaie traumatique ; préférer la ligature de la fémorale au tiers inférieur (565).

**581. Désarticulation du genou.** — *Méthode ovalaire à lambeau antérieur :* Tenir de la main gauche la partie qu'on va enlever ; avec la main droite armée du couteau, faire avec la pointe de l'instrument, au niveau de l'extrémité supérieure — du tibia pour le côté gauche ; du péroné pour le

*Fig.* 320.— Deuxième temps de la désarticulation du genou par le procédé circulaire (*).

(*) La jambe est fléchie à angle droit sur la cuisse. De la main gauche l'opérateur saisit la partie supérieure du tibia en appuyant le pouce sur une des parties latérales de la tubérosité antérieure et les autres doigts sur la partie opposée du membre ; l'extrémité unguéale de l'index gauche porte sur l'interligne articulaire. Après avoir sectionné le tendon rotulien et les ligaments latéraux, l'instrument est dirigé sur les ligaments croisés qu'il divise. (Chassaignac.)

côté droit — une incision qui, d'abord longitudinale, s'incurve peu à peu de manière à devenir transversale à trois travers de doigt au-dessous de la tubérosité antérieure du tibia ; prolonger cette incision du côté opposé à la même hauteur : disséquer et relever la manchette. — Faire relever la manchette par un aide, porter le couteau transversalement sur le ligament rotulien, couper ce ligament et entrer dans l'articulation en rasant la surface articulaire du tibia ; couper les ligaments latéraux de gauche et de droite, puis diviser les ligaments croisés (*fig.* 320) avec la pointe du couteau en évitant de léser l'artère poplitée. — Passer le couteau à plein tranchant derrière le tibia et laisser à sa partie postérieure un lambeau de quelques centimètres que l'on détache ensuite carrément.

*Pansement* : Comme dans toutes les amputations.

**582. Luxations du tibia. — I. L. en arrière. —** Symptomes. — 1° *Déformation* : Saillie des condyles fémoraux en avant et du tibia en arrière ; rotule située horizontalement, la face antérieure regardant en bas ; diamètre antéro-postérieur double.

2° *Dimension* : Raccourcissement réel de la jambe.

3° *Attitude* : Membre dans l'extension.

4° *Mobilité* : Mouvements possibles, mais douloureux.

Extension ou demi-flexion ; raccourcissement apparent ; abaissement de la rotule qui a une direction oblique ; mêmes symptômes que ci-dessus, mais moins prononcés ; marche conservée, mais avec claudication (*L. incomplète*).

Traitement. — Faire l'extension sur la jambe, la contre-extension sur le bassin, et exercer une pression en sens inverse sur les surfaces articulaires du fémur et du tibia.

Ou bien placer l'avant-bras sous le jarret, exercer une pression sur le cou-de-pied de manière à faire fléchir la jambe sur la cuisse et la cuisse sur le bassin (Guillon).

*Pansement* : Compresses résolutives et immobilité.

**II. L. en avant. —** Symptomes. — 1° *Déformation* : Agrandissement du diamètre antéro-postérieur ; situation horizontale de la rotule ; au-dessus du genou, sillon à concavité inférieure (*fig.* 321).

2° *Dimension* : Raccourcissement de la jambe.

3° *Attitude* : Jambe étendue ou à moitié fléchie.

4° *Mobilité* : Mouvements possibles, mais douloureux (*L. complète*).

Mouvements d'avant en arrière possibles, mais douloureux ; raccourcissement léger ; saillie du tibia en avant et des condyles fémoraux en arrière moins prononcée que ci-dessus (L. incomplète).

III. **L. en dedans.** — SYMPTOMES. — 1° *Déformation :* Saillie du fémur en dehors et du tibia en dedans ; rotule inclinée du côté interne.

2° *Mobilité :* Impossibilité ou difficulté de marcher (*incomplète*).

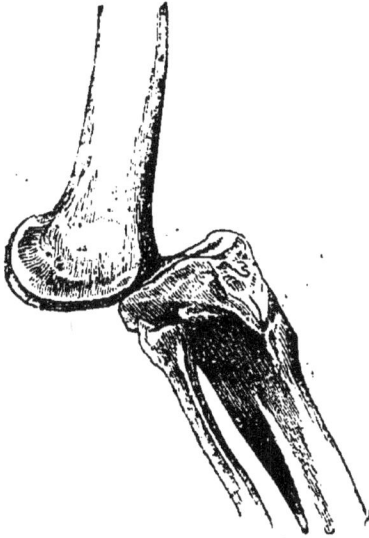

*Fig.* 321. — Luxation en avant.    *Fig.* 322. — Subluxation en dehors.

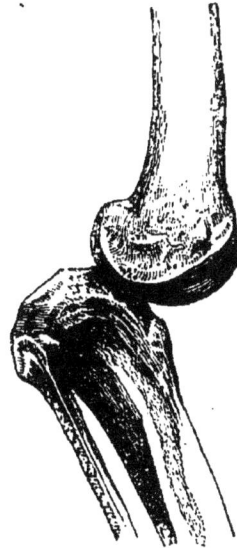

IV. **L. en dehors.** — Dispositions contraires au cas précédent (*incomplète*).

Dans les luxations *latérales incomplètes,* déformation plus considérable ; luxation de la rotule, qui est portée du côté vers lequel le tibia s'est luxé (*fig.* 322).

TRAITEMENT. — Réduire en exerçant des tractions sur le pied et en poussant les parties luxées en sens contraire ; maintenir dans le repos ; prévenir ou combattre les accidents inflammatoires.

## SECTION III

### MALADIES DE LA JAMBE ET DU PIED.

**583. Plaies, contusions.** — **Maladies cutanées,** etc. Voir ces différents articles.

**584. Varices.** — SYMPTOMES. — Sur le trajet des veines, saillies oblongues, noueuses, bleuâtres, élastiques, compressibles, sans battements, diminuant de volume par la position horizontale ; coloration normale ou un peu rougeâtre des téguments voisins.

A un degré plus avancé, coloration brunâtre des téguments, qui contractent des adhérences avec les veines sous-jacentes ; engorgement œdémateux du membre ; douleur, lourdeur, surtout le soir ; ulcération de la peau, rupture de la veine variqueuse, hémorrhagie.

TRAITEMENT. — 1° *Palliatif* : Position horizontale ; cessation de tout travail ; compression circulaire, régulière, uniforme, à l'aide de bandes, de compresses, de bas lacés, en coutil, en toile, en tissu élastique, en peau de chien.

2° *Curatif* : Acupuncture ; électro-puncture, incision profonde des paquets variqueux, et pansement à plat (Richerand). Section transversale au-dessus du point qui est le siége de la plus grande dilatation (Velpeau). Ligature (Béclard). Séton (Frike). Pince (Sanson). Étranglement à l'aide d'une épingle passée au-dessous de la veine (*fig.* 323), et d'un fil de cordonnet passant au-dessous des deux bouts de l'épingle (Velpeau). — Cautérisation avec le fer rouge ou la potasse caustique. — Injection de perchlorure de fer à 30° ; appliquer une ligature au-dessus du point où l'on doit opérer, une deuxième au-dessous de ce point : piquer la veine avec un trocart, adapter la seringue de Pravaz au trocart, et injecter deux ou trois gouttes de solution de perchlorure de fer dans la veine ; fermer la piqûre avec le collodion.

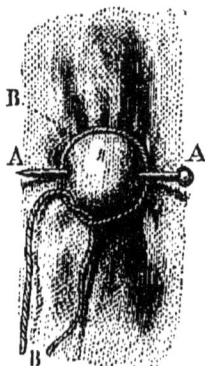

*Fig.* 323. — Traitement des varices (*).

A toutes ces opérations, préférer le traitement palliatif, à moins d'indications pressantes.

(*) AA, épingle introduite sous la veine variqueuse ; B, fil constricteur.

**585. Phlegmasia alba dolens.** — Symptomes. — 1° *Locaux* : Douleur variable dans sa forme et son intensité sur le trajet des vaisseaux de la jambe, quand la phlegmasia est générale ; ou bien limitée aux vaisseaux cruraux ou poplités quand elle est partielle, ce qui est l'exception.

Gonflement local d'abord, puis général et gagnant successivement toute la partie située au-dessous du point affecté ; peau tendue, blanche, lisse, conservant difficilement l'empreinte des doigts ; bandes ou taches rougeâtres sur le trajet des vaisseaux ; cordon dur, noueux, qui est l'indice de la coagulation du sang dans les veines : tuméfaction et induration douloureuse des ganglions lymphatiques.

2° *Généraux* : État fébrile consécutif.

*Ne pas confondre avec* phlébite consécutive à une blessure au pied ou à la jambe.

Traitement. — Boissons délayantes, acidulées, diurétiques ; nitrate de potasse (2 à 10 gr.) ; digitale, digitaline (337). Saignée du bras en cas de symptômes inflammatoires graves : extrait thébaïque (0,05 à 0,15) en potion ; frictions mercurielles deux à trois fois par jour sur le membre malade ; cataplasmes émollients ; tenir le membre dans l'élévation ; au déclin, bandage roulé, et compresses imbibées d'eau blanche, d'eau-de-vie camphrée ; lavements simples ou purgatifs ; diète sévère au début ; laitage, bouillons.

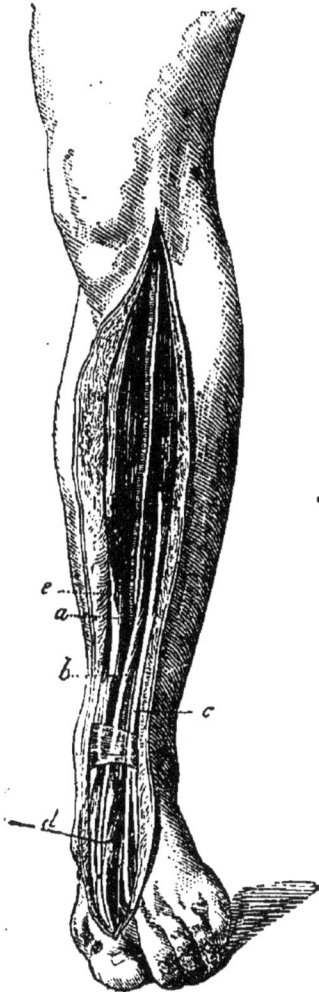

*Fig.* 324. — Artère tibiale antérieure (*).

**586. Ligature de l'artère tibiale antérieure.** — 1° Au tiers moyen. — *Points de repère* : Ligne partant du bord antérieur de la tête du péroné

(*) *a*, jambier antérieur ; *b*, extenseur du gros orteil ; *c*, extenseur commun ; *d*, pédieux ; *e*, artère tibiale antérieure.

à la partie moyenne de l'espace intermalléolaire (*fig.* 324).

*Opérateur en dehors :* Placer un coussin dans le creux poplité, tenir le pied dans la flexion forcée ; faire au niveau du bord interne du jambier antérieur *a* une incision de 3 à 4 travers de doigt, comprenant la peau, le tissu cellulaire ; à l'extrémité inférieure de l'incision, chercher l'interstice celluleux (le premier à partir de la crête du tibia) qui sépare le jambier antérieur *a* de l'extenseur du gros orteil *b* ; le diviser de bas en haut ; écarter ces deux muscles avec l'index gauche ; chercher la gaîne des vaisseaux (le nerf est en dehors) ; isoler l'artère *c* des deux veines satellites, et placer au-dessous d'elle un fil au moyen de l'aiguille de Cooper introduite de dehors en dedans. Pansement simple.

2° AU TIERS INFÉRIEUR. — *Points de repère :* Ligne allant du centre de la tête du péroné au milieu de l'espace intermalléolaire.

*Opérateur en dehors :* Sur cette ligne, incision de trois travers de doigt, s'arrêtant un peu au-dessus du ligament annulaire du tarse et par delà la ligne médiane de la jambe. Faire fléchir fortement le pied sur la jambe, porter l'indicateur sur la crête du tibia, et le ramener en dehors du tibial antérieur *a* ; écarter avec la sonde cannelée

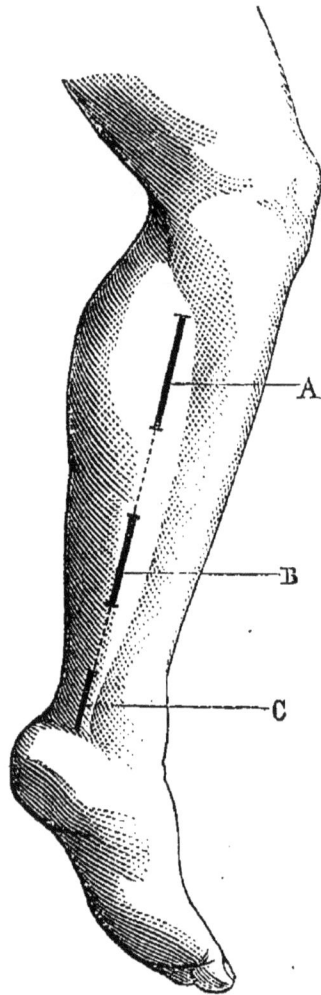

*Fig.* 325. — Ligature de l'artère tibiale postérieure (Chauvel.)

les tendons du tibial antérieur *a* et de l'extenseur du gros orteil *b* ; porter en dedans le nerf tibial, sous lequel est l'artère tibiale *e* accompagnée de ses deux veines satellites ; ouvrir la gaîne celluleuse, saisir l'artère de dedans en dehors et laisser le nerf tibial à sa partie interne.

587. **Ligature de la tibiale postérieure.** — 1° DANS LA MOITIÉ SUPÉRIEURE. — *Points de repère :* Ligne partant du milieu

_____

(*) A, tiers supérieur ; B, tiers moyen ; C, derrière la malléole.

32.

de l'espace poplité pour tomber entre le tendon d'Achille et la malléole interne (*fig.* 325, A).

2° AU TIERS MOYEN. — Même position, et procédé identique (*fig.* 326, B). Si le soléaire se montre dans l'angle supérieur de la plaie, le repousser en haut et en arrière.

*Opérateur en dehors :* Placer la jambe sur le côté externe, dans la demi-flexion, le pied fléchi sur la jambe ; quelquefois le malade couché sur le ventre. A 4 ou 5 centim. au-dessous de la tubérosité interne du tibia, à un travers de doigt du bord interne de cet os et parallèlement à ce bord, faire une incision de cinq travers de doigt, comprenant la peau, le tissu cellulaire sous-cutané, en ayant soin de s'écarter du bord interne du tibia, pour ne pas blesser la veine saphène interne et le nerf qui l'accompagne, et en respectant l'aponévrose d'enveloppe, que l'on incisera *sur le jumeau interne* et non sur le soléaire pour pouvoir pénétrer dans l'interstice de ces deux muscles. Fléchir fortement la jambe sur la cuisse, mettre le pied dans l'extension, séparer avec les doigts le soléaire du jumeau interne que l'on porte en arrière et en dehors de manière à bien voir la face postérieure du soléaire. A 2 ou 3 centim. du bord interne de ce muscle, inciser l'aponévrose postérieure, pénétrer dans le corps du muscle jusqu'à son aponévrose antérieure ou profonde et diviser cette aponévrose sur la sonde cannelée : on trouve alors le paquet des vaisseaux ; on sépare l'artère des veines et on applique la ligature.

*Indication :* Hémorrhagie provenant de la partie supérieure de la tibiale postérieure.

3° DERRIÈRE LA MALLÉOLE INTERNE (*fig.* 325, C). — *Points de repère :* Ligne courbe entre la malléole interne et le tendon d'Achille. Pied fléchi, jambe renversée en dehors ; opérateur au côté externe. A deux travers de doigt au-dessus du niveau de la malléole faire une incision courbe dans la direction ci-dessus. Éviter d'inciser les veines qui sont sur le bord interne du pied ; pour cela, inciser avec la pince et les ciseaux boutonnés les couches fibreuses jusqu'au paquet des vaisseaux. Étendre le pied sur la jambe pour trouver les vaisseaux : l'artère est *toujours au milieu* des deux veines, le nerf est en arrière et en dehors. Passer la ligature et pansement simple.

*Indications :* Plaie profonde : souvent cette ligature doit être suivie de celle de la tibiale antérieure. Ne pas trop se rapprocher de la malléole interne, dans la crainte de diviser la gaîne des tendons des muscles fléchisseur profond et jambier postérieur.

588. **Ligature de l'artère pédieuse.** — *Points de repère :* Ligne tirée du milieu de l'espace intermalléolaire à l'espace compris entre les deux premiers orteils. Se placer à droite du

sujet, maintenir le pied dans l'extension, faire sur le trajet indiqué, au niveau du scaphoïde, une incision de deux travers de doigt (*fig.* 326). Faire fléchir le pied sur la jambe ; reconnaître l'artère *d* entourée de ses deux veines satellites *b* et située entre l'extenseur propre du gros orteil *c*, en dedans, et entre le premier tendon de l'extenseur commun des orteils en dehors. Ouvrir la gaîne, séparer l'artère des veines et appliquer la ligature.

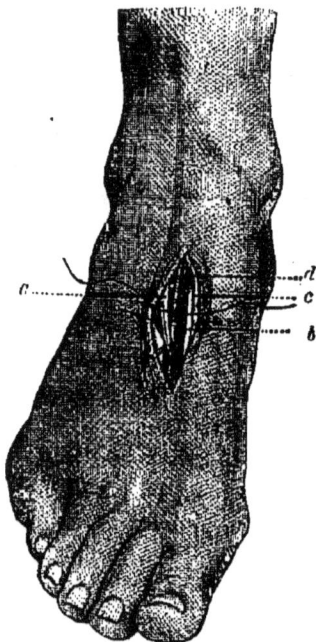

Fig. 326. — Ligature de l'artère pédieuse. (Sédillot.)

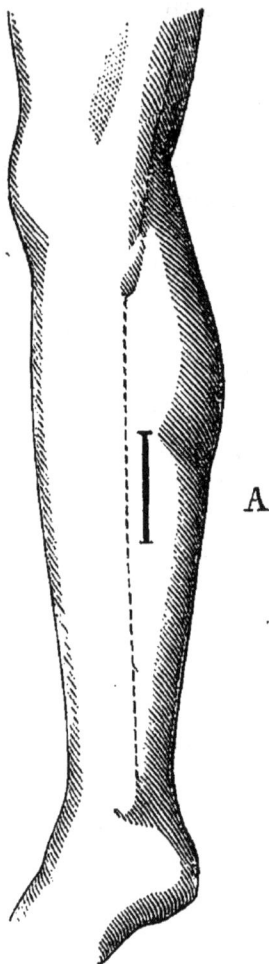

Fig. 327. — Ligature de l'artère péronière. (Chauvel.)

588. *bis.* **Ligature de l'artère péronière.** — *Points de repère :* Ligne tirée du creux poplité à la partie postérieure de la malléole externe. La ligature se fait au tiers moyen. Faire à un travers de doigt en dedans du bord externe du péroné et parallèlement à ce bord une incision A de 8 à 10 centim. (*fig.* 327) ; comprenant la peau et l'aponévrose jambière superficielle dans toute l'étendue de la plaie. Chercher et ouvrir l'interstice du soléaire et des péroniers latéraux : détacher de bas en haut les inser-

tions du soléaire à la face postérieure du péroné. Découvrir ensuite l'aponévrose profonde, chercher avec le doigt le bord
externe du péroné et diviser sur la sonde le feuillet fibreux
qui recouvre le fléchisseur propre du gros orteil. Faire écarter
les lèvres de la plaie ; chercher avec le doigt et ouvrir ensuite
l'interstice qui sépare le fléchisseur propre du gros orteil du
jambier postérieur, reconnaître avec le doigt le nerf tibial postérieur ; les vaisseaux sont en dehors sous le muscle. Isoler
l'artère avec précaution et passer le stylet aiguillé ou l'aiguille
courbée de dehors en dedans.

**589. Fracture des deux os de la jambe** — Symptomes. —

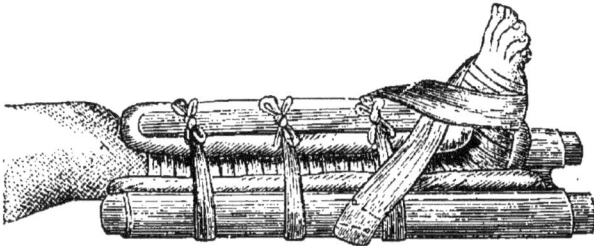

*Fig.* 328. — Appareil de Scultet pour les fractures transversales de la jambe.

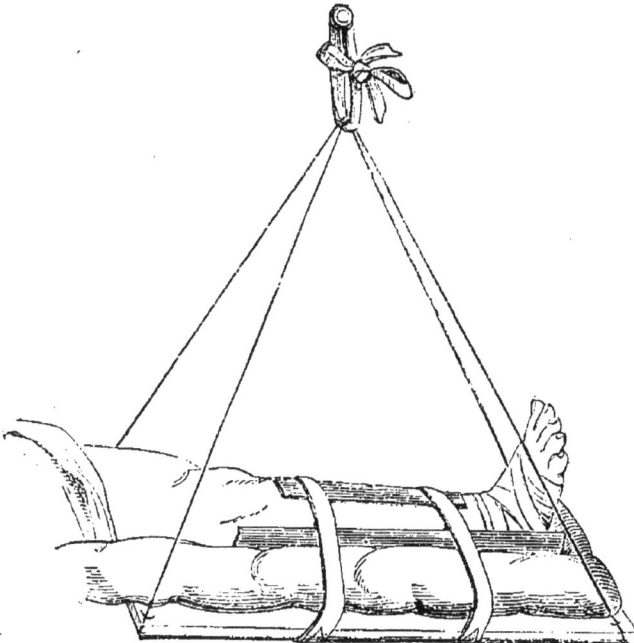

*Fig.* 329. — Appareil de suspension de Salter pour les fractures de la jambe.

1° *Déformation* : Gonflement à convexité presque toujours en avant ;

le doigt promené sur la jambe indique le siége de la fracture.

2° *Dimension* : Normale ou léger raccourcissement.

3° *Attitude* : Pied entraîné en dehors.

4° *Mobilité* : Anormale, crépitation ; soubresauts musculaires.

*Ne pas confondre avec* contusion.

TRAITEMENT. — Faire la contre-extension sur le genou et l'extension sur le pied : maintenir les fragments à l'aide du

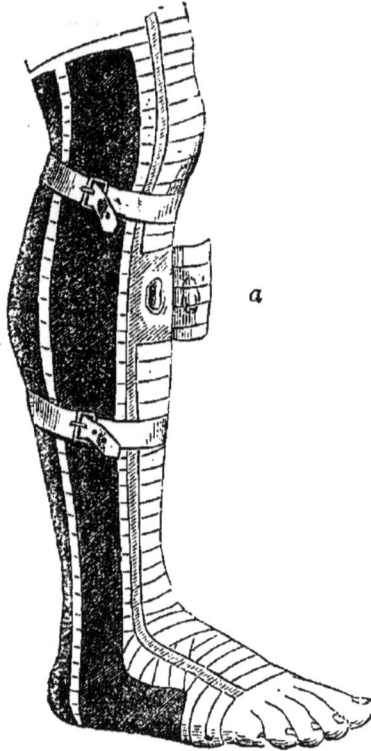

*Fig.* 330. — Appareil dextriné pour les fractures de la jambe, avec fenêtre *a*, en cas de plaie.

bandage de Scultet (*fig.* 328) ou de la gouttière en fil métallique, ou du bandage amidonné, dextriné ou plâtré.

Varier l'appareil selon la direction des fragments. Prévenir les plaies du talon à l'aide de vessies de porc ou du coussin calcanien (*fig.* 301).

*Appareil de suspension* consistant en une planche (*fig* 329) ou mieux une gouttière en fil de fer galvanisé, en fort carton préalablement ramolli, en zinc ou en fer-blanc.

*S'il y a plaie*, appliquer le bandage dextriné (*fig.* 330); ménager, dans les bandes ou le carton, des ouvertures au niveau

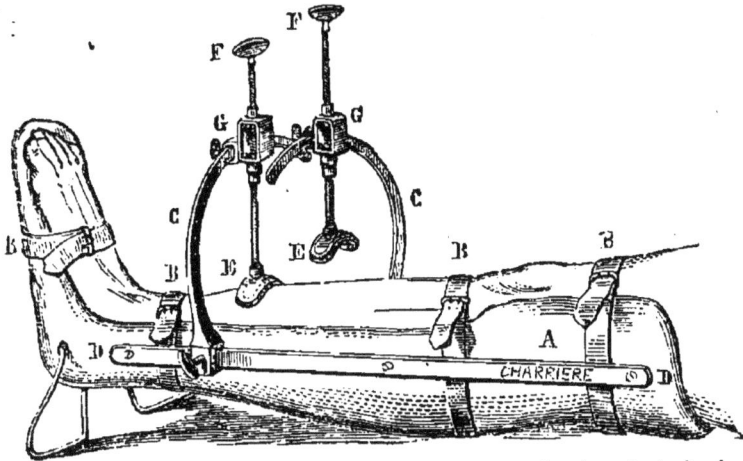

Fig. 331. — Appareil de B. Anger pour fractures comminutives de la jambe.

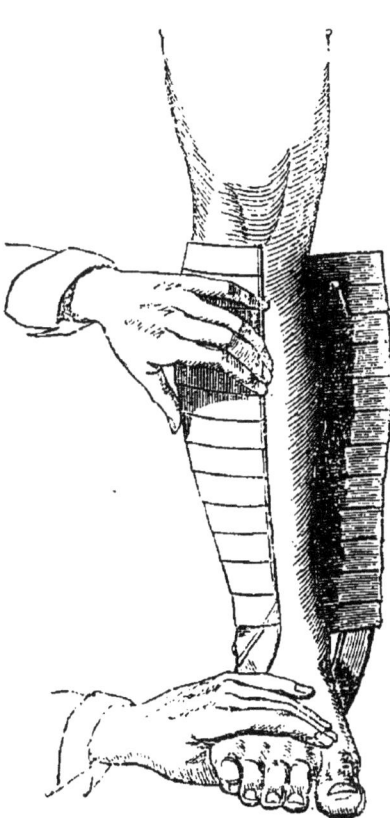

Fig. 332. — Bandage plâtré.

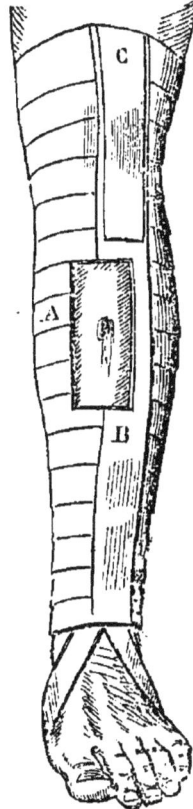

Fig. 333. — Bandage plâtré fenêtré (*).

(*) Bandage rendu inamovible en recouvrant la ligne de section à l'aide d'une bande plâtrée B ; C, seconde bande plâtrée superposée à la première pour donner une plus grande solidité à la partie supérieure de l'appareil.

des plaies *a*, pour faire les pansements fréquents, sans déranger l'appareil contentif. Préférer les gouttières métalliques.

*Appareil de Merchie :* Tailler deux attelles jambières ayant en moyenne 0ᵐ,62 de longueur, l'une externe, l'autre interne : suivre le même procédé que dans les fractures du bras.

*Bandages plâtrés* (fig. 332 et 333).

*Appareils en toile métallique.* Tailler dans la toile métallique galvanisée inoxydable trois attelles assez grandes pour maintenir le membre fracturé (335, *fig.* 137) et procéder comme pour les fractures du bras. Grandes attelles latérales en bois pour prévenir le déplacement du pied par rotation.

590. **Fracture du tibia.** — SYMPTOMES. — Douleur locale, augmentant par la pression ou quand le blessé s'efforce de marcher ; gonflement ; quelquefois ecchymose : peu ou pas de déplacements. Quand la fracture est à l'extrémité inférieure, le pied est incliné en dehors si la fracture est en dedans et réciproquement (Nélaton) ; mais ce déplacement n'est pas constant.

*Ne pas confondre avec* contusion.

TRAITEMENT. — *A l'extrémité supérieure*, membre dans l'extension, attelle en carton mouillé, puis amidonné, et bande roulée, ou bien appareil dextriné.

*A l'extrémité inférieure*, même traitement que pour les fractures des deux os. Si le renversement du pied est en dehors, coussin et attelle en dedans et réciproquement. Appareil de Dupuytren pour les fractures du péroné (591). Si la fracture est compliquée, immobilité du membre, au risque d'ankylose : quelquefois amputation ou désarticulation.

591. **Fracture du péroné.** — SYMPTOMES. — I. **Par arrachement ou adduction.** — Peu ou pas de déformation ; face dorsale du pied en dehors ; face plantaire en dedans, bord interne relevé, bord externe reposant sur le sol. Gonflement peu prononcé ; mobilité peu marquée ; crépitation rare ; douleur vive au niveau de la fracture : si le gonflement est médiocre, dépression à l'endroit fracturé.

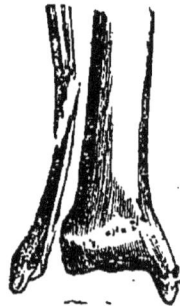

*Fig.* 334.— Fracture de l'extrémité inférieure du péroné, sur un point plus élevé que d'ordinaire ; au niveau de la fracture est un enfoncement produit par le déjettement des deux fragments sur le tibia ; la malléole tibiale est arrachée.

*Nota.* — Souvent il y a complication de fracture de la malléole interne (fig. 334). Le siége habituel de cette fracture est de 3 à 6 centimètres au-dessus de la malléole.

**II. Par divulsion.** — Déformation marquée ; axe du pied en dehors, talon en dedans ; enfoncement dit *coup de hache* surmonté par une saillie anguleuse qui est l'extrémité inférieure du fragment supérieur ; écartement plus grand des deux malléoles, mobilité anormale, crépitation, douleur, ecchymose, tuméfaction.

**III. Par diastase.** — Pointe du pied en dehors, écartement des malléoles, mais moindre que dans le cas précédent : tuméfaction et ecchymose moins considérable.

*Ne pas confondre avec* entorse (596).

| ENTORSE. | FRACTURE. |
|---|---|
| Mouvements douloureux. | Mouvements peu ou pas douloureux. |
| Douleur diffuse, mais locale. | Douleur locale augmentant par la pression. |
| Mouvements latéraux douloureux et impossibles. | Mouvements latéraux possibles. |
| Ecchymose diffuse. | Ecchymose circonscrite. |
| Pas de dépressions transversales, ni de crépitation. | Dépression transversale oblique et crépitation (non constamment). |

TRAITEMENT. — *S'il n'y avait pas de déplacement :* appareil dextriné ou amidonné ou plâtré, ou gouttière métallique.

*S'il y a déplacement :* appareil de Dupuytren (fig.331), consistant en un coussin d'une longueur égale à celle de la jambe, replié sur lui-même à la partie inférieure en forme de coin

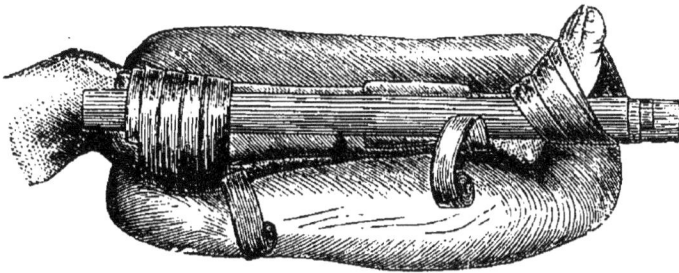

*Fig.* 335. — Appareil de Dupuytren pour les fractures du pied.

appliqué au côté interne, de telle sorte que la base soit appliquée sur la malléole interne, et le sommet sur le condyle interne du tibia : maintenir ce coussin à l'aide d'une attelle dépassant inférieurement le pied et le fixer au moyen de tours de bande, ou d'un bandage amidonné ou dextriné.

**592. Resection du péroné.** — 1° DE LA DIAPHYSE. — Incision longitudinale au niveau de la lésion et dépassant ses limites,

passage de la scie à chaîne et section de l'os au-dessus et au-
dessous de la lésion.

Il en résulte toujours le renversement du pied en dehors.

2° DE L'EXTRÉMITÉ INFÉRIEURE. — Incision longitudinale dépassant en bas la tête de la malléole péronière ; passer la scie à
chaîne un peu au-dessus du point où l'os n'est plus malade ;
scier cet os ; faire saillir le tronçon inférieur à travers la plaie
au moyen d'un davier et désarticuler (*fig.* 336).

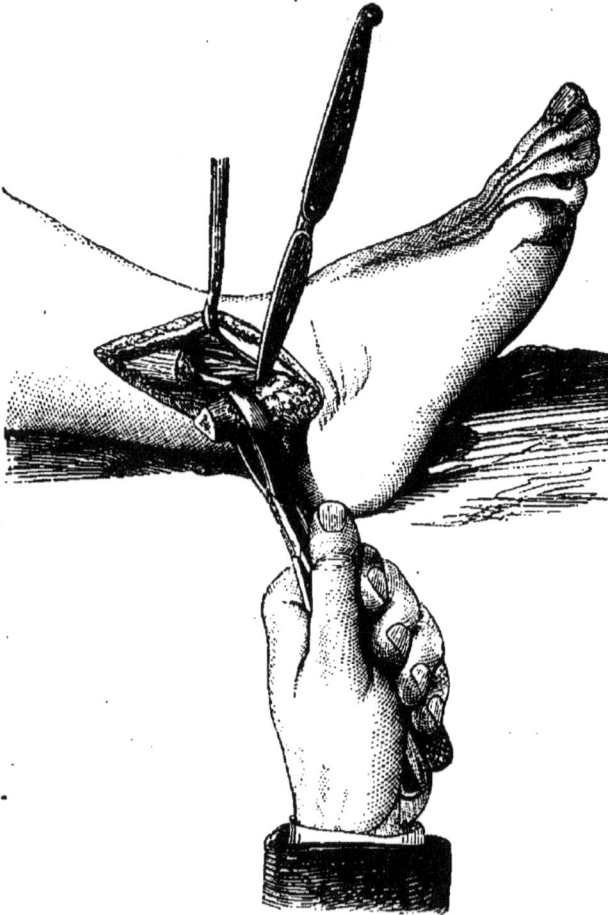

*Fig.* 336. — Résection de l'extrémité tarsienne du péroné (Chassaignac).

**593. Luxation du pied** ou **tibio-tarsienne. — I. En dedans. —** SYMPTOMES. — 1° *Déformation* : En dedans saillie considérable formée·par la malléole interne : autre saillie au-des-

sous formée par la poulie astragalienne : quelquefois crépitation produite par la rupture de la malléole externe.

2º *Dimension* normale.

3º *Attitude* : Rotation de la plante du pied en dehors, bord interne du pied en bas, bord externe en haut.

4º *Mobilité* : Mouvements communiqués possibles, mais douloureux.

II. **En dehors.** — Symptômes. — 1º *Déformation* : Sur le bord articulaire externe, deux saillies, l'une formée par la malléole externe, l'autre par l'astragale.

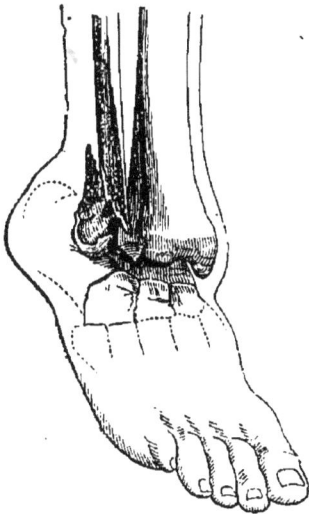

Fig. 337. — Luxation du pied en arrière, accompagnée d'une fracture du péroné.

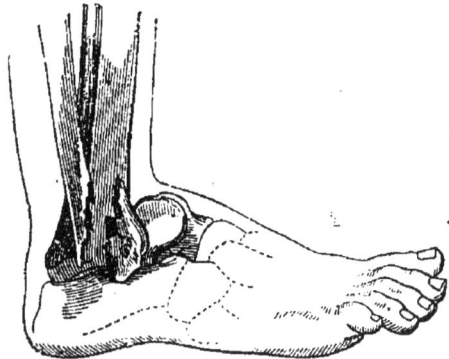

Fig. 338. — Luxation du pied en avant avec fracture de la malléole interne.

2º *Dimension* : Normale.

3º *Attitude* : Plante du pied en dedans; bord externe en bas, bord interne en haut.

4º *Mobilité* : Possible; mais douloureuse, quelquefois crépitation et fracture de la malléole.

III. **En arrière.** — 1º *Déformation* : Saillie du tibia en avant; concavité très-prononcée en arrière ( *fig.* 337);

2º *Dimension* : Raccourcissement de la face dorsale du pied; allongement du talon.

Très-souvent fracture des malléoles.

IV. **En avant.** — Symptômes (*fig.* 338). — *Déformation* : Effacement de la saillie du talon ; abaissement des deux malléoles reculées vers le talon : quelquefois perception sur le dos du pied d'une tumeur qui est la poulie astragalienne.

2° *Dimension* : Allongement du dos du pied.

**V. En haut.** — SYMPTÔMES. — Disjonction du tibia et du péroné permettant à l'astragale de se placer entre eux. Pied non dévié ; espace intermalléolaire considérablement augmenté ; saillies malléolaires descendues au niveau de la plante du pied.

**VI. Par rotation en dehors.** — SYMPTOMES. — Malléole externe en arrière ; face interne de l'astragale en avant, face externe en arrière.

*Ne pas confondre avec entorse* (594), fractures (589, 590, 591). Chercher de suite les complications ; s'assurer s'il y a diastase, fractures comminutives du tibia, du péroné, plaies des téguments.

TRAITEMENT. — Contre-extension sur la partie inférieure de la jambe ; extension sur le pied et repousser les surfaces articulaires en sens inverse l'une de l'autre. Fléchir la jambe sur la cuisse, repousser les surfaces articulaires en sens inverse, faire la bascule en fléchissant le pied à angle droit sur la jambe ; contention à l'aide d'attelles postérieures.

Contre-extension sur la jambe ; extension sur le pied à l'aide des deux mains et d'un lacs mouillé ; ou bien faire cette extension à l'aide d'un tire-botte, dans lequel est introduit le pied garanti par des bandages.

Dans beaucoup de cas, maintenir la réduction à l'aide d'un appareil à fractures.

*S'il y a fracture comminutive* : Réduire d'abord et surveiller ensuite.

*S'il y a symptômes inflammatoires :* Irrigation continue.

*S'il y a plaie des téguments* rendant la réduction impossible : Élargir la plaie pour faciliter la réduction, et irrigation continue.

*S'il y a dénudation du tibia et du péroné :* Réséquer les parties nécrosées.

*S'il y a gangrène, nécrose, suppuration abondante :* Amputation de la jambe (597).

**594. Entorse.**— SYMPTOMES. — Douleur vive, mais de courte durée ; tuméfaction, quelquefois ecchymoses ; mouvements articulaires difficiles, douloureux, le plus souvent marche impossible.

*Ne pas confondre avec* fracture (590, 591), luxation (592).

TRAITEMENT. — Immédiatement après l'accident, imprimer à l'articulation tous les mouvements qu'elle peut exécuter à l'état sain, tractions, pressions, massage (Bonnet) ; prévenir le gonflement inflammatoire en plongeant le pied dans un seau d'eau fraîche pendant 2 ou 3 heures au moins (Baudens), irrigation continue ; compresses froides, glacées, vinaigrées ; compresses trempées dans l'eau blanche, l'eau-de-vie camphrée. Compression à l'aide d'une bande roulée ; tenir le membre dans l'immobilité à l'aide d'une gouttière métallique.

*Contre les phénomènes inflammatoires* : Applications réfrigérantes, compresses résolutives, eau glacée ; quelquefois sangsues.

*Contre les douleurs articulaires,* contre la gêne des mouvements : Frictions, tractions, massage.

Chez les sujets débilités : frictions stimulantes, baumes Fioravanti, Opodéldoch, Nerval.

**595. Tumeur blanche de l'articulation tibio-tarsienne.** — SYMPTOMES. — Souvent suite d'entorses ; douleur locale, s'irradiant dans le pied, le gros orteil, exaspérée par la marche, les mouvements. Augmentation du gonflement, fongosités articulaires, déformation. Peau rouge, chaude, luisante ; puis abcès prémalléolaires : quelquefois luxation incomplète.

TRAITEMENT. — Pied dans la flexion à angle droit ; immobilité dans une gouttière ou un appareil. 10 à 15 pointes de feu au pourtour de l'articulation et renouvelées tous les 8 ou 10 jours. L'amputation devient souvent indispensable.

**596. Rupture du plantaire grêle ou coup de fouet.** — SYMPTOMES. — En marchant, courant ou sautant, douleur vive et subite au-dessous du mollet, analogue à celle produite par un coup de fouet : quelquefois claquement dans cette partie : marche difficile ou impossible : quelquefois tuméfaction et douleur à la pression.

TRAITEMENT. — Repos, topiques résolutifs, eau blanche, eau-de-vie camphrée, teinture d'arnica ; bande roulée et immobilité.

**597. Amputation.** — I. **Au lieu d'élection,** c'est-à-dire à deux ou trois travers de doigt au-dessous de la tubérosité antérieure du tibia.

1° *Méthode circulaire* (fig. 339) : Se placer en dedans du membre à amputer : armé d'un couteau interosseux, faire d'un seul coup une incision circulaire en commençant par la face antérieure de la jambe du malade, à 6 ou 7 travers de doigt au-dessous de la tubérosité antérieure du tibia : inciser la peau et le tissu cellulaire. Saisir le bord de la peau, disséquer une manchette dans une hauteur de 3 à 4 travers de doigt. Faire relever la manchette par un aide ; couper les muscles circulairement au niveau de la base de la manchette; faire le 8 de chiffre pour séparer complétement les muscles des os en commençant par la face antérieure du péroné. Introduire dans l'espace interosseux un des chefs de la compresse rétracteur à trois chefs, en recouvrir les parties molles. Fixer, sur le tibia, l'ongle du pouce de la main gauche, la scie inclinée obliquement de haut en bas, et perpendiculairement à l'axe du membre; scier d'abord lentement, puis vite et ralentir à mesure qu'on termine la section des os.

*Pansement:* Lier les artères péronières, tibiales antérieures et

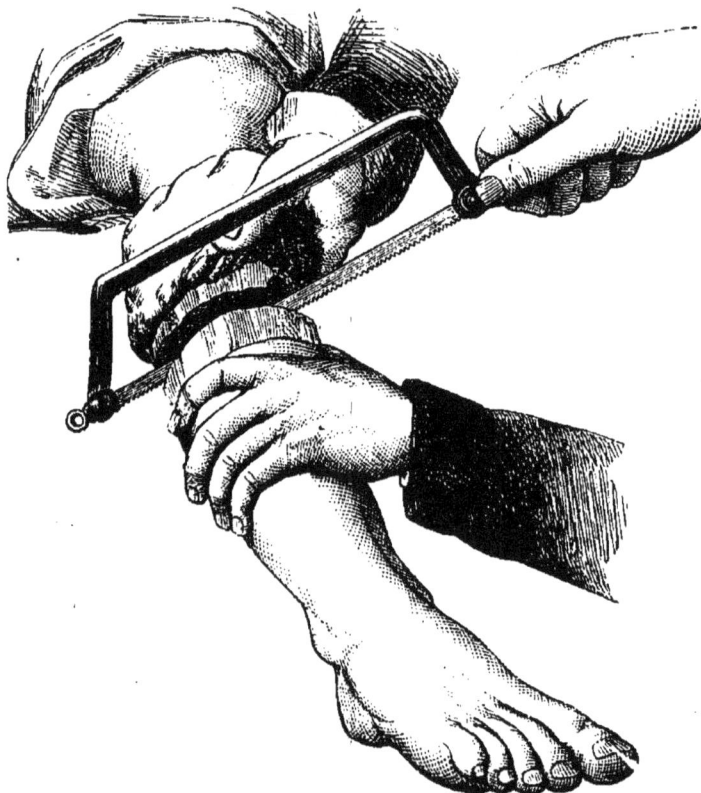

*Fig.* 339. — Amputation de la jambe au lieu d'élection (*).

postérieures, les branches musculaires; rapprocher les lèvres de la plaie de droite à gauche à l'aide de sutures, de serres-fines ou bandelettes agglutinatives.

(*) L'amputation de la jambe est faite au lieu d'élection par la méthode circulaire. Les téguments et les chairs ont été sectionnés jusqu'à l'os. La scie, engagée dans le tibia, attaque le péroné (Chassaignac).

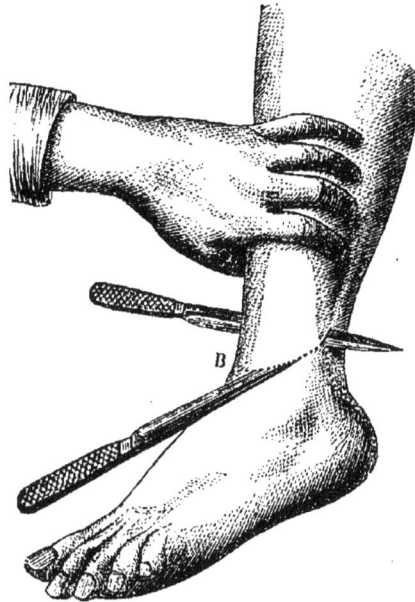

Fig. 340. — Amputation de la région sus-malléolaire, à lambeau postérieur.

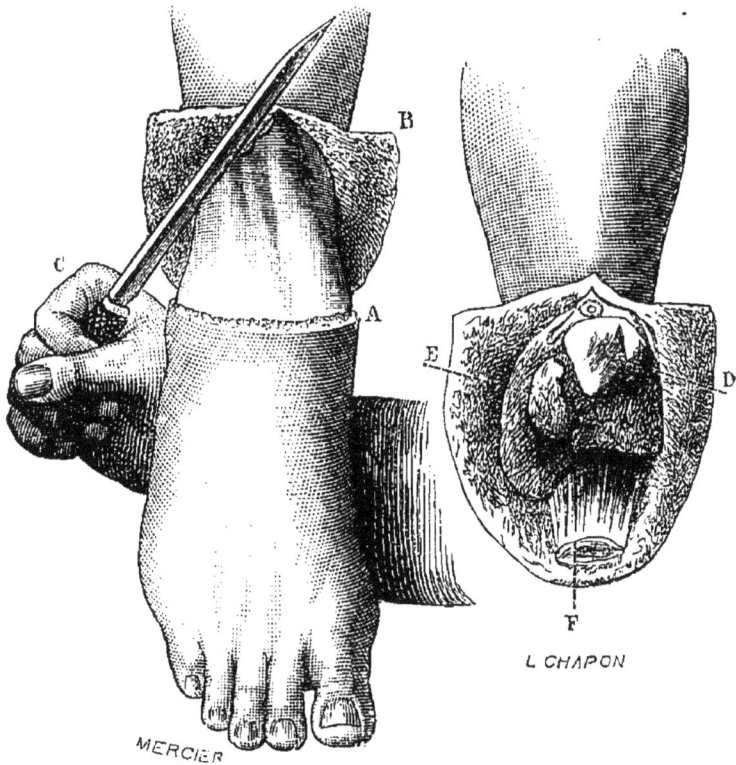

L CHAPON

MERCIER

Fig. 341. — Méthode circulaire modifiée. D, tibia; E, péroné; F, tendon d'Achille.

2° *Méthode à lambeaux* : Celle à lambeau externe est bonne, quoique peu appliquée.

II. **A la région sus-malléolaire.** 1° *Méthode à lambeau postérieur* (*fig.* 340) : Se placer en dedans de la jambe, passer le couteau derrière le tibia et le péroné, et tailler un lambeau postérieur long de 4 travers de doigt en ayant soin de donner au couteau une direction oblique de haut en bas et de dedans en dehors pour ne pas tomber dans l'espace interosseux ; réunir les deux côtés de la base de ce lambeau postérieur par une incision courbe à convexité inférieure B qui forme un petit lambeau antérieur ; relever les lambeaux comme ci-dessus, faire le 8 de chiffre et scier les os.

2° *Méthode circulaire, de Lenoir :* Le chirurgien étant placé en dedans, faire une section circulaire de la peau A au dessus des malléoles ; sur cette incision et à la partie antérieure, en faire tomber une autre verticale de 4 à 5 centim. (*fig.* 341). Disséquer les deux bords de cette incision, les faire relever de bas en haut B par l'aide et couper ensuite les muscles dans la direction oblique ovalaire C qui est celle de la manchette ; faire relever en haut toutes les parties molles, placer la compresse retracteur à trois chefs, scier l'os et lier les artères tibiales antérieure et postérieure et quelquefois la péronière.

**598. Désarticulation tibio-tarsienne.** — *Méthode à lambeau plantaire interne* (J. Roux).

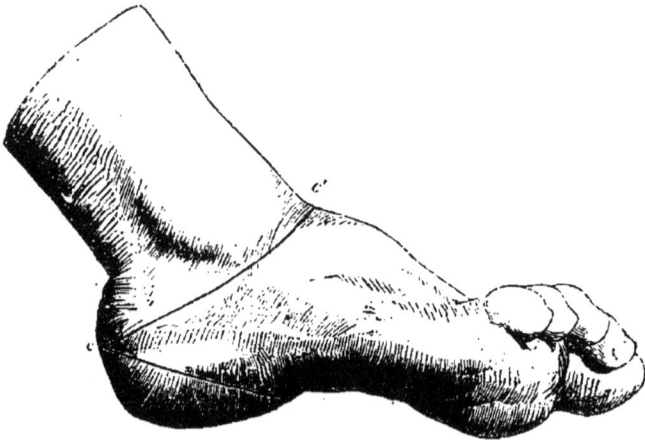

*Fig.* 342. — Désarticulation tibio-tarsienne (première incision), procédé de J. Roux.

Faire à la partie la plus reculée de la face externe du calcanéum *c*, une incision passant sous la malléole externe (*fig.* 342), remontant sur le dos du pied *c'* à un petit travers de doigt au-

devant de l'articulation tibio-tarsienne, et se terminant à quelques millimètres au-devant de la malléole interne *a* (*fig.* 343).
Arrivé en *a*, porter le pied en dedans et un peu en haut, faire
une seconde incision partant de *a* un peu en avant de la malléole interne et se dirigeant de haut en bas, un peu obliquement
en arrière, passant sous la plante du pied et venant rejoindre

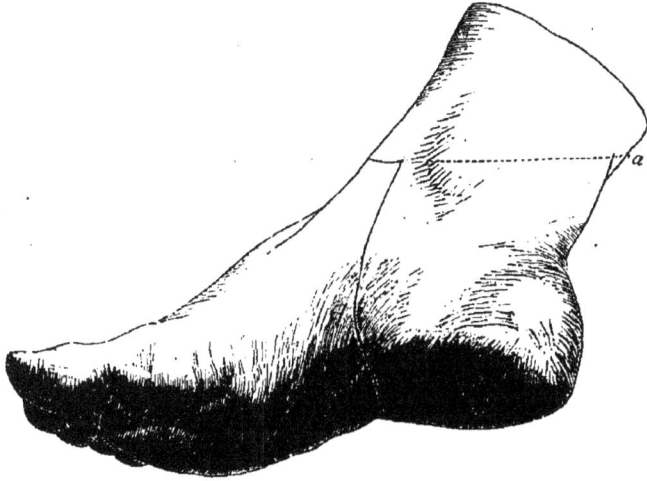

*Fig.* 343. — Désarticulation tibio-tarsienne, procédé de J. Roux
(deuxième incision).

la première à la partie la plus reculée *c* de la face externe du
calcanéum (*fig.* 343). Disséquer le lambeau depuis les bords jusqu'au tendon d'Achille ; ménager autant que possible les artères qu'on laisse dans les interstices des muscles compris dans
le lambeau ; retrousser le lambeau d'avant en arrière, le relever jusqu'au-dessus du calcanéum ; ouvrir transversalement la
face antérieure de l'articulation tibio-tarsienne, en commençant
par le côté externe, diviser les ligaments interne et externe,
puis détacher le tendon d'Achille.

*Pansement :* Scier les malléoles en ayant soin de ménager la
surface articulaire du tibia ; lier les artères et réunir avec des
bandelettes de diachylon ; cérat et charpie.

599. **Désarticulation médio-tarsienne.** — Nota. *Avant de
tenter les désarticulations médio-tarsienne et tarso-métatarsienne,
se rappeler la conformation du pied (fig.* 344).

Les trois premiers métatarsiens s'articulent avec les trois cu-
néiformes ; le 4e et le 5e avec le cuboïde. Les ligaments qui
unissent le premier métatarsien et le premier cunéiforme, le

5e métatarsien et le cuboïde sont les plus puissants. L'articulation du 2e métatarsien avec le 2e cuboïde est un peu postérieure aux autres; celle du premier cunéiforme et du premier métatarsien est un peu antérieure à toutes les autres. A la face plantaire existent cinq ligaments dont le plus résistant (*clef de l'articulation*) s'étend obliquement du 1er cunéiforme à l'extrémité postérieure du 2e et du 3e métatarsien. C'est le plus important à diviser dans la désarticulation tarso-métatarsienne. Il existe un autre ligament interosseux allant de l'astragale et du calcanéum au scaphoïde et au cuboïde, résistant et qui est la clef de cette articulation.

1° *Méthode de Chopart modifiée*. — Chercher les deux points de repère de l'articulation qui sont *en dedans*, le tubercule du scaphoïde postérieur, et, *en dehors*, le tubercule du cinquième métatarsien.

Saisir de la main gauche la face plantaire C du pied, le pouce étant appliqué sur le tubercule interne du scaphoïde, l'index sur le tubercule externe et postérieur du cinquième métatarsien pour le pied droit : c'est l'inverse pour le pied gauche. Le couteau étant tenu *perpendiculairement* à l'axe antéro-postérieur du pied, faire

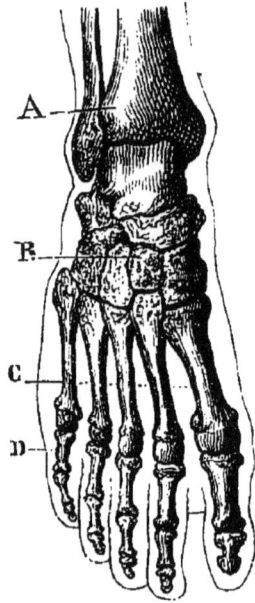

*Fig.* 344. — Anatomie du pied (*).

une incision B un peu convexe en avant et réunissant les deux points de repère (*fig.* 345). Mettre le pied dans l'extension forcée, faire saillir ainsi le sommet de la tête de l'astragale (*fig.* 346, A), couper les ligaments dorsaux, ouvrir l'articulation en donnant transversalement un coup de couteau au-devant de la saillie que fait la tête astragalienne. Diviser les ligaments interne et externe. Introduire *verticalement* la pointe du couteau dans le creux calcanéo-scaphoïdien en dehors de la tête de l'astragale, couper les ligaments interosseux, calcanéo-scaphoïdien supérieur et calcanéo-cuboïdien interne, autrement dits ligaments en Y ou mieux en V, ou clef de l'articulation. Forcer l'extension du pied, glisser le couteau à plein tranchant à la face inférieure du pied, et tailler un lambeau (*fig.* 346),

(*) A, tibia ; B, tarse ; C, métatarse ; D, doigts.

33.

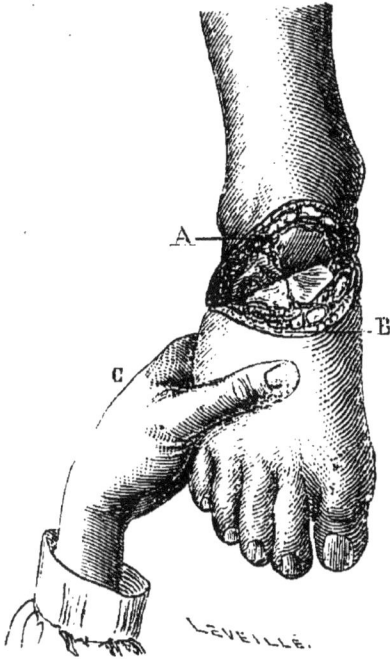

Fig. 345. — Amputation
du pied (*).

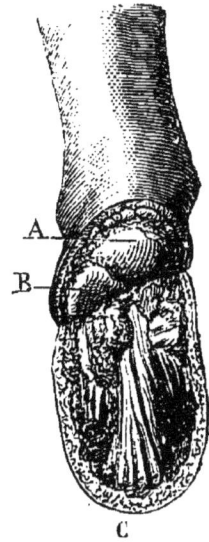

Fig. 346. — Amputation
du pied (**).

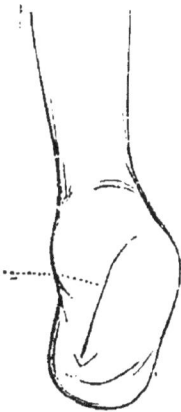

Fig. 347. — Cicatrice demi-circulaire
du pied (Sédillot).

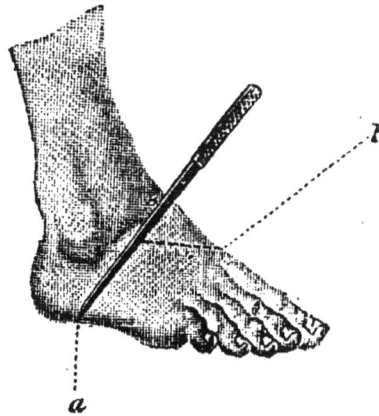

Fig. 348. — Amputation du pied droit,
procédé de Sédillot (***).

(*) A, lambeau supérieur relevé ; B, ligne suivant laquelle est faite l'incision ;
C, main gauche de l'opérateur.

(**) A, astralagale ; B, cuboïde ; C, lambeau plantaire.

(***) a, première incision ; b, seconde incision (Sédillot, *Médecine opératoire*).

qu'on prolonge jusqu'à l'extrémité digitale des métatarsiens ; faire une petite incision sur chaque bord du pied pour faciliter la taille du lambeau plantaire, C.

*Pansement :* Lier les artères ; réunir à l'aide de bandelettes agglutinatives ; cérat et charpie.

2° *Procédé Sédillot. Pied droit :* A l'aide d'un petit couteau à amputation, faire une première incision transversale *a*, à quelques millimètres en avant de l'articulation calcanéo-cuboïdienne et se terminant sur le milieu de la face dorsale du pied. De ce point, seconde incision *b*, oblique d'arrière en avant et de dehors en dedans, contournant le bord interne du pied, à un travers de doigt en arrière de l'articulation métatarsophalangienne du gros orteil et ramenée d'avant en arrière, de dedans en dehors, de haut en bas sur la face plantaire au point de départ de la première incision. Disséquer le lambeau interne *b* jusqu'au tubercule scaphoïdien, ouvrir l'articulation médio-tarsienne, couper les ligaments, glisser le cou-

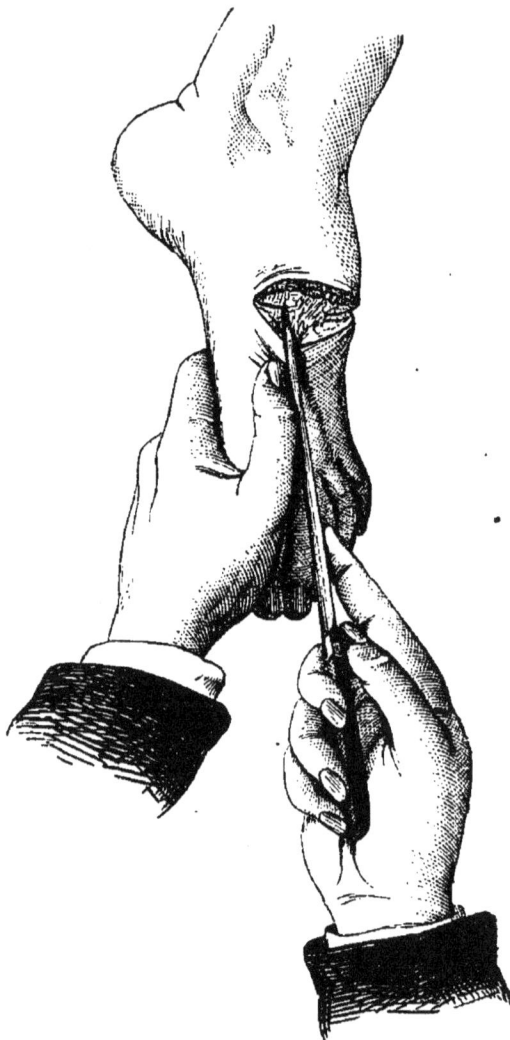

Fig. 349. — Direction qu'il faut donner au couteau, au moment où, dans la désarticulation tarso-métatarsienne de Lisfranc, on fait pénétrer la pointe entre les deux premiers métatarsiens dans le but de diviser le ligament qui les unit (Chassaignac).

teau entre les surfaces osseuses et diviser les chairs profondes au niveau de l'incision plantaire.

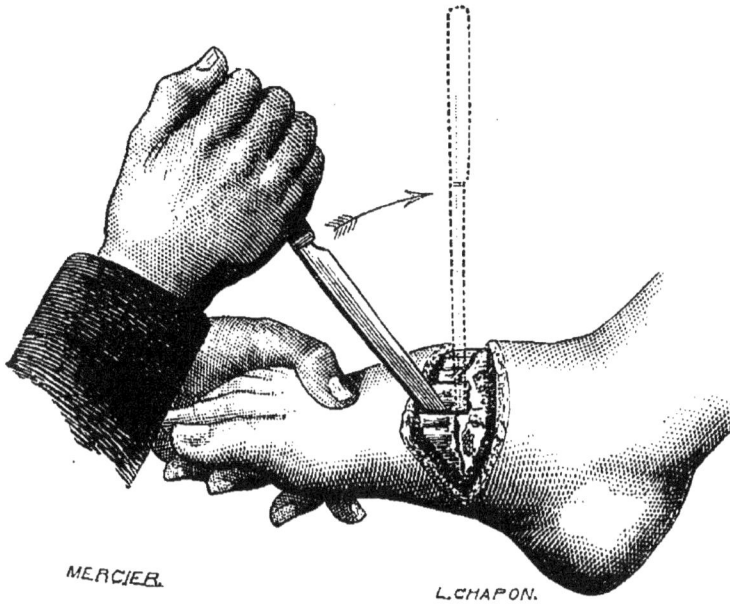

*Fig.* 350. — Désarticulation tarso-métatarsienne (pied droit).

*Nota.* — Préférer le procédé Sédillot, s'il y a altération ou destruction de la partie externe de la plante du pied.

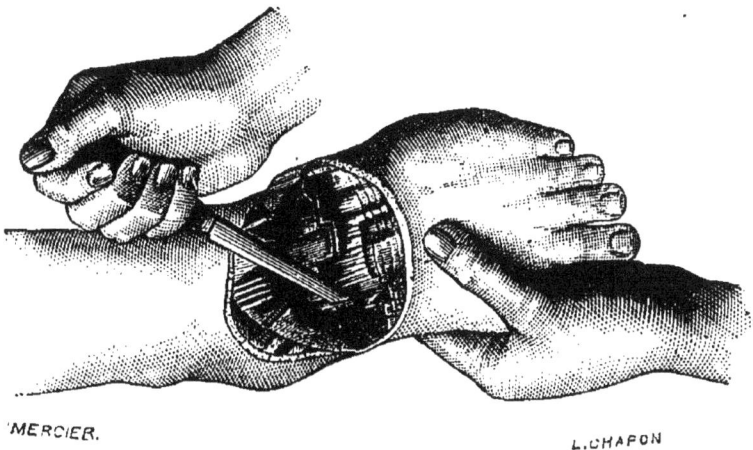

*Fig.* 351. — Procédé de Lisfranc. — Amputation tarso-métatarsienne (pied gauche).

**600. Désarticulation tarso-métatarsienne.** — 1° *Méthode Lisfranc. Points de repère :* En dedans : tubercule interne de ‹

l'extrémité postérieure du premier métatarsien (*fig.* 344); en dehors l'énorme tubercule du 5ᵉ.

Saisir le pied de la main gauche, le pouce et l'index un peu

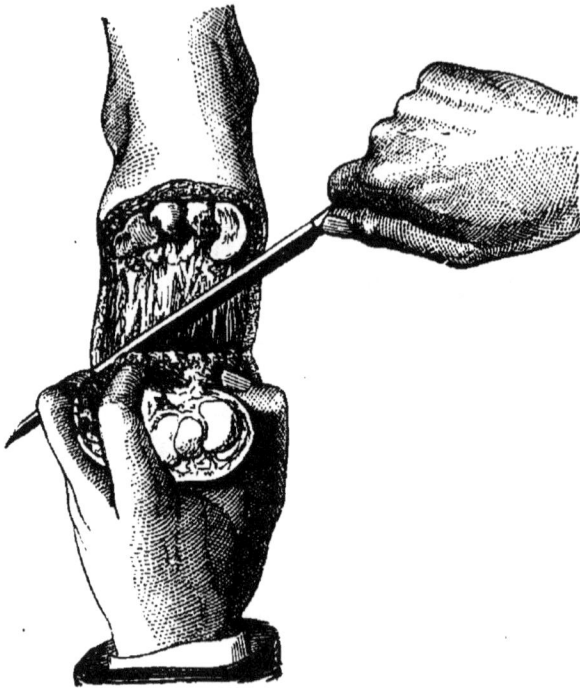

*Fig.* 352. — Quatrième temps de la désarticulation tarso-métatarsienne (Chassaignac).

en avant de l'articulation à entamer; avec un couteau à lame étroite et forte, tenu perpendiculairement, couper immédiatement derrière les doigts la peau, le tissu cellulaire, les tendons extenseurs selon une ligne courbe à convexité antérieure. — Ouvrir l'articulation par le côté externe, qui est le plus facile, en donnant au couteau des mouvements oscillatoires, parcourir ainsi jusqu'au 3ᵉ métatarsien l'articulation ouverte ; puis attaquer avec la base du couteau celle du premier métatarsien (côté interne); couper les ligaments dorsaux des 2ᵉ et 4ᵉ métatarsiens avec la pointe du bistouri. — Détacher le 2ᵉ métatarsien du premier cunéiforme : pour cela, placer l'index sous le premier espace interosseux, le pouce sur la face dorsale du même espace et chercher par la pression à écarter les deux métatarsiens : saisir le couteau le tranchant en haut, l'index sur le plat de la base de la lame, le plonger entre les deux premiers métatarsiens en le dirigeant de haut en bas, d'avant en arrière et de dehors en dedans, selon la direction du 2ᵉ cunéiforme, diviser les ligaments dorsaux, le 3ᵉ ligament interarticulaire (*fig.* 349, 351). — La principale difficulté consiste à couper le ligament qui unit les deux premiers métatarsiens. Prenant l'extrémité du manche du couteau dans la main, le dos de l'instrument étant dirigé vers l'opérateur (*fig.* 350), plonger le couteau entre les deux premiers métatarsiens ; saisir ensuite le couteau à pleine main comme un poignard, et le dresser verticalement de manière à couper le ligament (351) qui est la clef de l'articulation tarso-métatarsienne ; écarter alors les surfaces articulaires, faire une incision longitudinale sur chaque bord du pied ; par cette incision glisser le couteau à plat entre les os et les parties molles et éviter les os sésamoïdes, en imprimant au pied avec la main gauche un mouvement de bascule qui permet de tailler le lambeau plantaire (*fig.* 352).

*Pansement* : Comme dans les autres amputations.

**601. Saignée du pied** (*fig.* 353). — La pratiquer sur la sa-

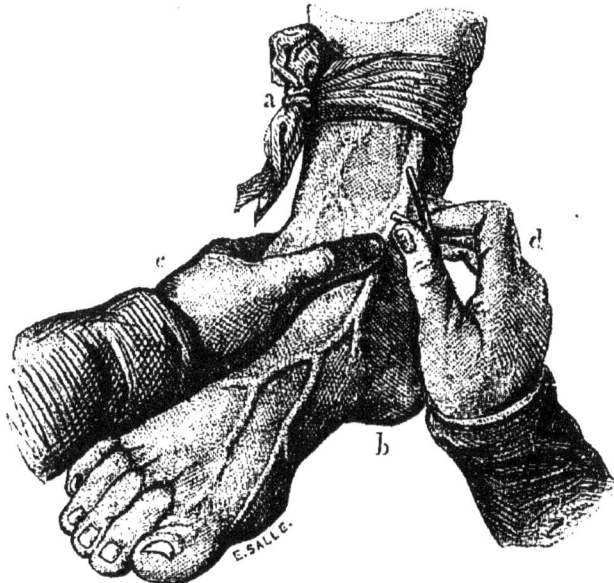

*Fig.* 353. — Saignée du pied (*).

phène interne au niveau des malléoles. Placer le pied dans un bassin rempli d'eau chaude (bain de pied) ; appliquer au-des-

(*) *a*, bandage circulaire ; *b*, talon ; *c*, main gauche de l'opérateur ; *d*, main droite armée de la lancette (Sédillot, *Méd. opératoire*).

sus des malléoles un bandage circulaire ou mieux un mouchoir
*a*, noué en dehors; quand les veines sont gonflées, retirer le
pied du bain, le placer sur son genou; fixer avec le pouce de la
main gauche *c* la veine saphène interne et faire avec la lancette une incision selon l'axe de la veine, qu'il ne faut pas trans-
percer. Replacer le pied dans l'eau du bain. Quand on a tiré
une quantité satisfaisante de sang, panser comme pour la saignée du bras.

602. **Fracture du calcanéum.** — SYMPTÔMES. — I. *Par arrachement :* Douleur vive et craquement dans le talon ; déformation ; mobilité si les muscles sont relâchés ; crépitation rare.

II. *Par écrasement :* Douleur vive ou engourdissement; marche impossible; déviation du pied en dehors; gonflement; ecchymoses; élargissement du talon et affaissement de la voûte
plantaire (Malgaigne).

TRAITEMENT. — 1° Étendre le pied sur la jambe, la jambe sur
la cuisse; modérer les contractions musculaires ; pantoufle de
J.-L. Petit.

2° Ne pas tenter la réduction (Malgaigne); calmer l'inflammation par l'irrigation continue, compression modérée à l'aide
de compresses appliquées de tous côtés.

603. **Luxation des os du tarse.** — **De l'astragale sur le
scaphoïde.** — SYMPTOMES. — *Déformation :* A la face dorsale du
pied saillie de la tête de l'astragale, incurvation du pied; concavité extraordinaire de la face plantaire; très-souvent plaies, eschares sur la peau qui recouvre la saillie de l'os déplacé.

TRAITEMENT. — *S'il n'y a pas de plaie et si la luxation est incomplète :* Essayer la réduction en comprimant fortement la tête de
l'astragale dans le sens contraire à celui du déplacement : en
cas d'insuccès, ce qui arrive d'habitude, se borner à combattre
les symptômes inflammatoires par l'irrigation continue, les sangsues, sauf à enlever plus tard l'astragale.

*Si la luxation est incomplète :* Ne pas tenter la réduction et
extraire l'astragale.

*S'il y a luxation complète avec plaie :* Enlever l'astragale.

*S'il y a luxation incomplète avec plaie :* Tenter la réduction;
couper au besoin les ligaments qui gênent; extraction de l'astragale, appareil de fractures.

604. **Luxation du métatarse.** — SYMPTOMES. — Douleur vive
et craquement dans le pied.

1° *Déformation :* Voussure à la face dorsale, saillie des tendons
des extenseurs et soulèvement des orteils ; saillie transversale
correspondant à la série d'articulations des os du métatarse avec
ceux du tarse et dépression transversale en arrière de cette

saillie; voûte plantaire remplacée par une surface plane.

2° *Dimension* : Raccourcissement du pied.

3° *Mobilité* : Nulle, pas de crépitation.

TRAITEMENT. — Contre-extension sur la partie inférieure de la jambe et extension de l'extrémité inférieure du pied, comprimer fortement dans un sens opposé les deux rangées osseuses saillantes.

605. **Luxation et fracture des orteils.** — SYMPTOMES. — Difformité ; gêne des mouvements, douleurs (luxation). Déplacement des fragments, mobilité, crépitation (fracture).

Mêmes indications que pour les fractures et les luxations des doigts de la main.

606. **Rupture du tendon d'Achille.** — SYMPTOMES. — A la suite de contraction forte et subite des muscles extenseurs du pied, craquement dans la jambe, impossibilité de marcher ou de se tenir debout; douleur au-dessus du talon et dépres-

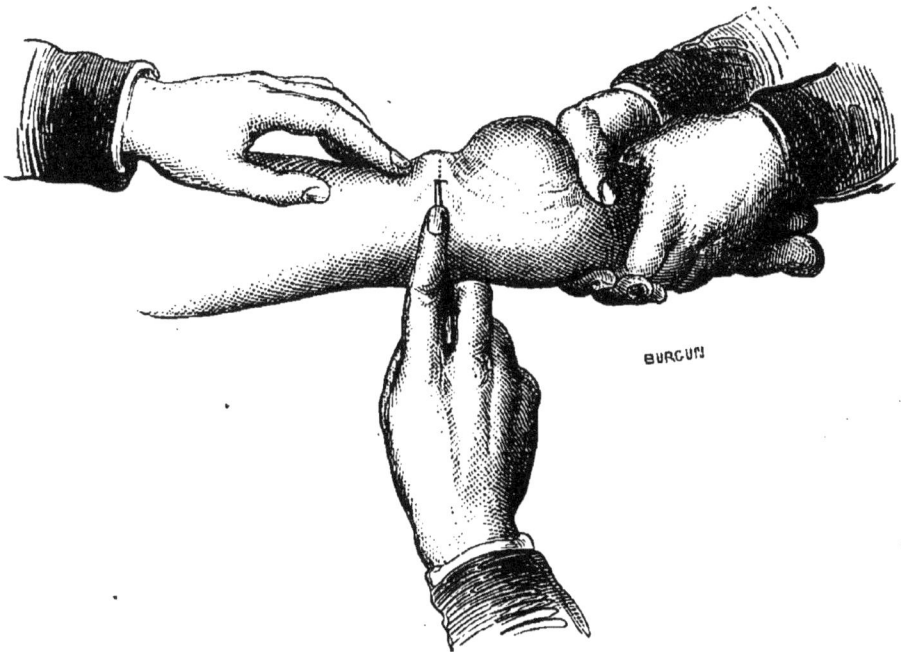

*Fig.* 354. — Section du tendon d'Achille.

sion augmentant ou diminuant dans les mouvements communiqués de flexion ou d'extension du pied.

TRAITEMENT. — 1° Rapprocher les deux bouts divisés en étendant le pied sur la jambe et en fléchissant la jambe sur la cuisse. 2° Maintenir ce rapprochement pendant tout le temps nécessaire à la cicatrisation, en tenant le membre dans la position ci-dessus, et cela, à l'aide de l'appareil amidonné ou dextriné dont la durée d'application est de six semaines à deux mois.

**607. Section du tendon d'Achille.** — Faire mettre le

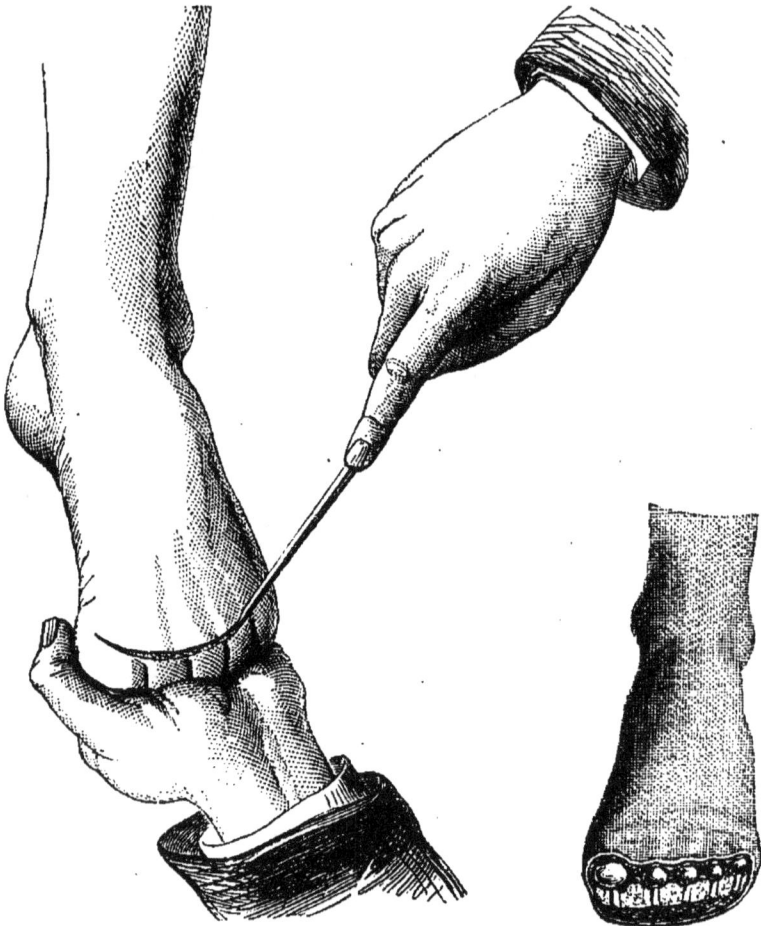

Fig. 355. — Désarticulation totale des orteils (Chassaignac).

Fig. 356. — Désarticulation des cinq orteils. Procédé de Lisfranc (*).

pied dans l'extension forcée ; avec une lancette, piquer la peau sur le côté du tendon qui fait le plus saillie ; par cette incision introduire le ténotome mousse, le faire glisser entre la peau et le tendon (*fig.* 354) que l'on coupe de la face cutanée à la face pro-

(*) D'après Sédillot, *Méd. opératoire.*

fonde, ce qui a lieu en redressant subitement le pied (Bouvier).

Selon V. Duval, un seul ténonome et diviser le tendon en allant du tibia vers la peau.

**608. Désarticulation des cinq orteils ensemble.** — Se placer en dedans pour le côté gauche, en dehors pour le côté droit ; saisir les cinq orteils avec la main gauche et les porter dans l'extension forcée. Avec un fort scalpel faire sur la face plantaire une incision courbe à convexité antérieure, suivant exactement le pli digito-plantaire (*fig.* 355). Faire une incision semblable à la face dorsale, en ayant soin que le lambeau supérieur dépasse le lambeau inférieur. Couper la peau dans l'interstice des orteils. Faire rétracter la peau, ouvrir les articulations et désarticuler (*fig.* 356).

*Pansement* : Lier ou tordre les artères collatérales ; suture ou bandelettes agglutinatives ; placer le pied sur son bord externe, la jambe à demi fléchie.

**609. Désarticulation du gros orteil.** — *Par lambeau latéral ou tabatière* (*fig.* 357) : Saisir l'orteil de la main gauche, et le fléchir fortement ; faire passer le couteau dans la commissure digitale et contourner la tête de l'os, ramener le couteau en avant en rasant la surface interne de l'os pour tailler le lambeau interne.

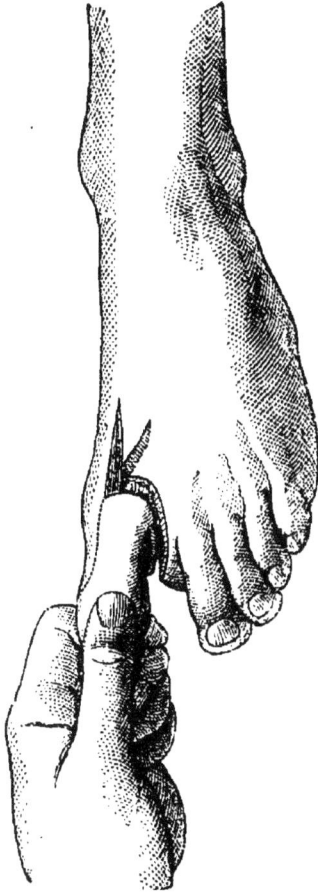

*Fig.* 357. — Désarticulation du premier orteil par le procédé de la tabatière (*).

**610. Désarticulation du 5ᵉ orteil** par le même procédé (*fig.* 358). — Faire tenir écartés les quatre premiers doigts par un aide ; saisir le petit doigt entre le pouce et l'index gauches ; pénétrer dans l'articulation métatarso-phalangienne par la com-

(*) Le gros orteil tenu de la main gauche est fortement fléchi. Le couteau, après avoir tranché la commissure interdigitale, a ouvert l'articulation et va tailler ce lambeau externe selon la direction indiquée par la ligne ponctuée (Chassaignac).

missure digitale : ouvrir l'articulation, contourner le talon de la

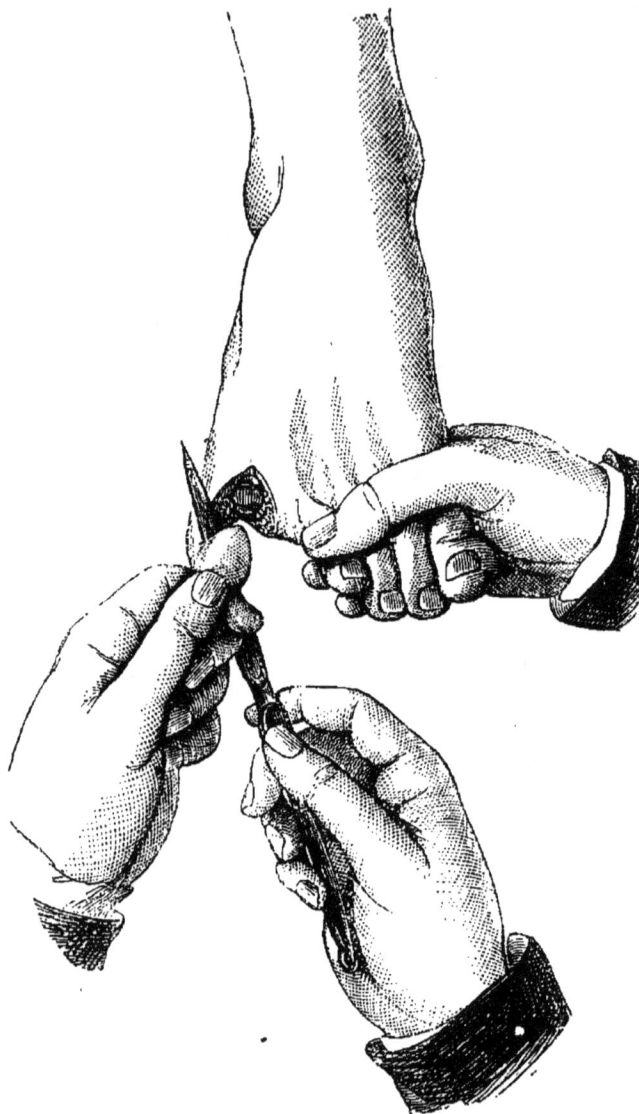

*Fig.* 358. — Désarticulation du cinquième orteil par le procédé de la tabatière (*).

phalange et tailler un lambeau sur le côté externe en rasant l'os.

(*) Les quatre premiers orteils étant tenus écartés par un aide, la main gauche de l'opérateur saisit le dernier orteil, en même temps que le bistouri tenu de la main droite taille le lambeau latéral externe, après avoir tranché la commissure interdigitale et ouvert l'articulation métatarso-phalangienne (Chassaignac).

**611. Désarticulation des doigts.** — Procédé ovalaire analogue à celui employé pour les doigts de la main.

**612. Désarticulation du 1ᵉʳ métatarsien.** — *Méthode ovalaire modifiée ou en raquette.* — Saisir le gros orteil avec la main gauche; faire écarter les autres doigts par un aide; à 1 centimètre en avant de l'articulation, faire sur la face dorsale du métatarsien et aussi en dehors que possible une incision longitudinale (*fig.* 359, C) intéressant la peau, s'arrêtant à 1 centimètre au delà de l'articulation métatarso-phalangienne. De l'extrémité terminale de cette incision, en faire une autre ovalaire contournant la racine du pouce et revenant rejoindre la première, ne comprenant également que la peau. Disséquer les bords de cette raquette. Cette incision ovalaire terminée, faire, au point de départ de l'incision première, une petite incision transversale, s'étendant jusqu'au bord interne de la plante du pied. Disséquer ce lambeau en rasant l'os; sentir avec l'indicateur gauche le tubercule qui appartient à l'extrémité postérieure du premier métatarsien·et qu'on ne confondra pas avec le tubercule du premier cunéiforme (point important); inciser transversalement à 3 millimètres en arrière pour pénétrer dans l'articulation, séparer le bord externe du métatarsien des muscles interosseux, contourner son tubercule externe afin de couper le tendon qui s'y insère. Luxer l'os,

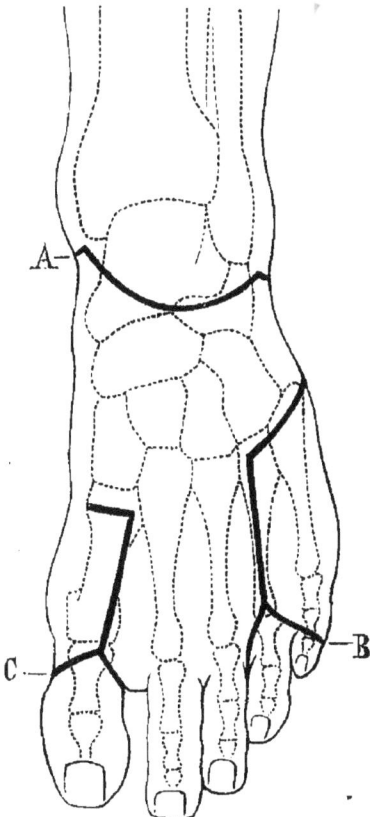

*Fig.* 359. Anatomie du pied (*).

passer le bistouri au-dessous, le détacher par la base de l'ovale et enlever les os sésamoïdes.

Nota. *Avant de pratiquer les désarticulations métatarso-phalangiennes, se rappeler la conformation anatomique du pied.* — Le premier métatarsien s'articule avec le premier cunéiforme obliquement d'arrière en avant et du dedans au

(*) Pied, face dorsale; B, désarticulation simultanée du 4ᵉ et du 5ᵉ métatarsien en raquette; C, désarticulation du premier métatarsien, en raquette.

dehors (*fig.* 344, 359). Le premier tubercule à la face interne du pied appartient à l'extrémité supérieure du premier métatarsien; le second, à un centimètre en arrière, appartient au premier cunéiforme. — La surface articulaire du cinquième métatarsien est oblique d'arrière en avant et de dehors en dedans; à son côté interne, facette s'articulant avec le quatrième métatarsien. A l'extrémité postérieure du cinquième métatarsien s'insère le tendon du court péronier latéral qui oppose une grande résistance à la luxation et à la désarticulation.

**613. Désarticulation du 5ᵉ métatarsien.** — *Méthode ovalaire*: A un travers de doigt en arrière de l'extrémité postérieure du cinquième métatarsien, faire une incision dirigée vers la commissure des quatrième et cinquième orteils; contourner le pli plantaire de dedans en dehors et venir rejoindre le point de départ. Diviser les muscles; attaquer l'articulation cuboïdienne de dehors en dedans; couper les ligaments qui unissent les quatrième et cinquième métatarsiens et les ligaments plantaires (Scoutetten).

**614. Onyxis.** — SYMPTÔMES. — A la suite de violences extérieures, inflammation de la matrice de l'ongle, avec chaleur, douleur, formation de pus entre l'ongle et sa matrice, puis chute de l'ongle (*On. aigu traumatique*).

Tuméfaction légère autour de l'orteil, cercle rougeâtre à la racine de l'ongle; peau rouge, violacée, ulcérée; suintement entre la racine de l'ongle et la peau; ongle terne, ramolli, jaunâtre; chute de l'ongle. Matrice onguéale rouge, inégale, purulente, fétide, entourée d'un bourrelet saignant. Après la chute de l'ongle, formation de lamelles cornées, jaunâtres, souvent irrégulières (*On. chronique* ou *malin* ou *pelade*; *On. syphilitique*).

*Ne pas confondre avec* plaies des ongles; chercher dans les antécédents s'il y a eu des accidents syphilitiques: voir s'il y a ongle incarné.

TRAITEMENT. — *Contre l'onyxis traumatique*: Bains locaux, cataplasmes émollients.

*Contre l'onyxis malin ou chronique*: Débuter par le traitement antisyphilitique (30), en cas d'accidents vénériens, poudre de calomel. S'il n'y a pas de syphilis, enlever la matrice de l'ongle avec un fort bistouri tenu à pleine main. Pansement simple (Dupuytren), cautériser deux ou trois fois avec le nitrate d'argent.

**615. Ongle incarné.** — SYMPTÔMES. — Douleur au doigt du pied, augmentant par la marche et la pression; au bord de l'orteil, du côté où l'ongle pénètre dans les chairs, gonflement inflammatoire, bourrelet rougeâtre, saignant, ulcéré, fournissant quelquefois un pus fétide et recouvrant une partie de l'ongle.

*Ne pas confondre avec* onyxis chronique ou syphilitique.

TRAITEMENT.— 1° Saupoudrer les chairs fongueuses avec l'alun en poudre, le calomel, le bismuth ; couper l'ongle carrément ; le soulever avec de la charpie pour l'empêcher de prendre une direction vicieuse, ou bien avec une petite lamelle de fer-blanc (Desault) en forme de gouttière. — 2° Amincir la partie moyenne de l'ongle, glisser entre l'ongle et la peau à la partie moyenne la pointe de bons ciseaux et diviser l'ongle, puis saisir avec une pince la partie correspondante au côté malade et l'arracher de dedans en dehors ou de dehors en dedans, selon le côté malade (Dupuytren). — 3° Saisir l'ongle malade entre le pouce et l'index de la main gauche ; avec un fort bistouri tenu à pleine main, tailler un lambeau comprenant une partie d'ongle incarné et de peau (Baudens). 4° — Ablation complète de l'ongle ; glisser le bec d'une spatule entre la racine de l'ongle et la peau et faire exécuter à la spatule un mouvement de bascule par lequel l'ongle sera soulevé, poussé en avant et arraché.

**616. Cors aux pieds, œil de perdrix.** — SYMPTÔMES. — Épiderme épaissi formant une couche blanchâtre, unie, dense, circulaire, ayant une densité presque égale à celle de la corne : au centre petit point plus saillant, plus dur, translucide, correspondant à la racine : augmentation des douleurs par le frottement, par la pression, par les temps humides qui font gonfler les cors ; quelquefois rougeur érythémateuse autour du cor ; quelquefois sérosité plus considérable dans la bourse, d'où augmentation des douleurs.

Siége sur les articulations, dans les espaces interdigitaux.

TRAITEMENT. — Porter des chaussures plus larges : appareil en caoutchouc de Galante ; tailler dans un tube de caoutchouc un anneau ayant la forme d'une bague et ménager à la partie la plus large une ouverture d'un diamètre au moins égal à la circonférence du cor.

Excision couche par couche. — Extirpation : après un bain de pieds, attaquer le cor par un de ses bords à l'aide d'un poinçon carré ; saisir le bord avec une pince et extirper à l'aide d'une aiguille aplatie à pointe mousse, en évitant de faire saigner et en ayant soin d'enlever le cor et sa racine.

*Contre les douleurs et la rougeur érythémateuse* : Collodion élastique, diachylon, vigo.

# LIVRE III

## ACCOUCHEMENTS.

---

## CHAPITRE PREMIER

### PHYSIOLOGIE DE LA GROSSESSE.

Signes de la grossesse. — Modifications du col. — Tables
de la grossesse.

**617. Signes de la grossesse.** — 1° *Rationnels*. — Suppression des règles ; picotements, gonflement, coloration brunâtre
des seins : troubles digestifs, respiratoires, circulatoires, nerveux ; colostrum dans les seins et kystéine dans les urines :
augmentation du volume de la matrice : modifications du col.

2° *Certains*. — Ballottement : mouvements actifs du fœtus ;
à partir du 4° mois, bruit du cœur fœtal non isochrone avec le
pouls de la mère ; deux bruits de souffle, en cas de grossesse
double.

**618. Modifications du col.** — Le col est modifié, selon l'é-
poque de la grossesse et l'état primipare ou multipare.

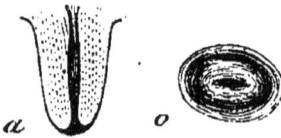

Fig. 360. — Col utérin chez la
femme primipare (*).

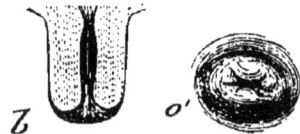

Fig. 361. — Col utérin chez la
femme multipare (**).

(*) a, forme du col utérin ; o, orifice externe du col.
(**) b, forme du col utérin ; o', orifice externe du col.

FIN DU QUATRIÈME MOIS. — Élévation du col porté en arrière

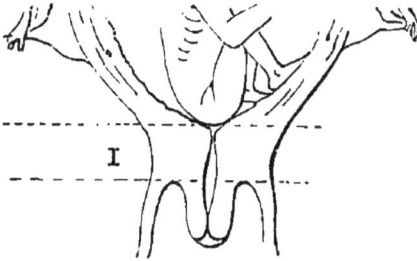

*Fig.* 362. — Col utérin à la fin du quatrième mois chez la primipare.

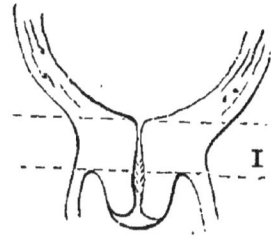

*Fig.* 363. — Col utérin à la fin du quatrième mois chez la multipare.

et à gauche; ramollissement; col fermé chez la primipare, élargi chez la multipare.

FIN DU CINQUIÈME MOIS. — Chez la primipare, tiers inférieur du col ramolli et fermé; — chez la multipare, col ramolli et

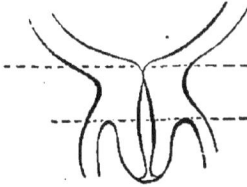

*Fig.* 364. — Col utérin à la fin du cinquième mois chez la primipare.

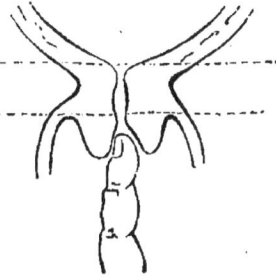

*Fig.* 365. — Col utérin à la fin du cinquième mois chez la multipare.

assez ouvert pour permettre l'introduction de toute la phalangette de l'indicateur.

FIN DU SIXIÈME MOIS. — Chez la primipare, col ramolli dans

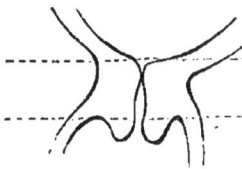

*Fig.* 366. — Col utérin à la fin du sixième mois chez la primipare.

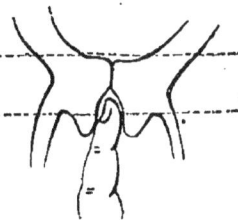

*Fig.* 367. — Col utérin à la fin du sixième mois chez la multipare.

la moitié inférieure et presque toujours fermé; — chez la multipare, ramollissement et ouverture.

FIN DU SEPTIÈME MOIS. — Chez la primipare, col plus élevé, ramolli dans les deux tiers inférieurs, permettant l'introduction

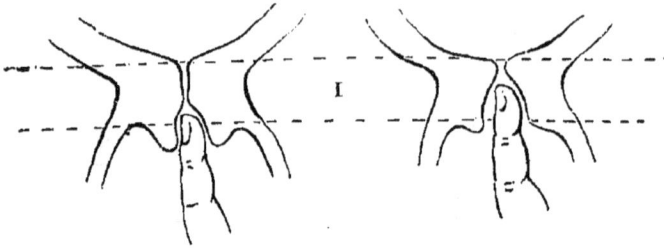

Fig. 368. — Col utérin à la fin du septième mois chez la primipare.

Fig. 369. — Col utérin à la fin du septième mois chez la multipare.

de la phalangette ; — chez la multipare, pouvant recevoir toute la phalangette.

FIN DU HUITIÈME MOIS. — Chez la primipare, col ramolli et pouvant recevoir toute la phalangette jusqu'à l'orifice interne

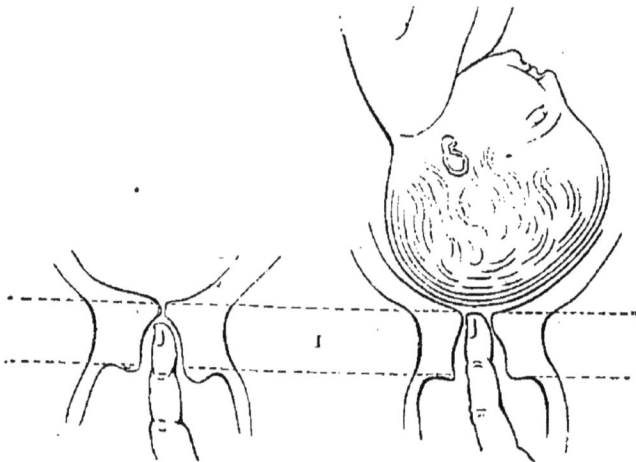

Fig. 370. — Col utérin à la fin du huitième mois chez la primipare.

Fig. 371. — Col utérin à la fin du huitième mois chez la multipare.

qui est fermé ; — chez la multipare, le doigt peut toucher l'orifice interne qui est entr'ouvert.

Fin du neuvième mois. — Col effacé de bas en haut, ramollissement considérable et partiel chez la primipare, — général chez la multipare.

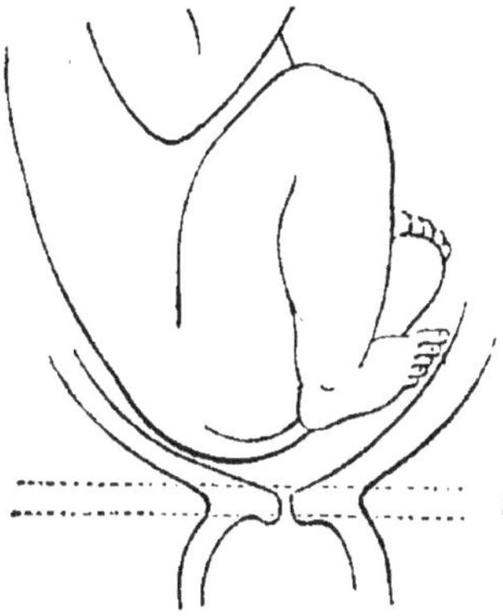

Fig. 372. — Col utérin à la fin du neuvième mois chez la primipare.

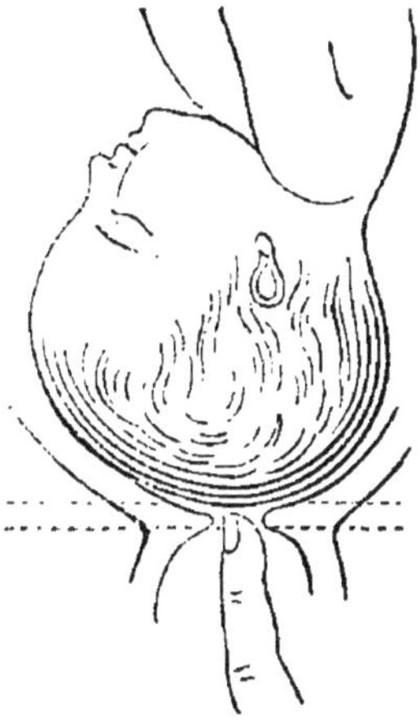

Fig. 373. — Col utérin à la fin du neuvième mois chez la multipare.

## 618 bis. Tables de la grossesse.

| Époque de la dernière période. | Jour de l'accouchement. | Époque de la dernière période. | Jour de l'accouchement. | Époque de la dernière période. | Jour de l'accouchement. |
|---|---|---|---|---|---|
| Janvier. 1 | Octobre. 8 | Mai. 5 | Février. 9 | Septembre. 5 | Juin. 11 |
| — 5 | 12 | — 10 | 14 | — 10 | — 17 |
| — 10 | 17 | — 15 | 19 | — 15 | 22 |
| — 15 | 22 | — 20 | 24 | — 20 | 27 |
| — 20 | 27 | — 25 | Mars. 1 | — 25 | Juillet. 1 |
| — 25 | Novembre. | — 28 | 4 | — 28 | |
| — 28 | 4 | Juin. 1 | 8 | Octobre. 1 | 8 |
| Février. 1 | 8 | — 5 | 12 | — 5 | |
| — 5 | 12 | — 10 | 17 | — 10 | 15 |
| — 10 | 17 | — 15 | 22 | — 15 | |
| — 15 | 22 | — 20 | 27 | — 20 | |
| — 22 | 27 | — 25 | Avril. 1 | — 25 | Août. 1 |
| — 25 | Décembre. 2 | — 28 | 4 | — 28 | |
| Mars. 1 | 6 | Juillet. 1 | 7 | Novembre. 1 | |
| — 5 | 10 | — 5 | 11 | — 5 | 11 |
| — 10 | 15 | — 10 | 16 | — 10 | 17 |
| — 15 | 20 | — 15 | 21 | — 15 | 22 |
| — 20 | 25 | — 20 | 26 | — 20 | 27 |
| — 25 | 30 | — 25 | Mai. 1 | — 25 | Septembre. 1 |
| — 28 | Janvier. 2 | — 28 | 4 | — 28 | |
| Avril. 1 | 6 | Août. 1 | 8 | Décembre. 1 | 7 |
| — 5 | 10 | — 5 | 12 | — 5 | 11 |
| — 10 | 15 | — 10 | 17 | — 10 | 16 |
| — 15 | 20 | — 15 | 22 | — 15 | 21 |
| — 20 | 25 | — 20 | 27 | — 20 | 26 |
| — 25 | 30 | — 25 | Juin. 1 | — 25 | Octobre. 1 |
| — 28 | Février. 2 | — 28 | 4 | — 28 | 4 |
| Mai. 1 | 5 | Septembre. 1 | 8 | | |

# CHAPITRE II

## MALADIES DE LA GROSSESSE ET POSTPUERPÉRALES.

Troubles digestifs. — Troubles respiratoires. — Troubles circulatoires. — Troubles sécrétoires. — Troubles de l'innervation. — Éclampsie. — Troubles organiques. — Hémorrhagie utérine pendant la grossesse, avortement. — Fièvre puerpérale.

**619. Troubles digestifs.** — *Contre l'anorexie :* S'il y a état saburral : purgatif léger, rhubarbe (2 à 4 gr.), magnésie (2 à 4 gr.) ; huile de ricin (15 gr.). Limonade purgative ou eau de Sedlitz (un ou deux verres). S'il n'y a pas d'état saburral, infusions froides amères, aromatiques, quassia, gentiane, petite centaurée, quelques gouttes de laudanum.

*Contre le pica :* Amers, vins généreux.

*Contre la gastralgie :* Magnésie (une à deux cuill.), charbon de Belloc ; pastilles de Vichy (3 à 5) ; sous-nitrate de bismuth avant le repas (0gr,50) ; eau de Seltz, eau frappée ; sirop de morphine pur ou mélangé au sirop d'écorces d'oranges amères ; lavements laxatifs. (Voir *Gastralgie*, 433.)

*Contre les vomissements glaireux :* Infusions aromatiques de thé, mélisse, quassia, gentiane, etc. (Voir *Vomissement*, 435.)

*Contre les vomissements incoërcibles :* Limonades gazeuses, eau de Seltz, eau glacée, glace pilée avant les repas, potion de Rivière, perles d'éther ; teinture d'iode alcoolisée (10 à 20 gouttes dans 1/2 verre d'eau sucrée à prendre par cuillerées) :

℞ Teinture d'iode............................... 1 gr.
  Alcool rectifié................................ 5 —
  Mêlez.

sous-nitrate de bismuth (0,50 à 0,75) ; extrait thébaïque (0,025) un quart d'heure avant chaque repas ; kirsch ou élixir de Garus après. Vésicatoire morphiné ou injections hypodermiques à l'épigastre, quarts de lavements laudanisés (30 à 40 gouttes) ; eau-de-vie, champagne frappé, quinine, liqueur ou élixir de pepsine. Purgatifs drastiques, grog chaud (Fonssagrives) ; suppositoires morphinés (0,01 à 0,05) introduits dans le vagin. Repas nombreux, mais peu copieux, froids : lait clair.

℞ Extrait de quinquina............................. 2 gr.
  Chlorhydrate de morphine...................... 0gr,20
  F. s. a. 20 pilules : une matin et soir.

Ne provoquer l'avortement ou l'accouchement prématuré que
dans les conditions suivantes : 1° Vomissements incessants et de
tout aliment ou boisson. — 2° Amaigrissement et faiblesse
rendant tout mouvement impossible et donnant lieu à des syncopes fréquentes. — 3° Altération considérable des traits. —
4° Pouls au-dessus de 120. — 5° Chaleur de la bouche et acidité de l'haleine. — 6° Insuccès de toutes les médications
(P. Dubois).

*Contre la constipation* : Lavements mucilagineux, huileux ;
avec une très-longue canule ; huile de ricin (6 à 10 gr.) ; magnésie anglaise (2 à 4 gr.) ; rhubarbe (1 à 2 gr.). (Voir 430.)

*Contre la diarrhée* : Eau de riz gommée, quarts de lavement
laudanisés, sous-nitrate de bismuth.

**620. Troubles respiratoires.** — *Contre la dyspnée* : Ferrugineux et toniques s'il y a chloro-anémie, saignée s'il y a pléthore : être très-réservé sur les émissions sanguines.

**621. Troubles circulatoires.** — *Contre la pléthore* : Ne pas
s'en laisser imposer par les symptômes, qui sont le plus souvent
ceux de la fausse pléthore ou hydrémie. Essayer d'abord les
toniques, les amers, et, s'ils augmentent les accidents, légère
saignée de 200 à 250 gr. ; sinapismes aux bras, entre les épaules,
mais pas aux jambes.

*Contre les varices* : Repos horizontal, bandes légèrement com-
pressives.

*Contre les hémorrhoïdes* : Laxatifs.

*Contre l'œdème* : Frictions alcooliques.

**622. Troubles sécrétoires.** — *Contre le ptyalisme* : Purgatif léger ; gargarismes amers ; gentiane ou rhubarbe dans la
bouche ; fragments de glace, sucre candi.

*Contre l'albuminurie* : Bonne alimentation, vin généreux,
amers, quinquina, ferrugineux.

*Contre la leucorrhée* : Bains, lotions, injections émollientes,
mucilagineuses, à l'eau blanche ; isoler les parties à l'aide de
compresses imbibées d'eau blanche ou de cérat saturné.

*Contre l'hydrorrhée* : Repos horizontal ; lavements laudanisés.

**623. Troubles de l'innervation.** — *Contre le prurit de la
vulve* (494), bains tièdes, lotions boratées, saturnées, mercurielles, cautérisations légères avec le crayon de nitrate d'argent
(P. Dubois).

| ♃ Sublimé............... | 1 gr. | ♃ Glycérine............... | 50 gr. |
|---|---|---|---|
| Alcool................. | 10 — | Chloroforme............. | 0gr,50 |
| Eau chaude............. | 500 — | Teinture de safran....... | 0gr,20 |
| Diss. : pour lotions très-chaudes. | | F. s. a. liniment.    (Debout) | |

℞ Bichlorure de mercure....................... **2 gr.**
Alcool....................................... 10 —
Eau de roses............................ ................ 40 —
Eau distillée............... .............. 450 —
Diss. pour lotions.                      (Tarnier)

**624. Éclampsie.** — SYMPTÔMES. — Céphalalgie sus-orbitaire, nausées souvent comme prodromes, puis altération des traits, clignotement des paupières, œil fixe, hagard, langue entre les arcades dentaires ; bouche écumeuse ; secousses convulsives, pronation forcée des bras, doigts fermés, crispés. Pouls plein au début, puis petit, insensible ; dyspnée, cyanose. Quelquefois issue involontaire des selles, des urines, souvent albumineuses.

Après quelques secondes d'accès, apparition du coma ; respiration stertoreuse, sueur profuse, hébétude. Repos et nouvelles attaques.

*Ne pas confondre avec* épilepsie (44), hystérie (45).

TRAITEMENT. — I. CURATIF (*Éclampsie confirmée*). — 1° *Col complétement fermé* (grossesse). — A. *Moyens médicaux* : Vider la vessie ; prévenir les morsures de la langue à l'aide d'un coin de bois ou d'un bouchon ou d'un mouchoir placé entre les dents ; faire maintenir la malade. — Saignées du bras retirant 500 à 1,000 grammes de sang au plus ; 10 à 15 sangsues aux apophyses mastoïdes. Potion avec 4 à 5 grammes d'hydrate de chloral, ou 1/4 de lavement additionné de 1 à 2 grammes d'hydrate de chloral. Calomel et jalap (1 gr. en 6 doses). Applications froides sur la tête. Chloroforme. Sinapismes aux mollets, lavements salés, sirop d'éther, sirop de morphine ; grand bain tiède prolongé.

B. *Moyens chirurgicaux.* — Provoquer l'accouchement, si, malgré la persistance des accidents cérébraux, le travail tarde à s'établir spontanément (660).

2° *Col incomplétement dilaté* (travail). — Règle générale : Attendre, pour extraire l'enfant, que la dilatation se soit spontanément complétée. Très-exceptionnellement, et seulement quand des accès fréquents et graves résistent au traitement médical, dilater artificiellement l'orifice avec la main ou pratiquer des incisions sur le col pour terminer plus promptement l'accouchement.

3° *Col dilaté ou dilatable* : Si les contractions sont fortes, l'enfant petit, le travail rapide, les accès espacés, confier l'accouchement à la nature ; le terminer par la version ou le forceps dans les conditions opposées (646, 652).

II. PRÉVENTIF. — *Albuminurie, éclampsie imminente seulement possible.* — 1° *Grossesse.* — A. *Moyens médicaux.* — Saignée mo-

34.

dérée, purgatifs, sudorifiques, bains, frictions, exercice, toniques, martiaux.

B. *Moyens chirurgicaux.* — Provoquer l'accouchement dans
certaines conditions mentionnées plus haut (Tarnier) (précepte
théorique non encore jugé par les faits).

2° *Travail.* — Le confier entièrement à la nature, si sa marche est régulière et rapide. Dans les conditions opposées, le
terminer par la version ou au moyen du forceps, quand la dilatation du col le permet (Bailly).

**625. Troubles organiques.** — *Contre le relâchement des
symphyses pelviennes* : Repos horizontal, ceinture.

*Contre les déplacements utérins* : Réduction, contention et repos
horizontal.

**626. Hémorrhagie utérine pendant la grossesse. —
Avortement.** — Réfrigérants, repos horizontal, quarts de lavement froid et laudanisé, saignée au bras de 200 à 300 gr. ;
tamponnement à l'aide de bourdonnets secs de linge ou de
charpie en queue de cerf-volant, imbibés d'une solution concentrée de perchlorure de fer et introduits à l'aide du speculum
plein ; maintenir à l'aide d'un bandage en T ; les laisser autant
que la malade pourra les supporter, de 2 à 10 heures (Pajot).
Pas de seigle ergoté, et, s'il y a dilatation du col, extraire l'enfant par la *version*.

Mais chercher avant tout à prévenir l'avortement par les
moyens ci-dessus, par les toniques s'il y a chloro-anémie, par
le mercure ou l'iodure de potassium s'il y a des antécédents
syphilitiques ; par les promenades au grand air, s'il y a vie trop
sédentaire, etc. ; — par le repos horizontal et les pessaires
Gariel, s'il y a déplacement, etc.

*Pour arrêter l'avortement qui se fait* : Moyens ci-dessus, saignée
si la femme est assez robuste, repos horizontal, boissons froides,
compresses froides sur les aines, quarts de lavement laudanisé
(20 à 30 gouttes par quart), sinapismes aux bras, entre les deux
épaules.

*Pour favoriser l'expulsion si l'avortement est inévitable* : Seigle
ergoté (2 gr. en 4 fois à 10 minutes d'intervalle), extraire l'enfant avec la pince de Charrière ; si c'est impossible, tamponnement vaginal pour modérer la perte de sang.

*Contre la rétention du placenta* : Attendre une ou deux heures ;
seigle ergoté, chercher à l'extraire soit avec les doigts, soit à
l'aide d'une pince longue. Si tout n'est pas extrait, injections
aromatiques, chlorurées, phéniquées : quinquina, alcoolature
d'aconit à l'intérieur pour prévenir les accidents adynamiques
produits par la putréfaction du placenta.

**627. Fièvre puerpérale.** — Symptomes. — 4 ou 5 jours après l'accouchement, frisson violent, intense, prolongé, durant plusieurs heures et pouvant se répéter et simuler une fièvre intermittente ; suppression des lochies, pouls fréquent, 100 à 120, petit, dépressible ; chaleur modérée, pas de sueurs, face altérée, anxieuse ; respiration haute, entrecoupée ; malaise épigastrique ; abdomen très-sensible, tuméfié, ballonné, amenant de la dyspnée, des éructations, des vomissements bilieux, verdâtres, fréquents. A ces souffrances succèdent la torpeur, la faiblesse de la voix, le refroidissement, souvent le délire, les selles involontaires, l'excessive fréquence du pouls, et très-fréquemment la mort. (Voir *Péritonite puerpérale*, 463).

Quelquefois il se manifeste un érysipèle, un phlegmon, une pleurésie, un ictère, etc.

*Ne pas confondre avec* fièvre de lait, péritonite (463).

Traitement. — Sulfate de quinine (1 à 3 gr. par jour) en potion, lavements ; alcoolature d'aconit (2 à 5 gr.) ; toniques ; injections aromatiques, émollientes, phéniquées, alcooliques. — Béhier prescrivait les sangsues fréquemment répétées, les vésicatoires volants, le collodion élastique, les grands bains. (Voir *Péritonite*.) — Conditions hygiéniques, aération.

---

# CHAPITRE III

## ACCOUCHEMENT ET MANŒUVRES.

Présentations. — Positions. — Diagnostic des positions. — Présentations du sommet. — Présentations de la face. — Présentations du pelvis. — Présentations du tronc. — Mécanisme de l'accouchement spontané. — Accouchement proprement dit. — Soins pendant les suites de couches. — Après la délivrance. — Soins à l'enfant nouveau-né. — Grossesse gémellaire. — Accidents qui peuvent survenir pendant l'accouchement naturel. — Tableau synoptique des hémorrhagies utérines. — Mauvaises présentations du fœtus. — Délivrance. — Rétrécissements du bassin et vices de conformation. — Conduite de l'accoucheur dans le rétrécissement. — Versions céphalique, pelvienne ou podalique. — Forceps. — Applications directes dans la présentation du sommet. — Applications obliques dans la présentation du sommet. — Complications et difficultés du forceps. — Présentation du siège. — Crâniotomie. — Céphalotripsie. — Accouchement prématuré artificiél. — Avortement provoqué. — Opération césarienne.

**628. Présentations.** — Reconnaître par le toucher, par le palper et par l'auscultation si l'enfant *se présente* 1° par l'occiput; — 2° par la face; — 3° par le pelvis; — 4° par le tronc (côté droite ou côté gauche).

**629. Positions.** — La présentation étant reconnue, chercher les rapports qui existent entre la partie fœtale qui se présente et le bassin de la mère, c'est-à-dire la *position* des enfants.

| | | | |
|---|---|---|---|
| 1° Occiput. | *Occipito-* | iliaque gauche antérieure................ | 1re position. |
| | | — droite postérieure................ | 2e — |
| | | — droite antérieure................ | 3e — |
| | | — gauche postérieure................ | 4e — |
| 2° Face (1). | *Fronto-* | iliaque gauche antérieure................ | 1re position. |
| | | — droite postérieure................ | 2e — |
| | | — droite antérieure................ | 3e — |
| | | — gauche postérieure................ | 4e — |
| 3° Pelvis... | *Sacro-* | iliaque gauche antérieure................ | 1re position. |
| | | — droite postérieure................ | 2e — |
| | | — droite antérieure................ | 3e — |
| | | — gauche postérieure................ | 4e — |
| 4° Tronc. . | Épaule droite. / Épaule gauche. | cé-phalo- | iliaq. gauche. *Dos* antérieur.. 1re position. |
| | | | — droite.. — postérieur. 2e — |
| | | | — droite.. — antérieur.. 3e — |
| | | | — gauche. — postérieur. 4e — |

Les positions transversales, très-rares d'ailleurs, sont des positions primitivement postérieures en train de se transformer en antérieures (Joulin).

**630. Diagnostic des positions. — Présentations du sommet.** — Par le toucher vaginal on sent la tête au détroit supérieur. *Point de repère :* Suture sagittale et fontanelles (*fig.* 374).

I. **Occipito-iliaque gauche antérieure** ou **première position du sommet:** *Occiput dans la cavité cotyloïde gauche,* front à la symphyse sacro-iliaque droite; suture sagittale oblique de gauche à droite et d'avant en arrière; fontanelle postérieure triangulaire en avant et à gauche; fontanelle antérieure losangique en arrière et à droite; dos en avant et à gauche; bruit du cœur fœtal ayant son maximum dans la fosse iliaque gauche au-dessus de l'ombilic (*fig.* 375).

DIAGNOSTIC. — *Avant* le travail, on reconnaît par le toucher

---

(1) D'après Joulin, *Traité complet d'accouchements,* 1866, p. 522. Cette dénomination adoptée par Joulin est plus facile à retenir sous le rapport mnémotechnique que celle dans laquelle on prend le menton comme point de repère. L'avantage mnémotechnique et pratique de cette classification consiste à retenir les quatre positions du sommet ou occiput. Pour les autres, il suffit de remplacer le mot *occipito* par les mots *fronto, sacro, céphalo.* Il n'y a d'exception que pour l'épaule gauche, où la deuxième position remplace la première.

une large surface arrondie, dure, qui descend quelquefois
jusque sur le plancher du bassin.

*Pendant* le travail le doigt rencontre dans l'excavation une

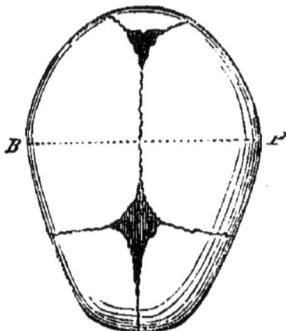

*Fig.* 374. — Tête de fœtus vue          *Fig.* 375. — Présentation du sommet (*).
    par son sommet.

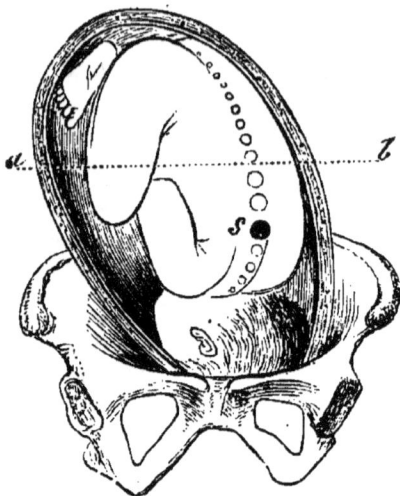

tumeur sphéroïdale qui est le vertex, — la suture sagittale
oblique de gauche à droite, et d'avant en arrière dans la fosse
iliaque, — la fontanelle postérieure ou triangulaire.

**II. Occipito-iliaque droite postérieure** ou **deuxième position** : *Occiput répondant à la symphyse sacro-iliaque droite* ;
le front, à la cavité cotyloïde gauche ; dos en arrière et à
droite, ventre en avant et à gauche ; battements du cœur dans
la fosse iliaque droite au-dessous de l'ombilic.

Diagnostic. — Suture sagittale oblique d'avant en arrière et
de gauche à droite ; fontanelle antérieure ou losangique dans
la fosse iliaque gauche.

**III. Occipito-iliaque droite antérieure** ou **troisième position** : *L'occiput est dans la fosse iliaque droite* ; le front correspond à la symphyse sacro-iliaque gauche ; dos en avant et à
droite ; maximum du bruit fœtal dans la fosse iliaque gauche.

Diagnostic. — Suture sagittale oblique de droite à gauche et
d'avant en arrière ; — fontanelle postérieure ou triangulaire
dans la fosse iliaque droite.

(*) *ab*, ligne fictive horizontale, passant un peu au-dessous de l'ombilic ; *s*, point
du summum d'intensité des bruits du cœur.

**IV. Occipito-iliaque gauche postérieure** ou **quatrième position** : *L'occiput correspond à la symphyse sacro-iliaque gauche*, le front à la cavité cotyloïde droite.

Diagnostic. — Suture sagittale oblique de gauche à droite et d'avant en arrière ; — fontanelle antérieure ou losangique dans la fosse iliaque gauche.

Dans les positions transversales l'occiput occupe la moitié du rebord mousse de la demi-circonférence du bassin, à droite ou à gauche.

Diagnostic. — Suture sagittale placée transversalement.

631. **Présentations de la face.** — Dans les deux positions principales de la face, les rapports du fœtus sont absolument les mêmes que dans les deux positions principales du sommet, ce qui se comprend parfaitement, du reste, puisque la présentation de la face n'est, à bien prendre, qu'une irrégularité de celle du vertex (Pénard).

I. **Fronto-iliaque gauche antérieure** ou **première position** (1) : Le menton en arrière est en rapport avec la symphyse sacro-iliaque droite ; *le front en avant et à gauche*, l'occiput plus ou moins rapproché de la nuque, le dos en avant et à gauche ; battements du cœur dans la partie gauche de l'abdomen (*fig.* 376).

Diagnostic. — Partie fœtale très-élevée, poche des eaux volumineuse ; *absence de suture, de fontanelles ;* si le col est largement ouvert, chercher à reconnaître, avec le doigt, le front ou le nez ou la bouche ou le menton. Éviter de confondre avec les fesses.

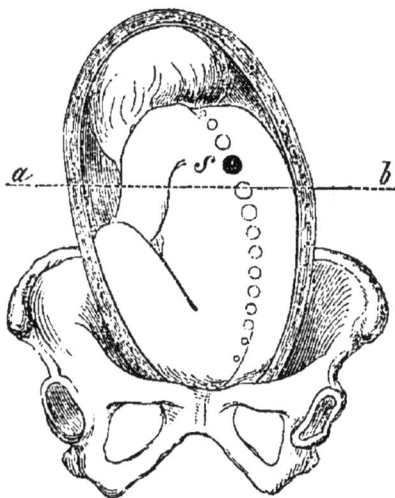

Fig. 376. — Présentation sacro-iliaque gauche antérieure ou première position (*).

II. **Fronto-iliaque droite postérieure** ou **deuxième position** (2) : Menton en rapport avec l'éminence iléo-pectinée

(*) *ab*, ligne fictive horizontale passant un peu au-dessus de l'ombilic ; *s,* siége summum d'intensité des bruits du cœur.

(1) Mento-iliaque droite postérieure (P. Dubois, Cazeaux, Chailly, Jacquemier, Pajot).

(2) Mento-iliaque gauche antérieure des auteurs.

gauche; *front en arrière et à droite*; face regardant dans l'excavation (*fig.* 377); dos tourné à droite; bruits du cœur fœtal faibles dans la fosse iliaque droite.

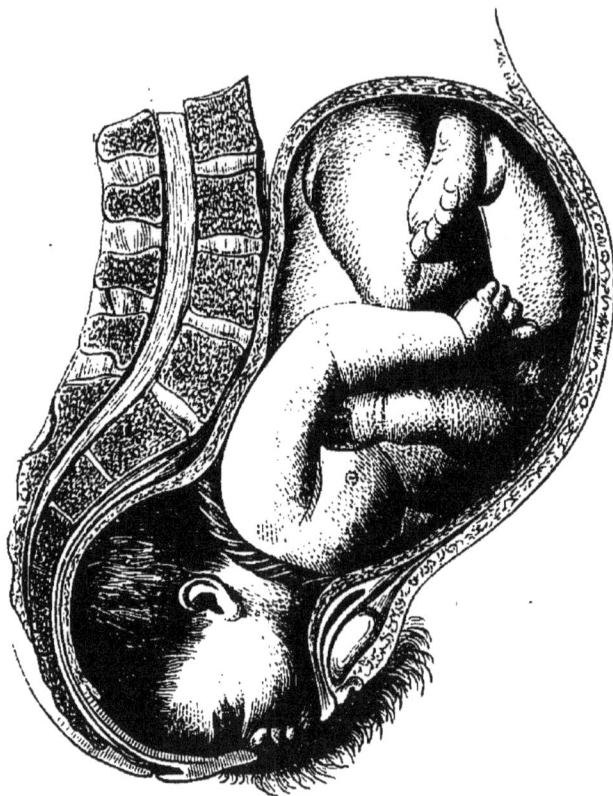

*Fig.* 377. — Présentation de la face; tête dans l'excavation, rotation achevée.

DIAGNOSTIC. — Situation respective des différentes parties de la face.

**632. Présentations du pelvis. — I. Sacro-iliaque gauche antérieure** ou **première position.** — Pelvis en bas sur l'orifice utérin; tête en haut; dos en avant et à gauche; côté gauche en avant et à droite; côté droit à gauche et en arrière (*fig.* 378).

DIAGNOSTIC. — Partie fœtale élevée, dilatation lente; poche volumineuse; bruits du cœur fœtal *à gauche au-dessus* de l'ombilic: au toucher, après la rupture des membranes, pointe du coccyx en arrière et à droite; sillon interfessier lui faisant suite, orifice anal dans ce sillon; présence ou absence de méconium; présence des organes sexuels du fœtus.

2° **Sacro-iliaque droite postérieure** ou 2° **position :**

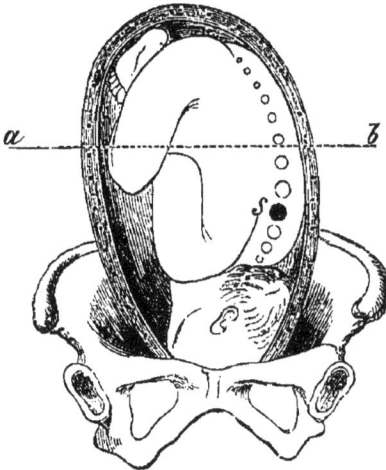

*Fig.* 378. — Présentation fronto-iliaque gauche antérieure ou première position (*).

Siége sur l'orifice utérin ; tête vers le fond de la matrice ; dos en arrière et à droite ; ventre en avant et à gauche ; côté droit en avant et à droite ; côté gauche en arrière et à gauche; maximum du bruit du cœur fœtal *à gauche au-dessus* de l'ombilic ; pointe du coccyx en avant et à gauche (*fig.* 379).

DIAGNOSTIC. — A moins de dilatation assez considérable le doigt ne sait rien reconnaître ; s'en rapporter au palper et à l'auscultation des bruits fœtaux.

Au lieu des fesses on peut

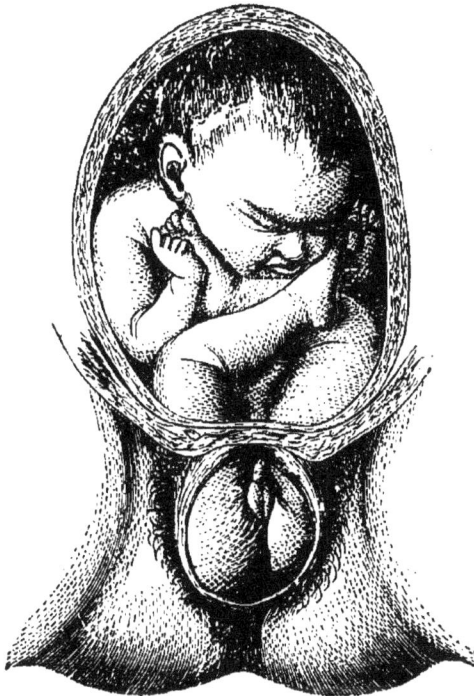

*Fig.* 379. — Présentation pelvienne, dos en arrière et à droite, fesse au détroit inférieur ou deuxième position.

(*) *ab*, ligne fictive horizontale passant un peu au-dessous de l'ombilic ; *s*, siége du summum d'intensité des bruits du cœur.

sentir ou les pieds, ou les talons, ou les genoux, ce qui facilite
le diagnostic.

**633. Présentations du tronc. — Céphalo-iliaque
gauche, dos en avant** ou **1ʳᵉ position** : Partie fœtale élevée,
poche amniotique volumineuse et tendue; forme oblique de
l'utérus; maximum des bruits fœtaux au-dessous de l'ombilic
à gauche (s), comme dans les présentations du sommet; le
doigt souvent n'atteint au-
cune partie fœtale. Évi-
ter de rompre les mem-
branes tant que l'orifice
n'est pas complétement dilaté (*fig.* 380).

Quand il y a dilatation
complète ou rupture de
la poche amniotique, le
doigt peut toucher ou le
pli du coude — ou le moi-
gnon de l'épaule — ou le
creux axillaire — ou le
thorax — ou rien.

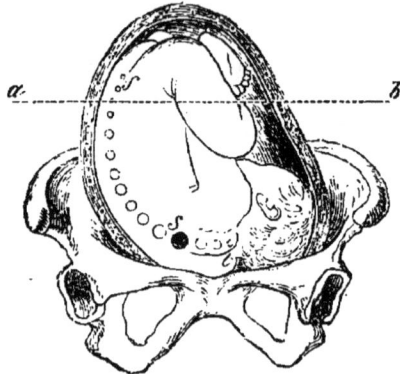

*Fig.* 380. — Présentation du tronc (*).

La présentation étant reconnue, trouver la position et pour
cela chercher deux éléments de diagnostic parmi les trois suivants : 1° le côté de l'épaule (gauche ou droite) qui se présente;
2° le côté du bassin occupé par la tête; 3° le point du bassin
occupé par le dos.

Si l'on touche une petite tumeur arrondie, avec saillie osseuse au centre, c'est l'épaule.

Si c'est le coude, on reconnaît les trois petites tubérosités,
toutes trois immobiles.

Si c'est le thorax, on reconnaît la présence des côtes.

Si l'on ne sent rien, ce ne peut être une présentation ni de
la tête, ni de la face ni du siége.

Si l'on rencontre le moignon de l'épaule, ou le coude, ou le
thorax, chercher à reconnaître le côté qui se présente, et cela
en cherchant le pli de l'aiselle.

Si le bras pend dans le vagin, il facilite le diagnostic; l'espèce de main indique l'espèce d'épaule. *Tourner en haut la face
palmaire de la main de l'enfant, le pouce est toujours du côté
de la cuisse de la femme, homonyme de l'épaule qui se présente*
(*fig.* 381).

(*) *ab*, ligne fictive horizontale passant un peu au-dessous de l'ombilic; *sf*, grande
ligne de décroissance des bruits; *sl*, petite ligne de décroissance.

Quand le dos de la main *droite* regarde la cuisse gauche de la mère et le petit doigt l'arcade pubienne, on diagnos-

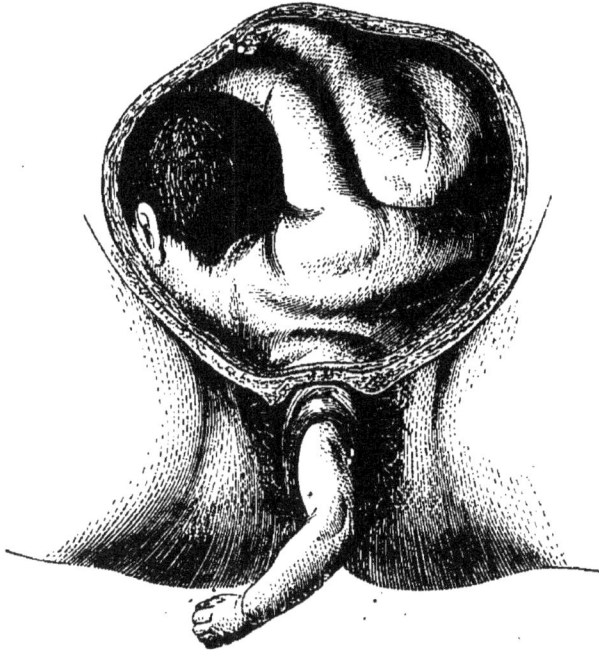

*Fig.* 381. — Position de l'épaule gauche, 2ᵉ position ; le bras sorti.

tique une première position de l'épaule droite (*Céphal.-iliaque gauche*).

Quand le dos de la même main regarde la cuisse droite et le petit doigt le périnée, c'est une deuxième position de l'épaule droite (*Céphal.-iliaque droite*).

Quand le dos de la main *gauche* regarde la cuisse gauche et le petit doigt le périnée, c'est une première position de l'épaule gauche (*Céphal.-iliaque gauche*).

Quand le dos de la main *gauche* regarde la cuisse droite et le petit doigt le pubis, c'est une deuxième position de l'épaule gauche (*Céphal.-iliaque droite*) (1).

**634. Mécanisme de l'accouchement spontané.** — Cinq temps :

I. **Par le sommet.** — 1° Amoindrissement des parties ou flexion ;

_____

(1) Pénard, *Guide de l'accoucheur*, p. 149.

2º Engagement (*fig.* 382) ;

3º Rotation ramenant l'occiput sous la symphyse pubienne (*fig.* 383) ;

4º Dégagement de la tête à la vulve par réflexion graduée (*fig.* 384 et 385) ;

5º Rotation extérieure de la tête et rotation inférieure des épaules, précédant le dégagement complet.

**II. Par la face.** — 1º Déflexion ;

2º Engagement ;

3º Rotation ramenant le menton sous la symphyse pubienne ;

4º Dégagement (*fig.* 385) ;

5º Rotation extérieure de la tête et inférieure du tronc précédant le dégagement complet.

**III. Par le siége.** — Comme pour le sommet ; seulement c'est le sacrum qui remplace l'occiput.

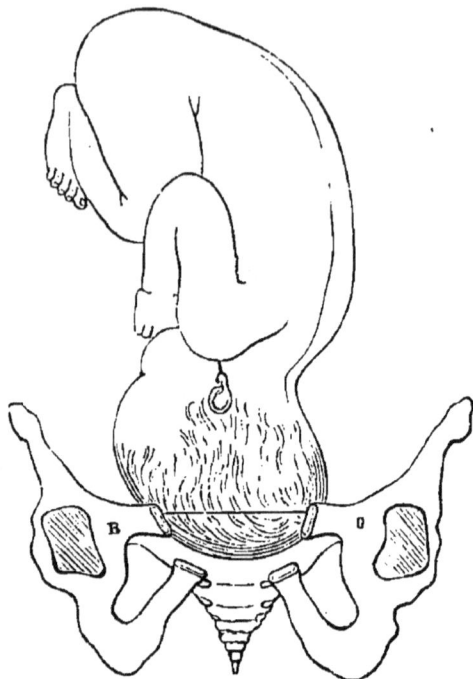

Fig. 382. — Premier temps du mécanisme de l'accouchement par le sommet (*).

**635. Accouchement proprement dit.** — I. *Sommet ou face :* Le médecin étant appelé auprès d'une femme qui se dit en couches doit se munir de sa trousse, d'un forceps, d'un stéthoscope, d'un tube laryngien, de quelques grammes d'ergot de seigle, de laudanum, de chloroforme. — Il s'assurera :

1º Si elle est réellement enceinte ;

2º Si elle est à terme ;

3º Si elle est en travail (ce qu'on reconnaît aux douleurs, à l'effacement complet du col avec un commencement de dilatation dans l'orifice interne);

4º Si l'orifice n'est pas dilaté, se garder de rompre les membranes quand la présentation est inconnue : faire coucher la femme, lui passer un coussin sous le siége et attendre la dilatation;

o)OB, diamètre occipito-bregmatique se mettant en rapport avec le diamètre oblique droit du détroit supérieur.

5° Quand l'orifice est dilaté *complétement*, chercher la présentation, quand même on devrait introduire plusieurs doigts ou toute la main ;

6° Chercher quelle est la partie qui se présente ;

7° Veiller à ce que la vessie et le rectum soient vides, et prescrire un lavement laxatif : au besoin, faire le cathétérisme ;

8° Préparer ou faire préparer le lit ; préférer au lit, dit de misère, le lit ordinaire, garni d'un drap plié, fixé sous le siége de la femme ; recouvrir ce drap d'une toile cirée de même dimension ou d'un papier goudronné plié en double ; attacher sur cette toile un second drap plié dont les chefs libres seront dirigés du côté des pieds.

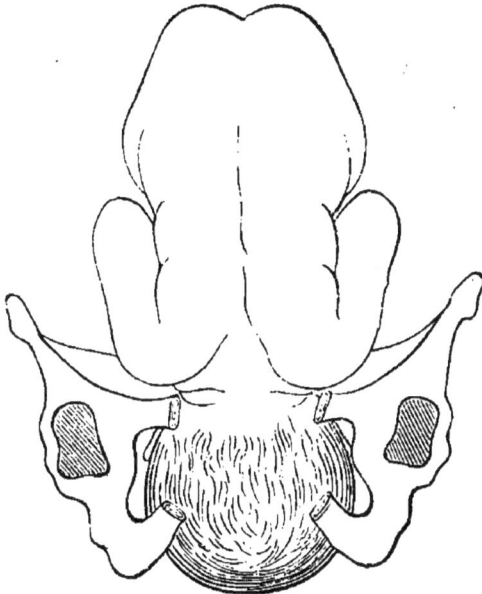

*Fig.* 383. — Troisième temps. Rotation achevée.

Veiller à la disposition des accessoires dont on pourrait avoir besoin ; faire préparer une grosse éponge ou quelques vieilles serviettes pour recueillir le liquide amniotique et le sang en caillots ; plusieurs cuvettes ; une petite table garnie d'alèzes

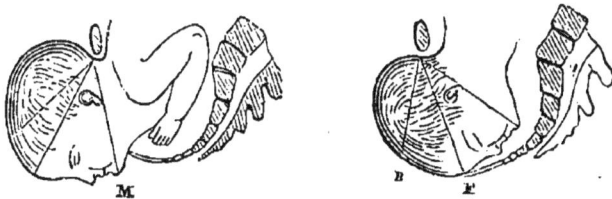

*Fig.* 384 et 385. — Quatrième temps.

pour recevoir l'enfant ; des serviettes en toile vieille ; le bandage de corps et la compresse ombilicale ; du cérat, de l'huile ou du beurre frais ; un feu convenable au besoin ; le fil ciré pour la ligature du cordon ; de l'eau chaude ; des ciseaux ; une baignoire de siége ou un grand seau ou une grande terrine; vérifier si les premiers vêtements de l'enfant sont complets.

« Pendant la période de dilatation on laissera la femme entièrement libre de ses mouvements, elle ne sera astreinte à aucune position spéciale, à moins d'indications particulières. Lorsque le col de l'utérus sera dirigé très en haut et en arrière, la femme restera couchée le siége élevé, au moyen d'un oreiller, jusqu'à ce que l'orifice utérin ait repris sa direction normale. Quand la dilatation est lente malgré d'énergiques contractions, le bain de siége est un très-bon moyen de la favoriser. C'est surtout pendant cette période que les douleurs de reins se manifestent : on en diminue l'intensité en soulevant la région lombaire de la malade ou en lui faisant prendre la station sur les genoux, le corps étant penché en avant. Les crampes seront combattues par des frictions sèches sur le trajet de la douleur. Il faut s'abstenir de dilater artificiellement, au moyen des doigts, l'orifice cervical. Les efforts volontaires de la femme sont inutiles pendant cette période. On l'obligera à épargner cette fatigue inutile. *L'intégrité des membranes sera respectée jusqu'à l'entière dilatation du col.* Leur rupture prématurée aurait des inconvénients. La persistance de la poche des eaux après la dilatation complète peut retarder le travail et déterminer des décollements partiels et fâcheux du placenta. On en opère alors la rupture artificielle en la grattant de l'ongle sur l'extrémité libre duquel on taille au besoin une légère aspérité. Il est difficile parfois de reconnaître que les eaux sont écoulées, le plissement du cuir chevelu au moment de la contraction est le meilleur signe de la rupture des membranes. Dans certains cas exceptionnels, on doit déterminer la division des membranes avant l'entière dilatation.

*Période d'expulsion* : Dans cette période le médecin ne doit plus s'absenter. En général, à partir de ce moment, la femme doit garder le lit, pour ne pas s'exposer aux accidents qui pourraient survenir si elle accouchait debout. Lorsque le bord antérieur de l'orifice utérin pincé entre la symphyse et la présentation forme un bourrelet volumineux, il faut le repousser doucement en haut, dans l'intervalle des contractions. La femme gardera le décubitus dorsal. Dans les présentations du siége, elle sera placée en travers sur le lit pour la facilité de l'intervention. Dans l'accouchement par le sommet, les membres inférieurs seront fléchis et écartés : 1° au moment de l'engagement au détroit supérieur ; 2° pendant le toucher ; 3° lorsque le périnée est distendu et jusqu'à l'expulsion complète ; 4° pendant la délivrance. Les épreintes causées par la pression du fœtus

sur le rectum font naître de faux besoins, on s'opposera à ce
que la femme se lève pour les satisfaire. Il faut régler les efforts
volontaires de la patiente et les interdire, s'ils sont prématurés
ou s'ils deviennent gênants dans la période ultime du travail. La
femme ne doit être découverte qu'au moment où le fœtus fran-
chit la vulve. Le praticien apportera tous ses soins pour que
l'anneau vulvaire se dilate avec lenteur et progressivement:
c'est le seul moyen d'éviter la lésion du périnée. On a donné
comme précepte de soutenir le périnée; il est préférable d'ap-

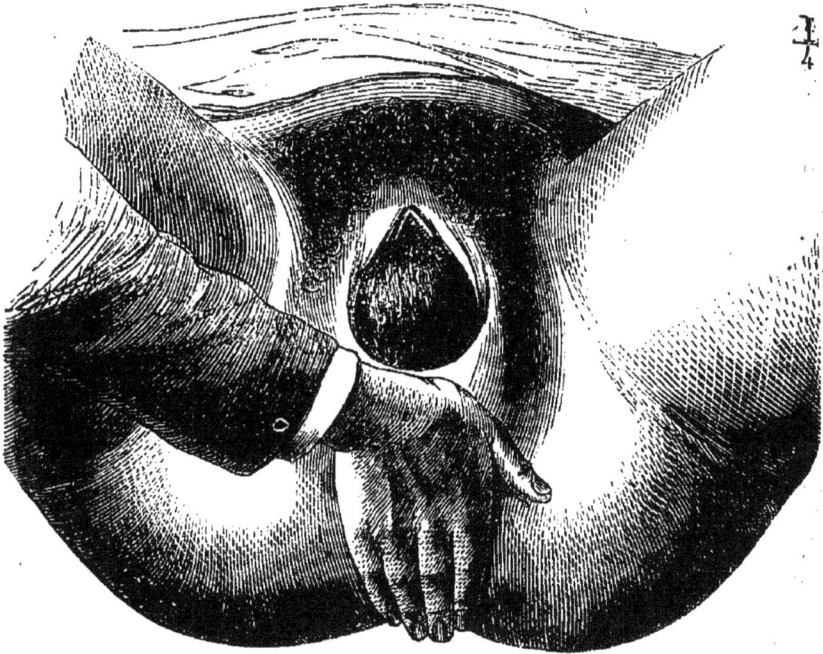

Fig. 386. — Manière de soutenir le périnée dans le décubitus dorsal.

pliquer verticalement les doigts sur la présentation. On règle
beaucoup mieux la progression. Si l'ampliation de la vulve était
insuffisante pour livrer passage à l'enfant sans se déchirer, on
ferait au moyen des ciseaux une petite incision sur le côté de
la grande lèvre, vers sa partie inférieure. Il est douteux que le
passage des épaules puisse entamer le périnée. Quelques minutes après la délivrance, on procède avec soin et rapidité au
nettoyage de l'accouchée (Joulin). » — On peut aussi soutenir
le périnée en appliquant la main droite transversalement, ou

bien avec la partie supérieure de la paume de la main, les doigts étant tournés vers l'anus (*fig.* 386).

II. *Siége.* — Dans les présentations par le siége, laisser faire la nature et s'abstenir de toute manœuvre; ne tirer sur les membres inférieurs qu'en cas de danger pressant pour la mère ou l'enfant. Quand l'enfant n'est plus retenu que par la tête ou par les épaules, dégager ces parties surtout chez les primipares, pour empêcher la compression prolongée du cordon. En cas d'arrêt du travail, *voir* 658.

**636. Soins pendant les suites de couches.** — « La chambre de l'accouchée sera maintenue dans un état de propreté minutieuse. On n'y laissera jamais séjourner les linges salis par la couche. On changera fréquemment les serviettes garnissant la vulve, qui sera lavée plusieurs fois par jour. A sa première visite, le médecin examinera la fréquence du pouls, la sensibilité du ventre, l'état de rétraction de l'utérus. Il s'informera surtout si la femme a uriné. Si la vessie est paralysée, on la videra au moyen du cathétérisme. La femme doit être dans le calme physique et moral le plus complet. On interdira les visites pendant les premiers jours et on lui cachera avec soin toute nouvelle de nature à lui causer de l'émotion. La malade conservera pendant les premiers jours le décubitus dorsal soit pour prendre ses repas, soit pour les excrétions, qui seront reçues dans un vase plat, légèrement chauffé. La durée du séjour au lit sera de neuf jours au moins, et de deux semaines si cela est possible. On fera pour la première fois le lit, après la fièvre du lait; pendant ce temps la femme se glissera sur un lit provisoire qui sera roulé auprès du sien. Il y aurait inconvénient à la placer sur un fauteuil. Le premier lever sera limité à une heure, puis, peu à peu, dans les jours suivants, l'exercice sera progressif. Le moment de la première sortie ne peut être fixé d'avance, il dépendra de l'état de la femme, de la saison, du temps : en général, on peut leur permettre une promenade du vingt-cinquième au vingt-sixième jour. Pendant les suites de couches on couvrira les femmes assez pour qu'elles ne prennent pas froid; mais il faut éviter de provoquer les sueurs. On combat la constipation avec un quart de lavement contenant 30 ou 40 grammes de sel de cuisine. L'appétit est en général assez nul pour qu'on laisse la femme libre de son régime; en général des bouillons et des potages lui suffisent dans les premiers jours. La boisson ordinaire est une infusion de feuilles d'oranger et de tilleul. Les tranchées vives et persistantes seront combattues par l'ergot de seigle, puis par le laudanum. La fétidité des lochies sera modifiée par les injec-

tions et la solution d'hypochlorite de soude. Les hémorrhagies
tardives seront combattues par l'ergot de seigle et le repos
complet. Les seins devront être couverts avec une feuille de
ouate chez les femmes qui ne nourrissent pas. La ouate sera
fréquemment changée si l'écoulement du lait est abondant. Si
les seins deviennent lourds et douloureux, on les soutiendra
avec un double suspensoir. On laissera les femmes libres de
prendre des tisanes prétendues antilaiteuses, pour faire passer
leur lait. Les purgatifs seront plus utiles dans ce but. L'agaric
blanc sera administré s'il existait une galactorrhée persistante
(Joulin). » (1 à 2 gr. par jour.)

637. **Après la délivrance.** — Placer l'enfant sur le dos près
de la vulve, et, dès que la respiration s'est établie, couper le
cordon entre deux ligatures, à deux travers de doigt de l'ombilic. — Porter l'enfant sur une table ou sur les genoux d'une
aide et le débarrasser de l'enduit sébacé, par des frictions avec
les doigts enduits de cérat, ou d'huile ou de beurre, ou avec
un jaune d'œuf, et terminer le nettoyage avec un linge sec ou
de l'eau tiède et une éponge. — Procéder à l'habillage, en
commençant par la tête, qui doit être bien séchée. — Lorsque
la partie supérieure du corps est vêtue, placer la compresse et
la bande ombilicales ; pendant ces premiers soins, éviter que
le nouveau-né ne se refroidisse.

638. **Soins à l'enfant nouveau-né.** — 1° *Asphyxie*. — Si
l'enfant est en état de mort imminente, il se présente sous
deux aspects différents. 1° Face tuméfiée, injectée, bleuâtre ;
peau du tronc violacée et marquée de taches livides ; membres
immobiles et cordon gorgé de sang. — 2° Face et téguments
pâles, mâchoire pendante, membres flasques et dans la résolution.

2° *Hémorrhagies.* — Très-rares ; résultent d'une déchirure
du cordon et du placenta. — L'enfant est pâle et décoloré, et,
s'il n'a pas succombé avant son expulsion, il ne tarde pas à
périr, si la quantité de sang est insuffisante pour le système
nerveux et pour mettre en jeu les appareils nécessaires à
la vie.

3° *Respiration.* — Asphyxie qui empêche l'action réflexe de
se faire sentir sur les nerfs inspirateurs. — Obstacles mécaniques, tels que mucosités s'opposant à l'introduction de l'air
dans les voies aériennes. — En se prolongeant, elles déterminent l'asphyxie, qui alors est secondaire.

4° *Innervation.* — Troubles portant sur la moelle allongée,
et alors la mort est immédiate ; ou bien sur le cerveau, et alors
ce n'est qu'au bout de plusieurs jours que des accidents in-

flammatoires formidables viennent compromettre la vie du
fœtus. — Les lésions de l'appareil nerveux déterminent donc
rarement par elles-mêmes l'état de mort imminente au moment de la naissance (1).

5° *Traitement de l'état de mort imminente.* — S'il y a absence
de respiration, porter le doigt jusqu'au pharynx du fœtus pour
le débarrasser des mucosités qui pourraient l'oblitérer ; — si la
face est congestionnée, laisser saigner le cordon. — Si le cordon
ne fournit pas de sang, ne pas perdre de temps en cherchant
à le faire saigner, mais recourir de suite à l'insufflation pulmonaire, qui est le moyen le plus énergique pour rappeler le
fœtus à la vie. — L'insufflation se pratique au moyen du tube
de Chaussier. — Placer l'enfant sur le dos, la tête un peu renversée en arrière; — soulever l'épiglotte en pressant d'arrière
en avant sur la base de la langue; — introduire le tube un
peu incliné sur le côté, jusqu'à ce que son extrémité laryn-
gienne soit parvenue à la glotte; — alors le redresser en le
ramenant sur la ligne médiane, et il pénètre assez facilement
à travers le larynx ; — s'assurer qu'il est bien en place. —
Pour éviter le retour de l'air par la bouche et les narines, fermer ces ouvertures au moyen d'une compresse fine sur laquelle
les doigts sont appliqués assez exactement pour produire une
oblitération très-complète. — Tenir chaudement l'enfant. —
L'insuffler lentement, avec une certaine force, dix à douze fois
par minute; — faire des pressions méthodiques sur la poitrine,
pour rendre les expirations plus profondes. Enlever le tube
pour le désobstruer des mucosités qui parfois viennent l'em-
barrasser. — Continuer les insufflations jusqu'à ce qu'il se
produise six à huit inspirations spontanées par minute, quelquefois pendant plus d'une heure avant que l'enfant puisse se
passer de secours. — Lorsque les battements du cœur ont complétement cessé, aucun espoir de succès. — L'insufflation peut
être efficace, même lorsqu'elle est pratiquée plusieurs heures
après la naissance. — L'arrêt complet des mouvements du cœur
est le seul signe qui puisse empêcher d'intervenir. — Asper-
sions froides, immédiatement suivies d'immersions dans un
bain chaud; ajouter une forte portion de farine de moutarde;
— frictions énergiques au moyen de la flanelle, avec l'alcool ou
avec un linge mouillé ; — douche thoracique avec un liquide
alcoolique projeté avec la bouche.

Si l'état de mort imminente dépend d'une hémorrhagie des

(1) Voir *Asphyxie,* méthode Sylvester.

vaisseaux du cordon ou du placenta, éviter surtout le refroidissement de l'enfant.

6° *État de faiblesse congénitale.* — Les lésions portent sur l'appareil de la respiration ou de la digestion. — Dans le premier cas, combattre la tendance au refroidissement, en entourant le nouveau-né de ouate et de bouteilles d'eau chaude, — lui faire couler le lait dans la bouche quand il est trop faible pour prendre le sein. Lorsque le développement incomplet de l'appareil digestif arrête l'assimilation des aliments, pepsine qui détermine une digestion artificielle.

**639. Grossesse gémellaire.** — Se reconnaît au volume de l'utérus et au double bruit fœtal; agir comme dans l'accouchement ordinaire. Ne délivrer la mère qu'après l'expulsion des deux fœtus. Lier du côté de la mère le cordon du premier fœtus expulsé. En délivrant, ne tirer que sur un seul cordon. Ne pas se hâter de délivrer et attendre pour cela le retour d'une contraction manifeste. Il est bon d'administrer une dose d'ergot de seigle après la sortie des deux placentas.

**640. Accidents qui peuvent survenir pendant l'accouchement naturel.**

*Contre l'inertie de l'utérus :* Frictions hypogastriques, titillation du col, promenade : s'il y a faiblesse, conseiller le vin vieux, les vins alcooliques.

Si l'orifice est complétement dilaté, la présentation bonne et connue, les membranes rompues, le bassin bien conformé, la femme *non primipare :* administrer l'ergot de seigle (2 gr. en 4 prises), ou bien forceps.

S'il y a distension extrême de l'utérus et dilatation, rompre les membranes.

*Contre l'irrégularité des contractions :* Saignée en cas de pléthore ; grands bains prolongés ; injections calmantes ; quarts de lavement laudanisés ; inhalations de chloroforme.

*Contre la rigidité du col :* Si la tension est pléthorique, saignée du bras, grands bains ; inhalations de chloroforme, frictions sur le col avec l'extrait de belladone ; sinon, une ou plusieurs incisions de quelques millimètres sur les points les plus tendus, à l'aide d'un bistouri bien boutonné.

*Contre la résistance du périnée :* Quand la tête se présente à la vulve depuis plus d'une heure, ou bien quand la tête est restée dans les cavités depuis plus de 4 ou 5 heures sans avancer, en admettant que les membranes soient rompues : — forceps.

*Contre l'obliquité antérieure et extrême de l'utérus :* Chercher avec l'index à attirer, puis à maintenir l'orifice utérin vers le centre de l'excavation; dans les cas extrêmes, inciser transversalement avec un bistouri convexe, dans une étendue de 5 à 6 centimètres, la partie la plus reculée du segment de la matrice qui se présente dans le champ du spéculum.

*Contre la brièveté du cordon ombilical :* Se hâter d'appliquer le forceps. Si le cordon est entortillé autour du cou, le dégager et le couper : si le cordon est réellement trop court, attirer le fœtus jusqu'à ce qu'on puisse couper le cordon. Bien s'assurer que la matrice n'a pas été renversée, auquel cas on lui ferait reprendre sa forme.

*Contre l'hémorrhagie :* 1° Avant le 6ᵉ mois. (Voir 626.)

*Après le 6ᵉ mois :* Si elle se répète plusieurs fois de suite, il est probable que le placenta est situé sur le segment inférieur de l'utérus; prescrire le décubitus dorsal, siége élevé, boissons froides, acidules ; perchlorure de fer (0ᵍʳ,50 à 1 gr. en potion) ; eau hémostatique. Si l'orifice est suffisamment dilaté, rompre les membranes, attendre et administrer l'ergot de seigle.

Dans les cas graves, et tout à fait au début du travail, tamponnement avec la charpie ou l'amadou enduites de perchlorure de fer. Quand l'orifice est un peu dilaté, ergot de seigle si la tête se présente, et rupture des membranes dès qu'il y a des contractions.

Quand la dilatation est complète et l'hémorrhagie très grave, hâter l'accouchement en faisant la version, si la tête est au-dessus de l'orifice ; appliquer le forceps, si elle est dans l'excavation pelvienne.

Si le fœtus était mort, expectation même quand le placenta serait inséré sur le col (Moreau).

Être sobre d'ergot de seigle, si l'on prévoyait qu'on dût être appelé à faire la version. Dans l'accouchement gémellaire, s'il survient une hémorrhagie considérable après la naissance du premier enfant, extraire immédiatement le second par le forceps ou par la version, mais préférer le forceps.

*Contre la résistance formée par une vulve trop rigide :* Faire une ou deux incisions postéro-latérales, à l'aide de bons ciseaux (P. Dubois), et, si cela ne suffit pas, saisir la tête avec le forceps et extraire lentement.

*Contre les tumeurs squirrheuses, les polypes du col de la matrice :* Expectation d'abord, puis deux ou trois incisions sur la partie saine de l'orifice, puis application de forceps.

*Contre les kystes du col :* Ponction ou incision du kyste.

*Contre l'œdème du vagin :* Faire quelques scarifications à mesure que la tête de l'enfant s'engage.

*Contre le thrombus :* Tâcher d'extraire le fœtus le plus promptement possible avec le forceps avant que le thrombus ait acquis un volume énorme : sinon, ouvrir et vider le foyer sanguin.

*Contre les polypes* : Les laisser s'ils sont petits ; les réséquer totalement ou partiellement s'ils doivent gêner l'accouchement.

*Contre l'éclampsie.* (Voir 624.)

*Contre la procidence du cordon* : Tenter de la réduire avec la main ou la sonde et agir selon la présentation de la partie fœtale. Si c'est l'*épaule* qui se présente, version.

Si c'est le *sommet* ou la *face*, ausculter d'abord pour savoir si l'enfant vit : s'il vit, tenter la réduction avec la main. Introduire les quatre derniers doigts dans le vagin, saisir l'anse du cordon entre leurs extrémités et tâcher de la reporter dans l'utérus jusqu'au-dessus du détroit supérieur ; arrivé là, attendre que la tête s'engage franchement dans le haut de l'excavation. Si le cordon retombe, si la tête est mobile, faire la version. Si au contraire la tête n'est plus mobile, appliquer le forceps dès que les artères ombilicales ne battent plus que faiblement et inégalement.

Si c'est la *face* qui se présente, — *version*, si la tête est au détroit supérieur et libre ; *forceps*, si la face est engagée dans le petit bassin.

*Contre le renversement de l'utérus :* Le réduire le plus tôt possible avec la main ou le bâton repoussoir sans décoller le placenta.

*Contre la déchirure du périnée :* Voir *Déchirures du périnée,* 563.)

## 641. Tableau synoptique des hémorrhagies utérines, et traitement.

### 1° DANS LES TROIS DERNIERS MOIS.

| | |
|---|---|
| 1° Hémorrhagie légère, travail non commencé. | Position horizontale, boissons froides, lavements laudanisés. |
| 2° Hémorrhagie grave, pertes abondantes, syncopes, vie de la femme en danger, travail non commencé. | Tampon pendant plus ou moins longtemps jusqu'à dilatation du col et apparition des contractions ; alors, quand le col commence à se dilater, ergot de seigle (P. Dubois.) |
| 3° Hémorrhagie grave, col un peu dilaté ; membranes non rompues. | Rompre les membranes. |

### 2° PENDANT LE TRAVAIL.

### A. *Hémorrhagies légères.*

| | |
|---|---|
| 4° Col non dilaté, membranes intactes, hémorrhagie légère. | Rompre les membranes. |
| 5° Col dilaté, membranes intactes, hémorrhagie légère. | Rompre les membranes. |
| 6° Col dilaté, membranes rompues, hémorrhagie légère. | Ergot de seigle. |
| 7° Col dilaté, etc., tête sur le plancher du bassin. | Forceps. |

## B. *Hémorrhagies graves.*

| | |
|---|---|
| 8° Col fermé, membranes intactes, hémorrhagie grave. | Tampon, puis ergot de seigle. |
| 9° Col dilaté, membranes intactes, hémorrhagie grave. | Rompre les membranes. |
| 10° Col à peu près dilaté, membranes rompues, hémorrhagie grave. | 1° Si le placenta n'est pas sur l'orifice, pas d'ergot de seigle, qui serait insuffisant, mais version ou forceps. 2° Si le placenta est sur l'orifice : *a)* traverser le placenta avec une sonde de femme et faire écouler le liquide amniotique (Gendrin); *b)* décoller avec la main. |
| 11° Col fermé, membranes rompues prématurément, hémorrhagie grave. | Pas de tampon ; ergot de seigle, frictionner le col avec la pommade belladonée. |

**642. Mauvaises présentations du fœtus.** — *Positions inclinées au détroit supérieur.* — La dilatation étant complète, rompre les membranes, tenter de ramener la tête en meilleure position avec les doigts ou une des cuillers du forceps ; en cas d'insuccès et après 4 ou 5 heures d'attente, faire la version : si la tête est engagée, appliquer le forceps.

*Positions occipito-postérieures* (2° et 4°) *du sommet dans l'excavation.* — C'est le quatrième temps qui a manqué, ou l'absence de rotation. Expectation ou forceps.

*Positions occipito-transversales du sommet au détroit inférieur.* — La rotation est incomplète ; chercher à la corriger à l'aide de la main introduite dans l'utérus. Ne se servir du forceps que si la main était insuffisante.

*Positions occipito-pubienne, occipito-sacrée avec arrêt au détroit supérieur.* — Application nécessaire du forceps.

*Positions fronto-antérieures* (1), *la rotation intérieure ayant manqué.* — Ramener le menton en avant avec deux applications du forceps à 10 minutes d'intervalle : on évite ainsi de tourner la concavité supérieure de l'instrument en arrière.

*Positions irrégulières du sacrum.* — Se redressent d'elles-mêmes ; sinon, intervenir avec la main seule. (Voir 658.)

*Présentation inopinée du tronc.* — Version podalique.

*Présentation du sommet ou de la face avec procidence d'un bras.* — Chercher à réduire le bras procident ; en cas d'impossibilité, expectation ou version podalique.

*Présentation du sommet ou de la face avec procidence d'un pied.* — Chercher à réduire ; et, en cas d'insuccès, version pelvienne.

(1) Mento-postérieure des auteurs.

si la version est impossible, forceps ; si elle échoue, céphalotribe.

643. **Délivrance**. — Quinze à vingt minutes après la sortie de l'enfant, légères frictions sur le ventre de la mère pour réveiller les contractions utérines : titillation du col. Toucher la femme en suivant le cordon et s'assurer que le placenta est tombé sur ou dans l'orifice : exercer alors sur le cordon une tension prolongée pendant quelques minutes, puis des tractions modérées en suivant les axes du bassin. Quand le délivre apparaît à la vulve, le tourner plusieurs fois dans le même sens pour tordre les membranes et l'extraire : examiner s'il est complet.

*S'il y a perte* : Titillation d'abord, puis compresses froides sur les cuisses, le ventre ; introduire une éponge vinaigrée dans le vagin, et surtout ergot de seigle (2 gr.).

*Si le placenta est très-volumineux* : Tractions d'abord, puis extraction avec la main.

*Si l'utérus est fortement contracté* : Expectation d'abord pendant quelques heures, puis frictions, titillation ; opiacés en frictions ; quarts de lavement laudanisés ; extrait de belladone sur le col ; inhalations de chloroforme ; quelquefois saignée du bras, bains généraux ou locaux. Puis introduction forcée, lente et graduée de la main qui décollera le placenta.

*Si le cordon s'est déchiré et ne peut plus être saisi* : Introduire la main dans l'utérus et arracher le placenta. Se conduire de la même manière, si le placenta n'a pas été extrait complétement.

*Si le placenta est adhérent* : Expectation pendant 2 ou 3 heures quand l'adhérence est *totale*, frictions hypogastriques, titillation du col ; poudre de cannelle (0$^{gr}$,50 à 1 gr.), mais *pas d'ergot de seigle*, qui ne permettrait plus d'introduire la main dans l'utérus pour faire la délivrance artificielle.

*Si l'adhérence est partielle* : Agir vite à cause de l'hémorrhagie ; introduire la main dans l'utérus, détacher le placenta par de simples tractions, et administrer pendant cette manœuvre 1 gramme d'ergot de seigle pour combattre l'inertie de la matrice.

Ne jamais s'acharner à détacher à tout prix les parties du placenta solidement adhérentes ; on les laisse, mais on pratique des injections utérines avec l'eau de camomille, de guimauve, additionnée de quelques gouttes d'hypochlorite de soude, ou avec l'eau phéniquée. Combattre les symptômes de résorption putride par l'eau vineuse, l'alcoolature d'aconit (2 à 4 gr.), la décoction de quinquina, les injections utérines fréquentes.

*Si le placenta est enchatonné* : Soutenir parfaitement le fond de la matrice avec la main gauche, introduire avec douceur et patience tous les doigts de la main droite dans l'utérus pour décoller le placenta.

*Contre l'inertie utérine consécutive* : Si le placenta n'est pas décollé, administrer l'ergot de seigle (2 gr. en 2 prises à 18 minutes), frictions hypogastriques, titillation du col. S'il est décollé et s'il y a hémorrhagie, donner le seigle ergoté et en même temps introduire la main dans l'utérus pour décoller le placenta. En cas d'insuccès, tamponnement vaginal, compression de l'utérus, compression de l'aorte abdominale, avec l'extrémité des doigts, et cela pendant plusieurs heures.

**644. Rétrécissements du bassin et vices de conformation.** — Mesurer le bassin à l'extérieur avec le compas de Bau-

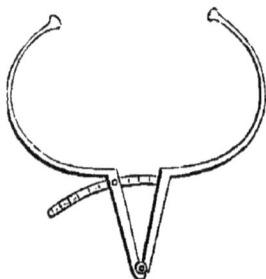

*Fig.* 387. — Compas de Baudelocque.

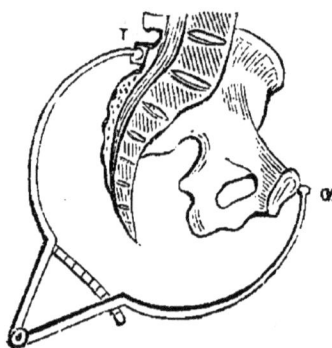

*Fig.* 388. — Application du compas de Baudelocque à la mensuration du diamètre sacro-pubien.

delocque (*fig.* 387), en appliquant l'un des boutons du compas (*fig.* 388) sur l'apophyse épineuse de la première vertèbre sa-

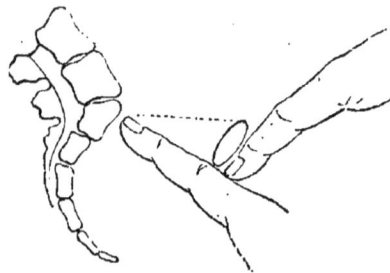

*Fig.* 389. — Application du doigt à la mensuration du diamètre sacro-pubien.

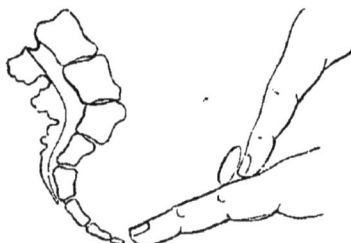

*Fig.* 390. — Application du doigt à la mensuration du diamètre coccy-pubien.

crée I, et l'autre bouton sur le sommet de la symphyse pu-

bienne O : serrer un peu les branches et chercher le degré d'é-
cartement, sur la règle graduée ; de 19 centimètres, dimension
normale, retrancher le nombre des centimètres indiqués sur la
règle pour avoir la dimension exacte du bassin vicié.

La distance normale d'une épine iliaque à l'autre étant de
24 centimètres, opérer de même pour savoir le degré de rétrécissement transversal.

Au lieu des divers instruments de M^me Boivin, Van. Huevel,
Stein, etc., se servir du doigt indicateur (*fig.* 389, 390). Diriger
vers l'angle sacro-vertébral le doigt indicateur, marquer sur ce
doigt avec l'autre index le point où arrive la symphyse pubienne ; défalquer environ un centimètre, et l'on a le diamètre
antéro-postérieur.

Même procédé pour avoir le diamètre coccy-pubien.

**645. Conduite de l'accoucheur dans le rétrécissement.**

|  |  |
|---|---|
| 1° Le bassin vicié a plus de 9 1/2 centimètres, dans le diamètre antéro-posté-rieur (1). | *Sommet.*<br>Tête au détroit supérieur : attendre 5 à 6 heures après la dilatation.<br>Au détroit inférieur, attendre 2 ou 3 heures, tant que les contractions se soutiennent ; puis forceps.<br>*Face.*<br>Chercher à convertir en présentation du sommet (le plus souvent impossible) : appliquer le forceps sans attendre autant que pour le sommet.<br>*Pelvis.*<br>Attendre d'abord, puis tractions modérées sur les extrémités et dégagement de la tête avec la main ou le forceps.<br>*Tronc.*<br>Version céphalique ; version podalique. Version podalique dans tous les cas. (Lachapelle et Simpson.) |
| 2° De 9 1/2 à 8 centimètres. | *Si l'enfant vit :* attendre quelques heures après la dilatation, puis forceps ; une à trois applications en 2 ou 3 heures : en cas d'insuccès, crâniotomie ou céphalotripsie.<br>*Si l'enfant est mort :* céphalotripsie.<br>De 7 mois et demi à 8 mois, accouchement prématuré artificiel, surtout si, précédemment, la femme n'a pas pu accoucher spontanément ou par le forceps. |
| 3° De 8 centimètres à 9 1/2. | Attendre ce qu'on peut espérer des contractions sans compromettre l'état de la mère, puis crâniotomie et céphalotripsie.<br>Accouchement prématuré artificiel de 7 à 8 mois ; régime peu nutritif pour la femme. (Moreau.) |
| Au-dessous de 6 1/2 centimètres............... | Tenter l'application du céphalotribe. Céphalotripsie répétée sans tractions en commençant dès que l'orifice est dilaté. — Au-dessous de 5 centimètres, opération césarienne. — Avortement provoqué après avis de plusieurs confrères. |

(1) La dimension normale du diamètre antéro-postérieur est de 11 centimètres en
moyenne.

**646. Version.** — 1° **céphalique,** — 2° **pelvienne** ou **podalique.**

**Version céphalique.** — Se fait avant ou après la rupture des membranes. — *Avant* : Tenter par des manœuvres externes à ramener le sommet de la tête au détroit supérieur (Wigand, Mattéi, etc.). *Après* : Introduire la main dont la face palmaire embrasse le plus aisément le sommet.

Pratiquer cette version, 1° dans les présentations inclinées du sommet (qui souvent se redressent seules); 2° dans les présentations de la face, pour les convertir en présentation du sommet; 3° dans les présentations du tronc (?).

**647. Version pelvienne** ou **podalique.** — *Pour qu'on puisse songer à pratiquer la version, il est indispensable :*

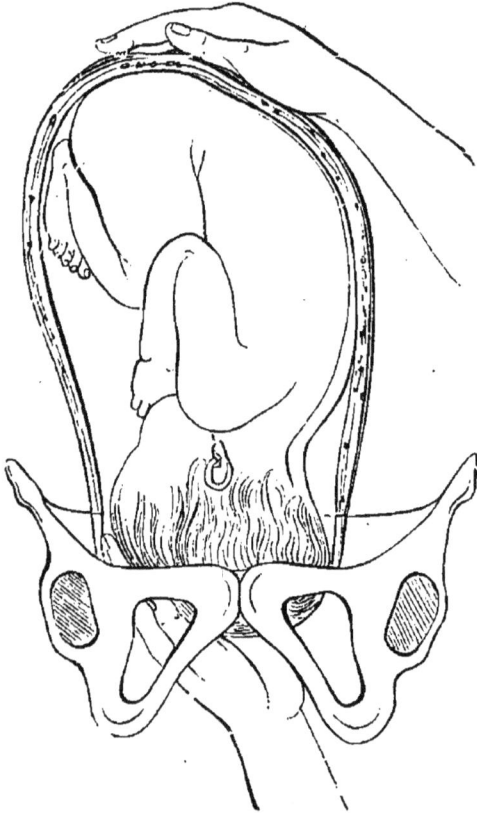

*Fig.* 391. — Premier temps de la version pelvienne. Introduction de la main.

1° Que l'orifice soit dilaté ou dilatable;
2° Que la partie fœtale (surtout si c'est la tête) n'ait jamais

franchi l'orifice. — Il est favorable que les membranes soient
intactes.

*La version est indiquée* toutes les fois qu'un accident grave,
menaçant la vie de la mère ou de l'enfant, le danger peut disparaître par la prompte terminaison de l'accouchement, les
deux conditions précédentes (1° et 2°) existant.

Quand les circonstances permettent le choix entre la version
et le forceps (la tête étant engagée dans le détroit supérieur),
on donnera, sans exception, la préférence au forceps.

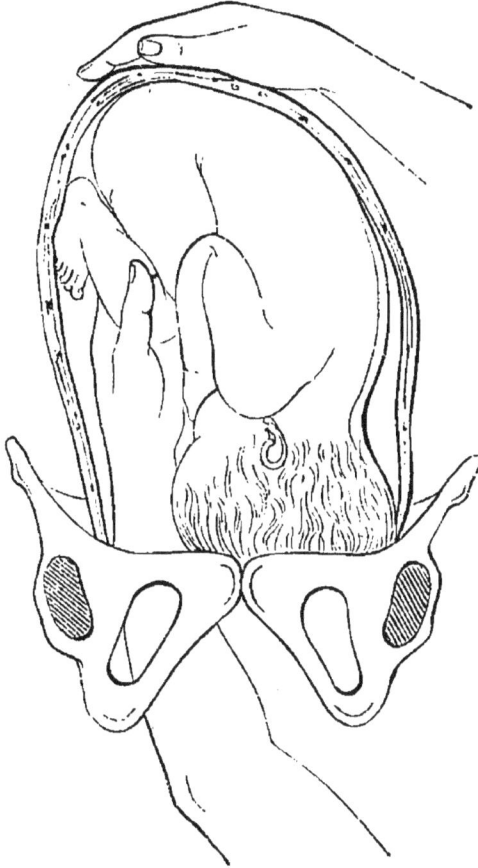

*Fig.* 392. — Main cherchant à saisir les pieds au fond de l'utérus.

*Soins préparatoires.* — Faire placer la femme en travers d'un
lit élevé, le siége débordant.

*Quatre aides.* — Vider la vessie et le rectum. — Reconnaître
la présentation et la position.

*Choix de la main.* — Pour les extrémités céphalique et pelvienne, se servir de la main dont la face palmaire regarde le plan antérieur du fœtus : pour l'épaule, le choix de la main est moins important.

Oter l'habit : graisser la face *dorsale* de la main choisie et l'avant-bras entier. Placer la main qui n'opère pas ou celle d'un

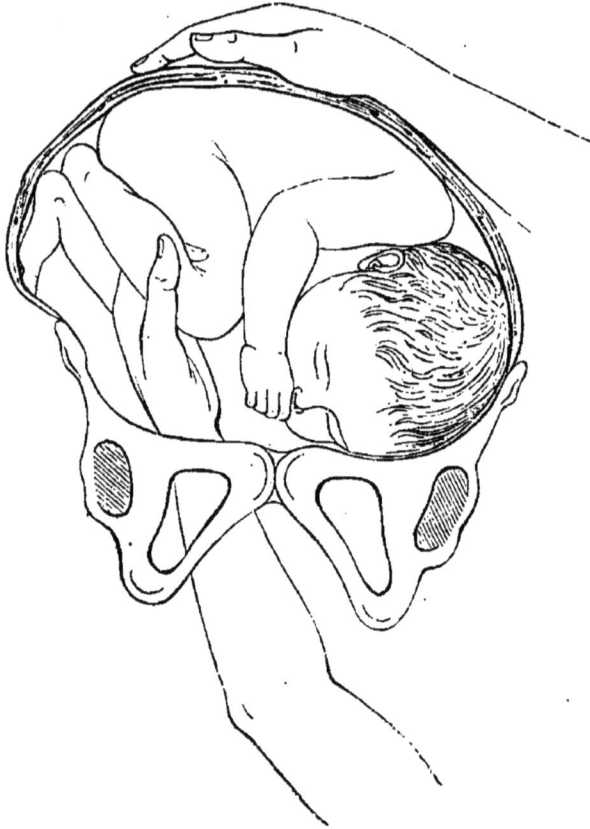

*Fig.* 393. — Deuxième temps de la version, culbute forcée du fœtus.

aide sur le fond de l'utérus. Attendre l'absence de contraction.

Tout a dû être préparé comme pour l'accouchement ordinaire ; y joindre, pour la version, lacs, tube laryngien, vinaigre, plume garnie de barbe.

648. **Premier temps** ou *temps d'introduction et de recherche* (*fig.* 391). — Ne l'exécuter que pendant l'intervalle des dou-

leurs. La main doit s'arrêter et se mettre à plat pendant les contractions.

Introduire doucement la main en cône dans le vagin; à l'orifice utérin, si les membranes sont intactes, les décoller le plus haut possible, sans les rompre ou bien les rompre en bas et entrer dans l'œuf. Pénétrer avec douceur dans l'orifice utérin, mais sans tâtonner (P. Dubois). — Suivre le chemin le plus court pour aller aux pieds (*fig.* 392) (la position est supposée connue). Saisir solidement le pied (*fig.* 393) qu'on trouve (si l'on pouvait les prendre tous les deux, on le ferait, mais la version se fait souvent bien avec un seul pied).

COMPLICATIONS ET DIFFICULTÉS DU PREMIER TEMPS. — 1° *La position est inconnue.* — On introduit la main droite; si elle ne con-

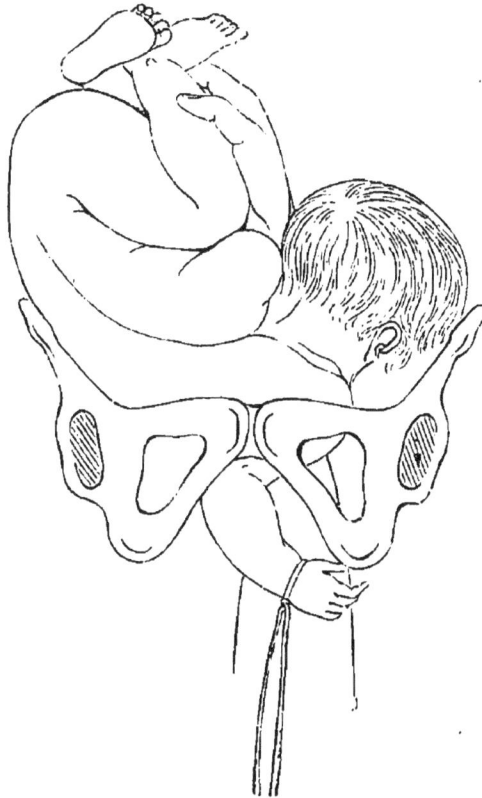

*Fig.* 394. — Version podalique.

vient pas à la position du fœtus, on la retire et on se sert de l'autre. — 2° *Étroitesse de la vulve.* — Pénétrer doigt à doigt.

— 3º *Bras dans le vagin* (dans l'épaule). Ne jamais amputer, à moins qu'on ne veuille pratiquer l'embryotomie : même alors le bras serait utile pour les tractions. — Combattre la striction par la saignée debout, lavements opiacés, tartre stibié, chloro-

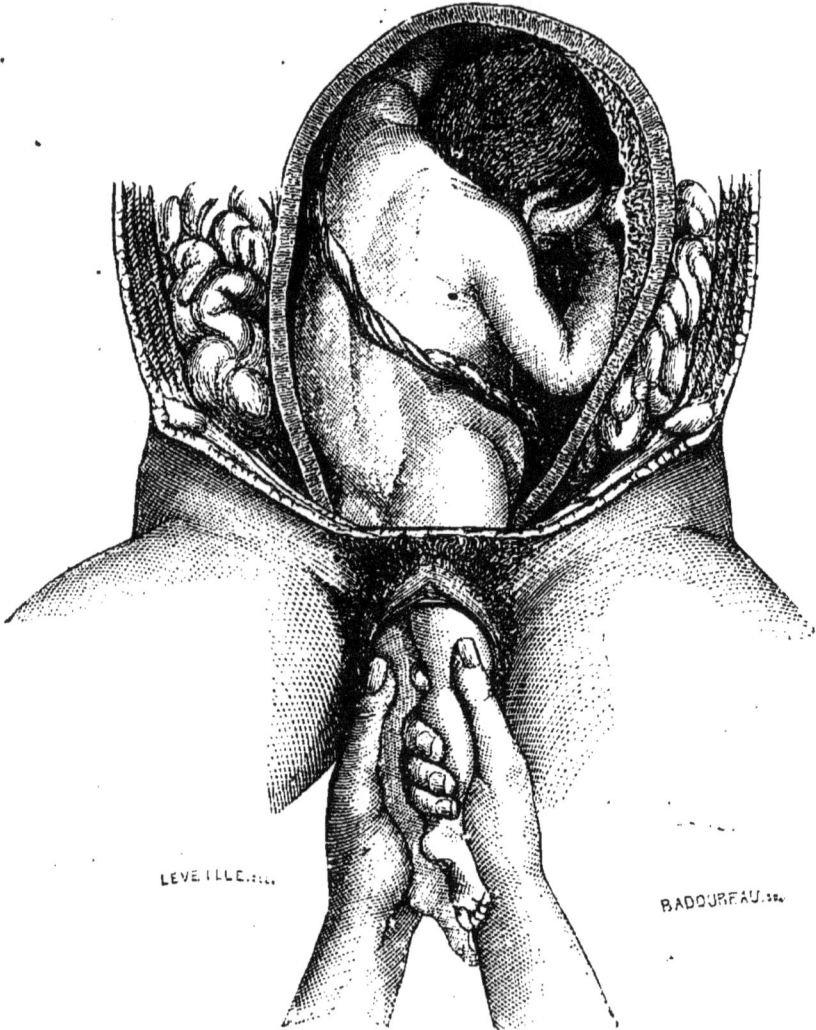

*Fig.* 395. — Dégagement des extrémités inférieures.

forme. — Si la version devient possible, un lacs sur le poignet du fœtus (*fig.* 394), pour empêcher le bras de se relever sur les côtés de la tête, après avoir constaté par la main du fœ-

tus quelle épaule se présente et parfois la position. — Si la
version est impossible, embryotomie. — *Si la partie fœtale gêne
l'introduction de la main* au-dessus de l'orifice, — la repousser
lentement dans la direction où tendra à l'entraîner le mouvement d'évolution. — *Si l'on ne trouve pas les pieds*, on cherchera
à suivre le plan latéral et postérieur de l'enfant. Si cela est impossible, porter hardiment, mais avec prudence, la main *jusqu'au fond de la matrice*, et là s'orienter (P. Dubois).

649. **Deuxième temps**, ou *temps d'évolution, de mutation ou
de pelotonnement.* — Déplier lentement le membre saisi. Attirer
le pied vers la vulve en imprimant au fœtus un mouvement
dans le sens de sa flexion naturelle, de manière à faire tourner
l'extrémité céphalique de l'enfant vers le fond de l'utérus et à
tourner le dos vers une des cavités cotyloïdes.

DIFFICULTÉS DU DEUXIÈME TEMPS. — Elles ne tiennent guère
qu'à la rétraction utérine. Généralement ce temps se fait bien
s'il y a encore du liquide dans l'œuf. — *Si la tête tendait à s'engager avec le pied ou les pieds*, appliquer un lacs sur les pieds et
refouler doucement la tête avec une main, tout en tirant lentement sur le lacs au dehors.

650. **Troisième temps** ou *temps d'extraction ou de dégagement.* — N'exécuter ce temps que pendant la contraction, sauf
le cas d'inertie ou d'accident pressant (hémorrhagie grave, etc.).

Entourer le pied ou les pieds d'un linge chaud ; exercer des
tractions et des mouvements de latéralité suivant les axes, d'a-
bord en bas (*fig.* 395). Saisir largement les parties : les mains
de l'accoucheur restent toujours près de la vulve, tant que le
bassin du fœtus n'est pas dégagé. Faire avec les mains des attelles aux articulations : veiller au cordon ombilical ; s'il est
tendu, on l'attire au dehors. Ne pas poser les mains plus loin
que les hanches (*fig.* 396), ne pas presser sur le ventre : laisser
se dégager presque seul le reste du tronc, si rien ne presse
et si les contractions sont suffisantes. Si les bras se dégagent
seuls, se contenter de soulever le tronc en engageant la femme
à pousser pour le dégagement de la tête. (Il faut supposer
l'occiput sous la symphyse des pubis, ce qui est la règle.)
(Pajot.)

DIFFICULTÉS DU TROISIÈME TEMPS. — 1° *Si, par des tractions modérées, il est impossible d'achever la version avec un seul pied*, appliquer un lacs sur le pied saisi et aller chercher l'autre. —
2° *Dans la version avec un seul pied*, si l'autre membre pelvien
se relève au-devant du tronc, mettre un doigt en crochet dans
l'aine, mais ne pas dégager ce membre (son volume est utile
pour la sortie de la tête). — 3° *Quand le dos tourne en arrière*, lé-

ger mouvement de spirale allongée; on tâtonne pour apprécier de quel côté le dos a le plus de tendance à tourner.

4° *Redressement des bras sur les côtés de la tête.* — Il faut les
dégager : commencer par le bras postérieur qui est le plus

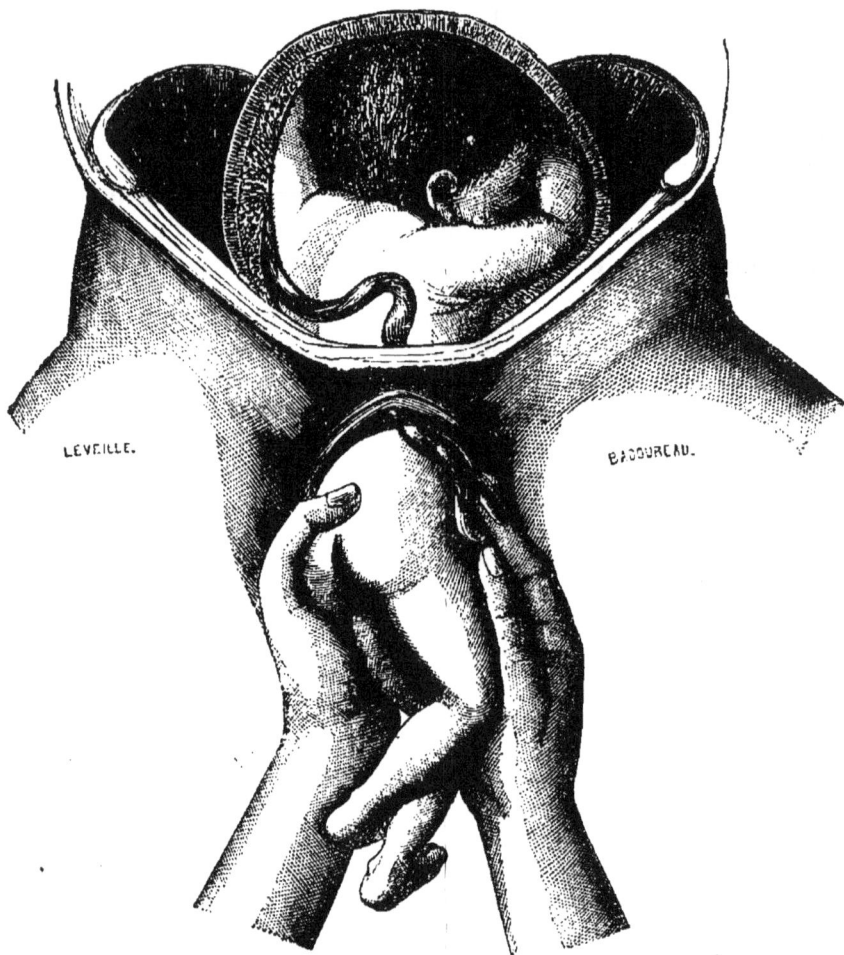

*Fig.* 396. — Dégagement du cordon.

facile ; relever le tronc diagonalement pour le bras postérieur,
l'abaisser au contraire pour le bras antérieur; puis l'indicateur et le médius de la main la plus commode sont glissés aussi
loin que possible sur la face externe et antérieure du bras, le

pouce dans l'aisselle, l'autre main soutenant le tronc (*fig.* 397);
ramener toujours le membre vers la face antérieure du
fœtus.

5° *La tête n'a pas exécuté sa rotation.* — Introduire l'indicateur

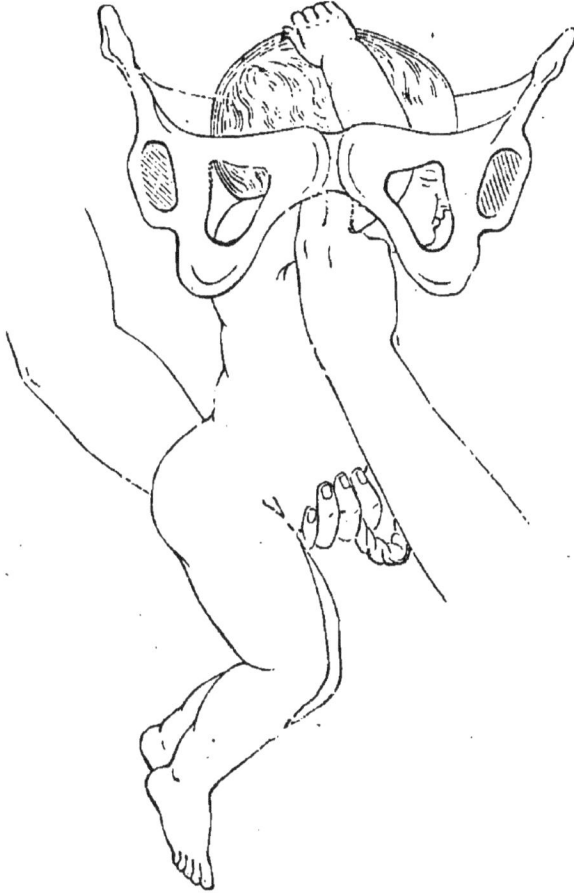

*Fig.* 397. — Dégagement du bras antérieur relevé sur le côté de la tête.

et le médius de la main dont la paume embrasse le mieux
l'occiput, les faire glisser sur la joue inférieure du fœtus et de
là dans la bouche (*fig.* 398), et ramener l'occiput derrière les
pubis.

6° *L'occiput est dans la concavité du sacrum.* — Si la tête est
fléchie, porter le dos du fœtus vers le dos de la femme;

si la tête est défléchie, renverser le ventre du fœtus vers le ventre de la mère. Si le dégagement était impossible, forceps.

7° *La tête est plus ou moins défléchie dans l'excavation ou aux*

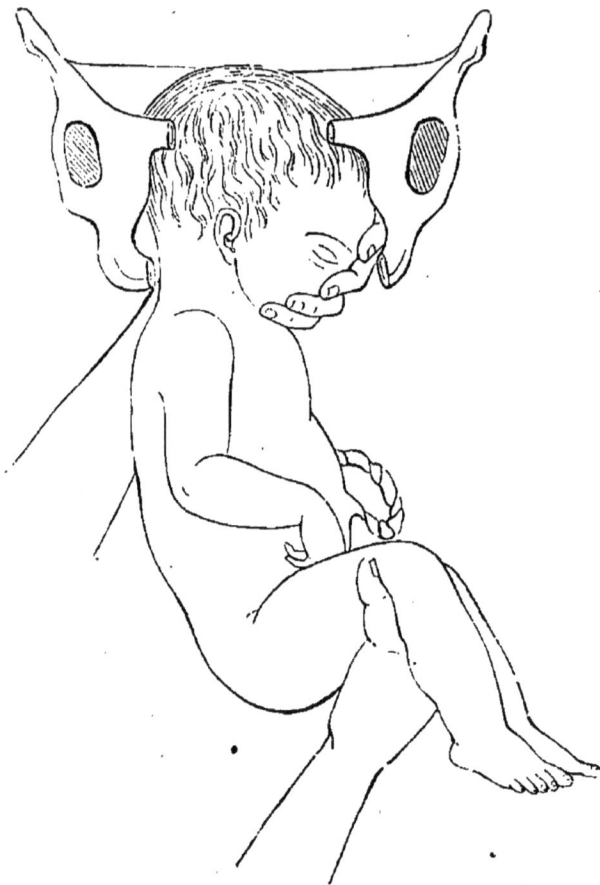

Fig. 398. — Manière de forcer la tête restée en travers.

*détroits.* — Tenter de refouler doucement le tronc, puis introduire les deux doigts dans la bouche, mettre deux doigts de l'autre main en fourche sur la nuque (*fig.* 399) et renverser le dos du fœtus vers le ventre de la femme en l'engageant à pousser. Si le dégagement est impossible, appliquer le forceps ou faire la crâniotomie suivant le cas.

651. **Forceps.** — Plusieurs espèces de forceps : forceps or-

dinaire, — forceps brisé de Charrière, — léniceps de Mattei
(*fig*. 400 et 401), forceps asymétrique de Hamon (*fig*. 402).

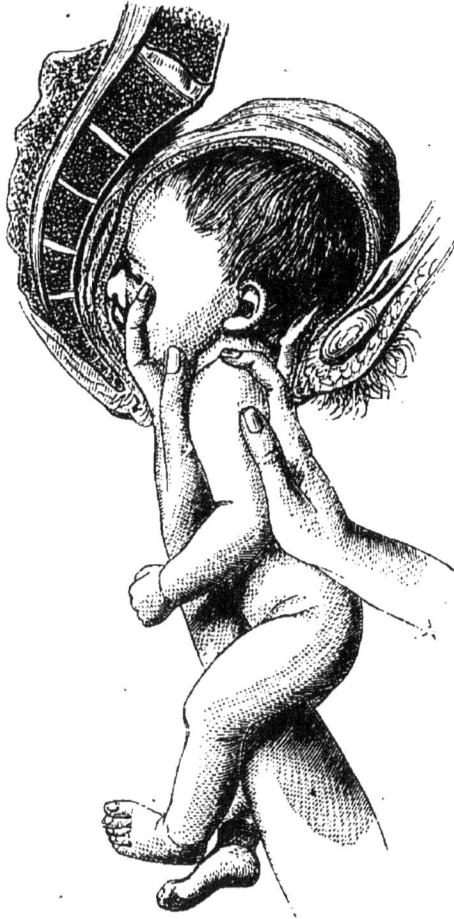

*Fig*. 399. — Dégagement de la tête.

*Pour qu'on puisse songer à appliquer le forceps, il est indispen-*
*sable*:
    1° Que l'orifice soit dilaté et les membranes rompues ;
    2° Que le bassin permette le passage de l'instrument.
    Il est favorable que la tête soit engagée et fixée dans le détroit
supérieur. *Le forceps ne s'applique que sur la tête* ; peut-être
pourrait-on l'appliquer sur le pelvis, quand l'enfant est mort.

*Indication.* — Toutes les fois qu'un accident menace la santé ou la vie de la mère ou de l'enfant pendant le travail (inertie,

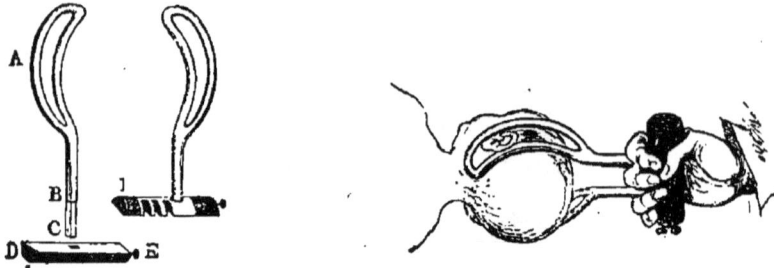

Fig. 400 et 401. — Léniceps de Mattéi (*).

hémorrhagie, éclampsie, procidences, etc.), pourvu toutefois que les deux conditions ci-dessus (1° et 2°) soient remplies.

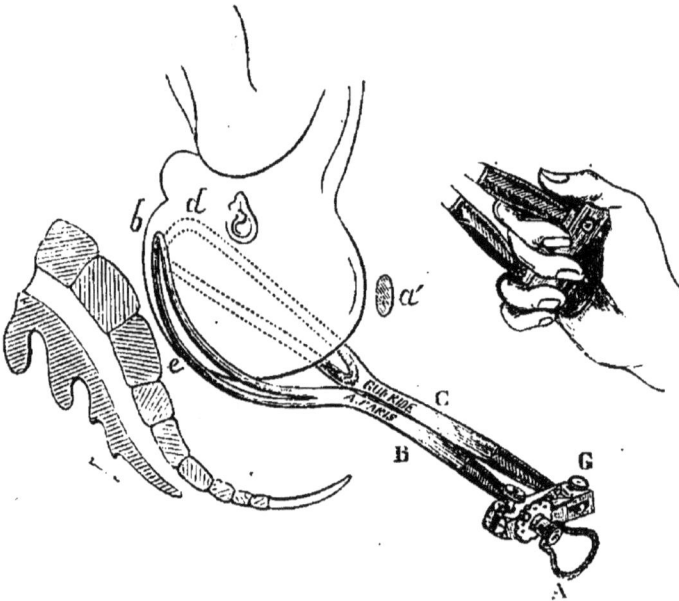

Fig. 402. — Forceps asymétrique de Hamon (**).

*Les applications de forceps se divisent en :*
1° Applications directes ; — 2° Applications obliques.

(*) A, branche; B, tige; C, pivot entrant dans le manche transversal; DE, , encoches dans une branche transversale.
(**) a, pubis; b, d, cuillers du forceps; e, front; A, anneau au moyen duquel on peut faire exécuter des mouvements de rotation à la branche gauche B ; G, bouton pour rapprocher ou éloigner la branche C.

**652. Applications directes dans la présentation du sommet (1).**

Positions directes.................... à { Occipito-pubienne.
{ Occipito sacrée.

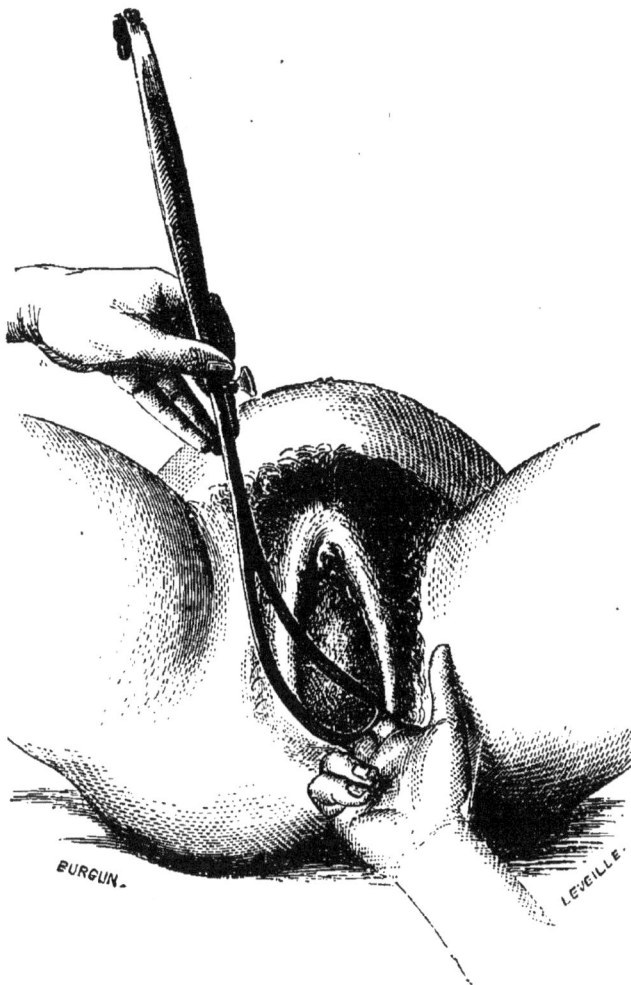

*Fig.* 403. — Application du forceps, la tête étant à la vulve, l'opérateur vient d'engager l'index et le médius de la main droite entre la tête et le conduit vulvo-utérin, et s'apprête à introduire la branche gauche de l'instrument.

*Soins préparatoires.* — Communs à toutes les applications de forceps : position de la femme comme dans la version ; quatre

(1) On ne fait que celle-là au détroit supérieur.

aides ; vider la vessie et le rectum ; reconnaître la présentation

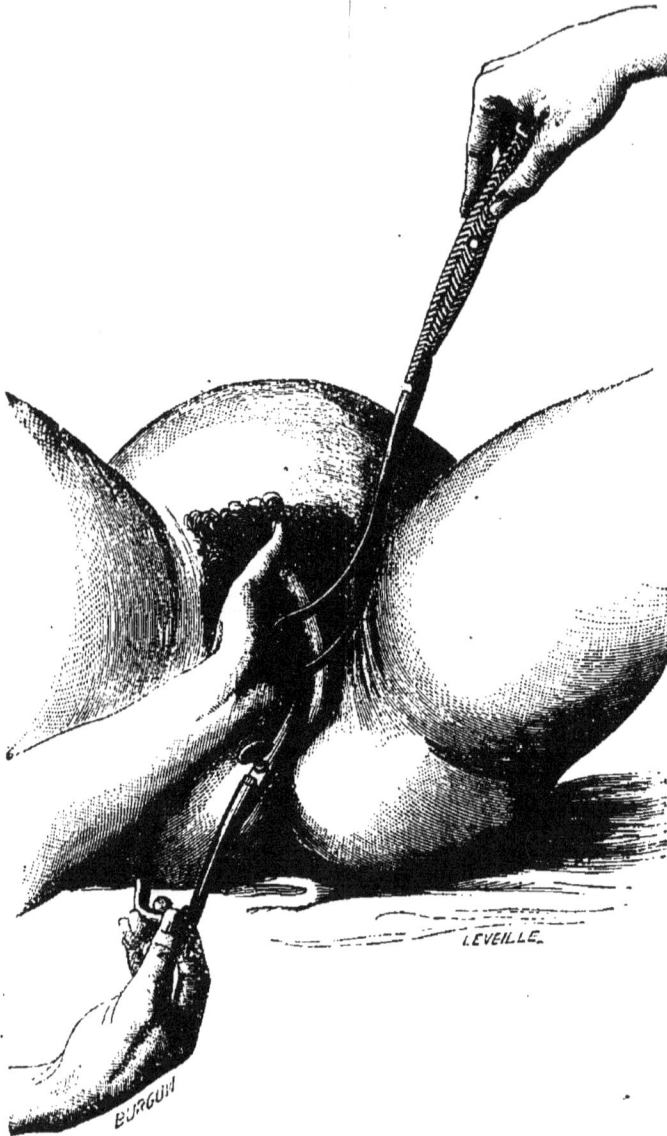

Fig. 404. — Application du forceps, la tête étant au détroit supérieur; la branche gauche est en place, un aide en tient le crochet. L'opérateur vient d'engager, dans les parties génitales, toute sa main gauche moins le pouce et s'apprête à introduire la branche droite de l'instrument.

et la position; chauffer l'instrument dans l'eau tiède et le graisser sur sa surface externe.

36.

**653. Premier temps.** — *Introduction et placement des branches.* — *Branche gauche* (ou mâle, ou à pivot), tenue de la *main gauche*, appliquée *à gauche* de la femme, et toujours *la première*. Elle doit être tenue à pleine main, ou comme une plume à écrire. La main droite de l'opérateur sera graissée sur ses deux faces ; deux doigts de cette main introduits dans le vagin et *toujours dans l'orifice*, s'il est accessible, précéderont et guideront la branche (*fig.* 403). Les deux doigts de la main droite, et parfois toute la main, sauf le pouce, étant introduits, diriger là branche gauche dans la direction de l'aine droite de la femme, le crochet en haut. Abaisser le crochet entre les jambes de la femme, à mesure que la branche pénètre entre la main de l'accoucheur et la tête du fœtus. La branche introduite suivant les axes, placer le manche de la branche introduite à gauche, parallèlement à la cuisse opposée et la confier alors à un aide.

*Branche droite* (règles inverses), introduite de la main droite, à droite, la seconde. La seconde branche s'applique dans tous les cas *par-dessus* la première (*fig.* 404).

**654. Deuxième temps.** — *Articulation.* — Les deux bran-

$$\frac{1}{5}$$

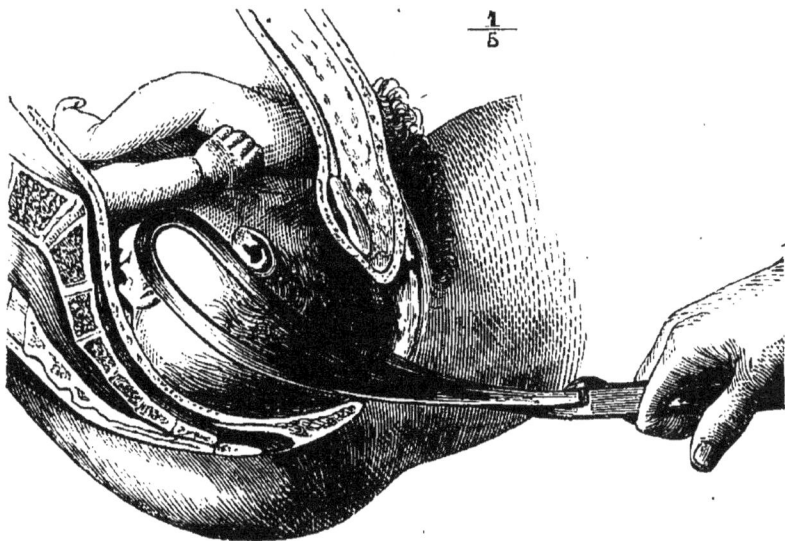

*Fig.* 405. — Deuxième temps du forceps.

ches ayant été placées sur le même plan, et la mortaise en face ou à côté du pivot (selon le genre d'articulation), on les rapproche doucement et l'on articule. Si l'on prévoit une extraction la borieuse, on peut enrouler une serviette autour des manches du forceps .

655. **Troisième temps.** — *Traction et dégagement.* — S'assurer positivement et avant tout que la tête est saisie et seule saisie. Alors traction et mouvements de latéralité avec une grande len-

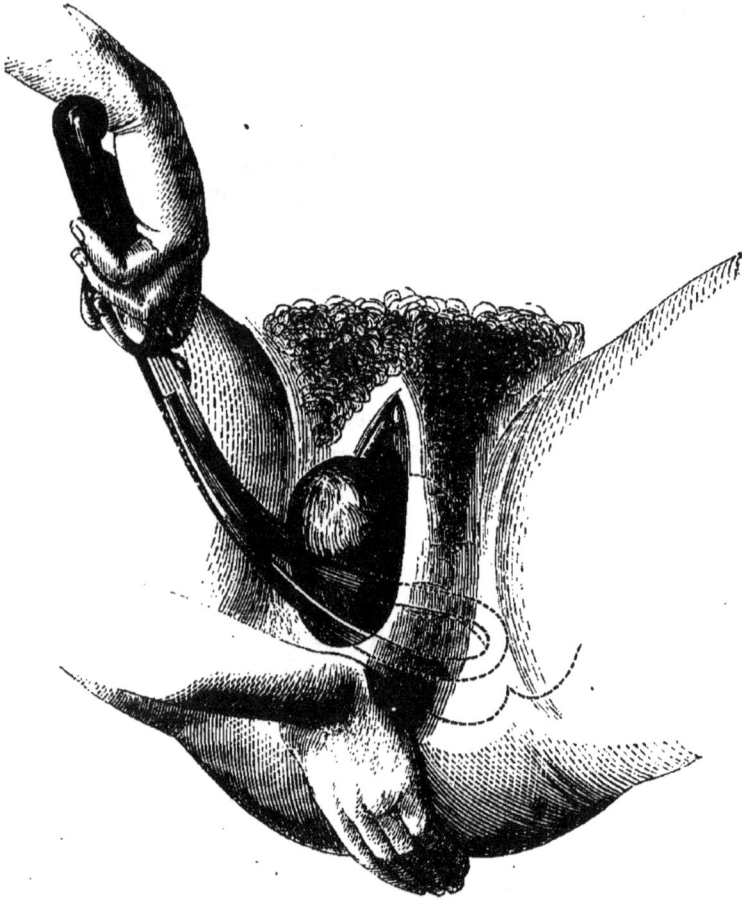

$-\frac{2}{3}-$

SCHWEITZER DEL.

*Fig.* 406. — Troisième temps du forceps; la main gauche soutient le périnée.

teur pendant les contractions, s'il y en a (*fig.* 405). On ne doit tirer qu'avec les bras et non avec le corps. Dans ce dernier temps, faire soutenir le périnée (*fig.* 406).

Dans les positions *occipito-pubiennes*, on tire *en bas*, puis, l'occiput étant dégagé, *on relève* le forceps (*fig.* 407).

Dans les positions *occipito-sacrées*, on tire *en haut*, puis, l'occiput étant dégagé, *on abaisse* (*fig.* 408).

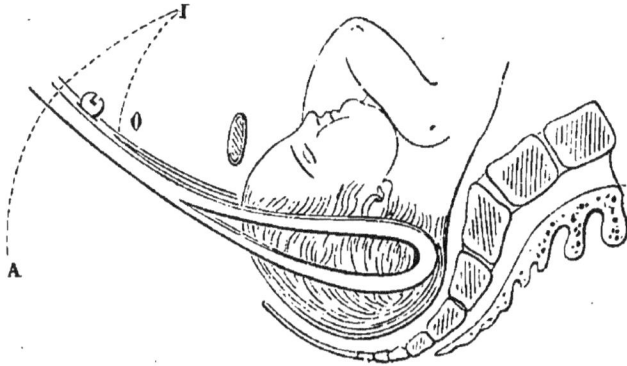

*Fig.* 407. — Manière de tirer dans le cas de position occipito-sacrée secondaire : commencer par enlever le manche du forceps de O en I, tout en faisant des tractions directes, et quand l'occiput a franchi le bord antérieur du périnée, abaisser l'instrument de I en A.

Ces deux modes de dégagement de la tête, dans le sommet, sont les deux seuls : toutes les positions obliques devant être ramenées en occipito-pubienne ou en occipito-sacrée.

656. **Applications obliques dans la présentation du sommet.**

|  |  |  |
|---|---|---|
| Positions obliques....... | 1º Occipito-iliaque gauche antérieure. |
| | 2º — — droite postérieure. |
| | 3º — — droite antérieure. |
| | 4º — — gauche postérieure. |

*Règle générale.* — Pour saisir la tête par les extrémités du diamètre bipariétal (les oreilles), il faut toujours tourner la concavité du forceps du côté de la région fœtale qu'il faut ramener derrière les pubis. La région qu'il faut ramener derrière les pubis dans les positions antérieures, c'est l'occiput : dans les postérieures, c'est le front (Pajot).

1<sup>re</sup> *position.* — **Occipito-iliaque gauche antérieure.** — La région fœtale qu'on doit ramener derrière le pubis, c'est l'occiput : il est à gauche et en avant; donc, appliquez la branche gauche en arrière de la tête du fœtus, la branche droite en avant. — *Branche gauche, de la main gauche, à gauche* en arrière, *la première.* La branche gauche s'applique tout de suite dans le lieu qu'elle occupera définitivement. La branche droite s'applique d'abord sur le côté droit du bassin, puis, par un mouvement de *spirale* (La Chappelle), on l'amène à sa place définitive. D'ailleurs mêmes précautions dans les trois temps que pour les applications directes : articulation — tractions — rotation de l'occiput derrière le pubis, puis dégagement, comme en occipito-pubienne (Voir *Applications directes*).

2e *position.*—**Occipito-iliaque droite postérieure.**—Mêmes règles que pour la première (le front remplace l'occiput), mais *rotation dans le sacrum* et dégagement en occipito-sacrée (Voir *Applications directes*, 652).

3e *position.* — **Occipito-iliaque droite antérieure.** —

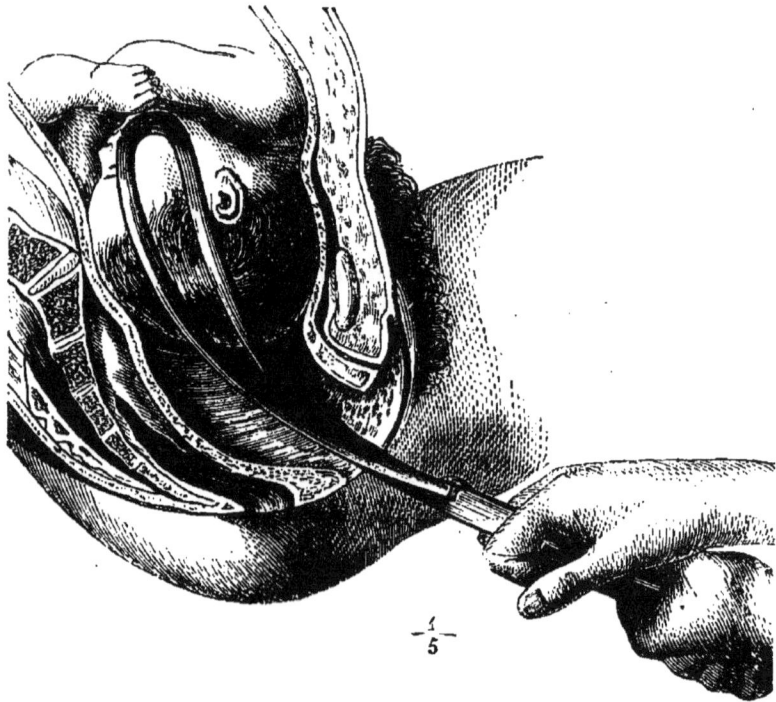

*Fig.* 408. — Première position du forceps.

Même règles que pour la première, seulement l'occiput est à droite et en avant ; donc, concavité à droite et en avant, et alors la branche *gauche* est en avant de la tête du fœtus et la branche *droite* en arrière (articulez l'instrument pour vous en rendre compte). — Dégagement en occipito-pubienne.

4ᵉ *position*. — **Occipito-iliaque gauche postérieure**. — Mêmes règles que pour la troisième (le front remplace l'occiput). Dégagement en occipito-sacrée.

On a proposé, même dans les positions postérieures, de ramener l'occiput *en avant* dans les 2ᵉ et 4ᵉ positions (Smellie, Danyau).

I. **Positions transversales**. — Comme dans les positions antérieures correspondantes (transversale gauche, comme dans

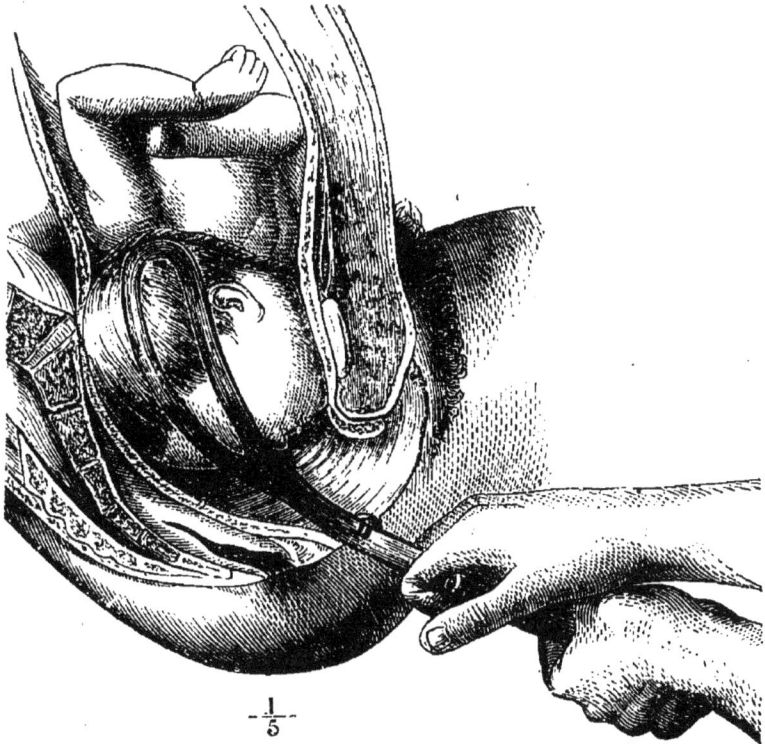

*Fig*. 409. — Présentation de la face; tête dans l'excavation, forceps en première position.

la 1ʳᵉ position — transversale droite, comme dans la 3ᵉ).

II. **Présentation de la face**. — Pour les positions antérieures (F. I. G. A. et F. I. D. A. 1ʳᵉ et 3ᵉ), mêmes règles que pour le sommet, à la condition expresse que le *menton correspondra à l'un des points de la moitié antérieure du bassin*: le menton remplace aussi l'occiput. — Appliquer le forceps sur les côtés de la

tête dans le diamètre oblique ; placer les cuillers assez en arrière (*fig.* 409) pour que la tête soit suffisamment embrassée, et
diriger les tractions (*fig.* 410) selon les règles connues.

Pour les positions postérieures (F. I. D. P.et F. I. G. P. c.-à-d.
2e et 4e positions), ou bien chercher à fléchir la tête (irration-

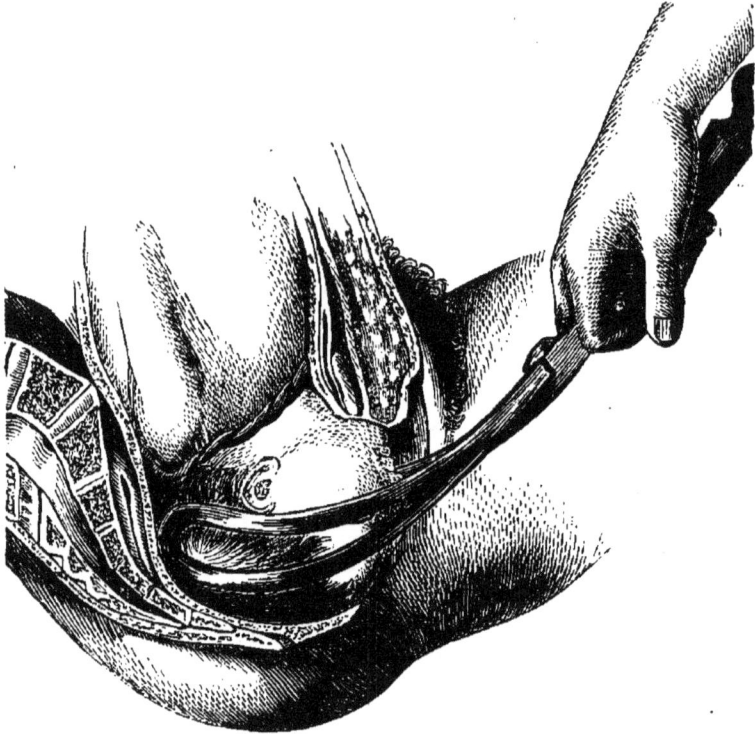

*Fig.* 410. — Présentation de la face ; tête à la vulve, forceps en troisième
position.

nel), ou bien deux applications de forceps pour ramener le menton en avant.

III. **Le tronc en dehors.** — Mêmes règles que pour le sommet. On doit toujours préférer le dégagement manuel quand il
est possible. Les dégagements se modèlent exactement sur les
dégagements spontanés.

[L'instrument doit être insinué sur le plan sternal du fœtus,
le tronc étant relevé dans les positions occipito-pubiennes
(*fig.* 411), abaissé dans les positions mento-pubiennes. C'est toujours vers le point qui doit être ramené sous la symphyse du

pubis que doit être dirigée la courbure du bord supérieur des cuillers. On doit chercher à dégager la tête par un mouvement

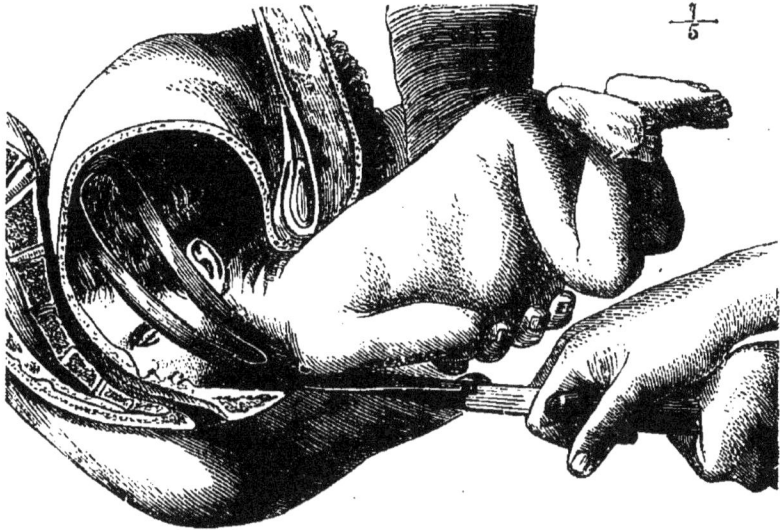

*Fig.* 411. — Application du forceps sur la tête venant la dernière.

de flexion qui a pour centre la nuque, placé tantôt au-dessous du pubis, tantôt au-devant du périnée (Hatin).]

**657. Complications et difficultés du forceps.** — 1° *La position est inconnue* : Faire une application directe (si la rotation de la tête n'était pas effectuée, il arrive parfois qu'elle s'exécute après l'introduction d'une branche, ou entre les deux branches, ou encore la tête tourne et le forceps avec elle). Si le mouvement de rotation ne se produit pas, l'application directe sera irrégulière, mais, en général, le dégagement se fera même dans ce cas.

2° *On ne peut placer la seconde branche* : Retirer la première et commencer par l'autre. — Dans les applications obliques, il y a toujours une branche plus difficile à placer : c'est l'antérieure (la droite dans les 1re et 2e positions ; la gauche dans les 3e et 4e). On commence par celle-là ; mais, pour articuler (la mortaise se trouvant sous le pivot, dans les 1re et 2e positions, puisque la seconde branche s'applique toujours par-dessus la première), on est, dans ces deux positions, forcé de faire le décroisement des branches.

3° *L'extrémité d'une cuiller heurte contre un obstacle* : Retirer un peu la branche et la mieux diriger, mais ne jamais forcer une résistance.

*Nota.* — Ce temps ne souffre jamais l'emploi de la force : la branche doit pour ainsi dire s'introduire par son propre poids, la main la guide seulement ; elle est bien placée quand, en la poussant avec douceur, on sent qu'elle pénétrerait plus profondément avec facilité ;

4° *On ne peut articuler* : A. Parce que le pivot et la mortaise ne sont pas sur le même plan : — tordre doucement les branches de manière à les amener (pivot et mortaise) en présence ; tâtonner ;

B. Parce qu'une branche est plus enfoncée que l'autre : — retirer la plus enfoncée ; faire pénétrer l'autre un peu plus, tâtonner ;

C. Parce que les branches sont trop écartées l'une de l'autre, et qu'on ne peut les rapprocher : — la tête est probablement alors saisie irrégulièrement ou bien par l'extrémité des cuillers. Il faut introduire les deux branches plus profondément avec de grandes précautions *et selon les axes.* Quand la tête est élevée, l'articulation du forceps doit parfois être portée jusqu'à l'entrée du vagin, le pivot et la mortaise se rapprochent alors facilement ;

5° *La tête reste immobile malgré des tractions suffisantes* (cela ne s'observe guère que dans des bassins viciés ou avec des têtes très-volumineuses). Renoncer au forceps. Retirer l'instrument et recommencer quelques heures plus tard (Voyez *Rétrécissements du bassin*) ;

6° *Le forceps lâche prise.* — Se garder de tirer avec le corps : ou l'instrument sortirait brusquement, et l'on déchirerait les parties et l'on tomberait en arrière avec le forceps ;

7° *On n'était pas sûr de la position.* — Chercher à la reconnaître quand la tête arrive à la vulve. Si le doute persiste, redoubler de lenteur pour le dégagement. S'il y a des contractions, on pourrait retirer le forceps dans quelques cas. Si l'on s'apercevait que l'application est très-irrégulière, la conduite serait la même ;

8° *Le périnée menace de se rompre malgré la lenteur et les précautions.* — Diviser les côtés de la vulve inférieurement par deux petites incisions avec des ciseaux (il faut être sobre de cette pratique, évidemment utile dans certains cas) ;

9° *L'extrémité des cuillers est encore dans la vulve, la tête dégagée.* — Désarticuler et retirer les branches l'une après l'autre suivant les axes ;

10° *La tête dégagée, il n'y a plus de contraction, l'enfant souffre.*

Engager la femme à pousser, aller chercher les aisselles, ne pas dégager les bras, exécuter la rotation des épaules et extraire le tronc en tirant en bas avec lenteur. (Pajot.)

**658. Présentation de la face.** — *Le tronc au dehors*. Voyéz *Applications obliques* (656).

**658 *bis*. Présentation du siége.** — Quand dans cette présentation, il y a arrêt du travail, soit par inertie de la matrice ou par toute autre cause, il faut terminer artificiellement l'accouchement : — 1° *Si le siége est au détroit supérieur*, introduire dans la

$$\frac{1}{5}$$

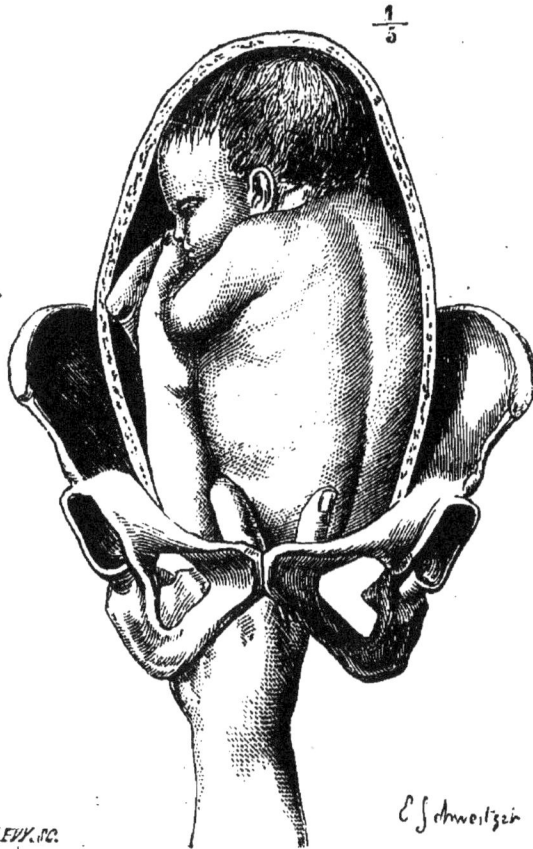

*Fig.* 412. — Tractions sur le pli de l'aine au moyen du doigt recourbé en crochet.

matrice la main *droite* pour les positions sacro-iliaques *droites*, et la main *gauche* pour les positions sacro-iliaques *gauches,* saisir un pied et agir comme dans les versions ordinaires (*fig.* 412).

2° *Si le siége est engagé dans le bassin,* l'introduction de la main étant presque toujours impossible, se servir du crochet *demi-circulaire* qui termine une des branches du forceps. Placer la parturiente transversalement sur son lit ; chauffer et graisser l'instrument et le faire pénétrer à plat entre la paroi antérieure du bassin et la hanche correspondante du fœtus, la main libre servant à guider cette introduction. Quand le crochet a dépassé l'aine de l'enfant, lui imprimer un mouvement de rotation d'un

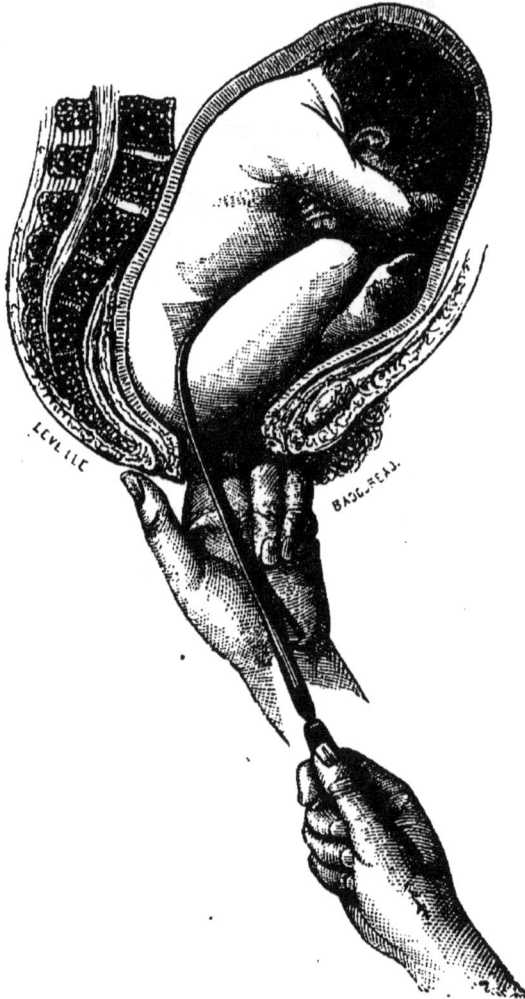

Fig. 413. — Tractions sur le pli de l'aine au moyen du crochet mousse.

quart de cercle qui place l'anse perpendiculairement à la cuisse, laquelle cuisse se trouve saisie dès qu'on retire l'instrument. *Bien s'assurer avec le doigt conduit entre les membres infé-*

*rieurs de l'enfant que le bouton du crochet a dépassé le bord interne de la cuisse et ne porte pas sur le sillon inguinal*, sans quoi on pourrait léser le fœtus. La cuisse étant saisie (*fig.* 413), tirer graduellement et terminer l'accouchement (Bailly).

659. **Crâniotomie.** — Placer la femme comme pour les autres opérations, introduire dans l'utérus la main gauche, sauf

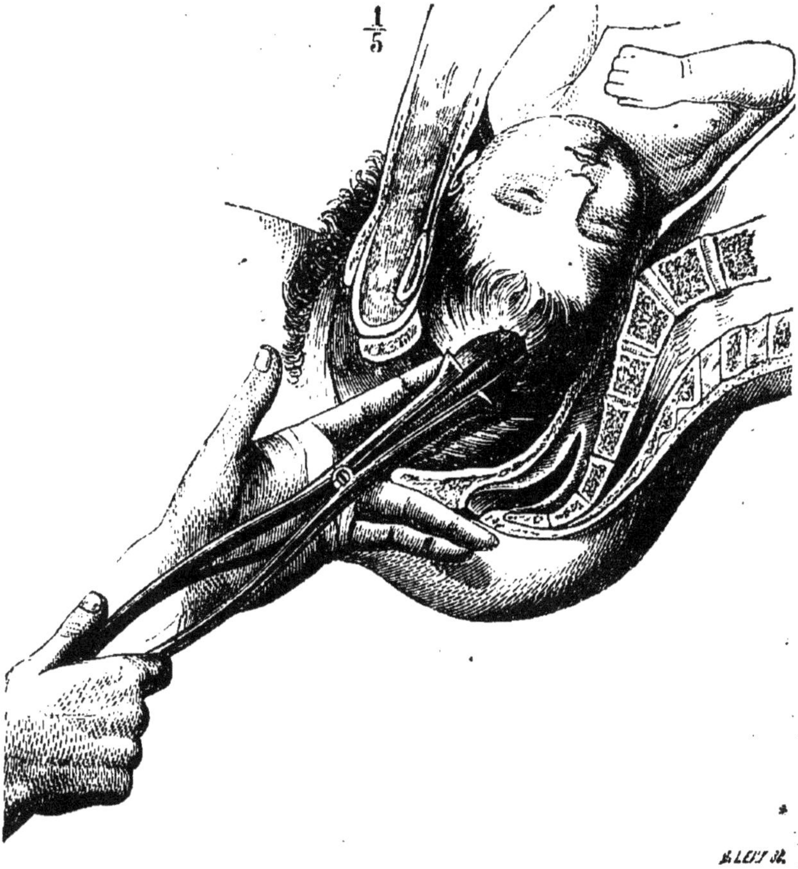

*Fig.* 414. — Crâniotomie pratiquée à l'aide du perforateur en forme de ciseaux.

le pouce, glisser jusqu'à l'occiput le perforateur, ou les ciseaux de Smellie, ou le perce-crâne de Blot. Ne chercher ni sutures ni fontanelles; appliquer la pointe de l'instrument sur le crâne, abaisser fortement le manche et faire pénétrer l'instrument, qui provoque l'issue de sang noir et de matière cérébrale (*fig.* 414). Agrandir l'ouverture et retirer l'instrument avec précaution.

Si le corps est sorti de l'utérus, et si la tête seule reste en-
clavée dans le bassin, faire soutenir l'enfant par un aide, introduire les deux doigts de la main gauche dans la bouche de l'enfant et faire pénétrer les ciseaux par la voûte palatine (*fig.* 415).

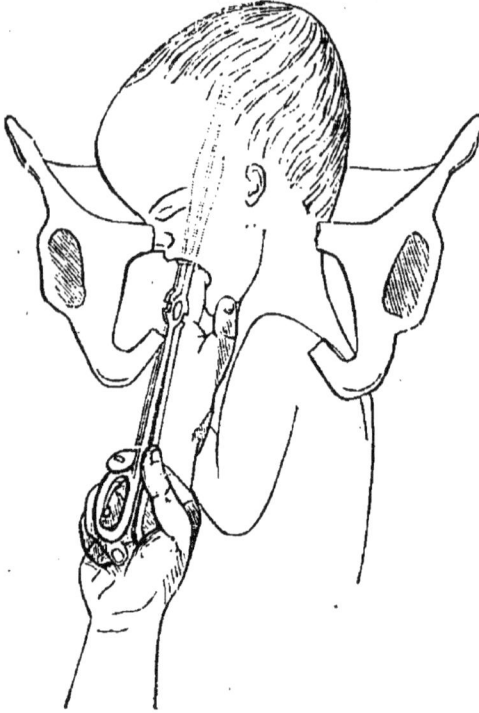

*Fig.* 415. — Perforation du crâne par la voûte palatine.

**660. Céphalotripsie.** — Placer la femme comme pour les
autres opérations, faire soutenir solidement l'utérus par les
deux mains d'un aide. Appliquer le céphalotribe (*fig.* 416),
comme le forceps sur la tête, mais toujours directement. La
tête étant saisie entre les deux branches de l'instrument, on
fait jouer la manivelle ou le mécanisme jusqu'à ce que les
becs des cuillers se touchent ou à peu près. Après avoir broyé
la tête, imprimer un mouvement de rotation, pour placer la
partie rétrécie de la tête dans le sens le plus favorable du bassin, et tirer ou bien répéter plusieurs fois (Pajot) cette manœuvre, à quelques heures d'intervalle, sans tirer. Agir avec prudence et en tâtonnant.

Le forceps-scie de Van Huevel, employé en Belgique et prôné en France par E. Verrier, est un instrument fort ingénieux, qui a sur notre céphalotribe l'avantage de ne pas produire d'esquille et qui, par conséquent, est moins nuisible à la mère.

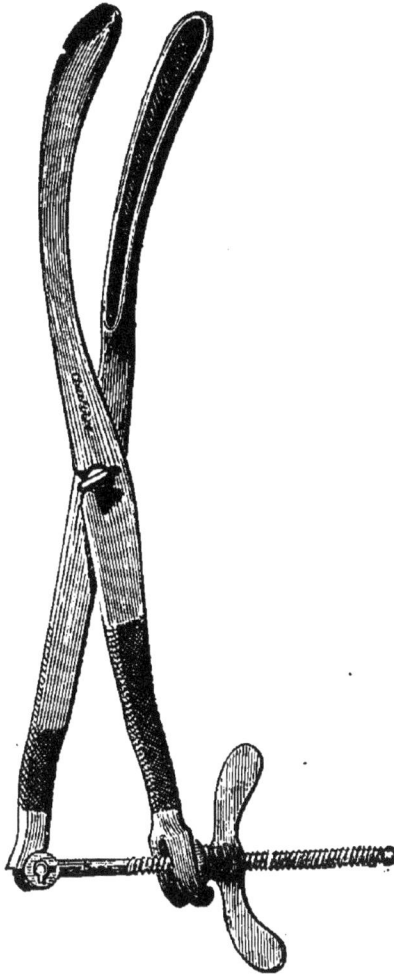

Dans les présentations du tronc, au lieu de perforer le crâne par la voûte palatine, on pourrait faire la détroncation à l'aide des ciseaux de Dubois, mauvais procédé, ou à l'aide de la ficelle à fouet, que l'on passe autour du tronc de l'enfant, au moyen d'un crochet mousse ordinaire sur la convexité duquel on a fait creuser une rainure pouvant recevoir le fil à fouet, et dont on coiffe la pointe d'une grosse balle de plomb disposée en calotte, et à laquelle est fixée une des extrémités de la corde. (Pajot.)

**661. Accouchement prématuré artificiel.** — INDICATIONS : 1° Rétrécissement du bassin non inférieur à 65 millimètres ; — 2° Tumeurs irréductibles ou inopérables ; — 3° Hémorrhagies ; — 4° Vomissements incoercibles, à moins que l'enfant ne soit mort ; —5° Éclampsie (avis partagé); — 6° Urémie (id.) ; — 7° Mort du fœtus avant terme dans les

*Fig.* 416. — Céphalotribe de Penard (*).

(*) La grande manivelle de Baudelocque a été remplacée par une vis à larges filets et indépendants, que l'on articule sur la branche gauche de l'instrument, en l'engageant parallèlement à l'axe de cette branche, dans le clou en forme de T qui y est rivé solidement. Cette vis est placée ensuite à angle droit sous la branche droite, et un volant léger, proportionné à une force moyenne, roule sur cette même vis pour serrer à volonté les deux branches du céphalotribe. Le céphalotribe de Chailly fonctionne à l'aide d'une courroie en cuir qui s'enroule sur un treuil à crémaillère et à cliquet; deux crochets, pour faciliter la traction, ont été ajoutés à l'extrémité des cuillers.

autres grossesses ; — 8° Hydropisie de l'amnios ; — 9° Maladies diverses du cœur, anasarque, etc.

Réunir en consultation plusieurs confrères avant de pratiquer l'opération.

| | | | | | |
|---|---|---|---|---|---|
| Dans les rétrécissements de 0,065 ; accouchement prématuré à 7 mois. | | | | | |
| — | 0,070 ; | — | — | — | 7 — 1/2. |
| — | 0,080 ; | — | — | — | 8 mois. |
| — | 0,085 ; | — | — | — | 8 — 1/2. |

Ces dimensions du bassin correspondent exactement au dia-mètre bi-pariétal du fœtus.

PROCÉDÉ OPÉRATOIRE. — 1° Éponge préparée (meilleur moyen). — 2° Douches utérines (quelques accidents ; n'en pas faire plus de 8 à 10). — 3° Injections intra-utérines (peu employées). — 4° Dilatateur de Barnes, de Tarnier. — 5° Combiner les douches (six) et le dilatateur de Tarnier (E. Verrier).

662. **Avortement provoqué.** — INDICATIONS : 1° Danger im-minent pour la mère ; — 2° Bassin inférieur à 0,65 ; — 3° Tu-meur pelvienne irréductible ou considérable ; — 4° Rétrover-sion irréductible.

Réunir plusieurs confrères en consultation : ne pas opérer avant le 4° mois.

PROCÉDÉ OPÉRATOIRE. — Éponge préparée ; quelquefois *lami-naria digitata*; se méfier des drogues dites abortives. Dilatateur intra-utérin de Tarnier.

663. **Opération césarienne.** — INDICATIONS : 1° Rétrécisse-ment inférieur à 5 ou 4 centimètres pour Paris, 7 centimètres pour les campagnes ; — 2° Travail déclaré et col légèrement dilaté ; — 3° Intégrité des membranes ou rupture récente ; — 4° Utérus non fatigué par des tentatives d'extraction ; — 5° Par-tie qui se présente peu ou pas engagée.

OPÉRATION : Six aides pour tenir la femme immobile, pour l'endormir, pour servir le chirurgien, pour éponger les tissus, pour fixer la matrice avec les deux mains, refouler les intestins en haut, et maintenir les lèvres de la plaie au contact de l'or-gane, en appliquant les deux mains à plat sur la ligne mé-diane, les bords radiaux aussi rapprochés que possible de la ligne que suivra l'incision (*fig.* 417). Vider préalablement la vessie par le cathétérisme, et le rectum, — précaution indis-pensable.

Après avoir endormi la malade, pratiquer sur la ligne blan-che une incision de 15 centimètres ; inciser la paroi abdomi-nale couche par couche, jusqu'au péritoine ; inciser le péritoine

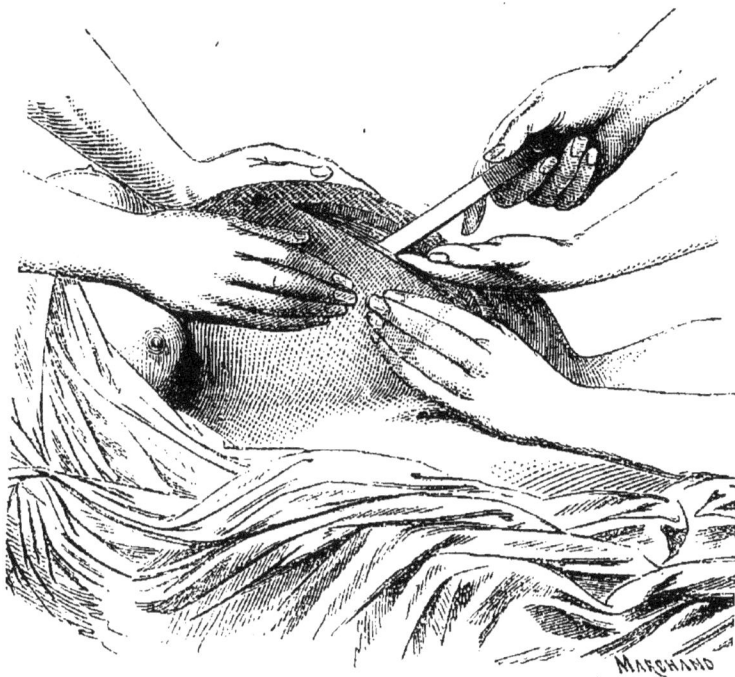

*Fig.* 417. — Opération césarienne : manière d'inciser le péritoine.

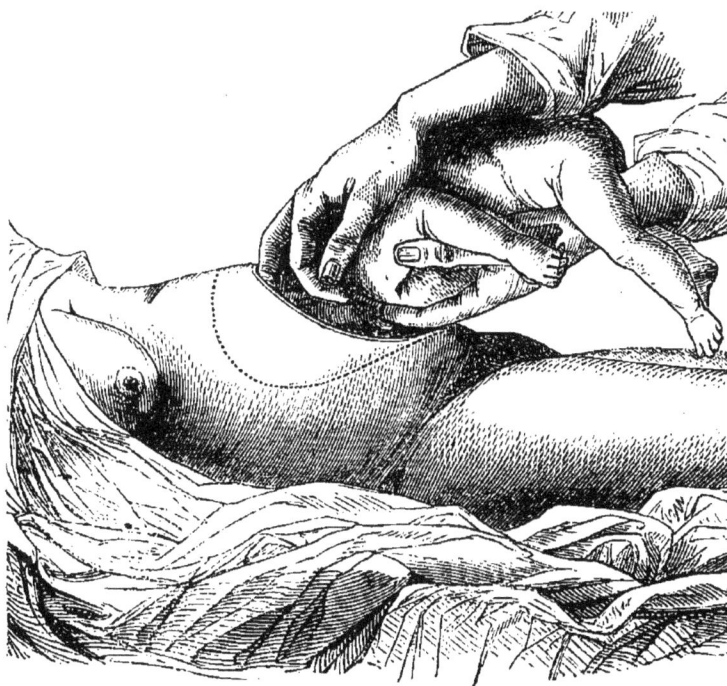

*Fig.* 418. — Opération césarienne : manière de faire l'extraction du fœtus.

sur le doigt indicateur gauche introduit comme conducteur
dans sa cavité ; diviser l'utérus lentement et avec précaution ;
si le placenta se présente, le décoller, rompre les membranes
et extraire le fœtus (*fig.* 418), en le saisissant par la partie qui
se présente à l'ouverture ; couper le cordon. — Enlever le placenta par la plaie et avoir bien soin de ne pas laisser pénétrer
du sang dans la cavité péritonéale.

PANSEMENT : Nettoyer la plaie ; pas de sutures à l'utérus, qui
se contracte spontanément ; quelques points de suture en-
chevillée à la plaie abdominale ou suture métallique ; bandelettes agglutinatives, linge cérate, gâteau de charpie et
bandage de corps. — Quelquefois badigeonnage des lèvres de
la plaie avec le collodion élastique. Renouveler le pansement
au bout de 4 ou 5 jours ; enlever les sutures au bout de 10 à 12
jours. Usage d'une ceinture hypogastrique pour prévenir l'éventration.

FIN.

# APPENDICE

**664. Transfusion du sang.**— Indiquée dans les cas d'hémorrhagies abondantes, de métrorrhagies considérables, avec menaces de mort, sans lésion organique occasionnelle. Plusieurs procédés ; le plus simple est le suivant avec l'appareil Collin (30 fr.).

*Instruments :* 1° Petit trocart spécial *(fig.* 419) *Tr.* avec sa canule, 2° cuvette A, contenant environ 300 gr. et terminée inférieurement par une chambre de distribution, C, à laquelle est adapté un corps de pompe en cristal, B, dont la capacité est de 10 gr., un tube en caoutchouc terminé par une petite canule mousse fait suite à la chambre de distribution, et cette canule est destinée à être engagée dans la canule du trocart. Par une disposition spéciale, une boule en caoutchouc, plus légère que le sang, flotte sur ce liquide dans la chambre de distribution et forme soupape de manière à empêcher l'air de pénétrer dans le tube et le sang de refluer dans la cuvette.

Avant l'opération, s'assurer que l'appareil fonctionne bien. Placer une ligature sur le bras du sujet anémié Y, comme pour la saignée ordinaire, afin de faire saillir la basilique : incision de la peau et ponction de la veine avec le petit trocart *Tr.* muni de sa canule. Immédiatement après, pratiquer une saignée au sujet pléthorique X, recevoir le sang dans la cuvette A ; le piston du corps de pompe étant fermé, le tirer lentement, de manière à aspirer le sang dans ce corps de pompe ; pousser ensuite doucement le piston de manière à chasser l'air du tube. Ceci fait, retirer le trocart de la canule, ôter la ligature du bras Y et remplacer le trocart par la canule qui termine le tube en caoutchouc qui entre à frottement dans la canule du trocart, et pousser lentement le piston qui fait ainsi parvenir le sang dans le bras anémié. Tout le sang du corps de pompe étant chassé dans le bras anémié, recommencer la manœuvre qui introduit chaque fois dix grammes de sang. 50 à 60 gr. suffisent souvent.

L'opération terminée, ôter la canule du bras, pansement comme pour la saignée.

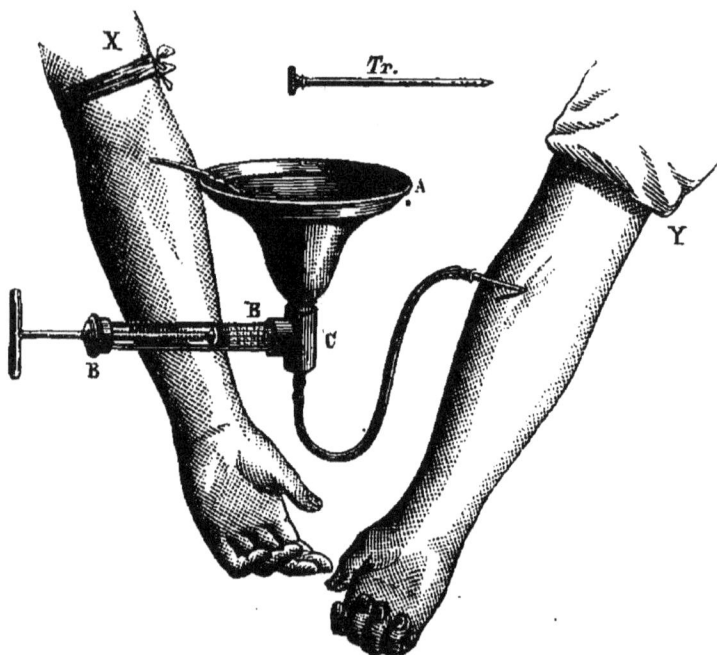

*Fig.* 419. — Transfusion du sang.

**665. Kératotomie à lambeau inférieur.** — *Instruments :* 1° blépharostat, 2° pince à fixer, 3° couteau droit de De Graefe, 4° pince à pupille artificielle, 5° curette de Daviel, 6° ciseaux courbes.

ŒIL GAUCHE. — *Premier temps :* Écarter les paupières avec le blépharostat ; saisir le globe de l'œil avec la pince à fixer, près de la cornée en haut ; de la main droite, avec le couteau de De Graefe, tranchant en bas, faire la ponction sur la sclérotique à un millimètre et demi du bord externe de la cornée. Une fois dans la chambre antérieure, pousser l'instrument vers le bord supérieur de la pupille, *inciser la capsule de haut en bas* et faire la contre-ponction au bord interne de la cornée. Chercher par un mouvement de va-et-vient, de dedans en dehors, à se rapprocher avec le tranchant vers le bord inférieur de la cornée ;

avancer le couteau sous la conjonctive et ne terminer la section de cette dernière qu'après avoir détaché un lambeau conjonctival de 3 millimètres (*fig.* 420). — *Deuxième temps* : Confier à un aide la pince à fixer ; saisir avec la pince l'iris qui fait hernie dans la plaie, l'attirer au dehors et l'exciser avec les ciseaux courbes près de la plaie cornéenne. — *Troisième temps* : Reprendre de la main gauche la paupière supérieure, l'appuyer plus ou moins fortement sur le globe de l'œil pour faire engager le cristallin dans la plaie ; appuyer avec la curette sur le bord sclérotical de la plaie et faciliter la sortie du cristallin. Retirer soigneusement avec une curette la partie des couches corticales qui reste dans la chambre antérieure ; nettoyer les bords de la plaie ; faire la coaptation et appliquer un bandage légèrement compressif.

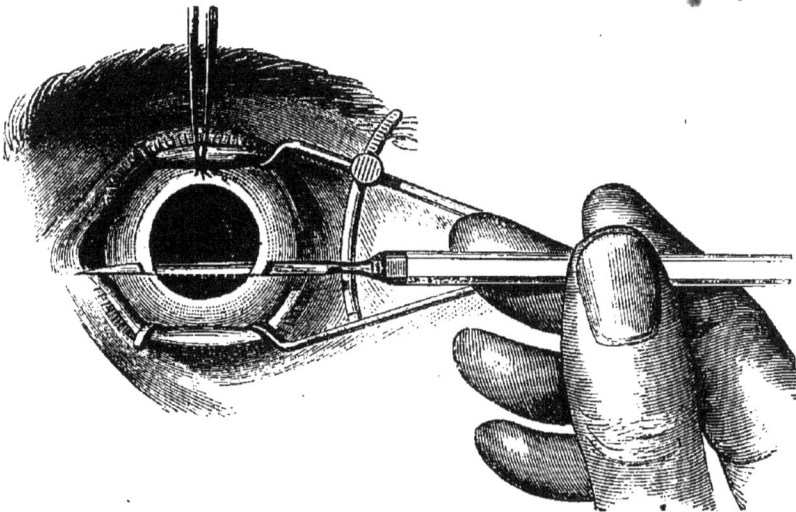

*Fig.* 420. — Ponction et contre-ponction, procédé Galezowski.

# ERRATA

Page 26, ligne 29, *au lieu de* Cancroïde, *lisez* : Chancroïde.
Page 111, ligne 37, *au lieu de* Adénile, *lisez* : Adénile.

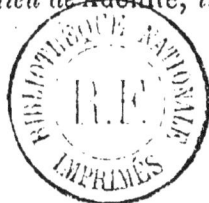

# TABLE DES CHAPITRES

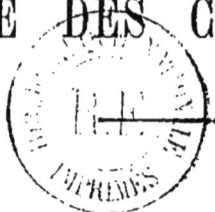

# LIVRE DEUXIÈME

## MALADIES DES RÉGIONS ET DES ORGANES.

### CHAPITRE PREMIER

#### MALADIES DE LA TÊTE.

### CHAPITRE II

#### MALADIES DES YEUX.

### CHAPITRE III

#### MALADIES DES OREILLES ET DU NEZ.

## CHAPITRE IV

### MALADIES DE LA BOUCHE.

## CHAPITRE V

### MALADIES DU COU.

## CHAPITRE VI

### LARYNGOSCOPIE, MALADIES DU PHARYNX, DU LARYNX ET DE L'ŒSOPHAGE.

## CHAPITRE VII.

### MALADIES DES RÉGIONS PECTORALE, MAMMAIRE ET DORSALE OU EXTRA-THORACIQUES.

## CHAPITRE VIII

### MALADIES INTRA-THORACIQUES OU DES POUMONS ET DU CŒUR.

## CHAPITRE XI

### MALADIES DE L'ESTOMAC ET DES INTESTINS.

## CHAPITRE XII

### MALADIES DU FOIE, DE LA RATE, DU PANCRÉAS, DU PÉRITOINE,
### DES REINS ET DU PSOAS.

## CHAPITRE XIII

### MALADIES DE L'UTÉRUS ET DE SES ANNEXES.

## CHAPITRE XVII

### MALADIES DES MEMBRES INFÉRIEURS.

# LIVRE TROISIÈME

## ACCCOUHEMENTS.

## CHAPITRE PREMIER

### PHYSIOLOGIE DE LA GROSSESSE.

FIN DE LA TABLE DES CHAPITRES.

# TABLE ALPHABÉTIQUE DES MATIÈRES

FIN DE LA TABLE ALPHABÉTIQUE.

1051-76. — Corbeil, Typ. et Stér. de CRÉTÉ.

J.-B. BAILLIÈRE et FILS, 19, rue Hautefeuille, à Paris.

# LE CARNET
# DU MÉDECIN PRATICIEN

## FORMULES
### ORDONNANCES — TABLEAUX DU POULS
### DE LA RESPIRATION ET DE LA TEMPÉRATURE
### COMPTABILITÉ

But. — Donner au praticien la certitude d'avoir toujours sous la main ce qu'il lui faut pour écrire son ordonnance ;

Présenter sous forme de mémorial thérapeutique environ mille formules extraites des meilleurs auteurs et se rapportant aux cas les plus usuels de la pratique ; placer sous les yeux du praticien le tableau des moyens en son pouvoir ; lui permettre, étant donnée une maladie, de trouver le remède qu'il convient d'appliquer, et faciliter son intervention aussi prompte qu'efficace ;

Donner aux ordonnances plus de précision en les faisant écrire deux fois, une fois à la souche, une fois sur la feuille à détacher ;

Laisser au praticien un memento des signes diagnostiques et des phénomènes symptomatiques dont il peut toujours avoir la série sous les yeux pour établir des comparaisons utiles ;

Assurer à la pratique, par une systématisation rapide et facile, une unité scientifique ;

Permettre au praticien de tenir régulièrement sans perte de temps le journal de ses visites et de ses ordonnances.

Mode d'emploi. — Sur la souche, au-dessous du numéro d'ordre, indiquer la date, le nom et l'âge du malade, le nom de la maladie, l'état du pouls, de la respiration et de la température ;

Écrire l'ordonnance sur la souche et la recopier sur le feuillet à détacher qui contient la répétition du numéro d'ordre.

Quelques *tableaux*, comprenant à la fois la *respiration*, le *pouls* et la *température*, permettront de réunir dans certains cas de maladie aiguë les divers éléments de la maladie et d'en suivre d'un coup d'œil la marche, jour par jour, heure par heure.

Quelques *tableaux de comptabilité* résumeront le nombre et la nature des visites faites aux clients et faciliteront le relevé de la note d'honoraires.

Un cahier oblong, avec cartonnage souple
## UN FRANC
*Franco par la poste*

Le treizième exemplaire gratis, pour toute demande de 12 exemplaires en une seule fois.

**J.-B. BAILLIÈRE et FILS, 19, rue Hautefeuille, Paris.**

**Guide du médecin praticien,** ou Résumé général de pathologie interne et de thérapeutique appliquées, par le docteur F.-L. I. VAL-LEIX, médecin de la Pitié. 5ᵉ édition, par P. LORAIN, professeur de la Faculté de médecine. 1866, 5 vol. grand in-8, avec figures. 50 fr.

**Traité de pathologie externe et de médecine opératoire,** par A. VIDAL (de Cassis), professeur agrégé à la Faculté de médecine. 5ᵉ édition, par S. FANO, 1860, 5 vol in-8, avec 761 fig..... 40 fr.

**Nouvelle médecine des familles** à la ville et à la campagne, par le docteur A.-C. DE SAINT-VINCENT. 4ᵉ édition, 1876, 1 vol. in-18 jésus de 448 pages, avec 142 figures. Cartonné...... 3 fr. 50

**Nouveaux éléments de pathologie générale, de sémiologie et de diagnostic,** par E. BOUCHUT, professeur agrégé à la Faculté de médecine. 3ᵉ édition, 1875, 1 vol grand in-8, avec 282 fig. Cartonné.................. 20 fr.

**La pathologie cellulaire** basée sur l'étude physiologique et pathologique des tissus, par R. VIRCHOW. Traduction française, 4ᵉ édition, par Is. STRAUS, médecin des hôpitaux de Paris. Paris, 1874, 1 vol. in-8, avec 157 figures................................ 9 fr.

**Traité de diagnostic médical.** Guide clinique pour l'étude des signes caractéristiques des maladies, par V.-A. RACLE, médecin des hôpitaux, professeur agrégé à la Faculté de médecine de Paris. 5ᵉ édition, par Ch. FERNET et I. STRAUS, 1873, 1 vol. in-18 jésus de XII-796 pages avec 77 fig................................ 7 fr.

**Dictionnaire de diagnostic médical,** comprenant le diagnostic raisonné de chaque maladie, leurs signes, les méthodes d'exploration et d'étude du diagnostic par organe et par région, par E.-J. WOILLEZ, médecin de l'hôpital Lariboisière. 2ᵉ édition. Paris, 1870, in-8 de VI-1114 pages, 310 figures ................ 16 fr ,

**Commentaires thérapeutiques du Codex medicamentarius,** ou Histoire de l'action physiologique et des effets thérapeutiques des médicaments inscrits dans la Pharmacopée française, par A. GUBLER, professeur à la Faculté de médecine. 2ᵉ édition. Paris, 1874, 1 vol. grand in-8, de XVIII-980 pages. Cartonné........... 15 fr.

**Nouveau dictionnaire de thérapeutique,** comprenant l'exposé des diverses méthodes de traitement, par le Dʳ J.-C. GLONER. Paris, 1874, 1 vol. in-18 jésus................................ 7 fr.

**Principes de thérapeutique générale,** ou le médicament étudié au point de vue physiologique, posologique et clinique, par J.-B. FONSSAGRIVES, professeur à la Faculté de médecine de Montpellier. 1875, 1 vol. in-8 de 450 pages............................. 7 fr.

**Traité de thérapeutique médicale,** ou Guide pour l'application des principaux modes de médication, à l'indication thérapeutique et au traitement des maladies, par le docteur A. FERRAND, médecin des hôpitaux. Paris, 1875, 1 vol. in-18 jésus de 800 pages. Cartonné. 8 fr.

**Nouveau traité élémentaire et pratique des maladies mentales,** par le Dʳ H. DAGONET, médecin en chef de l'école des Aliénés de Sainte-Anne. 1876, 1 vol. in-8 de 800 pages, avec 8 planches en photoglyptie, comprenant 33 types d'aliénés et une carte statistique des établissements d'aliénés de la France. Cartonné. 15 fr.

**Précis d'opérations de chirurgie,** par le Dʳ J. CHAUVEL, professeur agrégé à l'école du Val-de-Grâce. 1876, 1 vol. in-18 jésus, 692 pag. avec 281 figures....................................... 6 fr.

**Traité pratique des maladies des voies urinaires,** par sir

*Envoi franco contre mandat postal.*

Henry Thompson, professeur et chirurgien à University College Hospital, traduit par Ed. Martin, Ed. Labarraque et V. Campenon, suivi des **Leçons cliniques sur les maladies des voies urinaires**. 1874, 1 vol. grand in-8, avec 280 fig. Cartonné...... 20 fr.

**Procédés pratiques pour l'analyse des urines**, des dépôts et des calculs urinaires, par le docteur E. Delefosse. 2ᵉ *edition*. 1876, 1 vol. in-18 jés., 200 pag , avec 18 pl. comprenant 72 fig. 2 fr. 50

**Traité pratique sur les maladies des organes génito-urinaires**, par le docteur Civiale, membre de l'Institut et de l'Académie de médecine. 3ᵉ *édition*, 1858-1860, 3 vol. in-8 avec fig. 24 fr

**Traité pratique et historique de la lithotritie**, par le Dʳ Civiale. 1847, 1 vol. in-8 de 600 pages avec 8 planches........ 8 fr.

**Traité théorique et pratique de l'art du dentiste**, par Chapin A. Harris et Ph.-H. Austen. Traduit par le docteur E. Andrieu. 1874, 1 vol. gr. in-8, xvi-960 pag., avec 465 figures. Cart.. 17 fr.

**Histoire de la chirurgie française au XIXᵉ siècle**, par Jules Rochard, directeur du service de santé de la marine. 1875, 1 vol. in-8 de xvi-800 pages................. 14 fr.

**Traité pratique des nouveau-nés, des enfants** à la mamelle et de la seconde enfance, par le docteur E. Bouchut, médecin de l'hôpital des Enfants malades. 6ᵉ *édition*, 1873, 1 vol. in-8, viii-1092 pages avec 179 figures..................... 16 fr.

**Traité des Entozoaires et des maladies vermineuses** chez l'homme et les animaux domestiques, par le docteur C. Davaine. 2ᵉ *édition*. 1877, 1 vol. in-8, avec 100 figures............. 14 fr.

**Traité clinique des maladies du cœur**, par le professeur Bouillaud, membre de l'Institut. *Deuxième édition*, 1841, 2 vol. in-8 avec 8 planches.......... ..................... 16 fr.

**Traité pratique des maladies des femmes**, hors de l'état de grossesse, pendant la grossesse et après l'accouchement, par Fleetwood Churchill. *Deuxième édition*, 1874, 1 vol. grand in-8, xvi-1254 pages avec 337 figures.................... 18 fr.

**Traité pratique de l'art des accouchements**, par H.-F. Naegelé et L. Grenser, traduit, annoté et mis au courant des progrès de la science, par G.-A. Aubenas, professeur agrégé à la Faculté de médecine de Strasbourg, précédé d'une introduction par J.-A. Stoltz. 1869, 1 vol. in-8 de 724 p., avec une planche et 207 fig.... 12 fr.

**Guide pratique de l'accoucheur et de la sage-femme**, par Lucien Penard, professeur à l'École de médecine de Rochefort. *Quatrième édition*, 1874, in-18, xx-551 pages avec 142 figures. 4 fr.

**Traité pratique de l'art des accouchements**, par Chailly-Honoré. *Cinquième édition*, 1867, 1 vol. in-8, avec 282 fig. 10 fr.

**Traité des maladies des yeux**, par le docteur Galezowski. *Deuxième édition*, 1875, 1 vol. in-8, avec 416 fig......... 20 fr.

**Traité iconographique d'ophthalmoscopie**, comprenant la description des différents ophthalmoscopes, l'exploration des membranes internes de l'œil et le diagnostic des affections cérébrales et constitutionnelles, par X. Galezowski. 1876, in-4 de 281 pages, avec atlas de 20 planches chromolithographiées............... 30 fr.

**Atlas d'ophthalmoscopie médicale et de cérébroscopie**, par le docteur E. Bouchut, professeur agrégé à la Faculté de médecine. 1876, 1 vol. in-4 de viii-148 pages, avec 14 planches en chromolithographie, comprenant 137 fig. et 19 fig. intercalées dans le texte. Cartonné....... ............... ..................... 35 fr.

www.ingramcontent.com/pod-product-compliance
Lightning Source LLC
Chambersburg PA
CBHW031438210326
41599CB00016B/2041